Elisabeth Blunier

Lehrbuch

Assistenz Gesundheit und Soziales

Verlag Hans Huber

Programmbereich Pflege

HUBER

Elisabeth Blunier

Lehrbuch Assistenz Gesundheit und Soziales

Unter Mitarbeit von
Robert Ammann, Stephan Flückiger, Elsbeth Gianfelici, Kathrin Hänseler, Gertrude Hagen, Jolanda Lüthi

Verlag Hans Huber

Anschrift der Autorin:
Elisabeth Blunier
Eichackerweg 3
2545 Selzach

Lektorat: Jürgen Georg, Detlef Kraut
Umschlag: Claude Borer, Basel
Umschlagbild: © fotolia.com, Alexander Raths
Druckvorstufe: MediaDesign Bern, Franz Keller
Druck und buchbinderische Verarbeitung: Printer Trento S.r.l., Trento
Printed in Italy

Bibliografische Information der Deutschen Nationalbibliothek
Die Deutsche Nationalbibliothek verzeichnet diese Publikation in der Deutschen Nationalbibliografie; detaillierte bibliografische Angaben sind im Internet über http://dnb.d-nb.de abrufbar.

Anregungen und Zuschriften bitte an:
Verlag Hans Huber
Lektorat: Pflege
z. Hd.: Jürgen Georg
Länggass-Strasse 76, CH-3000 Bern 9
Tel: 0041 (0)31 300 4500, Fax: 0041 (0)31 300 4593
verlag@hanshuber.com
www.verlag-hanshuber.com

1. Auflage 2013

(E-Book-ISBN [PDF] 978-3-456-95171-3)
(E-Book-ISBN [EPUB] 978-3-456-75171-9)
ISBN 978-3-456-85171-6

Dank

Ich danke allen, die mir bei der Entstehung des Lehr- und Arbeitsbuches tatkräftig geholfen haben ganz herzlich. Im Einzelnen meinen Mit-Autorinnen und Mit-Autoren; Daniel Berger, Buchhersteller beim Verlag Hans Huber in Bern; meinen Beraterinnen und Beratern, Lektorinnen und Lektoren insbesondere Cornelia Albrecht, Robert Ammann, Maya Borer-Morach, Bea Kaiser, Jolanda Lüthi, Esther Mathys, Marianne Schwab und Mariken Stampfli. Den Leitenden und Mitarbeitenden der Institutionen Läbesgarte Bleichematt, Biberist Alters- und Pflegeheim Ischimatt, Langendorf; Demenz-Pflegezentrum Forst, Solothurn für ihre Unterstützung und die Unterlagen und Fotos, die ich in den Büchern verwenden durfte.

Elisabeth Blunier

Vorwort

Die nationalen Dachorganisationen der Arbeitswelt OdASanté und SAVOIRSOCIAL haben den Beruf der Assistentin bzw. des Assistenten Gesundheit und Soziales (AGS) EBA ins Leben gerufen und den Bildungsplan dafür erstellt. Das Bundesamt für Berufsbildung und Technologie (BBT) hat den Bildungsplan genehmigt. Die Attestausbildung ist nach der **«KoRe-Methode»** aufgebaut, dabei stehen «Ko» für Kompetenzen und «Re» für Ressourcen.

Kompetent sein heißt, dass man in der Lage ist eine berufliche Aufgabe mit Hilfe von persönlichen und externen Ressourcen (Fähigkeiten, Hilfsmittel) fachlich richtig unter Berücksichtigung von Richtlinien und von Anliegen der Klientinnen und Klienten auszuführen (s. Kap. 6.1).

Ziel der Attestausbildung ist der Erwerb von 29 beruflichen Handlungskompetenzen in den folgenden sechs Handlungskompetenzbereichen.

1. Mitwirken und Unterstützen bei der Gesundheits- und Körperpflege
2. Begleiten und Unterstützen von Klientinnen und Klienten im Alltag
3. Unterstützen im Haushalt
4. Einhalten und Umsetzen von Hygiene und Sicherheit
5. Mitwirken bei Administration, Logistik, Arbeitsorganisation
6. Entwickeln und Beachten der Berufsrolle und der Zusammenarbeit

Die typische Situation aus dem Bildungsplan am Anfang der Kapitel zeigt eine typisches Beispiel, eine typische Situation aus dem Berufsalltag auf. Auszubildende AGS lernen während ihrer Ausbildung immer mehr ähnliche Situationen zu erkennen und diese immer besser zu meistern. Am Schluss der Ausbildung soll das Ziel, nämlich der Erwerb der 29 beruflichen Handlungskompetenzen, erreicht sein.

Aufbau der Bücher

Für diese Ausbildung wurden das vorliegende «Lehrbuch Assistenz für Gesundheit und Soziales» und das dazu gehörende «Arbeitsbuch Assistenz für Gesundheit und Soziales» geschrieben.

Die Bücher basieren auf dem Bildungsplan und dem Modell-Lehrgang für Assistentinnen/Assistenten Gesundheit und Soziales (AGS) EBA.

Auf den Kapiteltitel-Seiten sind jeweils die Vorgaben aus dem Bildungsplan bzw. dem Modelllehrgang aufgeführt: Die typische Situation, die Themen für die Berufskunde und die überbetrieblichen Kurse (ÜK) und die Fähigkeiten, die die Lernenden AGS EBA während ihrer Ausbildung erlangen müssen.

Das **Lehrbuch (LB)** enthält hauptsächlich im Teil I Abschnitte des vollständig überarbeiteten Lehrbuchs Pflegeassistenz. Die anderen Teile wurden ergänzt und/oder neu geschrieben. Das Lehrbuch dient als Nachschlagewerk für das Arbeitsbuch und damit als Lehrmittel für die theoretische und praktische Ausbildung.

Das **Arbeitsbuch (AB)** ist neu; es ist das eigentliche Arbeitsinstrument. Seine Gliederung entspricht dem Modell-Lehrgang und somit dem Unterricht. Mit ihm können – unter Zuhilfenahme des Lehrbuchs – alle Themen, die zum Erreichen der 29 Handlungskompetenzen notwendig sind, erarbeitet werden. Icons/Symbole am Seitenrand, die auf Umschlagseite 2 erläutert werden, zeigen z. B. die Seitennummern an, unter denen die zu den Aufgaben im Arbeitsbuch gehörenden Beiträge im Lehrbuch oder Arbeitsbuch nachgelesen werden können.

Beide Bücher sind für alle drei Lernorte: Lehrbetrieb, Berufsfachschule und überbetrieblicher Kurs (ÜK) geschrieben. Vorschläge zur Gestaltung der überbetrieblichen Kurse sind bei den jeweiligen Kompetenzen integriert und durch Farben besonders gekennzeichnet.

Beide Bücher sind bewusst sehr ausführlich geschrieben. Es ist Sache der jeweiligen Lehrpersonen zu bestimmen, was gelernt werden muss, bzw. welche Aufgaben zu lösen sind. Der Rest kann wahlweise genutzt werden.

Wir Autorinnen und Autoren hoffen, dass Ihnen das Lernen dieses Berufs Spass macht und Sie es nicht verpassen sich darüber zu freuen, wie Sie immer kompetenter werden und sich im gewählten Beruf bewähren.

Diese Lehrmittel machen Ihnen Vorschläge, wie Sie die einzelnen Handlungskompetenzen erlernen können. Vielleicht haben Sie auch noch viele andere, eigene Ideen zum Lernen. Das ist gut so, denn Lernen ist nichts, was bei allen Menschen gleich abläuft, sondern ein lebendiger und vielfältiger Prozess. Heinz von Foerster hat dies so formuliert: Lernen ist so eigen wie ein Gesicht.

Wenn Sie gute Ideen für das Lernen oder für Übungen haben, die nicht in diesem Lehrmittel enthalten sind, dann schreiben Sie uns! Wir freuen uns über Ihre Rückmeldung und über weitere Ideen, damit wir das Lehrmittel verbessern und weiter entwickeln können.

Wir wünschen Ihnen viel Freude – plaisir – piacere – plaschair – fun am Lernen!

Die Autorinnen und Autoren

Inhalt

1

Mitwirken und Unterstützen bei der Gesundheits- und Körperpflege

Unterstützt Klientinnen und Klienten beim An- und Auskleiden

1.1

Typische Situation

Herr Joll erlitt vor einem Jahr einen Schlaganfall. Seither ist sein rechter Arm gelähmt. Herr Joll ist auf Unterstützung beim An- und Ausziehen angewiesen. Tilo Kranji, Assistent Gesundheit und Soziales EBA, hat den Auftrag, Herrn Joll beim Ausziehen der Kleider und beim Anziehen des Pyjamas zu unterstützen. Herr Joll sitzt auf dem Stuhl und zupft ungeduldig an seiner Strickjacke, die große Knöpfe hat. Tilo Kranji zieht die Knöpfe etwas aus dem Knopfloch, so dass Herr Joll sie anschließend selbst ganz öffnen kann. Er hilft ihm beim Ausziehen der Strickjacke auf der linken Armseite, anschließend kann Herr Joll die Jacke selber ganz ausziehen.
Vor dem Ausziehen des Unterhemdes über den Kopf bemerkt Herr Joll, dass Tilo immer an seinen Haaren zupft und er dies gar nicht mag. Tilo Kranji ist besonders vorsichtig und erleichtert, dass es ihm ohne großes Zupfen gelingt. Herr Joll lobt ihn dafür. Zum Anziehen des Pyjamaoberteils legt ihm Tilo Kranji das Oberteil so auf den Schoß, dass Herr Joll erst mit dem gelähmten Arm in die rechte Pyjamaseite und mit dem gesunden Arm in die linke Seite schlüpfen kann.
Beim Ausziehen der Hose benötigt Herr Joll nur Unterstützung beim Öffnen der Knöpfe. Alles andere schafft er allein. Beim Anziehen der Pyjamahose unterstützt ihn Tilo Kranji. Herr Joll ist dankbar dafür. Zum Schluss faltet Tilo Kranij Herrn Jolls Kleider zusammen und legt sie auf den Stuhl.

Situationskreis

Unterstützt beim An- und Auskleiden entsprechend der körperlichen, geistigen oder psychischen Beeinträchtigung
Unterstützt bei der Wahl sauberer und jahreszeitengerechter Kleidung

Berufskunde

- Kleidung der Klientinnen und Klienten
- Selbstbild und Kleidung der Klientinnen und Klienten
- Grundsätze der Unterstützung beim An- und Auskleiden
- Jahreszeitengerechte Kleidung
- Pflegestandards zum An- und Auskleiden bei körperlicher, geistiger und psychischer Beeinträchtigung
- Hilfsmittel zum An- und Auskleiden

ÜK

- Unterstützt beim An- und Auskleiden
- Setzt An- und Ausziehhilfen ein

Fähigkeiten in der Praxis

- Informiert die Klientinnen und Klienten
- Bezieht die Ressourcen der Klientinnen und Klienten mit ein
- Unterstützt Klientinnen und Klienten beim An- und Auskleiden
- Setzt Hilfsmittel zum An- und Auskleiden zielgerichtet ein
- Sorgt für saubere und den Jahreszeiten angepasste Kleidung
- Pflegt einen sorgfältigen Umgang mit den Kleidungsstücken der Klientinnen und Klienten

■ Aufzählung ➧ Maßnahmen ➲ Vorgehen ❑ Material ▼ Achtung, Gefahr

Einleitung (vgl. Blunier 2007)

Die Kleidung dient als Schutz vor Kälte, Nässe, Wind, Schmutz, Sonneneinstrahlung, usw. In sehr frühen Zeiten gab es noch keine Kleider; wahrscheinlicher waren die Menschen behaarter als heute; die Haare dienten als Schutz.
Hauptsächlich von den Religionen kamen dann die Gebote, Nacktheit zu verhüllen und sich anzuziehen.
Heute tragen Menschen Kleider abhängig von ihrer Kultur, angepasst an das Klima, ihr Alter, die Mode, die Tätigkeit, als Statussymbol u. a. m. Heute kann jedermann praktisch alles tragen, was er möchte und was ihm gefällt: Von Jeans bis zu eleganten Roben, von ganz eng bis einige Nummern zu groß und schlabbrig, von der Tracht bis zur Uniformen usw. – der Kleiderwahl sind keine Grenzen gesetzt.

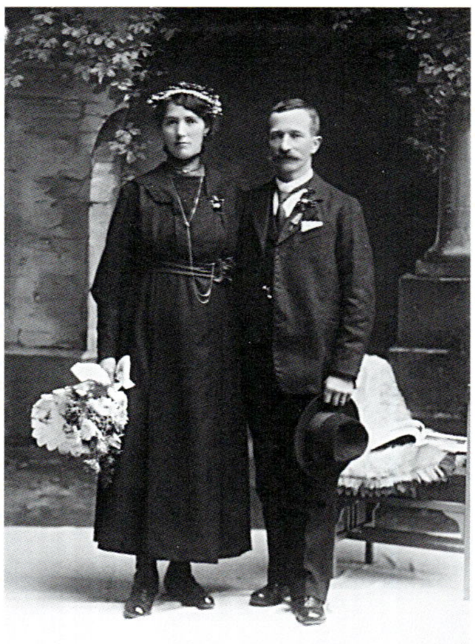
Abbildung 1.1: Kleidung früher

Kleidung früher und heute

Vor 50 und mehr Jahren, als die jetzigen älteren und alten Menschen jung waren, waren die Regeln und Gebräuche bezüglich des sich Kleidens viel strenger als heute. Frauen durften z. B. weder Shorts noch Hotpants und auch keine langen Hosen tragen, ältere Frauen zogen nur dunkle Kleider an. Wenn jemand in der Familie gestorben war trugen die angehörigen Frauen als Zeichen der Trauer ein ganzes Jahr lang schwarze Kleider.
Es wurde auch zwischen werktags und sonntags unterschieden; man trug Werktagskleider und Sonntagskleider. Frauen trugen Schürzen, um ihre Kleider nicht schmutzig zu machen. Die Kleider wurden mehrere Tage lang getragen; man hatte in der Regel ein «gutes» Kleid für sonntags und auch nicht viel mehr für werktags.
Die Röcke (Jupes) der Frauen waren lang, mindestens bis Mitte Waden. So gesehen ist es nicht verwunderlich, dass einige ältere Menschen auch heute noch z. B. am Sonntag ihre bessere Kleidung tragen und Frauen werktags eine Schürze anziehen möchten.
Das heißt nicht, dass die Kleidung immer noch dunkel oder gar schwarz und altmodisch ist, im Gegenteil: Ein großer Teil der älteren Menschen trägt heute farbige und farblich gut aufeinander abgestimmte, zum Teil sehr elegante Kleidung.

Kleidung im Spital / daheim, im (Wohn-)Heim

Im **Spital** trägt der bettlägerige Patient in der Regel ein Nachthemd oder ein Pyjama. Manchmal muss er für eine gewisse Zeit ein Hemd tragen, das hinten offen ist, das sogenannte **Flügelhemd**. Diese «Spital-Einheitshemden» kann man z. B. nach einer Operation, bei Verschmutzung durch Wundsekret / Blut besser und schmerzfreier wechseln und in der Spitalwäscherei bei 90 °C waschen. Die meisten Menschen mögen diese Hemden nicht; sie sind entwürdigend und wirken sich negativ auf das Selbstwertgefühl aus.
Patientinnen und Klienten, die für kurze Zeit aufstehen können, tragen in der Regel einen Morgenrock oder einen Bademantel. Sobald

jemand längere Zeit aufbleibt, soll er einen Tainingsanzug oder bequem normale Kleidung tragen.

Daheim, im Wohn-, bzw. Altersheim tragen die Bewohner tagsüber ihre normale Kleidung.
Für Frauen, die im Rollstuhl sitzen ist es ist oft günstiger, eine lange Hose oder eine Trainerhose anzuziehen, weil ein Rock gerne nach oben über die Knie rutscht.

Kleiderwahl bezüglich der Jahreszeit

Ein gesunder Mensch passt seine Kleider in der Regel der Außentemperatur an. Alte und/oder kranke Menschen können oft nicht mehr unterscheiden oder spüren, wie kalt oder wie warm es ist und ziehen sich nicht warm genug oder zu warm an. Helfen Sie Ihnen, die richtige Kleidung auszuwählen.

Im **Sommer** sind eher leichte Kleider, die sich gut waschen und pflegen lassen, angebracht. Klienten, die nach draußen gehen, sollten, wenn möglich, einen Hut mit einer breiten Krempe oder eine «Dächlimütze» aufsetzen, um sich und ihre Haut vor der Sonne und vor grellem Licht zu schützen.

Im **Winter** werden in der Regel warme Kleider getragen, vor allem von Klienten, die den ganzen Tag sitzen und sich auch sonst nicht viel bewegen. Zudem frieren ältere oder kranke und sehr schlanke Menschen rasch. Achten Sie darauf, dass diese Personen warme Socken (wenn nötig auch im Bett) und Hausschuhe/Partoffeln tragen; kalte Füße sind sehr unangenehm und fördern Einschlafstörungen.

Aus- und Ankleiden

Einschränkungen beim An- und Auskleiden

Menschen, die z. B. einen Gips oder eine Schiene haben (Arm-, Beinbruch), stark zittern, nicht mehr gut sehen, depressiv, gelähmt oder verwirrt sind, können sich nicht mehr oder nur noch teilweise selbst an- und ausziehen. Menschen mit einer Depression oder einer Demenz brauchen unsere Hilfe, um ihre Kleider auszuwählen, weil ihnen Entscheidungsfähigkeit und Antrieb fehlen.

Hilfe beim An- und Auskleiden

Klienten sollen beim Aus- und Ankleiden nur so viel wie nötig unterstützt werden. Sie sollen so viel wie möglich selber tun. Es ist wichtig, Klienten immer wieder zu fordern. Oft können sie z. B. große Knöpfe an Bluse, Hemd noch gut selbst schließen, während sie mit den kleinen Mühe haben. Lassen Sie sie die großen schließen, Sie schließen die kleinen. Bei einigen Krankheiten oder Veränderungen, wie z. B. Morbus Parkinson oder Demenz, gehen sonst noch vorhardene feinmotorische Fähigkeiten, die nicht jeden Tag trainiert werden. v. a. bei älteren Menschen unglaublich schnell verloren. Und abgesehen davon: Gelungene Aktionen machen stolz und fördern das Selbstwertgefühl.

Grundsätze

- Die Kleider nach Wunsch des Klienten richten.
- Wo immer möglich soll der Klient seine Kleider selber auswählen können, wenn ihn das nicht überfordert. Gehen Sie mit ihm zum Schrank, bzw. bringen Sie ihm verschiedene Kleidungsstücke zur Auswahl ans Bett.
- Darauf achten, dass die Kleider sauber sind und richtig angezogen, z. B. der Kragen richtig sitzt.
- Die Kleider glatt ziehen, damit sie keine Falten bilden.
- Blusen, Hemden, Pullover beim Kämmen und Rasieren durch ein Tuch, einen Frisiermantel vor Haaren und Schuppen schützen.
- Dem Klienten immer einen Slip anziehen, auch bei Bettlägerigkeit und Inkontinenzeinlagen.
- Auf bequeme, sichere Schuhe achten.

Kleider zurechtlegen

Die Kleider so hinlegen, dass der Klient ein Stück nach dem anderen nehmen und in der richtigen Reihenfolge anziehen kann.

Ausziehen des Oberteils (Nachthemd / Pyjama / Pullover / Hemd)

- Auf der gesunderen Seite beginnen, sie ist beweglicher.
- Den Klienten mit dem gesunden Arm aus dem Ärmel des Oberteils schlüpfen lassen.
- Das Kleidungsstück hinter seinem Rücken durch (beim Pullover über den Kopf) ziehen.
- Ihn aus dem 2. Ärmel schlüpfen lassen oder das Kleidungsstück über den Kopf nach vorne ziehen.

Anziehen des Oberteils

- Immer mit der schwächeren, eingeschränkten Seite beginnen.
- Den Arm unterstützen; wenn nötig mit Ihrer Hand in den Ärmel fassen und die Hand des Klienten greifen.
- Den Ärmel sorgfältig über die eingeschränkte Seite ziehen.
- Den Pullover über den Kopf – die Bluse / das Hemd hinter dem Rücken durch anziehen.
- Den 2. Ärmel über den gesunden Arm ziehen.
- Das Kleidungsstück glattziehen.
- Den Klienten womöglich die Knöpfe selbst schließen lassen.

Das Aus- und Anziehen des Oberteils soll, wenn möglich, im Sitzen geschehen. Wenn der Klient nicht sitzen kann, genau gleich vorgehen: Den Klienten jeweils auf die Seite drehen. Wenn er z. B. auf die linke Seite gedreht werden kann, kann man ihn in den rechten Ärmel schlüpfen lassen und umgekehrt.

Ausziehen der Hose

- Wenn möglich soll der Klient sein Gesäß etwas anheben.
- Die Schlafanzug- und / oder Unterhose vom Gesäß Richtung Beine ziehen.
- Den Klienten sich sich wieder hinlegen lassen.
- Die Hose ggfs. zuerst über das gesunde, dann über das weniger bewegliche Bein ausziehen.

Wenn der Klient sein Gesäß nicht anheben kann, ihn zuerst auf die eine Seite drehen und die Hose hinunterziehen, dann auf die andere und die Hose bis zu den Knien ziehen. Die Hose wie oben beschrieben ausziehen.

Anziehen der Hose

- Die Hosenbeine ggfs. zuerst über das weniger bewegliche Bein ziehen, dann über das gesunde Bein.
- Wenn möglich soll der Klient sein Gesäß anheben, damit die Hose darüber gezogen werden kann.

- Falls das nicht geht, den Klienten zuerst auf die eine Seite drehen: die Hose auf der freien Seite über das Gesäß ziehen, den Klienten auf die andere Seite drehen und die Hose auf der andern Seite nach oben ziehen.
- Darauf achten, dass sich keine Falten bilden und dass das Hemd gut in der Hose steckt. Falls der Klient noch stehen kann, kann die Hose beim Aufstehen gerichtet werden.
- Die schmutzige Wäsche sachgerecht in den dafür vorgesehenen Wäschesack entsorgen.

Hilfen

Man kann Kleider kaufen oder so umändern (lassen), dass ein behinderter Mensch sie selbst oder mit wenig Hilfe anziehen kann:

- Kleider mit Reiß- oder Klettverschlüssen, Hosen mit Gummizug lassen sich oft einfacher und schneller aus- und anziehen als solche mit Knöpfen.
- Schuhe/Hausschuhe sollten statt mit Schnürsenkel als Schlupfschuhe oder mit Reiß- oder Klettverschluss gekauft werden.
- Es gibt spezielle Kleidung für Menschen mit Inkontinenz und behinderte Menschen z. B. RollstuhlfahrerInnen.

Hilfsmittel

«Hilfsmittel haben das Ziel, dem Klienten seine täglichen Verrichtungen zu erleichtern und ihm zu helfen, von fremder Hilfe weitgehend unabhängig zu bleiben. Um dieses Ziel zu erreichen, ist bei jedem Hilfsmittel eine sorgfältige Abklärung und Instruktion des Klienten erforderlich. Ergotherapien kümmern sich professionell um diese Aufgaben und Sie können dort persönliche Abklärungen und Instruktionen erhalten. Heute erscheinen im Handel immer mehr Artikel, die für Menschen mit einer Behinderung von großem Nutzen sind. Oft sind nur kleine Adaptionen notwendig, um sie zu einem geschätzten Gegenstand zu machen. Es ist wichtig, beim Kauf dieser Artikel darauf zu achten, dass die Anwendung einfach ist, nicht zu viel Kraft benötigt und gelenkschonend ist.» (Rheumaliga Schweiz, Leben mit Rheuma)

Rheumaliga Schweiz
Josefstrasse 92
8005 Zürich
Telefon: +41 (0)44 487 40 00
Telefon für Bestellungen:
+41 (0)44 487 40 10
Telefax +41 (0)44 487 40 19
info@rheumaliga.ch,
www.rheumaliga.ch

Hilfsmittel für das Ankleiden

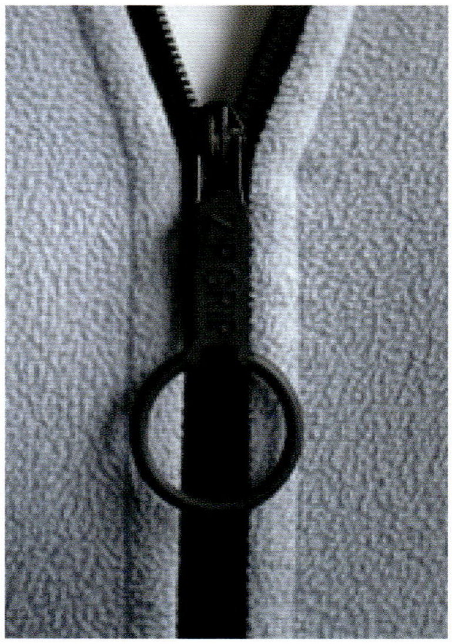

Abbildung 1.2: Reissverschlusshilfe
«Zipgrip»
Mit dieser ringförmigen, vergrösserten Reißverschlussschlaufe wird das Greifen wieder leichter und die Fingergelenke werden geschont.
Packung: 6 Stück

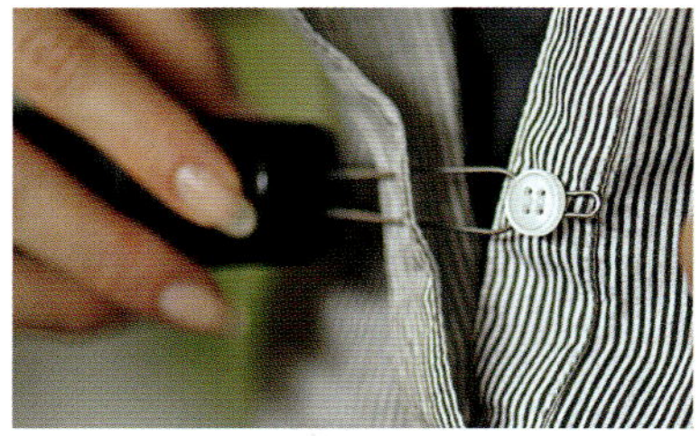

Abbildung 1.3: Knöpfer
Drahtschlaufe mit verdicktem Griff
- Modell klein für Hemden- und Blusenknöpfe
- Modell mittel für Jackenknöpfe
- Modell gross für Mantelknöpfe

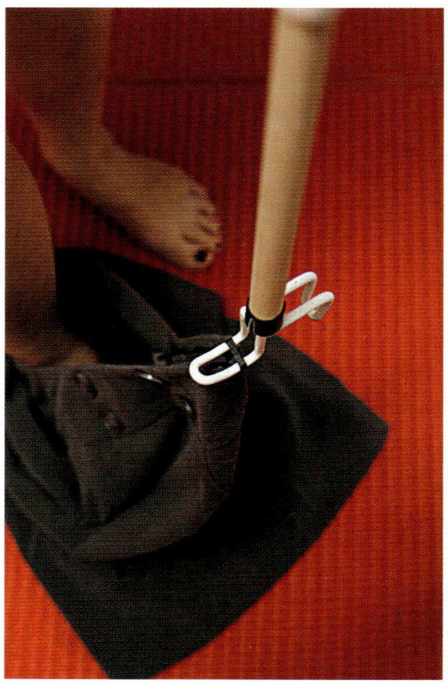

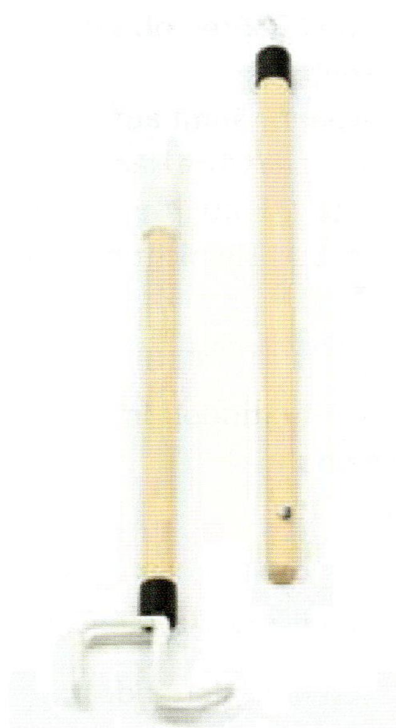

Abbildung 1.4 und 1.5: Reise-An und Ausziehhilfen
Auf Reisen oder für unterwegs ist die zusammensteckbare An- und Ausziehhilfe eine optimale Variante. Auch hier vereinfacht ein Haken das Aufheben und Hochziehen von Kleidungsstücken oder das Ausziehen von Strümpfen und Schuhen. Zusätzlich ist ein Reissverschlusshaken integriert. Länge: 75 cm, zweiteilig

Blunier, E.: Körperflege, in: Lehrmittel Fachangestellte Gesundheit, Verlag Careum, Zürich 2007, 1. Auflage

1.2

Leistet Klientinnen und Klienten Hilfestellung im Zusammenhang mit der Ausscheidung

Typische Situation

Frau Frei ist in ihrer Mobilität eingeschränkt. Sie kann oft nur mit Schmerzen gehen. Frau Frei trägt nachts eine Einlage.
Als Frau Frei schlafen will, holt die Assistentin Gesundheit und Soziales EBA, Rita Senn, im Putzraum ein Steckbecken. Sie betritt das Zimmer, begrüßt Fau Frei und trifft die nötigen Vorkehrungen zum Schutz der Intimsphäre. Sie leitet Frau Frei an, sie beim Anbringen des Steckbeckens zu unterstützen. Dann verlässt sie das Zimmer und bittet Frau Frei zu klingeln, wenn sie fertig ist.
Nach dem Rufzeichen betritt Rita Senn das Zimmer und zieht Handschuhe an. Mit Unterstützung von Frau Frei entfernt sie das Steckbecken vorsichtig. Sie deckt das Gefäß zu und stellt es zur Seite. Sie trocknet das Gesäß von Frau Frei, bringt die Einlage an und sichert diese mit der Netzhose. Frau Frei ist ihr dabei behilflich, so weit sie kann. Rita Senn fragt Frau Frei, ob sie sich wohlfühle. Frau Frei ist zufrieden.
Rita Senn räumt auf und prüft den Urin visuell. Sie desinfiziert ihre Hände und den Arbeitsbereich und wünscht Frau Frei eine Gute Nacht. Frau Frei ist froh, dass sie nicht noch einmal aufstehen musste.

Situationskreis

Alle Situationen im Zusammenhang mit der Ausscheidung

Berufskunde

- Einleitung: Ausscheiden
- Handlungsleitende Kenntnisse der Anatomie und Physiologie der Ausscheidungsorgane
- Beobachten des Urins/der Ausscheidung
- Pflegestandards zur Ausscheidung, Möglichkeiten der Hilfestellung im Zusammenhang mit der Ausscheidung
- Ekel- und Schamgefühl
- Formen der Inkontinenz
- Verdauungsstörungen und Maßnahmen (Erbrechen, Obstipation, Diarrhö)
- Bedeutung der Trinkbilanz
- Arten der Uringewinnung und einfacher Urinuntersuchungen

ÜK

- Wendet Hilfsmittel wie beispielsweise Steckbecken an
- Wendet Inkontinenzeinlagen an
- Führt die Intimpflege bei Klientinnen und Klienten mit Blasendauerkatheter durch
- Wechselt Urinbeutel
- Führt Urinuntersuchungen mit Teststreifen durch
- Kontinenztraining

Fähigkeiten in der Praxis

- Unterstützt Klientinnen und Klienten bei der Toilettenbenutzung, wendet Hilfsmittel wie Steckbecken, Nachtstuhl, Urinflasche und Kontinenzprodukte fachgerecht an
- Nimmt Veränderungen beim Urin/Stuhl und der Ausscheidung wahr und meldet sie weiter
- Nimmt Scham- und Ekelgefühle bei sich und den Klientinnen und Klienten wahr und bespricht sie im Team
- Leert und wechselt Urinbeutel
- Führt das Toilettentraining mit Klientinnen und Klienten durch
- Führt Urinuntersuchungen mit Teststreifen durch
- Leistet Hilfestellung bei Klientinnen und Klienten, die erbrechen
- Dokumentiert ihre/seine Beobachtungen im betrieblichen Dokumentationssystem
- Plant ihre/seine Arbeit

Ausscheiden

Das Ausscheiden ist eine lebenswichtige Fähigkeit; genau wie Nahrung und Flüssigkeit aufgenommen werden muss, müssen Abfallprodukte wie Schad- und Schlackenstoffe regelmäßig über die Blase und den Darm aus dem Körper entfernt werden, damit diese funktionieren können.

Der Mensch lernt in den ersten Lebensjahren seine Urin- und Stuhlausscheidung weitgehend selbst zu steuern und entwickelt individuelle Ausscheidungsgewohnheiten. Wenn diese verändert werden, z. B. bei Eintritt in ein Spital oder Pflegeheim, kann es zu ernsthaften Störungen kommen. Auch das Nachlassen der Funktionsfähigkeit unserer Organe (Harnsystem, Bewegungssystem, Verdauungssystem, Sinnesorgane usw.) vor allem bei älteren Menschen oder Erkrankungen (Blasen- und Darminfektionen) können eine normale Ausscheidung verhindern.

Ausscheiden ist in unserer Kultur und Gesellschaft oft noch ein Tabuthema; man spricht nicht darüber, es hat etwas Anrüchiges, man schämt sich, darüber zu sprechen. Wenn Pflegepersonen Ausscheidungen der Klienten unterstützen, kann das nicht nur für diese, sondern auch für sie selber unangenehm und peinlich sein. Die Pflegepersonen müssen deshalb sehr taktvoll vorgehen.

Damit die individuellen Ausscheidungsgewohnheiten des Klienten so gut wie möglich beibehalten werden können, müssen die Pflegepersonen Folgendes in Erfahrung bringen:

- Wann, wie oft scheidet der Klient Urin/Stuhl aus?
- Ist er selbstständig oder braucht er Hilfe/Hilfsmittel?
- Wenn ja, in welcher Form (entkleiden, sich säubern, anziehen) und welcher Art (Toilettenaufsatz, Steckbecken, Urinflasche, Nachtstuhl) benötigt er Hilfe?
- Wie ist die Einstellung des Klienten zur Ausscheidung?
- Hat er Angst oder Bedenken, Hilfe anzufordern oder die Bettschüssel zu gebrauchen (z. B. nach einer Operation)?
- Hat er Probleme mit der Ausscheidung?
- Welches sind seine Ess-/Trinkgewohnheiten?

Das Harnsystem

Das Harnsystem dient der Regulation unseres Wasser- und Elektrolythaushaltes. Es produziert den Harn und scheidet mit ihm nutzlose Stoffe aus.

Anteile des Harnsystems (Abb. 1.6)

- Nieren (2)
- Harnleiter (2)
- Harnblase
- Harnröhre

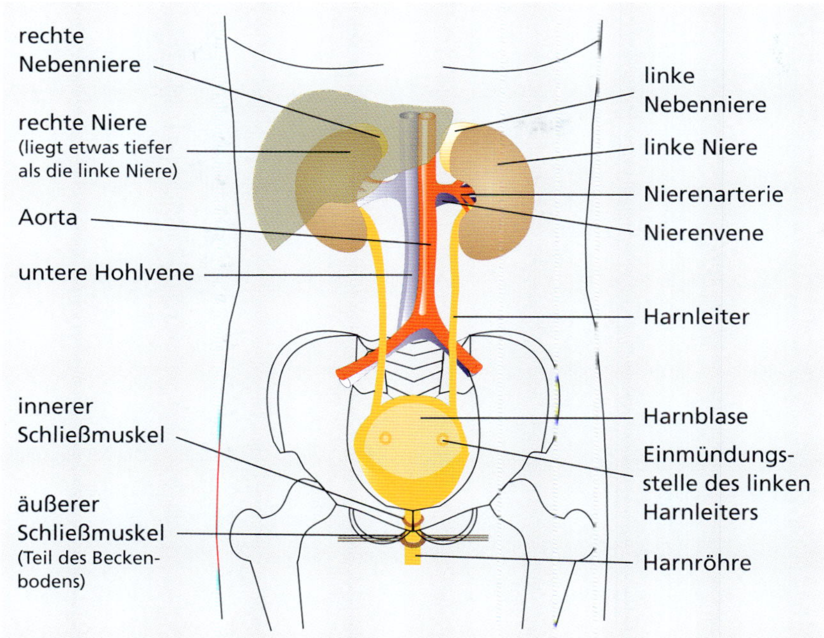

Abbildung 1.6: Anteile des Harnsystems

Die Nieren

Die Nieren liegen rechts und links vor der Wirbelsäule zwischen dem 11./12. Brustwirbel und dem 2./3. Lendenwirbel. Die rechte Niere liegt meistens etwas tiefer, weil die Leber Platz braucht.
Die Nieren sind von einem Fettpolster umgeben, das sie gegen Stöße und Schläge schützt. Das Fettpolster steckt in einem Bindegewebesack, der die Nieren an ihrem Platz hält.

Die Nieren sind bohnenförmig, etwa 12 cm lang, 7 cm breit und 4 cm dick. Eine Niere wiegt 120–200 Gramm.

Aufbau der Niere (Abb. 1.7)

Jede Niere wird von einer Nierenkapsel aus Bindegewebe umhüllt. Die Niere besteht (von außen nach innen) aus der ca. 7 mm dicken **Nierenrinde**, aus dem **Nierenmark** (pyramidenförmig und heißt deswegen auch Markpyramiden) und dem **Nierenbecken**.
Die Spitzen der Markpyramiden haben kleine Öffnungen (Nierenpapillen), die in die Nierenkelche münden; in ihnen wird der Urin aufgefangen und gelangt über das Nierenbecken und den Harnleiter in die Blase.

Feinbau der Niere

In der Nierenrinde liegen pro Niere etwa 1 Million Nierenkörperchen; jedes hat eine Größe von ca. 0,15 mm. Ein Nierenkörperchen wird von einem Kapillarknäuel und der Bowman-Kapsel gebildet. Die Bowman-Kapsel öffnet sich in Richtung der Nierenkanälchen, welche im Nierenmark liegen und in die Sammelrohre münden. Je ein Nierenkörperchen und ein Nierenkanälchen zusammen nennt man Nephron (s. Abb. 1.8).

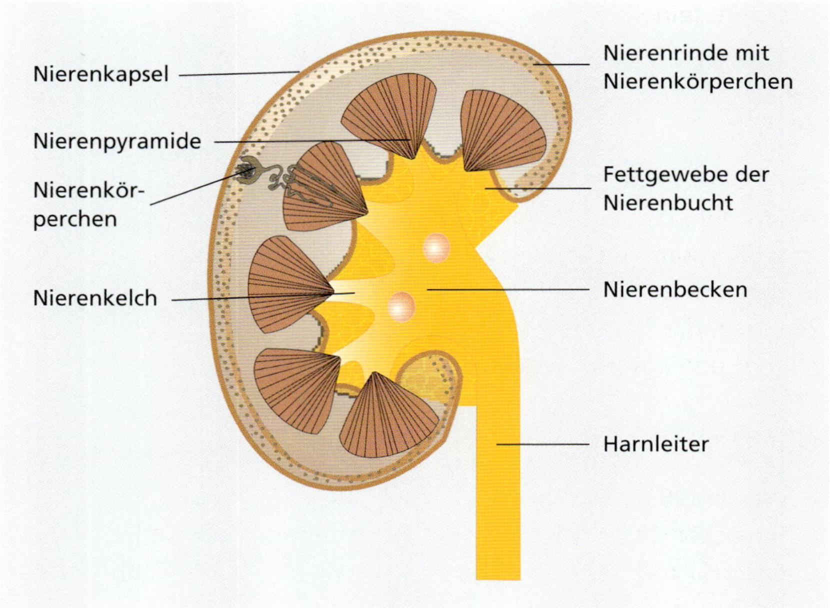

Abbildung 1.7: Schematische Darstellung der Niere im Längsschnitt

Harnbereitung

Durch die zuführenden Arteriolen fließen pro Tag ca. 1500 Liter Blut durch die Nierenkörperchen. Das ist ca. 300 Mal die gesamte Blutmenge.

Von den Kapillarknäueln (Glomeruli) werden ca. 150 Liter Wasser in die Bowman-Kapsel gepresst und fließen von da in die Nierenkanälchen. Das ist der «Primärharn».

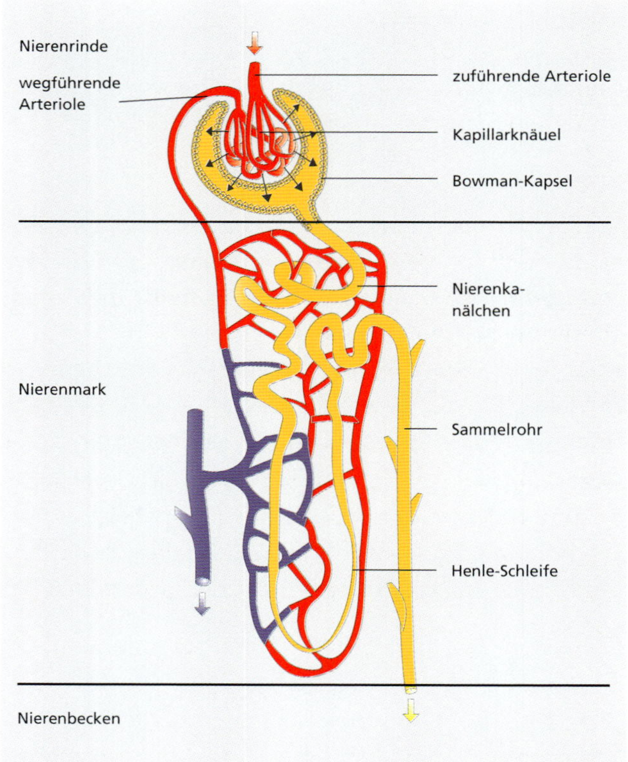

Abbildung 1.8: Nephron mit Sammelrohr

Durch die feine Membran (zarte Haut) der Glomeruli gelangen auch Salze, einfach gebaute Glukose, Aminosäuren und ähnliche Stoffe, während die roten Blutkörperchen oder große Eiweiße zurückgehalten werden.

Damit die wichtigen Stoffe dem Körper nicht verlorengehen, werden sie auf dem langen Weg durch die Nierenkanälchen und die Henle-Schleife, zusammen mit 99 % der Flüssigkeit, wieder in die Blutgefäße aufgenommen. Übrig bleiben ca. 1,5 Liter Harn, der über die Sammelröhrchen, das Nierenbecken und den Harnleiter (Ureter) in die Blase gelangt und ausgeschieden wird.

Bestandteile des Urins

- Wasser (95 bis 98 %)
- Schlackenstoffe: Harnstoff (Abbauprodukt des Eiweißstoffwechsels), Harnsäure (Abbauprodukt des Zellstoffwechsels), Kreatinin (Abbauprodukt des Muskelstoffwechsels)
- Salze und Säuren: Kochsalz, Phosphor, Schwefel-, Zitronen- und Oxalsäure
- Farbstoffe: Urobilinogen, Urochrom
- Hormone, wasserlösliche Vitamine, evtl. vereinzelt rote und weiße Blutkörperchen

Aufgaben der Niere

Die Niere sorgt durch die Kontrolle der Salz- und Wasserausscheidung für die Konstanterhaltung des Wasserhaushalts. Sie scheidet Stoffwechselendstoffe und Giftstoffe aus und konserviert wertvolle Blutbestandteile. Durch Ausscheidung eines mehr oder weniger sauren Urins sorgt sie für die Konstanthaltung des pH-Wertes im Blut. In der Niere wird das Hormon Renin gebildet, das den Blutdruck beeinflusst.

Die Harnblase

Die Harnblase liegt im kleinen Becken und ragt bei starker Füllung über die Schamfuge. Sie fasst normalerweise 900 ml – 1500 ml Harn, Harndrang kann schon bei weniger als 250 ml Füllung eintreten. Die Harnblase wird durch 2 Ringmuskeln (Sphinkter) verschlossen. Der obere besteht aus glatter Muskulatur, er arbeitet autonom. Der untere wird aus der quergestreiften Muskulatur des Beckenbodens gebildet. Durch ihn können wir die Blasenentleerung kontrollieren, wir sind kontinent. Im Alter kann die Kontinenz durch Erkrankungen oder altersbedingten Abbau des Nervensystems abnehmen; es kommt zu unkontrolliertem Harnabgang, zur Inkontinenz. Beckenbodentraining kann mithelfen, der Inkontinenz vorzubeugen.

Die Harnröhre

Die Harnröhre des Mannes ist 20 – 25 cm lang. Direkt nach dem Blasenausgang führt sie durch die Vorsteherdrüse (Prostata).

Bei der Frau ist die Harnröhre kurz, nur 2,5–4 cm. Das hat den Nachteil, dass Bakterien sehr leicht eindringen, in die Blase gelangen und dort eine Entzündung verursachen können. Deswegen ist besonders bei der Intimpflege größte Sauberkeit notwendig.

Beobachten der Ausscheidungen

Urin und Urinmenge

Die genaue Beobachtung des Urins gibt uns wichtige Informationen darüber, ob unser Körper (vor allem Harnsystem, Herz- und Kreislauf) richtig arbeitet.

Wir beobachten:

- Menge/Konzentration
- Farbe, Geruch
- (krankhafte) Beimengungen

Die **Urinmenge** ist abhängig von:

- der Trinkmenge
- der Flüssigkeit in der Nahrung
- der Flüssigkeitsabgabe über die Haut (Schwitzen), die Atmung und den Darm
- der Höhe des Blutdrucks, der Funktion der Nieren, der Wirkung bestimmter Hormone und der Funktion der ableitenden Harnwege

Tabelle 1.1: Störungen der Urinausscheidung

Polyurie vermehrte Urinausscheidung	Urinmenge 3000–20000 ml in 24 Stunden bei: ■ stark vermehrter Flüssigkeitsaufnahme ■ sehr hohen Dosen Diuretika (harntreibende Medikamente) ■ Diabetes mellitus ■ Diabetes insipidus (Urin kann in den Harnkanälchen nicht genügend resorbiert werden) Der Urin ist schwach konzentriert, hellgelb und klar. 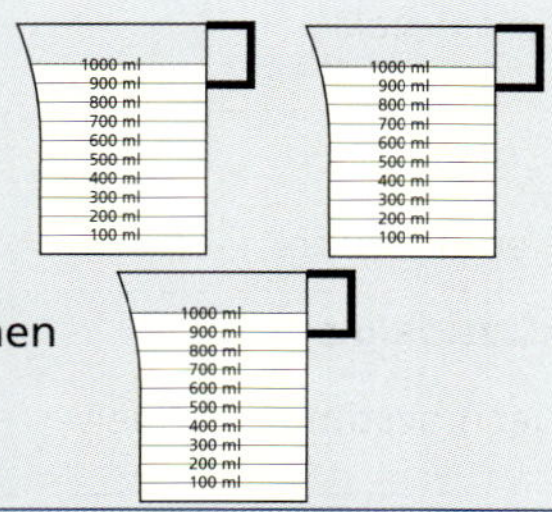
Oligurie verminderte Urinausscheidung	Urinmenge unter 500 ml in 24 Stunden bei: ■ verringerter Flüssigkeitsaufnahme ■ Erbrechen, Durchfall ■ Blutverlust ■ Herz-, Nieren- oder anderen Krankheiten Der Urin ist dunkelgelb. 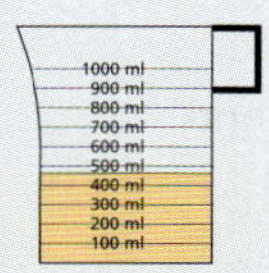
Anurie stark verminderte Urinausscheidung	Urinmenge unter 100 ml in 24 Stunden bei: ■ Nierenversagen ■ Abflussstörung Der Urin ist sehr dunkel und meistens trüb. 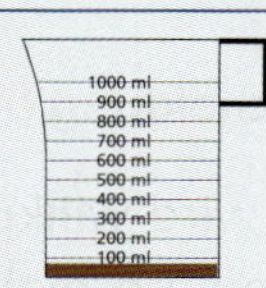

(Abb.: © E.B.)

Farbe, Geruch (Tab. 1.2)

Die Farbe des normalen Urins ist hell- bis dunkelgelb, je nach Konzentration, der Geruch unauffällig. Die Intensität der Farbe ist von der Konzentration abhängig. Je konzentrierter der Urin (aufgrund geringer Flüssigkeitszufuhr oder großen Flüssigkeitsverlusts, z. B. durch starkes Schwitzen), desto dunkler ist die Farbe.

Pathologische Beimengungen

- Zucker
- Blut
- Eiweiß
- Bakterien
- Ketonkörper (Azeton)
- weiße Blutkörperchen

Tabelle 1.2: Normale und krankhafte Veränderungen der Farbe, des Aussehens und des Geruchs von Urin

Farbe / Aussehen	
Veränderung	**Ursachen**
physiologisch	
rot	■ rote Beete (Randen) ■ verschiedene Medikamente (bestimmte Abführmittel)
goldgelb	■ Vitamin-Präparate, gewisse Abführmittel
orange	■ Medikamente zur Bekämpfung von Harnwegsinfekten
pathologisch	
dunkelgelb / braun	■ Flüssigkeitsmangel
flockige Trübung	■ Eiterbeimengung (Zeichen für eine Infektion)
rötlich trüb	■ Blut aus dem oberen Harnsystem
rot	■ Blut aus Blase, Harnröhre, bei Blutverdünnung
bierbraun + Schaum	■ Lebererkrankungen
wasserhell	■ Diabetes
Geruch	
Veränderung	**Ursachen**
physiologisch	
nach bestimmten Speisen	■ z. B. Spargel
pathologisch	
Azeton	■ Stoffwechselentgleisung, z. B. Diabetes, Hunger
übelriechend	■ Harnwegsinfekte
faulig	■ Zellzerfall bei bösartigen Tumoren der ableitenden Harnwege
Ammoniak	■ Lebererkrankungen

Urinausscheidung (Miktion)

Der Urin wird willkürlich (willentlich) in 4–6 Portionen pro Tag ausgeschieden, normalerweise schmerzfrei und im Strahl. Die normale Menge beträgt beim Erwachsenen 1–2 Liter in 24 Stunden.

Miktionsstörungen

Häufiger Harndrang und Entleerung von kleinen Urinmengen bei Blasen-, Harnröhrenentzündungen, Aufregung, Nervosität, Schwangerschaft, Prostataerkrankungen oder psychisch bedingt.
Schmerzhaftes Wasserlassen bei Blasenentzündungen, Blasensteinen, Verengung der Harnröhre (Wasserlassen erschwert).
Harnverhaltung. Bei mechanischen Hindernissen (Steine, Prostatavergrößerung, Operationen), Angst-, Schamgefühlen kann die Blase nicht oder nur unvollständig entleert werden. Vermehrtes **nächtliches Wasserlassen** bei Ödemen, die sich tagsüber angesammelt haben und in der Nacht ausgeschwemmt werden (oft bei Herzkranken oder bei Einnahme von Diuretika («Wassertabletten»). **Inkontinenz** ist unfreiwilliger Harnabgang, Harnträufeln (s. u.).

Stuhl und Stuhlmenge

Die **Zusammensetzung** des Stuhls (Fäzes) variiert je nach Nahrungsaufnahme und -verwertung:

- Wasser (ca. 75 %)
- Abfallprodukte, unverdaute Nahrungsreste
- abgeschliffene Darmepithelien, Salze, Schleim
- Darmbakterien

Farbe, Geruch

Der normale Stuhl ist, je nach Zusammensetzung der Nahrung, hell- bis dunkelbraun; er riecht leicht säuerlich.

Beimengungen

Dem Stuhl kann **Blut** durch Blutungen im unteren Darmbereich (z. B. durch Tumoren), **Blutspritzer** bei Hämorrhoiden, **Schleim** bei Entzündungen der Darmschleimhaut, **Eiter** bei Dickdarmentzündung (Kolitis ulcerosa), Abszesse, Entzündungen des Darms oder **Würmer** beigemengt sein.

Mikroskopisch nachweisbare Beimengungen

Beimengungen, die man nur unter dem Mikroskop sieht, können **verstecktes (okkultes) Blut** bei Magen-Darm-Krebs, **Wurmeier** und **Bakterien, Viren und Pilze sein**.

Menge und Beschaffenheit

Die Menge des Stuhls schwankt zwischen 100 Gramm (bei schlackenarmer Kost) und 500 Gramm (bei schlackenreicher Kost) pro Tag. Je nach der Beschaffenheit der Nahrung ist der Stuhl fest, weich oder dickbreiig.

Abweichungen wie breiig-wässriger Stuhl (Durchfall), extrem harter Stuhl (Verstopfung), bleistiftförmiger Stuhl (bei Verengung des Enddarms) sind in der Regel Symptome für Erkrankungen.

Tabelle 1.3: Beobachtung des Stuhls

Farbe/Aussehen	
Veränderung	**Ursachen**
physiologisch	
sehr dunkel	■ Spinat, ausgesprochene Fleischkost, Brombeeren, Heidelbeeren
schwarz	■ Barium (Kontrastmittel bei bestimmten Röntgenuntersuchungen)
weißlich	■ Verschluss des Gallengangs (Galle färbt den Stuhl)
pathologisch	
rot	■ blutigrot: Blutungen im unteren Darmabschnitt (Divertikel, Tumoren) «aufgespritztes» Blut: Hämorrhoiden
schwarz	■ Teerstuhl: Blutungen aus dem oberen Teil des Magen-Darm-Traktes (Nasen-, Zahnfleischbluten, Magen-, Zwölffingerdarmgeschwüre, -tumoren usw.
tonfarben	■ Fettstuhl: Störung des Fettstoffwechsels
gelbgrünlich	■ Typhus
Geruch	
Veränderung	**Ursachen**
physiologisch	
säuerlich	■ bei kohlenhydratreicher Kost
säuerlich-faulig	■ bei eiweißreicher Kost
pathologisch	
stechend sauer	■ bei Störung der Kohlenhydratverdauung
jauchig, faulig	■ bei Störung der Eiweißverdauung

Normal sind bis zu höchstens drei Stuhlentleerungen pro Tag und mindestens 3 Stuhlentleerungen pro Woche.

Störungen der Stuhlentleerung

Verstopfung (Obstipation)

Es kommt weniger als drei Mal wöchentlich zur Stuhlentleerung; der Stuhl ist trocken und hart, die Entleerung oft schmerzhaft.

Ursachen

- Falsche Ernährung
- Bewegungsmangel
- Zu wenig Flüssigkeit
- Medikamente: Beruhigungs-, Schmerz-, wassertreibende Mittel
- Missbrauch von Abführmitteln (der Darm wird träge)
- Organische Veränderungen des Darms, Verengungen, Verwachsungen, Ausstülpungen
- Stoffwechselstörungen: Diabetes mellitus, Schilddrüsenunterfunktion
- Psychische Ursachen (z. B. Depressionen)
- Rückenmarkerkrankungen, Querschnittlähmungen
- Zeitnot, Hektik, Schamgefühl

Prophylaxen

Obstipationsprophylaxen sind **faserreiche Ernährung** (Vollwert-Getreideprodukte, Früchte, Gemüse), **genügend Bewegung, genug Flüssigkeit** (z. B. schon vor dem Frühstück ein Glas warmes Wasser) und **Darmtraining** (den Darm an bestimmte Zeiten gewöhnen).

Durchfall (Diarrhö)

Es kommt mehr als drei Mal pro Tag (im Extremfall bis zu 30 Mal) zur Stuhlentleerung; der Stuhl ist wässerig und dünnflüssig. Die großen Wasserverluste können zur Austrocknung und Elektrolytverlusten führen. Deshalb ist bei schwerem Durchfall eine große Zufuhr von Wasser und Elektrolyten wichtig, wenn nötig durch Infusionen.

Ursachen

- Virusinfektionen
- Falsche Ernährung
- Zu viel Alkohol, Kaffee
- Nervosität, psychische Erkrankungen (z. B. Angst), nervöser Darm
- Essen von verdorbenen oder infizierten Speisen (z. B. Salmonellen)
- Nahrungsmittelvergiftungen durch Pilze und Toxine
- (Chronische) Darmentzündungen
- Nebenwirkumg von Medikamenten

Wechsel von Verstopfung und Durchfall können Hinweise auf eine bösartige Erkrankung sein; dies muss vom Arzt auf seine Ursache hin untersucht werden.

Unterstützung bei der Ausscheidung

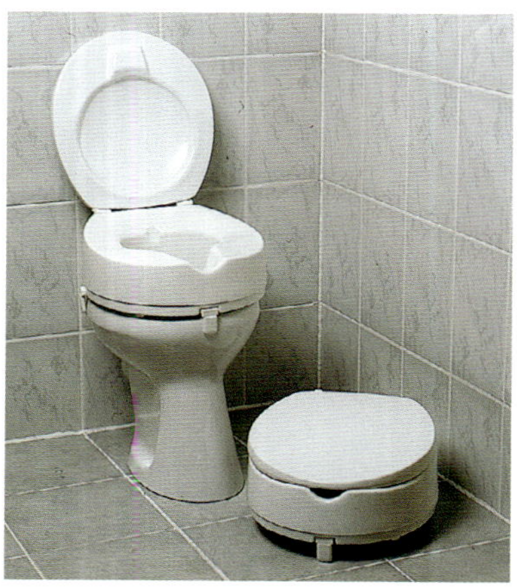

Abbildung 1.9: Toilette mit Aufsatz

Durch die veränderte Situation (Spital, Heim, im Bett ausscheiden müssen, Anwesenheit von Pflegepersonen/anderen Klienten) kann die Ausscheidung erschwert sein, bis hin zum Harn- oder Stuhlverhalten.

Das Steckbecken/Die Urinflasche soll daher möglichst nur den Klienten im Bett gereicht werden, die das Bett nicht verlassen dürfen oder können (z. B. nach Operationen).

Um dem Klienten das Ausscheiden so gut wie möglich zu erleichtern:

- Das WC so einrichten, dass der Klient möglichst ungestört ausscheiden kann (richtige Höhe, evtl. Toilettenaufsatz (s. Abb. 1.9), Haltegriffe, angenehme Temperatur, Klingel).

- Den Toilettenstuhl so hinstellen, dass der Klient vor Blicken geschützt ist (wenn möglich auf die Toilette fahren).
- Den Klienten, wenn möglich, alleine lassen, ihm genug Zeit lassen.
- Den äußeren Genitalbereich mit WC-Papier reinigen und bei Bedarf waschen (lassen).
- Die Hände waschen (lassen).

Vorgehen

Den Klienten, die nicht aufstehen können, reicht man das Steckbecken/die Urinflasche (s. Abb. 1.10 und 1.13) im Bett. Für Frauen gibt es verschiedene Arten von Steckbecken; am gebräuchlichsten sind die aus Plastik oder Inox. Für sehr magere Klientinnen sind die «Schiffchen» (s. Abb. 1.11) oder Urinflaschen für Frauen (s. Abb. 1.12) geeignet; sie sind flacher und ihr Auflagedruck ist geringer).

Steckbecken einschieben

- Klienten vor Blicken schützen (Vorhang, Wandschirm).
- Klienten auf die Seite drehen (lassen) (Achtung: auf der anderen Seite Bettgitter/Wand) oder Beine anstellen und Gesäß hochheben lassen.
- Evtl. Bett schützen.
- Steckbecken schräg halten und leicht unter das Gesäß schieben.
- Den Klienten zurückdrehen (lassen), so dass das Kreuzbein auf dem Beckenrand aufliegt.
- Klienten wenn möglich aufsetzen, Frauen sollen die Beine strecken und leicht spreizen.
- Auf die Klingel sofort reagieren (das Sitzen auf dem Steckbecken ist sehr unangenehm).

Steckbecken entfernen

- Handschuhe und WC-Papier bereitlegen.
- Evtl. Kopfteil etwas flacher stellen.
- Handschuhe anziehen.
- Griff des Steckbeckens festhalten, den Klienten auf die Seite drehen oder Gesäß anheben (lassen).
- Steckbecken wegziehen, zudecken, möglichst auf dem Bett stehen lassen.
- Genitalgegend mit WC-Papier trocknen (auch bei Klienten, die Einlagen tragen!).

Bei gleichzeitiger Darmentleerung

- Material vorbereiten wie bei der Intimpflege.
- Analbereich mit Toilettenpapier gut reinigen, waschen, Hautpflege.

Urinflasche einlegen

- Plastikhandschuhe anziehen.
- Penis in die Flaschenöffnung einführen (lassen).
- Penis nach dem Urinieren mit WC-Papier abtupfen (lassen).

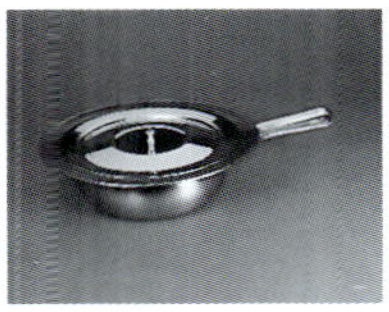

Abbildung 1.10: Steckbecken aus Inox

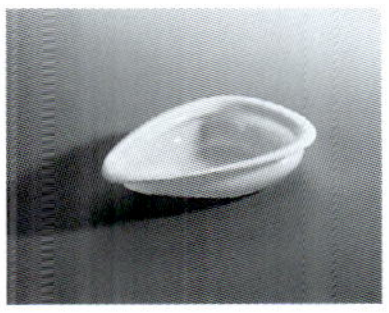

Abbildung 1.11: «Schiffchen» für Frauen

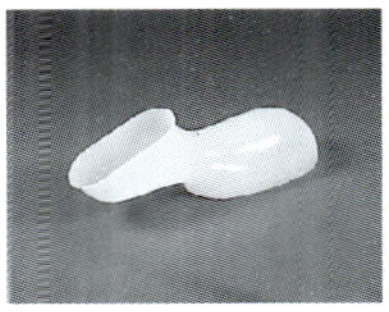

Abbildung 1.12: Urinflasche für Frauen

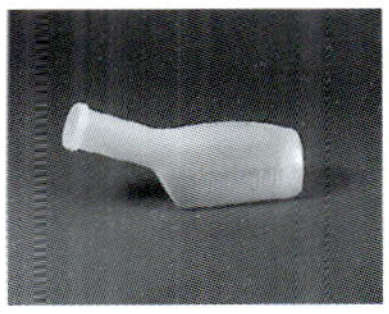

Abbildung 1.13: Urinflasche für Männer

Grundsätze

- Steckbecken von der gesunden Seite her einschieben.
- Glocke muss sich in Reichweite des Klienten befinden.
- Steckbecken/Urinflasche in der Regel nicht auf den Boden stellen, sofort zudecken.
- Urin und Stuhl kontrollieren, Auffälligkeiten melden.
- Gebrauchte Steckbecken/Urinflaschen sofort in den dafür vorgesehenen Spülautomaten entleeren, spülen und desinfizieren.
- Eigene Hände waschen und desinfizieren, dem Klienten Gelegenheit geben, seine Hände zu waschen.
- Zimmer lüften

Urinbeutel (DK-Sack)

Wegen erhöhter Gefahr von Harnwegsinfekten sollten nur geschlossene Urindrainagesysteme verwendet werden. Geschlossen heißt, dass die Verbindung zwischen dem Blasenkatheter und dem Urinbeutel weder zur Entleerung noch zur Entnahme von Urin für Laboruntersuchungen unterbrochen werden muss. Beim geschlossenen System muss der Urinbeutel nur ca. alle drei Wochen gewechselt werden.

Urinbeutel leeren (Abb. 1.14)

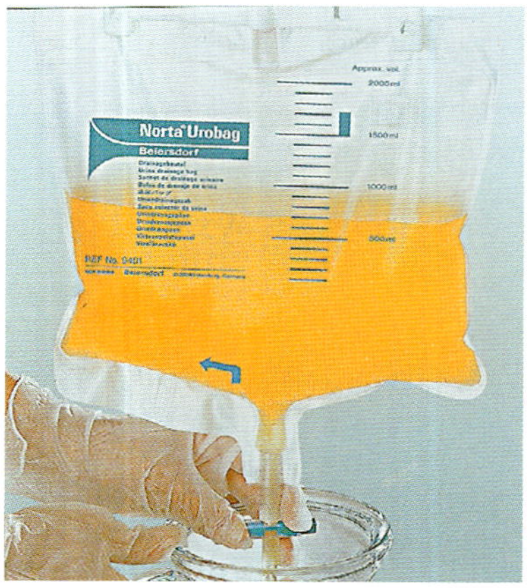

Abbildung 1.14: Urinbeutel (DK-Sack) leeren

Material

- Plastikhandschuhe
- Zwei Papierhandtücher
- Urinbombe
- Desinfektionsmittel (z. B. Industriesprit 70 %)

Vorgehen

- Urinbombe auf ein Papierhandtuch auf den Boden stellen.
- Desinfektionsmittel auf das zweite Papierhandtuch geben.
- Handschuhe anziehen.
- Auslaufventil öffnen, Urin ablaufen lassen.
- Ventil desinfizieren und schließen.

Urinbeutel wechseln

Material

- Gummihandschuhe
- Neuer Urinbeutel, mit Datum versehen
- Gummi- oder Latexhandschuhe (unsteril)
- Unterlage (z. B. Hülle des Urinbeutels, Papier)
- Klemme
- (Steriles Wattestäbchen, Desinfektionsmittel, z. B. PVP-Jod)

Vorgehen

- Katheter abklemmen.
- Unterlage unter die Verbindungsstelle legen.
- Katheter und Urinbeutel-Schlauch vorsichtig trennen, ohne etwas zu berühren. Schlauch des neuen Beutels gut einschieben.
- Klemme entfernen.
- Bei unfreiwilliger Berührung den Katheterkonus von innen zum Rand mit sterilem Wattestäbchen und Desinfektionsmittel desinfizieren.

Lage des Urinbeutels im Bett

Der Abflussschlauch muss so platziert werden, dass sich kein Syphon bilden kann (s. Abb. 1.15). Wenn nötig, wird seine Länge mit drei oder vier Schlaufen (s. Abb. 1.16) reduziert, notfalls mit z.B. einer Sicherheitsnadel oder Klemme an der Unterlage befestigt.

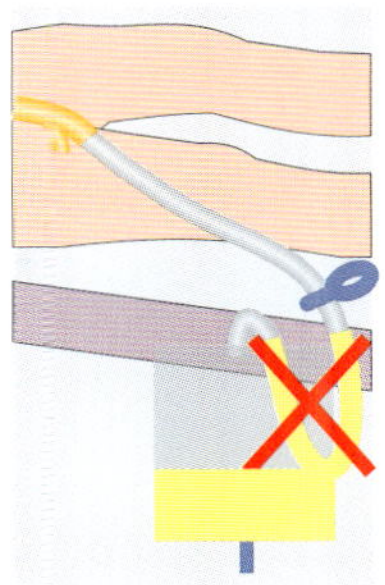

Abbildung 1.15: Syphon-Bildung des DK-Schlauches vermeiden

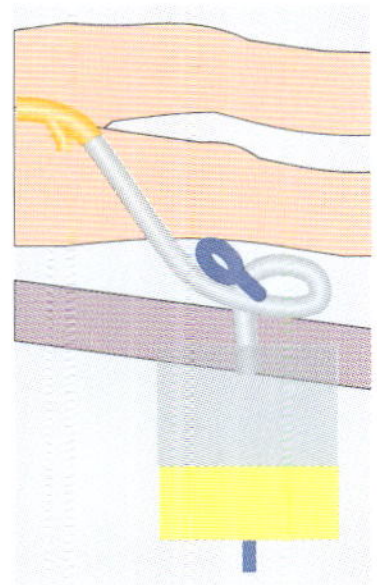

Abbildung 1.16: Lage des DK-Schlauches beim liegenden Klienten

Beim Sitzen

Den Beutel so tief platzieren, dass der Urin ablaufen kann, Schlauchlänge durch genügend Schlaufen reduzieren (s. Abb. 1.17).
Bei Klienten, die über längere Zeit einen Dauerkatheter tragen und mobilisiert werden, wird der Beutel mittels einer Haltevorrichtung aus Stoff oder einem Kunststoffstreifen am Oberschenkel oder unter dem Knie befestigt. Es gibt verschiedene Modelle. Die neueren DK-Säcke sind mit einem weichen Kunststoff beschichtet und können direkt auf der Haut liegen (s. Abb. 1.18).

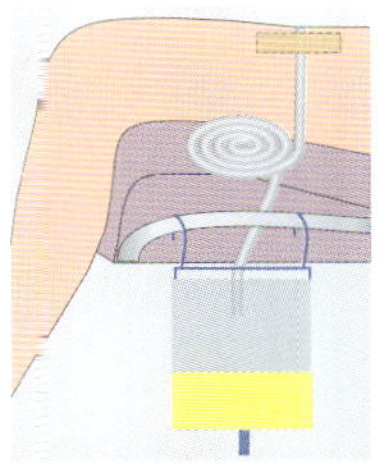

Abbildung 1.17: Lage des DK-Schlauches beim sitzenden Klienten

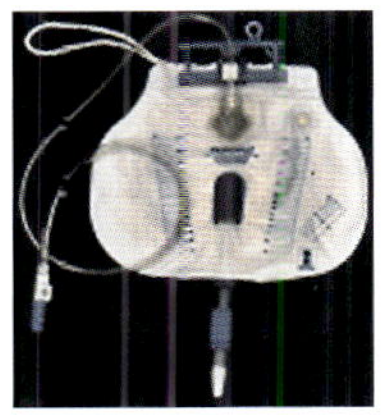

Abbildung 1.18: Urinbeutel

Ekel

Robert Ammann

> «Am Freitag hat Herr Werner alles verschmiert, seinen ganzen Körper, bis in die Ohrmuscheln, dann sein ganzes Bett, den Weg zum anderen Bett, das Bett von Herrn Holz, den Weg zum Bad, das ganze Bad. Überall. Das war eine Putzaktion von einer Stunde für drei Mitarbeiter.»
> *(Ursula Koch-Straube: Fremde Welt Pflegeheim, Huber, Bern 2003)*

Ekel wird definiert als ein Gefühl des Widerwillens, das Übelkeit erregen kann, oder als Gefühl des Abscheus vor etwas als widerlich Empfundenem. Im Kontakt mit verschiedenen Ausscheidungen von den Klienten stoßen Pflegende manchmal an ihre Belastungsgrenzen. Sie werden mit Situationen konfrontiert, in denen sie sich ekeln.
Sowinski beschreibt eine Rangordnung der Ekel auslösenden Situationen, welche sie bei der Befragung von Pflegenden festgestellt hat: Als «unangenehm» werden Stuhl oder Urin empfunden. Diese Gefühle verstärken sich bei eiternden Wunden/Eiter. Noch schlimmer werden Erbrochenes oder Sputum erlebt. Am meisten ekelt es Pflegende, wenn KlientInnen Kot essen (vgl. Abb. 1.19). Sowinski erklärt diese Rangordnung wie folgt: Pflegende gewöhnen sich – nach einer Anfangsphase zu Beginn ihrer Tätigkeit in der Pflege – an Urin und Stuhlausscheidungen. Das Ausscheiden von Urin und Stuhl ist ein natürlicher Vorgang, es hat nichts Krankhaftes an sich. Offene Wunden werden in Verbindung gebracht mit Schmutz sowie mit dem Zerfall des menschlichen Körpers. Daher sind sie schwieriger zu ertragen. Besonders starke Gefühle des Ekels wecken Ausscheidungen, die aus dem Mund kommen und die an Krankheit oder an Verdorbenes erinnern. Offenbar sollte der Mund, der sonst anderen Funktionen dient,

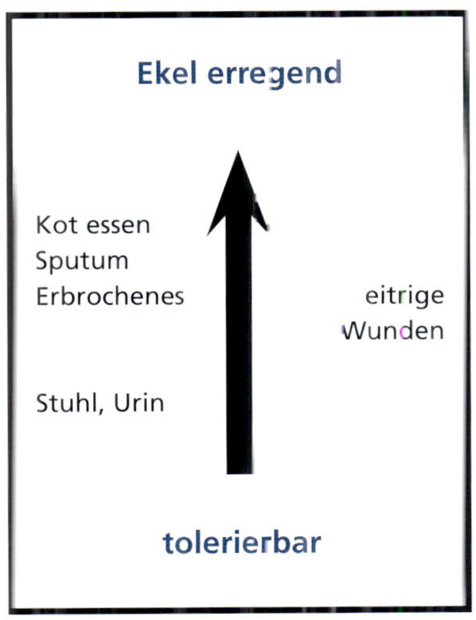

Abbildung 1.19: Rangordnung der Ekel auslösenden Situationen

im Empfinden der Pflegenden sauber bleiben. Erbrochenes führt bei den Pflegenden selbst zu Würgegefühlen und noch schlimmer wird Sputum erlebt. Pflegende befürchten, dass eklige Pflegesituationen sie bis nach Hause verfolgen (beispielsweise Gerüche).

Aspekte, die Ekel verstärken

Überforderung: Einige Pflegende berichten, dass Ekelgefühle zunehmen, wenn sie selbst bereits an Grenzen gestoßen sind.

KlientenInnen, die einem unsympathisch sind: Wenn man eine gestörte Beziehung zu KlientInnen hat, verstärken sich Ekelgefühle sehr und damit wiederum die Ablehnung der Klienten/Klientinnen. Ein Teufelskreis. Auch das Umgekehrte gilt: Bei Menschen, die man sehr gern hat, empfindet man weniger Ekel. Der Volksmund sagt: «Man mag jemanden nicht riechen.»

Selbstverschuldete Situationen: Wenn Pflegende den Eindruck haben, die KlientInnen seien selbst schuld an der Situation, sie hätten beispielsweise früher läuten können, wird der Ekel stärker empfunden.

Strategien, um mit Ekel umzugehen

Keine wirksame Strategie im Umgang mit Ekel ist der Versuch, Ekelgefühle zu verdrängen. Manche Pflegende haben das Gefühl, keinen Ekel empfinden zu dürfen. Sie empfinden Schuldgefühle, wenn sie sich ekeln. Untersuchungen, wie diejenige von Sowinski, zeigen jedoch, dass alle Pflegenden im bestimmten Situationen Ekelgefühle empfinden. Ekel hat nichts mit pflegerischer Kompetenz zu tun. Wichtig ist jedoch, sich mit Ekel auseinanderzusetzen und im Austausch mit anderen Strategien zu finden, um mit dieser Belastung umgehen zu können. Hilfreich sind folgende Strategien:

- **Austausch** mit KollegInnen ist eine der wirksamsten Strategien. Wichtig ist es auch voneinander zu wissen, vor was es einem selber am meisten ekelt.
- **Gegenseitige Unterstützung**: Wer Mühe hat mit Erbrochenem delegiert diese Arbeit an eine Teamkollegin und übernimmt dafür z. B. die Reinigung bei Stuhlgang.
- Das Tragen von **Handschuhen** schafft eine Grenze, die Pflegenden hilft, wenn sie KlientInnen intim waschen oder säubern müssen. In die gleiche Richtung zielen **Überschürzen** zur Versorgung von verstorbenen KlientInnen oder das Anziehen eines **Mundschutzes**. Wenn man Ekel erregenden Situationen nicht ausweichen kann, kann es hilfreich sein, durch zusätzliche Schichten die eigenen Grenzen gefühlsmäßig zu stärken.
- Putzarbeiten **zu zweit** erledigen. Zu zweit kann man die Situation vielleicht auch mit Humor besser ertragen.
- Zimmer, in denen es übel riecht, regelmäßig lüften; eventuell Atmosphärenreiniger einsetzen (sofern der Geruch auch von den KlientInnen als angenehm empfunden wird!).

Spezielle **Duft-Tipps**: Eine Schale mit frisch gemahlenem Kaffeepulver aufstellen; Zitronen oder Orangen mit Nelken bestecken; offene Tannenzapfen oder Duftsteine mit wenigen Tropfen ätherischem Öl beträufeln.

- Ein **Ritual** für den Arbeitsschluss entwickeln: Kleider wechseln, duschen u. ä.
- **Gute Anleitung** von neuen MitarbeiterInnen in der Pflege. Vermitteln, dass es in Ordnung und normal ist, Ekel zu empfinden, und dass es gut ist, darüber zu sprechen.

(vgl. Sowinski, Christine: Ekel in der Pflege: Die Kehrseite der Nähe, Zeitschrift Nova, 9/2002)

Inkontinenz

Elisabeth Blunier

Inkontinenz ist die Fachbezeichnung für das Unvermögen, Urin oder Stuhlgang willentlich zurückzuhalten. Inkontinenz ist keine Erkrankung, sondern ein Symptom, das eine Störung im Organismus anzeigt.

Urininkontinenz

Urininkontinenz kommt bei Frauen viel häufiger vor als bei Männern. Man schätzt, dass ca. 50 % aller Frauen zumindest zeitweise an Urininkontinenz leiden. Da es sich bei der Inkontinenz immer noch um ein Tabuthema handelt, wird in der Regel nicht darüber gesprochen. Für vorwiegend ältere Menschen kann die Inkontinenz zu einer großen seelischen und körperlichen Belastung werden; sie isolieren sich und schließen sich selbst von der Gesellschaft aus.

Ursachen der Urininkontinenz

Blasenmuskulatur funktioniert nicht mehr richtig

- Blasenmuskel und Schließmuskel koordinieren nicht miteinander
- Grunderkrankungen wie Harnwegsinfekte, Verstopfung, Rückenmarkverletzungen, Prostatavergrößerungen, Blasen- und Gebärmuttersenkung, Schlaganfall, Durchblutungsstörungen einzelner Gehirnabschnitte, vor allem bei älteren Menschen
- Funktionelle Störungen wie Sehstörungen, Schwindel, Unsicherheit beim Gehen, verminderte Handfertigkeit
- Umgebungsbedingte Faktoren wie plötzliche Veränderungen (Heim-, Spitaleintritt, Zimmerwechsel), schlecht angepasste Umgebung (Toilette zu weit weg, Bettgitter oben, unpraktische Kleidung usw.)
- Personal hat keine Zeit
- Psychische Störungen wie Psychosen, Verwirrtheit
- Nebenwirkung von Medikamenten wie Beruhigungsmittel, harntreibende Medikamente (Diuretika)

Inkontinenzformen, Ursachen, Symptome, mögliche Behandlung
(Tab. 1.4)

Um eine Inkontinenz richtig zu behandeln, muss der Arzt abklären, welche Form, welche Ursachen und welche Symptome vorhanden sind.

Tabelle 1.4: Ursachen, Symptome und Behandlungsmöglichkeiten der Inkontinenz. (Vgl. Käppeli S.: Pflegekonzepte, Band 2, Inkontinenz, S. 118, Huber, Bern 1999)

Inkontinenzform	Ursachen	Symptome	mögliche Behandlung
Dranginkontinenz	• Übererregbarkeit der Blasenmuskulatur mit starkem Harndrang bei Hirnschädigungen wie Schlaganfall, multiple Sklerose, Parkinson, Hirntumoren Entleerungswiderstand bei Prostatavergrößerung oder: • Reizungen der Blasenwand durch chronische Entzündungen, Tumoren, Angst, Kaffee, Alkohol, Östrogenmangel (Schrumpfung der Blase und Harnröhre	▪ intensiver Harndrang ▪ unkontrollierter, unfreiwilliger Urinabgang ▪ Zwang, häufig auf die Toilette zu gehen	⏩ Toilettentraining ⏩ Beckenbodengymnastik ⏩ Behandlung der Entzündung ⏩ Operation: Prostata, Tumoren ⏩ Östrogene
Stress- oder Belastungsinkontinenz	• Gebärmuttervorfall nach Geburten, gynäkologischen Operationen, im Klimakterium, bei Verstopfung, bei Übergewicht, bei schwerer körperlicher Arbeit	▪ Urinverlust (Tröpfeln) tagsüber bei Niesen, Lachen, Treppensteigen, Tragen	⏩ Operation ⏩ Östrogene ⏩ Beckenbodengymnastik ⏩ Toilettentraining
Überlauf-inkontinenz	• Einengung der Harnröhre durch eine Vergrößerung der Prostata, Narben nach Operationen oder Verletzungen durch einen Dauerkatheter oder: • ein überdehnter Blasenmuskel durch häufige Überfüllungen, Diabetes mellitus Gefahr: Rückstau des Urins in die Nieren bis Nierenversagen • ständiger Harndrang • ständiges Tröpfeln	▪ schwacher Harnstrahl ▪ Zwang, häufig auf die Toilette zu gehen	⏩ Operation ⏩ Einmal- oder Verweil-Blasenkatheter
Neurogene Inkontinenz oder Reflexinkontinenz	• Neurologische Erkrankungen des Rückenmarks oder des Gehirns; Querschnittlähmungen, Tumoren, Parkinson, multiple Sklerose	▪ Harndrang fehlt ▪ Urin geht unkontrolliert ab ▪ Wasserlassen kann nicht unterbrochen werden	⏩ Blasentraining ⏩ selbst katheterisieren ⏩ Medikamente
Funktionelle Inkontinenz	• fehlende Fähigkeit oder fehlender Wille, rechtzeitig auf die Toilette zu gehen • die Blasen- und Sphinkterfunktion ist normal	▪ Klienten lösen immer wieder spontan Urin in die Inkontinenzeinlagen ▪ Klienten lösen Wasser, wenn sie auf die Toilette geführt werden – jedoch nicht immer	⏩ Toilettentraining ⏩ Toilettentür mit klaren Symbolen kennzeichnen

Toilettentraining

Ziel des Toilettentrainings ist einerseits, die Blase an bestimmte Entleerungszeiten zu gewöhnen, andererseits sich dem Rhythmus des Klienten bei den Ausscheidungen anzupassen. Ein weiteres Ziel des Toilettentrainings kann darin bestehen, die Blase wieder an größere Füllmengen zu gewöhnen, indem der Abstand zwischen zwei Besuchen auf der Toilette alle paar Tage um eine Viertelstunde verlängert wird.

Vorgehen

1. Mögliche Ursachen der Urininkontinenz abklären (bei einer Überlaufinkontinenz kann man mit einem Toilettentraining keine positive Veränderung bewirken).
2. Klienten informieren.
3. Klienten anfänglich – für 2–3 Tage – in einem festen 2-Stunden-Rhythmus auf die Toilette führen.
4. Dokumentieren: Ist die Einlage nass oder trocken? Kann der Klient Wasser lösen oder hat er Stuhlgang?
5. Trinkmenge dokumentieren: Wann trinkt der Klient wie viel Flüssigkeit? Klienten, die morgens viel Kaffee trinken, werden früher wieder Wasser lösen als Klienten, welche morgens nur wenig trinken.
6. Nach einigen Tagen damit beginnen, die Zeiten anzupassen: Wenn der Klient trocken ist und kein Wasser lösen muss, wartet man länger, bis man ihn zur Toilette führt; wenn er nass ist, führt man ihn früher zur Toilette.

Miktionsschema

Anhand eines Miktionsschemas (Flüssigkeitszufuhr, Ausscheidung usw.) über eine bestimmte Zeit (2–3 Tage) kann man die persönliche Situation des Klienten ableiten und Maßnahmen (Zeiten für den Toilettengang, Art der Hilfsmittel und der Hilfestellung) planen (s. Abb. 1.20).

Name:							Datum	

Zeit	**Flüssigkeit**		**Toilettengang**				
	was?	**wie viel / ml**	x	Urinmenge / ml	Drang? x	trocken x	eingenässt / ml
7 Uhr							
8 Uhr							
…							

Abbildung 1.20: Miktionsschema

Beckenbodentraining

Das Training der Beckenbodenmuskulatur hilft vor allem bei der Stressinkontinenz. Die Beckenbodenmuskulatur wird gestärkt und damit der Blasenmuskel stärker beeinflussbar. Mit Übungen wie Anspannen der Beckenbodenmuskeln sollte man schon früh beginnen (z. B. mehrmals tagsüber im Büro, während des Fernsehens).

Inkontinenzhilfsmittel

Diese Hilfsmittel müssen wasser- und geruchsdicht sein, unauffällig, bequem zu tragen sowie hautfreundlich und wirtschaftlich und sie sollten leicht entsorgt werden können.

Vorlagen

Sie bieten vor allem Schutz und Sicherheit bei leichter Stressinkontinenz (beim Urin-«Tröpfeln»). Urinauffang-Behälter für Männer fassen ca. 80 ml Urin.

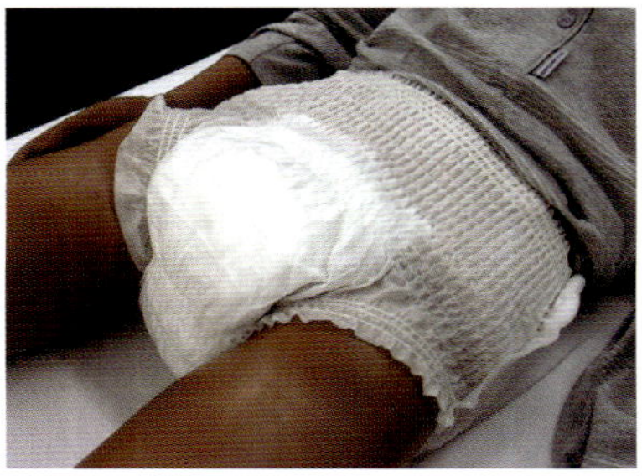

Abbildung 1.21: Inkontinenzslip

Inkontinenzslip (Abb. 1.21)

Dank seiner Vliesschicht bleibt die Haut trocken; der Urin sackt in die tieferen Schichten des Slips ab. Inkontinenzslips lassen sich wie normale Unterwäsche tragen. Die meisten Inkontinenzslips haben einen Indikatorstreifen, der sich bei Kontakt mit Urin verfärbt. So lässt sich ablesen, ob der Slip noch trocken ist oder ob er gewechselt werden muss.

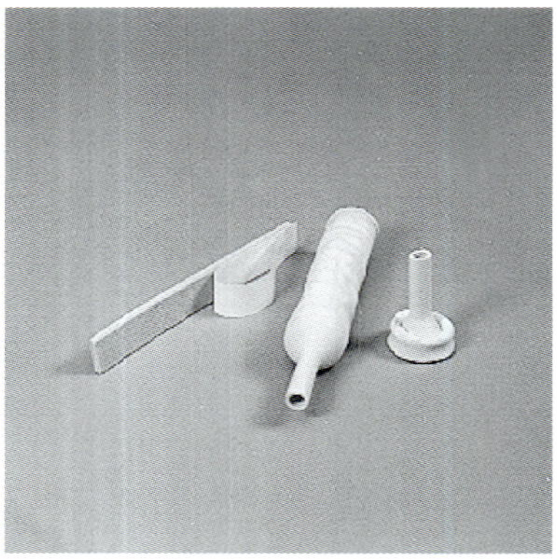

Abbildung 1.22: Kondomurinale

Kondomurinale (Abb. 1.22)

Sie werden über den Penis gerollt und angeklebt; die Schamhaare an der Penis-Wurzel müssen vorher abrasiert werden.
Kondomurinale werden an einen DK-Sack angeschlossen.

Wie kommt der Inkontinente zur Toilette?

Die Bewegungsfähigkeit verbessern

Um die Bewegungsfähigkeit des Klienten zu verbessern, muss man abklären, ob er Fußpflege oder orthopädische Schuhe braucht, ob ein Parkinson zu behandeln ist und ob Gehübungen gemacht werden sollen. Damit sich der Klient beim Gehen sicherer fühlt, hilft oft ein Stock, ein Handlauf oder eine Person, die ihn begleitet.

Das Aufstehen und den Weg zur Toilette erleichtern

Um dem Klienten das Aufstehen vom Bett zu erleichtern, muss dieses auf die richtige Höhe gestellt werden. Damit der Klient vom Stuhl aufstehen kann, ist ein Stuhl mit Lehnen, auf die er sich abstützen kann, geeignet. Unsicheren und verwirrten Klienten nachts Socken mit Nonslip-Sohlen anziehen (verminderte Rutschgefahr).

Um den Weg zur Toilette frei zu machen, muss man schauen, ob evtl. Möbel umgestellt werden müssen.

Die Umgebung kontinenzfördernd gestalten (vgl. Grond 1993, S. 266ff)

Was macht eine Toilette akzeptabel?	zum Problem?
✔ meist frei	■ dauernd besetzt
✔ leicht erreichbar	■ schwierig zu erreichen
✔ klar markiert in richtiger Höhe	■ kaum leserlich markiert
✔ sauber	■ schmutzig
✔ leicht abschließbar	■ nicht abschließbar
✔ Tür/Wände sichern Privatheit	■ Öffnung unter/über Tür/Wand
✔ leicht zu spülen	■ schwierig zu spülen
✔ Sitz in richtiger Höhe	■ Sitz zu niedrig/hoch
✔ genug Raum zum Kleiden	■ zu eng zum Umdrehen
✔ beidseits Haltegriffe	■ kein Haltegriff
✔ geheizt	■ kalt
✔ Toilettenpapier weich, leicht erreichbar, leicht abreißbar	■ zu wenig/kein Toilettenpapier zu hart, schwer zu erreichen, schwer abzureißen
✔ niemand drängt, viel Zeit	■ andere drängen
✔ Waschgelegenheit	■ Händewaschen/-trocknen nicht möglich
✔ Binden leicht zu entsorgen	■ kein Behälter für Binden
✔ Fußbänkchen	
✔ hell, attraktiv, Duftstoff usw.	

Für Alternativen sorgen

Wenn der Klient zwar aufstehen, aber nicht mehr gut gehen kann, kann man ihm einen Nachtstuhl oder ein chemisches WC neben das Bett stellen.

Die Kleidung der Inkontinenz anpassen

Eigene Kleidung erhält Würde und Selbstvertrauen. Kleidung aus Baumwolle ist dehnbar, luftdurchlässig, saugfähig; mehrere dünne Kleider wärmen mehr als dicke; leichte Sportkleidung mit weiten Hosenbeinen erleichtern das Ausziehen beim Toilettengang. Knöpfe, Spangen, Haken, Reißverschlüsse und Schnürsenkel können durch Klettverschluss ersetzt werden (vgl. Grond 1993).

Erbrechen

Erbrechen (Emesis, Vomitus) ist die unphysiologische Entleerung des Mageninhalts durch die Speiseröhre und den Mund. Erbrechen ist keine Erkrankung, sondern ein Symptom und kann die Folge eines gesunden Schutzreflexes oder ein Begleitsymptom einer Erkrankung sein. Es wird im Brechzentrum des Gehirns (im verlängerten Mark) ausgelöst.

Zerebrales Erbrechen: Das Brechzentrum wird direkt gereizt

- bei Erkrankungen des Gehirns (z. B. Gehirnerschütterung, Hirnhautentzündung, Tumor)
- durch toxisch (giftig) wirkende Substanzen (z. B. Alkohol, Narkosemittel)

Reflektorisches Erbrechen: Das Brechzentrum wird indirekt über das vegetative Nervensystem gereizt bei:

- Erkrankungen des Magendarmtrakts (z. B. Magenschleimhautentzündungen oder Magengeschwüre, Gallensteinleiden)

- Überdehnung des Magens (zu viel gegessen)
- Reizung des Gleichgewichtsorgans: es kommt zu Schwindel, Übelkeit und Erbrechen (Reisekrankheit)
- Angst, Nervosität, Aufregung
- hormoneller Umstellung während der Schwangerschaft

Beobachtung des Erbrechens und des Erbrochenen

Zeitpunkt, Häufigkeit und Begleiterscheinungen können auf die Ursache des Erbrechens hinweisen.

Zeitpunkt und Häufigkeit des Erbrechens

Erbrechen erfolgt:

- morgens, nüchtern (z.B. in den ersten Schwangerschaftswochen, bei chronischem Alkoholmissbrauch)
- nach jeder Nahrungsaufnahme (z.B. bei akuter Gastritis = Magenschleimhautentzündung)
- bei starken Schmerzen
- nach bestimmten Speisen oder nach Einnahme von bestimmten Medikamenten (z.B. Unverträglichkeit)
- bei Zytostatikatherapie (Chemotherapie bei Krebserkrankungen) und Strahlentherapie

Farbe, Geruch, Beschaffenheit und Beimengungen des Erbrochenen

Erbrochenes muss man genau ansehen. Oft kann der Arzt aufgrund des Geruchs, der Farbe, der Beschaffenheit und der Beimengungen auf Erkrankungen (z.B. ein blutendes Magengeschwür) schließen (s. Tab. 1.5).

Tabelle 1.5: Beobachtung von Erbrochenem

Farbe / Aussehen / Beimengungen	
Veränderung	**Ursachen**
pathologisch	
hellrot	■ Blutung aus den oberen Abschnitten des Magen-Darm-Kanals (z.B. bei Ösophagusvarizenblutung = Blutung aus erweiterten Venen der Speiseröhre)
braun-schwarz	■ Kaffeesatzerbrechen (z.B. bei Magenulkus- oder Magenkarzinomblutungen) ■ Koterbrechen (bei Ileus = Darmverschluss)
dunkel grünlich-gelb	■ Galle (z.B. bei nüchternem Magen, bei lang anhaltendem Erbrechen mit leerem Magen)
unverdaute Nahrung	■ z.B. bei Ösophagusdivertikel = Aussackungen der Speiseröhre
Geruch	
Veränderung	**Ursachen**
pathologisch	
säuerlich	■ angedaute Nahrung (z.B. Störungen der Magenentleerung bei Verengung des Mageneingangs)
nach Kot riechend	■ Koterbrechen (s. oben)

Pflege bei Erbrechen

Wenn das Erbrechen zu erwarten ist (z. B. bei Übelkeit), frühzeitig bereitstellen:

Material

- Nierenschale oder Schüssel
- Zellstoff
- Abfallsack
- Glas mit Wasser zum Mundspülen

Vorgehen, wenn der Klient bei Bewusstsein ist

- Den Klienten aufrecht sitzen lassen oder auf die Seite lagern.
- Beengende Kleider öffnen und Zahnprothese entfernen (kann beim Erbrechen in den Abfallsack gelangen).
- Evtl. Bett, Kleider schützen.
- Klienten ruhig durchatmen lassen, ihm Zuwendung geben, ihn beruhigen.
- Beim Erbrechen Kopf halten, mit der flachen Hand leicht auf evtl. vorhandene Operationswunden drücken.

Vorgehen bei bewusstlosen Klienten

Erbrechen bei Bewusstlosen kann zu einer lebensbedrohlichen Situation führen.

- Alarmknopf betätigen.
- Klienten in die Seitenlage, Kopftieflage (Kopf wenn möglich etwas tiefer als der Körper) bringen.
- Zahnprothese entfernen und Atemwege frei halten; wenn nötig mit dem Finger den Mund säubern.
- Absauggerät bereitstellen: Die Vorgesetzte muss das Erbrochene evtl. aus der Luftröhre absaugen.

Nach dem Erbrechen

- Erbrochenes zudecken.
- Zähne reinigen und Mund ausspülen (lassen) bzw. Mundpflege machen, Gesicht und Hände waschen (lassen).
- Bei Bedarf Bettwäsche und/oder Kleider wechseln.
- Zimmer lüften.
- Klienten lagern, ruhen lassen.
- Nahrungs- und Flüssigkeitskarenz einhalten (nüchtern lassen).
- Erbrechen dokumentieren (Uhrzeit, Menge, Aussehen, Beimengungen, Häufigkeit), der Vorgesetzten zeigen.

Aspiration

Aspiration heißt hier: Eindringen von festen oder flüssigen Stoffen in die Atemwege (Luftröhre, Lunge). Wenn bei einem gesunden Menschen z. B. durch Verschlucken etwas in die Luftröhre gerät, kann er es in

ACHTUNG

- Beim Erbrechen besteht Aspirationsgefahr (siehe unten).
- Anhaltendes Erbrechen führt zu massivem Flüssigkeits- und Salzverlust, der zur Austrocknung und v. a. bei älteren Menschen zu Herzrhythmusstörungen führen kann.
- Bei Diabetikern kann Erbrechen zu Unterzuckerung führen, vor allem, wenn sie schon Insulin erhalten haben.

der Regel aushusten. Geschwächte, verwirrte, bewusstlose Klienten, Klienten mit einer Hemiplegie oder solche, die intubiert waren, können nicht oder nicht genügend aushusten. Die Fremdkörper, in diesem Fall das Erbrochene, gelangen in die Atemwege. Große Stücke können in der Luftröhre steckenbleiben; der Klient bekommt keine Luft mehr und erstickt, wenn der Fremdkörper nicht entfernt wird. Kleinere Stücke gelangen bis in das Lungengewebe und können eine Pneumonie (Lungenentzündung) verursachen, die gerade bei alten, geschwächten Menschen sehr schwer verlaufen und mit dem Tod enden kann.

Das Aspirieren von Erbrochenem ist besonders gefährlich, weil die Nahrung schon mit Salzsäure vermischt ist. Die Salzsäure greift die Schleimhaut der Bronchien an und daut sie an.

Flüssigkeitsbilanz

Eine Flüssigkeitsbilanz ist die Gegenüberstellung der Flüssigkeitsaufnahme und der Flüssigkeitsabgabe des Körpers (s. Tab. 1.6).

Beim Trinken und mit dem Essen (die meisten Nahrungsmittel enthalten Wasser) nehmen wir Flüssigkeit auf. Im Spital darf der Klient z. B. vor oder nach einer Operation nichts trinken; er bekommt dann die nötige Flüssigkeit mittels einer Infusion über einen Schlauch und eine Kanüle direkt in die Vene injiziert.

Mit dem Urin und dem Stuhl, über die Haut und die Lunge geben wir Flüssigkeit ab. Im Spital kommen z. B. nach einer Operation Wundsekrete (die Wunde sondert Flüssigkeit ab), bei bestimmten Krankheiten Erbrechen und anderes mehr hinzu. Die Menge dieser Flüssigkeitsabgabe kann erheblich sein und muss durch mehr Trinken oder Infusionen ersetzt werden.

Tabelle 1.6 : Beispiel einer Flüssigkeitsbilanz

Flüssigkeitsaufnahme		Flüssigkeitsabgabe	
Trinkmenge	ca. 1800 ml	Urinmenge	ca. 1500 ml
Flüssigkeitsmenge in den Speisen	ca. 700 ml	Flüssigkeit im Stuhlgang	ca. 100 ml
		Haut und Lunge	ca. 900 ml
(Infusion)		(Wundsekrete, Erbrechen usw.)	
	2500 ml		**2500 ml**

Die Flüssigkeitszufuhr entspricht der Ausscheidung. In der Regel wird eine **ausgeglichene Bilanz** angestrebt.

Bei einer **positiven (plus) Bilanz** ist die Flüssigkeitszufuhr höher als die Ausscheidung (z. B. trinkt der Klient 2 l/Tag und scheidet nur 200 ml aus, z. B. bei bestimmten Herzerkrankungen).
Folge: Es kann sich Flüssigkeit im Gewebe einlagern; es entstehen Ödeme.

Bei einer **negativen (minus) Bilanz** ist die Flüssigkeitszufuhr niedriger als die Ausscheidung (z. B. trinkt der Klient 500 ml/Tag und scheidet 1,8 l aus, z. B. wegen einer zu hoher Dosis an Diuretika).
Folge: Gefährliche Austrocknung.

In vielen Fällen gibt die Kontrolle der Flüssigkeitsaufnahme und der Flüssigkeitsabgabe Aufschluss über eventuelle Komplikationen (bei Nieren-, Herz-, Zucker-, Fieberkranken, bei verwirrten Menschen, Menschen im Schock oder Bewusstlosen) und hilft dem Arzt bei der Medikation (Arzneiverordnung). Oft genügt es, ein Trinkmenge-Protokoll zu führen.

Bilanzierung ist deshalb wichtig bei Klienten mit

- Nierenerkrankungen: Wir kontrollieren, ob und wie viel die kranke Niere noch ausscheiden kann.
- Herzerkrankungen: Wenn z. B. die rechte Herzkammer nicht mehr richtig arbeitet, kann das Blut von den Venen nicht mehr ordnungsgemäß zurücktransportiert werden und staut sich in den Beinen. Flüssigkeit tritt aus den Gefäßen in das Gewebe; es entstehen Ödeme.
- Diabetes mellitus: Wenn der Klient z. B. sehr große Mengen Wasser löst (> 2 Liter/Tag) kann es sein, dass er schlecht eingestellt ist.
- fieberhaften Erkrankungen: Wenn der Mensch mit Fieber z. B. stark schwitzt und wenig trinkt, besteht die Gefahr des Austrocknens. Pro Grad Fieber benötigt der Körper 500 ml Flüssigkeit mehr.
- Diuretikatherapie: Wenn der Klient nach Einnahme von Wassertabletten über längere Zeit eine negative Bilanz hat, besteht die Gefahr des Austrocknens.
- Durchfall, Erbrechen: Der Klient kann sehr viel Flüssigkeit verlieren und rasch austrocknen.

Bilanzierung ist auch wichtig bei alten/verwirrten Menschen: Wenn zu wenig Flüssigkeit im Kreislauf ist, steht den Nieren zu wenig Wasser zur Verfügung; harnpflichtige Substanzen können nicht mehr ausgeschieden werden und reichern sich im Blut an. Es kommt zur Harnstoffvergiftung und in Folge davon zur Verwirrtheit. Oft fehlt bei diesen Klienten das Durstgefühl.

Beobachtung des Wasserhaushaltes

Es gibt noch andere beobachtbare Aspekte, die uns helfen, Störungen/Erkrankungen des Wasserhaushalts zu erkennen.

- Vitalzeichen: Wenn z. B. bei einem Nierenkranken der systolische Blutdruck sehr tief ist (< 80 mm Hg), werden die Nieren nicht mehr richtig durchblutet, die Nierenkörperchen können nicht mehr arbeiten und die harnpflichtigen Substanzen werden nicht ausgeschieden.
- Körpergewicht: (Plötzliche) Gewichtszunahme kann durch Ödeme verursacht sein, deshalb werden z. B. herzkranke Menschen jeden Tag zur gleichen Zeit mit gleicher Bekleidung gewogen.

- Medikamenteneinnahme: Neben den Diuretika können auch Abführmittel zu gefährlichem Wasserverlust aus dem Körper und somit zur Austrocknung führen.
- Beobachtung der Haut: Trockene Schleimhäute, Schrumpfung der Haut (Test) lassen auf eine gefährliche Austrocknung schließen.

Urinmessungen

Urinmessungen sind notwendig, um diagnostische Untersuchungen oder eine genaue Flüssigkeitsbilanz durchführen zu können. Der Urin wird in ein (sauberes) Steckbecken/eine (saubere) Urinflasche oder einen dafür bestimmten Becher aufgefangen und in ein vom Labor zur Verfügung gestelltes verschließbares Gefäß gefüllt. Für bakteriologische Untersuchungen muss er unter sterilen Bedingungen entnommen und in ein steriles Gefäß mit Deckel entleert werden. Es dürfen keine fremden Keime in den Urin gelangen, sonst werden diese und nicht evtl. beim Klienten vorhandene gesehen: Die Folge wäre eine falsche Behandlung des Klienten.

Arten der Uringewinnung

- Mittelstrahlurin
- Morgenurin/konzentrierter Morgenurin
- Spontanurin
- Katheterurin
- Sammelurin

Vorgehen

Wenn immer möglich, wird für eine diagnostische Urinuntersuchung Mittelstrahlurin verwendet.

- Gründliche Intimpflege machen (lassen).
- Etwas Urin in die Toilette lassen.
- Wasserlassen unterbrechen, mindestens 20 ml Urin in das dafür vorgesehene Gefäß lassen.
- Restlichen Urin in die Toilette entleeren.

Bei bettlägerigen oder älteren Klienten ist es oft nicht möglich, Mittelstrahlurin zu erhalten. In diesem Fall füllen wir nach gründlich vorgenommener Intimtoilette ca. 20 ml des spontan in das Steckbecken/die Urinflasche oder den Kartonbecher gelassenen Urins (Spontanurin) in das dafür vorgesehene Urinröhrchen.

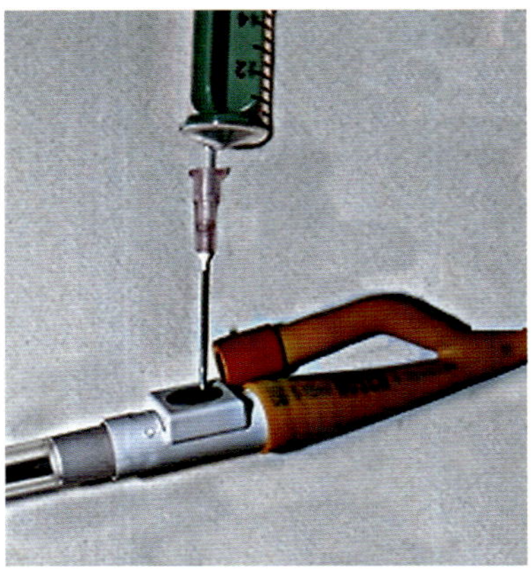

Abbildung 1.23: Urinentnahme aus der Latexmembran der Urinableitung

Bei Klienten mit einem Verweilkatheter kann der Urin direkt aus der Latexmembran der Urinableitung entnommen werden (s. Abb. 1.23).

Material

- Sterile Zellstofftupfer
- Desinfektionsmittel
- 20 ml-Spritze
- Kanüle

Vorgehen

- Den Katheterschlauch für ca. 10 Min. abklemmen.
- Latexmembran mit Tupfer und Desinfektionsmittel desinfizieren.
- Mit Spritze und Kanüle Urin entnehmen.
- Klemme entfernen.

Bei allen Urinentnahmen

Das Uringefäß nach hausinterner Vorschrift beschriften und sofort in das Labor bringen. Die Urinuntersuchung muss in vielen Fällen innerhalb einer Stunde erfolgen, weil sonst evtl. vorhandene Zellen kaputtgehen.

Sammeln des 24-Stunden-Urins

24-Stunden-Urin wird gesammelt:

- zur Bestimmung der Ausscheidungsmenge (in entsprechender Zeit)
- zur Errechnung der Flüssigkeitsbilanz: Differenz zwischen Ein- und Ausfuhr
- für Untersuchungen (wenn z. B. die gesamte Menge eines Stoffs, die in 24 Stunden ausgeschieden wird, bestimmt werden soll).

Um die vollständige Gewinnung der 24-Stunden-Menge zu gewährleisten, müssen alle Beteiligten (Pflegende, Klienten, evtl. Angehörige) informiert werden und gewissenhaft mithelfen.

Die Sammelperiode dauert in der Regel von 7.00 (der erste Urin am Morgen wird weggeschüttet) bis 7.00 Uhr des nächsten Tages; dann den Klienten noch einmal die Blase entleeren lassen und den Urin in das Gefäß geben.

Vorgehen

- Sammelgefäß (Standgefäß) mit dem Namen, der Zimmernummer des Klienten, dem Datum und der Uhrzeit (von … bis …) beschriften.
- Nach Vorschrift entsprechendes Konservierungsmittel in das Gefäß geben.
- Alle Urinportionen in das Gefäß entleeren.
- Darauf achten, dass der Klient Stuhl und Urin gesondert entleeren kann.
- Am Schluss die Gesamtmenge messen, den Urin gut umrühren (die festeren Teile setzen sich unten fest; sie müssen gleichmäßig verteilt sein) und eine Portion davon (20–40 ml) mit Angabe der Gesamtmenge in das Labor bringen.
- Das Standgefäß erst leeren, wenn das OK vom Labor kommt (falls die Untersuchung im Labor wiederholt werden muss).

ACHTUNG

- Als Konservierungsmittel wird oft Säure (Borsäure) oder Lauge (Natriumcarbonat) verwendet; ein Spritzer davon kann ein Loch in Stoff brennen und Schleimhäute und Haut verätzen. Wenn das Mittel mit der Haut oder Schleimhaut (z. B. Augen) in Berührung kommt, mit sehr viel klarem Wasser mindestens 10 Minuten lang spülen.

Urinuntersuchungen

In den Spitälern werden Urinuntersuchungen in der Regel nicht mehr auf den Abteilungen, sondern im Labor durchgeführt. Diabetiker werden aufgrund der ermittelten Blut- und nicht der Urinzuckerwerte eingestellt.

Trotzdem kommt es vor (z. B. im Pflegeheim, zu Hause), dass man schnell ein Resultat braucht. Dafür gibt es Teststreifen, die verschiedene Stoffe im Urin anzeigen und/oder messen. Einzelstreifen können u. a. den Zuckergehalt (z. B. bei Diabetikern) messen oder den pH-Wert anzeigen, also ob der Urin sauer, neutral oder alkalisch ist (z. B. beim Klienten mit Nierensteinen).

Kombinationsstreifen zeigen zudem an, ob und/oder wie viel Blut, Eiweiß, Leukozyten (weiße Blutkörperchen), Nitrit, Urobilinogen, Bilirubin und Ketonkörper im Urin sind.

Material

- Uhr
- Handschuhe
- Teststreifen im Originalbehälter (muss immer gut verschlossen sein, weil die Luftfeuchtigkeit sonst die Reagenzien auf den Streifen verändert)
- Abfallbehälter
- Gefäß mit frisch gelassenem Urin (so viel, dass der Streifen gut eingetaucht werden kann)

Vorgehen

- Handschuhe anziehen.
- Einen Teststreifen aus dem Behälter nehmen, ihn kurz in den Urin eintauchen und am Gefäßrand abstreifen.
- Nach der vom Hersteller vorgegebenen Zeit ablesen (mit der Farbskala auf dem Originalbehälter vergleichen).
- Werte sofort aufschreiben.
- Abfall entsorgen.
- Hände desinfizieren.
- Werte der zuständigen Person melden.

Das weibliche Genitalsystem (Abb. 1.24)

Man unterscheidet innere und äußere Geschlechtsorgane der Frau. Die inneren Geschlechtorgane (inneres Genitale) liegen im kleinen Becken: die **Eierstöcke** (Ovarien), die **Eileiter** (Tuben), die **Gebärmutter** (Uterus) und die **Scheide** (Vagina).

Zu den äußeren Geschlechtsorganen (äußeres Genitale) gehören: der **Scheidenvorhof**, die **großen** und **kleinen Schamlippen** und die **Klitoris**.

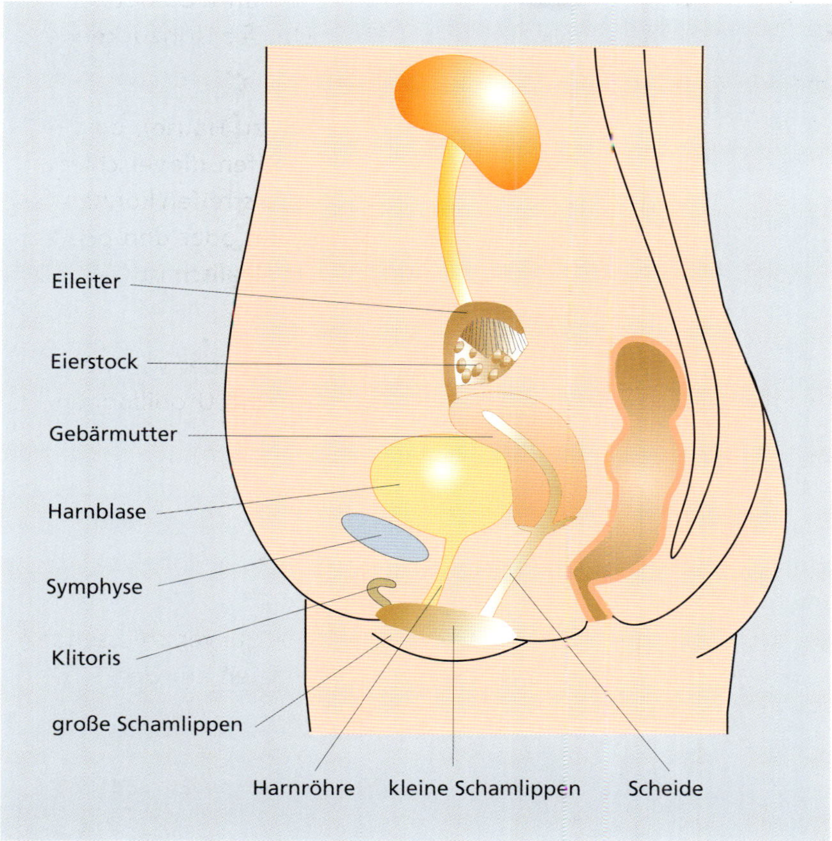

Abbildung 1.24: Die weiblichen Geschlechtsorgane

Die Eierstöcke

Die Eierstöcke (Ovarien) sind paarig angelegt und mit Bändern am seitlichen Rand des Beckens aufgehängt. Ein Eierstock ist pflaumenförmig, ca. 3 cm lang und 1 cm dick. In seiner Rinde liegen schon zum Zeitpunkt der Geburt eines Mädchens ca. 200 000 Primärfollikel (Follikel = Bläschen), in seinem Mark verlaufen die größeren Gefäße.

Reifung der Follikel (Abb. 1.25)

Primärfollikel sind Eizellen, die von einschichtigem Follikelepithel umgeben sind. Jeden Monat entwickeln sich einige dieser Primärfollikel zu **Sekundärfollikeln** weiter; sie werden mehrschichtig. Bei den **Tertiärfollikeln** füllt sich das Bläschen mit Flüssigkeit (Bläschenfollikel), die Eizelle liegt am Rand im Eihügel. Einer der Tertiärfollikel der beiden Eierstöcke reift zum **Graafschen Follikel** und kann bis zu 2 cm groß werden.

Beim **Follikelsprung** (Eisprung/Ovulation) platzt das Bläschen und die Eizelle springt aus dem Graafschen Follikel in die bereitgehaltene Öffnung des Eileiters.

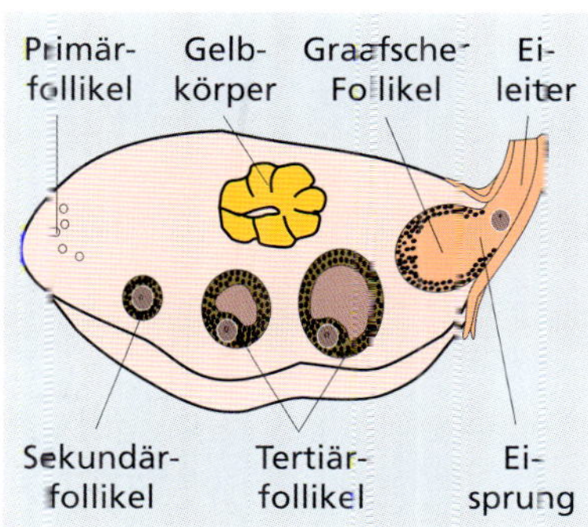

Abbildung 1.25: Reifung vom Primärfollikel zum Gelbkörper und zwischendurch der Eisprung

Der entleerte Graafsche Follikel wird zum **Gelbkörper**, der das Hormon **Progesteron** bildet. Progesteron erhält die Gebärmutterschleimhaut. Wenn keine Befruchtung stattfindet, löst sich der Gelbkörper auf und bildet kein Progesteron mehr; die Gebärmutterschleimhaut wird abgelöst und es kommt zur Monatsblutung.

Sekundär- und Tertiärfollikel bilden das Hormon **Östrogen**, das die Gebärmutterschleimhaut wachsen und sich so für eine evtl. Schwangerschaft vorbereiten lässt.

Menstruationszyklus (Abb. 1.26)

Die erste Menstruation (Monatsblutung) tritt bei den meisten Europäerinnen mit 11 – 13 Jahren auf (Menarche), die letzte mit 45 – 52 Jahren (Menopause). Wenn keine Schwangerschaft besteht, tritt mehr oder weniger regelmäßig alle 28 Tage (Menstruationszyklus) eine Blutung ein. 14 Tage später kommt es zum Eisprung (Ovulation). Wenn die Eizelle befruchtet wird, bleibt der Gelbkörper bis zum Ende des dritten Schwangerschaftmonats bestehen. Sein Hormon sorgt dafür, dass die Gebärmutterschleimhaut nicht abgestoßen wird und sich kein neuer Eisprung ereignen kann. (Diese Aufgabe wird später von der Plazenta übernommen.)

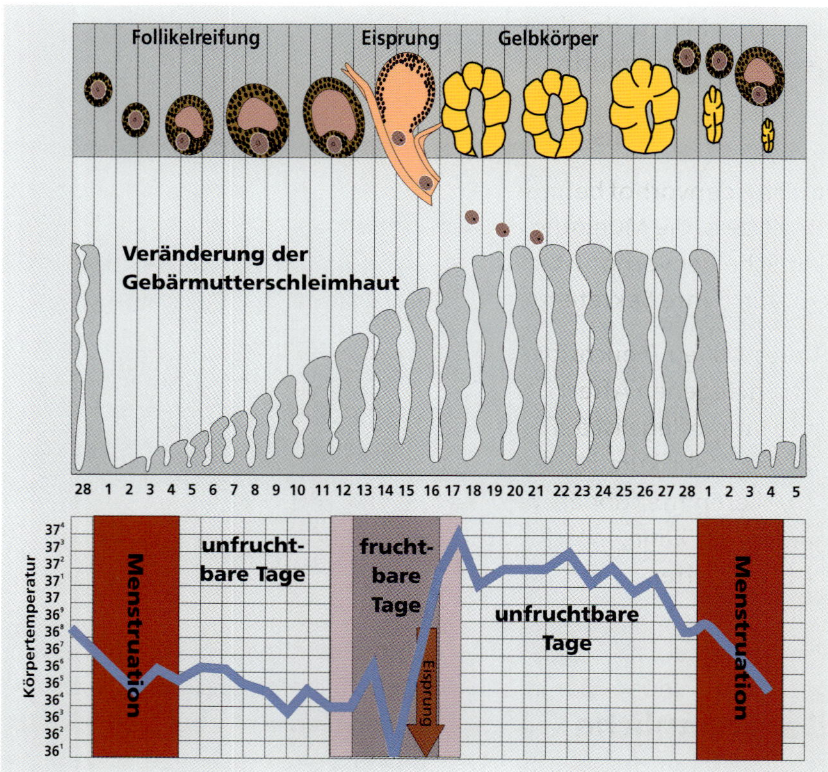

Abbildung 1.26: Der weibliche Zyklus

Die Eileiter (Tuben)

Die Eileiter sind 10 – 15 cm lange, trompetenartige Muskelschläuche. Sie sind an ihren Enden trichterförmig geöffnet und mit fransenartigen Fortsätzen versehen. Der Trichter legt sich beim Eisprung über den

Eierstock und nimmt die Eizelle auf. Diese wird im Eileiter in Richtung Gebärmutter transportiert und kann von männlichen Samenzellen (Spermien) auf diesem Weg befruchtet werden.

Die Gebärmutter (Uterus)

Die Gebärmutter ist ca. 9 cm lang und birnenförmig. Sie besteht aus dem Gebärmutterkörper und dem Gebärmutterhals. Ihre Wand ist ein sehr kräftiger, dehnbarer Hohlmuskel und sie ist mit Bändern aufgehängt.

Innen ist die Gebärmutter mit Schleimhaut ausgekleidet, die während der geschlechtsreifen Zeit der Frau jeden Monat wächst und sich darauf vorbereitet, eine Eizelle aufzunehmen. Wenn sich keine Eizelle einnistet, stirbt die obere Schicht der Schleimhaut ab und wird abgestoßen (Menstruation).

Die Scheide (Vagina)

Die Scheide ist ein 7–10 cm langer, faltenreicher Schlauch, der an den Gebärmutterhals anschließt. Sie ist die Verbindung zwischen der Gebärmutter und den äußeren Geschlechtsteilen. Die Scheidenöffnung ist in der Regel bis zum ersten Geschlechtsverkehr teilweise von einer kleinen Schleimhautfalte, dem Hymen bedeckt. In der Scheide herrscht ein saures Milieu, das das Wachstum von Bakterien und deren Eindringen in die Gebärmutter hemmt.

Äußere Geschlechtsorgane

Im Scheidenvorhof befinden sich die kleinen und großen Schamlippen, die Klitoris, die Mündung der Harnröhre und der Eingang zur Scheide. Der Scheidenvorhof ist reich an Talg-, Schweiß- und Duftdrüsen, die ihn durch ihre Sekrete feucht halten.

Dieses Milieu (Feuchtigkeit, Wärme, Dunkelheit, evtl. Schmutz vom nahe gelegenen After) ist ein idealer Nährboden für Erreger. Eine sehr gute Intimpflege ist äußerst wichtig. Dazu kommt, dass die Harnröhre der Frau sehr kurz ist. Erreger können durch sie aufsteigen und Blasen/Niereninfektionen verursachen. Damit kein Schmutz vom After eindringen kann, wäscht man von der Harnröhrenmündung weg in Richtung After.

Das männliche Genitalsystem (Abb. 1.27)

Wie bei der Frau unterscheidet man auch beim Mann innere und äußere Geschlechtsorgane. Innere Geschlechtsorgane sind die **Hoden** (Testes), die **Nebenhoden** (Epididymis), der **Samenleiter**, die **Bläschendrüsen bzw. Samenbläschen** und die **Prostata** (Vorsteherdrüse).

Zu den äußeren Geschlechtsorganen gehören der **Penis** (Glied) und der **Hodensack** (Skrotum).

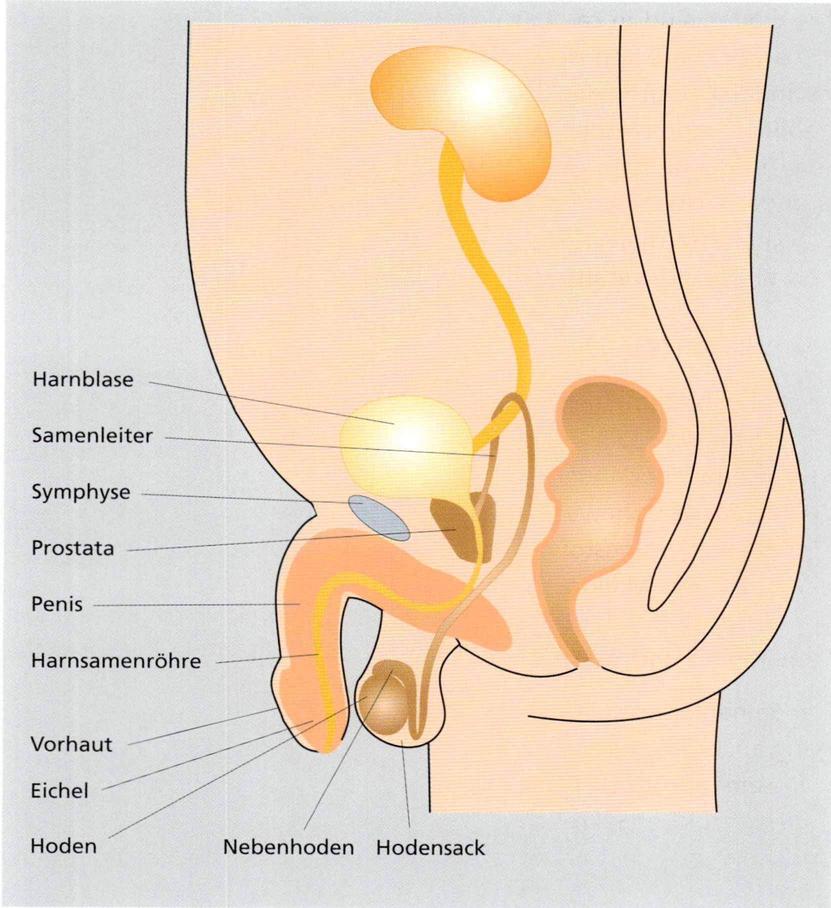

Abbildung 1.27: Die männlichen Geschlechtsorgane

Die Hoden (Testes) (Abb. 1.28)

Die paarig angeordneten Hoden befinden sich außerhalb des Beckens im Hodensack. Sie sind ca. 5 cm lang, eiförmig und von Bindegewebe umgeben. Die Hoden wachsen in der Bauchhöhle und sinken erst vor der Geburt in den Hodensack. Sie befinden sich außerhalb der Bauchhöhle, weil die Temperatur dort um 3–4 °C tiefer ist. In der warmen Bauchhöhle könnten die Spermien nicht heranreifen. Die Hoden sind durch die Samenleiter mit der Prostata verbunden.

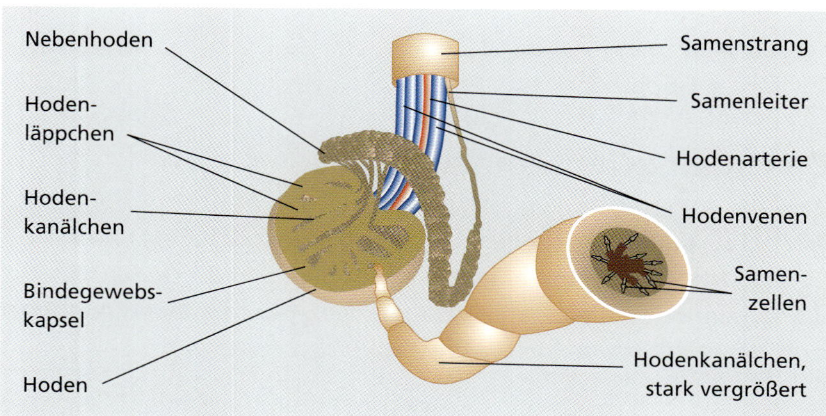

Abbildung 1.28: Hoden und Nebenhoden

Die Hoden sind in ca. 250 Hodenläppchen unterteilt, in denen sich die aufgeknäuelten Hodenkanälchen (Gesamtlänge mehr als 200 m) befinden. In den Hodenkanälchen werden die Samenzellen (Spermien) gebildet, in den Hoden das männliche Sexualhormon Testosteron, das u. a. für die Reifung der Samenzellen, die Funktion der Nebenhoden und der Prostata und die Entwicklung der sekundären Geschlechtsmerkmale (Muskel-, Knochenwachstum, Bartwuchs, Stimmbruch, Körperbehaarung) verantwortlich ist.

Nebenhoden (Epididymis)

Die Nebenhoden liegen auf der Rückseite der Hoden und sind mit diesen fest verbunden. Die Hodenkanälchen münden von den Nebenhoden in den Nebenhodengang. Hier werden die Spermien in einem sauren Sekret, das sie unbeweglich macht, gelagert, bis sie beim Samenerguss (Ejakulation) ausgestoßen werden. Pro Samenerguss werden in 3–6 ml Sekret 60–500 Millionen Spermien ausgestoßen.

Samenleiter und Samenblasen

Der Samenleiter ist 50–70 cm lang und schließt an den Nebenhodengang an. Er ist sehr muskulös und hat die Aufgabe, die Spermien in die Harnsamenröhre zu befördern. Die Samenblase gibt ein alkalisches, nährstoffreiches Sekret ab. Das alkalische Milieu macht die Spermien beweglich und der Nährstoff gibt ihnen die Energie für die Bewegung.

Prostata (Vorsteherdrüse)

Die Prostata ist so groß wie eine Kastanie (ca. 4 × 4 × 2 cm) und umgibt den oberen Teil der Harnröhre. Sie gibt ebenfalls ein alkalisches Sekret ab, das die Beweglichkeit der Spermien erhöht.

Bei ca. 60 % der Männer kommt es durch hormonelle Veränderungen im Alter zu einer Vergrößerung der Prostata. Wenn die Beschwerden zu groß werden (Prostata drückt auf die Harnröhre = nur noch tropfenweises Wasserlassen), muss die Prostata operiert werden.

Penis

Der Penis besteht aus der Peniswurzel, die am Beckenboden befestigt ist, dem Penisschaft und der Eichel. Die Haut des Penis bildet über der Eichel eine Doppelfalte, die die Eichel schützt (Vorhaut). Die Harnsamenröhre verläuft von der Blase durch die Prostata, den Beckenbodenmuskel, den Penis und endet an der Spitze des Penis.

Im Penisschaft befinden sich drei Schwellkörper, die sich mit Blut füllen und die Erektion (Versteifung des Penis) ermöglichen.

Hodensack

Der Hodensack wird von einer Hautfalte gebildet. Er hat die Aufgabe, die Temperatur in den Hoden geringer zu halten als die im Bauchraum. Er zieht sich bei Kälte zusammen und dehnt sich bei Wärme aus.

Unterstützt Klientinnen und Klienten bei der Durchführung der Körperpflege

1.3

Typische Situation

Frau Arnold ist seit über einem Jahr auf den Rollstuhl angewiesen. Die Assistentin für Gesundheit und Soziales EBA, Lisa Sole, hat den Auftrag, bei Frau Arnold die Ganzkörperpflege durchzuführen. Lisa Sole desinfiziert ihre Hände und trifft die nötigen Vorbereitungen. Sie stellt die Materialien bereit und achtet darauf, dass die Intimsphäre gewährleistet ist und die Fenster geschlossen sind. Sie hilft Frau Arnold aus dem Oberteil des Nachthemdes, schützt sie mit einem Frottiertuch und sorgt dafür, dass sie bequem gelagert ist.

Sie erkundigt sich bei Frau Arnold nach der gewünschten Wassertemperatur und dem bevorzugten Körperpflegemittel. Vor dem Waschen prüft sie die Wassertemperatur. Weil Frau Arnold kaum in der Lage ist, sich das Gesicht zu waschen, unterstützt Lisa Sole sie beim Führen des Waschlappens.

Frau Arnold genießt die Erfrischung und wünscht, dass Lisa Sole ihr ausnahmsweise das Gesicht nicht nachtrocknet. Lisa Sole kommt diesem Wunsch nach und fährt mit der Körperpflege fort. Dabei achtet sie sehr genau auf die Hautverhältnisse der Klientin. Frau Arnold ist ganz still, darum informiert Lisa Sole nur leise und kurz über die Durchführung. Frau Arnold möchte am Rücken und Gesäß mit Bodylotion gepflegt werden. Zum Abschluss der Körperpflege wechselt Lisa Sole die Waschschüssel und führt unter Einhaltung der Hygienevorschriften die Intimpflege bei der Klientin durch.

Lisa Sole entsorgt die Gebrauchsmaterialien, desinfiziert Arbeitsfläche und Hände und fragt Frau Arnold, ob sie noch einen Wunsch habe. Frau Arnold verneint. Lisa Sole verabschiedet sich.

Situationskreis

Teilwäsche, Duschen, Ganzwäsche, Mundhygiene, Bad, Haarpflege, Rasieren, Nagelpflege, Hautpflege, Fusspflege, Intimpflege, Augen-Nasen-Ohrenpflege

Berufskunde

- Handlungsleitende Kenntnisse von Anatomie, Physiologie und Pathologie
- Prinzipien der Hautpflege, Hautpflegemittel
- Pflegestandards, Materialien zur Körperpflege
- Baden, Duschen
- Handlungsleitende Kenntnisse von Anatomie, Physiologie und Pathologie der Haut
- Beobachtungsmerkmale der Haut und Merkmale der Hautveränderungen
- Nähe, Distanz, Intimsphäre, Sexualität

ÜK

- Führt die Ganzkörpflege, Teilkörperpflege, Intimpflege und die Zahnpflege durch
- Pflegt Prothesen
- Rasiert Klienten
- Kämmt und frisiert Klientinnen und Klienten
- Wäscht bettlägerigen Klientinnen und Klienten die Haare
- Führt die Hautpflege durch
- Führt die Mundpflege durch
- Führt Augen-, Nasen-, Ohrenpflege durch
- Führt die Hand- und Fußpflege durch
- Führt Hautschutzmaßnahmen mit entsprechenden Produkten durch

Fähigkeiten in der Praxis

- Führt die Körperpflege gemäß den Pflegestandards durch
- Setzt Hygienerichtlinien um
- Kann mit Nähe und Distanz sicher umgehen
- Setzt die Hautpflegematerialien gemäß Auftrag ein
- Führt die Intimpflege nach betrieblichen Richtlinien durch
- Achtet auf Umgebungsfaktoren wie z. B. geschlossene Fenster
- Fördert die Eigenständigkeit der Klientinnen und Klienten
- Beobachtet die Haut und leitet Veränderungen umgehend weiter
- Bereitet Materialien vor und entsorgt diese fachgerecht
- Reflektiert das eigene Verhalten im Umgang mit der eigenen Sexualität und der Sexualität der Klientinnen und Klienten
- Macht die Betten

Grundsätze

- Der Klient soll die Körperpflege soweit wie möglich selbstständig und entsprechend seinen Gewohnheiten durchführen.
- Seine Ressourcen sollen erhalten bleiben und gefördert werden.
- Den Klienten über Pflegehandlungen informieren und ihn vor fremden Blicken schützen (Intimsphäre wahren).
- Bett mit Frottiertuch schützen (Nässeschutz).
- Die Intimpflege wird in der Regel mit speziellen Intimtüchern und Handschuhen ausgeführt.
- Seife und Syndets (chemisch hergestellte waschaktive Substanzen) sehr sparsam gebrauchen, mit klarem Wasser entfernen, Haut eincremen.

Körperpflege

Voraussetzungen

Jeder Mensch hat seine eigenen Vorstellungen und Bedürfnisse in Bezug auf die Pflege seines Körpers. Für alle Pflegepersonen ist es wichtig, diese Bedürfnisse zu kennen, damit sie den Klienten möglichst so pflegen können, wie er es möchte und gewohnt ist.

Dazu müssen Sie Folgendes in Erfahrung bringen:

Gewohnheiten

Möchte der Klient baden, duschen, sich am Waschbecken waschen; wann? wie oft? Welche Temperatur soll das Waschwasser haben, welche Reihenfolge hält der Klient ein (auch bezüglich Rasur, Haar-, Zahn-, Nagelpflege)?

Welche **Reinigungsmittel** benutzt der Klient (Seife, Waschlotion, Gesichts- und Mundwasser, Zahnpasta), welche Kosmetika (Salben, Cremes, Hautlotionen, Deodorants, Puder, Nagellack, Lippenstift)?

Für die **Haarpflege** müssen wir in Erfahrung bringen, welche Frisur und welchen Coiffeur der Klient bevorzugt und welche Haarpflegeutensilien (Kamm, Bürste, Shampoo) er benutzt. Auch die Häufigkeit des Waschens ist zu erfragen.

Für die **Mund- und Zahnpflege** ist es wichtig zu wissen, in welcher Häufigkeit und zu welchem Zeitpunkt der Klient seine Zahnpflege durchführt, ob er eine normale oder eine elektrische Zahnbürste benutzt und wie er seine Zahnersatzpflege durchführt.

Ziele der Körper- und Hautpflege

Der Säureschutzmantel der Haut hat einen pH-Wert von ± 5, ist also, wie sein Name sagt, sauer. Dieser Säuremantel schützt die Haut vor Mikroorganismen, weil diese im alkalischen Milieu (pH-Wert mehr als 7,1) besser leben können. Der Talg erhält die Haut geschmeidig. Die Haut erhält sich auf diese Weise selber gesund; Hautpflege unterstützt sie dabei.

Reinigung der Haut und der Hautanhangsgebilde

- Schmutz, Schweiß, Talg und Ausscheidungsreste werden entfernt.
- Wenn die Haut sauber ist, ist sie weniger anfällig für Infektionen.

Zu häufiges Waschen und zu viel Seife und Syndets schädigen den Säureschutzmantel der Haut, begünstigen das Entstehen von Ekzemen und Pilzinfektionen und trocknen die Haut aus.

Pflege der Haut und der Hautanhangsgebilde

- Sanfte, sichere Berührung wird im Allgemeinen als angenehm empfunden, grobe Berührungen als lästig.
- Wassertemperatur: Kühles Wasser regt an, warmes beruhigt.

- Zur basalen Stimulation (nach Ch. Bienstein) wird die Waschrichtung beachtet: Waschen gegen die Strichrichtung der Körperhaare regt an, Waschen mit der Strichrichtung beruhigt. Menschen mit einer Halbseitenlähmung können beim Waschen von der gesunden zur kranken Körperhälfte mithelfen die kranke Seite wieder wahrzunehmen.

Hautreinigungs- und -pflegesubstanzen

Mit **Wasser** erfrischen wir uns und entfernen grobe Verunreinigungen. Wenn die Haut zu lange mit (vor allem zu warmem) Wasser in Berührung kommt, werden ihr wasserbindende Stoffe wie z. B. Eiweiße der Hornschicht entzogen, sie trocknet aus.

Seife ist alkalisch; sie wird aus Fetten und Natron- oder Kalilauge hergestellt. Sie zerstört den Säureschutzmantel der Haut. Gesunde Haut erholt sich innerhalb von zwei Stunden, kranke braucht dafür sechs bis acht Stunden und wird empfindlich gegen Bakterien und Pilze.

Syndets (**syn**thetische **Det**ergentien) sind chemisch hergestellte waschaktive Substanzen (z. B. Duschmittel, Schaumbäder, Badeöle). Sie sind meistens pH-neutral, können aber durch die enthaltenen Tenside zur Austrocknung der Haut führen.

In der Pflege sollten hauptsächlich W / O-Emulsionen verwendet werden; sie schützen die Haut besser als O / W-Präparate.
Achtung: Emulsionen vor dem Gebrauch schütteln, damit Wasser und Öl gemischt werden.

Bei den **Cremes und Lotionen** werden zwei Arten unterschieden:

- Die Wasser-in-Öl-Emulsion (W / O-Emulsion) überzieht die Haut mit einem Öl-Wasser-Mantel. Hier werden 10 – 20 % Wasser in Öl eingebracht. Der auf der Haut aufgetragene Fettfilm ist wegen der Wasseranteile luftdurchlässig. Das Öl sorgt dafür, dass die eigene Hautfeuchtigkeit nicht schnell entweichen kann.
- Die Öl-in-Wasser-Emulsion (O / W-Emulsion) dient der Feuchtigkeitszufuhr. Hier schwimmen feinste Öltröpfchen in Wasser (ca. 60 %). Das Wasser dringt in die Hornschicht ein, diese quillt auf und die Oberfläche der Haut, auf der Wasser verdampft, wird vergrößert; die Haut trocknet aus.

Ölbad

Bei sehr trockener Haut kann ein bis zwei Mal pro Woche ein Ölbad genommen / verabreicht werden.

Tägliche Körperpflege

Klienten, die nicht aufstehen dürfen, aber fähig sind, ihre Körperpflege weitgehend selbstständig auszuführen, erhalten das Waschwasser an das Bett. Da die Situation und damit die Bedürfnisse des Klienten täglich wechseln können, muss das Vorgehen mit der zuständigen Pflegeperson besprochen und angepasst werden (Pflegeplanung).

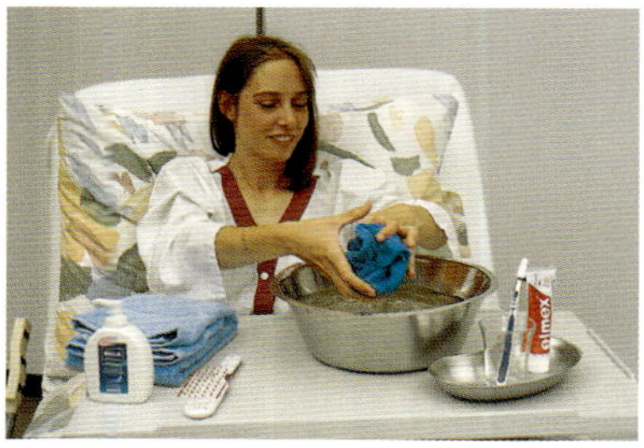

Abbildung 1.29: Waschwasser geben

Vorbereitung

- Den Klienten informieren.
- Die Intimsphäre (Schamgefühl) des Klienten respektieren (Wandschirm/Vorhang.
- Für angenehme Zimmertemperatur sorgen (evtl. Fenster schließen).
- Eigene Hände nach Vorschrift desinfizieren.
- Der Klient wird, insofern dies erlaubt ist, in sitzende Stellung gebracht.
- Alle notwendigen und vom Klienten gewünschten Toilettenartikel so auf den Überschiebtisch stellen, dass sie für den Klienten gut erreichbar sind (s. Abb. 1.29).

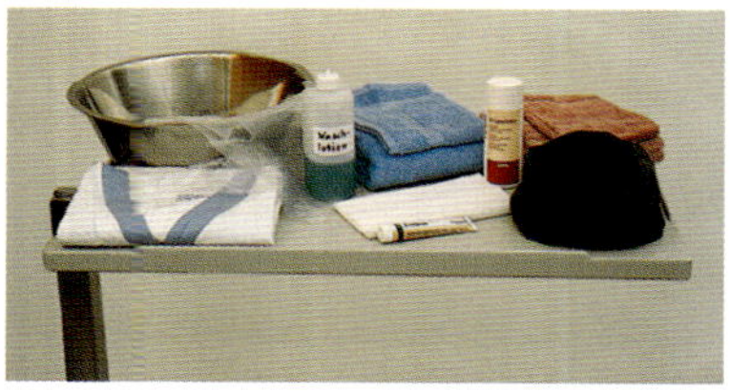

Abbildung 1.30: Material für die Körperpflege

Material (Abb. 1.30)

- ❑ 2 Waschschüsseln, Wassertemperatur nach Wunsch des Klienten
- ❑ Seife, Waschlappen, Frottiertuch
- ❑ Zahnglas mit Wasser gefüllt (evtl. Mundwasser – wenn der Klient ausspucken kann), Zahnbürste
- ❑ Zahnpasta, Schale (wenn nötig Prothesenschale)
- ❑ Haarbürste und Kamm, 1 Papierhandtuch für ausgefallene Haare
- ❑ Rasierapparat
- ❑ persönliche Toilettensachen
- ❑ Cremes, Lotionen, Salben nach Bedarf
- ❑ alle notwendigen Utensilien für die Ausführung der Intimtoilette
- ❑ ein frisches Hemd in Reichweite legen.

Vorgehen

- Den Klienten über den Gebrauch der entsprechenden Gegenstände (Tücher und Becken) informieren.
- Der Klient führt die Körperpflege möglichst so aus, wie er es gewohnt ist, dazu dem Klienten genügend Zeit einräumen.
- Dem Klienten evtl. beim Rücken- und/oder Beinewaschen behilflich sein.
- Die Pflegeperson muss vielleicht auch die Ausführung der Intimtoilette übernehmen, z. B. bei Klienten mit einer Hemiplegie, einer Extension oder einem Armbruch (Gips).
- Den Klienten aus dem Nachthemd schlüpfen lassen (evtl. beim Ausziehen behilflich sein).
- Kissen, wenn nötig, mit Frottiertuch schützen.

Die Ganzwaschung

Ist der Klient nicht in der Lage, seine Körperpflege selbst auszuführen, kann eine Ganzwaschung durch das Pflegepersonal notwendig sein, z. B. bei Frischoperierten, Schwerkranken, Bewusstlosen, alten, schwachen Menschen und körperlich oder geistig Behinderten.

Die Ganzwaschung bietet den Pflegepersonen eine Möglichkeit, mit z. B. schwer kranken, bewusstlosen Menschen Kontakt aufzunehmen. Die Pflegeperson kann dem Klienten durch Berühren, Wahl der Wassertemperatur, Waschrichtung usw. Reize vermitteln und ihm durch ihre Anwesenheit das Gefühl geben, nicht allein zu sein.

In vielen Institutionen wird die Ganzwaschung nicht mehr oft durchgeführt. Die Heimbewohner können in der Regel einmal pro Woche baden oder duschen, an den anderen Tagen reichen Teilwäschen aus. Da die Ganzwaschung alle Elemente der Teilwäschen enthält, wird sie hier Schritt für Schritt beschrieben. Wer die Ganzwäsche sicher ausführen kann und die Prinzipien (z. B. Wahren der Intimsphäre, Hygieneregeln, Bett vor dem Nasswerden schützen) kennt, kann auch jede Art von Teilwäsche richtig und dem Klienten angemessen durchführen.

Die Pflegeperson soll die Hilfeleistung jedem Klienten individuell anpassen. Sie ist bestrebt, den Klienten seinem Befinden entsprechend in die Pflege einzubeziehen (Gesicht waschen, Zähne putzen). Dies stärkt sein Selbstwertgefühl und spornt ihn zu weiterer Selbstständigkeit und Selbsttätigkeit an. Wo es möglich ist, setzen der Klient und die Pflegeperson zusammen das Maß der Unterstützung fest.

Die Ganzwaschung bietet den Pflegepersonen eine Möglichkeit, mit z. B. schwer kranken, bewusstlosen Menschen Kontakt aufzunehmen.

ACHTUNG

- Immer hausinterne Weisungen für Material (z. B. Einweghandschuhe, Intimtücher) und Durchführung der Pflege (z. B. Reihenfolge) beachten.

Vorbereitung

Wie bei der «täglichen Körperpflege», dazu den Klienten bequem lagern, Lagerungskissen usw. entfernen, zur besseren Verständigung zwischen Klienten und Pflegepersonen ggfs. den Mund spülen und die Zahnprothese einsetzen (lassen), nach dem Ohrenwaschen das Hörgerät einsetzen (lassen).

Material

- 2 Waschschüsseln, genug Wasser (Temperatur nach Wunsch des Klienten)
- 2 Frottiertücher, 2 Waschlappen
- evtl. 1 Badetuch zum Zudecken
- Intimtücher (Papier) müssen bei Infektionen, Pilzbefall benutzt werden; im Normalfall kann der Intimbereich auch mit dem Waschlappen gewaschen werden
- Einweghandschuhe
- Abfallsack oder Treteimer
- Syndet (z. B. Waschlotion) oder Seife
- Cremes, Lotionen, Salben nach Bedarf
- Kamm, Bürste, Rasierapparat usw.
- (frische) Wäsche, Kleider oder Nachthemd
- evtl. anstatt Seife oder Waschlotion etwas Apfelessig oder Zitronensaft für die Intimpflege; schont die Haut (z. B. hilft gegen Juckreiz), bindet Gerüche
- wenn nötig Leinen- oder Gazeplätzchen (Longuetten) für die Hautfalten
- wenn nötig Inkontinenzmaterial

ACHTUNG

- Für viele Menschen gehört das Gesicht zu ihrer Intimsphäre, oder sie erschrecken beim Waschen (z. B. hirngeschädigte und verwirrte Menschen). In solchen Fällen wird das Gesicht am Schluss gewaschen.

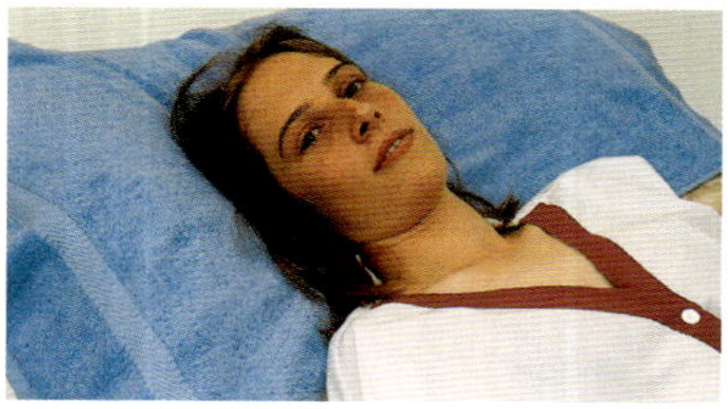

Abbildung 1.31: Das Kissen wird beim Waschen des Gesichts und des Halses mit einem Frottiertuch geschützt.

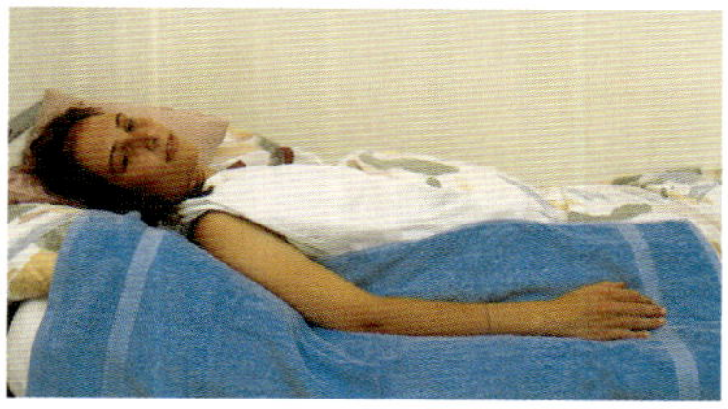

Abbildung 1.32: Das Bett wird beim Waschen der Arme mit einem Frottiertuch geschützt

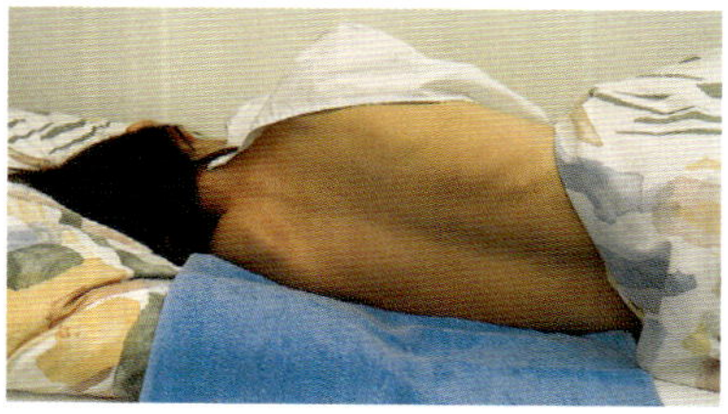

Abbildung 1.33: Das Frottiertuch wird als Bettschutz quer unter den Rücken geschoben

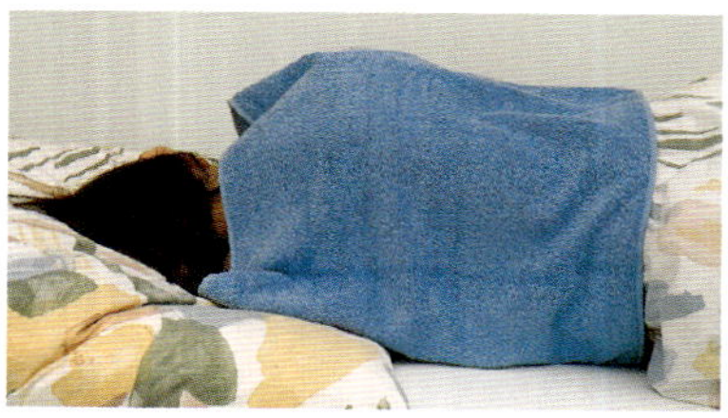

Abbildung 1.34: ... und zum Zudecken des Rückens (Intimsphäre/Wärme) benutzt

Vorgehen

Gesicht, Ohren und Hals waschen

- Hemdknopf öffnen, Hemd etwas vom Hals wegschieben.
- Frottiertuch als Bettschutz unter den Kopf legen (s. Abb. 1.31).
- Augen (von außen nach innen, nur einmal mit der gleichen Stelle des Waschlappens über das Auge fahren), Gesicht waschen, in der Regel ohne Seife, trocknen. Bei stark verklebten Augen oder bei Sekretabsonderungen diese am Schluss mit Tupfer und frischem, warmem Wasser reinigen (spezielle Augenpflege), Vorgesetzte informieren.
- Jetzt flüssige Seife ins Wasser geben oder Seife des Klienten benutzen. Hals, Ohren waschen (Vorsicht bei Ohrensteckern), trocknen, Frottiertuch wegnehmen.

Wenn möglich Klienten Gesicht selbst waschen lassen: z. B. Waschhandschuh über die Hand des Klienten streifen, seine Hand, wenn nötig, führen.

Brust waschen

- Klienten aus dem Hemd schlüpfen lassen: Hemd bleibt auf der Brust; Bettlaken/Decke auf Beinen/Unterkörper lassen oder Klienten mit Badetuch zudecken.
- Hemd hinunterrollen, Frottiertuch auf die Brust legen (dieses wird nur während des Waschens kurz weggenommen).
- Brust und Achselhöhlen waschen, trocknen (bei Frauen auf Veränderungen unter der Brust achten).
- Klienten mit Badetuch oder (frischem) Hemd zudecken.

Berühren der Brust (bei Frauen) ankündigen (z. B.: «Darf ich unter der Brust waschen?»), weibliche Brust mit dem Frottiertuch (nicht mit bloßen Händen) anheben.

Arme waschen (Abb. 1.32)

- Frottiertuch als Bettschutz unter den Arm legen; Arm, dann Hand (auch zwischen den Fingern) waschen, trocknen (oder am Schluss ein Handbad verabreichen).

Rücken waschen

- Klienten von sich wegdrehen (lassen), schauen, dass er bequem liegt (z. B. Kissen unter den Kopf). **Achtung: Sicherheit! Bettgitter, Wand oder zweite Person.**
- Frottiertuch etwas unter den Rücken des Klienten schieben (quer), mit dem Rest des Frottiertuchs den Rücken zudecken (wird nur während des Waschens hinuntergeklappt, s. Abb. 1.33 und 1.34).
- Rücken waschen, trocknen, evtl. eincremen.
- Klienten zurückdrehen (lassen).
- Waschlappen, Frottiertuch parat machen.

- Klienten zu sich drehen (lassen), Frottiertuch als Bettschutz benutzen, zweite Seite waschen und trocknen.
- Klienten wieder auf den Rücken lagern und oben anziehen (frisches Nachthemd oder Kleider).

Intimtoilette

Das Waschen im Intimbereich durch eine fremde Person empfinden die meisten Menschen als unangenehm und peinlich. Die Pflegeperson muss deshalb mit sehr viel Einfühlungsvermögen vorgehen und kann auch mit dem Leistendreieck beginnen. Der Klient soll die Intimtoilette nach Möglichkeit selbst durchführen. Ist dies nicht möglich, soll die Pflegeperson die Intimpflege mit einer natürlichen Selbstverständlichkeit vornehmen.

Viele Klienten erschrecken oder mögen es nicht, wenn zuerst die Intimgegend gewaschen wird. Man darf, außer bei Katheterträgern, auch mit dem Leistendreieck anfangen.

Vorgehen

- Der Klient ist oben angezogen (im Winter evtl. mit einer Wolldecke zugedeckt), die Beine sind bis zu den Oberschenkeln zugedeckt.
- Bauch bis und mit Bauchnabel und 1/3 der Oberschenkel waschen, gut trocknen. Bauchnabel, wenn nötig, mit Wattestäbchen reinigen.
- Wenn nötig Frottiertuch (längs) oder Moltex/Vlesia als Bettschutz unter das Gesäß schieben.
- Intimgegend entweder mit dem eingeschobenen Frottiertuch zudecken (Abb. 1.35) oder das Frottiertuch quer über die Intimgegend legen.
- Den Klienten bitten, die Beine aufzustellen und/oder zu spreizen.
- Handschuhe anziehen.

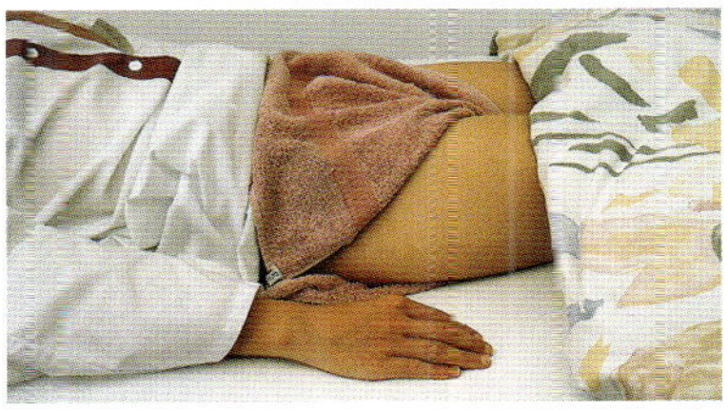

Abbildung 1.35: Das Frottiertuch wird als Bettschutz längs unter das Gesäß geschoben und zum Zudecken gebraucht, wenn nicht gewaschen wird (Intimsphäre).

bei der Frau

- Leistendreieck waschen, trocknen.
- Große Schamlippen leicht spreizen, vorsichtig waschen, nicht trocknen; von vorne nach hinten, um keine Keime vom After/der Scheide in die Harnröhre zu verschleppen. Mit jeder Stelle des Intimtuchs nur einmal waschen, für das 2. Mal neue Stelle brauchen (z. B. Intimtuch falten).
- Handschuhe ausziehen, in den Abfallsack werfen.

beim Mann

- Vorhaut ganz zurückschieben.
- Eichel waschen (evtl. Belag sorgfältig entfernen) und trocknen (abtupfen).
- Penis von vorne nach hinten waschen und trocknen.
- Hoden und Hautfalten sorgfältig waschen und trocknen.
- Vorhaut über die Eichel ziehen; wenn es nicht gleich geht – melden – unbedingt ca. 10 Minuten später noch einmal versuchen; Gefahr: Einschnürung des Penis – Ödem bis zur Nekrose.
- Handschuhe ausziehen, in den Abfallsack werfen.

ACHTUNG

- Alle Körperteile, wo Haut auf Haut zu liegen kommt, müssen gut gewaschen und getrocknet werden. Bei adipösen Menschen legt man Leinen- oder Gazestreifen in die Hautfalten.

Verhindert das Wundsein!

bei Katheterträgern

- Den Katheter (immer mit Intimtüchern) vom Körper weg waschen, Krusten entfernen, trocknen, nicht am Katheter ziehen.

bei Inkontinenten (mit Einlagen)

- Netzhosen ausziehen, Einlage als Bettschutz unter dem Gesäß lassen (bzw. gut darunterschieben).
- Intimbereich und Gesäß waschen wie beschrieben.
- Nach dem Waschen und Trocknen saubere Einlage einschieben, zwischen den Beinen hochziehen.

Achtung: Entsorgen Sie stark riechende Einlagen sofort (z. B. in einen Plastiksack, diesen zuknoten).

Gesäß waschen

- Klient von sich wegdrehen (lassen), Einlage/Moltex entweder als Schutz brauchen oder, wenn sie schmutzig ist, entfernen. Im letzteren Fall oder wenn keine Einlage/Moltex gebraucht wird, Frottiertuch leicht unter das Gesäß schieben (quer), Klient zudecken (s. Abb. 1.36 und 1.37).
- Handschuhe anziehen.
- Mit Intimtüchern den Gesäßspalt von vorne nach hinten waschen und trocknen.
- Handschuhe in den Abfallsack werfen.
- Mit Waschlappen Gesäß und 1/3 Oberschenkel waschen, trocknen, Gesäß bei Bedarf eincremen.
- Klienten auf saubere Unterlagen zurücklegen.
- Wie beim Rücken zweite Seite waschen und danach Klienten zurückdrehen.

- Verschmutztes Gesäß/Gesäßspalt vor dem Waschen mit Toilettenpapier reinigen.
- Wenn nötig Kompressen (Gaze, Leinen) unter die Brüste, in die Hautfalten (Bauch) und in die Leisten legen.
- Bei Schwerkranken können Rücken und Gesäß in einem Arbeitsgang gewaschen werden.

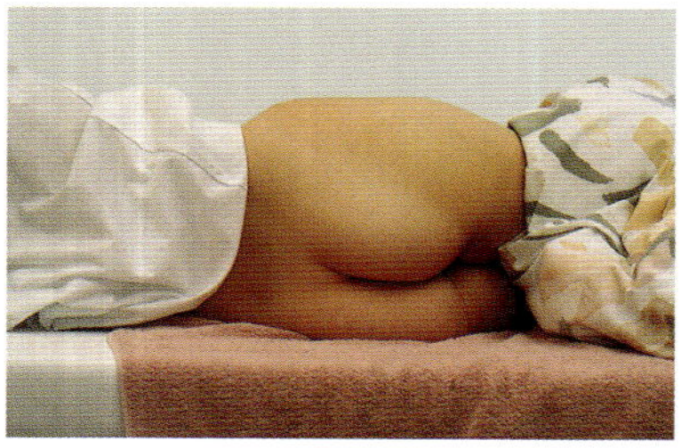

Abbildung 1.36: Das Frottiertuch wird als Bettschutz quer unter das Gesäß geschoben

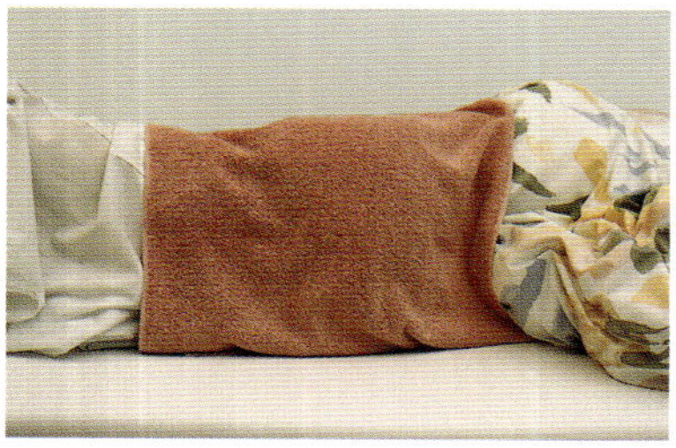

Abbildung 1.37: ... und zum Zudecken benutzt

Beine waschen

- Ein Bein abdecken, Frottiertuch als Bettschutz darunterlegen (s. Abb. 1.38).
- Fuß und Bein waschen (herzwärts), gut zwischen den Zehen waschen und trocknen.
- Auf Veränderungen achten, vor allem an den Fersen (Dekubitus).

Die Beine/Füße müssen nicht jeden Tag gewaschen werden, nur wenn nötig (z. B. Fußschweiß) oder auf Wunsch des Klienten. Auch wenn nicht gewaschen wird, Haut sehr gut beobachten und pflegen (z. B. Fersen eincremen).

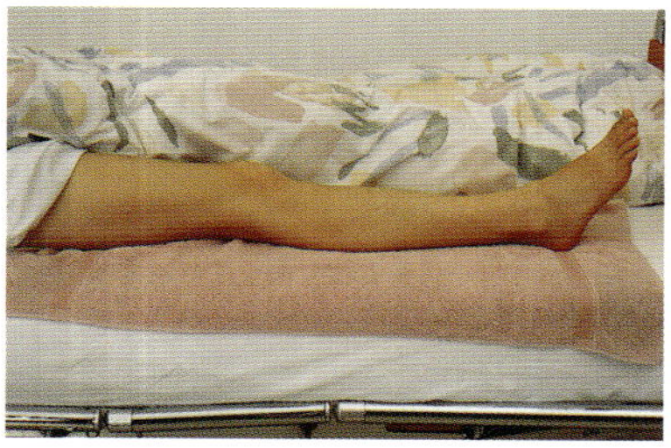

Abbildung 1.38: Das Frottiertuch wird als Bettschutz unter das zu waschende Bein gelegt

Waschen am Waschbecken / Lavabo

(vgl. Blunier 2007, S. 31f)

Das Waschen am Lavabo ist dem Waschen im Bett vorzuziehen, wenn der Klient dazu in der Lage ist. Wenn der Klient nicht oder nur schlecht stehen kann, ist es günstig, den Intimbereich und wenn nötig die Beine im Bett zu waschen und den Klienten nachher mit z. B. dem Rollator oder im Rollstuhl zum Lavabo zu führen/fahren.
Wenn der Klient gesunde Beine/Füße hat und nicht schwitzt, ist es in der Regel nicht nötig, die Beine jeden Tag zu waschen; es genügt, dies 1- bis 3-mal pro Woche (z. B. während des Duschens/Badens) oder nach Wunsch des Klienten zu tun. Die Beine und Füße müssen trotzdem jeden Tag auf Veränderungen beobachtet werden, auch an den Tagen, an denen sie nicht gewaschen werden; Veränderungen immer weitermelden. Cremen Sie sie die Beine/Füße (vor allem die Fersen) bei Bedarf ein.

Vorbereitung

- Einen Stuhl vor das Lavabo stellen.
- Alle Pflegeutensilien in Griffnähe stellen/legen (Material: s. Ganzwaschung).
- Die Kleider bereitlegen (z. B. auf den Rollator).
- Eine Waschschüssel ins Lavabo stellen.
- Als Sichtschutz den Paravent aufstellen oder den Vorhang ziehen.

Achtung: Das Wasser nie direkt in das Lavabo einlaufen lassen, benutzen Sie z. B. eine Waschschüssel. Grund: Der Siphon und der Ablauf des Lavabos sind die größten Reservoirs für Keime; es ist gelinde gesagt unappetitlich, wenn wir uns diese Bakterien, Viren, Pilze usw. mit dem benetzten Waschlappen ins Gesicht und an den Körper streichen.

Vorgehen

- Den Klienten so hinsetzen, dass er sich im Lavabo-/Wandspiegel sehen kann; wenn das nicht möglich ist, einen Spiegel hinstellen.
- Zahnprothesenträger sollten zuerst den Mund spülen und die Prothese einsetzen, damit sie besser sprechen können.
- Dem Klienten helfen, sich oben auszuziehen.
- Ein Frottiertuch (oder das Nachthemd/das Pyjamaoberteil) so über die (Roll-)Stuhllehne hängen, dass sich der Klient nicht mit dem nackten Rücken an die (kalte) Plastik- oder Lederlehne lehnen muss.
- Das Waschbecken mit Wasser füllen; der Klient soll testen, ob die Temperatur in Ordnung ist.
- Der Klient wäscht sein Gesicht (in der Regel ohne Seife), dann Hals, Ohren, Oberkörper und Arme.
- Die Pflegeperson wäscht seinen Rücken.
- Bei Frauen darauf achten, ob sie unter der Brust z. B. gerötet sind, ggfs. die nötigen Maßnahmen treffen.
- Der Klient cremt sich nach Wunsch oder Bedarf da wo er kann selbst ein, die Pflegeperson cremt ihm z. B. den Rücken ein.

- Die Pflegeperson wischt die Cremereste mit einem Papiertuch von ihren Händen ab, damit keine Fettflecken auf die Kleider des Klienten gelangen.
- Dem Klienten, wenn nötig, helfen, sich oben anzuziehen.
- Ihm jetzt ggfs. sein Hörgerät und evtl. seine (saubere) Brille geben.
- Das Wasser ausleeren und die Schüssel «für oben» beiseite stellen.

Wenn der Klient noch keine Intimpflege durchgeführt hat:

- Das Intimbecken mit Wasser füllen, Temperatur nach Wunsch des Klienten.
- Den Klienten aufstehen lassen.
- Seine Hose nach unten ziehen.
- Als Nässeschutz ein Frottiertuch auf die Hose legen.
- Den Klienten sich selbst intim waschen und gut abtrocknen lassen, wo nötig, helfen.
- Auf Hautveränderungen achten, die nötigen Maßnahmen anwenden und/oder diese weitermelden.
- Wenn nötig, eine neue Einlage einlegen.
- Hosen/Kleider faltenfrei hoch-/anziehen. Das Wasser aus dem Intimbecken in die Toilette leeren.
- Den Klienten sich wieder setzen lassen.
- Ihm ein (trockenes) Frottiertuch oder einen Frisiermantel auf die Schultern legen und ihn sich kämmen lassen. Ihm z. B. hinten helfen, wenn er den Hinterkopf mit der Bürste nicht erreichen kann.
- Mundpflege nach Wunsch machen lassen (jetzt oder nach dem Frühstück).
- Die Frauen bei Bedarf sich schminken lassen. Wo nötig, helfen.

Wenn der Klient nur noch wenig selbst tut, weil er z. B. nicht mehr weiß, wie es geht (z. B. verwirrte Menschen), ist es oft günstig, seine Hand mit dem Waschlappen zu führen, damit er z. B. sein Gesicht selbst waschen kann.

Achtung: Den Stuhl vor dem Aufstehen etwas vom Lavabo wegziehen. Wenn die Beine noch unter dem Lavabo sind, kann der Klient sich kaum erheben und hat einen schlechten Stand.

Achtung: Nie nachwaschen, wenn der Klient Ihrer Meinung nach etwas nicht ganz sauber gewaschen hat. Damit würden Sie ihm zeigen, dass er es nicht allein kann, dass nur Sie das können! Solches Verhalten wäre entwürdigend und demotivierend.

Zahn-, Prothesen- und Mundpflege

Zahnpflege (vgl. SSO Bern 1985 und 2000)

Nach Erhebung der Weltgesundheitsorganisation WHO ist die Zahnkaries die auf der Welt häufigste Krankheit überhaupt. Fast 99 % aller Menschen sind von dieser Volksseuche befallen. Ein ebenfalls großer

Teil der Menschheit leidet unter Erkrankungen des Zahnbettes, der Parodontitis. Diese Zahnschäden sind in jedem Fall irreversibel. Die Zahnmedizin vermag nur zu «flicken», nie kommt es zu einer echten Heilung. Kariös zerstörte Gewebe müssen durch künstliche Materialien ersetzt werden, bei der Parodontitis kann die Gewebszerstörung lediglich zum Stillstand gebracht werden. Allerdings ist längst erwiesen, dass ein einfaches, direktes Angehen der wichtigsten Krankheitsursachen die Häufigkeit der Zahnschäden drastisch vermindert. Was für den gesunden Menschen gilt, erlangt besondere Bedeutung für den Kranken oder Behinderten.

Ein kranker Mensch soll keinesfalls zusätzlich mit unnötigen Beschwerden an seinem Kauorgan belastet werden. Er soll nicht mit Zahnschäden büßen müssen, weil er die durch seine Krankheit für ihn nebensächlich gewordene Pflege seiner Zähne und seines Mundes vernachlässigt. Gewisse Grundleiden können die Disposition zu vermehrtem Auftreten von Zahnschäden enorm erhöhen; Behinderungen können eine korrekte Zahnpflege ohne Fremdhilfe unmöglich machen. Schließlich wird ein Klient mit schlechtem Gebisszustand zusätzliche pflegerische Probleme stellen.

Mundhygiene

Das Ziel der Mundhygiene ist die Entfernung von bakteriellen Belägen (Plaque) und Speiseresten (s. Abb. 1.39).

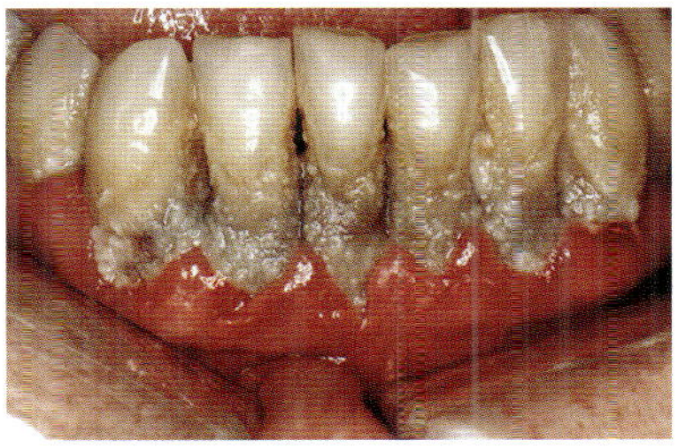

Abbildung 1.39: Plaque und Erkrankung des Zahnhalteapparates (Parodontitis)

Das heißt:

- nach jeder Mahlzeit Zähne korrekt und gründlich reinigen
- fluoridhaltige Zahnpasten verwenden
- medikamentöse und technische Hilfsmittel gezielt einsetzen
- nach dem Genuss säurehaltiger Nahrungsmittel: Mund mit Wasser spülen, 30 Minuten später Zahnpflege

Material

- Zahnbürste mit kurzem Bürstenkopf und abgerundeten Borsten
- Zahnpasta
- Zahnglas mit lauwarmem Wasser; zu kaltes oder zu heißes Wasser kann bei Karies oder empfindlichen Zahnhälsen Schmerzen verursachen
- evtl. Zahnseide oder Interdentalbürsten (Bürsten für die Zahnzwischenräume)
- Nierenschale
- Frottiertuch

Vorgehen

Wenn der Klient mithelfen kann:
Dem Klienten ein Tuch über die Brust legen. Wenn möglich hält er die Schale, die Pflegeperson putzt die Zähne und lässt ihn anschließend den

Mund spülen; oder die Pflegeperson hält die Schale und das Spülwasser und der Klient bürstet die Zähne (wenn nötig den Kopf stützen). Darauf achten, dass das Spülwasser nicht geschluckt wird.

Wenn der Klient nicht mehr mithelfen kann:

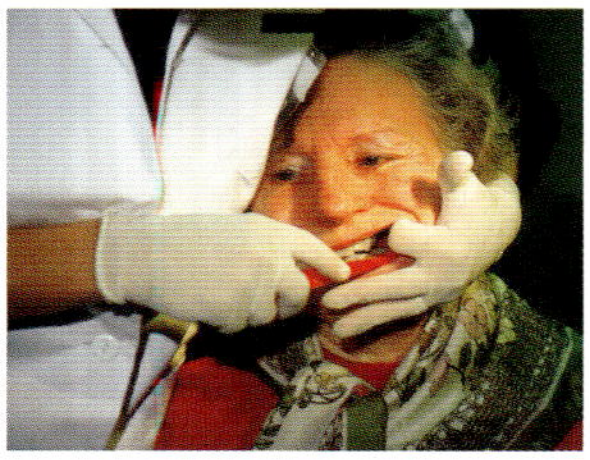

Abbildung 1.40: Zahnbürste richtig halten. Den Kopf mit einem Arm gut festhalten, gleichzeitig auch den Unterkiefer. In diesem Fall dient ein gerolltes Tüchlein rechts zwischen den Zähnen als Mundöffner.

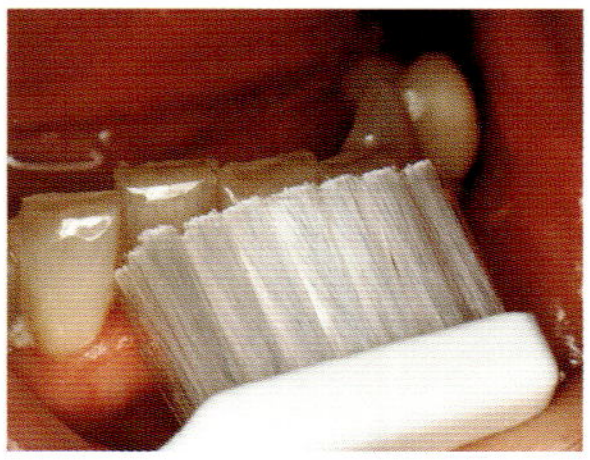

Abbildung 1.41: Die Zahnbürste senkrecht zu Zahnoberfläche und Zahnfleisch ansetzen und kleine Kreisbewegungen ausführen.

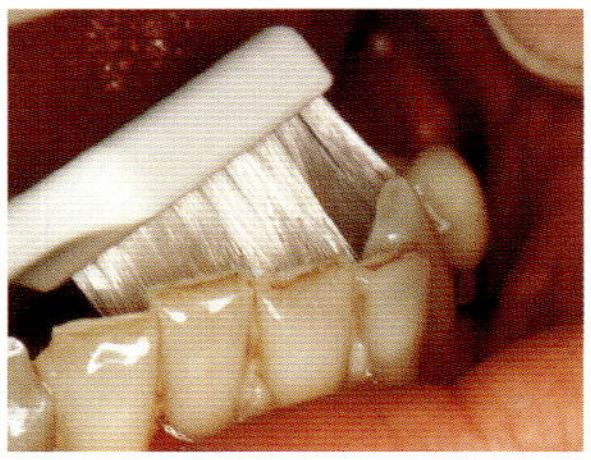

Abbildung 1.42: Die gleiche Verfahrensweise gilt für die Innenflächen, aber die Bürste ist schräg anzusetzen.

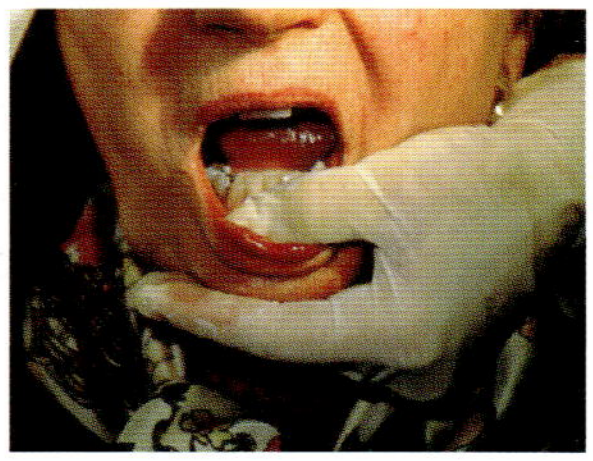

Abbildung 1.43: Falls der Patient den Mund nicht öffnen kann oder will, den Daumen in der Umschlagfalte des Unterkiefers ansetzen und nach unten drücken. Sodann ein gerolltes Tuch zwischen die Zähne schieben, um den Mund offen zu halten.

Putztechnik

Man sollte den Klienten keine völlig neue Zahnputztechnik aufzwingen; es genügt meistens, offensichtlich ungünstige Gewohnheiten zu korrigieren. Dazu gehören horizontale Bewegungen, die durch «auf und ab» oder kleine, kreiselnde Bewegungen ersetzt werden sollten (Borsten senkrecht zur Zahnoberfläche und zum Zahnfleisch).
Falls das Zähnebürsten nicht möglich ist, 1 × pro Tag fluoridhaltiges Gelee oder chlorhexidinhaltiges Gel mit dem Finger auf die Zähne auftragen (1 Woche Gelee, 1 Woche Gel).

Probleme bei alten Menschen

Der alte Mensch kann nachlässig, vergesslich, träge und gleichgültig werden. Mit diesen psychischen Veränderungen zusammen können Altersbeschwerden wie Gicht, Lähmungen, Arthrosen, Parkinsonismus dazu führen, dass die Mundpflege stark vernachlässigt oder gar aufgegeben wird. Schwere Schäden an Zähnen und Zahnhalteapparat bzw. am Restgebiss und den Prothesen sind unvermeidbar, wenn das betreuende Pflegepersonal nicht mit großem Einsatz um die Grundpflege besorgt ist.

Die hervorragenden Erfolge zahnmedizinischer Vorbeugung werden dafür sorgen, dass immer mehr Menschen ihre Zähne oder zumindest einen Teil davon bis ins hohe Alter behalten können. Dies bringt neben vielen Vorteilen auch die Schwierigkeit mit sich, dass die «Zahnprobleme» beim alten Menschen nicht durch den Einsatz von Prothesen gelöst sind, sondern dass – wie beim Jugendlichen, nur unter erschwerten Bedingungen – alle Register der Prophylaxe gezogen werden müssen.

Zahnmedizinische Grundpflege

- Sich um regelmäßige Vorsorgeuntersuchungen kümmern.
- Größten Wert auf korrekte Mundhygiene legen; evtl. elektrische Zahnbürste verwenden. Chlorhexidin (Plaque-Desinfektionsmittel) einsetzen.
- Restzähne und zementierte zahnärztliche Konstruktionen besonders sorgfältig von allen Belägen befreien.
- Prothesehygiene durchführen.
- Zuckerkonsum stark eindämmen; die übliche Nahrung ist ohnehin oft kohlehydratreich. Auf nicht kariesfördernde Zwischenmahlzeiten ausweichen.
- Fluorid stets einsetzen, solange noch eine Restbezahnung vorhanden ist (Pasten, Gelees, Spüllösungen).
- In der Küche konsequent fluoridhaltiges Kochsalz verwenden.

ACHTUNG

- Schlecht sitzende Prothesen schädigen die darunterliegenden Gewebe: **Zahnarzt rufen!**

Zahnersatz

Kronen, Stiftkronen, festsitzende Brücken: Gleiche Pflege wie die übrigen Zähne. Brückenzwischenglieder an der Unterseite mit Zahnfaden reinigen. Zahnarzt oder Dentalhygienikerin sollen das Pflegepersonal patientenbezogen instruieren. Falls ein Zahnersatz verschluckt worden ist für zwei Tage den Stuhl «absuchen», bei Aspirationsverdacht sofort (röntgenologisch) abklären.

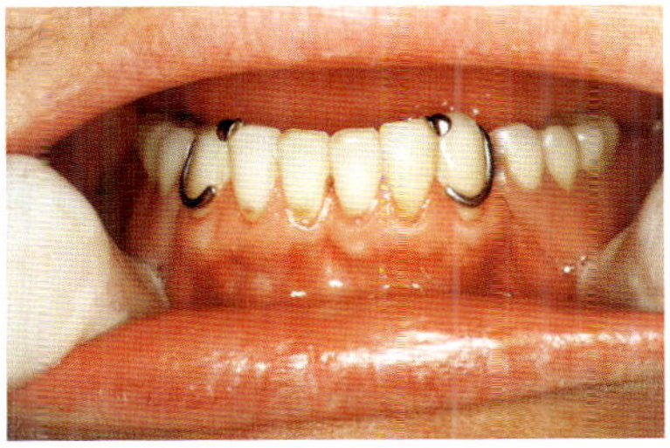

Abbildung 1.44: Mit beiden Daumen die untere Prothese anheben oder daran ziehen, wenn möglich ohne an evtl. vorhandenen Klammern zu ziehen

Teilprothesen

- Teilprothesen zum Zähneputzen stets entfernen (nicht an den Klammern anfassen), Metallgerüst (inkl. Klammern) und Kunststoffteile ebenfalls sorgfältig mit Prothesenbürste und alkalifreier Seife reinigen.
- Möglichst nach den Hauptmahlzeiten Zähne putzen.
- Fluoridgelee abends auf das Innere der Klammern geben.

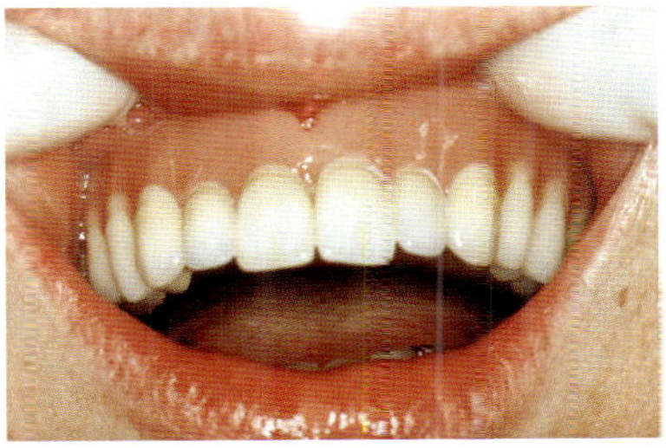

Abbildung 1.45: Mit beiden Zeigefingern obere Prothese: gleiches Vorgehen

Vollprothesen

Diese Prothesen können nachts getragen werden, wenn keine Erkrankung der Mundschleimhaut oder des Prothesenbettes vorliegt. Ausnahme: schlechter Sitz und bei Epileptikern.

Prothesenpflege

- Prothesen herausnehmen (s. Abb. 1.44 und 1.45).
- Mit Prothesenbürste und alkalifreier Seife oder Zahnpasta (vor allem Bezirke mit Haftmittel) reinigen.
- Waschlappen ins Waschbecken legen oder Wasser einfüllen für die Zeit des Reinigens (Bruchgefahr beim Fallenlassen) (s. Abb. 1.46).
- Nicht getragene Prothesen in kaltes Wasser einlegen (evtl. Zusatz von Essig zur Entfernung von Kalkbelägen), evtl. ins Ultraschallgerät geben.

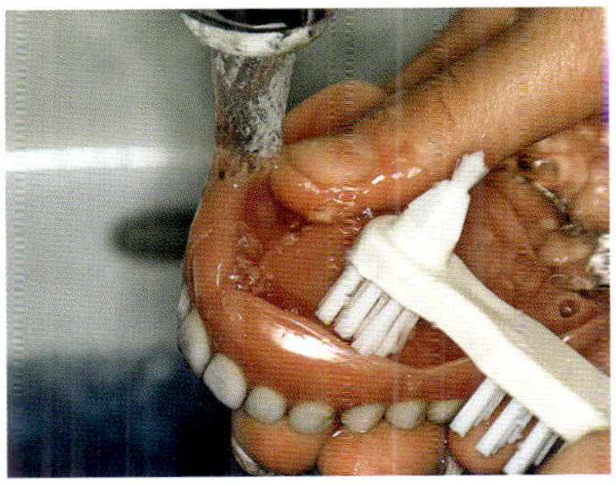

Abbildung 1.46: Das Waschbecken z. B. zur Hälfte mit Wasser füllen, um zu verhindern, dass die Prothese beim Fallenlassen zu Bruch geht

Schlechter Halt

Wenig Haftpulver gut verteilen und vor dem Einsetzen der Prothese benetzen, ggfs. Haftpasten benutzen. Ein Haftmittel ist ein guter Bakteriennährboden und sollte deshalb nur temporär eingesetzt werden.

Prothese einsetzen (lassen)

- Den Klienten den Mund spülen lassen oder Mundpflege machen (z. B. bei Bewusstlosen).
- Wenn noch eigene Zähne vorhanden sind, diese putzen (lassen).
- Evtl. Mundhöhle/Pilgern auf Speisereste, wunde Stellen, Aften usw. inspizieren.
- Plastikhandschuhe anziehen, Prothese gut spülen (Wasser ins Waschbecken, s. oben).
- Prothesen einsetzen (lassen); zuerst die untere, dann die obere (das Herausnehmen geschieht in umgekehrter Reihenfolge).

Haftelemente

Die Haftelemente sind besonders zirkulär entlang des Zahnfleischrandes sorgfältig zu reinigen. Matrizen (Halteelementteile) in Prothesen nach der manuellen Reinigung mit 1 Tropfen Chlorhexidin-Gelee füllen und Prothese in den Mund einsetzen.

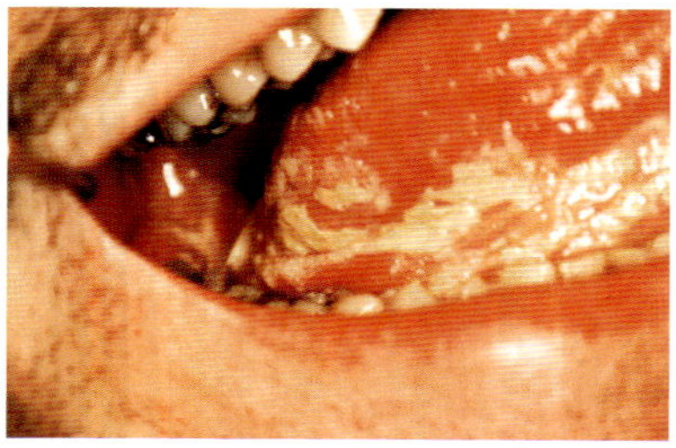

Abbildung 1.47: Mund-Soorpilz

Soor- und Parotitisprophylaxe

Damit sich die Mundschleimhaut nicht entzündet, keine Erreger durch den Ausführgang der Ohrspeicheldrüse (Parotis) vom Mund in die Ohrspeicheldrüse eindringen können und sich kein Soorpilz (s. Abb. 1.47) einniste kann, ist eine gute Mundpflege unerlässlich.

Gefährdet sind Klienten

- mit Nahrungskarenz
- mit schweren und schwächenden Krankheiten
- mit Diabetes
- mit Fieber
- mit Medikamenten, die die Mundschleimhaut austrocknen (Antidepressiva, blutdrucksenkende oder harntreibende Mittel, die die Speichelsekretion vermindern)
- bei länger dauernder Antibiotikatherapie
- nach einer Narkose
- mit unzureichender oraler Flüssigkeitsaufnahme
- mit Vitamin- oder Eisenmangel

Vorbeugende Maßnahmen

- Zur Anregung der Speichelsekretion kann man den Kranken, wenn möglich, Kaugummi, Zwieback, Dörrfrüchte kauen, ihn in frische Früchte beißen lassen, seine Ohrspeicheldrüsen massieren und den Mund regelmäßig spülen lassen.

- Süße Getränke meiden!
- Borkige, verstopfte Nase reinigen, damit der Klient nicht durch den Mund atmen muss.
- Auf eine gute Zahn- und Prothesenpflege achten.
- Achtung: Lemon-Stäbchen trocknen die Mundschleimhaut aus.
- Luftbefeuchter aufstellen.

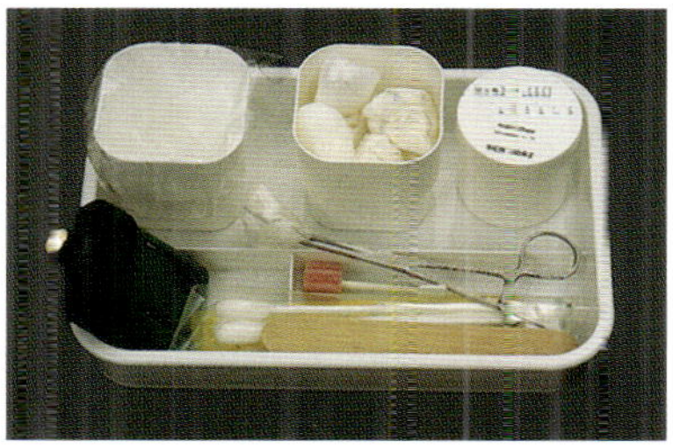

Abbildung 1.48: Mundpflegeset

Spezielle Mundpflege

Für Klienten, die den Mund nicht mehr selbst pflegen können, wird ein Mundpflegeset (s. Abb. 1.48) gerichtet.

Es enthält:

- Péan-Klemme und Tupfer (zugedeckt) oder
- Stäbchen mit Schwämmchen, z. B. Super DentaSwab (s. Abb. 1.49)
- Becher für Spülflüssigkeit
- zweckmäßige (lauwarme) Spülflüssigkeit; nicht zu stark konzentriert, dem Geschmack des Klients angepasst
- Zungenspatel
- Becher für den Abfall; z. B. mit einem Einmal-Handschuh als Abfallsack
- Lippenpomade
- evtl. Taschenlampe

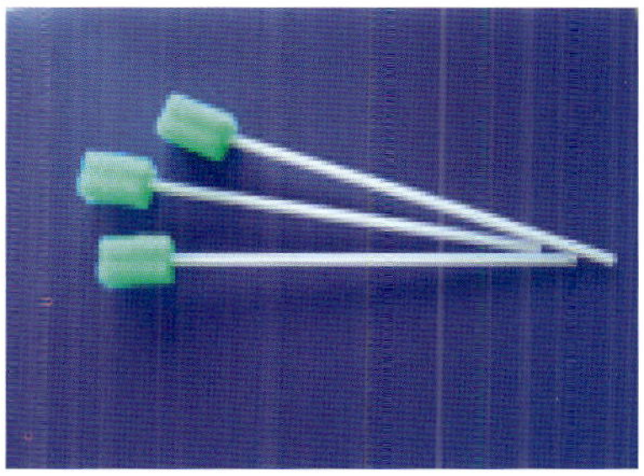

Abbildung 1.49: Super DentaSwab: Das Schwämmchen enthält keine Pflegesubstanzen. Nicht zu klebrige Beläge lassen sich gut ablösen und die Verletzungsgefahr ist wesentlich geringer als die mit Péan-Klemme und Tupfer.

Vorgehen

- Mundhöhle (evtl. mit einem Spatel und einer Taschenlampe) genau inspizieren.
- Einen Tupfer so einklemmen, dass die Péan-Klemme ganz bedeckt ist (s. Abb. 1.50), mit Spülflüssigkeit befeuchten oder:
- Ein Stäbchen nehmen und das Schwämmchen befeuchten.
- Mundhöhle von hinten nach vorn sorgfältig auswischen (Wangeninnenflächen, harter und weicher Gaumen, Zunge, unter der Zunge).
- Mundhöhle kann auch mit einem durch einen Fingerling oder Handschuh geschützten Finger und einem Tupfer ausgewischt werden.
- Tupfer so oft wie nötig wechseln.
- Beläge auf der Zunge mit Wasserstoffsuperoxyd 1 – 2 % oder durch Abreiben mit einem Würfelzucker oder einem Stück Kiwi lösen.
- Lippen einfetten.

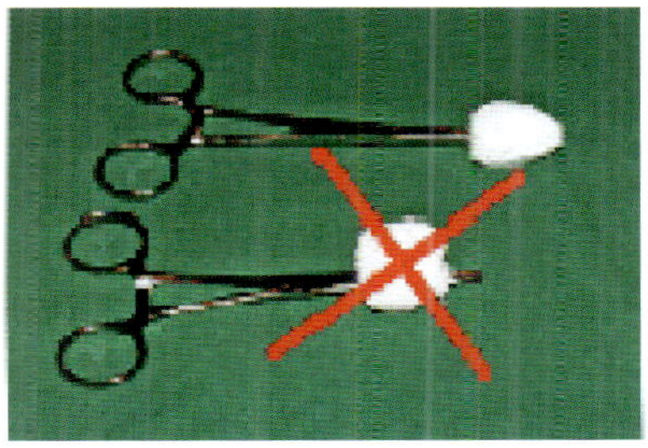

Abbildung 1.50: Tupfer richtig einklemmen

Hand- und Fußpflege

Das Handbad

Bei bettlägerigen Klienten ist es besonders wichtig, dass ihnen ein Handbad angeboten wird. Dies dient nicht nur dazu, dass der Klient sich einmal ganz gründlich die Hände waschen kann, sondern trägt viel zu seinem ganzen Wohlbefinden bei.

Grundsätze

- Bei Diabetikern, Klienten mit Durchblutungsstörungen und Herzkranken soll das Wasser nur lauwarm sein und das Fußbad höchstens 10 Minuten dauern.
- Bei Diabetikern dürfen die Zehennägel nur von ausgebildeten (Pflege)personen geschnitten werden.

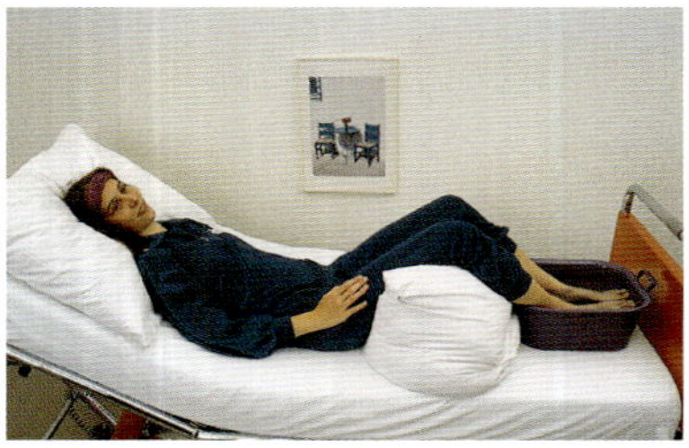

Abbildung 1.51: Fußbad im Bett

Vorgehen

- Hände gut einseifen (unsere eigenen eingeseiften Hände benutzen) oder dem Klienten Seife in die Hand geben.
- Den Klienten mit den Händen in einem Becken mit Wasser «plantschen» lassen.
- Hände gut trocknen, eincremen oder den Klienten selber eincremen lassen.
- Nägel kurz und sauber halten, rund schneiden.
- Nägel nach dem Handbad schneiden; vor dem Handbad, wenn das «Maniquick»-Gerät gebraucht wird.

Das Fußbad

Das Fußbad ist eine ganz besondere Wohltat und kann auch einem Klienten im Bett ermöglicht werden (s. Abb. 1.50).
Zur Reinigung milde Seife / Lotion verwenden, Füße gut trocknen, vor allem zwischen den Zehen; die Füße eincremen (nicht zwischen den Zehen; Creme ist ein guter Nährboden für Bakterien und Pilze), leicht massieren.

Nagelpflege (vgl. Blunier, 2007)

Unsere Nägel schützen Finger- und Zehenspitzen vor Verletzungen. Normale, gesunde Nägel sehen rosa aus, weil die Haut, die durchschimmert, rosa ist.

Gepflegte Fingernägel sind für Gesundheitsberufe unabdingbar. Zu lange Nägel können Klienten kratzen und verletzen, sie können einreissen und sind Siedlungsorte für Keime wie Bakterien und Pilze, die wir dann an unsere Mitmenschen, die oft ein geschwächtes Immunsystem haben, weitergeben.

Was die Fingernägel über die Gesundheit verraten

Unsere Nägel wachsen pro Woche 0,25 – 0,4 mm (bei alten Menschen weniger schnell). Gesunde Nägel sind stark, glatt und ohne Rillen und Flecken. Rissige, fleckige und verformte Nägel können auf Allergien, Durchblutungsstörungen, Vitamin- und Mineralstoffmangel u. a. m. hindeuten.

Die Nägel selbst können auch erkranken, z. B. an Infektionen mit Pilzen (Nagelpilz) oder Bakterien, durch Kontakt mit Chemikalien, durch Infektionen.

Schneiden der Nägel

- Regelmäßiges Schneiden der Nägel ist wichtig. Fingernägel wachsen schneller als Zehennägel, müssen also häufiger geschnitten werden (alle 1 – 2 Wochen).
- Bei alten Menschen wachsen die Zehennägel sehr langsam; in der Regel genügt es, sie alle 2 Monate zu schneiden.

- Die Nägel nicht zu kurz schneiden, die Zehennägel gerade.
- Das Nagelhäutchen nicht abschneiden, sondern nach einem warmen Seifenbad mit einem Holzstäbchen zurückschieben.
- Verwenden Sie nicht zu häufig Nagellackentferner und möglichst keine azetonhaltigen Produkte.
- Bei Diabetikern regelmässig die Füße und die Zehennägel inspizieren.
- Führen Sie bei Diabetikern die Fußpflege nie selber durch (bei Verletzungen besteht sehr starke Infektionsgefahr), lassen Sie sie durch die Podologin/den Podologen durchführen.

Material

- Hand- oder Papiertuch als Schutz
- Nagelschere und Feile
- Pflegemittel nach Wunsch

Vorgehen

- Nägel bis zur Finger- bzw. Zehenkuppe (Zehennägel gerade schneiden, Fingernägel ein wenig abrunden – Einwachsgefahr).
- Unter den Nägeln, z. B. mit der Spitze der Nagelfeile, säubern (sorgfältig wegen Verletzungsgefahr).
- Die Nägel feilen. **Achtung:** Immer nur in eine Richtung zur Nagelmitte (sie werden sonst brüchig) in einem Winkel von 45°. (Für weiche Nägel eignet sich eine Sandfeile, für normale und harte Nägel Saphir- oder Mineralfeilen.
- Hände/Nägel nach Wunsch eincremen, Nägel nach Wunsch lackieren.

Man kann für die Nagelpflege auch ein Maniquick-Gerät verwenden. Es eignet sich z. B. hervorragend für dicke Nägel, die man mit der Schere oder einem Nagelklipp fast nicht schneiden kann.
Richten Sie sich beim Gebrauch nach den Anweisungen des Herstellers.

Prävention: Um das Einwachsen von Zehennägeln zu verhindern, hilft am besten das Tragen von bequemen Schuhen. Insbesondere Diabetiker sollten zur Vorbeugung eines «Diabetischen Fußes» die richtigen (= genügend große) Schuhe tragen.

Haarpflege

Die Haare müssen täglich gründlich durchgebürstet werden, da sie z. B. bei fiebrigen und schwitzenden Klienten rasch verfilzen. Frottiertuch auf das Kissen legen. Mit Auskämmen bei den Haarspitzen beginnen. Die Haare festhalten, nicht daran ziehen. Darauf achten, dass die Haare nach Wünschen des Klienten gekämmt sind.

Bei schwerkranken, liegenden Klienten (hauptsächlich mit langen Haaren) Kopf erst auf die eine Seite drehen und Haare gut durchbürsten/kämmen, dann auf die andere. Auch bei auf der Seite liegendem Kopf frisieren. Keine Haarspangen verwenden (Druckstellen).

Sitzende Klienten so hinsetzen, dass sie in einen Spiegel schauen können, wenn sie sich kämmen oder gekämmt werden. Einen Frisiermantel oder ein Frottiertuch über ihre Schultern legen, damit keine Haare und Schuppen auf die Kleider fallen. Klienten die Haare selbst bürsten/kämmen lassen; wenn nötig, behilflich sein.

Klienten fragen, wie sie die Frisur haben möchten (z. B. Scheitel rechts, links, keine). Gel, Haarlack o. ä. nach ihren Wünschen verwenden.

Nachsorge

Haare mit einem Papiertuch von Kamm und Bürste entfernen und die Utensilien im Schrank des Klienten versorgen

Kamm und Bürste bei Bedarf oder einmal pro Monat in Seifenwasser reinigen.

Rasieren (vgl. Blunier 207, S. 35f)

Männer sollten sich regelmäßig rasieren können, evtl. vom Coiffeur.

Bei Klienten, die bereits angezogen sind, Kleider sowohl beim Kämmen als auch beim Rasieren mit Frisiermantel/Frottiertuch vor Schuppen und Haaren schützen.

Die Rasur soll, wenn möglich, vom Klienten selbst durchgeführt werden.

Rasur mit dem Rasierapparat

Der Rasierapparat wird auf der trockenen Haut (möglichst vor dem Waschen des Gesichts) mit leichtem Druck hin- und herbewegt. Er kann für Männer und Frauen verwendet werden.

Nassrasur mit dem Rasierer und der Rasierklinge

Material

- Frottiertuch (Nässeschutz, Schutz der Kleider vor den abgeschnittenen Haarstoppeln)
- Rasierer mit scharfer Rasierklinge
- Rasierschaum oder Rasierseife mit Pinsel
- Becken mit (warmem) Wasser (zum Abspülen der Rasierklinge)
- Frottiertuch und Waschlappen
- Aftershave, je nach Wunsch des Klienten
- Spiegel

Vorgehen

- Klienten bequem (wenn möglich sitzend oder mit leicht erhöhtem Oberkörper) lagern.
- Frottiertuch auf die Brust des Klienten legen.
- Gesicht mit warmem Wasser befeuchten.
- Rasierschaum auf die Haut reiben, ihn etwas einwirken lassen, damit die Barthaare weich werden.

- Die Rasierklinge in einem Winkel von 45° halten und die Wangen, über der Oberlippe, das Kinn, den Unterkiefer und den Hals mit gleichmäßigen Strichen rasieren.
- Die Haut mit Daumen und Mittelfinger der anderen Hand straffen oder den Klienten bitten, die Wangen aufzublasen.
- Die Rasierklinge regelmäßig im warmen Wasser abspülen.
- Nach der Rasur das Gesicht des Klienten mit lauwarmem Wasser abwaschen und trocknen bzw. abtupfen.
- Auf Wunsch des Klienten ein Aftershave oder eine hautpflegende Lotion verwenden.

Für größere Flächen (z. B. Wangen) sind lange fliessende Bewegungen empfehlenswert, für kleinere Flächen (z. B. Oberlippe) dagegen kleine, kurze Striche. Bei Klienten mit hoher Blutungsneigung elektrisch rasieren. (Gefahr des starken Blutens beim evtl. Schneiden mit der Klinge.)

Es ist von Vorteil, dem Klienten vorher die Zahnprothese zu geben; die Wangen sind dann nicht hohl – es lässt sich besser rasieren.

Dem Haarwuchs zu folgen bedeutet: rauere Rasur, geringere Gefahr von Irritationen und Verletzungen.

Gegen den Haarwuchs vorzugehen bedeutet: glatte Rasur, größere Gefahr von Irritationen und Verletzungen.

Die Haarwäsche

Wenn möglich werden die Haare während des Bades, der Dusche oder von der Coiffeuse gewaschen. Klienten, die das Bett nicht verlassen dürfen (z. B. bei Knochenbrüchen oder bei alten, schwerkranken, schwachen Menschen) können die Haare (auch zu Hause) im Bett gewaschen werden.

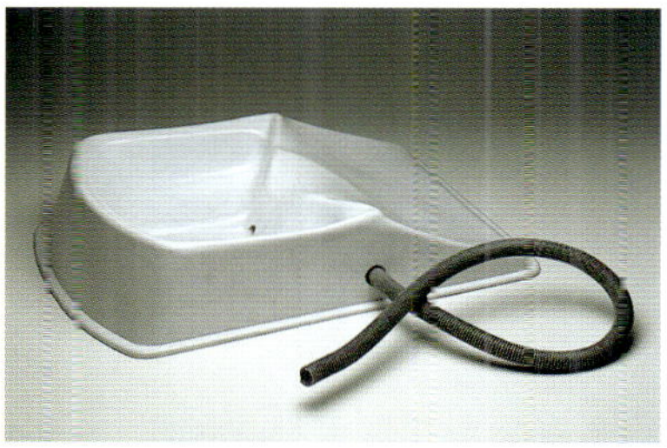

Abbildung 1.52: Haarwaschmulde

Haarwäsche im Bett

Vorbereitung

Mit dem Klienten Termin absprechen.

Material

- Gummiunterlage als Bettschutz
- Plastik (z. B. Plastiksäcke) als Kissen-/Nachthemdschutz
- 2 Frottiertücher
- 1 Waschlappen (zum Schutz der Augen)
- Waschvorrichtung: Haarwaschmulde (s. Abb. 1.52) oder Coiffeurbecken (s. Abb. 1.53) oder großer Plastiksack
- wenn nötig Péan-Klemme oder Wäscheklammer
- 1–2 große Krüge
- 1 große Schüssel zum Auffangen des Wassers (am besten Fußbadewanne)
- Shampoo, bei Bedarf Pflegespülung, Festiger, Tönung
- Fön

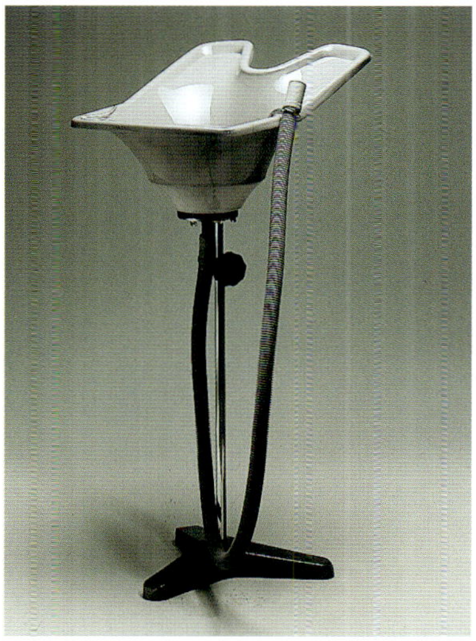

Abbildung 1.53: Coiffeurbecken

Grundsätze

- Wenn die Haare während des Bades am Anfang gewaschen werden, sie mit einem Frottiertuch zudecken, damit der Klient nicht friert.
- Sehr wenig Shampoo brauchen, dieses mit Wasser verdünnen – die Kopfhaut trocknet weniger aus – es gibt weniger Schuppen.
- Shampoo sehr gut ausspülen.
- Graue und weiße Haare mit blauem (silver) Shampoo waschen; neutralisiert unerwünschten Gelbstich.
- Werden dem Klienten die Haare gefönt, Sicherheit beachten (Wasser – Strom). Haare nie in der Nähe der oder sogar in der Badewanne föhnen).

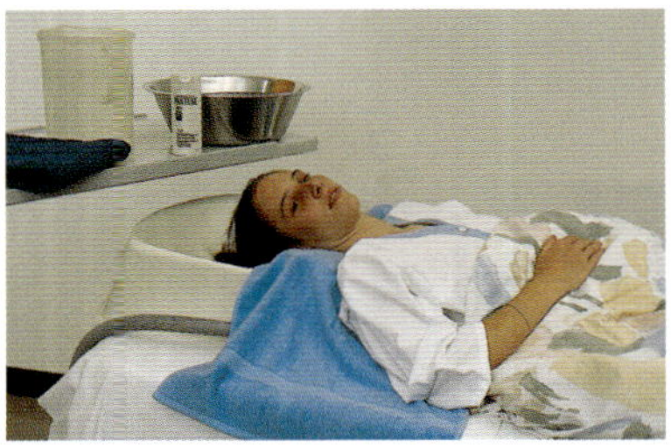

Abbildung 1.53: Haarewaschen im Bett

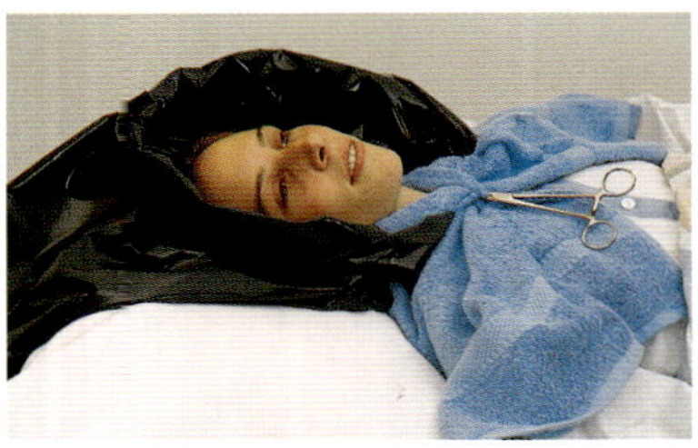

Abbildung 1.54: Haarewaschen mit dem Plastik-Sack

- Haar-Wickler (Bigoudis)
- Bürste, evtl. Rundbürsten, Kamm

Vorgehen

- Material bereit stellen.
- Fenster schließen.
- Hörgerät, Klammern, Gummibänder usw. entfernen, Haare wenn nötig ausbürsten.
- Augen (mit einem Waschlappen) und Ohren schützen.
- Haare ein, wenn es beim 1. Mal nicht schäumt, zwei Mal mit wenig, (verdünntem) Shampoo gründlich waschen, dabei Kopfhaut massieren, mit lauwarmem Wasser gut spülen.
- Nach Wunsch des Klienten Haarfestiger, Pflegespülung, Haartönung nach Anweisung der Hersteller anwenden.
- Haare kämmen, Frottiertuch um den Kopf legen, alle Hilfsmittel entfernen.
- Haare trocken föhnen, dabei frisieren (z. B. mit der Rundbürste) oder
- Haare (gut nass) wickeln; darauf achten, dass die Haare satt und gerade am Wickler anliegen, Haare unter der Trockenhaube trocknen und nach Wunsch der Klienten frisieren.

Waschen mit Hilfe der Haarwaschmulde (Abb. 1.53)

Immer zu zweit arbeiten. Eine Pflegeperson stützt den Kopf des Klienten, die andere wäscht die Haare.

- Den Kopf des Klienten auf der Haarwaschmulde lagern.
- Kopf durch kleines, mit Plastik und Frottiertuch geschütztes Kissen stützen.
- Schüssel oder Fußbadewanne unter oder hinter das Bett stellen und Schlauch in die Fußbadewanne ableiten.
- Haare wie oben beschrieben waschen und trocknen.

Waschen mit Hilfe des Coiffeurbeckens

Vorgehen

- Aufrichter und oberes Bett-Brett wenn möglich entfernen.
- Klienten nach oben (oder leicht diagonal) rutschen lassen und Coiffeurbecken an das Bett heranschieben.
- Damit der Hals des Klienten nicht hart aufliegt, auf den Coiffeurbecken-Rand ein in Plastik eingewickeltes und mit einem Frottiertuch bedecktes Kissen oder ein zusammengerolltes Frottiertuch legen.
- Haare wie oben beschrieben waschen und trocknen.

Waschen mit Hilfe eines Plastiksacks (Abb. 1.54)

Eine für den Klienten sehr schonende und überall anwendbare Methode ist das Haare-Waschen mit einem 110-Liter-Plastik-Sack als «Waschvorrichtung».

Vorgehen

- Vorbereitung wie oben.
- Plastiksack unten abschneiden (damit das Wasser ablaufen kann) und oben etwas aufschneiden (um Platz zu haben zum Waschen).
- Frottiertuch und Plastiksack um den Hals legen und mit Péan-Klemme oder Wäscheklammer befestigen.
- Auffangbecken auf einen Stuhl stellen und Sack (gerade) hineinhängen lassen.
- Haare wie oben beschrieben waschen.

Baden und Duschen

Bäder dienen der eigenen Sauberkeit, der Erfrischung und der Heilung (Heilbäder). Wir unterscheiden zwischen dem Reinigungsbad und dem medikamentösen Bad.

> **ACHTUNG**
>
> - Bett, Badelift, Patientenheber, Rollstuhl, Rollator, Toilettenstuhl immer arretieren!

Das Reinigungsbad

Vorbereitung

Den Zeitpunkt mit dem Klienten (und dem Team) absprechen, abklären, ob eine Haarwäsche, Nagelpflege usw. gewünscht wird oder nötig ist.

Im Badezimmer:

- Fenster schließen.
- Heizung oder Strahler einstellen (die Temperatur sollte mindestens 22 °C betragen).
- Wanne gut ausspülen, um Putz- und Desinfektionsmittelreste zu entfernen.
- Wasser einlaufen lassen, die Temperatur (ca. 37 °C) mit dem Badethermometer kontrollieren.
- Nach Wunsch (wenig) Badezusatz hinzugeben (Schaumbad meistens erst am Schluss, damit sich nicht zu viel Schaum bildet).
- Badelift oder Stuhl (mit Unterlage) bereitstellen.
- Badelift auf Funktionstüchtigkeit prüfen (z. B. bei elektrischen Geräten den Akkumulator [Akku] vorher aufladen).
- Badematten, Kopfstützen anbringen.
- Handtücher / Badetuch (wo möglich vorwärmen), Waschlappen, Seife, Shampoo usw. in Reichweite legen, stellen.
- Frisches Nachthemd oder frische Kleider bereitlegen.

Material

- 2 Handtücher, 1 Badetuch
- 2 Waschlappen
- Seife oder Waschlotion

- Shampoo
- Hautpflegemittel, wenn nötig Salben (z.B. für die Dekubitusprophylaxe)
- frisches Nachthemd oder frische Kleider
- Nagelpflegeset, wenn nötig
- Kamm, Bürste, evtl. Haarfestiger, Haarwickler
- Fön oder Trockenhaube

Vorbereitung des Klienten

- Wenn nötig, Blase und Darm vorher entleeren lassen.
- Manchmal ist es von Vorteil, den Klienten vorher intim zu waschen (z.B. Inkontinente – bei Verschmutzung der Intimgegend oder wenn man einen Badelift mit einem Kissen benutzt und so die Intimgegend nicht zugänglich ist).
- Wenn das Bad am Morgen vor dem Frühstück genommen wird, dem Klienten ein kalorienhaltiges Getränk (z.B. Ovomaltine, Orangensaft) anbieten. Ist vor allem wichtig bei Diabetikern wegen der Gefahr der Unterzuckerung (Hypoglykämie).
- Klienten gut bekleidet oder zugedeckt in das Badezimmer begleiten/führen.
- Schmuck, Uhr, Brille ablegen (lassen).
- Hörgerät herausnehmen (lassen).
- Klienten in die Badewanne helfen.

Relativ selbständige Klienten

Variante 1

Die Pflegeperson hilft dem Klienten in die Wanne zu steigen, indem sie ihn an den Armen stützt.

Variante 2 (Abb. 1.55)

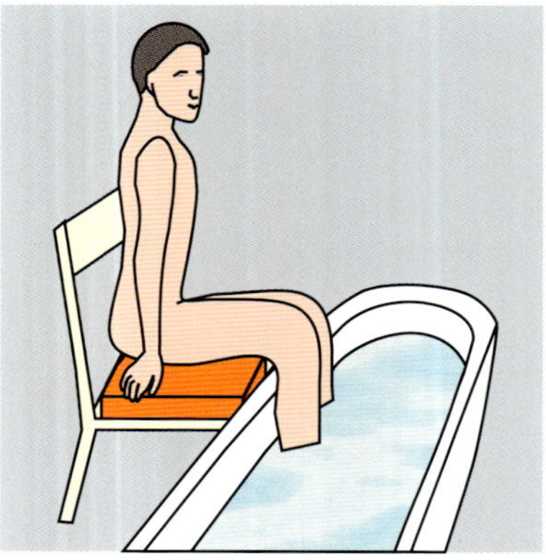

Abbildung 1.55: Der Klient steigt mit Hilfe eines Stuhles in die Badewanne

Der Klient setzt sich auf einen Stuhl neben die oder an das Kopfende der Badewanne. Die Sitzfläche des Stuhles sollte etwas höher sein als der Badewannenrand. Wenn nötig, wird ein Kissen oder eine Decke auf den Stuhl gelegt. Die Pflegeperson hebt die Beine des Klienten über den Badewannenrand und hilft ihm, in die Wanne zu gleiten. Wenn nötig, hilft eine zweite Pflegeperson mit.

Bewegungseingeschränkte Klienten

Der Klient wird mit dem Rollstuhl, dem Patientenheber/Badelift (immer zu zweit) oder dem Bett ins Badezimmer gefahren.
Die Pflegeperson hilft ihm, sich auf den Badelift zu setzen. Sie legt den Haltegriff vor und sichert den Klient, wenn nötig, mit dem Haltegurt. Das Nachthemd wird erst über der Badewanne ausgezogen (Intimsphäre und Kälteschutz).

Gelähmte, sehr magere oder bettlägerige Klienten, die nicht sitzen können, werden mit dem Patientenheber und der Trage/dem Netz in die Badewanne gehoben oder erhalten ein Leintuchbad (Abb. 1.56). Beim Leintuchbad wird ein Leintuch über den Badewannenrand gespannt und verknotet. Der Klient wird von zwei Pflegepersonen oder mit dem Krankenheber (z. B. mit dem Netz) in die Wanne gehoben. Der Körper des Klienten soll im Wasser liegen.

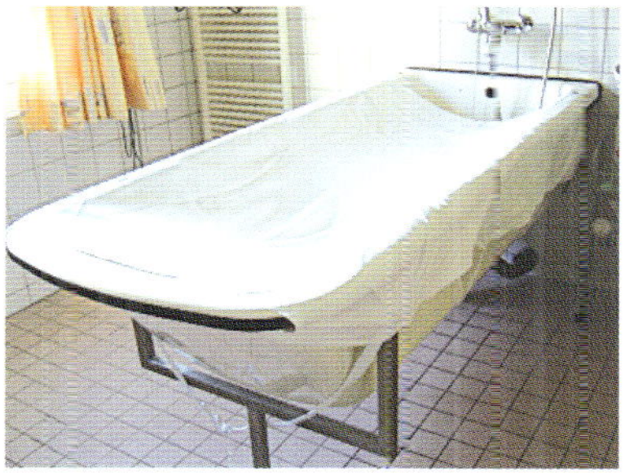

Abbildung 1.56: Leintuch wird quer auf die Badewanne gelegt und unter der Badewanne (evtl. mit extra angenähten Bändern) gut verknotet

Vorgehen beim Baden

- Klienten mit dem Arm oder dem Fuß Temperatur prüfen lassen, ihn dann vorsichtig ins Wasser senken.
- Den Klienten alles, was er kann, selbst waschen lassen (z. B. Gesicht, Oberkörper, Arme, Hände, Intimbereich).
- Nie zur gleichen Zeit zu zweit waschen (z. B. Klient wäscht seine Arme, Pflegeperson, damit es schneller geht, gleichzeitig seine Beine).
- Mit Badezusatz, Seife, Waschlotion sparsam umgehen (zu viel ist unnötig und zerstört den Säureschutzmantel der Haut).
- Gesicht mit sauberem Wasser (nicht Badewasser) waschen (lassen).
- Hygiene beachten: Für die Intimtoilette einen anderen Waschlappen brauchen als für den Rest des Körpers (damit man keine Erreger, z. B. Pilze, von der Intimgegend zwischen die Zehen oder umgekehrt reibt).
- Haare am Schluss waschen, außer, wenn ein medikamentöses Shampoo gebraucht wird, das eine gewisse Zeit einwirken soll. In diesem Fall shamponiert man die Haare zuerst und bedeckt sie dann mit einem Frottiertuch.
- Dauer des Bades 10–20 Minuten.
- Bad möglichst mit einer kühlen (nicht kalten) Dusche beenden (Wassertemperatur immer am eigenen Arm prüfen; die Temperaturregler sind oft unzuverlässig und das Wasser fließt zu heiß oder zu kalt).
- Kranken mit entsprechender Unterstützung aus der Wanne helfen. (Vorgehen in umgekehrter Reihenfolge zum Einsteigen in die Wanne.) Können sich Klienten schlecht aus dem Wasser erheben, wird das Wasser abgelassen.
- Klienten in das Badetuch hüllen, auf den Stuhl setzen, abfrottieren (lassen), wenn nötig den Körper eincremen, frische Wäsche anziehen (lassen).
- Brille (sauber), Schmuck, Uhr anlegen, Hörgerät einsetzen (lassen).
- Haare gegebenenfalls wickeln, fönen (wegen Gefahr eines Stromschlags nie in der Nähe von Wasser, evtl. erst im Zimmer).
- Nach dem Bad lassen sich die Nägel gut pflegen (mit dem Maniquick vorher). Nägel nicht in der Badewanne schneiden; die abgeschnittenen Teile dringen überall ein.
- Klienten in das Zimmer bringen, vor Zugluft schützen (z. B. Frottiertuch über nasse Haare).
- Dem Gebadeten, wenn möglich, eine halbe Stunde Bettruhe ermöglichen.
- Herzkranke sollten besser duschen statt baden oder ein Halbbad nehmen (Wasser bis über Nabel).

ACHTUNG

- Bei Zeichen einer Kreislaufschwäche (Blässe, Übelkeit, schneller Puls) klingelt man nach Hilfe und lässt das Badewasser ab.

Kranke lässt man nie allein im Bad.

Badezimmer aufräumen

- Schmutzige Wäsche, gebrauchtes Badetuch, Waschschlappen und Frottiertücher in den jeweils dafür bestimmten Wäschesack geben.
- Badewasser ablaufen lassen.
- Alle persönlichen Utensilien des Klienten ins Zimmer zurückbringen.
- Badewanne und eingesetzte Hilfsmittel laut der Hygienekartei reinigen und desinfizieren.
- Lüften, evtl. Boden reinigen.

Das medikamentöse Bad

Das medikamentöse Bad ist kein Reinigungsbad. Es kann als Teil- (z. B. nur eitriger Finger) oder Vollbad (z. B. bei rheumatischen Erkrankungen) verabreicht/genommen werden. Keine Seife verwenden!

Medikamentöse Badezusätze

Zusatz	Anwendung bei
Moor, Schwefel, Meersalz, Heublumen	rheumatischen Erkrankungen
Kleie	Akne, Ekzemen, schlecht heilenden Wunden
Kamille	Hautkrankheiten
Käslikraut (Malvengewächse)	eitrigen Wunden

Die Dusche

Die Dusche hat gegenüber dem Bad den Vorteil, dass das Wasser über den ganzen Körper fließt. Klienten, die schon lange nicht mehr geduscht haben, müssen gut beobachtet werden (Atmung). Es muss vorher abgeklärt werden, ob sie stehend oder sitzend geduscht werden müssen/möchten. Wird stehend geduscht, muss sich der Klient an Haltegriffen festhalten können. Immer rutschfeste Gummimatte auf den Boden legen. Bei mageren, empfindlichen Klienten Frottiertuch (Kälte) oder Gelkissen (Druck) auf den Duschstuhl legen.

Vorbereitung

- Klienten, Badezimmer/Duschraum, Material wie beim Bad
- Wenn vorhanden, soll die Pflegeperson eine Plastikschürze und Gummistiefel anziehen, damit sie nicht nass wird.

Vorgehen

- Wassertemperatur auf 36–37 °C einstellen.
- Klienten von den Füßen an aufwärts abduschen, Wassertemperatur immer an dem eigenen Arm und z. B. an den Beinen des Klienten prüfen.
- Gesicht (in der Regel ohne Seife) waschen (lassen).
- Körper von oben nach unten einseifen, Intimgegend mit separatem Waschlappen waschen (lassen).

- Seife abspülen.
- Klienten gut abtrocknen (lassen). Auch hier gilt: Den Klienten das, was er selbst tun kann/möchte, selbst tun lassen.
- Weiter wie beim Bad.

Wenn der Klient friert, kann man auch zuerst seine Haare und den Oberkörper waschen, warm abduschen, ihn oben gut in Tücher einhüllen und anschliessend «unten» waschen und trocknen.

Gefahren beim Baden und Duschen

- Kreislaufbelastung: Nicht mit vollem Magen baden.
- Bei Herzkranken nicht zu warmes und nicht zu viel Wasser (bis unter die Brust) verwenden.
- Hypoglykämie (Unterzuckerung): Diabetiker nicht mit leerem Magen baden oder duschen.
- Vorsicht bei Herz-, Kreislauf-, Gefäßerkrankungen, Hautkrankheiten, Anfallsleiden.

Unfall-Gefahren

- Elektrische Geräte: Fön, mobile Heizgeräte gehören nie in die Nähe von Wasser; niemals Geräte mit defekten Steckern, defekten Anschlusskabeln oder uralte Geräte verwenden; Kabel, z.B. von Rasierapparaten, nie eingesteckt, lose hängen lassen – auch nicht beim Waschbecken.
- Personen, die nasse Hände haben, selbst mit Wasser in Verbindung stehen oder von einem Wasserstrahl getroffen werden können, dürfen keine elektrischen Geräte anfassen.
- Rutschgefahr auf nassen Böden, Klienten deswegen auch nicht barfuß gehen lassen.
- Verbrennungsgefahr durch heiße Wasserhähne.
- Abrutschen von Haltegriffen bei seifigen Händen.

Augen-, Nasen- und Ohrenpflege

Spezielle Augenpflege

Normalerweise genügt das normale Waschen der Augen (ohne Seife!) bei der Körperpflege. (Nach der Pflege der Augen an die tägliche Reinigung der Brille denken; Brille nicht mit Recycling-Papier reinigen – zerkratzt die Gläser.) Bei verkrusteten Augen ist eine **spezielle Augenpflege** notwendig.

Material (Abb. 1.57)

Auf einem Tablett oder in einer Nierenschale richten:

- Kleines Gefäß mit Aqua destillata (destilliertem Wasser), physiologischer Kochsalzlösung (NaCl 0,9 %) usw. (Zimmertemperatur)
- Sterile Tupfer (pro Auge mindestens 3 Stück)

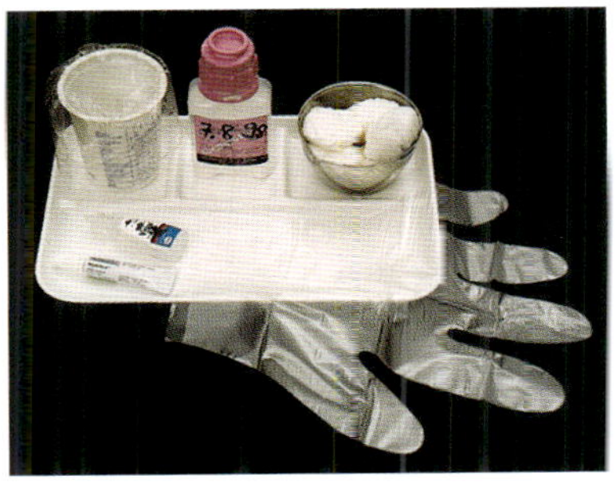

Abbildung 1.57: Material für die spezielle Augenpflege

ACHTUNG

▼ Wenn die Augen verkrustet sind, muss dies den Vorgesetzten gemeldet werden. Es kann z. B. eine Entzündung der Bindehaut vorliegen.

- Tropfen und Salben pünktlich nach Plan verabreichen
- Fläschchen und Tube mit Datum versehen; Verwendungszeit 4–6 Wochen (nach Anbruch)
- Tropfen und Salbe nur für einen Klienten verwenden

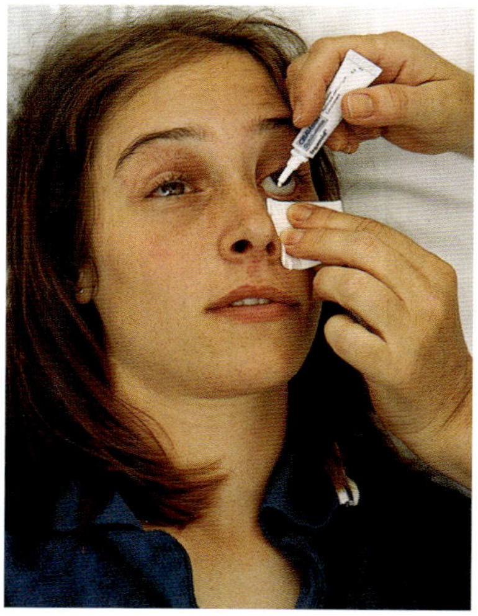

Abbildung 1.58: Augensalbe verabreichen

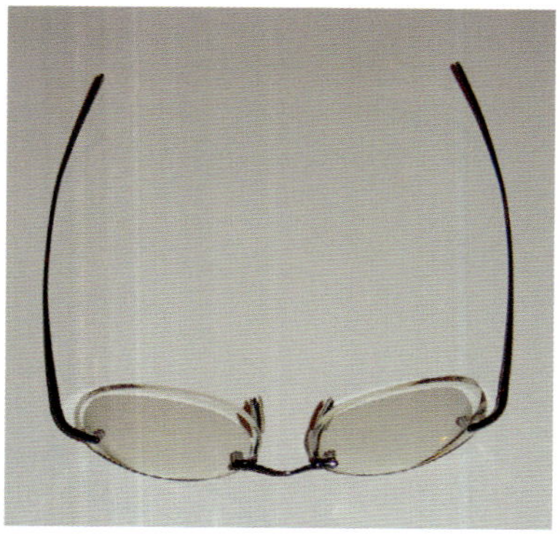

Abbildung 1.59: Brille nie auf Glasseite ablegen

- Zellstofftupfer
- Abfallbehälter
- Handschuhe
- Augentropfen oder -salbe nach ärztlicher Verordnung

Vorgehen

- Handschuhe anziehen, Tupfer anfeuchten.
- Das geschlossene Auge vom äußeren zum inneren Augenwinkel entlang der Lider vorsichtig reinigen, bis die Verkrustungen gelöst sind.
- Jeweils frischen Tupfer benutzen, bis das Auge sauber ist.
- Bei der Reinigung geöffneter Augen unbedingt darauf achten, dass der Augapfel nicht berührt wird.
- Auge sorgfältig trockentupfen.
- Ggfs. zuerst das gesunde Auge säubern, um keine Keime vom kranken in das gesunde Auge zu verschleppen.
- Wenn erforderlich, Augentropfen oder -salbe verabreichen.

Augentropfen / Augensalbe

Material

- Verschriebenes Medikament
- Sterile Augentropfpipette (sofern keine Tropfflasche)
- Zellstofftupfer oder kleine Longuetten

Vorgehen

Augentropfen

- Das untere Augenlid mit Hilfe eines Zellstofftupfers leicht nach unten ziehen, zugleich mit dem Zeigefinger gegen den Nasenwinkel drücken, um den Tränenkanal zu schließen.
- Die vorgeschriebene Tropfenzahl aus geringer Höhe in den Bindehautsack fallen lassen. **Achtung:** Auge mit der Pipette nicht berühren.
- Unterlid einen Moment festhalten, damit die Tropfen nicht herausgepresst werden.
- Wenn doch etwas Flüssigkeit herausfließt, diese mit dem Tupfer wegwischen.

Augensalbe (Abb. 1.58)

- Das untere Augenlid mit Hilfe eines Zellstofftupfers leicht nach unten ziehen.
- Ca. 1 cm Salbe von der Nase nach außen in den Bindehautsack geben (Auge nicht berühren).
- Das geschlossene Augenlid eine Zeitlang sorgfältig mit Zeigefinger und Tupfer massieren, damit sich die Salbe gut verteilt.

Brillenpflege (vgl. Blunier, 2007, S. 14 f)

- Eine Brille nie mit der Glasseite auf harten Oberflächen ablegen (Gläser zerkratzen) (s. Abb. 1.59).

- Brillen in Hartschalenetuis aufbewahren, v.a. randlose Brillen.
- Brillen täglich z.B. nach der Morgentoilette unter fließendem Wasser mit etwas Handseife, Geschirrspülmittel oder mit feuchten Einmalputztüchern reinigen.
- Brillen nicht trocken putzen; Staub wirkt auf den Gläsern wie Schleifpapier.
- Die Brillengläser nie mit Recycling-Papier reinigen/trocknen; es zerkratzt die Gläser.

Spezielle Nasenpflege

Normalerweise reinigen wir unsere Nase, indem wir sie schneuzen. Klienten, die das noch können, unterstützen wir dabei.

Klienten, die an Erkrankungen der Nasenhöhle leiden, Schwerkranke, Bewusstlose und Patienten mit Nasensonden benötigen eine **spezielle Nasenpflege**.

Material

- Zellstofftupfer oder kleine Mullkompressen
- Wattestäbchen
- Physiologische Kochsalzlösung (NaCl 0,9 %)
- Vaseline oder Pflege-Öl, Nasensalbe
- Abfallbehälter

Vorgehen

- Vaseline oder Pflege-Öl auf einen Zellstofftupfer geben und in die Nasenlöcher auftragen; einige Zeit warten, damit die Borken aufweichen können.
- Nasenlöcher mit in Kochsalz getunkten Wattestäbchen vorsichtig reinigen.
- Salbe auf Wattestäbchen geben und auf die Schleimhaut auftragen.

Ohrenpflege

Normalerweise genügt die Pflege, wie sie bei der allgemeinen Körperpflege erfolgt: Die Ohrmuscheln und die Stellen hinter den Ohren werden gewaschen, Ohrschmalz herausgewischt. Bei sehr trockener Haut wird der äußere Gehörgang mit Pflege-Öl behandelt oder gesalbt.

Wattestäbchen dürfen nur für das äußere Ohr gebraucht werden, niemals für den Gehörgang. Gefahr der Verletzung und Verstopfung durch Ohrschmalz.

Anatomisch-physiologische Grundlagen

Begriffe

Anatomie ist die Lehre vom Bau des menschlichen Körpers.

Um die Vorgänge, die sich in unserem Körper ereignen, zu verstehen, müssen wir den Körper «auseinander nehmen». Wir dürfen dabei aber nie vergessen, dass es sich beim Menschen um ein Ganzes handelt, also um ein System von Körperfunktionen, die ineinander greifen.

Physiologie ist die Lehre von den normalen Lebensvorgängen und gesunden Funktionen des menschlichen Körpers, sei dies nur noch mikroskopisch erkennbar (z. B. normale Zellteilung) oder mit bloßem Auge sichtbar (z. B. Armbewegung).

Pathologie ist die Lehre von krankhaften Veränderungen und krankhaften Funktionen des menschlichen Organismus (pathologisch = krankhaft).

Chemische Elemente (Abb. 1.60)

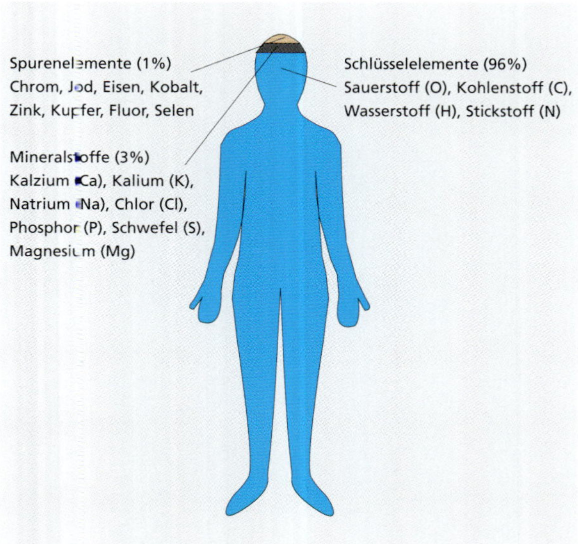

Abbildung 1.60: Die chemischen Elemente

Alle Gegenstände und Lebewesen auf der Welt bestehen aus Materie. Wir finden Materie in flüssiger, fester oder gasförmiger Form vor; sie besteht aus chemischen Elementen.

Zurzeit kennt man ca. 110 verschiedene chemische Elemente; im menschlichen Organismus finden sich 26 davon. Die wichtigsten sind:

- Sauerstoff = O
- Kohlenstoff = C
- Wasserstoff = H
- Stickstoff = N

Ca. 96 % unserer Körpermasse bestehen aus diesen vier **«Schlüsselelementen»**. Ca. 3 % bestehen aus den sog. **Mengenelementen**. Das sind: Kalium (K), Kalzium (Ca), Natrium (Na), Chlor (Cl), Phosphor (P), Schwefel (S) und Magnesium (Mg). Ca. 1 % besteht aus Elementen, die nur in sehr geringen Mengen im Organismus vorkommen. Man nennt sie deshalb **«essentielle Spurenelemente»**. Das sind: Eisen (Fe), Jod (J), Chrom (Cr), Fluor (F), Kobalt (Co), Kupfer (Cu), Mangan (Mn), Molybdän (Mo), Selen (Se) und Zink (Zn).

Jedes Element besteht aus einer großen Anzahl gleichartiger Bausteine, den Atomen; Atome sind die kleinste Einheit der Materie.

Chemische Bindungen und Reaktionen

Atome verbinden sich mit anderen Atomen, Wasser z. B. enthält zwei Wasser- und ein Sauerstoffatom = H_2O. Eine Bindung von zwei oder mehr Atomen nennt man Molekül.

Es bilden sich ständig neue Bindungen bzw. bestehende werden wieder aufgelöst. Diesen Vorgang nennt man chemische Reaktion. Dank solcher chemischer Reaktionen kann unser Körper wachsen: Es bilden sich z. B. ständig neue Zellen und Gewebe; verbrauchte werden aufgelöst und ihre Bestandteile zum Teil wiederverwertet oder ausgeschieden.

Stoffwechsel

Einerseits nehmen wir mit dem Essen Nährstoffe und beim Atmen Sauerstoff auf, andererseits scheiden wir Abfallprodukte (Kot, Urin, Schweiß) und beim Ausatmen Kohlendioxid aus.

Der Stoffwechsel geschieht in den Zellen. Mit Hilfe des eingeatmeten und über das Blut transportierten Sauerstoffs werden die Nahrungsteilchen «verbrannt». So entsteht einerseits Wärme zur Konstanthaltung der Körper-Kerntemperatur und andererseits wird Energie frei, damit unsere Muskeln arbeiten können – dieser Vorgang heißt **Betriebsstoffwechsel** (s. Abb. 1.61). Die dabei entstehenden Abfallprodukte Wasser und Kohlendioxid werden via Blut durch die Nieren bzw. über die Lungen ausgeschieden.

Unser Körper wächst, indem sich die Zellen teilen und so vermehren. Ebenso werden ständig verbrauchte, abgestorbene Zellen ersetzt. Dabei bauen die Zellen ihr eigenes Plasmaeiweiß aus den Eiweißbestandteilen (Aminosäuren), die wir mit der Nahrung aufnehmen, auf. Dieser Vorgang heißt **Baustoffwechsel**.

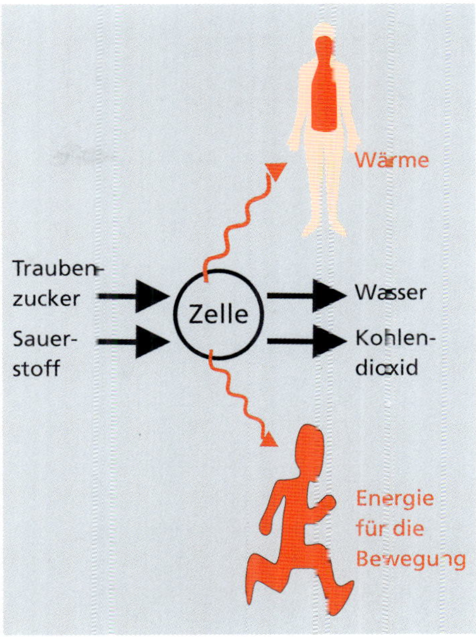

Abbildung 1.61: Der Betriebsstoffwechsel

Körperflüssigkeiten

75 % des Körpers von Neugeborenen, etwa 55 % des Körpers von Erwachsenen bestehen aus Wasser, die Zellen zu etwa 60 %, die Flüssigkeit, welche die Zellen umgibt, zu über 90 %.

So spielen sich alle Lebensvorgänge im Organismus in einem wäßrigen Milieu ab.

Die Zelle (Abb. 1.62)

Die Zelle ist die kleinste Bau- und Funktionseinheit von Organismen. Wir haben in unserem Körper ungefähr 100 Billionen Zellen. Pro Sekunde werden mehrere Millionen davon neu gebildet bzw. gehen zugrunde. Die Zellen haben einen Durchmesser von 15–30 Tausendstelmillimetern.

Aufbau der Zelle

Die Zelle besteht aus:

- dem Zellleib mit seiner Grundsubstanz, dem Zytoplasma
- dem Zellkern (Nukleus)
- den Zellorganellen.

Sie ist von der **Zellmembran** umgeben.

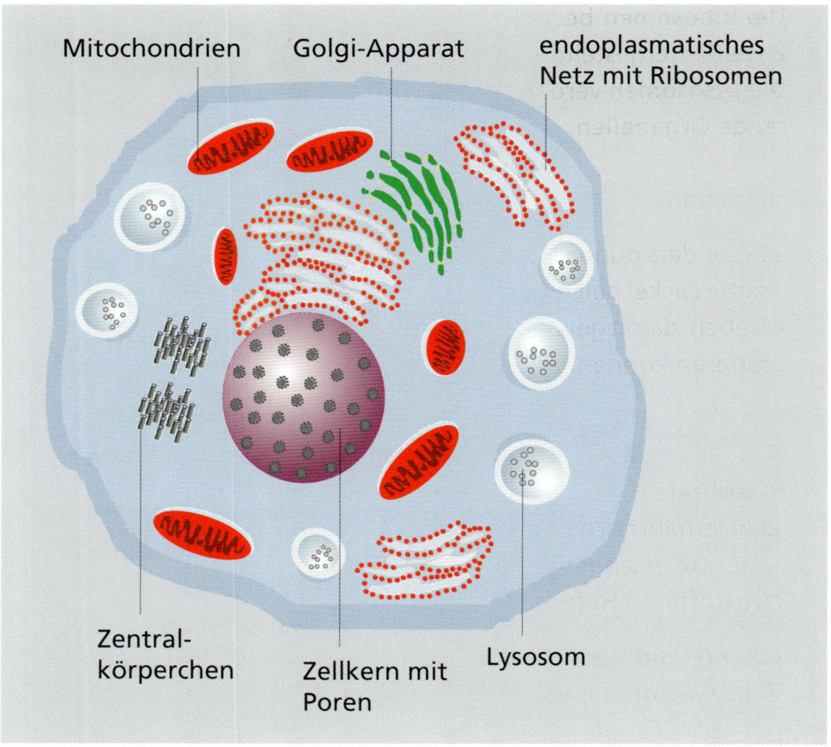

Abbildung 1.62: Die Zelle

Zytoplasma

Das Zytoplasma ist eine zähflüssige Masse. Es nimmt ca. 50 % des Zellvolumens ein und enthält die Lebensstoffe der Zelle: 75 % Wasser, 25 % Eiweißkörper, dazu Kohlenhydrate, Salze und fettähnliche Stoffe.

Zellkern

Seine Aufgabe ist die Steuerung des Zellstoffwechsels. Er enthält 46 Chromosomen; diese sind die Träger der Erbanlagen (Gene).

Zellorganellen

Zellorganellen sind winzige Zellorgane. Sie nehmen ca. 50 % des Zellvolumens ein und sind auf jeweils eine Aufgabe spezialisiert:

- **Die Zentralkörperchen (Zentriolen)** sind in den Zellen meist doppelt vorhanden und spielen eine wichtige Rolle bei der Zellteilung.
- **Die Mitochondrien** sind die Energiefabriken der Zelle. Sie bauen Nährstoffe ab und gewinnen Energie daraus, die die Zelle für ihre eigenen Aktivitäten benötigt.
- **Der Golgi-Apparat** besteht aus mehreren hintereinander gelagerten dünnen Schläuchen und Säckchen; hier werden auszuscheidende Stoffe (z. B. Eiweiße) mit einer Membran umgeben («verpackt») und nach außen abgegeben.
- **Das endoplasmatische Retikulum (ER)** ist ein schlauchartiges Gebilde, das die ganze Zelle wie ein Kanalsystem durchzieht und den Stoff- und Flüssigkeitstransport steuert.

- **Die Ribosomen** bestehen aus Ribonukleinsaüre; dort werden die Eiweiße hergestellt.
- **Die Lysosomen** verdauen Fremdstoffe oder nicht mehr funktionierende Organellen.

Zellmembran

Eine besonders dünne Haut (Membran, etwa ein Hunderttausendstelmillimeter Dicke) hält die Zelle zusammen. Sie ist halbdurchlässig (semipermeabel), damit gewisse Stoffe (Nährstoffe, Wasser, Schlackenstoffe) sie passieren können.

Lebenseigenschaften der Zelle

Stoffwechsel

Die Zelle ernährt sich und wächst, indem sie Nährstoffe aufnimmt und Schlackenstoffe abgibt (Baustoffwechsel). Sie gewinnt Energie, indem sie Nährstoffe mit Hilfe von Sauerstoff verbrennt (Energiestoffwechsel).

Zellteilung- und Vermehrung

Die Zelle wächst und vermehrt sich durch Zellteilung.

Reizbarkeit

Die Zelle nimmt Reize z. B. vom Nervensystem oder von den Hormonen auf und antwortet darauf, z. B. durch Bewegung (z. B. Muskelzellen).

Phagozytose (Fresstätigkeit)

Einige Zellen (z. B. Granulozyten) können Bakterien und Fremdkörper fressen.

Beweglichkeit

Granulozyten bewegen sich z. B. zu einer Wunde, um sich Bakterien einzuverleiben, Samenzellen bewegen sich mit Hilfe ihrer Geißeln fort.

Verschiedene Zellarten (Abb. 1.63)

Es gibt im Körper mehrere hundert verschiedene Zellarten. Jede Art hat ihre besonderen Aufgaben; deswegen sehen die Zellen auch verschieden aus und sind verschieden groß. Die Eizelle ist die größte Zelle; man kann sie sogar mit bloßem Auge sehen. Die roten Blutkörperchen sind tellerförmig und haben eine große Oberfläche, damit sie viel Sauerstoff binden können; sie sind außerdem sehr biegsam, damit sie auch die kleinsten Haargefäße (Kapillaren) passieren können. Nervenzellen sind lang und dünn und stark verästelt, damit sie Nachrichten übermitteln können.

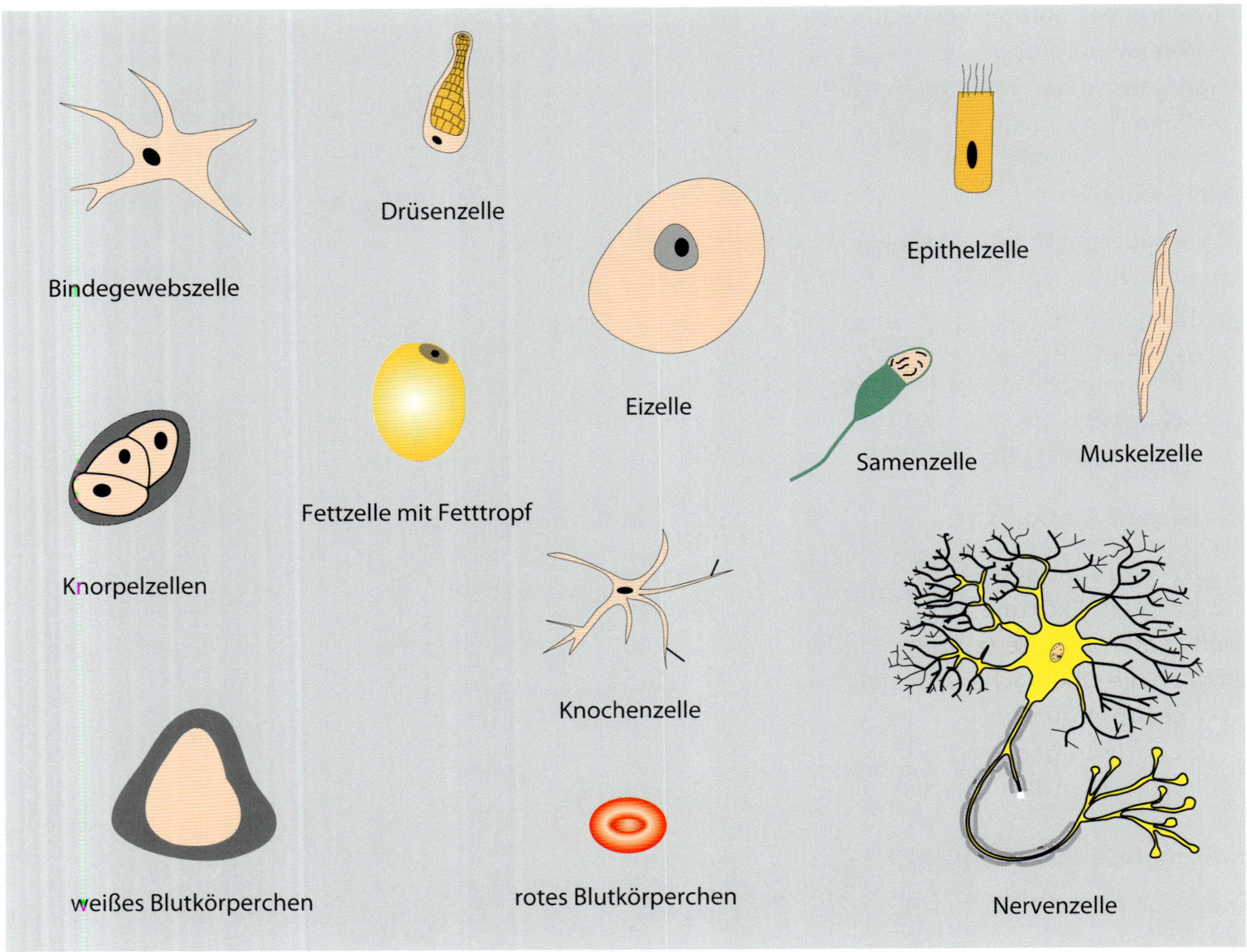

Abbildung 1.63: Verschiedene Zellarten

Die Gewebe

Jede Ansammlung von Zellen, die zusammen eine bestimmte Aufgabe erfüllen und ähnlich aussehen, nennt man Gewebe. Die meisten Körperzellen sind zu Geweben zusammengefasst. Es gibt Dutzende von Geweben.

Wir unterscheiden vier Hauptarten:

- Epithelgewebe
- Binde- und Stützgewebe
- Muskelgewebe
- Nervengewebe

Epithelgewebe

Epithelgewebe kleidet unsere Körperhöhlen, den gesamten Magen-Darm-Trakt, Gänge und Gefäße aus. Zudem besteht die gesamte Oberhaut unseres Körpers aus Epithelgewebe. Man nennt es deswegen auch Deckgewebe.

Damit bei den Blutgefäßen, den Harnleitern usw. keine Flüssigkeit austreten kann, liegen die Epithelzellen dicht beieinander und bilden einen geschlossenen Zellverband. Die Epithelzellen sitzen auf einer Basalmembran und breiten sich entlang dieser Membran aus.

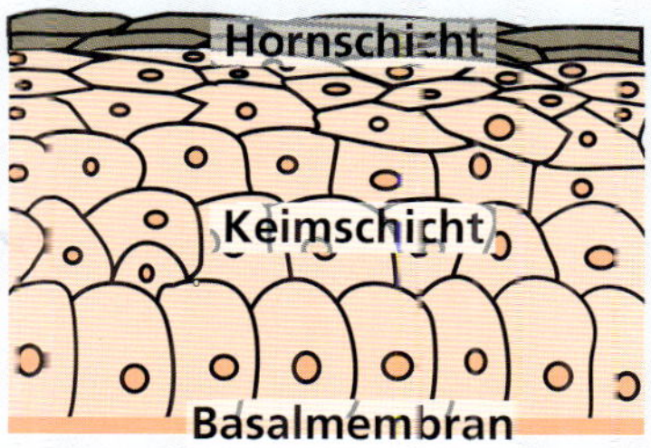

Abbildung 1.64: Mehrschichtiges verhorntes Plattenepithel

Es gibt verschiedene Arten von Epithelgewebe:

- ein- oder mehrschichtiges, verhorntes oder unverhorntes Plattenepithel (s. Abb. 1.64)
- kubisches Epithel (einschichtig)
- Zylinderepithel (einschichtig)
- Flimmerepithel: Epithelzellen mit Flimmerhärchen, die z. B. Schmutzpartikelchen aus den Luftwegen befördern
- Übergangsepithel: sehr dehnbar, kommt z. B. in der Harnblase vor.

Drüsenepithel (Abb. 1.65)

Drüsen sind spezialisierte Epithelzellen, die flüssige Stoffe produzieren. Exokrine Drüsen haben einen Ausführgang, produzieren Sekrete (z. B. Schweiß, Speichel) und sondern diese an die Oberfläche von Haut oder Schleimhaut ab. Endokrine Drüsen produzieren Hormone (werden deshalb auch Hormondrüsen genannt) und geben diese Hormone (z. B. Insulin) direkt an das Blut ab; sie haben keinen Ausführgang.

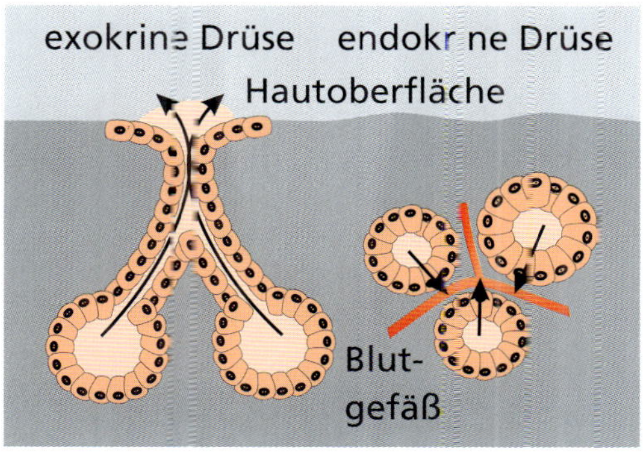

Abbildung 1.65: Links eine exokrine Drüse mit einem Ausführungang, rechts eine endokrine Drüse ohne Ausführgang

Binde- und Stützgewebe

Binde- und Stützgewebe sind Binde-, Fett-, Knorpel- und Knochengewebe.

Bindegewebe

Lockeres Bindegewebe dient als Füllmaterial zwischen und in den Organen (s. Abb. 1.66). **Faseriges Bindegewebe** findet man z. B. in den Sehnen und Bändern. **Straffes Bindegewebe** ist die Grundlage der tieferen Hautschichten.

Im Bindegewebe befinden sich relativ wenige Zellen, dafür sehr viel Zwischenzellsubstanz (Interzellularsubstanz). Diese gibt dem Gewebe die jeweils notwendige Festigkeit. Die Interzellularsubstanz besteht aus der Grundsubstanz (Wasser, Eiweiße und Kohlenhydratverbindungen) und Fasern; Kollagenfasern befinden sich im ganzen Körper und sind sehr zugfest. Elastische Fasern sind sehr elastisch und lassen sich um mehr als 100 % dehnen. Sie befinden sich z. B. in den Arterien, damit diese den Druck des Blutes aushalten können.

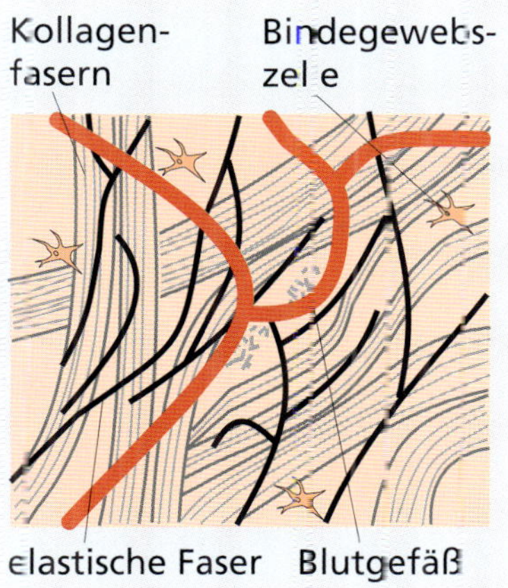

Abbildung 1.66: Lockeres Bindegewebe

Fettgewebe (Abb. 1.67)

Speicherfett dient als Kaloriendepot; Fettzellen können aus Nahrungsfetten und Kohlenhydrat körpereigenes Fett aufbauen, speichern und bei Bedarf wieder abgeben.

Baufett dient als Polsterung (z. B. der Handflächen und Fußsohlen), gibt dem Körper die Form und dient als Kälteschutz (Isolierung). Fettgewebe

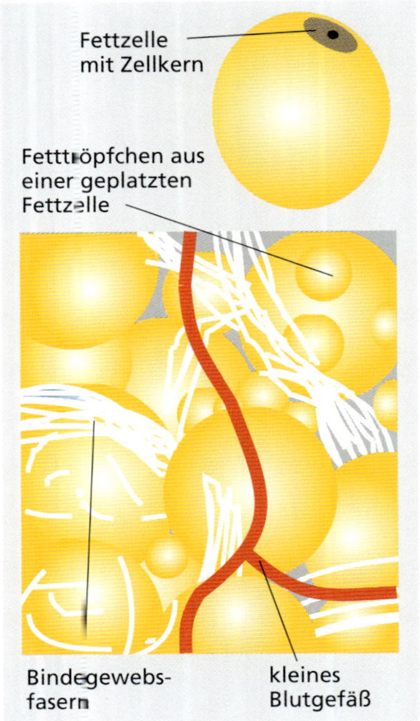

Abbildung 1.67: Oben eine Fettzelle mit einer Fettkugel, unten Fettgewebe

ist eine Spezialform des lockeren Bindegewebes. Wenn dem Körper zu viel Energie zugeführt wird, schwellen die Fettzellen zu großen Kugeln (40–120 Tausendstelmillimeter) an. Die einzelnen Fettzellen werden von Bindegewebsfasern zu Fettläppchen umspannt. Alle Fettläppchen zusammen bilden das Fettgewebe.

Knorpelgewebe

Hyalines Knorpelgewebe (1.68 oben) befindet sich in den Rippen, in der Nase, am Ende der Röhrenknochen (Gelenke), in der Luftröhre und in den Bronchien. Aus **elastischem Knorpel** (s. Abb. 1.68 Mitte) bestehen der Kehldeckel, der äußere Gehörgang und die Ohrmuschel, aus **faserigem Knorpel** (s. Abb. 1.68 unten) die Zwischenwirbelscheiben, die Schambeinfugen und die Menisken.

Knorpelzellen sind abgerundet und kommen in Gruppen von bis zu 8 Zellen vor. Im Knorpelgewebe befinden sich keine Blutgefäße; es kann sich nicht selber ernähren und wird von den umliegenden Geweben mit Nährstoffen und Sauerstoff versorgt. Wenn der Knorpel abgenutzt ist (z. B. bei Arthrose), kann er sich kaum mehr erneuern.

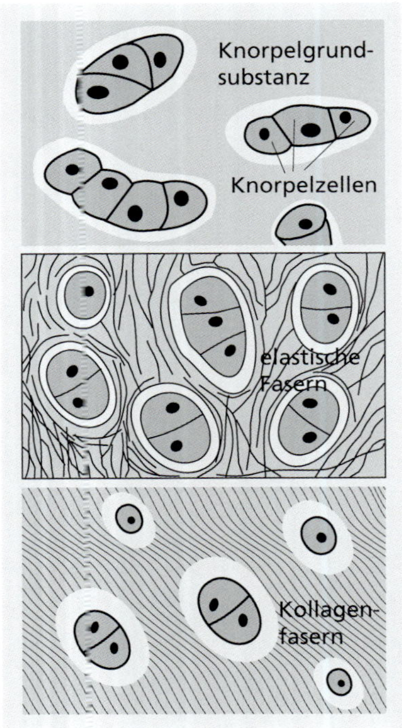

Abbildung 1.68: Hyalines Knorpelgewebe (oben), elastisches Knorpelgewebe (Mitte), faseriges Knorpelgewebe (unten)

Knochengewebe

Knochengewebe kommt in allen Knochen vor:

Die Knochenzellen sind in eine harte Grundsubstanz praktisch eingemauert; damit sie ernährt werden können, sind sie durch viele kleine Fortsätze (s. Abb. 1.69) mit Blutgefäßen verbunden.

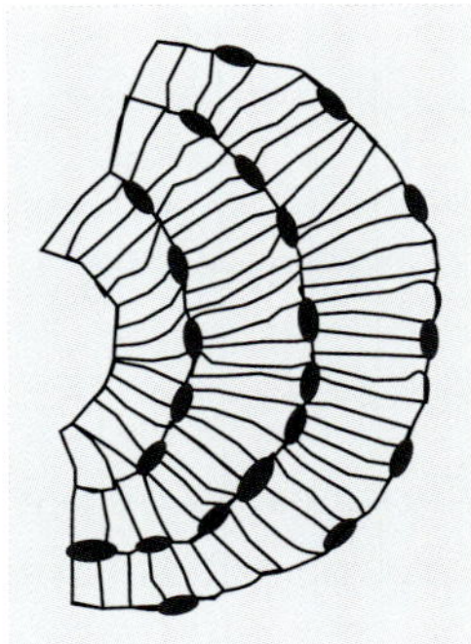

Abbildung 1.69: Knochenzelle mit Fortsätzen

Die Grundsubstanz der Knochen ist einerseits sehr hart, andererseits aber auch elastisch. Die Härte (⅔ des Knochens) entsteht durch Mineralsalze, hauptsächlich Kalksalze, die Elastizität (⅓ des Knochens) durch den Knochenleim (kollagenes Bindegewebe). Kinder haben mehr Knochenleim, im Alter wird der Knochen immer härter und spröder. Deswegen brechen sich alte Menschen viel eher die Knochen als Kinder.

Muskelgewebe

Glatte Muskulatur (s. Abb. 1.70 oben) dient der Bewegung unserer Organe und ist unserem Willen nicht unterworfen (unwillkürlich). **Quergestreifte Muskulatur** (s. Abb. 1.70 Mitte) ist unserem Willen unterworfen (willkürlich); sie dient der Bewegung der Skelett- und

Gesichtsmuskulatur und der Schließmuskeln der Blase und des Anus. **Herzmuskulatur** (s. Abb. 1.70 unten) ist quergestreift, aber unserem Willen nicht unterworfen. Sie wird vom herzeigenen Reizleitungssystem innerviert. Sie ist ein Sonderfall, da sie auch Anteile an glatter Muskulatur enthält.

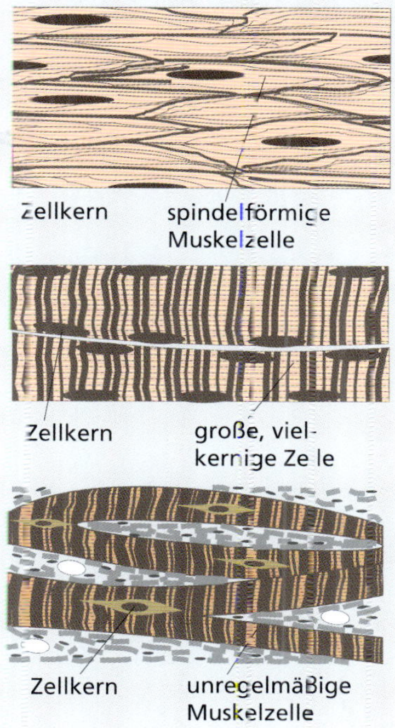

Abbildung 1.70: Glatte Muskulatur (oben), quergestreifte Muskulatur (Mitte), Herzmuskulatur (unten)

Nervengewebe (Abb. 1.71)

Das Nervengewebe besteht aus den Nervenzellen und den Gliazellen. Nervenzellen kommen im Hirn, im Rückenmark und als periphere Nerven vor. Sie nehmen Reize auf, leiten sie weiter, verarbeiten sie und antworten darauf. Die Gliazellen ernähren und schützen die Nervenzellen.

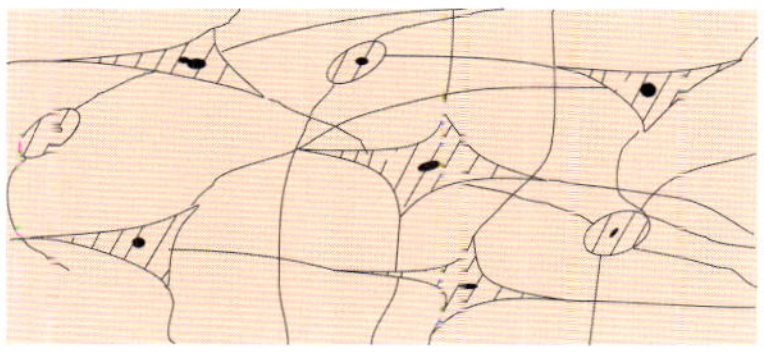

Abbildung 1.71: Nervengewebe

Die Organe

Ein Organ wird gebildet aus mehreren beieinander liegenden Geweben, die eine gemeinsame Aufgabe erfüllen.

Der Magen enthält z. B. Epithel-, Drüsen und Muskelgewebe; er wird von Bindegewebe zusammengehalten und hat die Aufgabe, den Nahrungsbrei aufzufangen, zu durchmischen, weiterzubefördern und Eiweiße chemisch anzudauen.

Die Organsysteme (Tab. 1.7)

Unter einem Organsystem versteht man mehrere Organe, die in enger Beziehung miteinander stehen, weil sie eine gemeinsame Funktion erfüllen.

So besteht z. B. das Organsystem des Verdauungstraktes aus: Mund, Zähne, Rachen, Speisröhre, Magen, Dünn- und Dickdarm.

Tabelle 1.7: Organsysteme

Organsysteme		dazu gehören:	Hauptaufgaben:
Haut	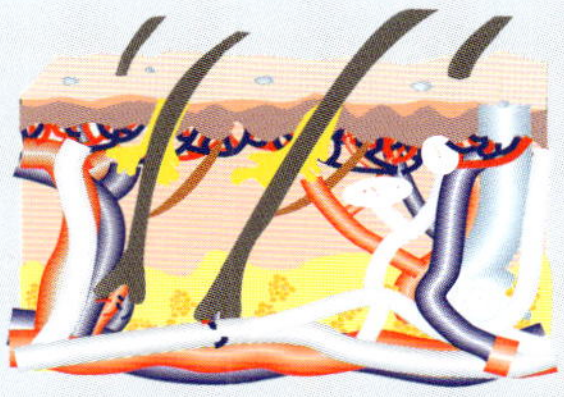	■ Haut ■ Hautanhangsgebilde wie Haare, Finger- und Zehennägel	■ Hilfe bei der Körpertemperaturregulation ■ Ausscheiden von Abfallstoffen ■ Schutz vor Außeneinflüssen (Druck, Stoß usw.) ■ Sinnesorgan ■ Ausdrucksorgan
Bewegungs-apparat	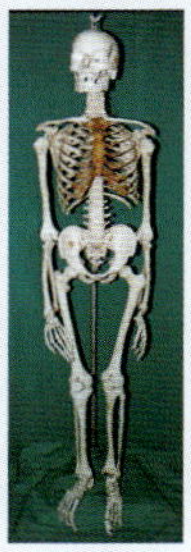	■ Knochen ■ Bänder ■ Sehnen ■ Muskeln	■ stützt und formt den Körper ■ Mineralspeicher ■ ermöglicht aktive Bewegungen

Tabelle 1.7: Fortsetzung

Organsysteme	dazu gehören:	Hauptaufgaben:
Atmungssystem 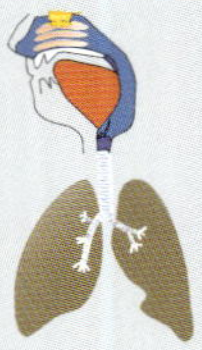	■ Atemwege (Nase, Nasen-Nebenhöhlen, Rachen, Kehlkopf, Luftröhre, Bronchien) ■ Lunge mit Alveolen	■ Gasaustausch: O_2/CO_2 ■ Mithilfe bei der Aufrechterhaltung des Säure-Basen-Gleichgewichts des Körpers
Herz und Kreislauf 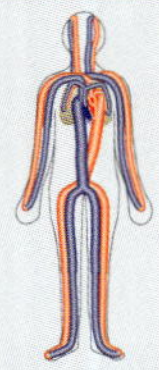	■ Herz ■ Blut ■ Blut- und Lymphgefäße	■ Transport des Blutes ■ Regulation der Körpertemperatur ■ Gerinnung: Verschluss von Blutgefäßen bei Verletzungen
Verdauungssystem 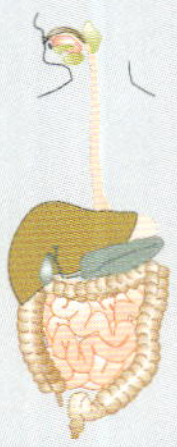	■ Mund ■ Speiseröhre ■ Magen ■ Dünndarm, Dickdarm ■ Leber ■ Bauchspeicheldrüse	■ Verdauung und Resorption von Nährstoffen ■ Ausscheidung (Kot) ■ Entgiftung, Fremdstoffabbau, Speicherung usw. (Leber)
Ausscheidungssystem 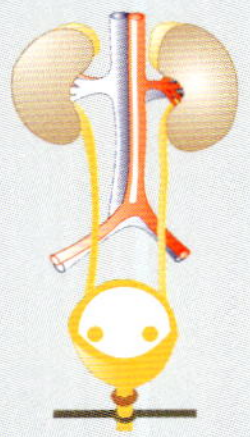	■ Nieren ■ Harnleiter ■ Harnblase ■ Harnröhre	■ Kontrolle der Salz- und Wasserausscheidung und des Wasserhaushaltes ■ Ausscheiden von Stoffwechselend- und Giftstoffen ■ Konservierung wertvoller Blutbestandteile ■ Aufrechterhaltung des Säure-Basen-Gleichgewichts
Hormonsystem 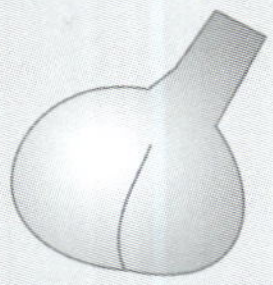	■ Drüsen und Gewebe, die Hormone und hormonähnliche Stoffe produzieren	■ Regulation fast aller Aktivitäten des Körpers durch Produktion und Verteilung der Hormone (über das Blut)
Fortpflanzungssystem 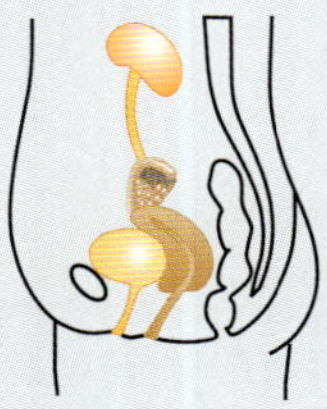	bei der Frau: ■ Eierstöcke, Eileiter ■ Gebärmutter ■ Scheide beim Mann: ■ Hoden, Nebenhoden ■ Prostata, Samenbläschen, ■ Penis	■ Fortpflanzung
Nervensystem 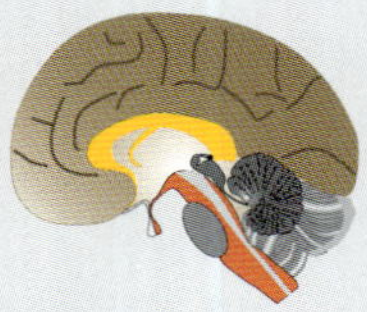	■ Gehirn ■ Rückenmark ■ Nerven ■ Sinnesorgane	■ Steuerung und Regulation fast aller Körperaktivitäten durch Nervenimpulse ■ Wahrnehmung der Umwelt durch die Sinnesorgane ■ Regulationszentrum des Körpers
Immunsystem 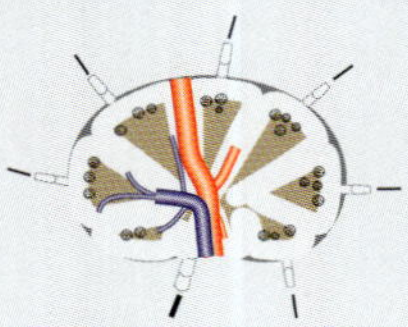	■ Lymphknoten ■ Lymphbahnen ■ weiße Blutkörperchen ■ Milz ■ Mandeln	■ Erkennung von körperfremden Stoffen und ihre «Vernichtung» ■ immunologisches Gedächtnis

(Abbildungen: © E.B.)

Die Haut

Die Haut überzieht den ganzen Körper. Damit wir uns bewegen können, ist sie sehr elastisch. Ihre Oberfläche beträgt 1,6–2 m^2, das ist ca. ein Sechstel unseres Körpergewichts.

Die unbehaarte Haut der Hohlhand und der Fußsohle heißt Leistenhaut; hier ist die Oberhaut (Epidermis) mindestens 1 mm dick.

Die Haut am übrigen Körper ist mehr oder weniger behaart und ca. 1 mm dick; sie heißt Felderhaut.

Aufbau der Haut (Abb. 1.72)

Wir unterscheiden:

- die Oberhaut (Epidermis)
- die Lederhaut (Korium)
- die Unterhaut (Subkutis)

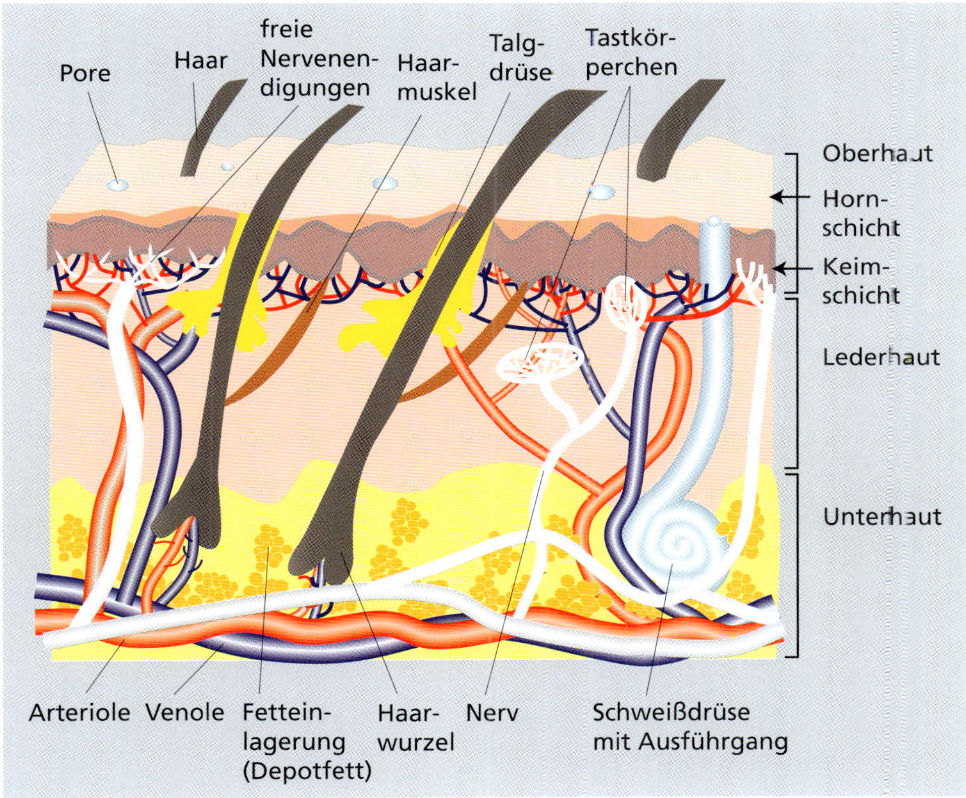

Abbildung 1.72: Der Aufbau der Haut

Die Oberhaut

Hornschicht

Die Epithelzellen der Oberhaut sterben laufend ab und werden in Horn umgewandelt.

An der Innenhand und an der Fußsohle ist die Hornschicht in der Regel besonders dick, weil sie da am stärksten beansprucht wird; ihre Dicke beträgt 1–4 mm. Ohne Hornschicht würden wir pro Tag ca. 20 Liter Wasser verlieren.

An anderen Stellen, z. B. am Augenlid, ist die Hornschicht sehr dünn. Die Hornschicht hat keinen eigenen Stoffwechsel und keine Blutgefäße.

Die abgestorbenen Zellen der Hornschicht werden von der Keimschicht her ersetzt.

Keimschicht

In der Keimschicht teilen sich die Zellen ununterbrochen. Weil die Zellteilung sehr strahlenempfindlich ist, schützt sich die Keimschicht durch Einlagerung von Pigmentzellen. Die Pigmentzellen produzieren den Farbstoff Melanin, der ultraviolettes Licht abfängt und unsere Haut bräunt.

Die Lederhaut (Korium)

Da die Lederhaut erheblichen Belastungen standhalten muss, besteht sie aus zugfestem, elastischem Bindegewebe (Bindegewebszellen, kollagene Faserbündel und elastische Fasern).

Sie enthält:

- Berührungsrezeptoren (Meissner-Körperchen)
- Talgdrüsen, die die Haare und die Hornschicht einfetten, um sie geschmeidig zu erhalten
- viele kleinste Gefäße (Arteriolen-Kapillaren-Venolen); das Blut fließt in den Kapillaren (Haargefäßen) sehr langsam, damit der Austausch von Nahrungsteilchen und O_2/CO_2 stattfinden kann. Der Druck in den Haargefäßen beträgt ca. 25 mm Hg
- Nerven, Haarfollikel, Talgdrüsen und Ausführgänge von Schweißdrüsen.

Schweißdrüsen befinden sich im Übergang zwischen der Leder- und der Unterhaut.

Die Unterhaut (Subkutis)

Die Unterhaut verbindet Haut und Muskulatur und besteht aus kollagenem Bindegewebe mit eingeschlossenen Fettläppchen. Die Fettzellen sind fähig, Fett zu speichern und schwellen zu großen Kugeln an (0,1 – 0,2 mm); sie sind mit bloßem Auge gerade noch sichtbar.
Die Unterhaut sieht je nach Geschlecht, Alter, Körperregion, Ernährung und hormonellen Einflüssen bei jedem Menschen anders aus.

Wir unterscheiden **Baufett,** das als Druckpolster (Fußsohle, Handteller, Gesäß) und als Schutzpolster für Organe (Augenhöhle, Nierenkapsel) dient, und **Speicherfett,** d. h. Fettdepots als Energiereserven und Wärmeisolation. Zu große Depots sind eine Belastung für den Körper.

Physiologie / Pathologie der Haut

Hautfarbe

Die Hautfarbe ist abhängig von:

- der Pigmentierung (geografische Lage, Erbfaktoren, UV-Bestrahlung)
- der Intensität der Durchblutung (stark: Lippen, Schleimhäute, unter den Nägeln)
- der Lage der Kapillargefäße
- der Hautdicke

Deshalb ist die Hautfarbe auch nicht am ganzen Körper die gleiche.

Physiologische Farbveränderungen (bei hellhäutigen Menschen)

blass-rot-blau:

- Die Intensität der Durchblutung der Kapillargefäße variiert je nach Außentemperatur (blau vor Kälte – die Gefäße ziehen sich zusammen, rot vor Anstrengung – die Gefäße erweitern sich) und Muskelarbeit
- abhängig auch von psychischen Faktoren (rot vor Zorn, blass vor Schreck)

braun:

- Pigmentveränderungen durch Sonnenbestrahlung (Sonnenbräune)

gelb:

- bei übermäßigem Karottengenuss (v. a. Kleinkinder)

marmoriert:

- bei Kälte

Pathologische Farbveränderungen

blass:

- als allgemeines Krankheitszeichen
- bei starkem körperlichem Verfall
- bei Kreislaufversagen / Schock (schnelles Erblassen)
- bei Blutverlust (eher langsames Erblassen)
- bei arteriellen Durchblutungsstörungen (Beine)

rot:

generell:
(allgemein)

- bei Fieber
- bei Bluthochdruck (Hypertonie; es gibt aber auch blasse Hypertoniker)

partiell:
(teilweise)

- Verbrennungen
- Hautausschläge
- Entzündungen
- Allergien

blau:

- Sauerstoffmangel (Zyanose) bei Herz- und Lungenkrankheiten (v. a. Lippen)

marmoriert:

- schlechte Durchblutung (z. B. bei Sterbenden)

gelb:

- Gelbsucht (Ikterus) bei Leberentzündung (Hepatitis), Gallensteinen usw.; beginnt in der Lederhaut der Augen

Test

Wir heben die Haut mit zwei Fingern ab; die Hautspannung ist normal, wenn sich die Haut beim Loslassen sofort wieder glättet.

Test

Wir dellen die Haut mit einem Finger ein; die Hautspannung ist normal, wenn die Delle sofort wieder verschwindet.

Beschaffenheit der Haut

Hautspannung

Die Haut unterliegt einer ständigen Grundspannung; man nennt das den **Haut-Turgor** (Spannungszustand der Haut).

Verminderte Hautspannung

Physiologische Veränderungen

Beim alten Menschen lässt die Hautspannung nach; des Weiteren hängt sie von der Ernährung ab.

Pathologische Veränderungen

Bei Austrocknung (Dehydratation/Exsikkose) ist die Haut schlaff; wir können sie in Falten abheben.

Erhöhte Hautspannung

Physiologische Veränderungen

Bei adipösen (fettleibigen) Menschen erhöht sich die Hautspannung.

Pathologische Veränderungen

lokal:
- Hauttumoren
- Hämatome
- entzündliche Schwellungen

generalisiert:
- durch vermehrte Wasseransammlung im Gewebe (Ödeme).

Das Wasser sammelt sich an den tiefsten Stellen (Knöchel beim Stehen, Sakral-(Kreuzbein)gegend beim Liegen).

Veränderungen an der Hautoberfläche

Die Beurteilung von Hautveränderungen ist immer Sache des Arztes; die Pflegepersonen müssen sie bemerken und den Vorgesetzten melden.

Aufgaben der Haut

Die Haut hat mehrere wichtige Aufgaben als Schutzorgan, Ausscheidungsorgan und Sinnesorgan.

Sie schützt den Körper vor schädlichen Einflüssen von außen (Reibung, Druck, Stoß, Schlag, chemische Einflüsse, Strahlen, Eindringen von Fremdkörpern und Bakterien) und vor Wasserverlust aus dem Körperinnern.

Bakterienschutz

Bakterien können die Oberfläche der gesunden Haut schlecht durchdringen. Zudem bildet der Talg einen leicht sauren Film aus Öl und Wasser (Hydrolipinfilm); auch das dient der Bakterienabwehr.

Deshalb: Vorsicht vor zu viel Waschen und zu großem Seifenverbrauch.

Strahlenschutz

Die Haut schützt uns vor Verbrennung durch UV-Strahlen: In der Keimschicht befinden sich die Melanozyten, die bei UV-Bestrahlung den Farbstoff Melanin (dunkle Pigmentkörnchen) produzieren. Je nach der Menge Melanin, welche die Haut eines Menschen besitzt, sind wir dunkel- oder hellhäutig. Das Melanin ist auch für die Farbe der Haare und der Iris zuständig. Wenn die Pigmentkörnchen ungleichmäßig verteilt sind, haben Menschen Sommersprossen. Bei Albinos erzeugt der Körper kein Melanin.

Flüssigkeitsschutz

Die Haut hält das Wasser im Körperinnern und gibt nur so viel ab, wie zur Wärmeregulation gebraucht wird. Große Wasserverluste (z. B. bei Verbrennungen der Haut) können zu lebensbedrohlichen Krankheitszuständen führen. Die Haut verhindert ebenso, dass z. B. beim Baden Wasser in den Körper dringt.

Regulierung des Wärmehaushalts

Die Haut schützt den Körper vor zu großer Hitze bzw. Kälte, indem sich die Blutgefäße erweitern, wenn der Körper Wärme abgeben muss, und sich verengen, wenn der Körper die Wärme behalten will.

Wärmeabgabe erfolgt durch:

- Wärmeleitung: Von der Haut wird Wärme an etwas Kälteres abgegeben, z. B. an Wasser (bei Fieber machen wir kühlende Wadenwickel).
- Strahlung: Jeder warme Körper (z. B. Radiator) strahlt Wärme an die Umgebung ab. So strahlt auch die Haut Wärme ab (wenn die Umgebungstemperatur nicht wärmer ist als die Haut).
- Wasserverdunstung: Durch die Haut und die Lungen verdunsten pro Tag unmerklich ca. 0,5–1 Liter Wasser.
- Schwitzen: Bei sehr großer Hitze kann der Körper bis zu 12 Liter Flüssigkeit pro Tag verlieren; zugleich kühlt sich durch das Verdunsten von Wasser die Haut ab und eine Überhitzung des Körpers wird vermieden.

Abgabe von Schlackenstoffen (Abfallstoffe und Krankheitsgifte)

Schlackenstoffe werden durch die großen Schweißdrüsen (Duftdrüsen) in den Achselhöhlen, der Leistengegend usw. und durch die kleinen Schweißdrüsen, die sich hauptsächlich an den Handflächen und Fußsohlen befinden, abgegeben.

1 cm^2 Haut hat bis zu 100 Poren (Ausgänge der Schweißdrüsen).

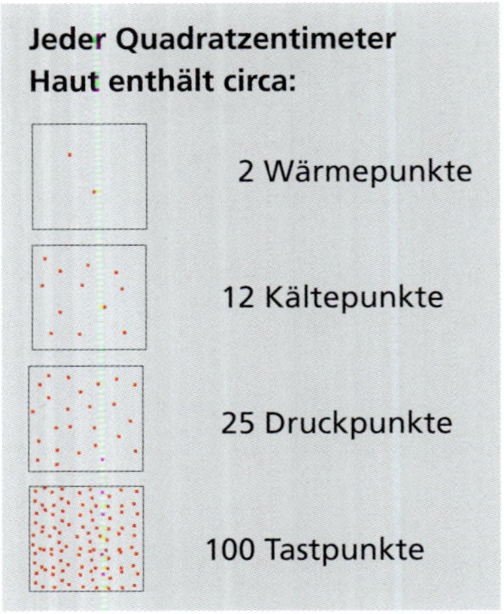

Abbildung 1.73: Hautrezeptoren

Sinnesorgan

Die Haut kann Empfindungen wie Schmerz, Druck, Berührung und Temperatur wahrnehmen. Jeder Quadratzentimeter Haut enthält über 100 Sinneszellen und Rezeptoren (Empfänger); das sind ca.:

- 2 Wärmepunkte
- 12 Kältepunkte
- 25 Druckpunkte
- 100 Tastpunkte (Meissner-Körperchen) (s. Abb. 1.73)

Schmerzen werden durch freie Nervenendingungen wahrgenommen.

Energiespeicher für Notzeiten

Das Unterhautfettgewebe (Speicherfett) dient als Energiespeicher für Notzeiten.

Die Altershaut

Die Haut kann sich im Alter wie folgt verändern:

Tabelle 1.8: Veränderungen der Haut im Alter

Veränderungen der Haut im Alter	Folgen	Konsequenzen für die Pflege/Betreuung/Verhalten des Pensionärs
Die elastischen und kollagenen Fasern der Haut verlieren mit zunehmendem Alter an Funktion	Verdünnung aller Hautschichten, Faltenbildung	⏩ gute Pflege der Haut ⏩ Haut rückfetten ⏩ Dekubitusprophylaxe
Die kollagenen Stützfasern ballen sich zu unregelmäßigen, leicht brechenden Bündeln, verdicken sich	gelbe Pergamenthaut, vor allem im Gesicht und Nacken	⏩ vor Stößen schützen
Das Unterhautfettgewebe nimmt ab	die darüberliegende Haut wird faltig, nur noch dünnes Schutzpolster	⏩ gute Pflege der Haut ⏩ Kleidung anpassen, alte Menschen frieren leicht ⏩ Dekubitusprophylaxe
Die Wasserbindungsfähigkeit des Gewebes nimmt ab	die Hautspannung (Turgor) nimmt ab	⏩ gute Pflege
Die Schweiß- und Talgproduktion sinkt	die Haut trocknet aus	⏩ rückfetten ⏩ genügend trinken
Die Leistung der Haut als Sinnesorgan nimmt ab	weniger spontane Bewegungen fühlt/spürt weniger	⏩ Schutz vor Hitze/Kälte, z. B. heiße Hahnen, Bettflaschen ⏩ Dekubitusprophylaxe
Melanin wird unregelmäßig produziert	Altersflecken	⏩ vor Sonne schützen

Hautanhangsgebilde

Zu den Hautanhangsgebilden zählen die Haare, die Nägel und einige Drüsen.

Haare (Abb. 1.74)

Die Haare bestehen aus Keratin (Hornstoff) und entstehen aus den Zellen der Haarbälge.

Sie schützen den Körper vor Wärmeverlust, weil sie eine warme Luftschicht an der Haut festhalten können (vor allem die Kopfhaare).

Die Augenwimpern sorgen dafür, dass keine Fremdkörper in das Auge dringen, die Härchen in den Nasenlöchern verhindern, dass der Mensch Schmutzteilchen einatmet.

Nägel (Abb. 1.75)

Die Nägel bestehen aus harten, verhornten Zellen; auch sie enthalten Keratin, das gleiche Protein (Eiweiß), das in der Oberhaut und in den Haaren vorhanden ist.

Die Nägel leben nicht, deshalb kann man sie schmerzlos schneiden. Sie wachsen aus einer Zellschicht, die unter dem weißen Halbmond (Nagelwurzel) liegt. Weil in der Haut unter den Nägeln sehr viele Blutgefäße vorhanden sind, die durchschimmern, sieht der Nagel meistens rosa aus.

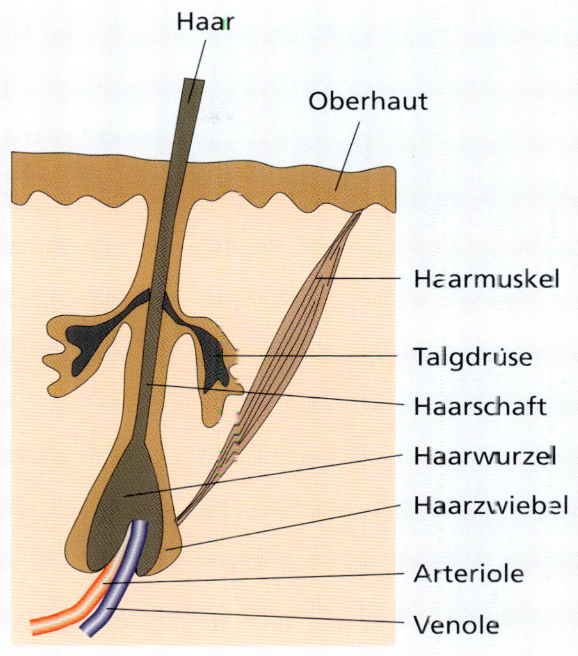

Abbildung 1.74: Haar mit Talgdrüse

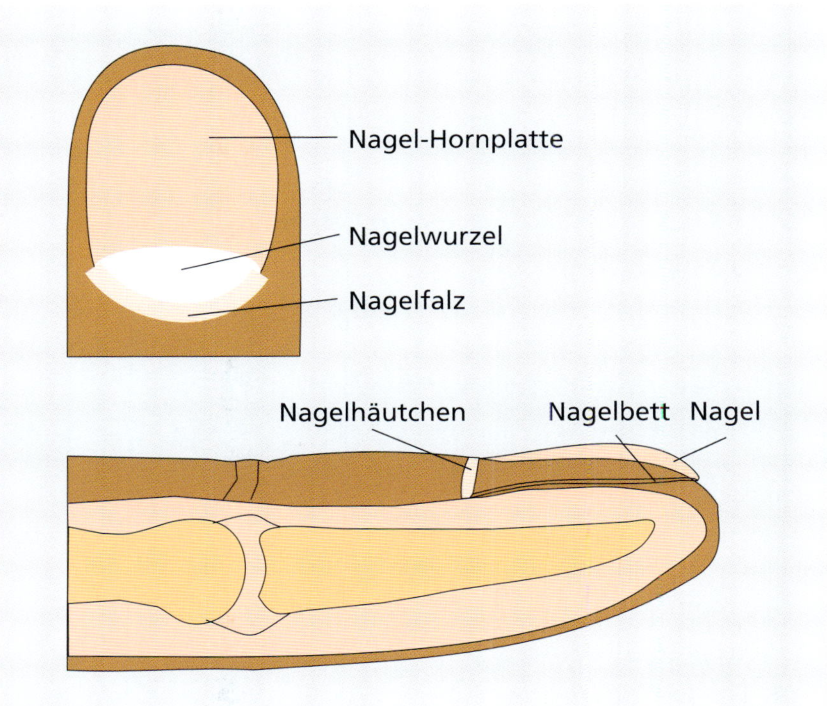

Abbildung 1.75: Finger und Fingernagel

Frau oder Mann sein

Robert Ammann

Ob wir eine Frau oder ein Mann sind, gehört zu den grundlegenden Merkmalen unserer Identität. Bereits kleine Kinder lernen, dass sich Menschen grundsätzlich in zwei Arten unterteilen lassen. Wenn wir einer Person begegnen, deren Geschlecht wir nicht sofort eindeutig bestimmen können, reagieren wir in der Regel verunsichert.

Das Frau- oder Mann-Sein zeigt sich zum einen körperlich durch die primären und die sekundären Geschlechtsmerkmale. Zu den primären Geschlechtsmerkmalen gehören die weiblichen beziehungsweise männlichen Fortpflanzungsorgane. Zu den sekundären Geschlechtsmerkmalen gehören Merkmale, welche die Form des Körpers betreffen, zum Beispiel die unterschiedliche Form des Beckens bei Frauen bzw. Männern oder die Brüste bei Frauen und die Barthaare bei Männern. Neben den körperlichen Merkmalen gibt es auch gesellschaftliche Rollenerwartungen, die sich auf das Geschlecht beziehen. Was als «weiblich» und was als «männlich» angesehen wird, ist weit weniger klar als das körperliche Geschlecht. Wir wissen, dass wir eine Frau oder ein Mann sind. Aber im Leben begleiten uns immer wieder Fragen, inwieweit wir den Rollenerwartungen entsprechen, also uns wie eine «richtige Frau» oder ein «richtiger Mann» verhalten. So haben sich die Erwartungen an Frauen oder Männer, wie sie sich zu verhalten haben, in der Geschichte der Menschheit immer wieder verändert. Heute gibt es mehr Freiheit in der Gestaltung des Lebens als Frau oder als Mann im Vergleich zu früher. Das zeigt auch die Tatsache, dass viel mehr Frauen als früher ihr Leben lang berufstätig bleiben.

Frau oder Mann sein in der Pflege

Auch in der Pflege spiegeln sich solche gesellschaftliche Fragen. Bei manchen Männern, die an chronischen Krankheiten leiden, kann man beobachten, wie sie ihre Leistungsfähigkeit immer wieder hervorheben. Es ist ihnen wichtig, trotz ihrer Krankheit weiterhin als «richtiger Mann» angesehen zu werden. Für Frauen mag es schwieriger sein, Krankheiten zu bewältigen, welche ihre Gebärfähigkeit in Frage stellen.

Für Pflegende macht es einen Unterschied, ob sie eine Frau oder einen Mann pflegen. Als schwierig wird empfunden, wenn eine Person bei der Körperpflege unterstützt werden muss, die das andere Geschlecht hat und die ähnlich alt ist wie die Pflegeperson. In solchen Situationen ist es nicht einfach, innerlich eine professionelle Distanz aufrechtzuerhalten. Weibliche Pflegende werden manchmal bei der Körperpflege männlicher Klient mit der Erektion des Gliedes konfrontiert. Es ist sinnvoll in Situationen, in denen die Pflege durch eine Person des anderen Geschlechtes für eine Seite unangenehm ist, gezielt Pflegepersonen des gleichen Geschlechts oder eventuell Angehörige einzusetzen.

Seitens der Klient ist es oft so, dass Frauen, aber auch Männer, sich lieber von weiblichen Pflegenden unterstützen lassen. Das mag mit dem «Mutterbild» zusammenhängen.

Scham und Intimsphäre

Scham ist ein soziales Verhalten, durch das wir unsere Personenwürde und die Unantastbarkeit unserer Intimsphäre sichern. Wir schämen uns, wenn etwas Privates, was zu uns selber gehört und das wir vor anderen verbergen möchten, öffentlich wird. Schamgefühle lassen uns vorsichtig damit umgehen, private Informationen offenzulegen. Schamgefühle führen dazu, dass unsere persönlichen Grenzen geschützt und intakt bleiben. Das ist ihre positive Seite. Schamgefühle können aber auch negative Auswirkungen haben. Starke Schamgefühle können eine Person daran hindern, ihre Möglichkeiten zu verwirklichen; sie können zum sozialen Rückzug führen.

Tabuzonen

Bei der Körperpflege, aber auch wenn Menschen Unterstützung beim Ausscheiden benötigen, dringen Pflegende in einen intimen Bereich vor, der sonst den nächsten Angehörigen vorbehalten bleibt und der für Berührungen durch unvertraute Personen tabu ist. Berührungszonen des Körpers werden wie folgt unterteilt:

Sozialzonen: Hände, Schultern, Rücken. Bei den meisten Menschen dürfen diese Zonen von allen anderen Menschen berührt werden. Hier ist die Berührung durch Pflegende problemlos möglich und erlaubt.
Übereinstimmungszonen: Mund, Handgelenk. Diese Zonen dürfen von anderen Menschen nicht einfach so berührt werden. Es ist daher wichtig, die Klient vorher zu informieren, wenn man beispielsweise eine Mundpflege durchführen möchte.
Verletzbarkeitszonen: Gesicht, Hals, Bauchseite bei liegenden Klienten. In diesen Zonen fühlt man sich verletzlich. Von nahe stehenden und vertrauten Personen dürfen sie berührt werden. Hier sollten Pflegende zuerst um Erlaubnis fragen.
Intimzone: Genitalbereich. Diese darf in der Regel nur von Liebespartnern berührt werden. Entsprechend muss bei der Pflege zurückhaltend und einfühlsam vorgegangen werden.

Privatsphäre und der Umgang mit Schamgefühlen

Wenn Klienten in ein Spital oder ins Pflegeheim eintreten, verlieren sie einen großen Teil der Privatsphäre, über die sie in ihrer eigenen Wohnung üblicherweise verfügen.
Der Klient muss sich bei der Pflege auch berühren lassen.
Für die Pflegeperson bedeutet dies, dass sie fähig und bereit sein muss, andere Menschen zu berühren. Dabei hat sie zu unterscheiden zwischen Routineberührung und bewusstem Berühren. Bewusstes Berühren kann sehr wohltuend sein. Immer ist es wichtig, taktvoll vorzugehen und die Würde des Menschen zu respektieren.

In einer Untersuchung wurden Patienten in deutschen Krankenhäusern dazu befragt, welche Verletzungen ihrer Privatsphäre ihnen besonders unangenehm sind (s. Abb. 1.76).

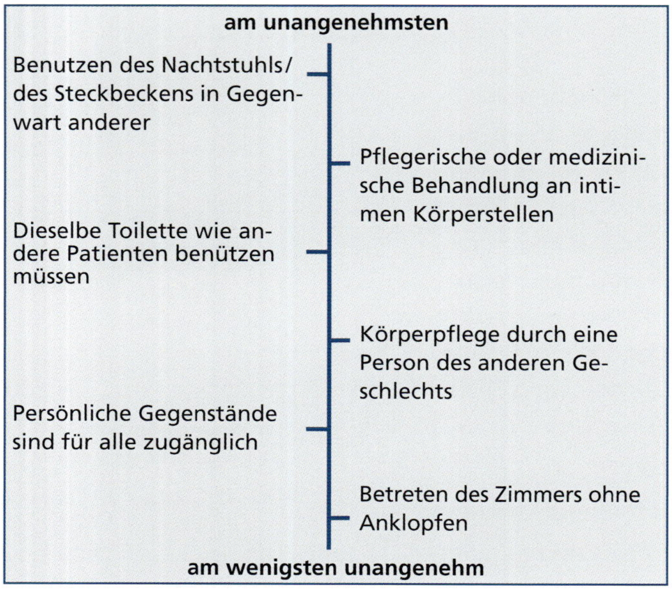

Abbildung 1.76: Irmgard Bauer, Die Privatsphäre der Patienten, Huber, Bern 1996

Obwohl sie wissen, dass es von den Klienten als unangenehm empfunden wird, können Pflegende in der Regel nicht wählen, ob sie im Intimbereich Pflegehandlungen vornehmen wollen oder nicht. Es gibt aber einige Verhaltensweisen, welche den Klienten dabei helfen können, mit ihren Schamgefühlen umzugehen.

Tabelle 1.9: Scham und Intimsphäre

Privatsphäre ermöglichen	▸▸ anklopfen, ehe man ins Zimmer kommt, und die Antwort abwarten ▸▸ vereinbaren, erst zu kommen, wenn die Klienten läuten ▸▸ ein Schild an die Türe hängen: «Bitte nicht eintreten!», «Besetzt» o. ä. ▸▸ Zimmer verlassen, wenn Klienten sich selber waschen oder im Bett ausscheiden müssen ▸▸ BesucherInnen hinausbitten ▸▸ für persönliche Gespräche, z. B. mit einem Arzt, separate Räume zur Verfügung stellen oder ZimmernachbarInnen hinausbitten
Vor anderen Augen schützen	▸▸ Wandschirm aufstellen, Vorhang zuziehen ▸▸ die Türe schließen ▸▸ wenn möglich Pflegehandlungen allein ausführen ▸▸ die Bettdecke nie ohne Vorankündigung wegnehmen
Schutz durch Klarheit der Rollen	▸▸ betonen, dass die Unterstützung beim Waschen und Kleiden oder beim Ausscheiden zur Aufgabe der Pflege gehört ▸▸ im Intimbereich immer mit Handschuhen arbeiten ▸▸ kompetent auftreten ▸▸ klare Berührungen; Berührungen im Intimbereich immer ankündigen
Erleichterung durch eine gute Beziehung	▸▸ ansprechen, dass es unangenehm ist, sich helfen lassen zu müssen ▸▸ eine vertrauensvolle Beziehung schaffen ▸▸ über andere Themen sprechen, das heißt ablenken ▸▸ Humor einsetzen, um die Atmosphäre zu entspannen
Wünsche berücksichtigen	▸▸ wenn der Wunsch dazu geäußert wird, eine Pflegeperson des gleichen Geschlechts einsetzen ▸▸ Klienten fragen, ob Handlungen im Intimbereich durch Angehörige ausgeführt werden sollen (bedingt entsprechende Instruktion)
Ressourcen berücksichtigen	▸▸ die KlientInnen alles selber ausführen lassen, was sie selber machen können (z. B. sich zu trocknen nach dem Wasserlösen)
Spezielle Maßnahmen beim Unterstützen der Ausscheidung	▸▸ in Mehrbettzimmern Schutz durch Geräusche: Wasser oder Musik laufen lassen ▸▸ Geruch bekämpfen: Im Anschluss an das Ausscheiden riechende Einlagen sofort entsorgen, lüften oder Duftsprays verwenden: Streichholz abbren-nen lassen; Duftsteine einsetzen

Sexualität

Sexualität ist Teil des menschlichen Wesens und hat viele Ausdrucksformen. Wie die Sexualität gelebt wird, ist in verschiedenen Kulturen, aber auch bei jedem einzelnen Menschen höchst unterschiedlich. Gesellschaftliche und familiäre Moralvorstellungen beeinflussen Sexualität. Immer aber trifft eine einzelne Person zusammen mit ihrem Gegenüber auch ihre persönliche Wahl, was für ein sexuelles Verhalten sie sich wünscht und leben möchte. Sexualität begleitet uns das ganze Leben. Entgegen verbreiteter Vorstellungen bestehen sexuelle Bedürfnisse auch im hohen Alter fort. Aber auch hier gilt: Kennzeichnend für Sexualität im Alter ist die Unterschiedlichkeit der Bedürfnisse bei den Menschen. Die Sexualforschung zeigt klar, dass sich sexuelle Bedürfnisse auf Personen des anderen Geschlechts, auf Personen des gleichen Geschlechts oder auf beide beziehen können.

Sexualität umfasst vielfältige Bedürfnisse und Verhaltensweisen:

- Austausch, Kommunikation
- Ausdruck von Liebe
- Geborgenheit erleben durch Hautkontakt, Zuwendung und Zärtlichkeit
- Lust und Entspannung im Orgasmus
- Selbstwertgefühl: Bestätigung seiner Geschlechterrolle und Bestätigung als begehrenswerter Partner
- Früher wurde Fortpflanzung als der einzige Sinn von Sexualität bezeichnet. Heute wird diese Meinung nur noch vereinzelt vertreten.

Sexualität ist ein sehr persönliches Thema, über das wir kaum mit anderen Menschen sprechen. Das führt dazu, dass auch bei Klienten, welche über Monate oder Jahre in Spitälern oder Heimen leben, dieses Thema kaum in Gruppenrapporten diskutiert oder direkt gegenüber den Klienten angesprochen wird. Das bedeutet, dass Klienten im Umgang mit dieser Lebensaktivität oftmals alleingelassen werden.

Fallbeispiel 1

Ein 35-jähriger Arbeiter ist von einem Baugerüst gestürzt und hat eine instabile Beckenfraktur. Er darf sich so wenig wie möglich bewegen und muss für mindestens drei Monate in einem Sandwich-Bett schlafen. Ein Sandwich-Bett ist eine schmale Bettschale, auf die ein Deckel geschraubt werden kann, so dass man das Bett täglich mehrmals um 180° drehen kann, um die Druckzonen zu entlasten oder um den Rücken zu waschen. Auf der Höhe des Gesäßes hat es eine Klappe, welche geöffnet werden kann, so dass ein Klient stuhlen kann, ohne das Becken anheben zu müssen. Der Arbeiter ist allgemein versichert und liegt in einem Zweibettzimmer. Seine Frau besucht ihn regelmäßig.

Fallbeispiel 2

Eine verwirrte Bewohnerin geht immer wieder in andere Zimmer. Ab und zu legt sie sich zu einer anderen verwirrten Bewohnerin ins Bett. Die beiden Bewohnerinnen streicheln sich dann und manchmal ziehen sie sich aus. Beide Bewohnerinnen scheinen dieses Zusammensein zu genießen.

Wenn die Pflege anerkennt, dass zur Lebensaktivität «Seine Geschlechtlichkeit leben» auch sexuelle Bedürfnisse und das Leben der Sexualität gehören: Was bedeutet das für den Umgang mit der Pflege des 35-jährigen Arbeiters oder der betagten, verwirrten Bewohnerin?

Folgerungen:

- Sexualität ist eine sehr persönliche und intime Lebensäußerung, die für viele Menschen zu einem erfüllten Leben gehört.
  Pflegeteams sollten sich immer wieder – evtl. mit Unterstützung durch eine Supervisorin – darüber austauschen, inwieweit sie dazu beitragen können, dass die einzelnen Klienten dieses Bedürfnis leben können.
- Sowohl im Spital als auch im Heim gehört es zu den Rechten von Klienten, mit ihren Angehörigen oder Personen ihrer Wahl ungestört zusammen zu sein.
- Für Pflegeheime bedeutet das, dass für BewohnerInnen von Mehrbettzimmern ein entsprechend eingerichtetes Besuchszimmer vorhanden ist, in dem Übernachtungen gebucht werden können.
- In Situationen, in denen verwirrte Klienten beteiligt sind, ist das Gespräch mit Angehörigen entscheidend.
  Angehörige schämen sich oft für das Verhalten der betagten Klienten, oder sie reagieren mit Wut, wenn sie erfahren, dass ein Heim das Leben sexueller Bedürfnisse nicht verhindert.
  Hier sind klärende Gespräche sehr wichtig.
- Die Beziehung zwischen Pflegepersonen und Klienten ist eine berufliche Beziehung. Zudem ist der Klient oft abhängig von den Pflegenden. Es ist allgemein anerkannt, dass sexuelle Beziehungen zwischen Pflegenden und Klienten nicht zulässig sind. In Einzelfällen werden im Falle sexueller Beziehungen Straftatbestände wie sexuelle Nötigung oder Vergewaltigung erfüllt.

Dekubitus und Dekubitusprophylaxe

(Elisabeth Blunier)

Definition

«Dekubitus» stammt vom lateinischen Wort decumbere, decubitum = «sich niederlegen» ab. Gängige Ausdrücke für «Dekubitus» sind: Druckgeschwür, Wundliegen, Sich Durchliegen.

Ursachen

Die Hauptursache für die Entstehung eines Dekubitus ist Druckeinwirkung über längere Zeit (> 2 Stunden). Gefährdet sind vor allem die Stellen, an denen die Haut direkt über einem Knochen liegt.

Druckeinwirkung

Der Blutdruck in den großen Blutgefäßen beträgt normalerweise 120 mmHg oder mehr. In den allerkleinsten Haargefäßen (Kapillaren) sinkt der Druck auf 16–32 mm Hg, damit der Nährstoff – bzw. der Sauerstoff/Kohlendioxid-Austausch zwischen dem Blut und der Zelle stattfinden kann. Wenn unser Körper nun z. B. auf einer Matratze liegt, ist sein Druck gegen die Matratze und jener der Matratze gegen den Körper höher als 40 mm Hg. Die Kapillaren können diesem Druck nicht standhalten, sie werden zusammengedrückt. Das heißt, die betreffende Hautstelle wird nicht mehr mit Blut versorgt und es kommt zu einer Ischämie (mangelnde Blutversorgung). Wenn die betreffende Stelle nicht nach spätestens 2 Stunden entlastet wird, entsteht ein Druckgeschwür, und schlussendlich wird das Gewebe nekrotisch, das heißt, es stirbt ab.

Ein gesunder Mensch beugt dem vor, indem er sich, auch in der Nacht, öfter bewegt und so die gefährdeten Stellen automatisch umlagert und entlastet. Ein kranker, alter, gelähmter Mensch kann dies oft nicht mehr tun, deshalb sind diese Menschen äußerst dekubitusgefährdet.

Zusätzliche Druckeinwirkung

- Krümel, Falten auf dem Leintuch (Bettlaken), nicht gepolsterte Bettgurte
- Schläuche, auf denen der Klient liegt (z. B. Katheter)
- Klemmen, Kanülenkappen und andere Gegenstände, die im Bett liegen bleiben

Scherkräfte

Klienten, deren Rückenlehne hochgestellt ist (Lehnstuhl, Rollstuhl, Bett) rutschen nach unten, die Haut über dem Kreuzbein jedoch bleibt an der gleichen Stelle. So entwickeln sich zwischen der Oberhaut und den unteren Hautschichten sogenannte Scherkräfte. Die Gefäße werden abgeklemmt, das Gewebe wird nicht mehr durchblutet.

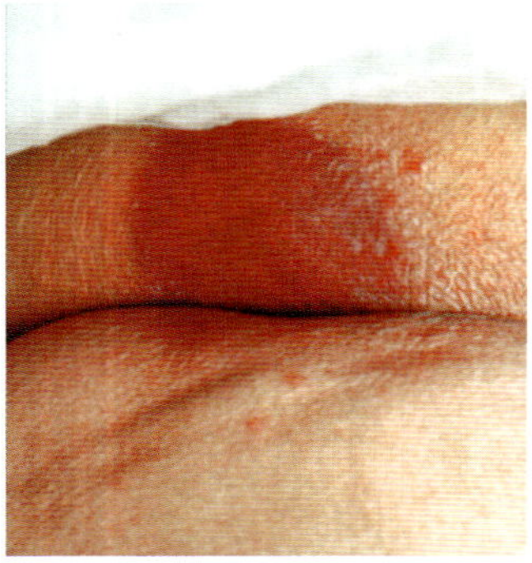

Abbildung 1.77: Stadium I

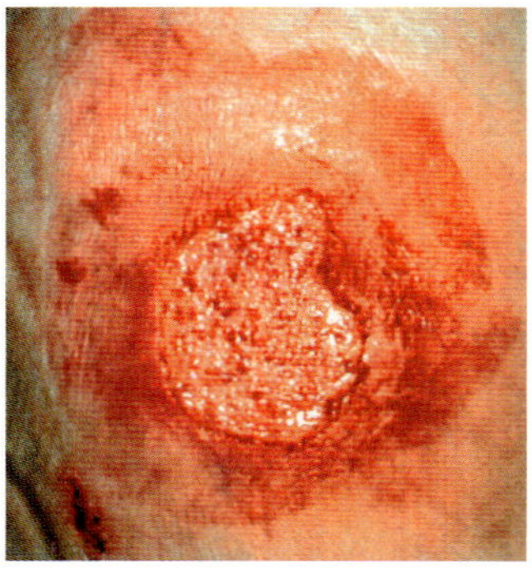

Abbildung 1.78: Stadium II

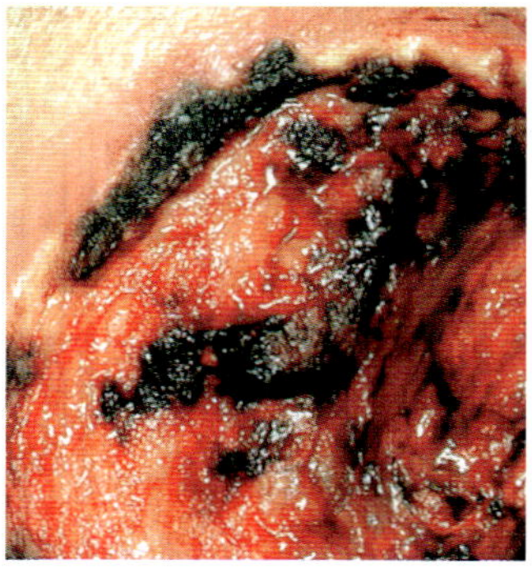

Abbildung 1.79: Stadium III

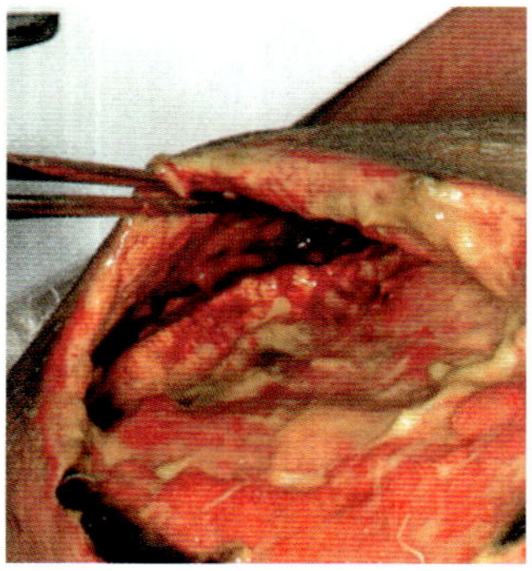

Abbildung 1.80: Stadium IV

Höheres Lebensalter

Ältere Menschen sind besonders gefährdet durch die Abnahme der Mobilität, Veränderungen der Haut, Inkontinenz, Störungen des Bewusstseins und Multimorbidität (gleichzeitiges Vorliegen mehrerer Krankheiten).

Weitere Risikofaktoren

Dekubitusgefährdet sind Menschen, deren Gesundheitszustand in irgendeiner Form beeinträchtigt ist. Risikofaktoren und ihre Ursachen sind:

Tabelle 1.10: Erkennen eines Dekubitus

Risikofaktoren	Ursachen
Bewegungseinschränkungen	■ Schienen, Verbände, Lähmungen
Körperliche Behinderungen	■ Fieber, bösartige Erkrankungen, reduzierter Allgemein- und Ernährungszustand
Exsikkose (Austrocknung)	■ Kachexie (schlechter Zustand), Anorexia nervosa (Magersucht)
Stoffwechselkrankheiten	■ Diabetes, Adipositas (Fettsucht)
Sensibilitätsstörungen	■ Lähmungen, Verletzungen, Diabetes
Herz-Kreislauferkrankungen	■ Durchblutungsstörungen, Arteriosklerose (Arterienverkalkung), Anämie (Blutarmut)
Bewusstseinsstörungen	■ Benommenheit, Somnolenz (Schläfrigkeit), Koma (Bewusstlosigkeit), Narkose

Erkennung eines Dekubitus

Es gilt die Regel, dass eine Rötung, die nach spätestens 10 Minuten Entlastung nicht verschwindet, das Anfangsstadium eines Dekubitus ist. Deshalb muss die Haut des Klienten, besonders die an den gefährdeten Stellen, sehr gut beobachtet werden.

Stadien des Dekubitus (Abb. 1.77–1.80)

In der Regel wird die Schädigung in vier Dekubitusstadien eingeteilt.

Dekubitus	**Ausmaß der Schädigung**
Stadium I	Hautrötung, die nach Druckentlastung nicht verschwindet
Stadium II	Hautdefekt ohne Tiefenwirkung
Stadium III	Gewebsdefekt bis zu den Muskeln, Sehnen und Bändern
Stadium IV	Nekrose mit Knochenbeteiligung

Gefährdete Stellen (Abb. 1.81)

Es kann grundsätzlich an allen Körperstellen zu einem Dekubitus kommen. In der Regel entsteht er aber da, wo die Haut direkt über einem Knochen, einem Muskel oder einer Sehne liegt.

Rückenlage | **Seitenlage** | **beim Sitzen**

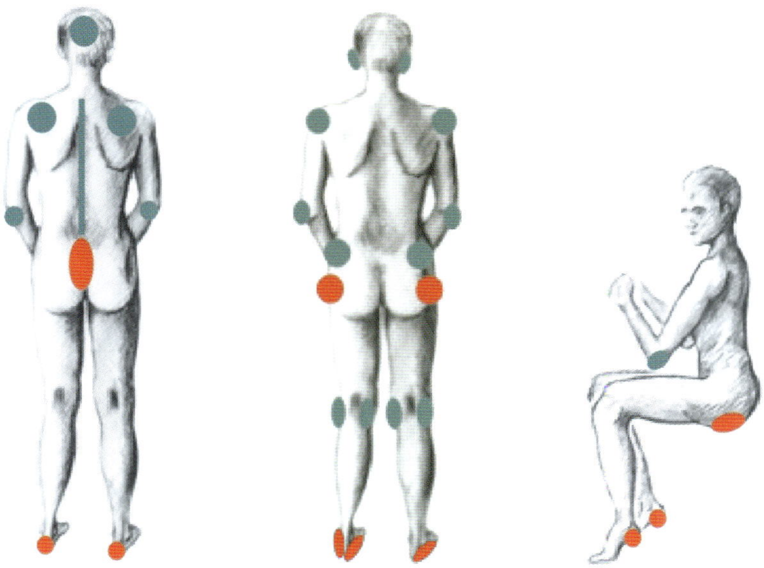

Rückenlage:
- Hinterkopf
- Ellenbogen
- Schulterblatt
- Dornfortsätze der Wirbelsäule
- Kreuzbein
- Steißbein
- Fersen
- Zehenspitzen

Seitenlage:
- Ohrmuschel
- Schulter
- Ellenbogen
- Darmbeinkamm
- Großer Rollhügel (Trochanter)
- Knie, außen und innen
- Fußaußenknöchel und -kante
- Fußinnenknöchel

beim Sitzen:
- Ellenbogen
- Sitzbeinhöcker
- Ferse

Abbildung 1.81: Lokalisation von Dekubiti
▼ besonders gefährdete Stellen ▼ weniger gefährdete Stellen

Dekubitusprophylaxe

Die wichtigste Dekubitusprophylaxe ist die **Druckentlastung** (vgl. Kap. «Sich bewegen»). Wo kein Druck ist, entsteht kein Dekubitus. Weitere Maßnahmen zur Dekubitusprophylaxe sind:

- **Schutz der Haut**
- **Förderung der Durchblutung**
- **Sinnvolle Ernährung**

> **Dekubitusprophylaxe dauert 24 Stunden pro Tag.**
>
> **Das bedeutet gute Zusammenarbeit im Team.**
>
> **Das Auftreten von roten Flecken muss sofort gemeldet und dokumentiert werden.**

Bei der **Druckentlastung** gelten zwei Prinzipien:

Umlagerung

wenn möglich zweistündlich:

- Rücken
- 30° Seitenlage rechts
- 30° Seitenlage links

- Rücken usw.
- Mikrolagerungen zur Druckreduzierung
  Extrem: Bauchlage (ist für die meisten Menschen unangenehm und wird deshalb selten durchgeführt)

Weichlagerung

- Kissen (Spreu, Schaumgummi, Gel usw.)
- Schaffelle, Fersenkappen
- Superweichmatratzen
- Andere Antidekubitusmatratzen
- Wasserkissen (auch zum Hohllagern)

Weitere Lagerungshilfen sind Bettbogen, Schienen und Schaumgummiringe.

Zu Lagerungen siehe auch das Kapitel «1.5 Mobilisation».

Schutz der Haut

Waschen, gut trocknen (besonders in den Hautfalten), cremen, salben oder nach Wunsch des Klienten pudern. Puder sparsam verwenden und gut verteilen; nicht mit Salben zusammen benutzen, weil es sonst Krümel gibt. Bei adipösen (fettleibigen) Klienten, vor allem solchen, die schwitzen, Gaze in die Hautfalten legen (Bauchfalten, Leisten, bei Frauen unter die Brüste).

Förderung der Durchblutung

Durch sorgfältiges Frottieren beim Waschen und behutsames Einmassieren von Lotionen/Salben wird die Durchblutung der Haut angeregt und so ihr Stoffwechsel verbessert. Sind allerdings schon rote Stellen vorhanden, heißt das, dass die Kapillaren der Haut schon äußerst weit gestellt sind; man darf dann nicht weiter massieren, sondern muss andere Prophylaxen wählen (z. B. Stelle entlasten).

Sinnvolle Ernährung

Wichtig ist eine eiweiß-, vitamin- und bei geschwächten Klienten kohlenhydratreiche Ernährung. Bei alten Menschen darauf achten, dass sie ausreichend trinken (Kontrolle der Trinkmenge, der Ausscheidung, des Urins (Konzentration, Geruch), der Mundschleimhaut und des Hautturgors).

Verminderung weiterer Risikofaktoren

Grunderkrankungen nach Möglichkeit behandeln.

1.4 Unterstützt Klientinnen und Klienten bei der Durchführung von prophylaktischen Maßnahmen

Typische Situation

Herr Auro musste sich vor zehn Tagen einer Bauchoperation unterziehen. Bis vor zwei Tagen musste er während 24 Stunden die ärztlich verordneten medizinischen Thrombose-Prophylaxe-Strümpfe (MTS) tragen. Da sie ihn während der Nacht störten, erhielt er vom Arzt die Bewilligung, sie über Nacht auszuziehen.
Er kann diese Strümpfe noch nicht alleine anziehen. Darum wird Kathrin Sommer, Assistentin Gesundheit und Soziales EBA, beauftragt, ihm beim Anziehen zu helfen.
Als Kathrin Sommer das Zimmer betritt, begrüßt sie Herrn Auro. Sie desinfiziert ihre Hände und informiert Herrn Auro währenddessen darüber, dass sie ihm beim Anziehen der Strümpfe behilflich sein wird. Sie zieht den ersten Strumpf gemäß Anweisung mit den entsprechenden Hilfsmitteln am linken Bein bis unter den Beinansatz hoch. Genau gleich hilft sie Herrn Auro in den zweiten Strumpf. Anschließend kontrolliert sie, ob die Strümpfe überall faltenfrei und ohne einzuschnüren korrekt sitzen.
Nachdem sie den korrekten Sitz der Strümpfe überprüft hat, fragt sie Herrn Auro, ob er so zufrieden sei. Herr Auro bestätigt dies.
Kathrin Sommer desinfiziert ihre Hände und verabschiedet sich.

Situationskreis

Sturz-, Dekubitus-, Thrombose-, Kontrakturen- und Pneumonieprophylaxe

Berufskunde

- Handlungsleitende Kenntnisse von Anatomie, Physiologie und Pathologie von Blut, Herz, Kreislauf
- Thromboseprophylaxe
- Handlungsleitende Kenntnisse von Anatomie, Physiologie und Pathologie des Atmungssystems
- Pneumonieprophylaxe
- Kontrakturenprophylaxe
- Fixationen, ethische Grundsätze
- Sturzprophylaxe, Kap. 1.4
- Hilfsmittel zur Prävention
- Dekubitusprophylaxe, s. Kapitel 1.3

ÜK

- Bindet Beine ein
- Unterstützt beim Anziehen von MTS und setzt die Hilfsmittel ein
- Führt Atemstimulierende Einreibungen durch
- Führt die Pneumonieprophylaxe durch
- Verabreicht Inhalationen ohne Medikamente
- Führt Bewegungsübungen zur Kontrakturenprophylaxe durch
- Führt die Sturzprophylaxe durch, s. Kapitel 1.4
- Führt die Dekubitusprophylaxe mit entsprechenden Lagerungen durch, s. Kapitel 1.3

Fähigkeiten in der Praxis

- Führt die Sturz-, Thrombosen-, Dekubitus-, Pneumonie- und Kontrakturenprophylaxen gemäß den Pflegestandards durch
- Bindet Beine ein (keine Kompressionsverbände)
- Unterstützt beim Anziehen von med. Thrombose-Prophylaxe-Strümpfen (MTS, Kompressionsstrümpfe) und setzt die Hilfsmittel ein
- Leitet mit entsprechenden Hilfsmitteln zur In-/Exspiration an und führt atemstimulierende Einreibungen durch
- Verabreicht Inhalationen ohne Medikamente
- Führt Hautpflege und Lagerungen zur Dekubitusprophylaxe durch
- Führt Bewegungsübungen zur Kontrakturenprophylaxe durch

Prophylaxen

Das Wort «Prophylaxe» kommt aus dem Griechischen und heißt «Vorbeugen». Z. B. Dekubitusprophylaxe = dem Wundliegen vorbeugen. Bei Prophylaxen geht es in der Regel darum, Menschen, die schon krank oder geschwächt sind, durch Unachtsamkeit weiter zu schädigen. Wenn ein Klient z. B. nach einer Operation einige Zeit liegen muss, besteht die Gefahr, dass er wundliegt. Um dem Wundliegen entgegenzuwirken, muss von der ersten Minute an Dekubitusprophylaxe gemacht werden.

Das Blut

Blut ist ein Transportmittel und versorgt alle Organe unseres Körpers mit lebenswichtigen Stoffen. Ein erwachsener Mensch von 70 kg Körpergewicht hat etwa 5–6 l Blut, das ist ca. $^1/_{12}$ seines Körpergewichts, in seinem Kreislauf.

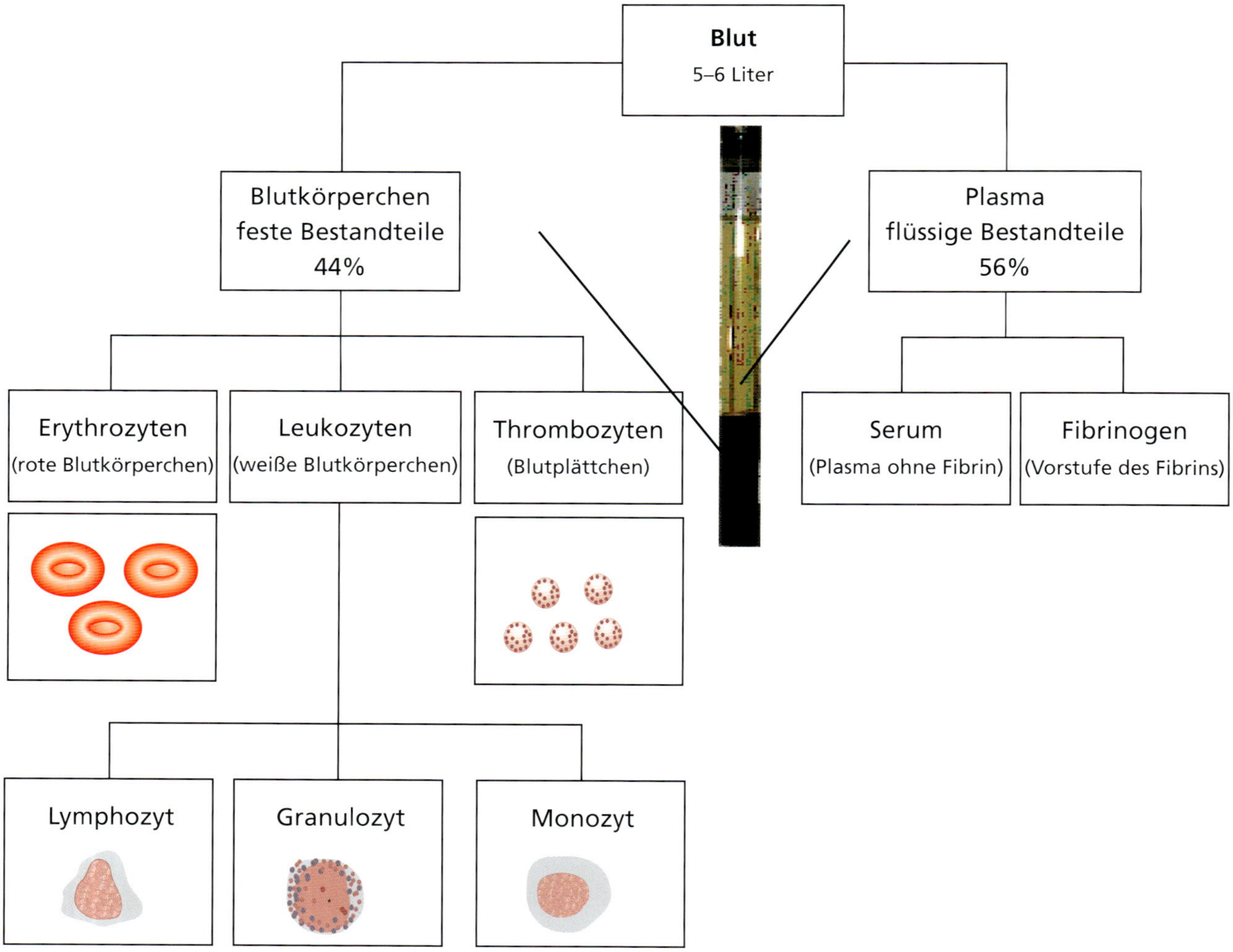

Abbildung 1.82: Zusammensetzung des Blutes

Zusammensetzung des Blutes (Abb. 1.82)

Das Blut setzt sich aus festen und flüssigen Bestandteilen zusammen. Ca. 44 % des Blutes werden von den Blutkörperchen (feste Bestandteile) gebildet, ca. 56 % bestehen aus Plasma (flüssige Bestandteile).

Feste Bestandteile

Die festen Bestandteile des Blutes sind die roten und weißen Blutkörperchen und die Blutplättchen. Sie entwickeln sich im roten Knochenmark der Wirbelkörper, des Brustbeins und des Beckenkamms, beim Kind auch in den großen Röhrenknochen.

Rote Blutkörperchen (Erythrozyten, Ec) (Abb. 1.83)

Die roten Blutkörperchen werden im roten Knochenmark gebildet. Sie sind scheibenförmig und haben keinen Kern. Sie bestehen zu ca. 35 % aus dem roten Blutfarbstoff Hämoglobin (Hb). Damit die roten Blutkörperchen auch in die kleinsten Blutgefäße gelangen, können sie sich sehr stark verformen.
Ein rotes Blutkörperchen hat einen Durchmesser von ca. $^{7}/_{1000}$ mm, wir haben pro mm^3 ca. 5 Millionen davon; das ergibt insgesamt fast 25 Billionen (25 mit 12 Nullen). Im roten Knochenmark werden pro Sekunde ca. 2,5 Millionen rote Blutkörperchen neu gebildet. Die Lebensdauer eines roten Blutkörperchens beträgt ca. 120 Tage, in dieser Zeit legt es etwa 400 km zurück. Danach wird es in der Milz und der Leber abgebaut.

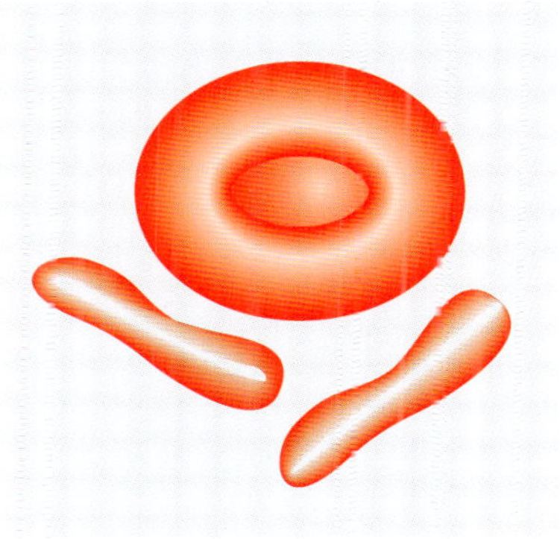

Abbildung 1.83: Erythrozyten

Die Aufgabe der roten Blutkörperchen ist es, das Hämoglobin zu transportieren. Das Hämoglobin wiederum transportiert den Sauerstoff (O_2) (und das Kohlendioxid [CO_2]). Die roten Blutkörperchen haben eine große Oberfläche, damit sie viel Sauerstoff und Kohlendioxid aufnehmen können.

Weiße Blutkörperchen (Leukozyten, Lc) (Abb. 1.84)

Die weißen Blutkörperchen haben einen Zellkern, aber keine feste Form. Sie sind für die Abwehrfunktion zuständig. Das Verhältnis zu den roten Blutkörperchen beträgt 1:700, also ca. 7000 pro mm^3 Blut. Sie können sich bei Bedarf (z. B. bei einer Entzündung) innerhalb weniger Stunden verdoppeln.

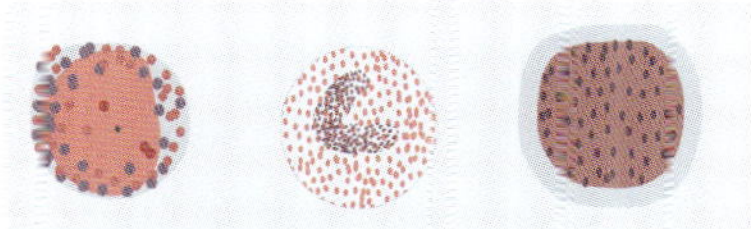

Abbildung 1.84: Leukozyten

Wir unterscheiden drei Gruppen:

- Granulozyten (kleine Fresszellen)
- Monozyten (große Fresszellen)
- Lymphozyten

Granulozyten

Die Granulozyten werden im roten Knochenmark gebildet und sind $^{10-14}/_{1000}$ mm groß. Sie leben nur wenige Tage. Einige von ihnen bekämpfen Fremdkörper; sie werden von Krankheitserregern (z. B. in einer Wunde) angezogen und können die eingedrungenen Krankheitserreger umschließen und verdauen. Dieser Vorgang heißt Phagozytose

(«Fressfähigkeit»). Die weißen Blutkörperchen sterben dabei manchmal ab und es entsteht Eiter (Eiter = tote Bakterien, zugrunde gegangene Granulozyten und eingeschmolzenes Gewebe).

Andere dienen der Abwehr bei Allergien, also der Abwehr von artentfremdeten Eiweißen.

Wiederum andere dienen als Speicher für Heparin, damit das Blut in den Gefäßen nicht gerinnen kann; sie sind nicht an der Abwehr beteiligt.

Monozyten

Die Monozyten werden im roten Knochenmark gebildet und sind $^{12\text{-}20}/_{1000}$ mm groß. Sie leben im Blut 1–3 Tage, wandern ins Gewebe und vernichten Eindringlinge durch Phagozytose.

Lymphozyten

Die Lymphozyten werden im Knochenmark, in den Lymphknoten und der Milz gebildet und sind $^{7\text{-}9}/_{1000}$ mm groß. Sie leben bis zu zwei Monate. Die meisten von ihnen befinden sich außerhalb der Blutgefäße im Lymphsystem (Lymphknoten, Milz, Thymus, Mandeln) und sind zuständig für:

- Immunabwehrreaktionen (z. B. bei Gewebstransplantaten)
- Antikörperbildung (hauptsächlich bei chronischen Entzündungen). Lymphozyten erkennen eindringende Krankheitserreger bzw. Fremdstoffe und beginnen als Gegenmittel massenhaft Antikörper (Abwehrstoffe) zu bilden. Diese verbinden sich mit den Krankheitserregern (die man Antigene nennt). Nun kommen die Monozyten, umschließen die Krankheitserreger und verdauen sie.

Einige Lymphozyten erkennen diese Krankheitserreger auch noch Jahre später und bilden sehr schnell Antikörper. Es kommt nicht mehr zur Erkrankung; der Körper ist immun geworden.

Blutplättchen (Thrombozyten) (Abb. 1.85)

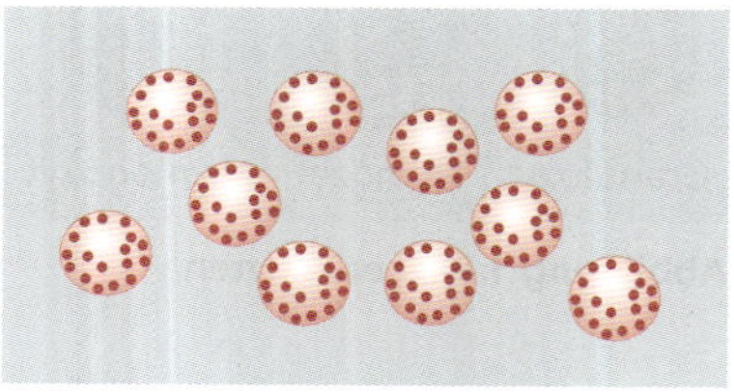

Abbildung 1.85: Thrombozyten

Die Thrombozyten werden im Knochenmark gebildet. Es sind winzige Zellteilchen ($^{0,5\text{-}2}/_{1000}$ mm) ohne Zellkern, die nur wenige Tage leben. Wir haben 200–500 000 pro mm^3 Blut. Bei kleinen Gefäßverletzungen können sie die Gefäßwände innerhalb weniger Minuten abdichten, indem sie sich an den Rand der Verletzung heften. Zudem zerfallen sie bei der kleinsten Verletzung und setzen Proteine (Eiweiße) frei, die die Blutgerinnung einleiten.

Flüssige Bestandteile

Plasma

Das Blutplasma besteht aus:

- 90% Wasser
- Salzen
- Nährstoffen (Glukose, Aminosäuren, Glyzerin und Fettsäuren)
- Hormonen, Enzymen
- körpereigenen Eiweißen (Albumine und Globuline)
- Gerinnungsfaktoren

Plasmaeiweiße

Albumin ist das wichtigste Plasmaeiweiß. Es bindet Wasser an sich und hält dieses in den Gefäßen zurück. Wenn die Leber zu wenig Albumin bildet (z. B. wegen einer Erkrankung der Leber oder bei Menschen, die hungern und/oder kein Eiweiß essen), tritt Wasser durch die dünnen Kapillarwände in das Gewebe aus; es entstehen Ödeme (z. B. Hungerödeme: Wasser tritt in die Bauchhöhle aus).

Immunglobuline werden von den Lymphozyten gebildet und sind Antikörper, die zusammen mit den weißen Blutkörperchen eine wichtige Rolle bei der Abwehr von Krankheitserregern spielen.

Aufgaben des Blutes

Das Blut fließt in Gefäßen durch den ganzen Körper. Dabei hat es vier wesentliche Aufgaben:

- Transportfunktion
- Abwehr von Krankheitserregern
- Wundverschluss
- Wärmeverteilung

Transportfunktion

Das Blut transportiert:

- Nährstoffe vom Darm und der Leber zu den Zellen
- Abfallstoffe von den Zellen zu den Nieren oder der Leber
- Sauerstoff von den Lungenbläschen zu den Zellen
- Kohlendioxid von den Zellen zu den Lungenbläschen
- Albumine und Globuline
- Hormone und Enzyme, die die chemischen Vorgänge im Körper steuern

Abwehrfunktion

Die weißen Blutkörperchen helfen mit, Krankheitserreger wie Bakterien, Viren, Pilze und Parasiten abzuwehren.

Wundverschluss

Die Blutplättchen (Thrombozyten) und die Eiweißstoffe aus dem Plasma (Gerinnungsfaktoren) schützen den Körper vor Blutverlust bei kleineren Verletzungen. Die Blutstillung läuft in mehreren Schritten ab:

- Die verletzten Blutgefäße ziehen sich zusammen, sie verengen sich.
- Die Blutplättchen heften sich an den Rand der Gefäßöffnung und verschließen diese innerhalb weniger Minuten.
- Die Gerinnungsfaktoren (Plasmaeiweiße) werden aktiviert und in einem komplizierten Vorgang entsteht ein unlösliches, fadenförmiges Protein (Eiweiß), das Fibrin. Dieses verstärkt den Plättchenpfropf und bildet einen Schutz, der die Wundheilung ermöglicht.

Wärmeverteilung

Da das Blut immer durch den ganzen Körper zirkuliert, sorgt es für eine relativ konstante Körpertemperatur von ca. 37 °C (Kerntemperatur).

Das Herz (Abb. 1.86)

Das Herz liegt hinter dem Brustbein zwischen den beiden Lungenflügeln, zwei Drittel des Herzens in der linken Körperhälfte, ein Drittel in der rechten. Es ist etwa so gross wie die Faust des jeweiligen Menschen und beim Erwachsenen ca. 300–500 g schwer.

Das Herz ist der am meisten belastete Muskel unseres Körpers. Es ist ein Hohlmuskel. Es ist in einen Beutel eingeschlossen (Herzbeutel), der mit Flüssigkeit gefüllt ist; der Herzbeutel erleichtert reibungslose Bewegungen des Herzens.

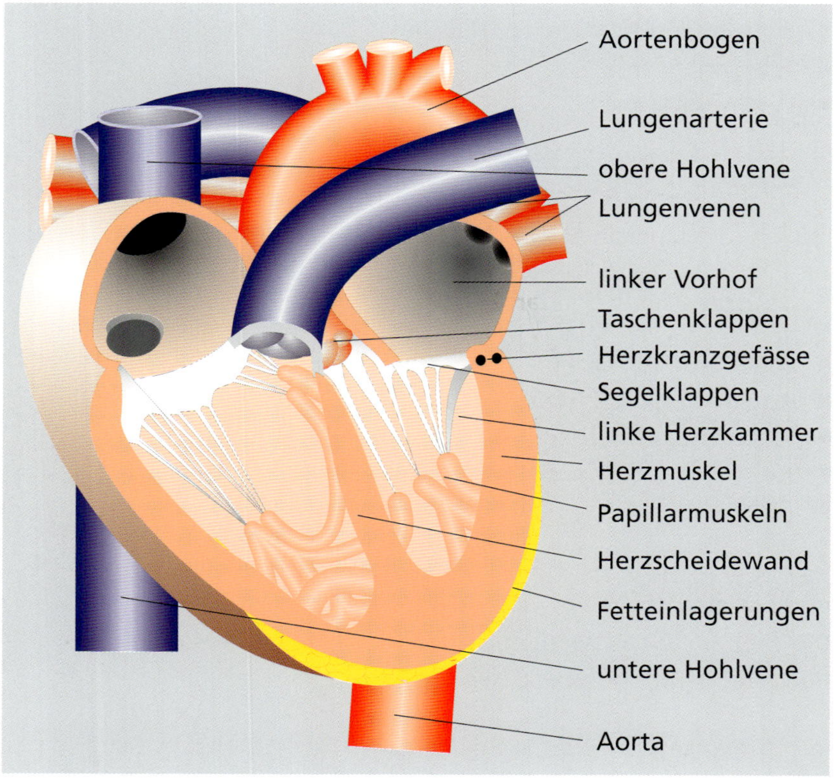

Abbildung 1.86: Längsschnitt durch das Herz

Einteilung des Herzens

Eine Scheidewand (Septum) trennt das Herz längs in zwei Hälften, das rechte und das linke Herz. Jede Hälfte ist noch einmal unterteilt in einen Vorhof und eine Kammer.

Die beiden Vorhöfe nehmen Blut auf; der rechte das aus dem Körper (durch die obere und untere Hohlvene), der linke das aus der Lunge (durch je 2 Lungenvenen).

Die linke Kammer pumpt Blut in den Körperkreislauf (durch die Aorta), die rechte in die Lunge (durch die Lungenarterien).

Damit das Blut immer in die richtige Richtung fliesst und nicht zurückfliessen kann, sind zwischen den Vorhöfen und den Kammern Segelklappen und zwischen den Kammern und den austretenden großen Gefäße (Aorta, Lungenarterie) Taschenklappen eingebaut.

Aufbau des Herzens

Die Herzwand besteht aus den drei Schichten Endokard, Myokard und Epikard. Das Perikard umhüllt gemeinsam mit dem Epikard das Herz.

Herzinnenhaut (Endokard)

Das Endokard besteht aus dünnem Bindegewebe und kleidet den Innenraum des Herzens aus; es ist weniger als 1 mm dick.

Herzmuskelschicht (Myokard)

Das Myokard ist der eigentliche Herzmuskel. Die Muskelschicht der linken Herzkammer ist besonders dick (ca. 1 cm), weil diese am meisten leisten muss. Die Muskelschicht der Vorhöfe ist weniger als 1 mm dick, die der rechten Kammer 2–4 mm.

Herzaussenschicht (Epikard)

Das Epikard ist die Außenschicht des Herzens und besteht aus Bindegewebe. Um Unebenheiten auszugleichen, ist Fett in das Bindegewebe eingelagert.

Perikard

Das Perikard umhüllt das Herz. Es besteht aus reißfestem Bindegewebe und bildet mit dem Epikard zusammen den Herzbeutel.
Das Perikard ist mit dem Zwerchfell und der Pleura verwachsen und hält das Herz so an seinem Platz.

Herzkranzgefäße (Koronargefäße)

Die Herzkranzgefäße sind Arterien, die das Herz selbst mit Blut versorgen. Da das Herz unermüdlich tätig ist, braucht es sehr viel Sauerstoff. Die Koronargefäße transportieren ca. 5 % von der Gesamtmenge des Blutes, das sind ca. 520 Liter/Tag, durch den Herzmuskel.

Die beiden Koronararterien zweigen kurz nach der Aortenklappe von der Aorta ab und verästeln sich so, dass sie das ganze Herz kranzartig umziehen und mit Blut versorgen. Das verbrauchte Blut wird von den Venen des Herzens zu einer Sammelvene transportiert, die in den rechten Vorhof mündet.

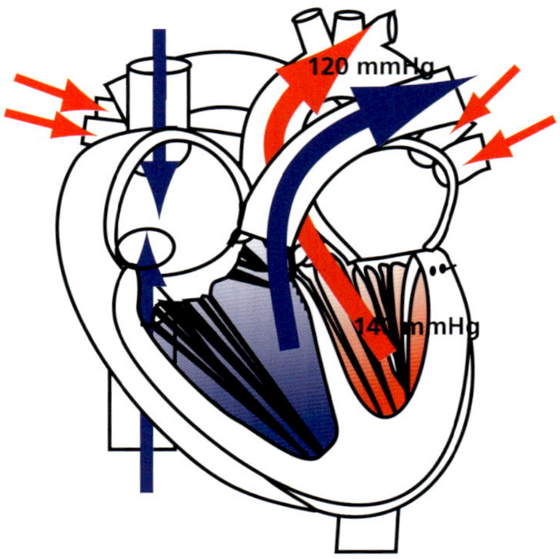

Abbildung 1.87: Kontraktion der Herzkammern

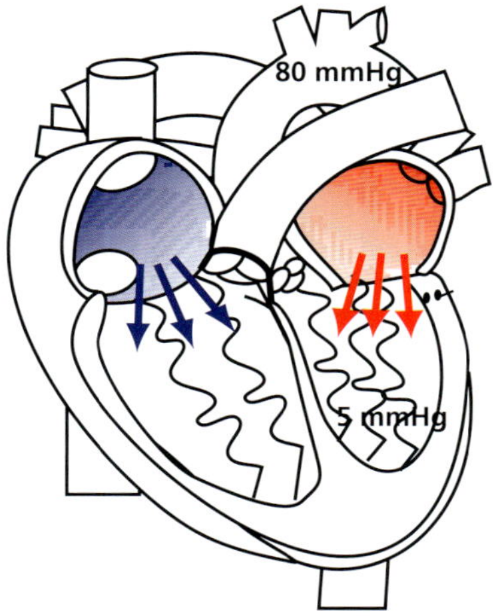

Abbildung 1.88: Erschlaffung der Herzkammern

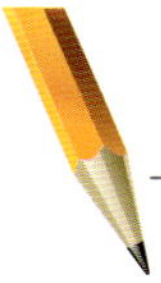

Herztätigkeit

Die Arbeit des Herzens besteht darin, dass sich die Muskeln der Herzkammern und der Vorhöfe abwechslungsweise zusammenziehen (kontrahieren) bzw. erschlaffen.
Die Muskeln der Herzkammern ziehen sich ca. 70 Mal pro Minute zusammen und pressen Blut in die Aorta (Körperkreislauf) und in die Lungenarterien (Lungenkreislauf). Diese Phase der Herztätigkeit nennt man **Systole** (Abb. 1.87).
Nach der Kontraktion erschlaffen die Herzkammern und saugen ca. 85 % des Blutes aus den Vorhöfen an. Diese Phase der Herztätigkeit nennt man **Diastole**.

Gleichzeitig ziehen sich die Muskeln der Vorhöfe zusammen. Sie sind viel schwächer ausgebildet als die der Kammern und brauchen nur noch die restlichen 15 % des Blutes in die Herzkammern zu befördern (Abb. 1.88).

Während der Systole, die nur ca. 0,15 Sek. dauert, ist der Druck des Blutes in der linken Herzkammer, der Aorta und den Arterien am höchsten. Dieser Druck wird **systolischer Blutdruck** genannt.

Während der Diastole, die ca. 0,7 Sek. dauert, ist der Druck in der linken Herzkammer praktisch gleich Null. Weil die Aorta sehr elastisch und keine starre Röhre ist, sinkt der Druck des Blutes in ihr nie auf Null, sondern nur auf ca. 80 mm Hg. Diesen Druck nennt man den **diastolischen Blutdruck**.

Die Differenz zwischen dem systolischen und dem diastolischen Blutdruck nennt man **Blutdruckamplitude**. Sie liegt idealerweise bei 40 bis 50 mm Hg.

Reizbildungs- und Reizleitungssystem des Herzens

Im Herzen befinden sich spezialisierte quergestreifte Muskelzellen, die Reize bilden und sie weiterleiten können (Reizbildungs- und Reizleitungssystem). Das Herz arbeitet ensprechend unabhängig vom übrigen Nervensystem.

Das vegetative Nervensystem kann das Reizleitungssystem beeinflussen. Der Sympathikus kann, wenn er erregt wird (bei körperlichen Aktivitäten, psychisch) das Herz schneller schlagen lassen, der Parasympathikus den Herzschlag verlangsamen.

Blutgefäße und Blutkreislauf (Abb. 1.89)

Die Blutgefäße sind elastische Röhren, die das Blut in einem ständigen Kreislauf durch den Körper transportieren.

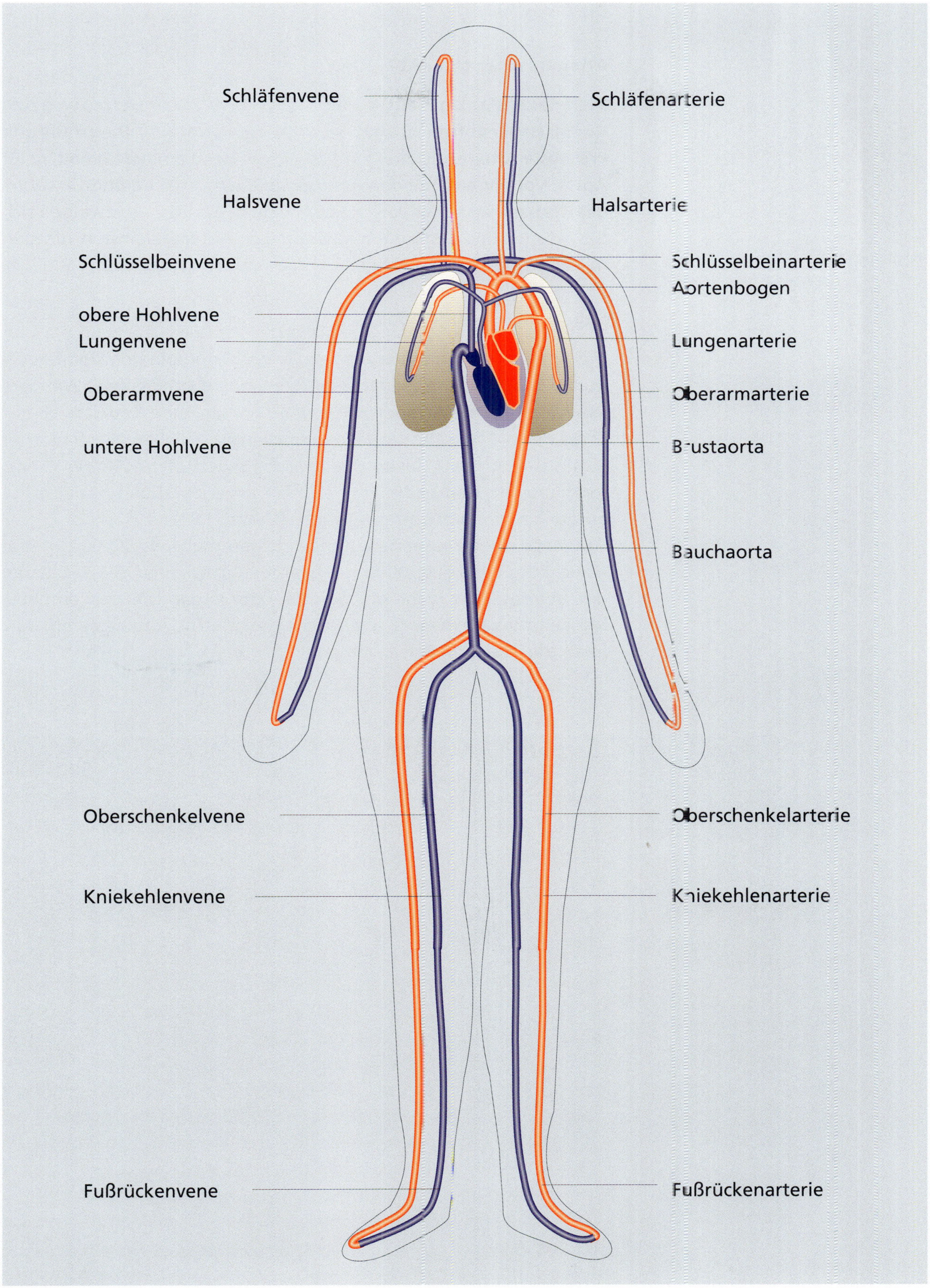

Abbildung 1.89: Der Blutkreislauf schematisch dargestellt

Die Blutgefäße

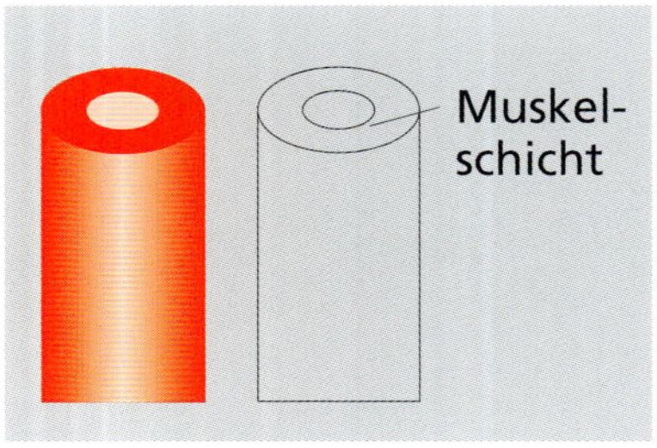

Abbildung 1.90: Arterie

Arterien, Arteriolen (Abb. 1.90)

Die Arterien (Schlagadern) transportieren das Blut vom Herzen weg zum Körper (sauerstoffreich) und zur Lunge (sauerstoffarm). Die größte und kräftigste Arterie, die direkt aus der linken Herzkammer kommt, heißt Aorta. Von ihr aus münden Arterien zu allen Organen und Geweben des Körpers. Je weiter vom Herzen weg, desto mehr verzweigen sich die Arterien und desto dünner werden sie. Die allerkleinsten, die man mit bloßem Auge kaum mehr sieht, nennt man Arteriolen.

Kapillaren (=Haargefäße)

Die Arteriolen münden in die Kapillaren. Die Kapillaren sind hauchdünne Blutgefäße mit semipermeablen (halbdurchlässigen) Wänden. Sie verbinden die Arteriolen mit den Venolen. Eine Kapillare ist nur $^{5\text{-}10}/_{1000}$ mm dick; so kann das Blut nur sehr langsam fließen. Hier findet der Stoffaustausch statt, das heißt, es werden Sauerstoff und Kohlendioxid ausgetauscht, Nährstoffe an die Zellen abgegeben und Abbaustoffe aufgenommen und abtransportiert. (s. Abb. 1.91)
Alle Kapillaren zusammengereiht messen mehr als 50000 km, ihre Oberfläche etwa 6000 000 m². Es werden nicht immer alle Kapillaren durchblutet, aber wenn ein Gewebe oder Organ (z. B. bei erhöhter Muskeltätigkeit) mehr O_2 und Nährstoffe braucht, sind sie bereit, dort mehr Blut durchfließen zu lassen.

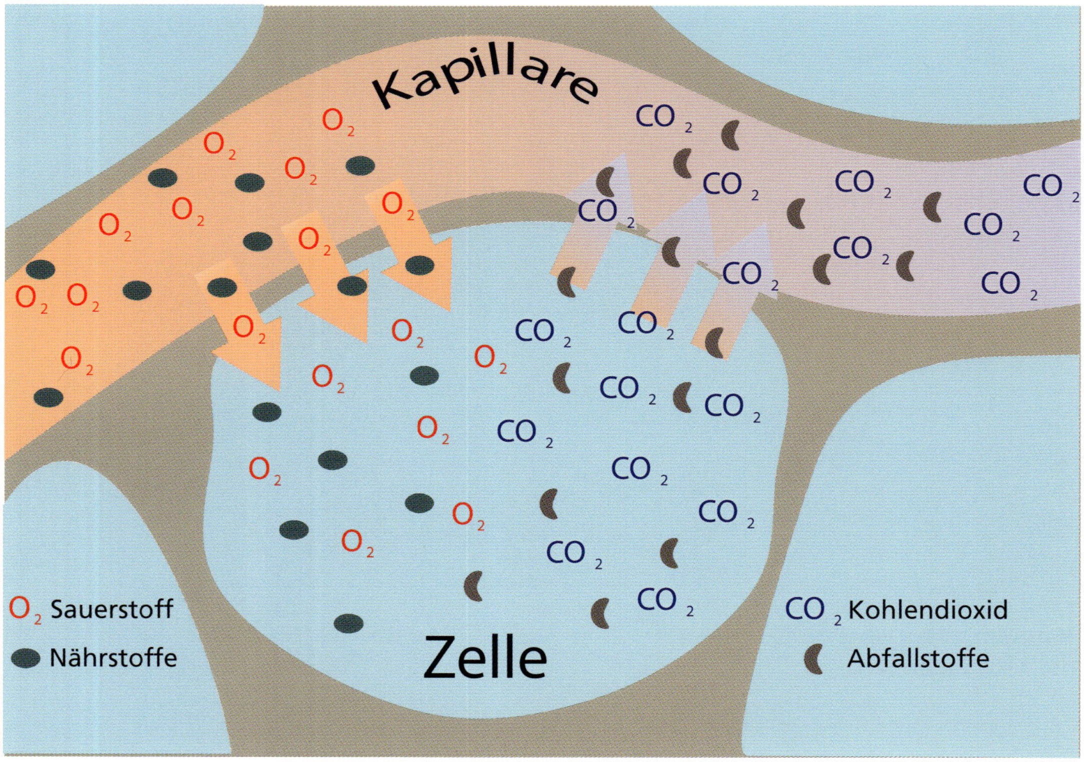

Abbildung 1.91: Stoffwechsel in den Kapillaren

Venolen, Venen (Abb. 1.92)

Indem Kapillaren zusammenfließen, entstehen kleinste Venen, die Venolen (auch Venulen). Diese führen in immer größere Gefäße, die Venen bis zu den beiden größten, der oberen und der unteren Hohlvene. Die Venen transportieren das Blut aus dem Körper (sauerstoffarm) und von der Lunge (sauerstoffreich) zum Herzen. Größere Venen enthalten Taschenklappen, damit das Blut nicht zurückfliessen kann.

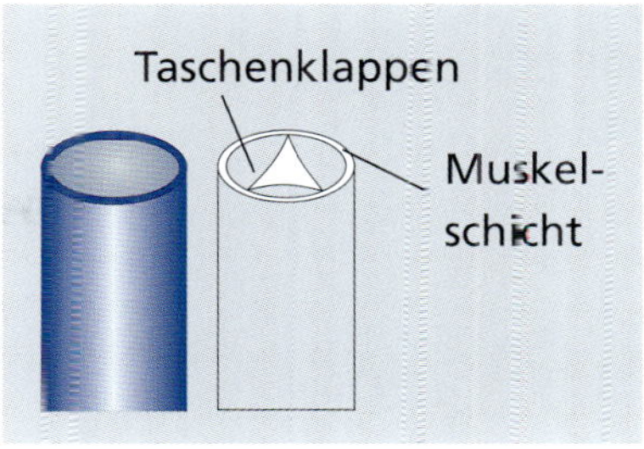

Abbildung 1.92: Vene

Der Körperkreislauf (Abb. 1.93)

1 Das Blut fließt von der **linken Herzkammer**

2 in die **Aorta** und von der Aorta in die

3 **Arterien**. Die Arterien bringen das sauerstoffreiche (= arterielle) Blut zu allen Organen, Geweben und Zellen des Körpers. Dort gibt das Blut Sauerstoff und Nährstoffe ab und nimmt Kohlendioxid und Abfallstoffe auf.

4 Die **Venen** bringen das sauerstoffarme (= venöse) Blut von den Organen, Geweben und Zellen zurück in die

5 **obere** (5a) oder untere (5b) **Hohlvene**.

6 Die Hohlvenen münden in den **rechten Vorhof** des Herzens.

7 Vom rechten Vorhof fließt das Blut in die **rechte Herzkammer.**

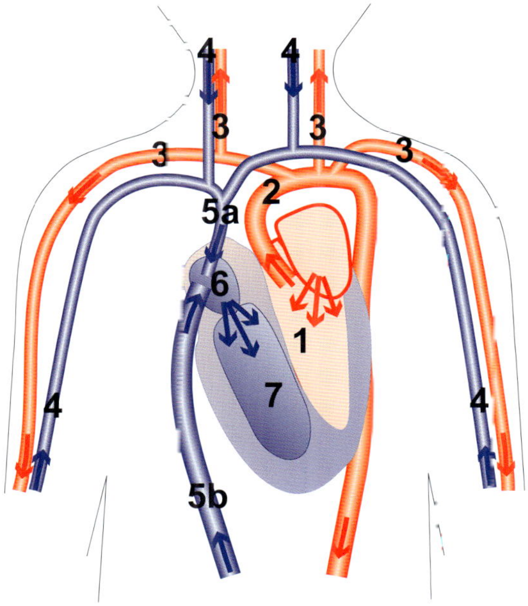

Abbildung 1.93: Der Körperkreislauf

Das Blut, das vom Körper zurückkommt, hat seinen Sauerstoff abgegeben und geht jetzt über die Lungenarterie (sie heißt Arterie, weil sie vom Herzen wegführt – obwohl sie venöses Blut transportiert) in die Lunge, wo es über die Lungenbläschen neuen Sauerstoff erhält – der Lungenkreislauf.

Der Lungenkreislauf (Abb. 1.94)

8 Von der rechten Herzkammer fließt das Blut durch die **Lungenarterien** in den

9 **rechten und linken Lungenflügel**. In der Lunge gibt es Kohlendioxid an die Lungenbläschen (Alveolen) ab und nimmt von den Lungenbläschen Sauerstoff auf. Jetzt fließt das Blut durch

10 die **Lungenvenen** in den

11 **linken Vorhof** und von da in die

1 **linke Herzkammer** zurück.

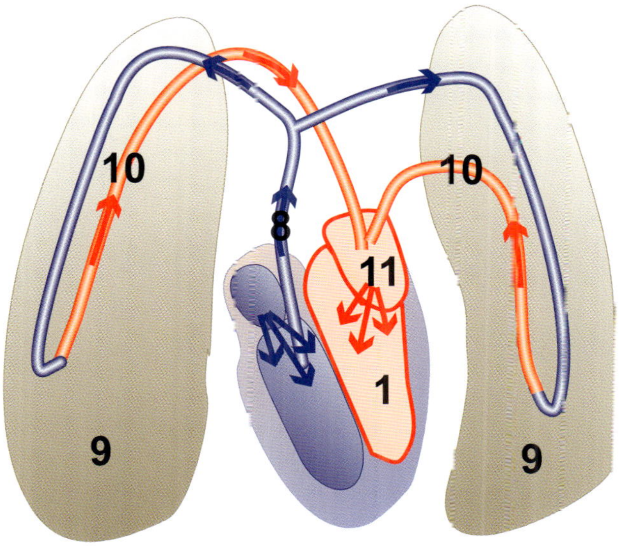

Abbildung 1.94: Der Lungenkreislauf

Thrombose und Thromboseprophylaxe

Eine Thrombose ist die Bildung eines Blutpfropfs (Thrombus) innerhalb eines Blutgefäßes (Arterie, Vene). Das heißt, dass das Blut bei der Schädigung von Gefäßwänden, bestimmten Erkrankungen oder Störungen des Blutstroms innerhalb der Gefäße gerinnt.

Ein Thrombus bildet sich viel häufiger in den Venen, weil da das Blut mit weniger Druck («langsamer») fließt als in den Arterien. Die bei eingeschränkter Mobilität am meisten gefährdeten Venen sind die tiefen Bein- und Beckenvenen.

Eine venöse Thrombose ist dann lebensgefährlich, wenn sich der Thrombus löst, als Embolus mit dem Blut befördert wird und in einer Arterie, z. B. einer Lungenarterie, stecken bleibt. Das nennt man eine Lungenembolie (s. Abb. 1.95). Das Lungengewebe hinter dem verstopften Gefäß wird nicht mehr durchblutet und bekommt keinen Sauerstoff mehr. Wenn der Embolus sehr klein ist und nur ein kleines Gebiet keinen Sauerstoff bekommt, kann die Embolie sogar unbemerkt bleiben. Wenn er groß ist, kann die Embolie tödlich sein.

Ursachen für venöse Thrombosen

Es sind im Wesentlichen drei Faktoren, die häufig zusammenwirken:

- Verlangsamung des venösen Rückstroms verursacht durch Bettruhe, Immobilität (z. B. Lähmungen), Krampfadern, Herzinsuffizienz (die Kraft des Herzens ist vermindert)
- Veränderung der Gefäßwände durch Entzündungen, Ablagerungen (z. B. Gefäßverkalkung), Schädigung durch Verletzung oder nach Gefäßoperationen
- Beschleunigung der Blutgerinnung bei Erkrankungen des Blutes und hohem Flüssigkeitsverlust, z. B. nach Unfällen, Operationen, Geburten (das Blut wird eingedickt).

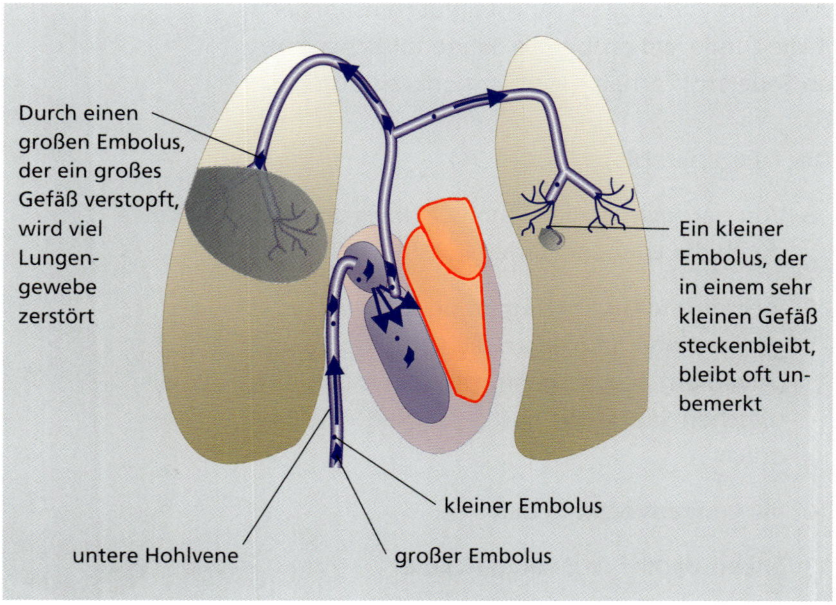

Abbildung 1.95: Eine schwere und eine leichte Lungenembolie

Gefährdet sind:

- bewusstlose, gelähmte, schwerkranke Menschen, die sich wenig bewegen können
- Klienten nach Operationen
- frisch Entbundene
- ältere Menschen
- Reisende, z. B. im Flugzeug (beim stundenlangen Sitzen werden Gefäße abgeklemmt; die Durchblutung leidet)
- Raucher (vor allem Frauen, die gleichzeitig Schwangerschaftsverhütungsmittel nehmen)
- Frauen bei Hormonveränderungen (Schwangerschaft, Verhütungsmittel)
- übergewichtige Menschen (> 20 % nach dem Body-Mass-Index)
- Menschen mit Herzerkrankungen
- Menschen mit Gefäßerkrankungen, Krampfadern (Varizen) oder Blutgerinnungsstörungen.

Zeichen einer beginnenden Thrombose

- Schmerzen entlang der betroffenen Vene
- Schmerz bei Druck auf die Fußsohle
- Wadenschmerz
- Überwärmung, später Rötung und Schwellung
- Puls- und Temperaturanstieg

Vorbeugende Maßnahmen (Prophylaxen)

Ziel der Thromboseprophylaxe ist die Förderung des Blutrückflusses von den Venen zum Herzen. Das wird erreicht durch:

- Lagerung des Klienten
- möglichst frühe Mobilisation (z. B. nach Operationen)
- Anregen der Muskel-Venen-Pumpe
- Kompression der Beinvenen durch Stützstrümpfe oder Anlegen eines Kompressionsverbandes.

Lagerung des Klienten

Die Beine des Klienten mit venösen Durchblutungsstörungen werden bei leicht angewinkelten Knien um 20–30° hochgelagert.
(Bei Klientenn mit arteriellen Durchblutungsstörungen darf man die Beine nie hochlagern.)

Anregen der Muskel-Venen-Pumpe (Abb. 1.96)

Wenn die Muskeln angespannt werden, drücken sie gegen die Venen und helfen so mit, das Blut (z. B. von den Beinvenen) Richtung Herz zu befördern. Beim gesunden Menschen passiert das automatisch, weil er sich normal bewegen kann. Der kranke, gefährdete Mensch kann die Muskeln bewusst mit einigen Übungen, die er im Bett machen kann, zum Arbeiten bringen:

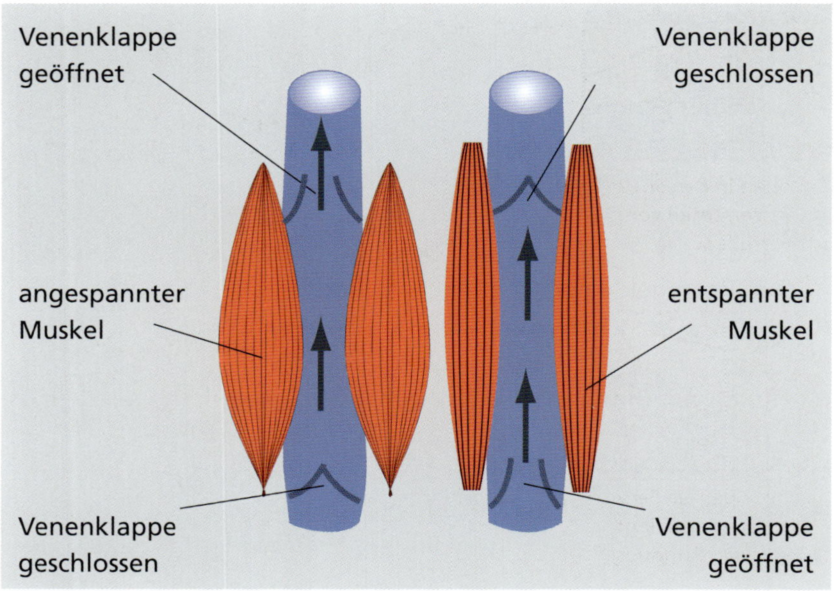

Abbildung 1.96: Muskel-Venen-Pumpe

- Waden anspannen und entspannen
- auf dem Rücken liegend «Rad fahren»; entweder mit den Beinen in der Luft oder auf einer Tretvorrichtung (Bettfahrrad)
- mit den Zehen wippen.

Es ist günstig, die Muskel-Venen-Pumpe vor dem Aufstehen auf dem Bettrand sitzend anzuregen. Vielen, vor allem älteren Menschen wird es beim zu schnellen Aufstehen schwindlig. Das kommt unter anderem davon, dass beim Aufstehen bis zu 500 ml Blut in den Beinvenen «versacken» können. Das Gehirn ist nicht mehr genügend durchblutet und hat zu wenig Sauerstoff; dem Klienten wird es schwindlig oder sogar schwarz vor den Augen.

Also: Den Klienten langsam aufsitzen lassen, ihn, wenn er am Bettrand sitzt, auffordern gut durchzuatmen, mit den Zehen zu wippen und dabei die Wadenmuskeln anzuspannen.

Kompression der Beinvenen durch Einbinden

Die Kompression der oberflächlichen Beinvenen bewirkt, dass das Blut in den tiefer gelegenen Venen besser fließt. Durch den Druck der Binden müssen die Muskeln gegen Widerstand arbeiten und können kräftig gegen die tiefen Venen drücken.

Medizinische Thrombose-Prophylaxe-Strümpfe (MTS)

Medizinische Thrombose-Prophylaxe-Strümpfe müssen genau angepasst werden. Die Verantwortliche misst das Bein mit einem dafür bestimmten Maßband und bestellt die Strümpfe individuell. Die Strümpfe müssen nach mindestens 20 Minuten Ruhen im Liegen angezogen werden, damit die Venen nicht gestaut sind.
Das Anziehen der Strümpfe ist in Abbildung 1.97 beschrieben.

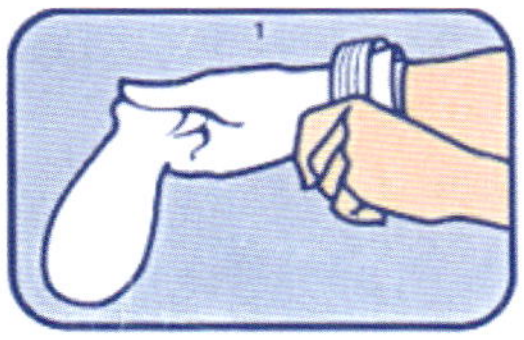

Von oben in den Strumpf fassen, Fersenteil von innen greifen.

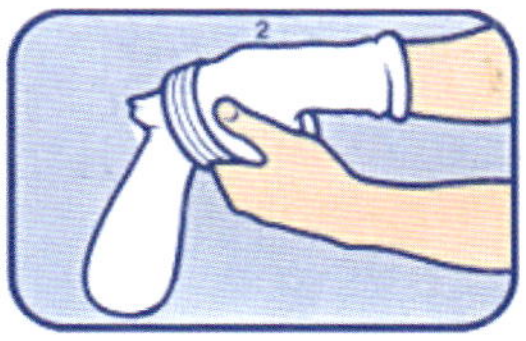

Strumpf über den festgehaltenen Fersenteil stülpen.

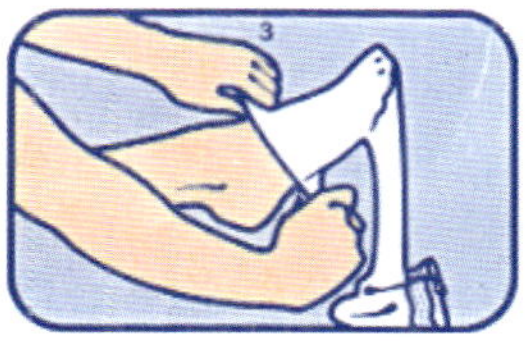

Den so umgestülpten Fußteil über den Vorfuß ziehen.

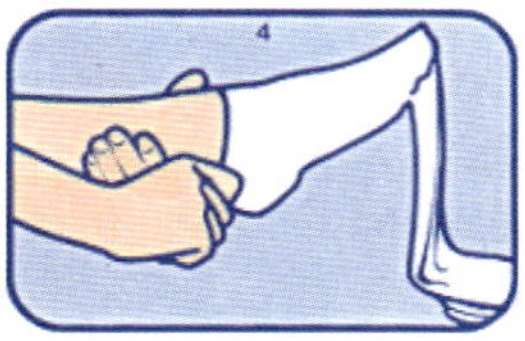

Strumpf über die Ferse ziehen: Die Ferse liegt genau in der Rundung.

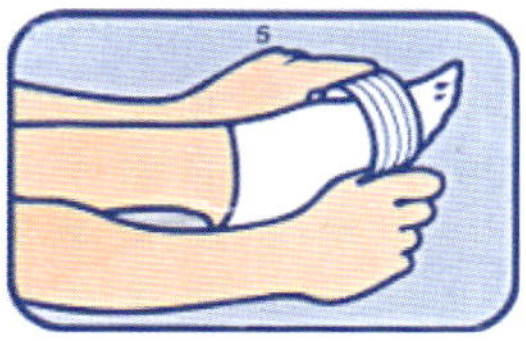

Den Strumpf mit beiden Händen raffen,

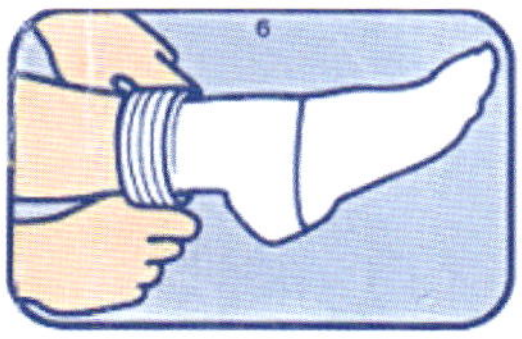

faltenfrei über Fuß und Knöchel,

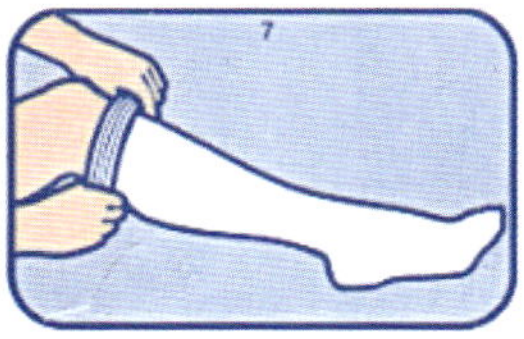

über die Wade

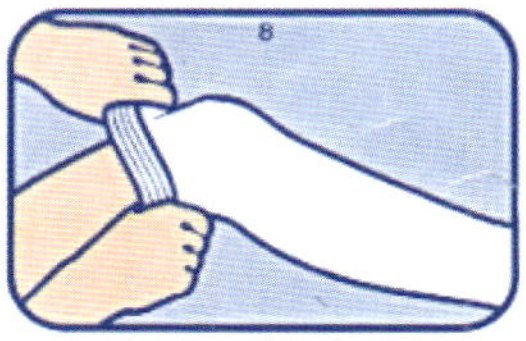

und über das Knie zum Oberschenkel ziehen.

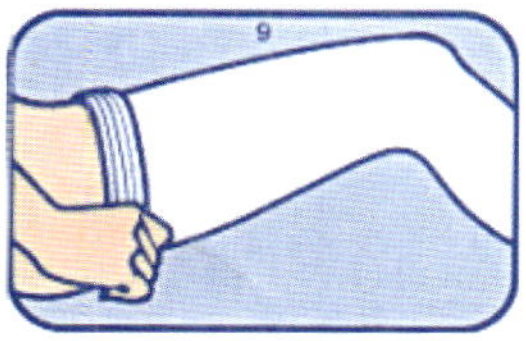

Der Oberschenkelabschluss des Strumpfes erreicht die Gesäßfalte.

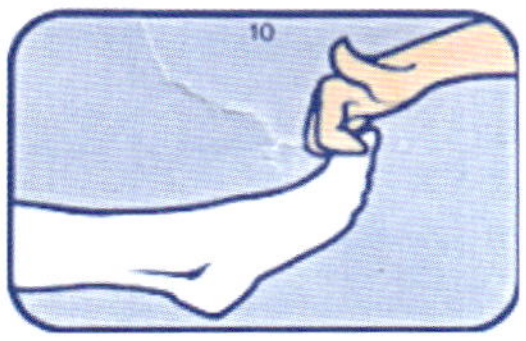

Fußteil durch leichten Zug faltenfrei ausrichten.

Abbildung 1.97: Medizinische Thrombose-Prophylaxe-Strümpfe

Beine einbinden

Wenn Medizinische Thrombose-Prophylaxe-Strümpfe nicht passen, weil die Beine zu dick (z. B. bei sehr beleibten Klienten oder durch Ödeme) oder zu dünn (bei sehr mageren Klienten) sind oder wenn die Strümpfe noch nicht da sind oder nur für kurze Zeit gebraucht werden würden, werden die Beine eingebunden.

Für eine richtige Thromboseprophylaxe müssen die Beine bis zu den Leisten gewickelt werden.
Das Knie wird gleich wie die Ferse und der Oberschenkel wie der Unterschenkel gewickelt (s. Abb. 1.98).

Grundsätze

- Elastische Binden verwenden; Binden, die zu oft gewaschen worden sind, verlieren an Elastizität (als «elastisch» gelten Binden, die sich auf das Doppelte ihrer unbelasteten Länge ausdehnen lassen).
- Vor dem Anlegen der Binde und Strümpfe müssen die Venen «entleert» sein, das heißt, der Klient muss 20 bis 30 Min. liegen, evtl. die Beine hochlagern.
- Faltenbildung vermeiden.
- Die Binde nicht zu straff anlegen; Kontrolle nach ca. 30 Minuten – die Zehen müssen rosa sein.
- Keine unbedeckten Stellen am Vorfuß und bei den Fersen; es können sich Ödeme bilden.

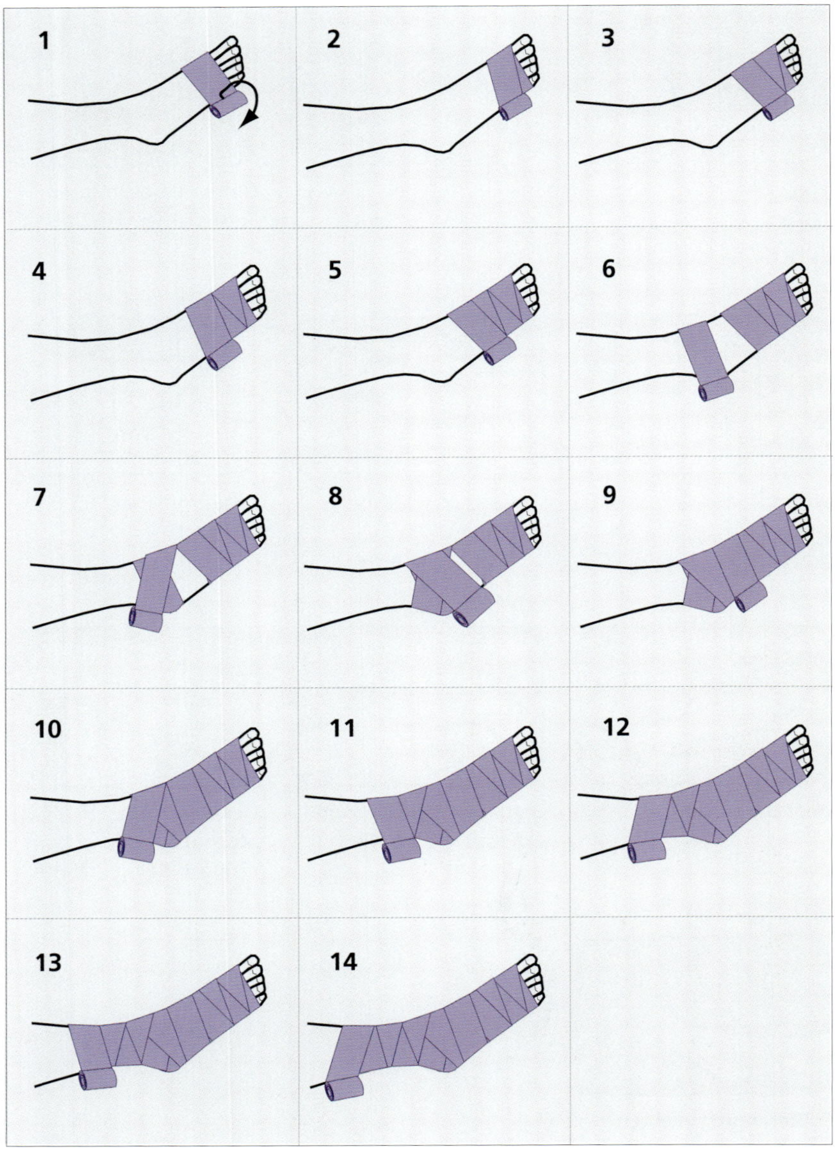

Abbildung 1.98: Eine Variante des Beine-Einbindens

Das Atmungssystem

Mit Hilfe des Atmungssystems tauscht unser Körper mit der Umgebung Gase aus, d.h. er nimmt mit der Luft Sauerstoff (O_2) auf und gibt Kohlendioxid (CO_2) ab. Dieser Gasaustausch findet in der Lunge zwischen Lungenbläschen und Blut statt; wir nennen diesen Vorgang äußere Atmung. Das Blut bringt den Sauerstoff zu jeder einzelnen Körperzelle, wo er hilft, Nährstoffe zu verbrennen. Als Abfallprodukt entsteht dabei das Kohlendioxid, das wiederum auf dem Blutweg zu den Lungenbläschen transportiert und von dort ausgeatmet wird. Das nennt man innere Atmung.

Anteile des Atmungssystems (Abb. 1.99)

Obere Atemwege

- Nase und Nasenhöhlen
- Rachen

Untere Atemwege

- Kehlkopf
- Luftröhre
- Bronchien
- Bronchiolen

Atmungsorgan

- Lunge mit Lungenbläschen

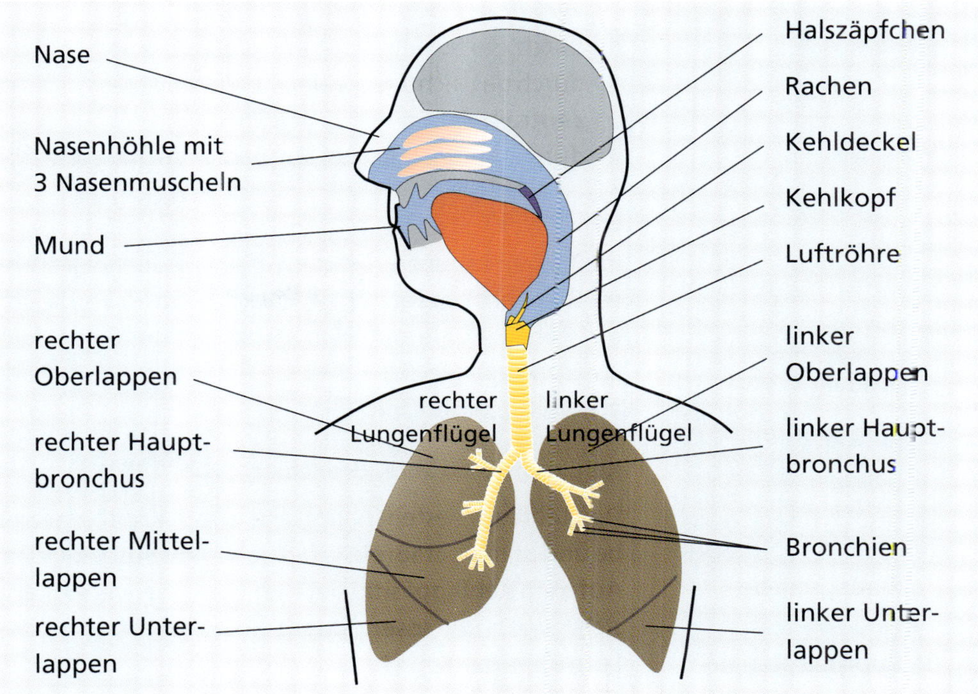

Abbildung 1.99: Das Atmungssystem

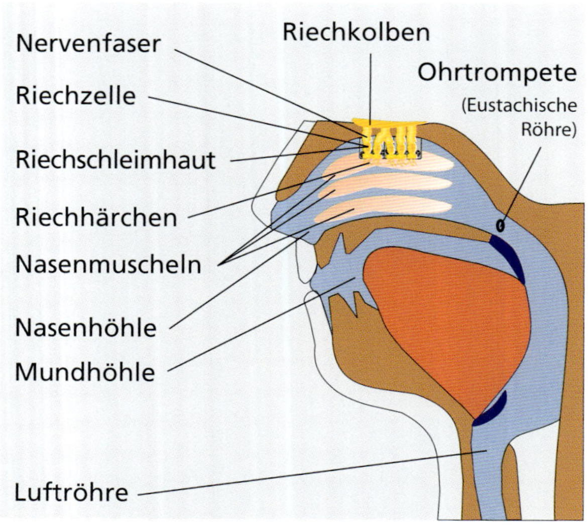

Abbildung 1.100: Schnitt durch die Nasenhöle und den Rachenraum

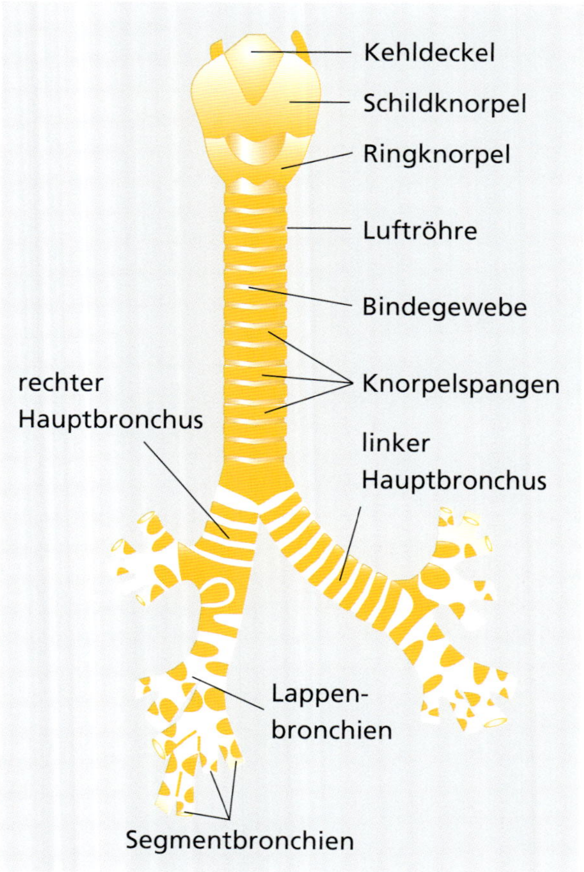

Abbildung 1.101: Kehlkopf, Luftröhre und Bronchien

Die Atemwege

Die Nase

In der Regel tritt die Luft durch die Nase in den Körper ein. Die Oberfläche der Nasenhöhle wird durch drei Nasenmuscheln vergrößert. Die Schleimhaut der Nase ist sehr gut durchblutet und dank eingelagerter Drüsen feucht (s. Abb. 1.100).

Funktionen der Nase

In den Nasenmuscheln wird die Luft vorbereitet. Sie wird:

- durch Haare grob gefiltert und gereinigt (feine Staubteilchen, Bakterien usw. bleiben an den feuchten Schleimhäuten hängen, werden durch die Flimmerhärchen in den Rachen befördert und verschluckt oder ausgehustet)
- durch die Schleimhaut angefeuchtet
- durch das dichte Netz der Blutgefäße, das wie eine Zentralheizung wirkt, erwärmt
- durch das Riechorgen auf den Geruch geprüft.

Der Rachen

Im Rachen kreuzen sich die Luft- und die Speiseröhre. Die Ohrtrompete (Eustachische Röhre) verbindet die Rachenhöhle mit dem Mittelohr; sie dient dem Luftdruckausgleich, indem sie bei jedem Schluckakt automatisch geöffnet wird.

Kehlkopf, Luftröhre, Bronchien (Abb. 1.101)

Der Kehlkopf besteht hauptsächlich aus Knorpelgewebe und ist mit gefäßreicher Schleimhaut ausgekleidet. Auf dem Kehlkopf sitzt der Kehldeckel; er verschließt sich, wenn wir essen, damit keine Nahrung in die Luftröhre gerät.

Die Luftröhre ist ein ca. 12 cm langer muskulöser Schlauch. Damit sie nicht zusammenkleben kann und trotzdem beweglich ist, wird sie von 16–18 hufeisenförmigen Knorpelspangen offengehalten.

Sie ist wie der ganze Atemtrakt mit Schleimhaut ausgekleidet. Durch die Drüsenzellen wird sie ständig befeuchtet und durch Flimmerhärchen an den Schleimhautzellen werden Verunreinigungen und Schleim nach außen befördert.

Auf der Höhe des 4.–5. Brustwirbels teilt sich die Luftröhre in den rechten und linken Hauptbronchus. Der verästelt sich zuerst in Bronchien, dann in Bronchiolen und endet in den Lungenbläschen, den Alveolen.

Die Lunge (Abb. 1.102)

Beide Lungenflügel zusammen enthalten ca. 300–500 Millionen Lungenbläschen, wovon jedes einen Durchmesser von 0,2 Millimetern hat. Die gesamte Oberfläche der Lungenbläschen würde aneinandergelegt etwa 200 Quadratmeter betragen. Die Wände der Lungenbläschen sind etwa 50 Mal dünner als eine Telefonbuch-Seite. Die Lunge besteht aus zwei Lungenflügeln. Der rechte besteht aus drei, der linke aus zwei Lungenlappen. Beide Lungenflügel werden von einer hauchdünnen Haut, dem Lungenfell, überzogen. Bei der Lungenpforte schlägt das Lungenfell um und bildet das Rippenfell, das an der Innenwand des Brustkorbs befestigt ist. Beide Felle (Häute) zusammen nennt man das Brustfell. Der Raum zwischen den beiden Fellen heißt Pleuraspalt. Damit sich die beiden Felle nicht aneinander reiben, enthält er eine seröse Flüssigkeit. Der Pleuraspalt ist luftdicht abgeschlossen; in ihm herrscht Unterdruck. Wenn er z. B. durch eine gebrochene Rippe verletzt wird, kann Luft in den Pleuraspalt gelangen und der betroffene Lungenflügel fällt in sich zusammen.

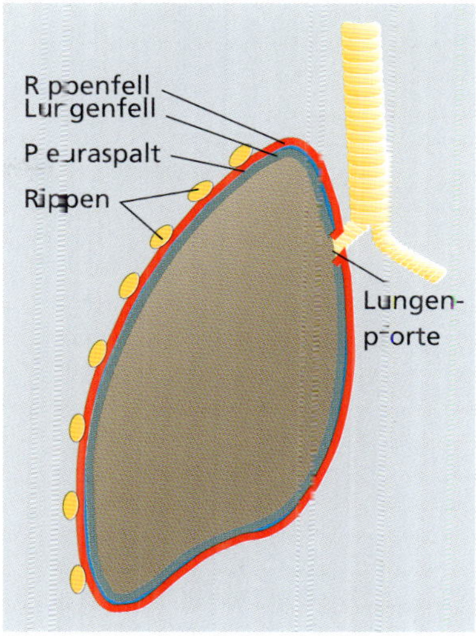

Abbildung 1.102: Schnitt durch einen Lungenflügel

Der Gasaustausch

Der Austausch von Sauerstoff (O_2) aus der Luft und Kohlendioxid (CO_2), dem «Abfallprodukt» aus den Körperzellen geschieht in den Lungenbläschen; man nennt ihn Gasaustausch (s. Abb 1.103).

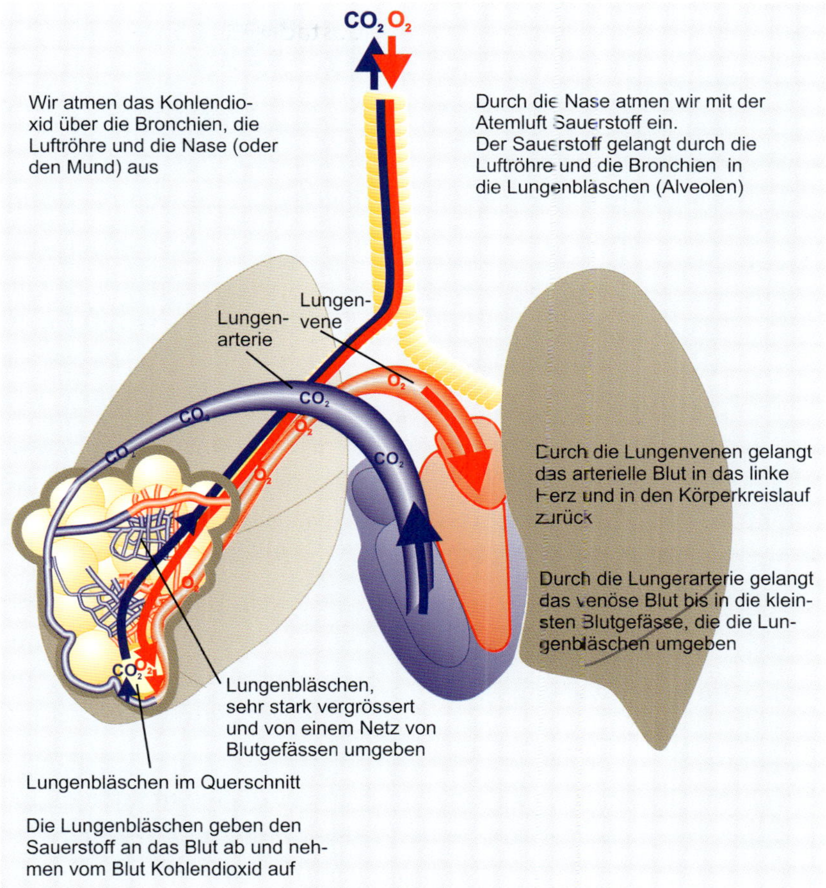

Abbildung 1.103: Der Gasaustausch

Atmen

Wir leben von der Luft, die wir einatmen, und dem darin enthaltenen Sauerstoff. Ohne den ständigen Austausch von Sauerstoff und Kohlendioxid können wir nicht leben. Jede Zelle braucht Sauerstoff um bestehen zu können und muss Kohlendioxid als Abfallprodukt abgeben. Atmen geschieht «von selbst». Wir werden uns unseres Atmens oft erst bewusst, wenn Störungen eintreten. Schon eine verstopfte Nase bereitet Unbehagen, vor allem nachts. Schwerere Störungen können lebensgefährdend sein und Todesängste auslösen. Es liegt daher an den Pflegenden, dafür zu sorgen, dass die Klienten jederzeit so gut wie möglich atmen können.

Auch wenn keine Probleme mit der Atmung zu erwarten sind, ist es die Aufgabe der Pflegenden dafür zu sorgen, dass die Räume gelüftet sind, eine möglichst angenehme Temperatur herrscht und die Luft (vor allem im Winter) nicht zu trocken ist (Luftbefeuchter aufstellen). Wenn es Probleme mit der Atmung gibt oder zu erwarten sind (z.B. längere Bettlägerigkeit, Operation), muss die Pflegeperson die entsprechenden Prophylaxen und Pflegemaßnahmen kennen und angemessen durchführen können.

Dazu muss sie Folgendes wissen oder versuchen in Erfahrung zu bringen:

- Hält sich der Klient viel an der frischen Luft auf?
- Schläft er bei offenem/geschlossenem Fenster?
- Raucht er?
- Hat oder hatte der Klient Probleme mit der Atmung?
- Sind Probleme zu erwarten (längere Liegezeit, Operation)?
- Leidet der Klient an anderen Krankheiten, die die Atmung beeinträchtigen könnten?

Steuerung der Atmung

Die Atmung wird automatisch über das Atemzentrum im verlängerten Mark (oberhalb des Rückenmarks) gesteuert. Das Atemzentrum reagiert auf folgende chemische Reize im Blut, das heißt wir atmen, wenn das Kohlendioxid (CO_2) ansteigt (größter Reiz), zu wenig Sauerstoff (O_2) im Blut ist oder der pH-Wert (Konzentration der Wasserstoffionen) zu tief (das Blut zu sauer) ist.

Beobachtung der Atmung

Die Beobachtung der Atmung ist von großer Bedeutung, da sie uns aufzeigen kann, in welchem physiologischen Zustand sich der Körper befindet. Lebensbedrohliche Situationen können durch gezielte Beobachtung schnell erfasst und entsprechende Maßnahmen eingeleitet werden.

Atemfrequenz

Die Atemfrequenz gibt die Anzahl der Atemzüge z. B. pro Minute wieder. Sie verändert sich je nach Alter. Physiologische Veränderungen hängen von Bewegung, Ruhe, Schlaf, psychischer Verfassung ab.

Normalwerte

- Säuglinge: 40–45 Atemzüge pro Minute
- Kleinkinder: 25–30 Atemzüge pro Minute
- Erwachsene: 12–20 Atemzüge pro Minute

Das Verhältnis Puls- zu Atemfrequenz beträgt vom 3. Lebensjahr an ca. 4 zu 1.

Tabelle 1.11: Veränderungen der Atemfrequenz

Veränderungen der Atemfrequenz	**physiologisch**	**pathologisch**
Tachypnö beschleunigte Atmung > 20 Atemzüge/Minute	■ körperliche Anstrengung ■ psychische Erregung (Freude, Schreck, Angst) ■ Aufenthalt in großer Höhe (die Luft enthält weniger O_2 – wir müssen mehr atmen)	■ vermehrter Bedarf an O_2 (Fieber, bösartige Tumorerkrankungen) ■ Einschränkung der Atemfläche (Lungenerkrankungen; wenn z. B. Lungengewebe bzw. Lungenbläschen zerstört sind, ist weniger Fläche für den Gasaustausch vorhanden) ■ zu wenige Transportmittel für das O_2 (bei Blutarmut oder großem Blutverlust haben wir zu wenige rote Blutkörperchen, die das O_2 transportieren)
Bradypnö verlangsamte Atmung < 12 Atemzüge/Minute	■ Ermüdung, Entspannung, Schlaf	■ Vergiftungen ■ Schädigung des zentralen Nervensystems
Dyspnö Atemnot		■ Einengung der oberen Atemwege ■ Lungen-, Herzkrankheiten ■ Störungen des Atemzentrums
Apnö Atemstillstand		■ Lähmung des Atemzentrums oder der Atemmuskulatur ■ Verlegung der Atemwege Wenn das Gehirn keinen Sauerstoff erhält, tritt nach 3–5 Minuten der Hirntod ein.
Hyperventilation übermäßig gesteigerte Atmung	■ psychische Überbelastung	■ Fieber, Schilddrüsenüberfunktion ■ Erkrankungen des zentralen Nervensystems

Hyperventilation

Bei der Hyperventilation ist die Atmung übermäßig gesteigert. Durch die schnellen Atemzüge wird viel zu viel CO_2 abgeatmet.
Vorgehen: Man lässt den Betroffenen das CO_2 wieder einatmen, indem man ihm für kurze Zeit einen Plastiksack vor Mund und Nase hält.

Atemrhythmus

Der gesunde Mensch atmet gleichmäßig, ruhig und unauffällig. Bei bestimmten Störungen/Erkrankungen verändert sich der Atemrhythmus (s. Abb. 1.104). Dabei können unterschiedliche Atemmuster beobachtet werden.

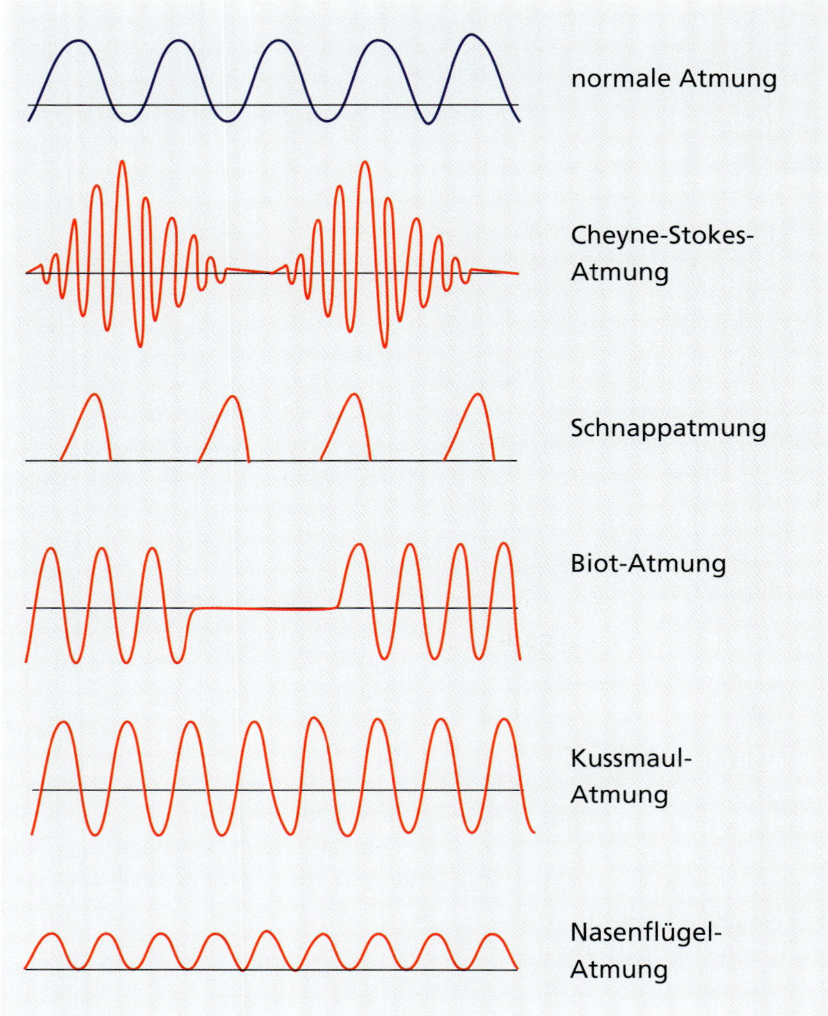

Abbildung 1.104: Pathologische Atemmuster

Cheyne-Stokes-Atmung

An- und Abschwellung der Atmung mit Atempausen bei Hirnerkrankungen und bei sterbenden Menschen.

Das Atemzentrum im Gehirn ist hochgradig geschädigt. Wegen O_2-Mangels ist das Gehirn ungenügend durchblutet. Der CO_2-Gehalt im Blut ist zu gering um Atemreize auszulösen. Die Atempause dauert so lang, bis der CO_2-Spiegel im Blut wieder deutlich ansteigt und ein neuer Atemzug einsetzt.

Schnappatmung

Kurze, schnappende Atemzüge, schwerste Form der Cheyne-Stokes-Atmung bei sterbenden Menschen.

Atemzüge enstehen nur noch durch Zwerchfellkontraktionen.

Biot-Atmung

Kräftige Atemzüge von gleichbleibender Tiefe mit Atempausen bei erhöhtem Hirndruck durch Hirnverletzungen, Hirntumoren, Hirnhautentzündungen, Hirnblutungen.
Das Atemzentrum ist schwer geschädigt; es reagiert nur noch auf O_2-Mangel. Sobald genug O_2 eingeatmet ist, gibt es eine Atempause. (Hier darf auf keinen Fall O_2 verabreicht werden, weil sonst der Atemreiz wegbleibt – es käme zum Atemstillstand.)

Kussmaul-Atmung

Regelmäßige große, sehr tiefe Atemzüge (Übersäuerungsatmung) bei schweren Stoffwechselerkrankungen wie dem diabetischen Koma (Koma durch zu viel Blutzucker).
Der Organismus versucht die Übersäuerung des Blutes durch vermehrte CO_2-Abatmung zu kompensieren.

Nasenflügelatmung

Kleine, schnelle, oberflächliche Atemzüge (Nasenflügelatmen) bei Pneumonie (Lungenentzündung).

Atemnot (Dyspnö)

Atemnot ist ein subjektiver, das heißt vom Kranken empfundener Sauerstoffmangel. Die Atmung ist beschleunigt und erschwert. Die Pflegenden müssen beobachten, ob die Aus- oder Einatmung erschwert ist, ob die Atemnot nur bei Anstrengung/Aufregung oder auch bei Ruhe auftritt und dieses dem Arzt weitermelden.

Schwerste Atemnot nennt man Orthopnö. Der Kranke atmet durch Nase und Mund, richtet den Oberkörper auf und stützt sich mit den Armen ab. Er hat Angst, u. U. sogar Todesangst.

Ursachen

Herz- und Lungenerkrankungen, Stoffwechselstörungen (z. B. Azidose bei Diabetes mellitus), Lähmungen der Atemmuskulatur und psychische Ursachen sind Ursachen der Atemnot.

Maßnahmen bei Atemnot

- Klienten mit erhöhtem Oberkörper lagern, einengende Kleider öffnen
- Kissen unter die Kniekehlen legen oder Knieknick (Bett)

- Esstisch so hinstellen, dass der Klient die Arme darauf abstützen kann
- große Kissen unter die Achseln betten
- Fenster öffnen
- beim Klienten bleiben
- bei akuter schwerer Atemnot sofort die Alarmklingel betätigen, das ärztliche Personal alarmieren

ACHTUNG

Maßnahmen bei Atemstillstand

- **alarmieren**
- **Atemwege freimachen**
- **beatmen**
- **bei Herzstillstand – Herzdruckmassage**

Bei sterbenden Menschen ist der Atemstillstand ein Todeszeichen.

Apnö (Atemstillstand)

Ursachen

Verlegung der Atemwege, eine Lähmung des Atemzentrums, eine Lähmung der Atemmuskulatur und Herzstillstand sind Ursachen für die Apnö.

Pathologische Atemgeräusche

- Keuchen bei körperlicher Anstrengung
- Pfeifende Atmung (Stridor) beim Einatmen durch Verengung der Luftwege (z. B. Pseudokrupp) oder beim Ausatmen durch Bronchospasmus (die Bronchien verkrampfen sich) bei Asthmatikern
- Rasseln oder Brummen: Schleimansammlung in den Luftwegen
- Brodeln: Wasser in den Lungen (Lungenödem)

Husten, Auswurf

Husten (Tussis) ist ein Schutzmechanismus. Wenn wir husten, befördern wir Schleim, Fremdkörper u. a. nach außen.

Wir unterscheiden den trockenen Husten (Reizhusten) beim Einatmen von Staub, Gasen, Chemikalien oder bei zu trockener Luft und den Begleithusten (produktiver Husten) bei Infektionen der Luftwege. Der Husten führt zur Sekretentleerung (Auswurf).

Auswurf (Sputum)

Bei Erkrankungen der Atemwege und der Lunge sondern die Schleimhäute übermäßig Sekret ab, dem Staub, Zellen, Blut, Bakterien, Eiter u. a. beigemischt sein können. Farbe und Substanz des Sputums hängen von der Erkrankung ab:

- schleimig durchscheinend: bei leichten Infektionen der Atemwege
- zäh, fadenziehend, glasig: bei Asthma bronchiale
- gelblichgrün-eitrig: bei Entzündungen der Luftröhre und der Bronchien
- dünnflüssig, schaumig, hellrot: beim Lungenödem
- blutig, Bluthusten: bei Tumoren der Atemwege, Abszessen, Tuberkulose, Infarkten der Lunge
- rostbraun: bei Lungenentzündung

Der Geruch des Sputums ist normalerweise unauffällig, kann sich aber bei bestimmten Erkrankungen oder körperlichen Zuständen verändern.

Mögliche Ursachen sind eine schlechte Mundhygiene, Magen-Darm-erkrankungen, diabetisches Koma (Azetongeruch), Lungenabszess (fade-süsslicher Geruch), Lungenkrebs und eitrige Lungenerkrankungen (Fäulnisgeruch) und Leberkoma (Ammoniakgeruch).

Umgang mit Sputum

Sputum wird aus Hygienegründen in Einwegmaterialien entsorgt. Beim Umgang mit Sputum immer Plastikhandschuhe tragen; es kann infiziert sein (Krankheitserreger enthalten).

Bei Infektionsgefahr werden Sputumbecher in speziell gezeichneten Behältern gesammelt und direkt der Verbrennungsanlage zugeführt.

Klienten, die Auswurf haben, erhalten einen Sputumbecher in den sie spucken können.

Material

- ❑ Sputumbecher, evtl. mit 5–10 ml Desinfektionslösung
- ❑ Zellstoff oder Papiertücher, um den Mund oder die Nase abwischen zu können
- ❑ Plastiksäckchen für den Abfall

Pneumonieprophylaxe

Die Pneumonie (Lungenentzündung) ist eine gefürchtete Komplikation bei Erkrankungen oder nach Operationen vor allem geschwächter und alter Menschen.

Durch Bettruhe, Schmerzen usw. wird die Atmung oberflächlich und die Lungen werden ungenügend belüftet. Es sammelt sich Sekret an und es besteht eine erhöhte Anfälligkeit für Infektionen wie Pneumonie und Bronchitis.

Gefährdet sind Klienten bei:

- längerdauernder Bettruhe, Immobilität
- Erkältungskrankheiten
- mangelhaftem Abhusten von Sekreten
- ungenügender Mundpflege
- Störungen/altersbedingten Veränderungen/Erkrankungen des Atemapparates
- fehlendem Schluckreflex: Es besteht die Gefahr der Aspiration (Eindringen von flüssigen oder festen Stoffen [Schleim, Erbrochenes] in die Luftröhre)
- Schonatmung wegen Schwäche oder Schmerzen

Das **Ziel der Pneumonieprophylaxe** ist die Verhinderung einer Pneumonie.

Maßnahmen der Pneumonieprophylaxe bestehen in einer besseren Durchlüftung der Lunge, im Abhusten von Sekretansammlungen und in der Vermeidung von Aspiration.

Mobilisation

Den Klienten so oft und so früh wie möglich und erlaubt mobilisieren. Jede körperliche Aktivität erhöht den O_2-Bedarf der Zellen. Wir atmen tiefer, die Alveolen werden besser belüftet, das Lungengewebe bleibt widerstandsfähiger.

Bewusstes Atmen

Atemübungen dürfen nur auf ärztliche Anordnung ausgeführt werden, weil sie bei bestimmten Lungenerkrankungen (z. B. Überblähung der Lunge) gefährlich sind.

Um eine bessere Belüftung der Lungen des Klienten zu erreichen, genügen oft schon einige Veränderungen seines Verhaltens:

- Lage- oder Sitzhaltung (zusammengekrümmt, verspannt) so korrigieren, dass er frei und entspannt atmen kann.
- Durch die Nase einatmen lassen, damit die Einatmungsluft angewärmt, befeuchtet und gereinigt wird.
- Einige Male am Tag tief ein- und ausatmen lassen, das gewährleistet eine bessere Belüftung der Alveolen.
- Gymnastische Übungen helfen die Zwischenrippenmuskulatur zu lockern.
- Weitere Atemübungen: Luftballon, Plastikbeutel aufblasen lassen, Tischtennisball, Feder oder andere leichte Gegenstände wegblasen lassen, mit einem Schlauchstück oder Trinkhalm in eine mit Wasser gefüllte Flasche blasen lassen, so dass das Wasser sprudelt.

Atemunterstützende Lagerungen

Oberkörperhochlagerung

Die Hochlagerung des Oberkörpers (halbhoch bis sitzend) erleichtert das Atmen. Die Arme können durch Kissen oder durch Ablegen auf den Tisch gestützt werden.

Seitenlagerung

Bei Seitenlage (90°) wird der freiliegende Lungenflügel besser belüftet, bei Dekubitusgefahr darf diese Lagerung nicht über längere Zeit angewendet werden.
Andere spezielle Lagerungen können von Physiotherapeuten erlernt werden, z. B. VATI-Lagerungen.

Lockerung von Sekret

Sekretlösung

Damit Sekret (z. B. Schleim) abgehustet und ausgespuckt werden kann, muss es zuerst gelockert und wenn nötig verflüssigt werden. Der Klient soll zur Sekretverflüssigung mindestens 2 Liter/24 Std. trinken.

Tabelle 1.12: Lockerung von Sekret

	Mittel	Wirkung	Achtung
Einreibungen	■ Franzbranntwein, Wachholdergeist	■ tiefe Einatmung ■ Förderung der Durchblutung	▼ trocknet die Haut aus, rückfetten!
	■ ätherische Öle (Kampfer, Eukalyptus, Senföl usw.)	■ sekretlösend durch Einatmen der sich verflüchtigenden Öle ■ Förderung der Hautdurchblutung	▼ nur ein Mal täglich anwenden, können sonst Lungenfunktion beeinträchtigen ▼ Allergiegefahr; Klienten gut beobachten ▼ nur auf gesunde Haut ▼ nicht bei Risikopatienten und Säuglingen
Wickel	■ Zitrone (z. B. mit heißen Zitronenschnitzen)	■ sekretlösend	▼ nicht bei Kreislaufschwäche ▼ bei Bronchitis und Lungenentzündung den Arzt fragen

Luftbefeuchtung

Zur Luftbefeuchtung genügt oft häufiges Lüften. Wenn die Raumluft sehr trocken ist, z. B. die Räume zu stark geheizt sind, kann man einen Wasser-Verdampfer (Defensor) aufstellen oder an den Radiator hängen. Das Wasser verdampft und feuchtet die Raumluft an.

Atemstimulierende Einreibungen (ASE)

Die ASE hat die Wirkung, die Atmung zu vertiefen, sie kann im Sitzen oder Liegen durchgeführt werden.
Im Sitzen kann der Klient z. B. seinen Oberkörper abstützen, in dem er sich umgekehrt auf einen Stuhl setzt und die Arme auf die Stuhllehne stützt.
Im Liegen ist eine 135° Lagerung (Bauchlage) sinnvoll.

Durchführung (s. Wikipedia 2011)

- Beide Hände auf beiden Seiten der Wirbelsäule des Klienten im Nacken auflegen; beim Ausatmen des Klienten die Hände mit leichtem Druck entlang des Rückgrats nach unten und nach außen, beim Einatmen ohne Druck wieder nach oben führen (kreisförmig).
- Die Kreise wiederholen (immer ca. 15 cm tiefer) bis der Steiß erreicht ist.
- Um mit dem Atemrhythmus des Klienten mitzugehen, muss der Halbkreis der Ausatmungsphase ca. doppelt so lange dauern wie der der Einatmungsphase.
- Die Einreibung sechs- bis acht-Mal wiederholen und mit mehrmaligem Ausstreichen des Rückens vom Kopf bis zum Steiß beenden, danach den Klienten ausruhen lassen.

ACHTUNG

- Bei bettlägerigen Klienten die Schüssel niemals auf die Bettdecke stellen (kann umkippen und den Klienten verbrühen) und unruhige, verwirrte Menschen während der Anwendung nicht allein lassen.
- Bei Warmwasserverdampfern Haare und Brust des Klienten mit einem Frottiertuch vor Nässe schützen.
- Gerät bei verwirrten, unruhigen Menschen und Kindern nicht unbeaufsichtigt lassen.

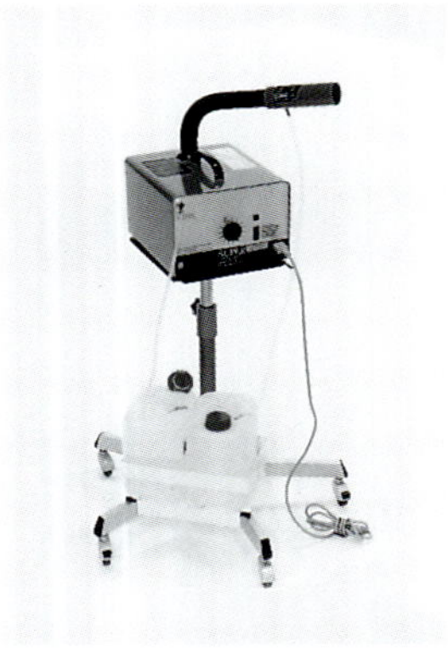

Abbildung 1.105: Elektrischer Dampfinhalator

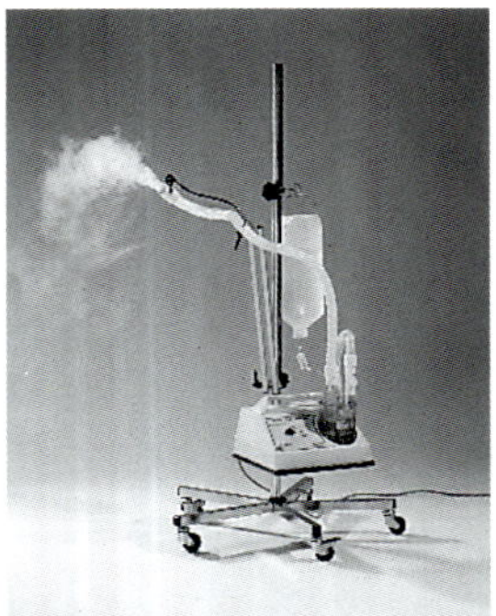

Abbildung 1.106: Ultraschallvernebler

Inhalation von Dampf*

Obere Atemwege

Die Dampfinhalation wird bei Erkrankungen der oberen Atemwege (Erkältung, Entzündungen der Nasennebenhöhlen, des Kehlkopfs, der Luftröhre) angewendet. Die Wassertröpfchen sind ca. $^{30}/_{1000}$ Millimeter (30 μ = Mikrometer/Mikron) groß und gelangen bis in die Luftröhre.

Kopfdampfbad

Material / Vorbereitung

- Eine Handvoll Kamillenblüten in 2 Liter Wsser aufwallen lassen und in eine Schüssel gießen (oder 2 Teelöffel Kamillosan, Kampfer oder Eukalyptus in heißes Wasser geben).
- Schüssel auf den Tisch stellen.
- Badetuch, Nierenschale, Zellstoff und Abfallsack bereitlegen.
- Klienten sitzen lassen.

Vorgehen

- Das Badetuch über den Kopf des Klienten und die Schüssel hängen (damit kein Dampf entweicht).
- Solange es dampft, den Klienten ruhig und mit offenem Mund atmen lassen.
- Nach Beendigung des «Dämpfens» Gesicht kalt abwaschen.
- Den Klienten ruhen lassen.

Für die Dampfinhalation kann ein **einfacher Dampfinhalator** verwendet werden: Siedend heißes Wasser mit Kamille und/oder ätherischen Ölen wird in den unteren Teil des Geräts gegeben. Das Oberteil dient der Dampfzufuhr zu den Atemwegen. Für die Befeuchtung der oberen Atemwege wird der **elektrische Dampfinhalator** (s. Abb. 1.105) verwendet. Verdampft wird destilliertes Wasser (aqua destillata), damit das Gerät nicht verkalkt. Der Dampfinhalator hat eine Zeitschaltuhr und kann wahlweise von 0–60 Minuten oder auf Dauerbetrieb geschaltet werden.

Untere Atemwege

Damit die Wassertröpfchen so fein zerstäuben, dass sie bis in die unteren Atemwege (Alveolen) gelangen können, müssen sie 2–5 Mikron groß sein. Der **Ultraschallvernebler** (s. Abb. 1.106) zerstäubt die Tröpfchen durch Schwingungen. Kaltwasservernebler sind für den Dauerbetrieb geeignet; man stellt sie ca. 50 cm vom Klienten entfernt auf. Warmwasservernebler werden ca. 1 m vom Klienten entfernt aufgestellt und sollen ca. 20 Minuten pro Anwendung laufen. Für die Reinigung und Wartung der Geräte sind die Anweisungen der Hersteller genau zu befolgen (Gebrauchsanleitung). Wenn die Geräte nicht exakt gepflegt werden, sammeln sich Bakterien an, die mitvernebelt werden und in die Atemwege der Klienten gelangen.

Inhalation

Die physiologische Kochsalzlösung (NaCl 0,9 %) mit dem Medikament gelangt direkt in die Lunge.

Inhalationsgeräte sind Taschengeräte mit vorgefertigten Aerosolen (zu Nebel zerstäubte Heilmittel). Beim Inhalieren mit dem Taschengerät wird bei jedem Sprühstoß eine definierte Menge an Treibstoff freigegeben. Bei der Verdampfung des Treibgases bleiben die Wirkungsteilchen übrig und werden inhaliert. Die Aerosole haben bei der Freisetzung einen Druck von ca. 150 km. Ein großer Teil bleibt an der Rachenwand; es gelangen nur 20–40 % in die Lunge.

Da jedes Gerät anders gebaut ist, Gebrauchsanweisung genau lesen und entsprechend vorgehen.

Das Inhalieren mit dem Inhalierapparat **(Pari-Vernebler)** (s. Abb. 1.107) ist aufwendiger, aber genauer als mit dem Taschengerät.

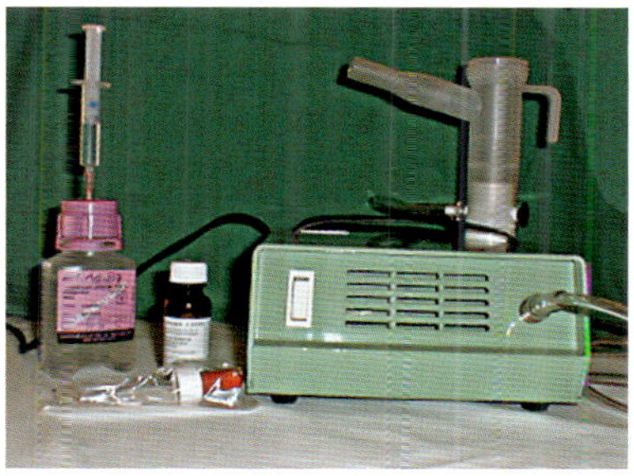

Abbildung 1.107: Pari-Vernebler

Material / Vorbereitung

- Der Klient setzt sich aufrecht und entspannt hin. Die Nase des Klienten muss frei sein.
- Das Gerät bereitstellen.
- Zellstofftücher und Abfallsack bereitstellen.
- Vernebleroberteil, -unterteil, Medikamentenbecher, Mundstück (oder Maske) zusammenstellen.
- Die verordnete Menge NaCl 0,9% in den Behälter geben.
- Von der verantwortlichen Pflegeperson Medikament einfüllen lassen (die AGS dürfen keine Medikamente richten).

Vorgehen

- Das Mundstück beim Einatmen mit den Lippen gut umschließen.
- Im normalen Atemrhythmus atmen.
- Beim Einatmen Unterbrecher (wenn vorhanden) drücken, beim Ausatmen loslassen.
- Luftschlauch darf nicht geknickt sein.

Es ist günstiger mit dem Mundstück anstelle der Maske zu inhalieren; die Inhalation mit dem Mundstück ist genauer. Masken werden bei Klienten verwendet, die das Mundstück mit den Lippen nicht umschließen können (bewusstlose, verwirrte Menschen) und bei Kindern.

Umgang mit physiologischer Kochsalzlösung (NaCl 0,9 %)

NaCl wird entweder allein (es wirkt sekretlösend) oder als Trägersubstanz für das Medikament gebraucht.

- Beim ersten Gebrauch aktuelles Datum auf die Flasche schreiben: angebrochene NaCl-Lösungen (s. Abb. 1.108) innerhalb von 4–6 Wochen aufbrauchen.
- Beim Umgang mit Stechampullen Anweisungen des Hauses beachten.

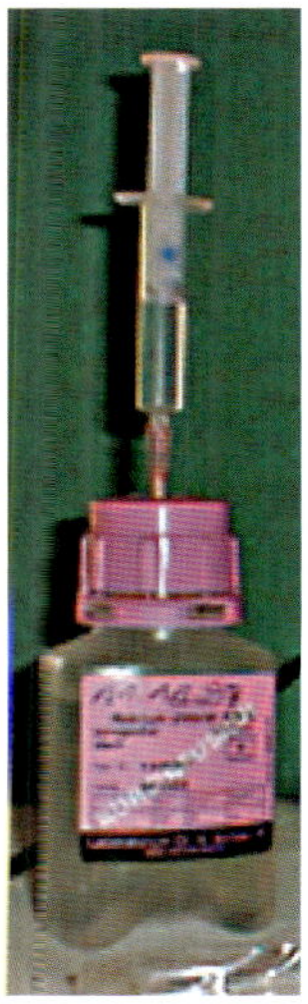

Abbildung 1.108: NaCl mit Spritze und Kanüle

Grundsätze

- Jeder Klient hat sein eigenes Inhalationszubehör.
- Inhalationszeiten und -dauer genau einhalten.
- Klienten vor allem am Anfang der Inhalationstherapie gut beobachten; sie könnten auf die Medikamente allergisch reagieren.
- Infektiöse Klienten erhalten das Gerät zuletzt.
- Gute Anleitung und Überwachung auch selbständiger Klienten.

Reinigung des Geräts

Nach jeder Inhalation zerlegte Verneblerteile unter lauwarmem, fließendem Wasser spülen, zum Trocknen auf Papierhandtuch auslegen oder mit Papierhandtuch ausreiben, geschützt, staubfrei (z. B. in einem Waschhandschuh) aufbewahren und erst vor der nächsten Inhalation sorgfältig zusammensetzen.

Bei der wöchentlichen Reinigung und bei der Reinigung bei Abschluss der Anwendung die zerlegten Verneblerteile (ohne Vernebleruntertei) in Desinfektionsmittel oder in halb Wasser, halb Essig 30 Minuten einlegen, sehr gut mit Wasser nachspülen oder thermisch desinfizieren: Die Verneblerteile in der Abwaschmaschine oder im Steckbeckengerät (wenn ein geeigneter Einsatz vorhanden ist) waschen. Nun die Löchlein der Düse mit dem beigelegten Kupferdraht durchstechen und alle Teile unter fließendem Wasser spülen und zum Trocknen auf Papierhandtuch legen oder mit Papierhandtuch trocken reiben. Zum Abschluss Gerät und Luftschlauch außen mit Desinfektionsmittel abwischen.

Kontrakturen

Unsachgemäße Lagerungen und längere Inaktivität des Bewegungsapparates können zu Versteifungen und Fehlhaltungen führen. Wenn die betroffenen Gelenke nicht konsequent bewegt werden, kommt es zu bleibenden Schäden, zu Kontrakturen.
Kontrakturen sind Dauerverkürzungen von Muskeln, Sehnen und Bändern; es entstehen Funktions- und Bewegungseinschränkungen und die Gelenke versteifen.
Weil die Beugemuskeln fast immer stärker sind als die Streckmuskeln, kommt es meistens zu Beugekontrakturen (Ellenbogen, Finger, Knie, Fuß).

Symptome

- Zwangshaltung; das Gelenk kann aktiv (vom Klienten selbst) nicht mehr und passiv (von den Pflegepersonen) kaum mehr bewegt werden.
- Schmerzen.
- Unharmonischer Bewegungsablauf.

Ursachen

- Immobilität, Bettlägerigkeit (vor allem bei geschwächten Klienten).
- Gelenkerkrankungen: Verletzungen, Entzündungen, Verschleiß (Arthrose).
- Schonhaltung: Das Gelenk wird kaum bewegt, weil es schmerzt.

- Erkrankungen des Weichteilapparates: Verletzungen von Muskeln, Bändern und Sehnen, Muskelerkrankungen.
- Ruhigstellung: Gipsverband, Schienenlagerung.
- Ausfall peripherer oder zentraler Nerven: Die Zusammenarbeit vom Beuge- und Streckmuskel ist gestört; z. B. bei Gehirnverletzungen, Lähmungen (Schlaganfall).
- Unsachgemäße Lagerung und fehlendes Durchbewegen von: bewusstlose, immobile, gelähmte Menschen.
- Großflächige Narben in Gelenknähe: Narben ziehen das Gewebe zusammen, das Gelenk kann nicht mehr oder nur mit Schmerzen bewegt werden (z. B. nach Verbrennungen, Verletzungen, Dekubitus).

Kontrakturenprophylaxe

Ziel der Kontrakturenprophylaxe ist die Beweglichkeit der Gelenke zu erhalten. Maßnahmen zur Vorbeugung und Verhinderung von Kontrakturen:

- Mobilisation: so früh und so viel wie möglich
- Bewegungsübungen: aktiv und passiv (durchbewegen) (s. Abb. 1.109)
- evtl. vorbereiten durch Wärme/Wasser (Hand-Fußbad, Bad), verordnete Abgabe von Schmerzmittel
- korrekte Lagerungen

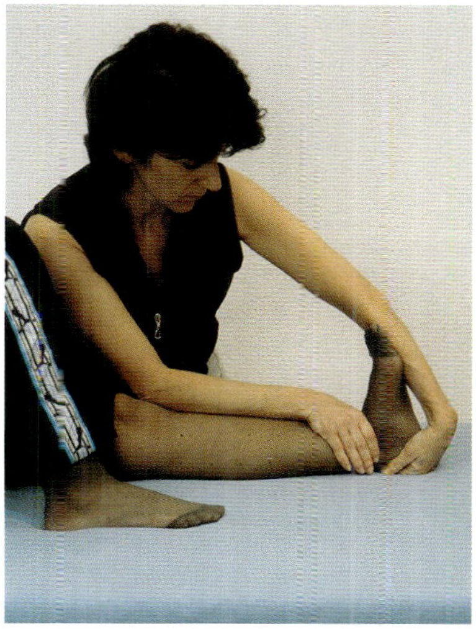

Abbildung 1.109: Durchbewegen des Fußgelenks

Durchbewegen von Klienten

Für jeden Klienten sollte von den Physiotherapeuten ein genau auf ihn abgestimmter Therapieplan erstellt werden. Die Physiotherapeuten können die Pflegepersonen anleiten einfache Übungen, die mehrmals am Tage durchgeführt werden müssen, anzuwenden.
Grundsätze dabei:

- Die Gelenke möglichst vom ersten Tag einer Behinderung an durchbewegen (im Idealfall mehrmals täglich); dies geschieht am besten während oder nach der täglichen Pflege.
- Bei stark versteiften oder sehr spastischen Gelenken mit langsamen, kleinen Bewegungen anfangen und versuchen, diese zu steigern. Langsam bewegen.
- Einfach denken: Gelenke anschauen und in allen Bewegungsrichtungen, die einen Bewegungsmangel aufweisen, durchbewegen.
- Schmerzgrenze des Klienten nicht überschreiten, aber Bewegung an Schmerzgrenze heranführen!
- Bewusstlose oder gelähmte Klienten spüren in der Regel keine Schmerzen; ihre Gelenke dürfen von der AGS nur ganz vorsichtig gebeugt und gestreckt werden.

Ethik

Robert Ammann

Definition Ethik

- Ethik bedeutet übersetzt «Sittenlehre». In der Umgangssprache wird für Ethik eher das Wort «Moral» verwendet.
- Ethik fragt nach dem richtigen oder falschen Handeln in bestimmten Situationen: Was gehört sich? Was soll ich tun?
- Zur Klärung dieser Fragen dienen ethische Grundsätze oder Richtlinien. Ethische Grundsätze leiten sich von Werten ab, die als allgemein gültig anerkannt sind. Das heißt, es geht um Werte, die nicht nur für einzelne Personen oder Gruppen gelten, sondern für alle Menschen. Die Menschenrechte sind ein Beispiel von ethischen Richtlinien.
- Ethik hat auch mit dem Begriff der Verantwortung zu tun. Wo ich selbst entscheiden kann, wie ich handeln will – das heißt nicht einfach nur ausführe, was andere mir sagen –, bin ich für mein Handeln verantwortlich.

Ethische Prinzipien

Berufsgruppen wie beispielsweise Ärzte und Pflegende erarbeiten selber ethische Grundsätze, nach denen sie ihren Beruf ausüben wollen (vergleiche zum Beispiel: Schweizerischer Heimverband: Grundlagen für verantwortliches Handeln in Alters- und Pflegeheimen). Solche beruflichen Grundsätze beziehen sich auf die folgenden grundlegenden ethischen Prinzipien:

Autonomie

- Autonomie ist das Recht des Menschen auf Selbstbestimmung.
- Das Prinzip der Autonomie erfordert von den Pflegenden, dass sie die eigenständigen Entscheidungen und Handlungen der Klienten ernst nehmen.
  Zum Beispiel: Akzeptieren, wenn eine Klientin an einem Tag beschließt, dass sie sich heute nicht waschen will.

Gutes tun

- Dieses Prinzip ist eng verknüpft mit dem Prinzip, nicht zu schaden.
- Das Prinzip Gutes zu tun erfordert von den Pflegenden, für das Wohlbefinden der Klienten zu sorgen.
  Zum Beispiel: Einem Klienten ermöglichen, dass er am Geburtstagsfest seiner Tochter teilnehmen kann, indem ein Rollstuhltaxi organisiert wird.

Nicht schaden

- Pflegende sind verpflichtet, für die Sicherheit der Klienten zu sorgen und sie vor potenziellen Gesundheitsrisiken zu schützen.

- Außerdem erfordert das Prinzip nicht zu schaden von den Pflegenden, das Leben der Klienten zu schützen.
  Zum Beispiel: Die Haut der Klienten gut beobachten und durch geeignete Maßnahmen wie Umlagern verhindern, dass ein Dekubitus entsteht.

Gerechtigkeit

- Das Prinzip der Gerechtigkeit verpflichtet Pflegende, Klienten ungeachtet ihrer Religion, ihrer Nationalität, ihres Geschlechts, ihrer politischen Überzeugung, ihrer sexuellen Orientierung und ihrer Persönlichkeit gleich zu behandeln.
- Alle Klienten sollen dieselbe Pflege erhalten, das heißt die gleiche Aufmerksamkeit und Fürsorge.
  Zum Beispiel: Alle Klienten haben die Möglichkeit, die Teesorte zu wählen – nicht nur diejenigen, die den Pflegenden besonders sympathisch sind.

Ethik – ein Fallbeispiel

Eine verwirrte Klientin steht immer wieder auf und verlässt ihr Zimmer. Sie ist körperlich so geschickt, dass sie über die befestigten Bettgitter hinwegklettern kann. Da sie sehr unsicher auf den Beinen ist, ist sie schon mehrfach gestürzt. Einmal hat sie sich den Vorderarm gebrochen. Beim letzten Mal hat sie sich den Oberschenkelknochen gebrochen und musste für drei Wochen ins Spital. Sie hat auch jetzt noch starke Schmerzen deswegen.

Wie sollte man in einer solchen Situation vorgehen? Ist es richtig, die Klientin im Bett oder im Lehnstuhl anzubinden, damit sie nicht aufstehen und sich verletzen kann? Oder ist es wichtiger, ihr die Freiheit zu lassen sich frei zu bewegen, selbst wenn sie sich dabei verletzt?

Überlegungen zu Lösungsmöglichkeiten

Wenn man das Prinzip «Nicht schaden» stark berücksichtigt, wird man die Klientin vielleicht mit einem Magnetgurt im Bett fixieren. Damit verletzt man aber das Prinzip der «Autonomie». Bei diesem Beispiel handelt es sich um ein ethisches Dilemma – eine Situation, in der zwei Lösungen, die beide richtig sind, sich widersprechen und nicht miteinander vereinbar sind. Bei einem ethischen Dilemma gibt es keine Lösung, welche absolut richtig ist. «Lösen» kann man diese Situation nur, indem man sich mit den Angehörigen, dem Arzt und dem Team zusammensetzt und darüber spricht, was für die betroffene Klientin in dieser Situation das voraussichtlich bessere Vorgehen ist. Bei verschiedenen Klientinnen wird es beim gleichen ethischen Dilemma deshalb möglicherweise zu unterschiedlichen Lösungen kommen: Bei der einen Klientin steht in diesem Dilemma vielleicht der Aspekt der Selbstbestimmung im Vordergrund, da ihr ihre Bewegungsfreiheit immer sehr wichtig war. Bei einer zweiten Klientin erscheint der Schutz vor Schmerzen als wichtiger und führt dazu, dass man bei ihr fixierende Maßnahmen wählt. Fazit: Die besten Lösungen findet man, wenn die (vermuteten) Bedürfnisse der Klienten im Zentrum stehen und wenn mehrere Personen gemeinsam nach der Lösung suchen.

Fixieren von Klienten

- Fixationen sind rechtlich erlaubt. Zulässig sind sie z. B. bei Verwirrtheit zur Durchführung «angemessener» medizinischer und pflegerischer Maßnahmen; ebenso bei Selbst- oder Fremdgefährdung (Selbstmordgefahr bzw. drohende Gewalt gegen andere Personen).
- Auch Medikamente zur Ruhigstellung sind Maßnahmen, welche die Bewegungsfreiheit einschränken.
- Studien zeigen folgende mögliche **Vorteile** der Fixation: Die Sicherheit der Klienten kann durch Fixationen gewährleistet werden; Fixationen können bei Übererregung zur Beruhigung beitragen; andere Personen können vor aggressiven Klienten geschützt werden.
- Studien zeigen folgende mögliche **Nachteile** der Fixation: Auf der körperlichen Ebene können Fixationen zu Kontrakturen, Druckstellen oder Verletzungen führen, sie können die Pneumoniegefahr verstärken, da Klienten sich weniger bewegen können; auf der psychischen Ebene können Fixationen Gefühle der Hilflosigkeit herbeiführen sowie bereits bestehende Unruhe verstärken. Weiter verstärken sie oft eine ablehnende Haltung gegenüber Therapien. Schließlich können fixierende Maßnahmen die Verwirrtheit von Klienten verstärken.
- Mögliche Alternativen zur **Fixation**:
  1. Verstärkte Überwachung: Eine Glocke über der Tür oder in speziellen Matten am Boden befestigen, welche läuten, wenn die Klienten aufstehen; elektronische Türmelder, welche Alarm geben, wenn Klienten einen Bereich verlassen; freiwillige Helferinnen oder Zivilschutz-Angehörige einsetzen; Klienten ins Stationszimmer nehmen oder mit einzelnen Pflegenden «mitlaufen lassen».
  2. Ursachen von Stürzen beheben: Die Medikation überprüfen; sichere Schuhe mit besserem Profil; das Bett an die Wand schieben; schlechte Beleuchtung verbessern.
  3. Besser vor Sturzfolgen schützen: Hüftschutz (Safe-Hip) für gefährdete Klienten; Ellbogen-, Knie- und Handgelenkschoner sowie Helme aus dem Skating-Bereich einsetzen; die Matratze auf den Boden legen (Bodenpflege); Gymnastikmatten rund ums Bett legen.
  4. Umgebung umgestalten: Haltevorrichtungen befestigen (an den Wänden entlang; in den Zimmern); Non-slip-Streifen in Nassbereichen anbringen.

Quellen

- Blunier Elisabeth (2011): Lehrbuch Pflegeassistenz. Huber, 5. überarbeitete und erweiterte Auflage
- Dialog Ethik: Züricher Patientinnen- und Patientengesetz, Thema im Fokus, Ausgabe 59, Januar 2005
- Landolt Hardy: Rechtskunde für Gesundheits- und Pflegeberufe, Hans Huber, 2004
- www.zhlex.ch/internet/zhlex/de/home.html, Ordnungsnummer 813.13, Zugriff am 06.12.2010

1.5

Unterstützt Mobilisationen, Lagerungen und Transfers von Klientinnen und Klienten

Typische Situation

Frau Grau ist aufgrund ihrer Behinderung auf den Rollstuhl angewiesen. Sie wird heute Nachmittag an einem Ausflug teilnehmen. Hans Jakobi, Assistent Gesundheit und Soziales EBA, hat den Auftrag, Frau Grau in den Handrollstuhl zu mobilisieren.

Frau Grau hat sich für eine kurze Mittagsruhe hingelegt. Als Hans Jakobi das Zimmer betritt, begrüßt sie ihn. Sie freut sich sehr auf den bevorstehenden Ausflug.

Hans Jakobi fragt Frau Grau, welche Schuhe sie tragen möchte. Er zieht ihr diese Schuhe an. Anschließend stellt er den Rollstuhl und das Rutschbrett für die Mobilisation bereit. Er achtet dabei auf die geeignete Position des Rollstuhls und die richtige Betthöhe. Er unterstützt Frau Grau beim Aufsitzen und setzt dabei eine rückenschonende Arbeitsweise ein. Er fragt Frau Grau, ob sie sicher sitze. Als sie die Frage bejaht, unterstützt er sie beim Transfer über das Rutschbrett vom Bett in den Rollstuhl.

Nachdem Frau Grau sicher im Rollstuhl sitzt, befestigt Hans Jakobi die Armlehne und bringt die Fußraster in Position, damit Frau Grau ihre Füße bequem und sicher positionieren kann.

Frau Grau bedankt sich für die Unterstützung. Hans Jakobi freut sich über das Dankeschön und begleitet Frau Jakobi zum vereinbarten Treffpunkt.

Situationskreis

Alle Formen von Lagewechseln (Bett, Rollstuhl, Sessel, WC usw.)

Berufskunde

- Handlungsleitende Kenntnisse von Anatomie, Physiologie und Pathologie des Bewegungsapparates
- Handlungsleitende Kenntnisse der Lagerung und der Mobilisation

- Pflegestandards zu Mobilisationen, Sturz und Sturzprophylaxen
- Pflegestandards zu Transfers

- Handlungsleitende Kenntnisse von Anatomie, Physiologie und Pathologie von Gehirn und Nervensystem (z. B. Bewegungsstörungen, Hemiplegie, Parkinson)

ÜK

- Wendet Grundsätze der rückenschonenden und sicheren Arbeitsweise an (s. 4.3)
- Mobilisiert Klientinnen und Klienten in den Rollstuhl und setzt Hilfsmittel entsprechend ein
- Geht mit dem Rollstuhl korrekt um

- Setzt Badelift und Patientenheber ein
- Führt Lagerungen von Klientinnen und Klienten durch
- Führt Mobilisationen durch

Fähigkeiten in der Praxis

- Setzt Hilfsmittel zur Mobilisation ein
- Arbeitet rückenschonend
- Setzt Lagerungsmaterialien ein
- Wendet die Grundsätze der rückenschonenden und sicheren Arbeitsweise an
- Führt Lagerungen und Mobilisationen entsprechend den Pflegestandards durch
- Holt bei Bedarf Unterstützung

Sich bewegen

Jeder Mensch bewegt sich, bewusst oder unbewusst, hunderte Male am Tag und auch in der Nacht während des Schlafs. Durch das Bewegen verändern wir unseren Standort, die Lage unseres Körpers oder Teile davon.
Bewegung entlastet die Muskulatur (Abwechslung), verhindert Druckstellen auf der Haut und ist auch maßgeblich am venösen Rückfluss des Blutes beteiligt.
Wenn wir uns, z. B. nach einem Unfall, nicht oder nur teilweise bewegen können, kann unsere Selbstständigkeit und Freiheit sehr stark eingeschränkt sein.
Mit unserem Körper drücken wir aber auch Gefühle wie Freude, Wut, Trauer, Angst, Abwehr ohne Worte (nonverbal) aus.

Um zu erfahren, was die Klienten in Bezug auf die Lebensaktivität «Sich bewegen» gewöhnt sind und wie sie sich bewegen möchten, müssen die Pflegepersonen versuchen, Folgendes in Erfahrung zu bringen:

- Was kann der Klient?
- Ist die Bewegungsfähigkeit intakt / eingeschränkt?
- Wo braucht der Klient Hilfe?
- Welche Hilfsmittel braucht der Klient?
- Ist der Klient eher ein aktiver oder passiver Mensch?
- Hat der Klient Schmerzen?

Das Bewegungssystem

Unser Bewegungsapparat funktioniert durch das Zusammenspiel von Knochen, Gelenken und Muskeln. Knochen und Gelenke verhalten sich bei unseren Bewegungen passiv und heißen deswegen **passiver Bewegungsapparat**. Die Muskeln tun die eigentliche Arbeit; sie bilden mit den Sehnen und Bändern zusammen den **aktiven Bewegungsapparat**. Blut und Lymphe ernähren den Bewegungsapparat und durch das Nervensystem werden die Muskeltätigkeiten aufeinander abgestimmt.

Der passive Bewegungsapparat

Zellen und Gewebe

Unser passiver Bewegungsapparat besteht aus Stützgewebe. Stützgewebe ist Bindegewebe, das besonderen Druckkräften ausgesetzt ist.

Knorpelgewebe

Knorpel ist weich, elastisch und besonders druckfest, weil die Knorpelzellen von einer großen Menge Zwischenzellsubstanz und elastischen Fasern umlagert werden. Der Knorpel kann sich nicht selbst ernähren, weil er keine Blutgefäße enthält; er bezieht Nährstoffe und Sauerstoff aus den umliegenden Geweben. Wenn er abgenützt ist, kann er sich kaum mehr regenerieren; es kommt z. B. in den Gelenken zu schmerzhaften Abnutzungserscheinungen (Arthrosen).

Knochengewebe

Da Knochengewebe ca. 2½ Mal schwerer ist als die übrigen Gewebe, spart der Körper an Knochengewebe, wo er kann. Deshalb sind die langen Knochen röhrenförmig gebaut: außen eine kompakte Knochenschicht (Kompakta), innen die schwammige Markschicht (Knochenmark) und an den Knochenenden leichte Knochenbälkchen.

Aufgaben der Knochen

- Stützfunktion und Formgebung
- Schutz der lebenswichtigsten Organe
- Bestandteile des passiven Bewegungsapparats
- Ansatzstelle für Muskeln und Sehnen
- Blutbildungsstätte
- Kalziumspeicher

Knochenformen

Röhrenknochen:	platte Knochen:	unregelmäßig geformte, kurze Knochen:
Extremitäten: Oberarmknochen, Elle, Speiche, Oberschenkel, Schienbein, Wadenbein	Schädeldach, Schulterblatt, Brustbein, Becken	Handwurzelknochen, Fußwurzelknochen, Wirbel, Gesichtsknochen und alle, die in keine der andern Kategorien passen

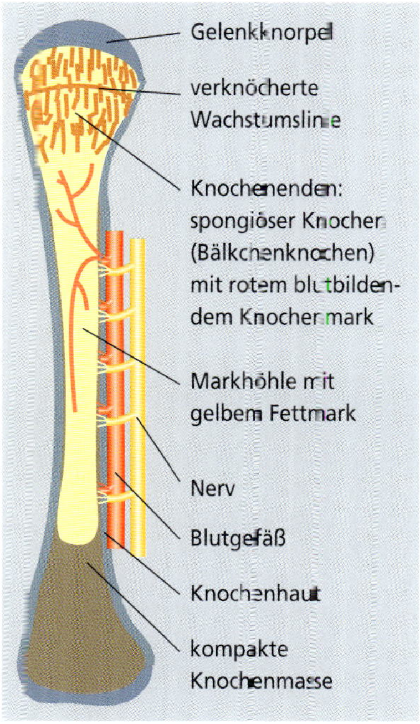

Abbildung 1.110: Bestandteile des Röhrenknochens, teilweise längs offen

Bestandteile des Röhrenknochens (Abb. 1.110)

Knochenmark

Rotes, blutbildendes Knochenmark finden wir bei Kindern bis zur Vollendung der Wachstumsperiode in allen Knochen; bei Erwachsenen ist es nur noch in wenigen (platten und unregelmäßigen) Knochen (Beckenknochen, Brustbein, Schädelknochen, Rippen) und an den Enden der Röhrenknochen (Knochenbälkchen) vorhanden. In den Markhöhlen der Knochen des Erwachsenen befindet sich hauptsächlich gelbes Fettmark.

Knochenhaut (Periost)

Das Periost ist eine bindegewebige Haut, die den Knochen umgibt; es ist bei Kindern sehr elastisch und reißt in der Regel bei einem Knochenbruch nicht (Grünholzfraktur). Im Gegensatz zum Knochen ist das Periost sehr schmerzempfindlich. In ihm befinden sich viele Nerven und Blutgefäße, die den Knochen ernähren.

Das Skelett (Abb. 1.111)

Gliederung der Skelettknochen

Schädel:
- Hirnschädel
- Gesichtsschädel

Achsenskelett:
- Wirbelsäule
- Rippen
- Brustbein

Extremitätengürtel:
- Schultergürtel mit Schulterblatt und Schlüsselbein
- Beckengürtel mit Hüftbeinen

Extremitäten:
- Armskelett mit Knochen der Arme und Hände
- Beinskelett mit Knochen der Beine und Füße

Knochenverbindungen

Unechte Gelenke

Unechte Gelenke sind feste Knochenverbindungen, die keine oder eine nur geringe Beweglichkeit der miteinander verbundenen Knochen gestatten.

Bindegewebige Verbindungen:
- bei den Fontanellen (Knochenlücken des kindlichen Schädels); der Kopf kann sich so während der Passage durch den Geburtskanal verformen
- zwischen den beiden Knochen des Vorderarms und des Unterschenkels

Knorpelige Verbindungen:
- zwischen den Rippen und dem Brustbein, Schambeinfuge, Bandscheiben der Wirbelsäule, Epiphysenfugen des kindlichen Röhrchenknochens

Knöcherne Verbindungen:
- Schädel, Kreuzbein, Steißbein, Hüftbein, Epiphysenlinie der Erwachsenen

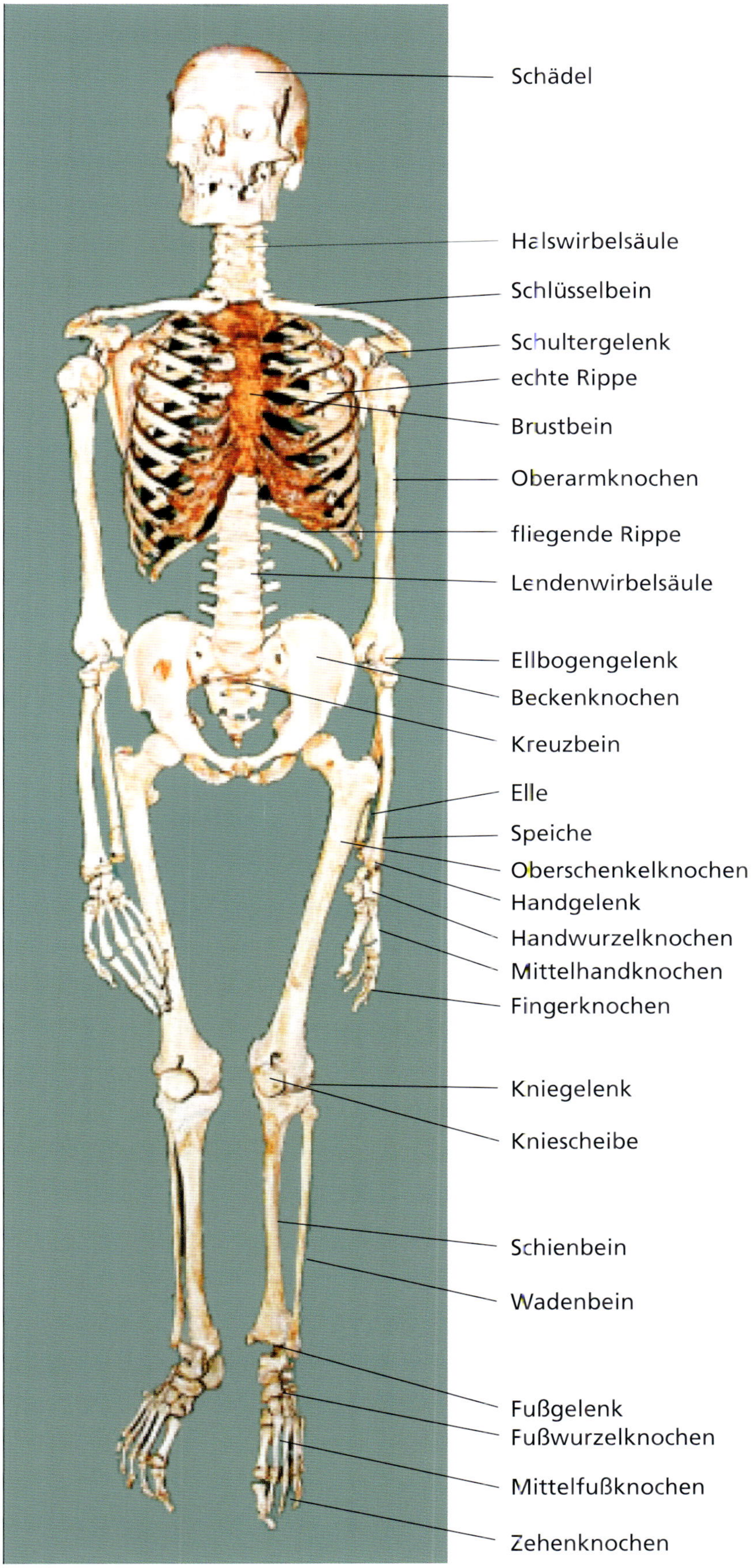

Abbildung 1.111: Das Skelett

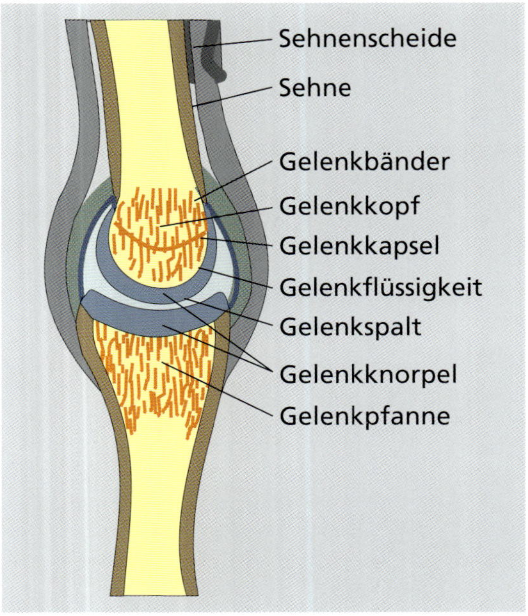

Abbildung 1.112: Längsschnitt durch ein Kugelgelenk

Echte Gelenke (Abb. 1.112)

Echte Gelenke verbinden Knochen beweglich miteinander.

Charakteristische Zeichen eines echten Gelenkes

- Die Gelenkkapsel schützt das Gelenk, indem sie den Gelenkspalt gegen außen abschließt.
- Der Gelenkspalt ist mit wenig Schmierflüssigkeit gefüllt, welche die Knochenenden vor Reibung schützt.
- Gelenkbänder halten das Gelenk zusammen und geben ihm mehr Halt.
- Gelenkkopf und Gelenkpfanne, die aufeinander passen und deren Flächen von Knorpel überzogen sind.
- Zwei oder mehrere Knochen sind gegeneinander beweglich.

Tabelle 1.14: Verschiedene Gelenkformen

Scharniergelenk	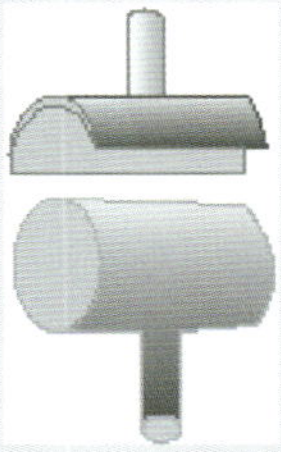	**Scharniergelenke** finden wir bei vielen Röhrenknochenverbindungen; sie erlauben Bewegungen in einer Ebene, z. B. ■ Teile des Ellbogengelenks, zwischen Oberarmknochen und Elle ■ Fingergelenk (ohne Fingergrundgelenk) ■ oberes Sprunggelenk ■ Kniegelenk
Drehgelenk	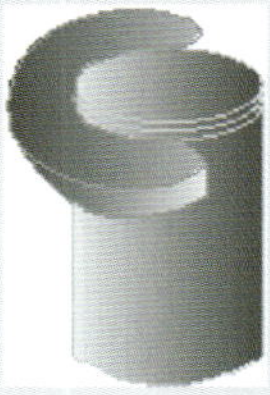	**Drehgelenke** lassen z. B. die Hand sich um die Elle drehen, weitere Beispiele: ■ Speichen- und Ellengelenk
Kugelgelenk	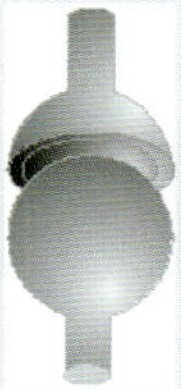	**Kugelgelenke** erlauben Bewegungen in alle Richtungen, z. B. ■ Schultergelenk ■ Hüftgelenk ■ Fingergrundgelenke (mit Ausnahme des Daumens).
Sattelgelenk	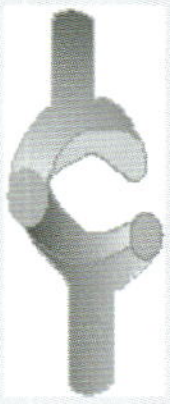	Ein **Sattelgelenk** finden wir beim Daumengrundgelenk; es erlaubt eine ganz bestimmte Beweglichkeit des Daumens.

(Abbildungen: © E. Blunier)

Der aktive Bewegungsapparat

Zellen und Gewebe

Die Muskeln des aktiven Bewegungsapparates sind quergestreift und willkürlich, das heißt unserem Willen unterworfen.

Muskelgewebe

Muskelzellen und Bindegewebszellen zusammen bilden das Muskelgewebe. Das Muskelgewebe kann sich rasch und kräftig zusammenziehen, aber nicht ausdehnen.

Die Muskelfasern setzen sich aus Fäserchen (Fibrillen) zusammen, diese wiederum aus 2 Arten von verschieden dicken hellen und dunklen Eiweißfilamenten (-fäden), dem Myosin ($^1/_{200\,000}$ Millimeter) und dem Actin ($^1/_{100\,000}$ Millimeter).

Kontraktion des Skelettmuskels (Abb. 1.113)

Der Skelettmuskel erhält von einer Nervenzelle einen Reiz, damit er sich kontrahieren (zusammenziehen) kann. Die Übertragung der Erregung findet über die Synapse eines motorischen Nervs statt. Der Reiz bewirkt, dass die Actinfilamente weiter zwischen die Myosinfilamente gleiten; so entsteht die Muskelkontraktion. Das Muskelgewebe kann sich auf ungefähr die Hälfte seiner Faserlänge verkürzen.

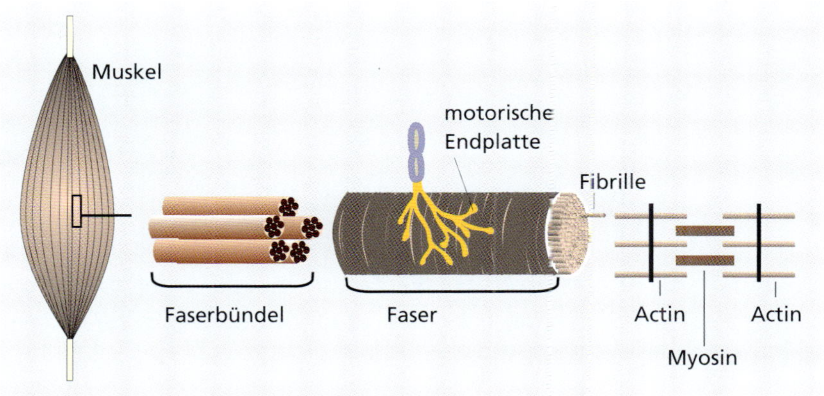

Abbildung 1.113: Kontraktion des Skelettmuskels

Aufgaben der Skelettmuskeln

Die Skelettmuskulatur ist für die willkürlichen Bewegungen zuständig, dient als Muskel-Venen-Pumpe für den Rücktransport des venösen Blutes, bildet und speichert Wärme und leitet Reize weiter.

Formen der Skelettmuskeln

spindelförmige Muskeln:
- Extremitätenmuskulatur

platte Muskeln:
- Bauchmuskulatur
- Rückenmuskulatur
- Brustmuskulatur

Zusammenarbeit der Muskeln (Abb. 1.114)

Da sich die Muskeln aktiv nur zusammenziehen aber nicht strecken können, brauchen wir für unsere Bewegungen immer zwei Muskeln, einen Beuger = Spieler (Agonist) und einen Strecker = Gegenspieler (Antagonist). In unserem Beispiel beugt der Bizeps den Unterarm, indem er sich zusammenzieht, der Trizeps wird gleichzeitig gedehnt.

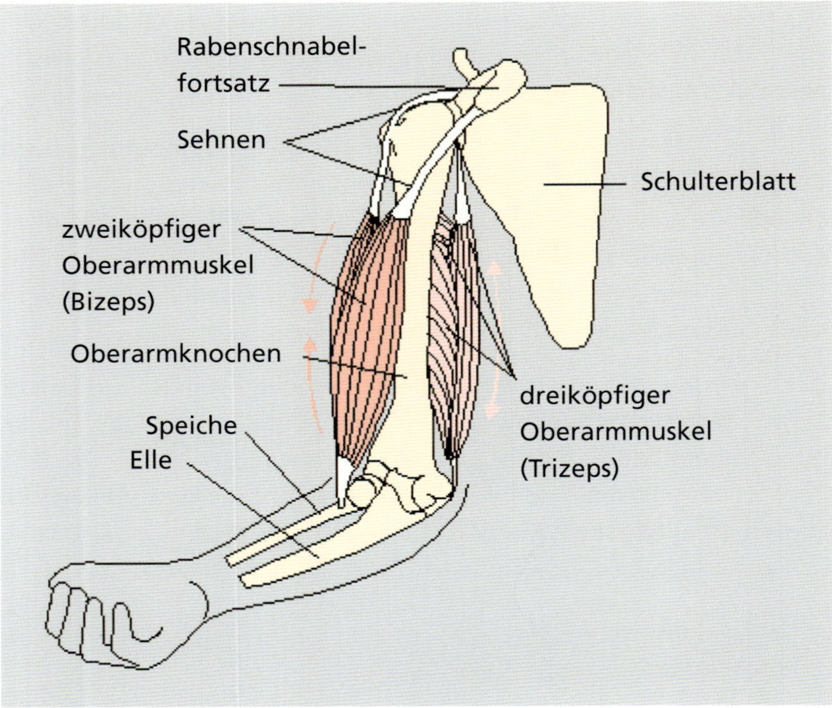

Abbildung 1.114: Zusammenarbeit der Muskeln

Wenn der Arm wieder gestreckt werden soll, ist der Trizeps der Agonist; er zieht sich zusammen und streckt den Unterarm, während der Bizeps sich dehnt.

Bizeps: heißt zweiköpfig, weil der Muskel in zwei Köpfe ausläuft, **Trizeps:** heisst dreiköpfig, weil er in drei Köpfe ausläuft.

Gliederung der Skelettmuskeln

- Hals- und Kopfmuskulatur
- Muskulatur des Brustkorbes
- Oberflächliche Rückenmuskulatur
- Tiefe Rückenmuskulatur
- Bauchmuskulatur
- Beckenmuskulatur
- Muskulatur der oberen Extremitäten
- Muskulatur der unteren Extremitäten

Einige wichtige Muskeln

Vorderseite (Abb. 1.115)

1 Kopfdreher
2 Großer Brustmuskel
3 Dreieckiger Schultermuskel
4 Zweiköpfiger Oberarmmuskel (Bizeps)
5 Dreiköpfiger Oberarmmuskel (Trizeps)
6 Äußerer schräger Bauchmuskel
7 Oberarm-Speichen-Muskel (Fingerbeuger)
8 Runder Einwärtsdreher
9 Gerader Oberschenkelmuskel
10 Schneidermuskel
11 Langer Zehenstrecker
12 Vorderer Schienbeinmuskel
13 Zweiköpfiger Wadenmuskel

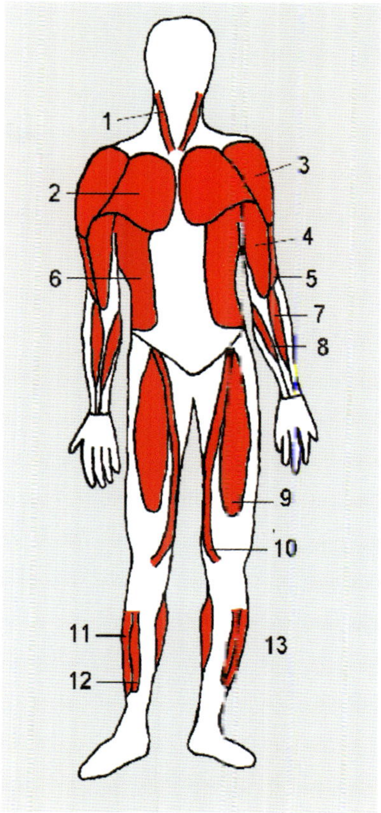

Abbildung 1.115: Muskeln der Vorderseite

Rückseite (Abb. 1.116)

1 Kopfdreher
2 Dreieckiger Schultermuskel
3 Trapezförmiger Muskel
4 Breiter Rückenmuskel
5 Dreiköpfiger Oberarmmuskel (Trizeps)
6 Handstrecker
7 Großer Gesäßmuskel
8 Oberschenkelmuskel
9 Wadenmuskel
10 Achillessehne

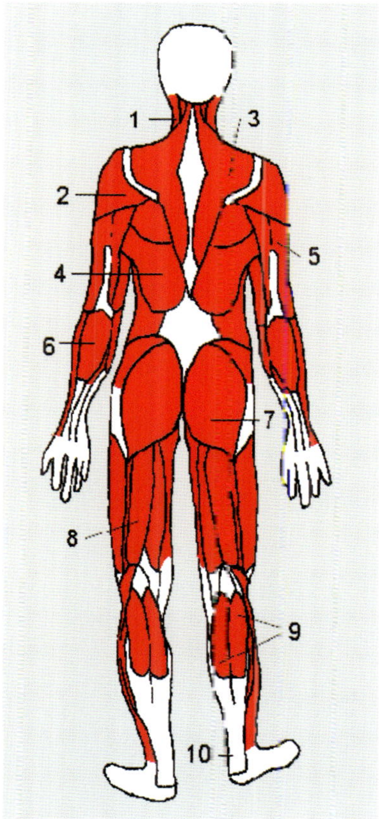

Abbildung 1.116: Muskeln der Rückseite

Sehnen, Faszien, Schleimbeutel, Sehnenscheiden

Sehnen sind die Endstücke der Muskeln und bestehen aus Bindegewebe; sie setzen an der Knochenhaut an oder sind direkt in den Knochen eingewachsen. Sie übertragen die Zugwirkung des Muskels auf die Knochen.

Faszien sind sehnenartige Hüllen der Muskeln. Sie bilden eine Führungsröhre für den Muskel und halten den Muskel in der richtigen Lage.

Schleimbeutel sind mit schleimiger Flüssigkeit gefüllte Säckchen (Taschen) zwischen Sehnen, Muskeln und Knochen. Schleimbeutel halten den Druck der Sehnen vom Knochen fern und erleichtern das Gleiten der Sehnen und Muskeln.

Sehnenscheiden sind Bindegewebshüllen der langen Sehnen der Finger- und Zehenmuskeln. Um gleitfähig zu sein, sind sie mit Schleim ausgefüllt. Sie fixieren die Sehnen und schützen sie vor Reibung.

Mobilität / Immobilität

Ein mobiler Mensch kann sich frei bewegen. Wenn diese Bewegungsfähigkeit (Mobilität) eingeschränkt ist oder ausfällt, wird er unsicher und teilweise oder ganz abhängig. Es kommt zu vorübergehenden oder bleibenden körperlichen, psychischen und sozialen Störungen.

Störungen der Mobilität

Körperliche Ursachen

Dafür verantwortlich sind Erkrankungen / Unfälle / Verschleißerscheinungen im Bereich der Muskeln, der Knochen und der Gelenke:

Tabelle 1.15:

Verletzungen / Erkrankungen / Veränderungen	Therapie
Verstauchungen, Verrenkungen Eine **Verstauchung** ist eine gewaltsame Überdehnung des Gelenks. Bei einer **Verrenkung** springt der Gelenkkopf aus der Gelenkpfanne; dabei können Bänder zerrissen werden. **Symptome** ■ Bewegungsschmerz ■ Druckschmerz ■ Teilweise oder volle Bewegungseinschränkung ■ Zunehmende Schwellung ■ Bei Verrenkungen Formveränderungen des Gelenks	⏩ Gelenk ruhig stellen ⏩ Kälte auflegen oder z. B. bei einem verstauchten Knöchel den Fuß in kaltes Wasser stellen ⏩ Bei Verrenkungen zum Arzt oder ins Krankenhaus fahren ▼ Nie versuchen ein verrenktes Gelenk selbst einzurenken

Tabelle 1.15: Fortsetzung

Verletzungen / Erkrankungen / Veränderungen	Therapie
Knochenbrüche (Frakturen) Wir unterscheiden zwischen geschlossener und offener Fraktur. Bei der offenen Fraktur ist eine Wunde vorhanden, es besteht Infektionsgefahr. **Einteilung** ■ Biegungsbruch: der Knochen wird überbogen ■ Drehbruch: durch starke Drehbewegung bei fixiertem Knochenende (z. B. Skischuh) ■ Zertrümmerungsbruch: durch Gewalteinwirkung (z. B. schwerer Gegenstand fällt auf Arm oder Bein) ■ Kompressionsbruch: der Knochen wird der Länge nach zusammengedrückt (z. B. Sturz aus der Höhe) **Symptome** ■ Abnorme Beweglichkeit ■ Abnorme Stellung ■ Knochenreiben (bei vorsichtigem Bewegen der Knochen gegeneinander) ■ Bluterguss ■ Schmerzen ■ Gebrauchsunfähigkeit **Gefahren** ▼ Schock durch Schmerzen und Blutverlust ▼ Zusätzliche Verletzung von Blutgefäßen, Nerven, Organen ▼ Fettembolie ▼ Infektion bei offenen Brüchen	**Erste Hilfe** » Bruch ruhig stellen, offenen Bruch steril abdecken » Transport zum Arzt oder ins Krankenhaus **Reposition (Richtigstellen der Knochenteile) und Gipsverband** » Reposition in der Regel in Narkose » Gipsverband Den Klienten in den ersten Stunden sehr gut beobachten, weil der Gips evtl. zu eng ist. Er kann: ▼ die arterielle Blutversorgung behindern: Finger oder Zehen werden blass, kalt und gefühllos, Schmerzen ▼ den venösen Rückflusses behindern: Finger oder Zehen werden blau, Schmerzen ▼ die Beweglichkeit einschränken: Finger und Zehen müssen bewegt werden können ▼ Druckschmerzen verursachen: Der Gips drückt auf Nerven, Gefäße und Gewebe **Extension (Zug)** » Ein Verband wird an der Haut oder ein Draht am Knochen des verletzten Gliedes angelegt und mit Gewichten belastet, um die verschobenen Knochenteile ruhig zu stellen. Das Gewicht muss immer frei hängen, darf nicht ruckartig bewegt werden (z. B. beim Transport des Bettes). Auf Druckstellen achten. **Operation (Osteosynthese)** » Der Knochen wird mit Schrauben, Platten, einem Nagel und / oder Drähten von innen oder außen zusammengefügt.
Schenkelhalsfraktur	» Konservativ (keine Behandlung) = Patient kann nicht mehr gehen » Platte » Verschraubung (dynamische Hüftschraube) » Endoprothese = künstliches Gelenk; entweder nur Gelenkkopf oder Gelenkkopf und Gelenkpfanne
Osteoporose Verminderung des Knochengewebes durch gesteigerten Knochenabbau und/oder verminderten Knochenaufbau. «Senile» Osteoporose ab ca. 65 Jahren; sehr starke Entkalkung an allen Skelettteilen. **Symptome** ■ (Starke) Rückenschmerzen ■ Oft keine Beschwerden, bis es durch eine oft relativ harmlose Verletzung zu einem Schenkelhals- oder Wirbelbruch kommt	» Vitamin D » Kalzium » Östrogen (bei Eintreten der Menopause) » Massagen, warme Bäder, gymnastische Übungen » Schmerzbekämpfung » Gesunde Ernährung **Prophylaxen** » (Niedrige) Östrogengabe nach den Wechseljahren (Körper braucht genug Östrogen, um Kalzium in die Knochen einbauen zu können) » Bewegung » 800 mg Kalzium pro Tag (z. B. ein Liter Milch oder 100 g Hartkäse)

Tabelle 1.15: Fortsetzung

Verletzungen / Erkrankungen / Veränderungen	Therapie
Bandscheibenschaden Bezeichnung für alle Veränderungen an den knorpeligen Wirbelverbindungen. **Ursachen** ■ Alterung des Gewebes ■ Verschleiß ■ Folge von Verletzungen und Haltungsfehlern **Beschwerden** ■ Hexenschuss (Reizung des Ischiasnerves im Lendenbereich) (z. B. Schwangerschaft, Bandscheibenvorfall, Tumoren) ■ Bandscheibenvorfall (Diskushernie)	⏩ Physiotherapie: Gymnastik, Massage ⏩ Je nach Verträglichkeit kalte oder warme Anwendungen ⏩ Rückenschonende Haltung / Bewegungen ⏩ Operation
Arthrosen Degenerative (entartete) Gelenkerkrankung. **Ursachen** ■ Angeborene Fehlbildungen (zu flache Gelenkpfannen) ■ Folgen von Gelenkentzündungen, Abnutzungserscheinungen (ältere Menschen) ■ Zu hohes Gewicht **Symptome** ■ Steifegefühl, Anlaufschmerz, später immer stärkere Schmerzen, auch in Ruhestellung ■ Fehlstellungen ■ Kontrakturen	⏩ Gewicht reduzieren (bei Arthrosen der Hüft- und Kniegelenke) ⏩ Örtliche Wärme ⏩ Medikamente ⏩ Krankengymnastische Übungen, evtl. Muskeltraining (Kraft, dehnen) ⏩ Operation – künstliches Gelenk
Arthritis Entzündung hauptsächlich der Gelenkinnenhaut **Symptome** ■ Gelenkschmerzen ■ Gelenkschwellung ■ Überwärmung ■ Bewegungseinschränkung	⏩ Ruhe ⏩ Dosierte Bewegungen ⏩ Lokale (örtliche) physikalische Anwendungen, Krankengymnastik ⏩ Medikamente
Gicht Die Gicht ist eine Stoffwechselerkrankung. Dabei werden Harnsäurekristalle an verschiedenen Körperstellen, vor allem in den Gelenken, eingelagert. **Ursachen** ■ Vermehrte Harnsäurebildung **Symptome** ■ Heftige Schmerzen ■ Stelle über dem Gelenk, z. B. Zehe, hochrot, heiß, druckempfindlich ■ Gicht beginnt oft im Zehen-Grundgelenk	⏩ Abbau von Harnsäuredepots im Gewebe durch Medikamente, Diät ⏩ Ruhig stellen, feuchte, kalte Umschläge (z. B. Heublumen)

Tabelle 1.15: Fortsetzung

Verletzungen / Erkrankungen / Veränderungen	Therapie
Hallux valgus («Zehe krumm») Achsenfehlstellung der Großzehe **Ursachen** ■ Vererbung ■ Spreizfuß ■ Zu enge, zu hochhackige Schuhe **Symptome** ■ Schuhe passen nicht mehr, Schmerzen ■ Fehlstellung des Gelenks	⏩ Operation ⏩ keine Therapie 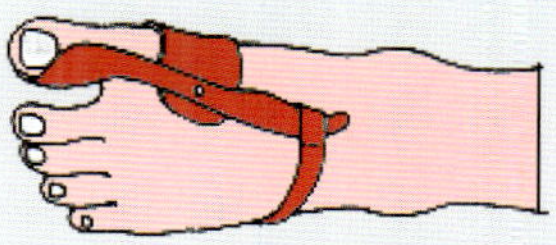 **Abbildung 1.117:** Hallux-valgus-Nachtschiene zur Stabilisierung des Gelenks nach der Operation.
Wunden Schürfungen, Stich-, Schnittwunden, Riss-Quetschwunden, Schusswunden, Bisswunden **Quetschungen und Prellungen** entstehen bei stumpfer Gewalteinwirkung (z. B. Schlag, Sturz) **Symptome** ■ Schmerz ■ Verminderte Beweglichkeit ■ Hämatom (Bluterguss): Blut tritt aus (unter der Haut), es kommt zu einer Schwellung mit blauroter Verfärbung	⏩ Große Wunden werden vom Arzt versorgt. Als Erste Hilfe: Umgebung der Wunde reinigen, Wunde steril abdecken, ruhig stellen. Bei starker Blutung Druckverband anlegen. ⏩ Kleine Wunden desinfizieren und verbinden. ▼ Wunden sind infektionsgefährdet, immer an die Tetanusimpfung gegen den Wundstarrkrampf denken! (Impfung muss alle 10 Jahre erneuert werden.) ⏩ Bei Hämatomen Kälte auflegen, betroffenen Körperteil ruhig stellen, hochlagern. ▼ Bei schweren Prellungen können innere Organe verletzt sein; vom Arzt abklären lassen.

Erkrankungen des Fußes

Fußballenentzündungen, Hühneraugen, Nageleinwachsungen, Nekrotisierung (Absterben des Gewebes) von Zehen und Fußanteilen bei z. B. Menschen mit Diabetes.

Lähmungen

Das ist der Oberbegriff für die Minderung (Parese) oder den Ausfall (Plegie, Paralyse) der Funktionen eines Körperteils oder eines Organsystems. Wir unterscheiden die **Monoparese / Monoplegie**, bei der eine Extremität (Arm oder Bein) betroffen ist, die **Hemiparese / Hemiplegie**, hier ist eine Körperhälfte gelähmt, die **Paraparese / Paraplegie**, bei der zwei Extremitäten, meistens beide Beine, gelähmt sind (Querschnittslähmung), und die **Tetraparese / Tetraplegie**, hier sind alle vier Extremitäten gelähmt.

Ursachen

Schädigungen des Nervensystems (zentral oder peripher) durch Erkrankungen (gefolgt von Sauerstoffmangel), Tumoren und Verletzungen.

Weitere Ursachen von Störungen der Mobilität

Bei Störungen der Mobilität müssen wir auch an Ursachen denken, die in keinem direkten Zusammenhang zu Störungen / Erkrankungen des Bewegungssystems stehen. Die Mobilität kann aus folgenden Gründen eingeschränkt sein:

- Neurologische Störungen: Durchblutungsstörungen des Gehirns
- Morbus Parkinson
- Herz-, Kreislauf- und Lungenerkrankungen
- Diabetes
- Harninkontinenz
- Psychische Erkrankungen: Depression, Demenz
- Nebenwirkung von Medikamenten: Beruhigungsmittel, Schlafmittel, Schmerzmittel, Diuretika.

Folgen der Immobilität

Physiologische Folgen

Längere körperliche Inaktivität wirkt sich auf alle Organe des Körpers nachteilig aus, besonders aber auf das muskuloskeletale System. Muskelmasse und -tonus verringern sich enorm schnell; die Muskeln verlieren in den ersten 4 – 5 Wochen schon 10 – 15 % ihrer ursprünglichen Stärke. Die Beweglichkeit von Muskeln und Gelenken vermindert sich; die Verkürzung der Muskeln führt zu Gelenkkontrakturen.

Psychische Folgen

Die psychischen Folgen sind sehr unterschiedlich; sie reichen von Wut, Aggressionen, Feindseligkeit bis zu Angst und Schlafstörungen. Depressionen und Resignation sind häufig.

Soziale Folgen

Immobilität trägt zum allmählichen Zusammenbruch sozialer Beziehungen und dem Rückzug von geselligen Aktivitäten bei; das kann zu Einsamkeit und Isolation führen (vgl. Corr 1992).

Auswirkungen der Immobilität auf die Lebensaktivitäten

Tabelle 1.16: Auswirkungen der Immobilität auf die Lebensaktivitäten

Lebensaktivität	Auswirkungen der Immobilität	Grundlegende Pflegemassnahmen
Für eine sichere Umgebung sorgen	■ Abhängigkeit	⏩ Auf Raumgestaltung und Anordnung von Gegenständen achten
Kommunizieren	**Gefahren** ▼ Hospitalismussyndrom ▼ Aggressionen ▼ Depressionen ▼ Machtlosigkeit ▼ Körperbildstörung	⏩ Beobachten, wahrnehmen, Situation einschätzen ⏩ Tagesablauf mit Klienten abstimmen ⏩ Raum geben für Privatsphäre ⏩ Situation besprechen ⏩ Nach Pflegeplanung vorgehen ⏩ Evtl. Hilfspersonen beiziehen

Tabelle 1.16: Fortsetzung

Lebensaktivität	Auswirkungen der Immobilität	Grundlegende Pflegemassnahmen
Atmen	**Gefahren** ▼ Pneumonie (Lungenentzündung) ▼ Thrombosen	▸▸ Atemtherapie ▸▸ Thromboseprophylaxe
Essen und Trinken	■ evtl. Appetitverlust ■ Mangelernährung	▸▸ Leichte Kost ▸▸ Wunschkost ▸▸ Ausreichend Flüssigkeit
Ausscheiden	■ Miktionsbeschwerden ■ Obstipation ■ evtl. Schwitzen	▸▸ Ausreichend Flüssigkeit ▸▸ Ballaststoffe ▸▸ Evtl. warme Bauchwickel; Baucheinreibung ▸▸ Verdauungsfördernde Tees ▸▸ Entspannungsübungen ▸▸ Physiotherapie ▸▸ Baumwollwäsche ▸▸ Wäsche so einbetten, dass rasch gewechselt werden kann ▸▸ Gute Körperpflege ▸▸ Flüssigkeit ersetzen
Sich sauber halten und kleiden	**Gefahren** ▼ Dekubitus ▼ Ekzeme, Ausschläge ▼ Juckreiz	▸▸ Dekubitusprophylaxe ▸▸ Gute Körperpflege mit hautschonenden (rückfettenden, feuchtigkeitsspendenden und juckreizstillenden Produkten)
Regulieren der Körpertemperatur	**Gefahren** ▼ je nach Erkrankung rasch warm oder kalt ▼ spürt Wärme/Kälte nicht	▸▸ Bekleidung und Bettwäsche anpassen ▸▸ Vor Hitze/Kälte schützen
Sich bewegen	**Gefahren** ▼ Muskelathrophie (-schwund) ▼ Kontrakturen ▼ Unruhe	▸▸ Isometrisches Muskeltraining ▸▸ Durchbewegen ▸▸ Wo möglich Gymnastik anbieten ▸▸ Mobilisation so bald wie möglich
Arbeiten und Spielen	■ Langeweile ■ evtl. Einschränkung der Armbewegungen (bei Lähmung)	▸▸ Ergotherapie ▸▸ Bedürfnisse des Klienten mit einbeziehen ▸▸ Besuche fördern ▸▸ Radio, Fernsehen ▸▸ (Geeignete) Spiele
Seine Geschlechtlichkeit leben	■ eingeschränkt ■ Vereinsamungsgefahr	▸▸ Besuch: Zeit zum Alleinsein geben ▸▸ Angehörige, wo sinnvoll, einbeziehen ▸▸ Auf Kleidung und Bettwäsche achten
Schlafen	■ Schlafstörungen ■ Schmerzen	▸▸ Tag-Nacht-Schlafrhythmus des Klienten erhalten ▸▸ Nachtschlaf möglichst wenig stören ▸▸ Lagern, nicht-medikamentöse Schmerzlinderung ▸▸ Aktivierung am Tag
Sinn finden	■ Auseinandersetzung mit existenziellen Fragen	▸▸ Zeit für Gespräche ▸▸ Zeit für Pflege, Präsenz zeigen ▸▸ Nach Wunsch Hilfspersonen beiziehen (Priester, Therapeut usw.)

Lagerung des Klienten

Gesunde oder leichtkranke Menschen lagern sich selbst, d. h. sie verändern ihre Lage in regelmäßigen Zeitabständen ohne Hilfe oder Unterstützung. Wenn kranke Menschen zunehmend schwächer werden, sind sie nicht mehr in der Lage, selbst zu bestimmen, wie sie liegen wollen. Sie liegen so, wie die Pflegepersonen sie betten. Die richtige Lagerung ist ein wichtiger Teil des Behandlungsplans des Klienten. Die erforderliche Lagerung entspricht nicht immer seinen Wünschen, doch wir versuchen, es ihm so behaglich wie möglich zu machen und seine Wünsche und die notwendigen Maßnahmen so gut wie möglich in Einklang zu bringen.

Ziele

- Dekubitus- und Kontrakturenprophylaxe
- Spastizitätshemmung
- Unterstützung der Herz- und Lungenfunktion
- Abschwellen von geschwollenen Gliedmaßen
- Schmerzlinderung (z. B. bei Arthrosen)
- Abwechslung

Grundsätze

Grundsätzliches zur Lagerung
(nach P. Bindschedler 1998)

- Je weicher ein Klienten gelagert wird, desto immobiler wird er.
- Je mehr Lagerungshilfsmittel eingebettet werden, desto eingeschränkter ist der Klient in seinen Bewegungen. Bei der Lagerung sollten immer die verbleibenden Ressourcen des Klienten berücksichtigt werden.
- Je mehr Körperoberfläche des Klienten aufliegt, desto geringer wird der Auflagedruck der Haut. (Ein Bleistiftabsatz hat z. B. viel mehr Auflagedruck als ein Elefant, der auf einem Fuß steht.)
- Straff gespannte Leintücher, Gummi- und andere Unterlagen (auch Moltex usw.) erhöhen das Dekubitusrisiko; der Auflagedruck wird dabei um ein Vielfaches erhöht. Deshalb darauf achten, dass:
  - das Leintuch nur lose über weiche und superweiche Matratzen gelegt wird
  - nur das Leintuch und sonst gar nichts zwischen der Matratze und dem Klienten liegt.
- Felle bieten keine Weichlagerung und können deshalb nicht für die Dekubitusprophylaxe benutzt werden. Die einzige Wirkung der Felle ist die Reduktion der Scherkräfte. (Felle bieten Schutz vor Verletzungen, wirken polsternd und halten z. B. die Füße der Klienten warm.)
- Langes Weichlagern vermindert die Wahrnehmung des Körperschemas: Durch kontinuierliche Reize auf unsere Körpersensoren erhalten wir ein Schema unseres Körpers. Bei der Weichlagerung fehlen diese Reize und der Klient verliert das Gefühl für seinen Körper. (Wenn wir z. B. 1 Std. auf einem harten Stuhl sitzen, spüren wir unser Gesäß, auf einem weichen Kissen nicht.) Wir müssen deshalb abschätzen, welche Bedeutung die Weichlagerung hat. Wenn möglich, lagern wir den Klienten abwechslungsweise weich und hart.
- Wünsche und Äußerungen des Klienten sollten in die Wahl der passenden Lagerungsform mit einbezogen werden. Es nützt nichts, wenn der Klienten zwar keinen Dekubitus hat, aber wegen zu häufiger Störungen durch Umlagern nicht mehr schlafen kann.
- Scherkräfte tragen erheblich zur Entstehung eines Dekubitus bei. Wir reduzieren sie durch:
  - Abheben des Klienten, wenn wir ihn verschieben (z. B. beim Höhersetzen im Stuhl)
  - den Einsatz eines Fells (minimal)
  - den Einsatz spezieller Kissen (z. B. solche, die das Herunterrutschen im Rollstuhl verhindern).

Tabelle 1.17: Lagerungsarten

Lagerungsart	Indikation	Vorgehen
Normallage	▪ selbstständiger Klient, ohne besondere Grunderkrankungen	⏩ Kopfteil des Bettes leicht erhöht, Kissen nach Wunsch des Klienten
Flache Rückenlagerung	▪ einfache Entspannungslage ▪ nach Rückenoperationen ▪ bei Wirbelsäulen- und Beckenverletzungen	⏩ Bett flach ⏩ Kleines Kissen unter den Kopf ⏩ Evtl. kleines Kissen oder Knierolle unter die Knie
Oberkörper-hochlagerung	▪ zum Essen und Trinken ▪ mehr Bewegungsfreiheit ▪ bei Herz- und Lungenerkrankungen: erleichtert das Atmen ▪ nach bestimmten Operationen, z. B. Strumektomie	⏩ Den Klienten in Rückenlage gut nach oben rutschen lassen, bzw. ihn nach oben heben ⏩ Kopfteil des Bettes hochstellen ⏩ Den Rücken mit 1 bis 2 Kissen stützen ⏩ Evtl. Knierolle, kleines Kissen oder «Knieknick» bei schwerer Atemnot ⏩ Arme stützen: mit Kissen unter den Achseln oder auf dem Esstisch auflegen lassen
Seitenlagerung (30°)	▪ Druckentlastung des Sakralbereichs, des Schulterblatts, des Ellenbogens, der Fersen und der anderen Seite (Dekubitusprophylaxe) ▪ bei gelähmten und bewusstlosen Pflegeempfängern ▪ nach Lungenoperationen ▪ Entlastungslagerung bei Schwerkranken ▪ Bobath-Lagerung bei Hemiplegikern	⏩ Klienten an den Bettrand mobilisieren und zur Bettmitte hin auf die Seite drehen ⏩ Rücken mit Kissen oder Keil stützen ⏩ Das untere Bein strecken, das obere leicht beugen und nach vorne oder gestreckt nach hinten auf ein Kissen lagern. Die Anzahl und Größe der Kissen ist immer abhängig vom Körperbau des Klienten ⏩ Die untere Schulter etwas vorziehen ⏩ Lagerung in der Regel 30°, bei Hemiplegikern = Bobath-Lagerung
Seitenlagerung (135°)	▪ Dekubitusprophylaxe ▪ Abwechslung ▪ Verbandwechsel am Gesäß ▪ nach 1 Stunde umlagern, weil sonst der Beckengürtel zu sehr belastet wird	⏩ Den Klienten an den Bettrand mobilisieren und ihn dann auf die Seite drehen (90°) ⏩ Ein Kissen vor den Brust-Bauchraum legen ⏩ Den Klienten weiter auf das Kissen drehen ⏩ Das oben liegende Bein auf ein Kissen lagern
Tieflagerung der Beine	▪ Förderung der arteriellen Durchblutung bei arteriellen Durchblutungsstörungen ▪ nach Gefäßoperationen im arteriellen System	⏩ Bettende tief oder das ganze Bett schräg stellen ⏩ Fußstützen ⏩ Evtl. kleines Kissen unter die Knie (Gefäße dürfen nicht «abknicken»)
Tieflagerung des Kopfes: Schocklagerung nach Trendelenburg	▪ Schock ▪ Kreislaufversagen ▪ bei akuten Blutungen	Meistens Notfallsituation ⏩ Das ganze Bett schräg stellen (Kopfende tief)
Hochlagerung der Beine	▪ Förderung des venösen Rückflusses ▪ nach Venenoperationen (Krampfadern) ▪ zum Ausschwemmen von Ödemen ▪ bei Unterschenkelgeschwüren (Ulcus cruris) ▪ Thromboembolieprophylaxe	⏩ Fußende hochstellen oder Beine auf abgeschrägtes Schaumstoffkissen lagern (mindestens 25 cm hoch) ⏩ Knick in der Leiste vermeiden
Bauchlagerung	▪ Dekubitusprophylaxe ▪ Luxations- (Ausrenkungs-)Prophylaxe nach Oberschenkelhalsoperationen ▪ nach Operationen im Analbereich (Fisteln, Hämorrhoiden)	⏩ Bett flach ⏩ Evtl. flaches Bauchkissen

Mikrolagerung zur Dekubitusprophylaxe

Der gesunde liegende Mensch führt pro Stunde 8–40 Mikrobewegungen (kleinste Veränderungen seiner Lage) durch. Der kranke Mensch kann seine Lage nicht mehr selbst verändern. Pflegende können diese Bewegungen durch Mikrolagerungen bis zu einem gewissen Grad ersetzen, indem sie dekubitusgefährdete Stellen (den Kopf, die Schultern, die Hüfte und die Fersen) entlasten und die Position der Gelenke physiologisch verändern.

Es findet keine Druckentlastung, aber eine **Druckreduzierung** statt. Das heißt, die Mikrolagerung ersetzt die Umlagerungen nicht, ergänzt sie aber sinnvoll. Es ist vor allem in der Nacht günstig, weil das Intervall des Umlagerns verändert werden kann (z. B. von zwei auf drei Stunden).

Vorgehen

Bei jedem Kontakt mit dem Klienten werden (von allen Pflegenden) kleinste Lagen- und Positionswechsel durchgeführt. Man benutzt dazu z. B. zusammengefaltete oder -gerollte Handtücher oder kleine Kissen. Damit alle Stellen berücksichtigt werden, kann man z. B. im Uhrzeigersinn vorgehen. Damit jeder weiß, dass gelagert wird, farbige Handtücher, die man nur dazu verwendet, brauchen. Es können zum Beispiel zuerst Handtücher unter die rechte Schulter und die rechte Hüfte, dann unter das rechte Knie und die rechte Ferse, 30 min später unter die linke Ferse und das linke Knie und zuletzt unter die linke Hüfte, die linke Schulter und den Kopf gelegt werden. Jeder, der beim Klienten vorbeikommt, weiß genau wie es geht und kann die Handtücher in der richtigen Reihenfolge weiter platzieren.

Lagerungshilfsmittel

Lagerungshilfsmittel gibt es heute für beinahe jede Situation. Es gilt, sich vor ihrem Einsatz genaue Überlegungen über ihren Sinn und Zweck zu machen.
Nicht jeder Mensch braucht gleich viel und die gleichen Kissen. Lagerung und Gebrauch von Hilfsmitteln sind abhängig vom Körperbau des jeweiligen Klienten. Es gibt keine Standards und keine Schemen; jeder Mensch ist anders.

Nachfolgend werden einige der meistgebrauchten Hilfsmittel kurz beschrieben.

Tabelle 1.18: Lagerungshilfsmittel

Hilfsmittel / Verwendung	Material / Hinweise	
Keilkissen ■ Unterstützung des Rückens bei Seitenlagerung	■ Superschaum	1. 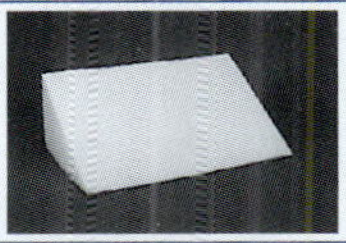
Spezialkissen ■ zur Lagerung der Arme und Beine	gefüllt mit z. B. Polystyrol, Styropor, Hirse » besonders kennzeichnen (z. B. durch spezielle Kissenbezüge), damit sie nur zum Lagern verwendet werden	2. 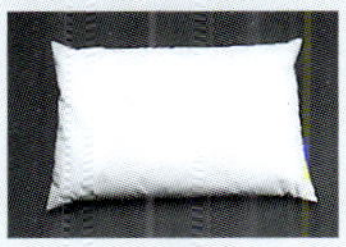

Tabelle 1.18: Fortsetzung

Hilfsmittel / Verwendung	Material / Hinweise	
Schaffelle ■ Reduktion der Scherkräfte ■ Klienten gleiten leichter	■ Echt-Schaffell, waschbar bei 30 °C ■ synthetische Felle sind preiswerter, bis 95 °C waschbar, tumblerfest ⏩ das Fell gegen das Verfilzen von Zeit zu Zeit kämmen	3. 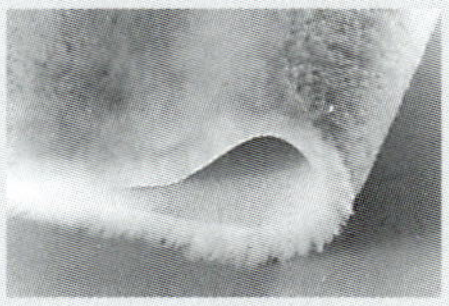
Fersenkappen / -stiefel ■ Schutz vor Verletzungen ■ Warmhalten der Beine / Füße z. B. bei schlechter Durchblutung ■ Polster	■ wie «Schaffelle» ■ Schaumstreifen, waschbar bei 90 °C, sterilisieren bis 140 °C	4. 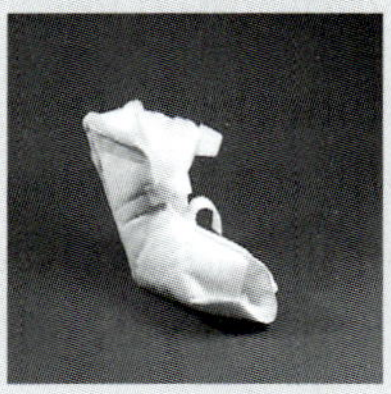
Luft- oder Schaumstoffring ■ Verletzungen oder Erkrankungen im Kreuzbein-, Anus-, Genitalbereich	⏩ möglichst keine Gummiringe verwenden; sie können an den Rändern Dekubiti verursachen	5. 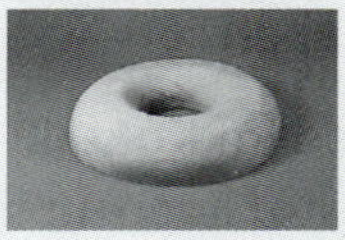
Superweichmatratze (einteilig, s. Abb., dreiteilig – Druckverteilwürfel) ■ dekubitusgefährdete Klienten	Verschiedene Schaumstoffe, passen sich dem Körper widerstandslos an. ⏩ Würfel nach Plan wechseln ⏩ bei schweren Klienten (> ca. 80 kg) geht die Wirkung verloren, weil die Matratze zu stark zusammengedrückt und dabei hart wird ⏩ wenn der Klient über längere Zeit superweich gelagert wird, kann er je nach Krankheitsbild sein Körpergefühl verlieren	6. 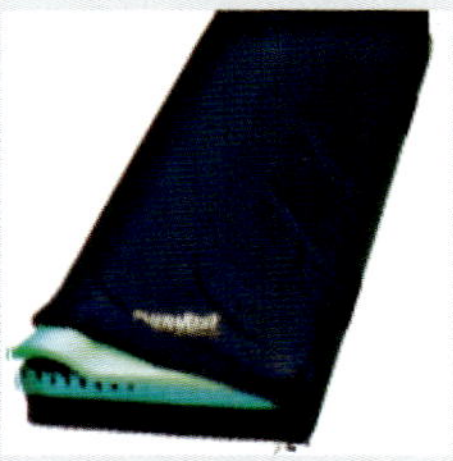
Schräglagerungssytem ■ schwerstkranke Menschen, die man kaum mehr lagern kann ■ chronisch kranke Menschen (z. B. mehrheitlich bettlägerige Multiple-Sklerose-Patienten)	Der Klient wird alle 30 Minuten automatisch umgelagert. ⏩ Gebrauchsanweisung lesen	7. 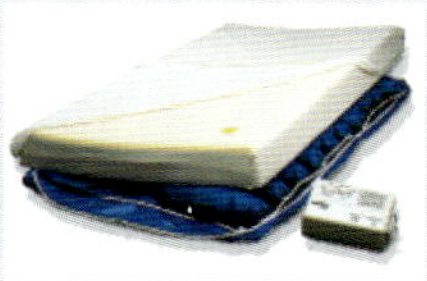
Luftzellenmatratzen ■ Klienten, die die Matratze nur vorübergehend brauchen, z. B. nach einer Operation ■ im SPITEX-Bereich	Zwei Luftzirkulationssysteme werden abwechslungsweise alle 10 Minuten gefüllt und entleert; man kann den Druck auf die Größe und das Gewicht des Klienten einstellen ⏩ Bei defekten Luftzellen sind die einzelnen Reihen problemlos auszuwechseln	8. 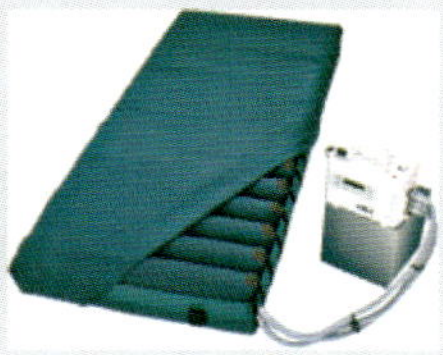

(Abbildungen: 1.–7. Lamprecht AG, Regensdorf; 8. KCL Mediscus AG, Zürich)

Grundsätze bei der Lagerung auf Spezialmatratzen

- Kein System (außer das der Schräglagerung) ersetzt das regelmäßige Umlagern des Klienten.
- Je weniger Abdeckungsmaterial zwischen Matratze und Klienten, desto besser die Wirkung. Also keine Unterlagen, Moltex usw. auf die Matratze.
- Das Leintuch nie straff spannen und auf der Seite nicht einschieben.
- Sollte ein Klient zu spastischen Reaktionen neigen, das Wechseldrucksystem zuerst ausprobieren. Die Bewegung des Druckwechsels kann spastische Reaktionen fördern.
- Bei elektrisch betriebenen Matratzen immer die Gebrauchsanleitung lesen und danach handeln.
- Keine Sicherheitsnadeln zum Befestigen von Schläuchen (z. B. Blasenverweilkatheter) verwenden.

Ruhigstellung

Kranke, verletzte, geschwollene und operierte Extremitäten (z. B. verstauchter Fuß) müssen oft hochgelagert und ruhig gestellt werden. Klienten sollen vor Stürzen geschützt werden. Hier einige Hilfsmittel:

Tabelle 1.19

Hilfsmittel / Verwendung	Material / Hinweise	
Schienen ■ Ruhigstellung vor allem der Beine (z. B. bei Bein-, Sprunggelenksbrüchen, Knieoperationen)	**Schaumstoff** » vor dem Gebrauch beziehen (z. B. mit Bezug für Lagerungskissen) » wenn nötig polstern	1. 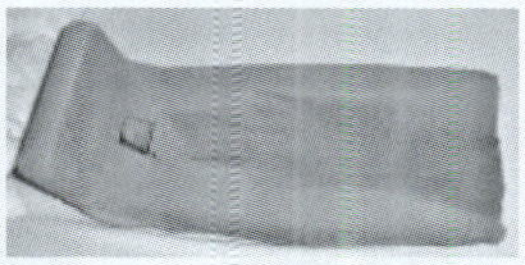
Spezialkissen ■ zur Lagerung der Arme und Beine	verschiedene Füllungen	2. 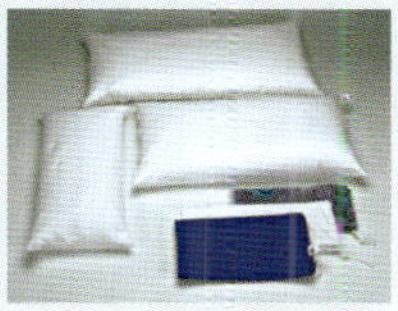
Fixiergurte ■ Schutz vor Stürzen (Stuhl/Bett) (S. auch S. 126, Fixieren von Klienten)	» breite, verstellbare Gurte aus Leder oder Kunststoff verwenden » nie auf die bloße Haut, evtl. polstern (Dekubitusgefahr) » wenn Gurte im Bett, dann Bettgitter (Gefahr des Strangulierens) » Das Fixieren von Klienten ist (auch rechtlich) sehr umstritten und muss gut überlegt werden » Gurte nur auf (ärztliche) Anordnung verwenden	3. 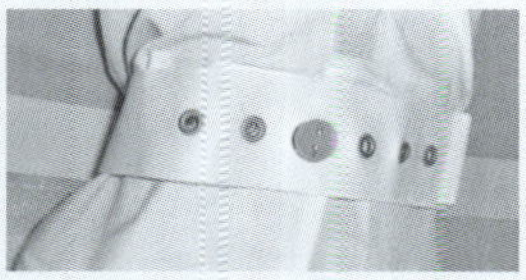
Zevi-Decke (Sicherungsdecke) ■ Schutz vor Stürzen aus dem Bett, Kälteschutz (vor allem bei älteren, verwirrten, unruhigen Menschen und bei Kindern) **Gefahr:** Strangulation bei sehr unruhigen Klienten	aus Frottée » dient als oberes Leintuch und kann mit einem Reißverschluss geschlossen werden	4. 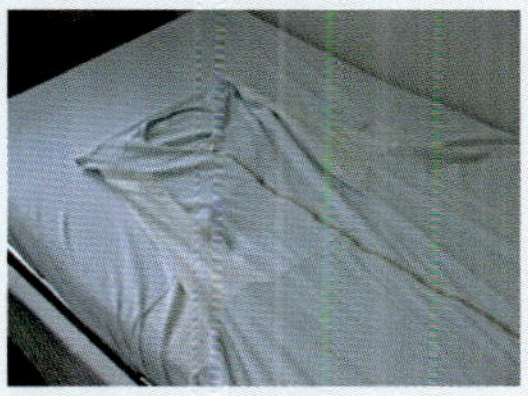

(Abbildungen: 1. und 3. E. Blunier; 2. Thomashilfen, Bremervörde; 4. Lamprecht AG, Regensdorf)

Mobilisation des Klienten

Klienten im Bett hochrutschen lassen / ihn nach oben mobilisieren

Es gibt verschiedene Möglichkeiten, dem Klienten zu helfen, im Bett nach oben zu rutschen bzw. ihn nach oben zu bewegen. Je nach Selbstständigkeit kann er es alleine, mit nur wenig Hilfe tun. Wenn er nicht alleine kann oder darf, wird er von einer bzw. zwei Pflegenden nach oben bewegt.

Klienten können lernen, sich selbst «hochzuschaukeln»:

- leichte Seitenlage rechts
- linke Becken- und Schulterseite nach oben ablegen

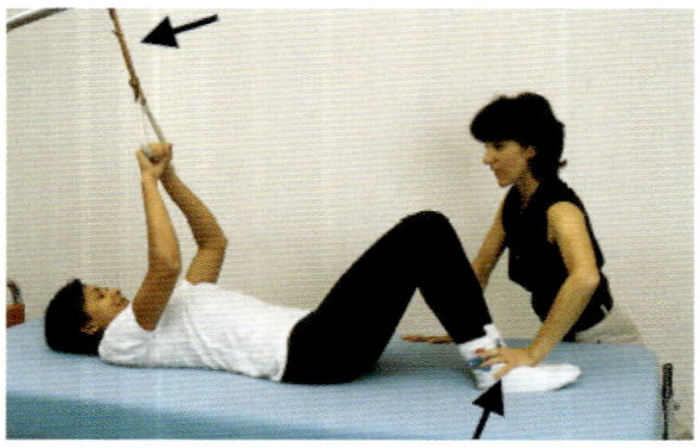

Abbildung 1.118: Klientin schiebt sich mit wenig Unterstützung hoch

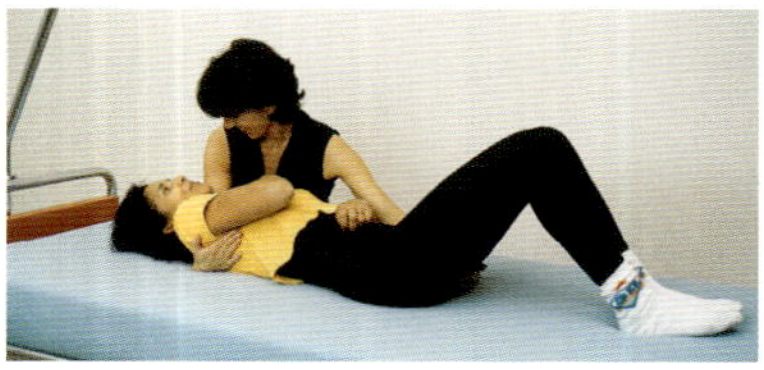

Abbildung 1.119: Klientin schiebt sich mit Hilfe einer Pflegenden nach oben

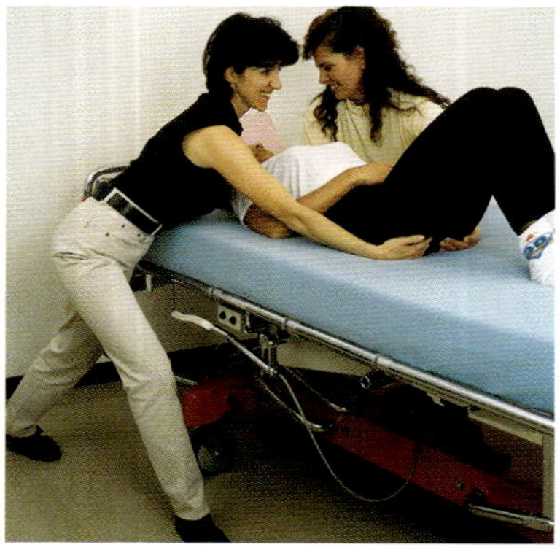

Abbildung 1.120: Klientin wird von zwei Pflegenden nach oben gezogen

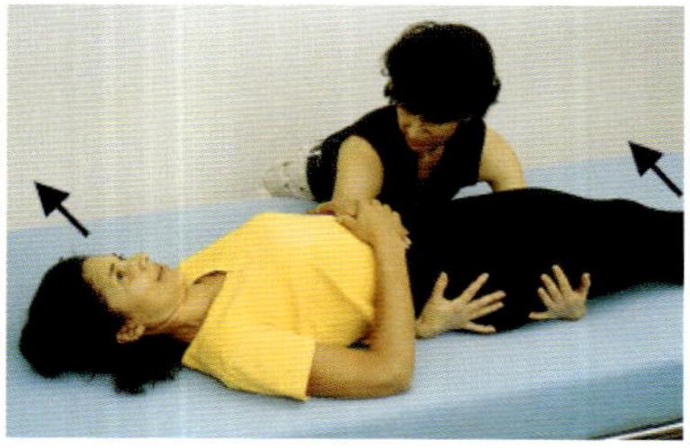

Abbildung 1.121: Klientin zu sich heranziehen (allein)

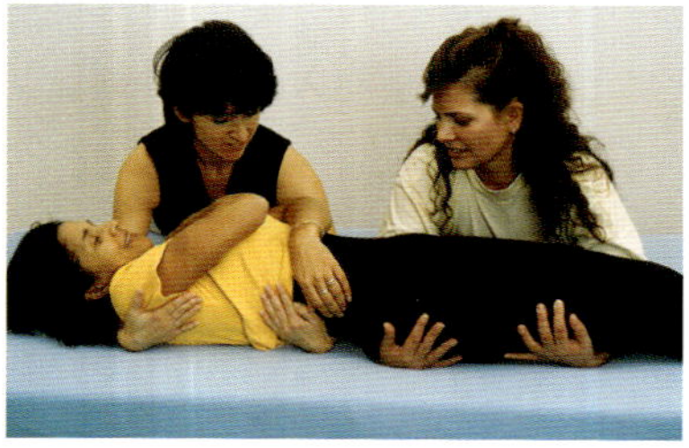

Abbildung 1.122: Klientin zu sich heranziehen (zu zweit)

- leichte Seitenlage links
- rechte Becken- und Schulterseite nach oben ablegen
- Füße immer nachstellen

Aufgaben der AGS:

- Bettbügel so weit nach hinten wie möglich hängen (besserer Drehpunkt).
- Füße mit Druck auf den Rist fixieren (s. Abb. 1.118).

Klient schiebt sich mit Hilfe einer Pflegenden nach oben:

- Die obere Hand zum Brustkasten durchschieben.
- Die untere Hand an den Sitzbeinhöcker legen.
- Den Klienten zu sich hochziehen.
- Der Klient hilft mit (s. Abb. 1.119).

Klient wird von zwei Pflegenden nach oben bewegt:

- Die Pflegenden stellen sich an die beiden oberen Seiten des Bettes.
- Bett auf Arbeitshöhe stellen.
- Die Pflegenden schieben je einen Unterarm parallel zur Wirbelsäule des Klienten, die andere Hand liegt am Sitzbein.
- Den Klienten (auf Kommando) zu sich hochziehen (s. Abb. 1.120), ist auch mit gestreckten Beinen möglich.

oder:

- Die Pflegenden stellen sich seitlich am Bett auf und schieben ein Frottiertuch unter die Oberschenkel des Klienten.
- Die linke Hand der Pflegenden fasst das Frottiertuch, die rechte wird als Stütze unter die Schulter des Klienten geschoben.
- Auf Kommando ziehen die Pflegenden den Klienten gleichzeitg mit dem Frottiertuch nach oben.

Klienten seitlich verschieben

Bevor man einen Klienten auf die Seite drehen kann (z. B. zum Aufnehmen), muss man ihn in die Mitte des Bettes legen; sonst besteht die Gefahr, dass er beim Aufsitzen auf den Boden rutscht.

Klienten zu sich heranziehen (allein):

- Kopf und Beine zuerst vorlagern, dann das Gesäß und wenn nötig den Oberkörper zu sich ziehen (s. Abb. 1.121).

Klienten zu sich heranziehen (zu zweit):

- Die Hände soweit wie möglich unter den Klienten schieben; die Finger bleiben flach (s. Abb. 1.122).

Klienten an den Bettrand setzen

Wenn möglich, sollte man den Klienten im Bett auf die Seite drehen und ihn (in einer Bewegung, ohne die Beine gegenüber dem Oberkörper zu verdrehen) aufsetzen.

- Zur Erleichterung Kopfteil ein wenig hochstellen.
- Die Hand auf dem Rücken verhindert, dass sich der Klient zurückdreht.
- Die Beine vom Bett schieben, den Klienten im gleichen Moment aufsetzen (s. Abb. 1.123 und 1.124).
- Den Oberkörper nach vorne, Gewicht auf Ellenbogen und langsam hoch zum Sitz.

Das Zurücklegen des Klienten geschieht in umgekehrter Reihenfolge.

- Die Unterschenkel von oben halten.
- Den bettnahen Arm des Klienten vor seinen Bauch legen (blockiert sonst das Hinlegen) (s. Abb. 1.125).
- Zuerst auf die Seite legen, erst dann auf den Rücken drehen.

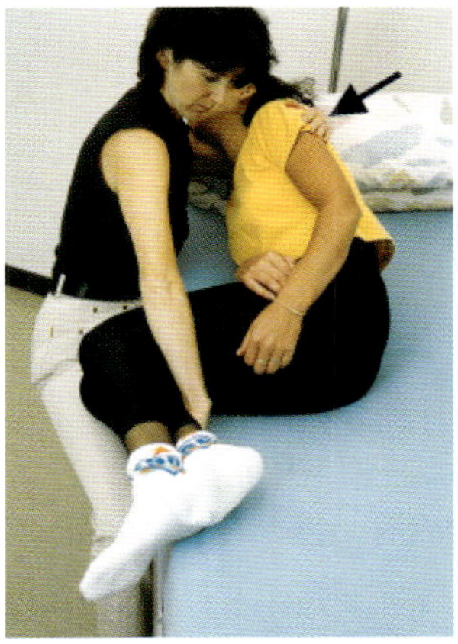

Abbildung 1.123: Aufsetzen der Klientin

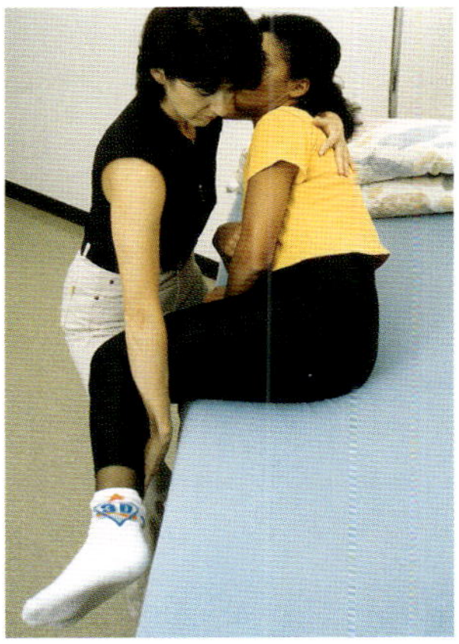

Abbildung 1.124: Aufsetzen der Klientin

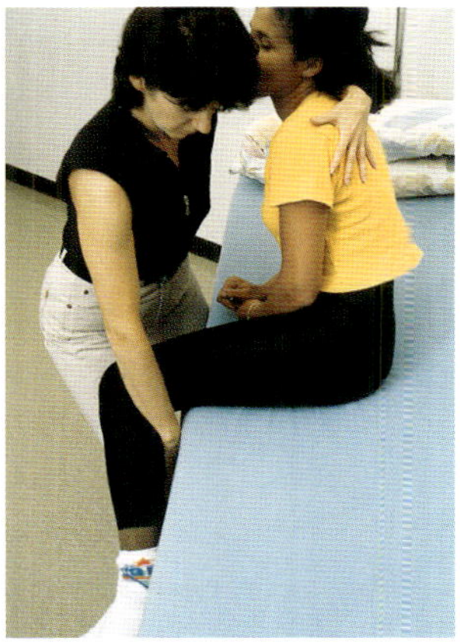

Abbildung 1.125: Hinlegen der Klientin

Transfer

Der Klient wird vom Bett in den Stuhl/Rollstuhl mobilisiert. Hierbei gibt es verschiedene Möglichkeiten.

Variante I: Wenn der Klient relativ selbstständig ist, kann er mit Hilfe eines Stuhls aufgenommen werden.

- Die Füße des Klienten leicht verschoben auf den Boden stellen.
- Der Klient stützt sich vorne auf einem zweiten Stuhl ab und bringt so seinen Kopf und sein Gewicht nach vorne über die Füße (s. Abb. 1.126).
- Er stellt die Füße in 2–3 kleinen Schritten nach (Füße immer richtig stellen).
- Die Pflegeperson hilft (nur wo nötig), indem sie den Klienten an Gesäß und Brustkorb fixiert und seine Bewegung unterstützt (s. Abb. 1.126).
- Schritt für Schritt.

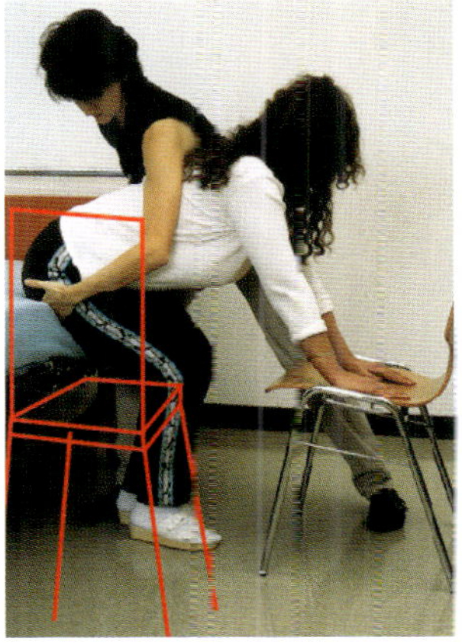

Abbildung 1.126: Gesäß und Brustkorb fixieren

Variante II: Transfer nach Bobath (z. B. bei Hemiplegikern).

Vorbereitung

In der Vorbereitung wird das Bett auf Arbeitshöhe gestellt und der Klient aufgesetzt. Beim Rollstuhl/Stuhl werden die Fußstützen und bettseitigen Armstützen entfernt. Die Schuhe werden in Griffnähe gestellt.

Prinzip

1. Auf dem Stuhl oder am Bettrand: soweit wie möglich nach vorne rutschen.
2. Im Sitzen: zuerst Oberkörper aufrichten.
3. Gewicht nach vorne über die Füße bringen.
4. schrittweise transferieren.

Vorgehen

- Den Klienten mittels Gewichtsverlagerungen, rechts – links zur Bett- oder Stuhlkante vorrutschen lassen.
- Den stuhlseitigen Fuß des Klienten leicht nach vorne versetzt platzieren (verhindert das Blockieren beim Abdrehen). Je nach Bedarf ein oder beide Knie des Klienten mit den eigenen Knien von schräg vorne führen (s. Abb. 1.127).
- Die stuhlabgewandte Hand unter dem Arm des Klienten auf den oberen Teil des Rückens legen.
- Den Oberkörper des Klienten nach vorn holen, bis der Kopf schräg auf der stuhlabgewandten Seite der Pflegeperson liegt (s. Abb. 1.128).
- Die andere Hand geht (stuhlseitig) zum Gesäß des Klienten.
- Die Pflegeperson verlagert ihr Gewicht nach hinten, bis der Klient seinen Schwerpunkt über seinen Füßen hat. Gesäß lässt sich nun automatisch vom Bettrand/Stuhl in den Stuhl/Rollstuhl abdrehen (s. Abb. 1.129).

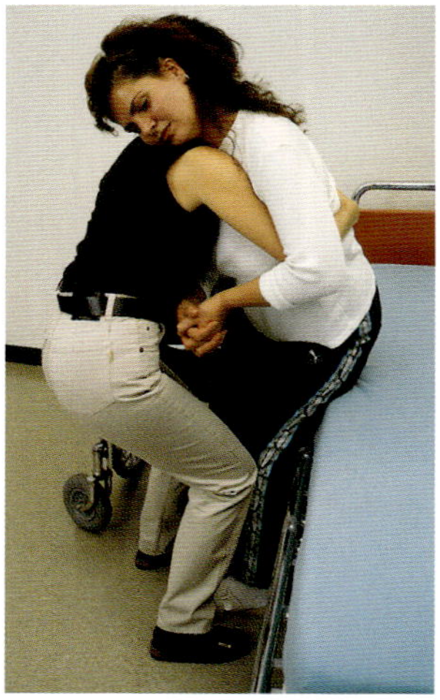

Abbildung 1.127: Transfer nach Bobath

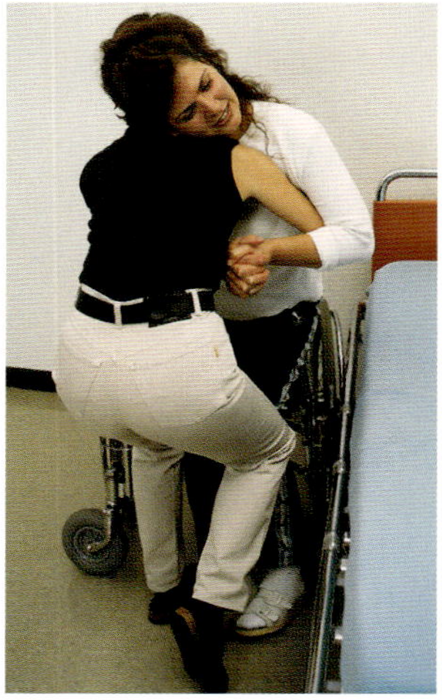

Abbildung 1.128: Transfer nach Bobath

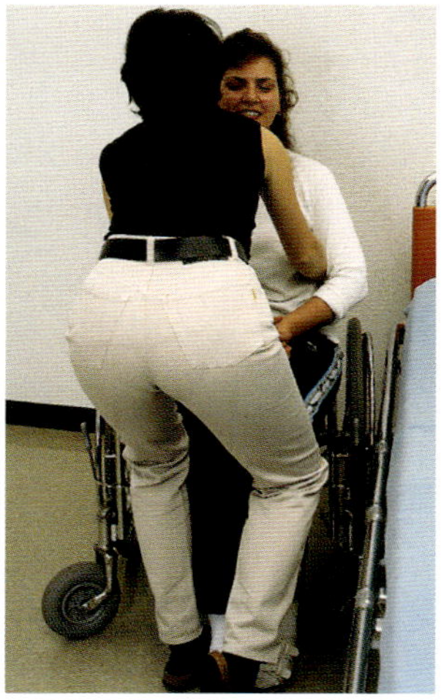

Abbildung 1.129: Transfer nach Bobath

Klienten führen

- Klienten nicht aus seiner eigenen Mitte herausnehmen.
- Klienten in der Regel auf seiner besseren Hälfte unterstützen und führen. Ausnahme: Hemiplegie-Patienten in der Regel auf der gelähmten Seite unterstützen und führen.

Klienten beim Aufstehen helfen

- Den Klienten zur Stuhlkante vorrutschen lassen oder mittels Gewichtsverlagerung rechts – links nach vorne bewegen.
- Die Pflegende bringt den Klienten mit seinem Arm in Vorlage.
- Der Schwerpunkt liegt über den Füßen, evtl. Unterstützung am Knie.

Klienten beim Sich-Hinsetzen unterstützen

Sackmessersyndrom:

- Mit der einen Hand das Becken nach hinten schieben.
- Mit der anderen den Oberkörper nach vorne holen (s. Abb. 1.129).

Der Rollstuhl

- Den Rollstuhl in einem Winkel von ca. 30° bis 45° an das Bett fahren.
- Die Lenkräder in Stellung «Rückwärtsfahren» stellen.
- Die Bremsen auf beiden Seiten anziehen.
- Die Beinstützen entfernen.
- Die Armlehne auf der Bettseite entfernen.

Achtung

- Armlehnen und Bein-/Fußstützen kann man entfernen; Rollstuhl nicht daran hochheben.
- Rollstuhl immer, wenn er steht, arretieren.
- Sicherheitsgurte anlegen verhindert Herausfallen.

Vor jeder Benutzung

- Reifenzustand und Reifendruck prüfen.
- Bremsfunktion prüfen.
- Einstellungen prüfen (Sitz, Rückenlehne).

Rollstuhl falten

- Fußstützen nach oben klappen.
- Sitzbezug vorn und hinten in der Mitte anfassen und nach oben ziehen.

Rollstuhl öffnen

Rollstuhl ankippen, das Sitzrohr auf der Seite, die auf dem Boden steht, nach unten drücken; den Rollstuhl auf alle Räder stellen und beide Sitzrohre noch einmal gut nach unten drücken.

Laden Sie sich «Rollstuhlschieben leicht gemacht» und den Prospekt Ihres Rollstuhls unter «Gebrauchsanweisung Rollstuhl» aus dem Internet herunter (s. auch Kap. 5.3).

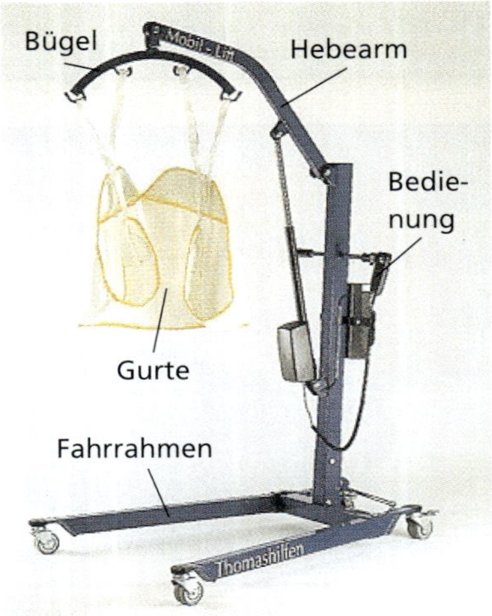

Abbildung 1.130: Lifter / Patientenheber

Der Patientenheber (Abb. 1.130)

Es gibt dazu verschiedene Heber- bzw. Liftersysteme und Gurte oder Netze in verschiedenen Größen. Wichtig ist, dass man das jeweils vorhandene Modell genau kennt, das heißt, die beiliegende Dokumentation liest und danach handelt. Unter diesen Voraussetzungen sind die verschiedenen Systeme eine massive Erleichterung für Pflegepersonen und Klienten.

Einsatz des Geräts

Einsatzmöglichkeiten

- Transfer vom Bett in den (Roll-)Stuhl oder umgekehrt
- Transfer vom Bett in die Badewanne / auf die Toilette und zurück
- Klienten vom Boden aufheben (z. B. nach einem Sturz ohne schwerwiegende Verletzung)
- Hochheben zum Betten, Wäschewechsel, Intimpflege

Vorbereitung

- Den Heber auf Funktionstüchtigkeit und Sicherheit prüfen
  - Akku(mulator) muss geladen sein
  - Fahrrahmen und Bremsen müssen arretierbar (feststellbar) sein
  - Räder müssen sauber sein, damit sie gut rollen.
- Den Klienten informieren (er hat evtl. Angst).
- Pflegeutensilien (in Griffnähe) vorbereiten.
- Bett auf Arbeitshöhe stellen.
- Stuhl / Rollstuhl so hinstellen, dass die Pflegepersonen bequem dazu fahren können.
- Bei Transport ins Bad / zur Toilette Hindernisse aus dem Weg räumen, auf Schwellen am Boden achten.

Vorgehen

- Bettdecke wegnehmen, den Klienten mit Laken oder Badetuch zudecken.
- Gurte anlegen; den Klienten entweder aufsetzen oder drehen und den Gurt durchziehen.
- Arme je nach Gurtesystem außerhalb oder innerhalb der Gurte lagern.
- Heber an das Bett fahren, Fahrrahmen gegebenenfalls einrasten lassen, Gerät arretieren.
- Gurte befestigen, Befestigung auf Sicherheit prüfen.
- Klienten anheben; dabei hält und führt die eine Pflegeperson den Klienten (stützt, wenn nötig, seinen Kopf, informiert ihn), die andere bedient das Gerät.

Grundsatz

- Immer zu zweit arbeiten; eine Pflegeperson behält die ganze Zeit den Klienten im Auge, hält ihn wenn nötig fest oder hält seinen Kopf. Ausnahme: Neue moderne Geräte können mit einer Hand bedient werden, mit der anderen kann man den Klienten stützen. Unvorhersehbare Reaktionen des Klienten können jedoch nicht von einer Einzelperson bewältigt werden.

- Bei längerem Transport (ins Badezimmer, auf die Toilette) Hebearm absenken. Zu zweit arbeiten: Eine Person hält den Klienten fest, die andere fährt das Gerät und achtet auf Hindernisse.
- Klienten beim Transport gut zudecken (auch hinten).
- Die vorgesehen Tätigkeit ausführen (Wäschewechsel, zum Stuhlfahren usw.).
- Klienten absenken, wenn er richtig über der Liege- bzw. Sitzfläche schwebt.
- Gurte lösen, entfernen, Patientenheber zurückfahren, Klienten lagern, zudecken.

Pflege des Geräts

- Gurte nach Gebrauch abwaschen, wenn nötig desinfizieren.
- Das Gerät abwaschen, die Räder sauber halten.
- Bei elektrischen Geräten den Akku aufladen (s. Gebrauchsanweisung).
- Defekte sofort melden, wenn nötig einen Fachmann hinzuziehen.

Der Badelift (Abb. 1.131)

Im Prinzip gilt hier das Gleiche wie für den Patientenheber, außer: Wenn der Badelift nur im Badezimmer gebraucht wird, um Klienten in die Badewanne zu helfen, kann eine Pflegeperson allein arbeiten. Es gibt auch für den Badelift einen Gurt, um Klienten vor dem Hinunterfallen zu sichern. In einigen Heimen besteht die Anweisung, den Gurt immer anzulegen. Wenn ein Gurt vorhanden ist, müssen auf jeden Fall schwache, unsichere Klienten auf dem Lift angegurtet werden.

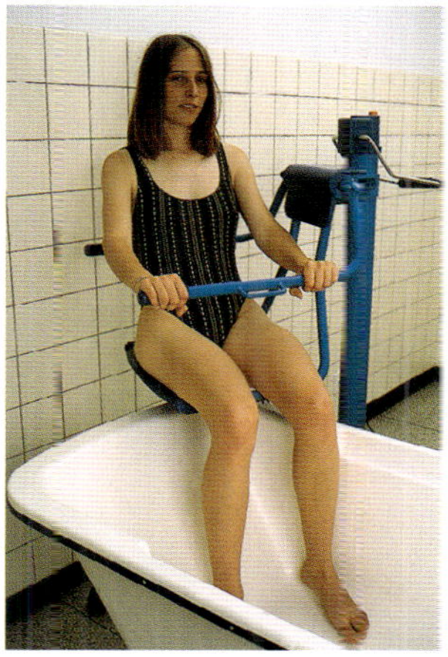

Abbildung 1.131: Klientin mit Hilfe des Badelifts in die Badewanne helfen

Steuerungssysteme unseres Körpers

Alle Tätigkeiten unseres Körpers werden von zwei Systemen gesteuert:

- dem Hormonsystem
- dem Nervensystem.

Das Hormonsystem

Hormone sind Botenstoffe, die an fast allen Stoffwechselvorgängen beteiligt sind. Hormone werden in den Hormondrüsen gebildet und durch die Wand der Kapillaren (= Haargefäße) direkt in das Blut abgegeben. Damit die Hormone nur an bestimmten Zellen zur Wirkung kommen, müssen diese Zellen über besondere Empfänger (Rezeptoren) verfügen. Die Hormone regeln mit dem vegetativen Nervensystem zusammen das Wachstum, den Stoffwechsel, die Ernährung, den Schlaf, die körperliche und psychische Entwicklung und die Fortpflanzung. Je nach der Menge der Hormone im Blut läuft ein Stoffwechselvorgang schneller oder langsamer ab. Die Steuerung über die Hormone erfolgt langsamer (über Minuten, Stunden) als jene über die Nervenbahnen.

Das vegetative Nervensytem und die Hormondrüsen werden vom Hypothalamus gesteuert.

Die wichtigsten Hormondrüsen (Abb. 1.132)

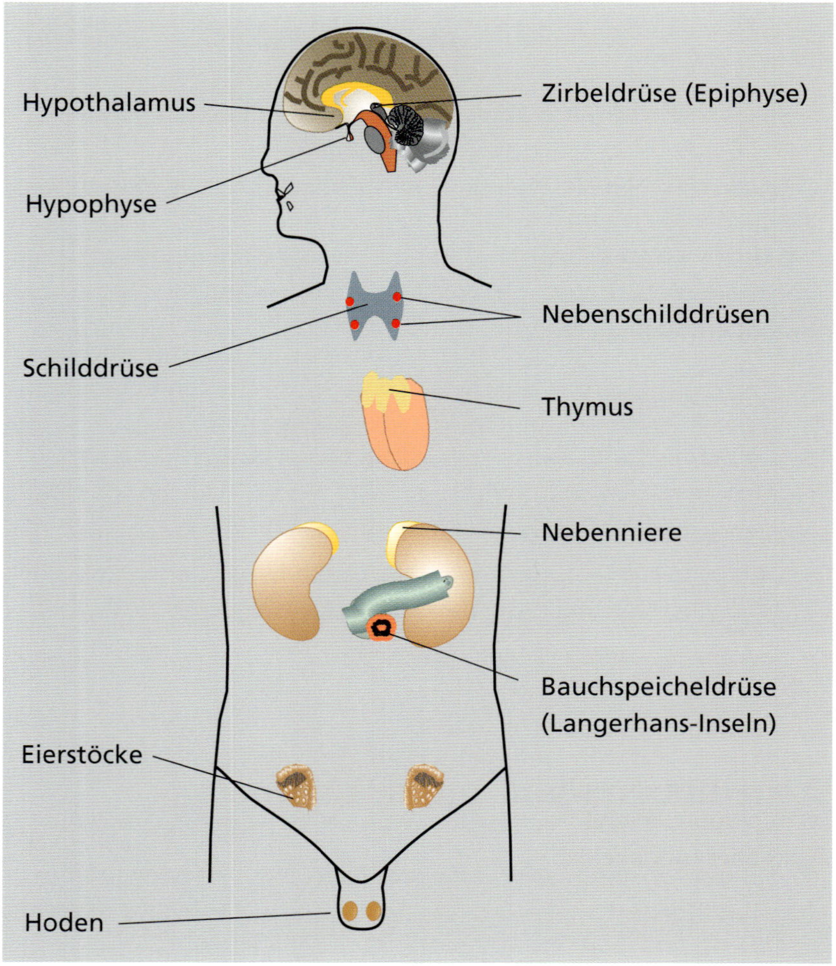

Abbildung 1.132: Hormondrüsen

Hypophyse (Hirnanhangdrüse)

Die Hypophyse ist die Zentralstelle, welche die anderen Hormondrüsen steuert und selber Hormone produziert und speichert. Sie erhält die Befehle vom Hypothalamus (s. u.).

Schilddrüse

Die Schilddrüse liegt vor dem unteren Teil des Kehlkopfes. Ihre Hormone (T3 und T4) steigern die Sauerstoffaufnahme in die Zellen. Sie wirken dadurch auf den Energiestoffwechsel, unterstützen das Wachstum und die normale Entwicklung des Menschen.

Nebennieren

Die Nebennieren liegen auf den Nieren. Die Nebennierenrinde wirkt auf den Stoffwechsel, das Nebennierenmark bildet Stoffe (Adrenalin und Noradrenalin), die das sympathische Nervensystem erregen.

Weitere Hormondrüsen sind die **Langerhans-Inseln** der Bauchspeicheldrüse, die **Eierstöcke** bei der Frau und die **Hoden** beim Mann.

Das Nervensystem

«Das Nervensystem bezeichnet die Gesamtheit aller Nerven- und Gliazellen in einem Organismus. Es hat die Aufgabe, Informationen über die Umwelt und den Organismus aufzunehmen, zu verarbeiten und Reaktionen des Organismus zu veranlassen, um möglichst optimal auf Veränderungen zu reagieren.» (Wikipedia, August 2010)

Gliederung des Nervensystems

Aus anatomischer Sichtweise unterscheidet man zwischen dem **zentralen Nervensystem ZNS** (Gehirn und Rückenmark) und dem **peripheren Nervensystem PNS** (Nerven und Ganglien).

Aus funktioneller Sicht lässt sich das Nervensystem NS in das **somatische** (willkürliche = unserem Willen unterworfen) und das **vegetative** (auch autonome = unserem Willen nicht unterworfen) einteilen.

Das zentrale Nervensystem (ZNS)

Das zentrale Nervensystem ist die Zentrale des Nervensystems. Zwei Arten von Nervenbahnen leiten Meldungen von der Peripherie zum ZNS oder umgekehrt:

Sensible Nervenbahnen leiten Meldungen (Reize) z. B. von den Sinnesorganen (Augen, Ohren, Haut, Nase) zum Rückenmark oder zum Gehirn. **Motorische Nervenbahnen** leiten vom Rückenmark oder Gehirn kommende Befehle (Reaktionen auf die Reize) zu den Organen und Geweben (z. B. Muskeln). Das geschieht mit einer Geschwindigkeit von 10 bis 120 m pro Sekunde.

Das periphere Nervensystem (PNS)

Alle Nerven, die außerhalb des zentralen Nervensystems liegen.

Das willkürliche (somatische) Nervensystem

Das willkürliche NS steuert alle Vorgänge, die dem Willen unterworfen sind (z. B. die Bewegung der Skelettmuskeln, wenn man etwas ergreifen will).

Das vegetative (autonome) Nervensystem

Das vegetative NS steuert die Funktionen der inneren Organe (z. B. die Peristaltik des Magen-Darm-Traktes), die unserem Willen nicht unterworfen sind. Es ist ein Teil des peripheren Nervensystems.

Aufgaben des Nervensystems:

- steuert (mit dem Hormonsystem zusammen) alle Funktionsabläufe in unserem Körper
- nimmt Reize der Sinnesorgane (z. B. Haut, Augen, Ohren) auf und wandelt diese in Empfindungen und bewusste Wahrnehmungen um
- reagiert auf diese Reize, indem es Befehle zum Bewegen der Muskeln erteilt

Das Nervengewebe

Das Nervengewebe besteht aus den Nervenzellen und den Gliazellen. Die Nervenzellen dienen der Erregungsbildung und Erregungsleitung, die Gliazellen ernähren und schützen die Nervenzellen (z. B. Markscheiden).

Die Nervenzelle (Abb. 1.133)

Das Nervensystem besteht aus vielen Milliarden Nervenzellen (Neuronen) und Nervenfortsätzen. Jede Nervenzelle hat mehrere kurze Fortsätze, die **Dendriten** und einen bis zu einem Meter langen Fortsatz, den **Neurit** (Axon).
Dendriten sind kurz und nehmen elektrische Impulse von anderen Nervenzellen auf. Die Impulse wandern als schwacher Strom durch die Zelle und zum Neurit.

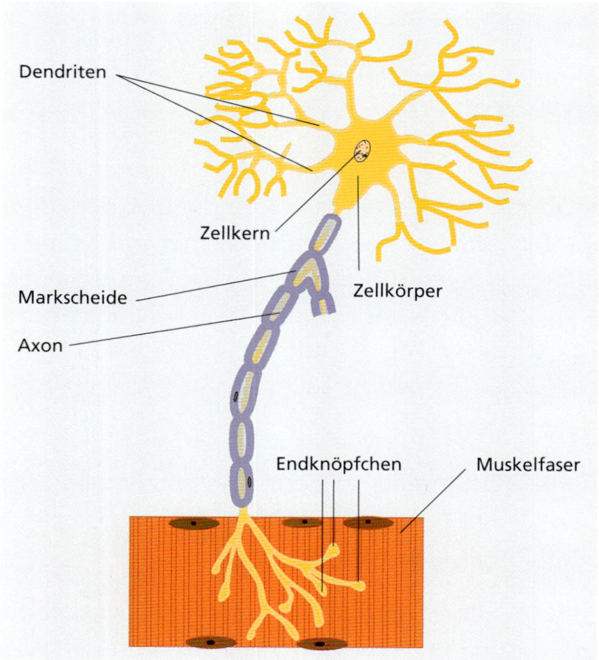

Abbildung 1.133: Nervenzelle mit Axon und Dendriten

Neuriten (Axone) verzweigen sich am Ende, ihre äußersten Abschnitte heißen Endknöpfchen (präsynaptische Endigung). Die Neuriten leiten elektrische Impulse (Reize) vom Zellkörper weg bis zu ihren Endknöpfchen. Dort erfolgt die Übertragung auf die nächsten Zellen (z. B. Muskelfasern) chemisch.

Die Übertragungsstellen heißen **Synapsen**. Die Endknöpfchen setzen eine chemische Substanz, die Überträgersubstanz (Neurotransmitter) frei, die durch den synaptischen Spalt zu den Rezeptoren der nächsten Muskelfaser gelangt und da einen elektrischen Impuls auslöst, der die Kontraktion der Muskelfaser bewirkt. (Abb. 1.134 Synapsen)

Neuriten sind meist mit einer Hülle (Markscheide) geschützt. Fortsatz und Markscheide zusammen heißen Nervenfaser. Viele Nervenfasern, die zusammen in eine Bindegewebshülle eingebettet sind, bilden einen Nerv. Die Markscheiden erscheinen unter dem Mikroskop weiß, deshalb werden die Stellen, wo sich hauptsächlich Nervenfasern befinden (z. B. im Rückenmark außen und im Gehirn innen) als «weiße Substanz» bezeichnet. Die Zellleiber erscheinen unter dem Mikroskop grau und heißen «graue Substanz» (im Rückenmark innen und im Gehirn außen).

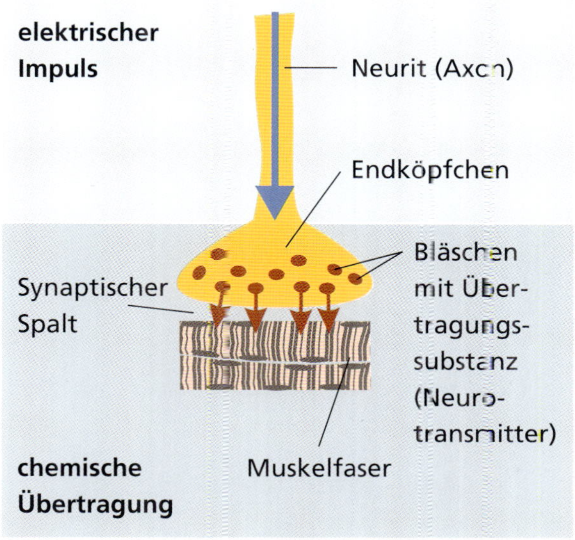

Abbildung 1.134: Synapsen

Das zentrale Nervensystem

Das Gehirn

Das Gehirn ist die Steuerzentrale des Körpers und ist das komplizierteste lebende Gebilde, das es gibt. Es ist ca. 1,3 Kilogramm schwer und besteht aus über zehn Milliarden Nervenzellen; jede von ihnen ist mit bis zu 10000 anderen Nervenzellen verbunden. So werden auf Billionen von Verbindungswegen Nachrichten übermittelt.

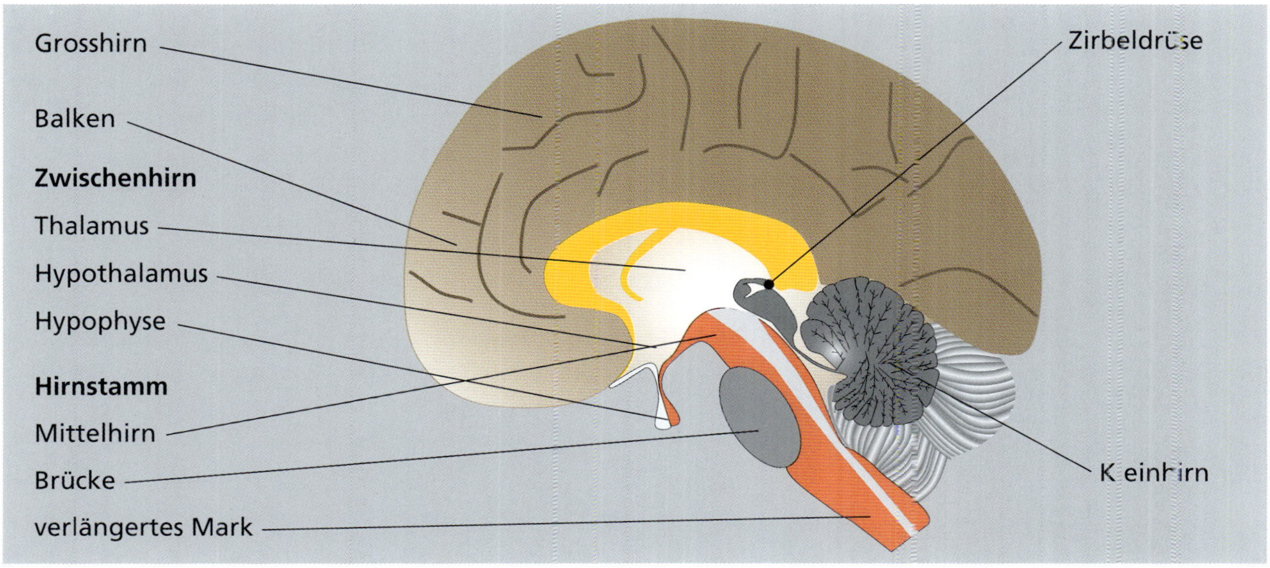

Abbildung 1.135: Längsschnitt durch das Gehirn

Anteile des Gehirns (Abb. 1.135)

Das Großhirn

Das Großhirn ist der größte Hirnabschnitt, es macht ca. 85 % des Gesamtgewichts des Gehirns aus. Es besteht aus zwei Großhirnhälften (rechte und linke Hemisphäre), die durch Nervenfasern (Balken) miteinander verbunden sind.

Aufbau
Außen befindet sich die **Hirnrinde**. Sie ist ca. drei Millimeter dick und wird hauptsächlich aus Zellleibern gebildet (graue Substanz). Durch Falten und Furchen wird die Großhirnoberfläche vergrößert. Innen ist das **Hirnmark;** es wird hauptsächlich von Fortsätzen gebildet (weiße Substanz).

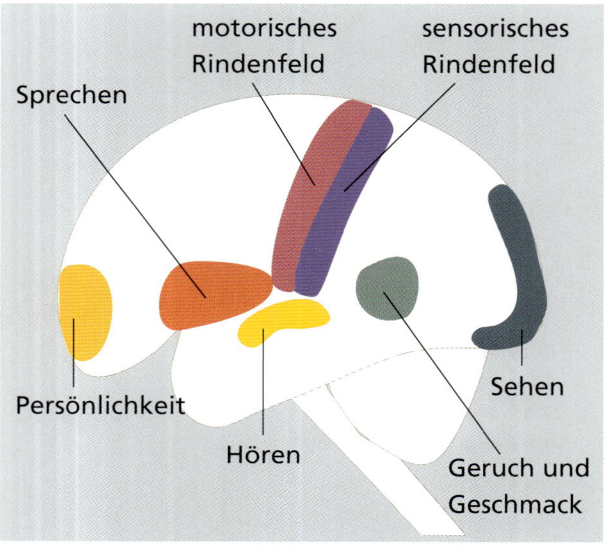

Abbildung 1.136: Rindenfelder der Hirnrinde

Physiologie des Großhirns

Die Großhirnrinde wird in eine Anzahl von verschiedenen Feldern (Rindenfeldern) eingeteilt; jedes hat eine besondere Bedeutung (s. Abb. 1.136).

Bedeutung der (primären) Rindenfelder:

- **Motorisches Rindenfeld:** von hier gehen die Befehle zur Steuerung bewusster Bewegungen aus.
- **Sensorisches Rindenfeld:** erhält Informationen über Empfindungen von der Peripherie (der Haut, den Muskeln, den Gelenken, den inneren Organen), verarbeitet Sinneseindrücke.
- **Rindenfelder der Sinnesorgane:** die Empfindungen aus den großen Sinnesorganen (Sehen, Hören, Riechen, Schmecken) gelangen zu speziellen Rindenfeldern.

Jedem primären Rindenfeld ist ein sekundäres übergeordnet, das sich erinnert, wie man etwas früher getan oder empfunden hat und es am besten wieder auf die gleiche Art tun sollten (z. B. ein bestimmter Bewegungsablauf oder die Erinnerung an bestimmte Personen). Das sekundäre Rindenfeld dient also als Erinnerungs- und Koordinationszentrale.

Zwischenhirn

Das Zwischenhirn ist die Schaltstelle zwischen Großhirn und Hirnstamm. Seine Hauptbestandteile sind:

Thalamus: Sammel-, Umschaltstelle und Filter für alle der Großhirnrinde zufließenden Gefühls- und Sinneswahrnehmungen (Hören, Riechen, Sehen, Geschmack, Schmerz-, Temperatur-, Tastempfindungen).
Hypothalamus: steuert einen Teil des autonomen Nervensystems (Körpertemperatur, Wasserhaushalt, Hunger- und Durstgefühl), ebenso fast alle Drüsen, die Hormone produzieren. Er sondert zudem Hormone ab (z. B. Adiuretin, das eine Verminderung der Wasserausscheidung durch die Niere bewirkt).

Hirnstamm

Der Hirnstamm besteht aus:
Mittelhirn: Mittelstück zwischen der Brücke und dem Zwischenhirn. Enthält Schaltzentren, die Bewegungen z. B. der Augen auf Eindrücke von Augen und Ohren abstimmen.
Brücke: verbindet das Großhirn mit dem Kleinhirn.
Das verlängerte Mark: bildet den Übergang vom Hirn zum Rückenmark. In ihm liegen die Steuerungszentren für den Kreislauf, die Atmung, das Schlucken, Husten, Erbrechen usw.
Das verlängerte Mark enthält auf- und absteigende Nervenbahnen. Alle absteigenden Nervenbahnen, die in der Großhirnrinde entspringen und welche die bewussten, willkürlichen Bewegungen steuern, heißen Pyramidenbahnen. Ca. 90 % der Nervenfasern kreuzen im verlängerten Mark (Pyramidenkreuzung) auf die andere Seite. So versorgen die Nerven, die aus der rechten Großhirnhälfte kommen, die linke Körperseite und umgekehrt (s. Abb. 1.137).

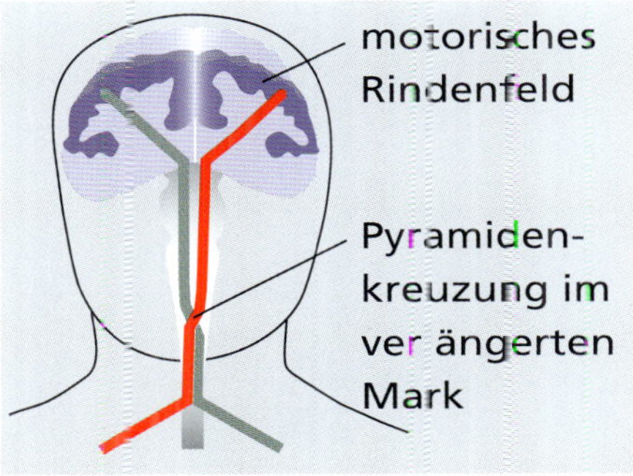

Abbildung 1.137: Kreuzung der Pyramidenbahnen im verlängerten Mark

Kleinhirn

Das Kleinhirn ist zuständig für die Feinkoordination von Körperbewegungen und die Stabilisierung des Gleichgewichts.

Das Rückenmark

Das Rückenmark (s. Abb. 1.138) liegt geschützt im Wirbelkanal der Wirbelsäule. Im Innern liegt schmetterlingsförmig die graue Substanz, die die Nervenzellen enthält.

Außen liegt die weiße Substanz, die die Nervenbahnen enthält. Sensible Nervenbahnen kommen von der Peripherie (Arme, Beine) und gehen über das Rückenmark zum Gehirn; motorische Nervenbahnen kommen vom Gehirn und gehen über das Rückenmark zur Peripherie. Insgesamt treten 31 Nervenpaare (Spinalnerven) aus dem Rückenmark.

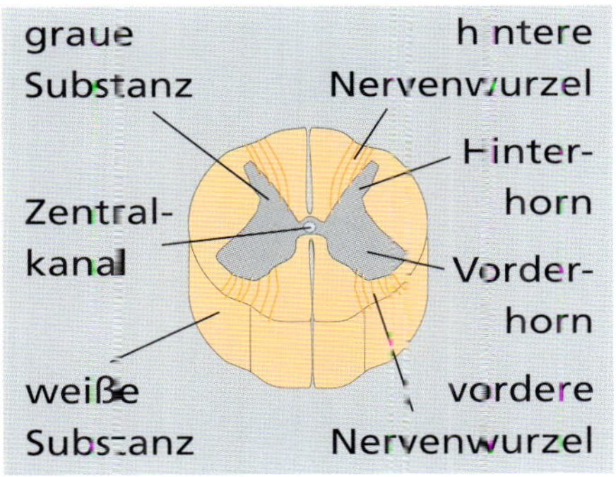

Abbildung 1.138: Querschnitt durch das Rückenmark

Hirnhäute

Das Gehirn wird von drei Hirnhäuten (Meningen) umgeben:

- harte Hirnhaut
- Spinnwebenhaut
- weiche Hirnhaut

Zwischen der Spinnwebenhaut und der weichen Hirnhaut befindet sich ein mit Gehirnflüssigkeit (Liquor) gefüllter Zwischenraum. Er schützt das Gehirn vor Stößen.

Das periphere Nervensystem

Das periphere Nervensystem besteht aus 12 Paar Hirn- und 31 Paar Rückenmarksnerven.

Die Hirnnerven

I. Riechnerv

II. Sehnerv

III. Augenmuskelnerv (gerade Bewegungen)

IV. Augenmuskelnerv (schräge Bewegungen)

V. Drillingsnerv (N. trigeminus)

VI. äußerer Augenmuskelnerv

VII. Gesichtsnerv

VIII. Hör- und Gleichgewichtsnerv

IX. Zungen- und Rachennerv

X. Eingeweidenerv (N. vagus)

XI. Halsnerv

XII. Zungennerv

Die Hirnnerven verlassen das zentrale Nervensystem oberhalb des Rückenmarks. Sie versorgen den Kopfbereich. Ausnahmen bilden der X. Hirnnerv, der Nervus vagus, der beinahe den ganzen Rumpf mit parasympathischen Fasern (s. u.) versorgt, und der XI. Hirnnerv, der Halsmuskeln innerviert.

Die Rückenmarksnerven

Die Nervenfasern treten links und rechts als je eine vordere und eine hintere Wurzel aus dem Rückenmark. Die vordere Wurzel führt motorische Fasern, die hintere sensible. Die beiden Wurzeln schließen sich zu einem **Spinalnerv** zusammen, der sensible und motorische Fasern hat. Über die sensiblen Fasern werden Empfindungen (z. B. von der Haut oder aus dem Innern des Körpers) zum Rückenmark und (bei bewussten Reaktionen) zum Gehirn weitergeleitet. Das Gehirn verarbeitet die Meldungen und gibt über die motorischen Fasern Anweisungen an das Rückenmark und an die Muskeln (s. Abb. 1.139).

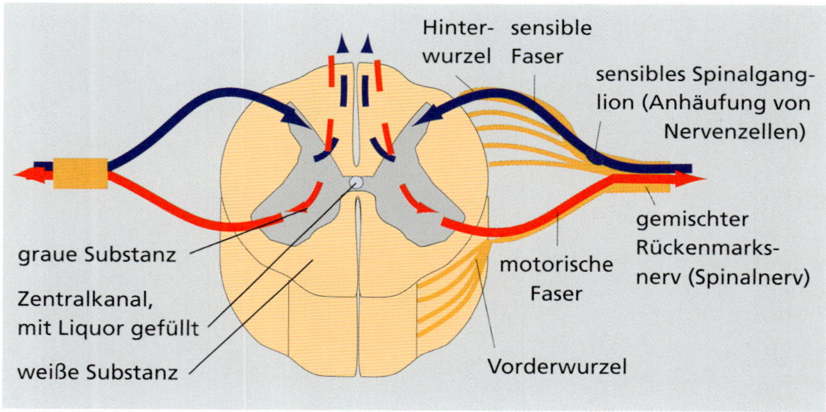

Abbildung 1.139: Spinalnerven

Reflexe

Nicht alle Meldungen, die von der Peripherie über die sensiblen Nervenbahnen kommen, werden sofort an das Gehirn weitergeleitet. Es gibt sowohl im Gehirn als auch im Rückenmark Reflexzentren, die Reize sofort beantworten und z. B. Muskeln reagieren lassen. Wenn man

z. B. mit der Hand eine heiße Herdplatte berührt, zieht man die Hand, ohne vorher zu überlegen, sofort zurück. Diese sofortige Reaktion (in unserem Beispiel die des Armmuskels) auf einen Reiz nennen wir einen **Reflex** (s. Abb. 1.140).

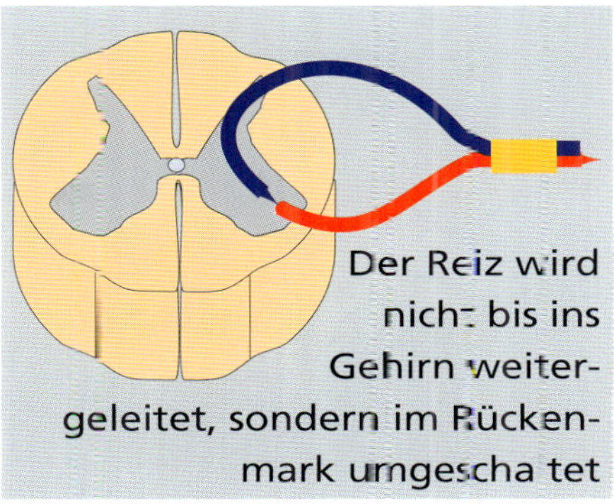

Abbildung 1.140: Reflexbogen

Das vegetative Nervensystem

Das vegetative Nervensystem, das unserem Willen nicht unterworfen ist, steuert alle lebenswichtigen Organfunktionen (z. B. Kreislauf, Atmung, Stoffwechsel). Es besteht aus zwei Arten von Nervenfasern, denen des Sympathikus und denen des Parasympathikus. Die beiden üben meistens eine gegenteilige Wirkung auf die Organe aus.

Der **Sympathikus** z. B. stellt den Körper auf Arbeit ein, regt den Stoffwechsel an, lässt das Herz höher schlagen; der **Parasympathikus** stellt den Körper auf Ruhe ein, bremst den Stoffwechsel und verlangsamt den Herzschlag.

Krankheitsbilder

Morbus Parkinson (Parkinsonsche Krankheit)

Der Morbus Parkinson ist eine der häufigsten neurologischen Erkrankungen und tritt meistens zwischen dem 50. und 65. Lebensjahr auf. Die Krankheit wird durch eine Stoffwechselstörung des Gehirns hervorgerufen. Damit Reize von Nervenzelle zu Nervenzelle übertragen werden können, produzieren bestimmte Gehirnzellen ständig chemische Überträgerstoffe (z. B. Dopamin für das willkürliche Nervensystem, Serotonin und Noradrenalin für das vegetative Nervensystem). Bei der Parkinsonschen Krankheit gehen diese Zellen aus unbekannten Gründen zugrunde; es werden keine Überträgerstoffe mehr gebildet. Das führt dazu, dass sowohl die motorischen Funktionen des willkürlichen Nervensystems (z. B. Bewegungen, Sprache) als auch die Funktionen des vegetativen Nervensystems (Klienten leiden z. B. an Schweißausbrüchen, Überfunktion der Speicheldrüse) gestört sind.

Ursachen

Die primären Ursachen sind nicht bekannt: Man weiß trotz weltweiter Forschung nicht, warum diese Zellen zugrunde gehen. Sekundäre Ursachen können sein:

- Medikamente (Psychopharmaka)
- Hirnhautentzündung
- Gefäßveränderungen (z. B. Arteriosklerose)
- Hirntumoren
- Kopfverletzungen («Boxerkrankheit»)
- Tuberkulose (Gehirn)
- Vergiftungen (z. B. Kohlenmonoxid)

Symptome

Wenn man merkt, dass man unter der Parkinsonschen Krankheit leidet, sind schon 80 % der Gehirnzellen, die die Überträgerstoffe bilden, defekt.

- Bei ca. 60 % der Klienten Zittern der Hände (sieht aus wie «Pillen drehen» oder «Geld zählen»)
- Knöpfe können nicht mehr geschlossen werden (Feinmotorik gestört)
- grobes Zittern (Tremor) in Ruhe, das sich bei Aufregung verstärkt
- Steifigkeit (Rigor) mit dem sog. Zahnradphänomen, das heisst, wiederholtem ruckartigem Bremsen bei Bewegungen
- gebeugte Haltung
- verminderte Beweglichkeit (Akinese): kleine Schritte, schlurfender Gang ohne Mitschwingen der Arme, spärliche Mimik (Maskengesicht), leise, monotone Stimme
- vermehrte Talgproduktion (Salbengesicht)
- gesteigerte Schweiß- und Speichelsekretion
- in ca. 30 % der Fälle Depressionen

Pflegemassnahmen

- Klienten, wo nötig, bei den Lebensaktivitäten unterstützen (s. Tab. 1.20).
- Pflegegeschichte erfassen (die Angehörigen befragen).
- Selbstständigkeit so weit wie möglich erhalten, diskret Hilfe anbieten.
- Den Tag strukturieren.
- Verlangsamung einplanen und akzeptieren.
- Klienten nicht drängen; durch Aufregung verstärkt sich der Tremor.
- Flexibel sein.
- Kleine Ziele setzen.
- Den Klienten motivieren, selbst motiviert sein.
- Zuhören, Gesprochenes nicht wiederholen.
- Medikamente gezielt und pünktlich verabreichen.
- Aktivitäten dann planen, wenn die Medikamente am besten wirken (z. B. 1 Std. nach der Einnahme).
- Angehörige in die Pflege einbeziehen, sie schulen (z. B. Sprech- und Bewegungstraining).
- Nicht am Klienten ziehen, ihn stoßen (Sturzgefahr).

Tabelle 1.20: Unterstützen der Lebensaktivitäten (LA) bei Klienten mit der Parkinson Krankheit

LA	Probleme im Zusammenhang mit ATL	mögliche Unterstützung
Atmen	■ Atemmuskulatur ist geschwächt; Mühe beim Atmen, v.a. bei Anstrengung, oberflächliches Atmen	▸▸ beruhigen, ruhig bleiben ▸▸ zum tiefen, langsamen Atmen anhalten ▸▸ frische Luft (Fenster öffnen)
Sich sauber halten	■ kein Selbstwertgefühl, daher kein Interesse am Aussehen ■ verlangsamt ■ Schwitzen ■ starke Talgabsonderung (v.a. im Gesicht) ■ trockene Haut ■ Schuppen ■ Bindehautentzündung wegen fehlendem Lidschlag ■ Rhagaden (Hauteinrisse) durch vermehrten Speichelfluss ■ Mundgeruch (Essensreste bleiben im Mund)	▸▸ Geduld haben ▸▸ Klienten dabei unterstützen gepflegt auszusehen ▸▸ täglich duschen ▸▸ milde Hautlotionen benutzen ▸▸ gute Mund- und Lippenpflege ▸▸ Augenpflege
Für eine sichere Umgebung sorgen	■ Sturzgefahr	▸▸ s. Kapitel «Sich bewegen» ▸▸ gut hinsetzen
Ausscheiden	■ Verstopfung (Obstipation) ■ Inkontinenz	▸▸ ausreichend Flüssigkeit ▸▸ Obstipationsprophylaxe ▸▸ Medikamente überprüfen
Sich bewegen	■ Schwierigkeiten beim Starten und Stoppen von Bewegungen	▸▸ Bewegungsabläufe durchdenken, üben ▸▸ visuelle und akustische Reize setzen, z. B. Punkte auf den Boden kleben, laut zählen: 1, 2, 1, 2 = bewusst etwas machen
Essen und Trinken	■ Verschlucken ■ Aspiration ■ kann Besteck nicht halten	▸▸ ausprobieren, bei welcher Kost sich der Klient am wenigsten verschluckt ▸▸ mundgerechte Stücke schneiden ▸▸ zwischendurch trinken lassen ▸▸ Hilfsmittel einsetzen
Kommunizieren	■ Schwierigkeiten beim Sprechen und Schreiben	▸▸ Sprechtraining, evtl. Logopädin hinzuziehen ▸▸ nachfragen, genug Zeit geben zum Antworten ▸▸ Schreiben üben; aufpassen, dass die Schrift nicht kleiner wird

Schlaganfall

Der Schlaganfall (Apoplexie) ist die häufigste Erkrankung des Gehirns. Es handelt sich dabei um eine teilweise oder völlige Zerstörung von Gehirngewebe. Der Schlaganfall entsteht durch Durchblutungsstörungen; das Gewebe erhält zu wenig oder gar keinen Sauerstoff mehr und stirbt in der betroffenen Region ab. Die Folge ist meistens eine Halbseitenlähmung (Hemiplegie) oder eine leichtere, unvollständige Lähmung (Hemiparese). Wenn sich die Apoplexie in der linken Hirnhälfte ereignet, ist die rechte Körperseite (z.B. Extremitäten) gelähmt und umgekehrt.

Apoplexia heißt Schlag. So trifft die Erkrankung den Menschen auch: wie ein Blitzschlag aus heiterem Himmel. Je nach Ausmaß und Lokalisation des Krankheitsherdes kommt es zu mehr oder weniger großen Behinderungen. Selten bilden sich die Symptome in kurzer Zeit spontan zurück; in anderen Fällen kann durch eine gute Rehabilitationspflege eine gewisse Selbstständigkeit wiedererlangt werden.

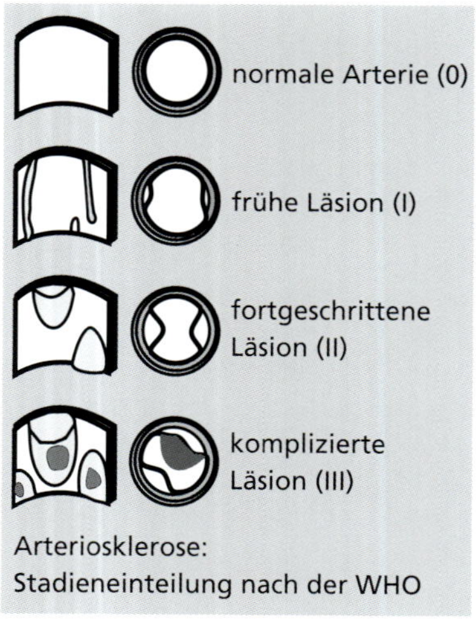

Abbildung 1.141: Arteriosklerose, Stadieneinteilung nach der WHO

Ursachen

1. Hirninfarkt

Der Hirninfarkt ist die häufigste Ursache eines Schlaganfalls (ca. 85%). Ursache sind arterielle Durchblutungsstörungen bei:

Verschluss einer Hirnarterie durch eine Thrombose

Grundlage ist meistens eine Arteriosklerose. Sie bildet sich nicht plötzlich, sondern entsteht nach und nach, im Laufe von Jahren (s. Abb. 1.141). Die Arterien werden starrer und enger, der Blutdruck dadurch immer höher. Das Gehirn erhält in dieser Phase noch genug Sauerstoff. Im fortgeschrittenen Stadium kann es zu vorübergehenden oder bleibenden Durchblutungsstörungen (ischämische Insulte) kommen. An den durch Arteriosklerose geschädigten Stellen kann sich eine Thrombose (Blutgerinnsel) bilden und die Arterie so verstopfen, dass kein Blut mehr hindurchfließen kann; das Gewebe, das von dieser Arterie versorgt werden müsste, erhält keinen Sauerstoff mehr und stirbt ab.

Hirnembolie

Ursache ist ein Blutgerinnsel, das sich z.B. im linken Herzen oder in einer arteriosklerotischen Arterie (z.B. Halsschlagader) gebildet hat und als Embolus durch die Arterien in ein Hirngefäß gelangt. Wenn das Gefäß zu eng wird, bleibt der Embolus stecken. Das Gefäß verstopft, es kann kein Blut mehr durchfließen, das dahinter liegende Gewebe bekommt keinen Sauerstoff mehr und stirbt ab.

Der Hirninfarkt erfolgt häufig in Ruhe, im Bett (oft gegen Morgen), wenn der Blutdruck abfällt – dann reicht die Durchblutung nicht mehr aus.

2. Gehirnblutung

Eine Gehirnblutung ist in etwa 10 % der Fälle Ursache eines Schlaganfalls. Sie wird verursacht durch:

- Bluthochdruck (Hypertonie)
- Arteriosklerose (eine arteriosklerotische Hirnarterie kann platzen)
- Aneurysma (krankhafte, örtliche Erweiterung einer Arterie).

Oft zerreißt eine geschädigte Arterie, wenn der Blutdruck plötzlich ansteigt (bei Anstrengung, Arbeit, heftiger Erregung usw.) und häufig ist der Klienten dann für längere Zeit bewusstlos.

Erhöhte Hirnschlagrisiken

- Zu hoher Blutdruck/Zu große Blutdruckschwankungen
- Bettlägerigkeit, Bewegungsmangel
- Flüssigkeitsmangel
- Herzerkrankungen
- Stress
- Rauchen und Einnahme der Antibabypille
- Cholesterinspiegel erhöht

- Diabetes
- Zu hohes Gewicht

Krankheitszeichen

Da sich sowohl ca. 90 % der aufsteigenden (sensiblen) als auch der absteigenden (motorischen) Nervenbahnen im verlängerten Mark kreuzen, treten die Krankheitszeichen in der Regel auf der Gegeseite des Hirnschlags auf.

Je nach Ort und Ausmaß der Schädigung kommt es zu mehr oder weniger ausgeprägten Krankheitszeichen.

Lähmungen

- Motorische Halbseitenlähmungen sind am Anfang schlaff und werden nach Tagen oder Wochen meist spastisch. Eine vollständige Bewegungsunfähigkeit nennt man **Hemiplegie;** sie tritt seltener auf als die unvollständige, die **Hemiparese.**
- Halbseitige Gesichtslähmung: der Mundwinkel und die Wangen hängen herab.
- Auf der gelähmten Seite Speichelfluss aus dem Mundwinkel.
- Augenlidlähmung: das Augenlid hängt herab.
- Lähmung der Zungenmuskulatur, Schluckstörungen.

Bewusstseinsstörungen

Beim Gefäßverschluss kann das Bewusstsein des Klienten klar, getrübt oder komatös sein, bei größeren Blutungen ist der Klient bewusstlos bis komatös.
Je nachdem, ob das Geschehen in der rechten oder linken Hirnhälfte (s. Abb. 1.142) stattgefunden hat, treten Störungen auf wie:

- Sprach- und Formulierungsstörungen (Aphasie)
- Sehfeldeinschränkungen (Hemianopsie)

Bei Rechtshändern wird z. B. Sprechen, Schreiben und logisches Denken von der linken Gehirnhälfte gesteuert.
Wenn der Schlaganfall links eintritt, fallen diese Funktionen aus oder sind gestört. Es kommt zu:

- Sprachstörungen
- Störung der Fähigkeit, sinnvolle Handlungen auszuführen.

In einigen Fällen können andere, nicht geschädigte Teile des Gehirns ausgefallene Funktionen übernehmen.

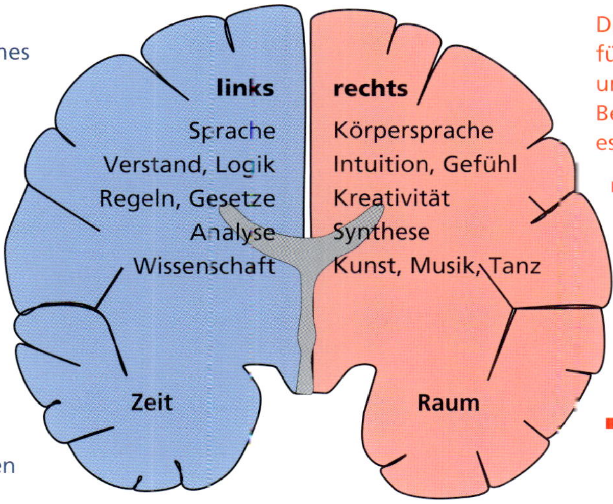

Die rechte Gehirnhälfte ist eher für die Sinneswahrnehmungen und Künstlerisches zuständig. Beim Schlaganfall rechts kommt es zu:

- Beeinträchtigung der Orientierung im Raum
  - Verlust der Sensibilität, Nicht-Wahrnehmen der linken Seite
  - Störungen beim Zeichnen, Zusammensetzen von Gegenständen
- Missverstehen von emotionalen Zusammenhängen.

Abbildung 1.142: Zuständigkeit von Steuerungsfunktionen der linken und rechten Gehirnhälfte.

- Störung der Orientierung im Raum
- Störung der Oberflächen- und Tiefensensibilität

Beim Klienten können Wesensveränderung wie Gefühlsschwankungen, depressive Verstimmungen, Angst, Antriebslosigkeit und Konzentrations- und Gedächtnisschwäche auftreten.

Therapiekonzept

Das Ziel ist die Erhaltung oder der Wiedergewinn größtmöglicher Selbstständigkeit des Klienten in allen Lebensbereichen. Das Konzept (Programm) muss realitätsorientiert und umfassend sein, d. h. sowohl körperliche als auch psychosoziale Probleme des Klienten berücksichtigen.

In der «therapeutischen Pflege» ist jede Handlung Therapie, und zwar 24 Stunden am Tag. Die Pflegepersonen müssen dahingehend ausgebildet werden, dass sie die «Überversorgung» des Klienten vermeiden und ihn anleiten und lehren, alles was er kann, selbst zu tun.
Man nennt diese Art der Pflege **reaktivierende Pflege.** Der Klient muss möglichst alles wieder so zu tun lernen, wie er es früher getan hat. Es ist daher für die Pflege unabdingbar, so früh wie möglich ein entsprechendes Team zu bilden, zu dem in erster Linie alle gehören, die den Klienten betreuen und pflegen. Es müssen aber auch Fachleute aus anderen Gebieten (interdisziplinär) und, wo möglich, die Angehörigen beigezogen und integriert werden (Physio-, Ergotherapeut, Logopäde usw.). Ebenso wichtig ist es, so viel wie möglich aus der Biografie, Gewohnheiten usw. zu erfahren. Alle Pflegepersonen müssen Pflegeverrichtungen / Anleitungen usw. auf die gleiche Art und Weise vornehmen und logisch aufeinander abstimmen; das Gehirn ist wie ein Computer, der schrittweise programmiert werden muss. Alle müssen dazu das gleiche Programm eingeben. Für die reaktivierende Pflege ist eine sehr gute Pflegeplanung und Dokumentation unabdingbar.

Das Bobath-Konzept

Das Bobath-Konzept ist das Therapiekonzept, das speziell für Schlaganfallpatienten entwickelt worden ist. Die Idee ist das Wiedereinbeziehen der gelähmten Seite, mit dem Ziel, diese kranke Seite zu fördern und ihre Aktivität zu verbessern.

Ziel des Konzepts ist es, dem Klienten die Kontrolle über seine Haltung und Bewegung zu vermitteln und durch dauernde Wiederholung korrekte Bewegungen anzubahnen.

Pflege- und Behandlungsplan

Wichtigste Voraussetzung sind gezielte, rehabilitative Pflegemaßnahmen, vor allem am Anfang, rund um die Uhr. Das betrifft:

- Richtige Lagerung (nach Bobath)
- Transfers

- Hilfestellungen und Hilfe zur Selbsthilfe bei allen Aktivitäten des täglichen Lebens
- Einbeziehen von interdisziplinären Diensten, z. B. Physiotherapie, Logopädie, Ergotherapie.

Lagerung

Bei Hemiplegikern ist die Muskelgrundspannung auf der betroffenen Seite oft krankhaft erhöht (Spastik). Unsachgemäße Lagerung verstärkt die Spastik. Um spastischen Bewegungsmustern vorzubeugen, ist die richtige Lagerung des Klienten wichtig.

Seitenlagerung auf die nicht betroffene Seite (Abb. 1.143)

- Betroffene Schulter und betroffenen Arm möglichst gestreckt nach vorne lagern.
- Handgelenk gut unterstützen.
- Untere Beckenseite weit zurückziehen.
- Das gelähmte Bein gebeugt auf ein Kissen lagern.
- Kein Kissen in den Rücken legen, dafür vor den Bauch (so wird das Kreuz unterstützt).

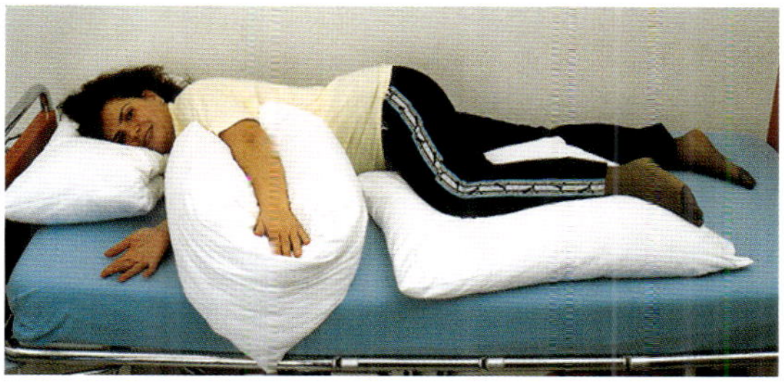

Abbildung 1.143: Lähmung links, Lagerung auf die nicht betroffene Seite

Rückenlagerung

- Kissen unter betroffenen Schulter und den betroffenen Arm legen.
- Arm möglichst gestreckt lagern.

Gestalten des Raums

Der früher häufig gegebene Rat, Patienten mit Neglect (Nicht-Wahrnehmen einer Seite, meist der linken) mit der «gesunden Seite» an die Wand zu stellen, alle Gebrauchsgegenstände (Nachttisch, Stühle für die Besucher usw.) auf die gelähmte Seite zu stellen und von der gelähmten Seite her zu pflegen, damit sie gezwungen sind ihre vernachlässigte Seite wahrzunehmen, wird heute nicht mehr gegeben. Es hat sich gezeigt, dass zumindest schwer betroffene Neglectpatienten die Wahrnehmung der vernachlässigte Seite nicht gelingt und dass sie eher unter der ihnen aufgezwungenen Lage leiden.

Tabelle 1.21: Unterstützen der Lebensaktivitäten (LA) bei Klienten mit Halbseitenlähmung

LA	Probleme im Zusammenhang mit LA	mögliche Unterstützung
Sich sauber halten und kleiden	■ Lähmung der einen Körperseite ■ Soor, Parotitis	⏩ (s. o.) ⏩ sehr gute Mundpflege (mit dem durch einen Fingerling oder Handschuh geschützten Finger (s. Mundpflege)
Für eine sichere Umgebung sorgen	■ Dekubitus ■ Kontrakturen ■ Schmerzen	⏩ s. Dekubitusprophylaxe ⏩ s. Kontrakturenprophylaxe, Lagerungen ⏩ Schulterschmerz-Prophylaxe
Ausscheiden	■ Verstopfung	⏩ s. Obstipationsprophylaxe
Sich bewegen	■ Lähmung der einen Körperseite	⏩ s. Transfers, Hilfsmittel

Tabelle 1.21: Fortsetzung

LA	Probleme im Zusammenhang mit LA	mögliche Unterstützung
Essen und Trinken	■ Störung der Kau- und Schluckbewegungen ■ Aspirationsgefahr ■ Lähmung der einen Körperseite	▸▸ Kau- und Schlucktraining durch diplomiertes Personal ▸▸ so bald wie möglich feste Kost; den Klienten anregen, auf der betroffenen Seite zu kauen ▸▸ Klient sitzt gerade, möglichst auf einem Stuhl, der betroffene Arm ist auf ein Kissen gelagert ▸▸ Hilfsmittel wie Antigliss, Tellerrand, Einhänderbesteck (s. Hilfe beim Essen)
Kommunizieren	■ Klient kann nicht oder kaum sprechen (in der Regel bei einer Apoplexie)	▸▸ Sprachtherapeutin/Logopädin beiziehen, deren Anweisungen beachten ▸▸ in kurzen Sätzen, deutlich und langsam sprechen ▸▸ Fragen stellen, auf die der Klient mit ja oder nein antworten kann

Führt die Gewichts- und Größenkontrolle sowie die Kontrolle von Vitalzeichen durch.

1.6

Typische Situation

Die Assistentin Gesundheit und Soziales EBA Anna Bur arbeitet auf der Rehabilitation und erhält den Auftrag, den übergewichtigen Herrn Pfeifer zu wägen. Herr Pfeifer weiß, dass er heute gewogen wird, und wartet schon gespannt auf das Ergebnis. Er hofft, dass er abgenommen hat.

Anna Bur entnimmt der Pflegedokumentation, dass Herr Pfeifer wöchentlich mit der Sitzwaage der Station gewogen wird. Das Wägen findet vor dem Frühstück, nur mit dem Pyjama bekleidet und ohne Schuhe statt.

Anna Bur überprüft, ob die Waage korrekt eingestellt und der Akku geladen ist, und bringt sie ins Zimmer. Sie achtet darauf, dass die Waage korrekt aufgestellt und arretiert ist. Sie unterstützt Herrn Pfeifer beim Absitzen und beim Ausziehen der Schuhe. Nach dem Wägen liest Anna Bur das Ergebnis ab und darf dies dem Klienten mitteilen. Herr Pfeifer freut sich, dass er ein Kilo abgenommen hat.

Anna Bur notiert das Ergenis mit Namen und Zimmernummer sofort. Anschließend bringt sie die Waage an ihren Standort zurück, reinigt und desinfiziert sie vorschriftsgemäß und schließt den Akku an. Zum Schluss desinfiziert Anna Bur ihre Hände.

Anna Bur meldet das Resultat der verantwortlichen Pflegefachfrau.

Situationskreis

Gewicht, Größe und Puls-, Blutdruck- und Temperaturmessungen

Berufskunde

- Gewichtskontrolle
- Größenkontrolle
- Standards zur Vitalzeichenkontrolle
- Messgeräte (Fieberthermometer, Pulsuhr, Blutdruckgerät)

(Handlungsleitende Kenntnisse der Anatomie und Physiologie von Blut, Herz und Kreislauf: Situation 1.4)

ÜK

- Misst Gewicht, Blutdruck, Puls und Temperatur
- Kennt, handhabt und reinigt die entsprechenden Geräte

Fähigkeiten in der Praxis

- Beherrscht die Messtechniken
- Handhabt und reinigt die Messgeräte
- Erkennt und vermeidet Messfehler
- Trägt die Werte in das Dokumentationssystem ein
- Meldet die gemessenen Werte unmittelbar der zuständigen Fachperson

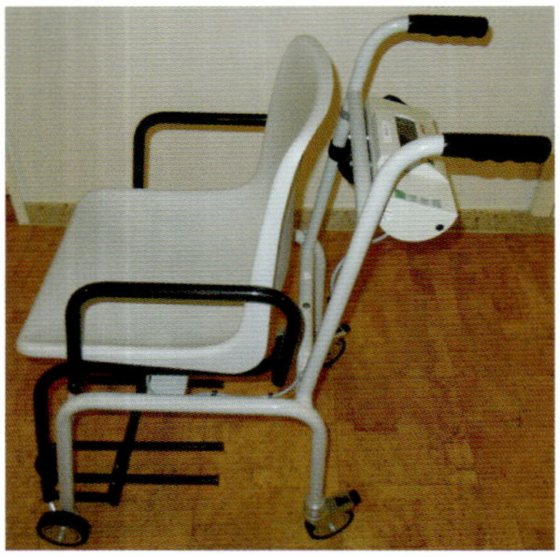

Abbildung 1.144: Waage digital

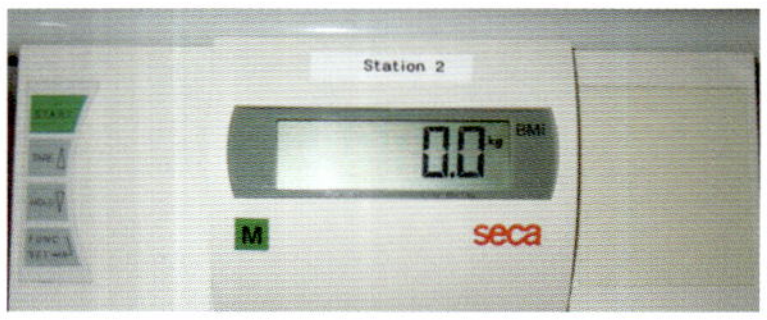

Abbildung 1.145: Display Waage digital

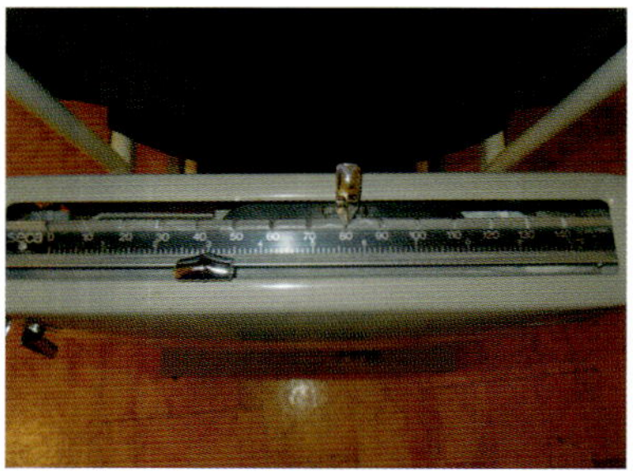

Abbildung 1.146: Waage mechanisch

Gewichtskontrolle

Klienten werden gewogen

- bei Eintritt ins Spital/Pflegeheim
- vor Operationen (damit der Anästhesist die Medikamenten-Dosis berechnen kann)
- bei Essstörungen (mit Klienten und Arzt und Ernährungsberatung absprechen)
- bei Herzkrankheiten
- zur Verlaufskontrolle; im Spital wird der Klient in der Regel ein Mal pro Woche, im Pflegeheim routinemäßig ein Mal pro Monat gewogen. In Ausnahmefällen (z. B. Ödemen) muss das Gewicht täglich gemessen werden

Vorgehen beim Wiegen mit der Sitzwaage

- Waage kontrollieren; sie sollte geeicht sein.
- Klienten immer zur gleichen Tageszeit (z. B. morgens nüchtern oder vor dem Baden, wenn er immer zur gleichen Zeit badet) wiegen.
- Klienten immer in der gleichen Bekleidung (z. B. nur Nachthemd, ohne Schuhe) und immer mit der gleichen Waage wiegen.
- Räder und Gestänge der Waage arretieren.
- Wenn der Klient nur ein offenes Nachthemd trägt, Moltex auf die Sitzfläche legen.
- Klienten sich ganz nach hinten setzen lassen und ihn bitten, ganz ruhig zu sitzen.

Mechanische Waage:

- Ungefähres Gewicht einstellen, dann Gestängearretierung lösen.
- Gewicht einstellen, bis die beiden Zungen an der Waage ausbalanciert sind.

Digitale Waage:

- Einschalten.
- Gewicht ablesen, sofort aufschreiben (inklusive Name des Klienten).

Außer der Personenwaage (Steh-, Sitzwaage) gibt es noch die Bett- oder Hängewaage für den Patientenheber und die Waage, die im Badelift integriert ist. Vor Gebrauch Anleitung lesen.

Körpergröße

Die Körpergröße bezeichnet die Länge des Menschen vom Scheitel bis zu der Fußsohle. Sie ist ein einfaches biometrisches Merkmal; sie wird in fast allen Staaten in den Pass oder den Personalausweis eingetragen. Sie ist z. B., mit dem Körpergewicht zusammen, wichtig für die Beurteilung des Ernährungszustandes eines Menschen. Sie wird in der Regel beim Eintritt ins Spital/Heim gemessen.

Vorgehen

- Der Klient stellt sich ohne Schuhe mit dem Rücken vor die Messlatte, die in der Regel an der Wand befestigt ist.

- Die Pflegeperson senkt den Meßschenkel auf den Kopf des Klienten und fixiert ihn.
- Sie lässt den Klienten wegtreten, liest den Wert ab und schreibt ihn auf (inklusiv Name des Klienten).
- Messschenkel in Ausgangsposition zurückstellen.

Vitalzeichen

Vita heißt Leben. Vitalzeichen sind «Zeichen des Lebens», die man zählen, messen und beobachten kann, also Atmung, Puls, Blutdruck und Körpertemperatur. Die Kontrolle der Vitalzeichen dient z. B. der Überwachung von Herz- und Kreislauffunktionen.

Körpertemperaturmessung

In der Regel wird die Temperatur in der Achselhöhle (axillär) oder im Ohr (otal) gemessen; bei Säuglingen, kleinen Kindern, sehr mageren und sehr unruhigen Klienten hingegen im Enddarm (rektal). Eher selten wird in der Mundhöhle (oral) oder unter der Zunge (sublingual) gemessen.

Unterschiede bei der Messdauer und Vor- und Nachteile der verschiedenen Messarten:

Tabelle 1.22: Messarten

Messart	Messdauer	Vorteil / Nachteil	Ergebnis
■ in der Achselhöhle (axillär) ■ in der Leiste (inguinal)	■ 8–10 Minuten (mit dem Maximalthermometer) ■ ca. 1 Minute (mit dem Digitalthermometer)	■ angenehmste Messart, längste Messdauer ■ kurze Messdauer	regulär, gebräuchlich
■ im Enddarm (rektal)	■ 2–3 Minuten	■ kurze, sehr genaue Messung (Kerntemperatur)	0,5 °C höher als axilläre Messung
■ in der Mundhöhle (oral), unter der Zunge (sublingual)	■ 5 Minuten	■ schnell und einfach, für unruhige, desorientierte Menschen, Kinder nicht geeignet	0,3 °C höher als axilläre Messung
■ im Ohr (otal)	■ 3 Sekunden	■ angenehm, schnell, einfach; wenn nicht korrekt ausgerichtet, falsche, zu tiefe Werte	wie rektal

Thermometerarten

Die Körpertemperatur wird mit dem Thermometer festgestellt. Für die verschiedenen Messarten gibt es verschiedene Thermometer.

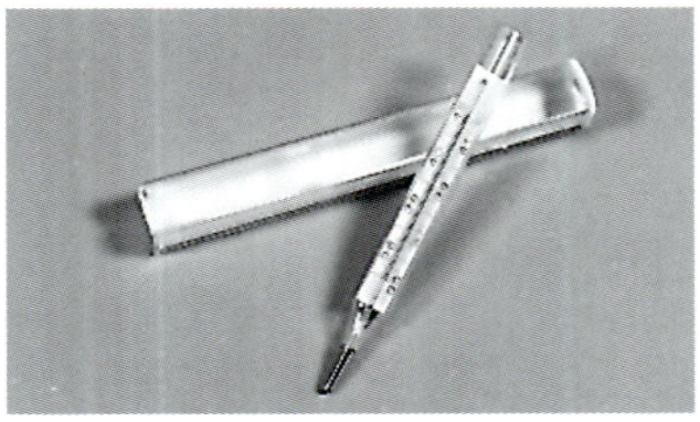

Abbildung 1.147: Maximalthermometer

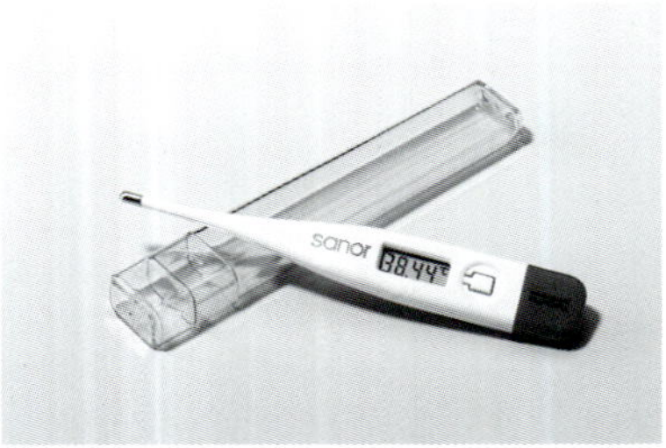

Abbildung 1.148: Digialthermometer

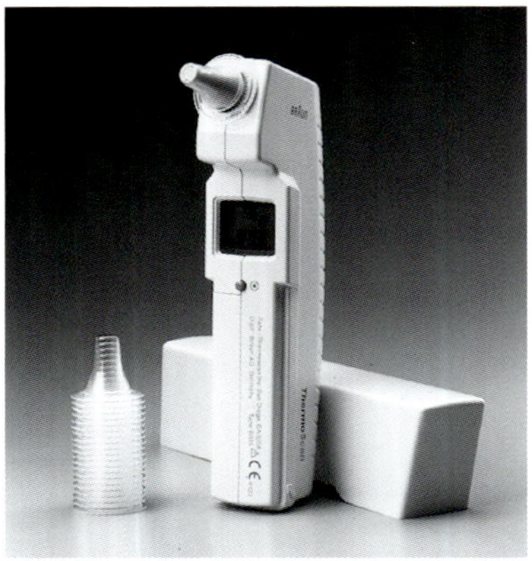

Abbildung 1.149: Ohrthermometer

Maximalthermometer (Abb. 1.147)

Das Maximalthermometer wird für die axilläre, inguinale und rektale Messung der Körpertemperatur verwendet. Seine Messskala reicht von von 35–43 °C (das für Frühgeburten von 26–42 °C). Es heißt Maximalthermometer, weil die Quecksilbersäule beim Messen auf dem höchsten gemessenen Wert stehenbleibt. Sie muss vor erneuter Messung hinuntergeschlagen werden.

Digitalthermometer (quecksilberfrei) (Abb. 1.148)

Das Digitalthermometer wird gleich verwendet wie das Maximalthermometer und hat den Vorteil, dass es bei Beschädigung kein Quecksilber freisetzen kann. Die Messdauer beträgt ca. 1 Minute. Nachteilig ist, dass keine sehr genauen Werte erzielt werden.

Vorgehen

Gebrauchsanweisung lesen, in der Regel:

- Thermometer einschalten
- Signalton abwarten
- Thermometer benutzen wie Maximalthermometer
- nach ca. 1 Minute Wert ablesen (Signalton)
- Thermometer desinfizieren

Infrarot-Ohrthermometer (Abb. 1.149)

Die vom Trommelfell und umliegenden Gewebe abgestrahlte Wärme (Kerntemperatur) wird mittels Infrarotsensor erfasst und in einen digital ablesbaren Wert – die Körpertemperatur – umgewandelt. Die Messdauer beträgt ca. 3 Sekunden.

Elektronische Messung

Die Temperatur wird mittels einer langen Sonde gemessen, die ca. 10–15 cm in den Enddarm eingeführt und mit einem Zwischenstück direkt auf den Überwachungsmonitor übertragen wird.

Diese Art der Messung erfolgt vor allem auf Intensivstationen bei Klienten mit sehr hohen Temperaturen, infektiösen Darmerkrankungen oder bei unterkühlten Menschen.

Messmethoden

Axilläre Messung

- Achselhöhle gut trocknen, das Thermometer einlegen.
- Den Klienten auffordern, den Arm dicht am Oberkörper zu halten; aufpassen, dass kein Stoff (z. B. vom Nachthemd) mit eingeklemmt wird.
- Nicht bei Säuglingen, kleinen Kindern, bei unruhigen und sehr mageren Menschen verwenden.
- Die Messung kann auch in den Leisten (inguinal) durchgeführt werden.
- ■ Die Messwerte sind relativ ungenau.

Rektale Messung

- Thermometer mit einer Schutzhülle versehen (wenn keine Extrahüllen vorhanden sind, einen Plastikhandschuh verwenden).
- Den Klienten auf die Seite oder den Bauch drehen (lassen); bei Rückenlage, wenn möglich, die Knie anwinkeln lassen.
- Das Thermometer mit Wasser anfeuchten (als Gleitmittel keine Vaseline oder ähnliches verwenden; verfälscht die Messwerte).
- Das Thermometer sorgfältig einführen; in der Regel bleibt die Pflegeperson beim Klienten und hält das Thermometer fest.
- Nicht bei Klienten mit Hämorrhoiden oder nach Darmoperationen verwenden.
- Die rektale Messung ergibt sehr genaue Werte.

Sublinguale Messung

- Der Klient darf ab ca. 10 Minuten vor der Messung nichts Eiskaltes oder Heißes essen und trinken, sonst werden die Werte verfälscht.
- Spitze des Thermometers unter die Zunge legen (neben die Zungenbändchen).
- Mund bleibt geschlossen.
- Die Messung ist relativ ungenau.

Otale Messung

- Thermometer vom Ladegerät nehmen.
- Messwert «Körperkerntemperatur» einstellen.
- Messfilter (Hülle) auf den Messkonus setzen.
- Messfühler so in den Gehörgang führen, dass dieser abgedichtet ist.
- «Scan»-Knopf drücken.
- Nach ca. 3 Sekunden Temperatur ablesen.
- Messfilter entfernen (Eject-Taste drücken) und entsorgen.
- Bezüglich Laden des Gerätes Gebrauchsanweisung beachten.
- Die Messung ist genau (Körperkerntemperatur).

Umgang mit gebrauchten Thermometern

- Ggfs. Hülle so abziehen, dass die Außenseite nach innen kommt und wegwerfen.
- Thermometer desinfizieren (nach Desinfektionsplan).
- Maximalthermometer herunterschütteln (Quecksilbersäule muss unter 36 °C stehen), Digitalthermometer ausschalten.

Grundsätze

- Beim Einführen in den Enddarm das Thermometer schützen, anfeuchten und vorsichtig mit sanftem Druck einführen, dabei immer auf Hämorrhoiden (außen und innen) achten!
- Bei unruhigen Personen das Thermometer immer festhalten!
- Um eine Verschleppung von Krankheitskeimen zu vermeiden, sollte jeder Kranke sein eigenes Fieberthermometer haben, andernfalls ist das Thermometer nach jedem Gebrauch zu desinfizieren.
- Gemessene Werte sofort aufschreiben, zu hohe oder zu tiefe Werte der Vorgesetzten melden.
- Wenn ein Maximalthermometer zerbricht, das Quecksilber sofort aufwischen (nicht berühren!), in ein luftdicht verschließbares Gefäß geben und in die Apotheke bringen. Quecksilber verdunstet bei Zimmertemperatur, die Dämpfe werden eingeatmet und können zu schweren Vergiftungen führen.

Zählen der Atemzüge

Da wir die Atmung zum Teil willkürlich beeinflussen können, soll der Klient nicht wissen, dass wir die Atemzüge zählen wollen; er würde wahrscheinlich anders atmen und die Werte wären verfälscht. Wir tun so, als ob wir den Puls fühlen und beobachten, wie oft der Klient atmet. Es ist ideal, die Atemzüge direkt vor oder nach der Pulsmessung zu zählen.

Vorgehen

- Auf die Brust schauen und beobachten, wie oft sie sich hebt und senkt. Einmal Ein- und Ausatmen gilt als ein Atemzug.
- Wir zählen während einer Minute.
- Bei Klienten, die nicht ansprechbar sind (Bewusstlose), kann man die Hand leicht auf die Brust legen und fühlen, wie oft diese sich hebt und senkt.
- Beim Zählen der Atemzüge achten wir immer auch auf die Atemtiefe und den Atemrhythmus (Takt).
- Den Wert sofort aufschreiben und auffällige Werte der zuständigen Pflegeperson melden.

Puls und Pulskontrolle

Der Puls

Das Wort Puls stammt von Pulsus (Stoß) ab. Der Puls ist der Anschlag einer Blutwelle in den Gefäßen, hauptsächlich in den Arterien. Jedesmal, wenn sich die Herzkammern zusammenziehen (Systole), werden aus der linken Kammer 70–100 ml Blut in die Aorta gedrückt. Von der Aorta gelangt das Blut in alle Arterien unseres Körpers. Da die Gefäße elastisch sind, dehnen sie sich jedesmal aus, wenn ein Blutstoß kommt, und ziehen sich gleich wieder zusammen – 65–85 Mal pro Minute. Das ergibt eine nie endende fortlaufende Blutwelle in unseren Blutgefäßen. So läuft eine wellenförmige Bewegung vom Herzen bis in die kleinsten Arterien: die Pulswelle (s. Abb. 1.150).

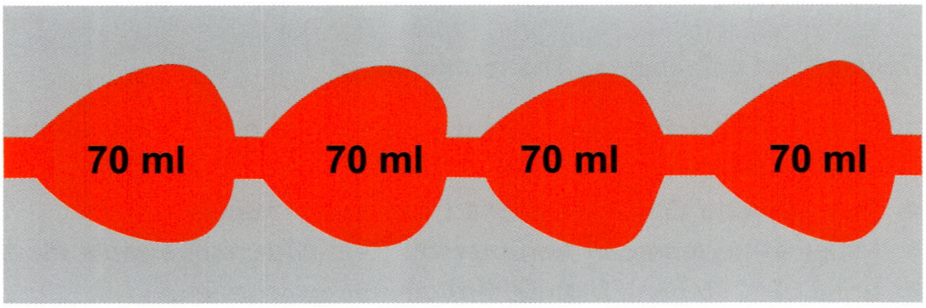

Abbildung 1.150: Pulswelle

Pulsmessorte

Den Puls kann man überall dort tasten (palpieren), wo eine Arterie oberflächlich verläuft und gegen eine harte Unterlage (Muskel, Knochen, Sehne) gedrückt werden kann. Wir tasten ihn gewöhnlich an der Speichenarterie (Arteria radialis) (s. Abb. 1.151).

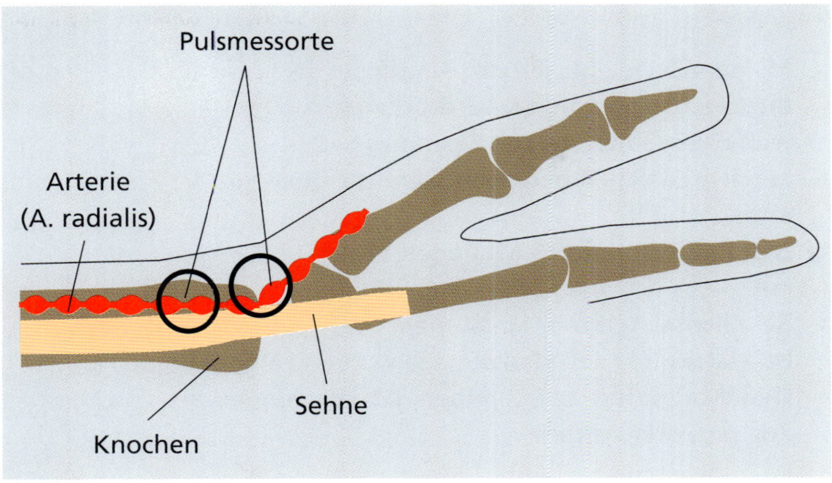

Abbildung 1.151: Speichenarterie

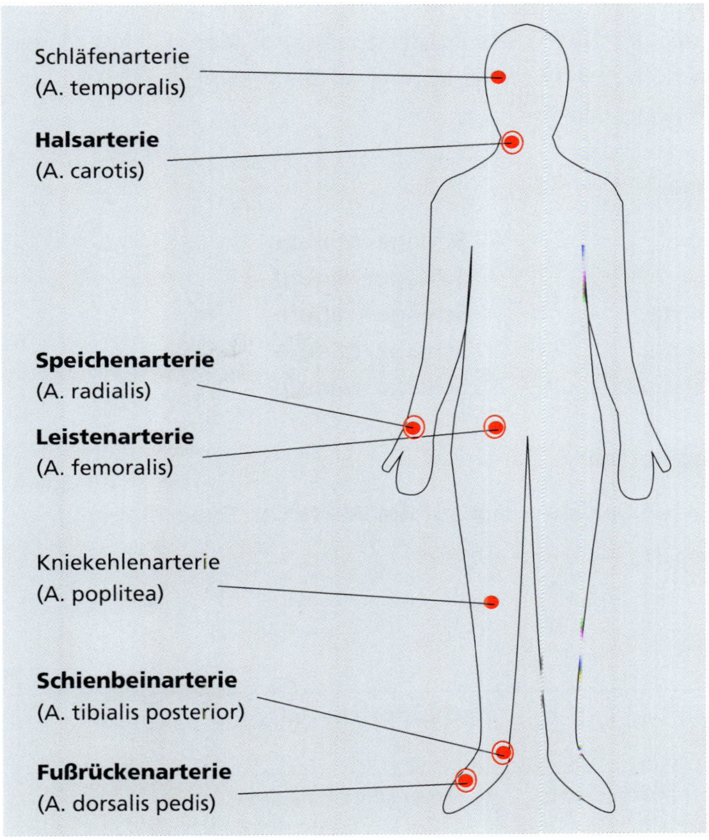

Abbildung 1.152: Pulsmessorte: Da, wo die kleineren roten Punkte sind, misst man den Puls selten.

Zählen der Pulsschläge

(Beispiel Speichenarterie)

Vorbereitung

- Den Klienten bequem lagern (sitzend oder liegend), der Arm liegt ausgestreckt mit der Handfläche nach oben.
- Eine Uhr mit Sekundenzeiger bereithalten.

Vorgehen

- Mit dem Zeige-, Mittel- und Ringfinger die Speichenschlagader ertasten und vorsichtig darauf drücken (nicht den Daumen benutzen, weil dieser einen starken Eigenpuls hat).
- Mit dem Zählen (0) beginnen, wenn der Uhrzeiger die Viertelminute anzeigt.
- Den Puls während 15 Sekunden zählen und mit vier multiplizieren.
- Bei Klienten mit sehr langsamem oder unregelmäßigem Puls und bei Herzkranken die Pulsschläge während einer Minute zählen.
- Den Wert sofort aufschreiben, Abweichungen der zuständigen Pflegeperson melden.

Pulsfrequenz

Die Frequenz ist die Häufigkeit, mit der etwas während einer bestimmten Zeitdauer geschieht. Die Pulsfrequenz gibt also die Anzahl der Pulsschläge während z. B. einer Minute an. Sie stimmt in der Regel mit der Herzfrequenz überein.

Normalwerte

- Säuglinge: 120–140 Schläge/Minute
- Kinder: 90–100 Schläge/Minute
- Jugendliche: 70– 90 Schläge/Minute
- Erwachsene: 60– 80 Schläge/Minute
- alte Menschen: 80– 85 Schläge/Minute

Abweichungen (Tab. 1.23)

Die Frequenzen beziehen sich auf die Werte von Erwachsenen.

Tabelle 1.23: Abweichungen der Pulsfrequenzen

Tachykardie Pulsbeschleunigung	**physiologisch**	**pathologisch**
mehr als 100 Pulsschläge/Minute	■ erhöhter Sauerstoffbedarf (Erregung, Anstrengung, in großer Höhe) ■ zu viel Kaffee und Nikotin	■ Fieber (Zunahme der Körpertemperatur um 1 °C = Erhöhung der Pulsfrequenz um 8 bis 12 Schläge) ■ Erkrankungen des Herzens ■ Schilddrüsenüberfunktion (Hyperthyreose) ■ Schock
Bradykardie Pulsverlangsamung	**physiologisch**	**pathologisch**
weniger als 60 Pulsschläge/Minute	■ Schlaf ■ Hunger ■ trainierte Sportler (der Herzmuskel ist so kräftig, dass er weniger oft zu schlagen braucht)	■ erhöhter Hirndruck ■ Erkrankungen des Herzens ■ Schilddrüsenunterfunktion (Hypothyreose) ■ Beruhigungsmittel ■ Digitalispräparate (fördern die Kontraktion des Herzens)

Pulsrhythmus (Abb. 1.153)

Beim gesunden Menschen schlägt das Herz in der Regel in gleichmäßigen Abständen, der Puls ist rhythmisch.
Eine unregelmäßige Abfolge der Herzschläge und damit des Pulses bezeichnen wir als Arrhythmie. Extrasystolen sind zusätzliche Sonderschläge (Herzstolpern). Sie treten auch bei gesunden Menschen z. B. bei Nervosität, Verdauungsstörungen auf. Beim Zwillingspuls folgen zwei Schläge direkt hintereinander, z. B. bei Digitalisüberdosierung. Bei einer absoluten Arrhythmie ist der Pulsschlag absolut unregelmäßig und schnell, z. B. bei einer schweren Erkrankung des Herzmuskels.

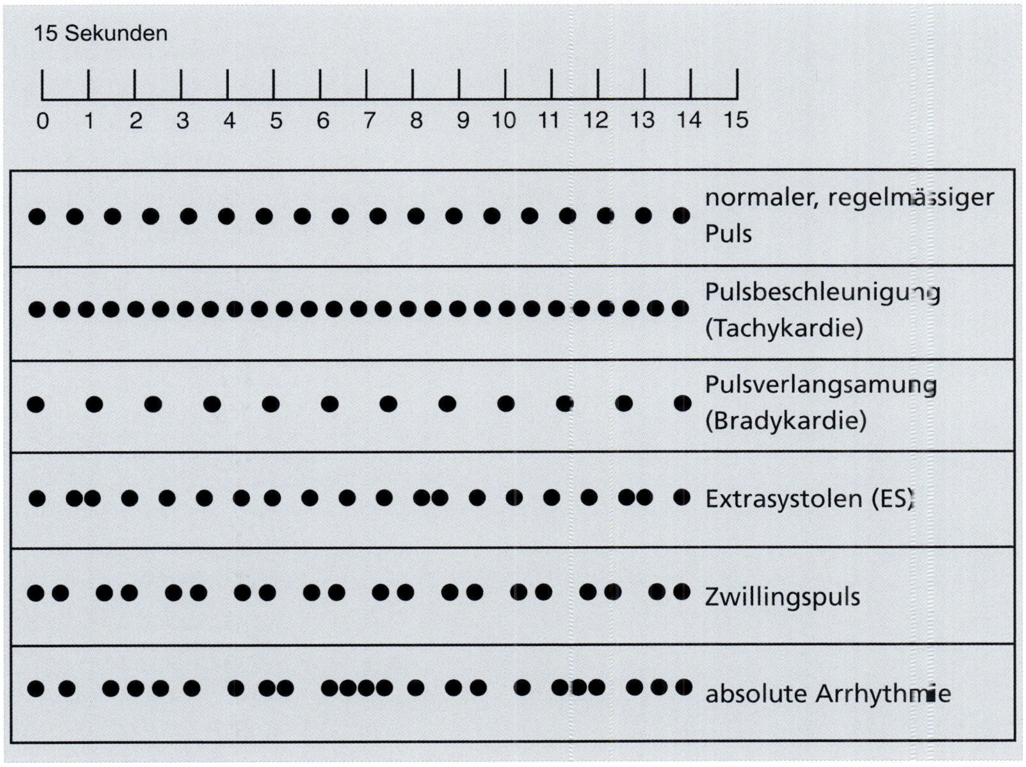

Abbildung 1.153: Pulsfrequenz und Pulsrhythmus

Pulsqualität

Wenn wir beim gesunden Menschen den Puls fühlen, ist er weich und gut zu unterdrücken.

Als pathologisch werden folgende Abweichungen bezeichnet:

- harter Puls; der Puls lässt sich nur sehr schwer unterdrücken, die Arterie fühlt sich sehr hart an, z. B. bei zu hohem Blutdruck, Druckerhöhung im Gehirn (Hirntumoren, Hirnödem)

- weicher Puls; der Puls ist sehr leicht zu unterdrücken, die Arterie fühlt sich schwammig an, z. B. bei niedrigem Blutdruck, Fieber, Herzinsuffizienz
- fadenförmiger Puls; der Puls ist sehr schnell und sehr schlecht tastbar, z. B. bei Schock, großem Blutverlust, Kreislaufversagen und kurz vor dem Tod

Blutdruck und Blutdruckkontrolle

Der Blutdruck

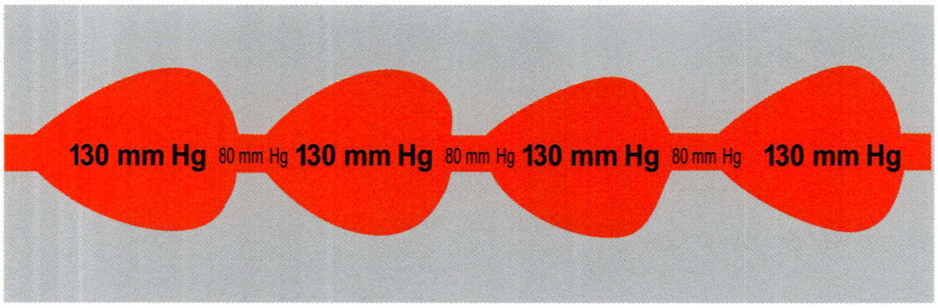

Abbildung 1.154: Während der Systole beträgt der Blutdruck z. B. 130 mm Hg, während der Diastole z. B. 80 mmHg

Das Blut übt einen ständigen Druck auf die Gefäßwände aus. Während der Systole ist der Druck am höchsten (z. B. 130 mm Hg); den höchsten messbaren Druck nennt man den systolischen Blutdruck (s. Abb. 1.154). Er dehnt die Arterie aus. Weil die Gefäßwände in der Regel elastisch sind, herrscht immer Druck. Während der Erschlaffung des Herzens (Diastole) verteilt sich der Druck in der Aorta; er sinkt auf z. B. 80 mm Hg. Den niedrigsten messbaren Druck nennt man den diastolischen Blutdruck.

Der Blutdruck wird (meistens) in mm Hg (Höhe der Quecksilbersäule) oder (selten) in kPa (Kilopascal) angegeben (7,5 mm Hg entsprechen 1,0 kPa). Die beiden Werte werden beim Aufschreiben durch einen Schrägstrich getrennt. In unserem Beispiel ist die richtige Angabe des Blutdrucks: 130/80 mm Hg.

Messen des Blutdrucks

Die Assistentin Gesundheit und Soziales darf den Blutdruck bei voraussehbaren (Routine-) Situationen auf Anweisung der Vorgesetzten messen; nicht in Akut-Situationen.

ACHTUNG

- Nicht gemessen werden darf an einem Arm mit Gefäßzugängen (Infusionen), Lymphödemen, einem Shunt (Dialyse-Patienten).

Messgeräte

Im Spital und Altersheim werden in der Regel Manometer (Stand-, Wandgerät oder Uhr), Blutdruckmanschette und Stethoskop verwendet, auf der Intensivstation automatische Monitorsysteme und zu Hause digitale Geräte.

Oft wird die Abkürzung RR für das Messen des Blutdrucks verwendet. RR ist die Abkürzung für Riva-Rocci; RR ist also die Abkürzung für mit dem Apparat von Riva-Rocci gemessene Blutdruckwerte.

Wahl des Arms

Bei Spital- oder Heimeintritt wird der Blutdruck (vom diplomierten Pflegepersonal) an beiden Armen gemessen.

Vorbereitung

- Störungen (Radiomusik, Fernseher) usw. ausschalten.
- Der Klient soll liegen oder bequem sitzen (stehend nur auf Anordnung messen).
- Den Arm (auf Herzhöhe) entspannt lagern.
- Den Arm freimachen, es darf nichts einengen, die Manschette muss genug Platz haben (den Arm des Klienten aus dem Ärmel schlüpfen lassen).

Material

- Blutdruckgerät
- Manschette: Die normale Manschette ist 18 cm breit; für sehr magere Klienten schmalere (Kinder-)Manschetten, für Klienten mit mehr als 33 cm Oberarmumfang extra breite Manschetten verwenden; die Luft vollständig entfernen.
- Stethoskop

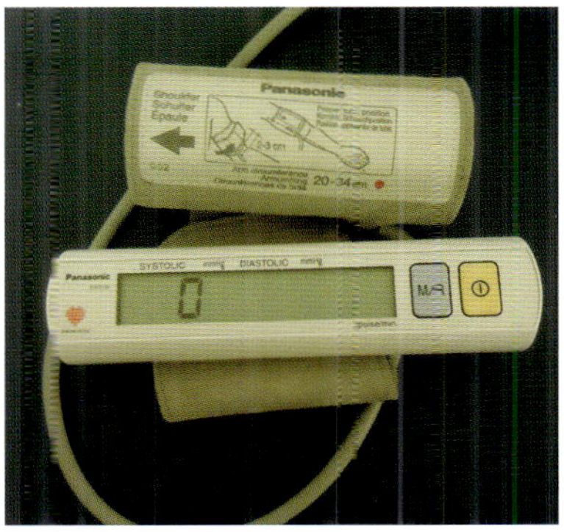

Abbildung 1.155: Blutdruckgerät digital

Nachbereitung

- Dem Klienten, wenn nötig, beim Anziehen helfen.
- Manschette und Stethoskop-Oliven reinigen und desinfizieren.

Fehlerquellen beim Messen des Blutdrucks

- einengende Kleider (zu enge Hemd-, Blusenärmel) nicht ausgezogen
- falsche Manschette (zu breit, zu schmal)
- Manschette zu locker angelegt, Klettverschluss hält nicht
- Manschette nicht völlig luftleer vor dem Anlegen
- zu lange gestaut oder Druck zu langsam abgelassen
- Messung direkt nach dem Essen, nach Aufregung
- nichts gehört wegen Lärm im Zimmer

Normalwerte

Die Werte hängen ab vom Alter, der Konstitution, der psychischen Verfassung und dem Grad der Aktivität.
Die unten angegebenen Werte sind Mittelwerte.

- Säuglinge: 80/70 mm Hg
- Kinder: 95/65 mm Hg
- Jugendliche: 110/75 mm Hg
- Erwachsene: 130/80 mm Hg
- alte Menschen: 160/90 mm Hg

Der systolische Wert sollte beim Erwachsenen nicht über 140 mm Hg, der diastolische nicht über 90 mm Hg betragen.

Vorgehen

- Manschette ca. 2 cm oberhalb der Ellenbeuge glatt anlegen, gut fixieren (Klettverschluss).

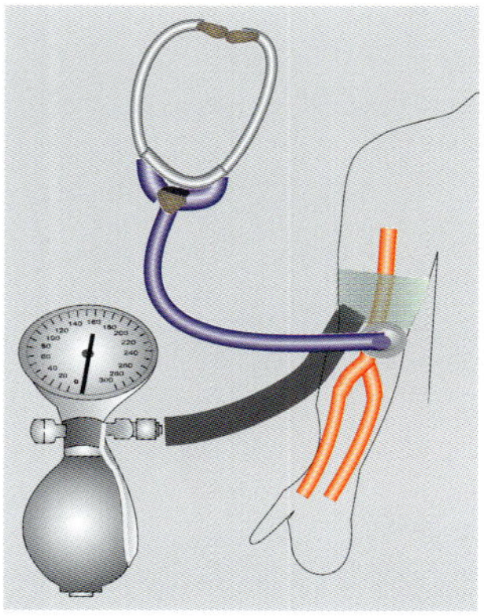

Kein Geräusch

Die Arterie ist frei durchgängig.

Abbildung 1.156: Manschette anlegen

- Ventil schließen, Manschette aufpumpen und zwar:
  - zu erwartender Wert (z. B. 130 mm Hg) +30 mm Hg oder
  - den Radialispuls fühlen: wenn kein Puls mehr zu spüren ist +30 mm Hg

(Zeigerstand = **160 mm Hg**)

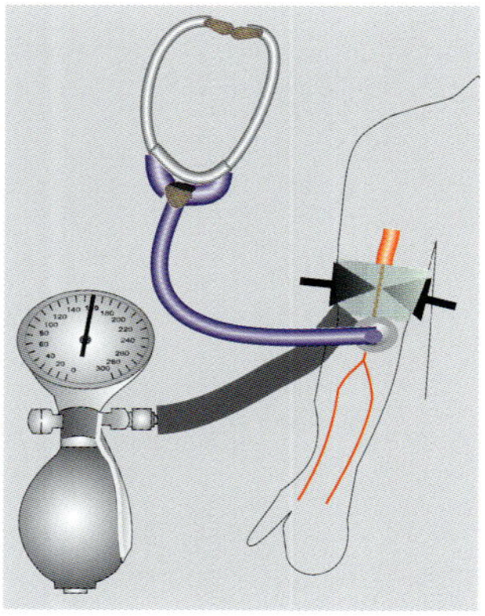

Kein Geräusch

Die Arterie unter und unterhalb der Manschette ist ganz komprimiert (zusammen gedrückt).

Abbildung 1.157: Manschette aufpumpen

- Ohroliven des Stethoskops gut in die Ohren schieben.
- Stethoskop in der Ellenbeuge aufsetzen.
- Ventil langsam öffnen.

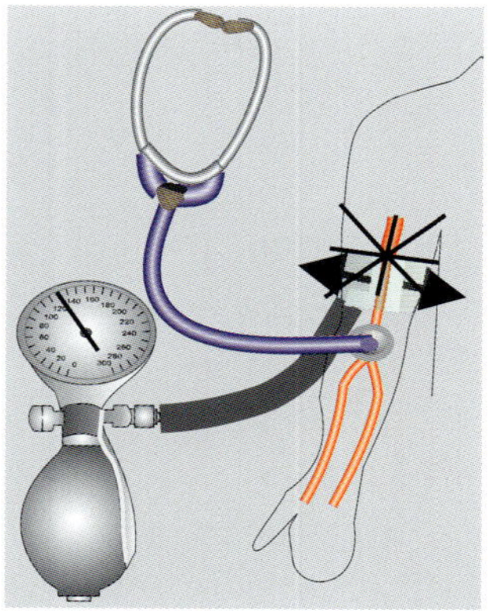

Auftreten des 1. Tones

Wenn der Druck der Manschette soweit nachlässt, dass das Blut wieder durch die Arterie fließen kann, hört man den ersten Ton **(systolischer Druck)**.

Abbildung 1.158: Ventil langsam öffnen

- Unter ständigem Abhorchen der Geräusche Manschettendruck langsam reduzieren.
- Luft ganz ablassen, Manschette entfernen.
- Gemessene Werte aufschreiben.

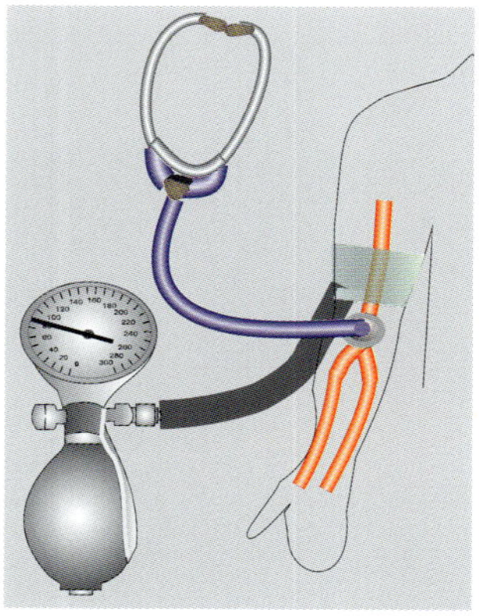

Letzter Ton

Den letzten Ton hört man, wenn der Druck in der Manschette fast ganz weg ist und das Blut fast ungehindert fließen kann. Das Blut (die Pulswelle) muss nur noch einen kleinen Gegendruck überwinden **(diastolischer Druck)**.

Abbildung 1.159: Unter ständigem Abhorchen Manschettendruck reduzieren

Tabelle 1.24: Abweichende Blutdruckwerte

Hypertonie erhöhter, zu hoher Blutdruck	**physiologisch**	**pathologisch**
höher als 140/90 mm Hg	▪ essentiell (ohne erkennbare Ursache) ▪ körperliche Arbeit ▪ Aufregung	▪ essentiell (ohne erkennbare Ursache) ▪ Arteriosklerose ▪ Adipositas (Fettsucht) ▪ Nierenerkrankungen ▪ hormonelle Störungen (z. B. Überfunktion der Schilddrüse)
Hypotonie tiefer, zu niedriger Blutdruck	**physiologisch**	**pathologisch**
tiefer als 105/60 mm Hg	▪ essentiell (ohne erkennbare Ursache) ▪ Ruhe ▪ zu rasches Aufstehen am Morgen	▪ essentiell (ohne erkennbare Ursache) ▪ Herz- Kreislauferkrankungen (z. B. Herzfehler) ▪ hormonelle Störungen (Unterfunktion der Schilddrüse) ▪ Schock, Blutverlust

Blutdruck im Alter

Ältere Menschen haben oft erweiterte Gefäße mit verhärteten Gefäßwänden (Arteriosklerose). Der Blutstrom ist verlangsamt, Pulswelle und Pulsdruck werden stärker, der Druck des Blutes in den Arterien steigt.

Maßnahmen bei zu hohem Blutdruck

Bei Klienten, bei denen man den Blutdruck kontrollieren muss, ist in der Regel (im Kardex) eine obere Grenze festgelegt. Wenn nicht, gelten obere Grenzwerte von z. B. >150/95 (Vorgesetzte fragen). Wenn der gemessene Wert über diesem Grenzwert liegt:

- Am anderen Arm messen (wenn möglich).
- Den Wert der Vorgesetzten melden.
- Die Vorgesetzte wird evtl. ein (bereits verordnetes) blutdrucksenkendes Medikament geben und den Blutdruck nach ca. 30 Minuten wieder kontrollieren (lassen).

Krankheitsbilder

Durchblutungsstörungen des Herzens

Koronare Herzkrankheit (KHK)

Bei der koronaren Herzkrankheit sind ein oder mehrere Herzkranzgefäße durch Arteriosklerose verengt. Das Gebiet des Herzmuskels, das vom verengten Gefäß versorgt wird, bekommt nicht mehr genug Sauerstoff. Hauptsymptom dieser Erkrankung sind Angina-pectoris-Anfälle.

Risikofaktoren

- Hypertonie
- Hohe Blutfettwerte (v. a. Cholesterin)
- Übergewicht
- Bewegungsmangel
- Rauchen
- Diabetes mellitus
- Andauernder Stress

Symptome

- Schmerzen hinter dem Brustbein, der Sekunden bis Minuten andauert und in den linken Arm ausstrahlen kann
- Beklemmung, Engegefühl
- Angst
- Schweißausbrüche, evtl. Übelkeit und Erbrechen

Behandlung

- Bei einem Anfall: auf Anordnung der Vorgesetzten gefäßerweiterndes Medikament (z. B. 1 Kps. Nitroglyzerin geben oder nehmen lassen, vgl. Kap. 1.4, Einnehmen/Verabreichen von Weichkapseln).
- Möglichst Risikofaktoren ausschalten.
- Bei einem schweren Anfall oder wenn sich der Zustand des Klienten nicht bessert: Alarmanlage betätigen (im Spital oder Heim), Arzt, Rettungsdienst rufen.

Es besteht die Gefahr eines Herzinfarkts.

Herzinfarkt

Ursache des Herzinfarkts ist meistens eine Thrombose, die sich in einem oder mehreren arteriosklerotisch geschädigten Herzkranzgefäß bildet. Der Teil des Herzmuskels, der von dem Gefäß/den Gefäßen versorgt wurde, bekommt keinen Sauerstoff mehr und stirbt innerhalb weniger Stunden ab (Nekrose). Ein sehr großer Infarkt ist meistens tödlich, bei einem weniger großen gibt es gute Überlebenschancen.

Risikofaktoren

- wie bei der koronaren Herzkrankheit

Symptome

- wie bei einem schweren Angina-pectoris-Anfall, dazu kommt:
- großes Angstgefühl (Todesangst)
- hochgradige Atemnot
- Schock (Blässe, kalter Schweiß, kaum tastbarer Puls, Bewusstseinstrübung)

Der Infarkt kann auch «stumm» verlaufen, wobei nur Unwohlsein, Schwindel- und Engegefühl und geringe Atemnot auftreten.

Pflege von Herzkranken (allgemein)

Eine Erkrankung des Herzens kann lebensbedrohlich sein. Viele herzkranke Klient haben Angst: vor der Atemnot, vor den Schmerzen, vor dem Herz(re)infarkt, vor dem Tod. Da alle diese Dinge auch tatsächlich eintreten können, müssen Pflegende diese Klienten besonders gut beobachten und sorgfältig begleiten und pflegen. Es ist allerdings auch gefährlich, zu viel Angst und Bedenken zu haben und übervorsichtig zu sein; auch diese Haltung kann eine Krise oder Komplikationen auslösen. Es gilt, durch vernünftige Vorsichtsmaßnahmen und vor allem gute Aufklärung des Klienten Komplikationen zu verhindern.

Beobachtung des Klienten mit Herzproblemen

- Angaben über Beschwerden (z. B. Schmerzen in der Herzgegend) unbedingt ernst nehmen und sofort weitermelden. Auch Klienten, die nicht wegen Herzerkrankungen im Spital/Heim sind, können plötzlich Herzbeschwerden haben; auch hier sofort richtig reagieren und dies der zuständigen Schwester oder dem Arzt melden.)
- Schmerzen: wo?, wann?, bei welcher Gelegenheit?, wie?, wie lange? erfragen.
- Vitalzeichen nach Vorschrift messen und dokumentieren, Abweichungen sofort melden.
- Tägliche Gewichtskontrollen sind oft wichtig, um zu erkennen, ob ein Klient Wasser einlagert (= Ödeme bekommt).
- Aussehen, Hautfarbe (z. B blaue Lippen, Wangen, Ödeme) beobachten.
- Atemnot: in Ruhe?, bei welcher Anstrengung? erfragen.

Pflege

- Den Klienten nicht überanstrengen, z. B. vorsichtig mobilisieren, Wasser beim Baden: nicht zu viel (bis unter die Brust), nicht zu warm (37 °C), nicht zu lange baden (ca. 10 Min.). Ärztliche Anordnungen beachten.
- Richtig lagern, wenn möglich im Herzbett (Fußteil des Bettes nach unten verstellbar) (s. Abb. 1.160).
- Thromboseprophylaxe (s. unten).
- Flüssigkeitsbilanz.
- Wenn nötig, Gewicht reduzieren.
- Fettarme Ernährung, tgl. 5 kleinere Mahlzeiten.
- Die Ernährung sollte eiweißreich und salzarm sein, damit das Wasser in den Gefäßen bleibt und nicht in das Gewebe oder die Lunge austritt.
- Gymnastikübungen, Bewegung (nach Absprache mit dem Arzt).

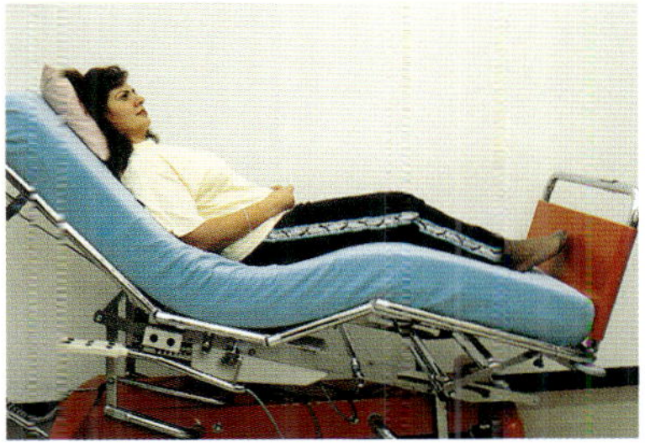

Abbildung 1.160: Herzlagerung

Antikoagulation

Viele Menschen mit Herz-Kreislauferkrankungen sind antikoaguliert, das heißt, ihr Blut ist verdünnt. Die Klienten erhalten Medikamente (in der Regel Marcumar® oder Alcacyl®), die die Gerinnung des Blutes hinauszögern. Die Gefahr einer Blutpfropfbildung (Thrombose) wird damit gesenkt. Das heißt aber auch, dass eine Wunde, auch eine sehr kleine, viel länger blutet. Bei einer großen Blutung, z. B. Unfall, müssen sofort Gegenmittel verabreicht werden, sonst kann der Verletzte verbluten. Klienten müssen durch die Ärzte und Krankenschwestern gut aufgeklärt werden und Klienten und Pflegende müssen folgende Punkte genau beachten:

- Antikoagulationspass immer bei sich haben
- regelmäßige Einnahme der Tablette, regelmäßige Kontrollen beim Arzt
- Blutungen, z. B. Nasen-, Zahnfleischblutungen, (kleine) Hautblutungen sofort dem Arzt melden; wahrscheinlich bekommt der Klient zu viele Tabletten
- Zahnarzt/Arzt vor einer Behandlung/Operation usw. über die Antikoagulation informieren
- keine intramuskulären Injektionen verabreichen (lassen); es kann zu gefährlichen Blutungen kommen
- Achtung Sturzgefahren
- nicht nass rasieren
- Nägel nicht schneiden, nur feilen

Pflege nach dem Herzinfarkt

Ein Herzinfarkt-Patient wird in der Regel während der ersten ca. drei Tage nach dem Infarkt auf der Intensivstation gepflegt. In der Zeit danach kommen zu den oben genannten allgemeinen Pflegemaßnahmen folgende hinzu:
Falls sich der Klient bedroht fühlt und Angst hat, ist ein Klima der Geborgenheit und Ruhe wichtig: Halten Sie Erregungen vom Klient fern, führen Sie Pflegehandlungen nicht hektisch durch und haben Sie – wenn vom Klienten gewünscht – Zeit für ein Gespräch.

Leisten Sie aktive Hilfe beim Aufbautraining (der Klient muss vorher vom Arzt umfassend informiert werden) und führen Sie das Mobilisationsstufenprogramm nach Verordnung durch.

1.7

Erkennt außerordentliche Situationen und holt Hilfe

Typische Situation

Die Assistentin Gesundheit und Soziales EBA Lisa Mai badet Frau Kamber mit Hilfe des Badelifts. Lisa Mai Frau wäscht den rechten Fuß von Frau Kamber und fragt diese, ob es kitzelt. Frau Kamber gibt keine Antwort. Lisa Mai schaut auf und sieht, dass Frau Kambers Gesicht ganz blass und ihre Stirne mit Schweißperlen bedeckt ist. Auch scheint ihr die Klientin sehr schläfrig und nicht ansprechbar.
Lisa Mai überlegt nicht lange und löst den Alarm aus. Sie zieht den Stöpsel, um das Wasser aus der Wanne zu lassen. Sie stützt den Kopf der Klientin, damit dieser nicht unter Wasser geraten kann. Jetzt kommen die Kolleginnen. Gemeinsam können sie Frau Kamber aus der Wanne heben und die nötigen Hilfsmaßnahmen ergreifen.

Situationskreis

Außerordentliche Situationen und Notfallsituationen sowie die entsprechenden Maßnahmen

Berufskunde

- Typische Notfallsituationen und die entsprechenden Maßnahmen
- Zeichen von lebensbedrohlichen Komplikationen und Störungen

ÜK

- Führt Erste Hilfe durch und wendet den Defibrillator an

Fähigkeiten in der Praxis

- Beobachtet
- Nimmt Notfallsituationen wahr, löst Alarm aus und reagiert situationsgerecht
- Bewahrt Ruhe und Übersicht
- Kennt die Standorte von Notfallwagen und Geräten
- Bedient die Patientenrufanlage und die Notrufsysteme

Außerordentliche Situationen und Notfallsituationen sowie die entsprechenden Maßnahmen

Gertrude Hagen Glis

Notsituationen und Unfälle

Wenn eine Notsituation eintritt oder ein Unfall sich ereignet (z. B. zuhause, auf der Abteilung oder auf der Straße), müssen alle beteiligten Personen genau wissen, was, wie der Reihe nach zu tun ist. Grundsätzlich ist immer der Laie als Erster vor Ort. Erst beim Auslösen des Notrufes werden die professionellen Rettungskräfte aktiv. Die Versorgungabläufe bei einem Patienten, vom Notfallort bis in die Klinik (Spital), werden als «Rettungskette» bezeichnet.

Die Bedeutung der Rettungskette

Die Rettungskette zeigt symbolisch auf, wie die einzelnen Partner in einer Notsituation (sei es Krankheit oder Unfall) miteinander vernetzt sind. Dabei ist jedes Glied der Kette gleich wichtig, wie die gesamte Kette. Nur eine lückenlose Zusammenarbeit aller Helfer kann die Rettung gewährleisten. Eine optimale Koordination und die Kontinuität im Einsatz sind dazu Voraussetzungen.

Glieder der Rettungskette

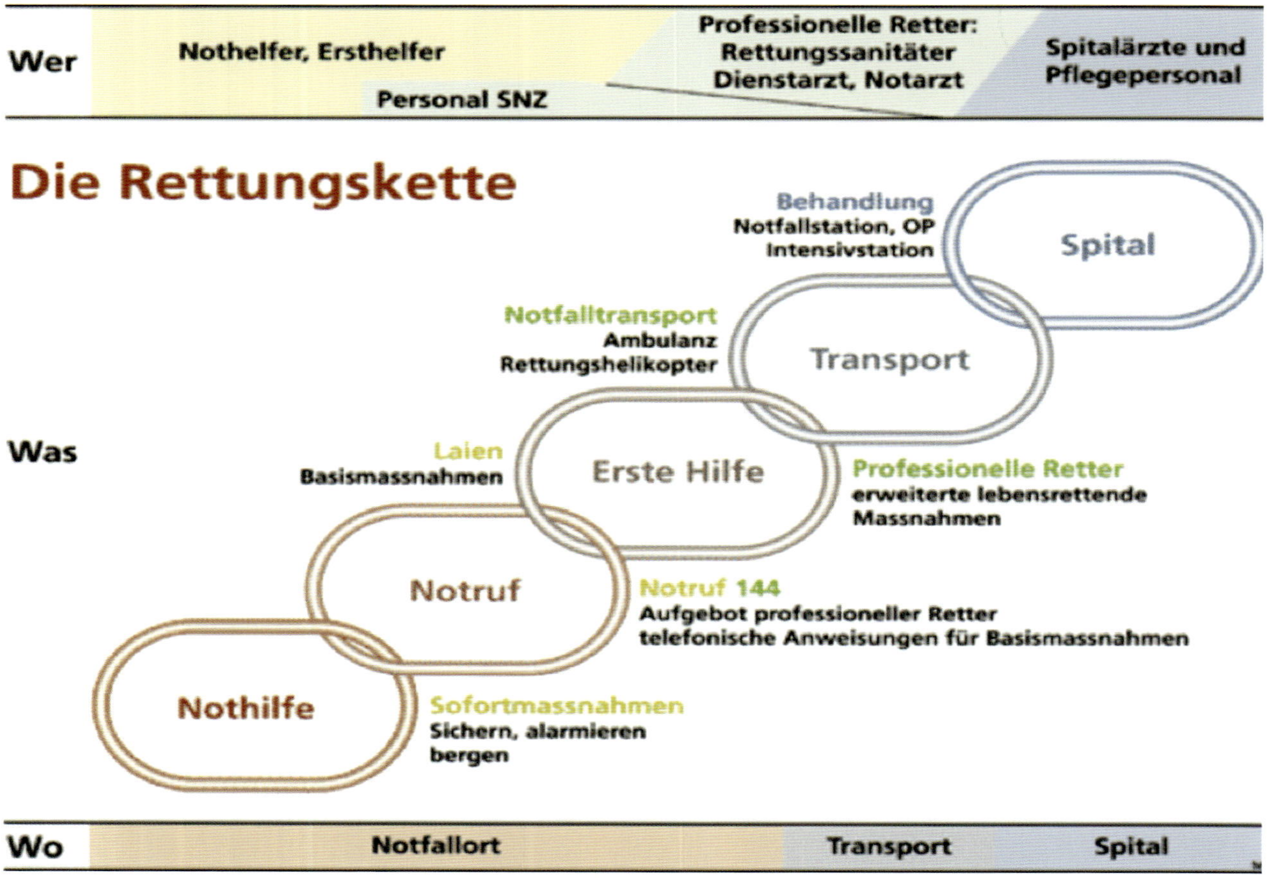

Abbildung 1.161: http://gappisch.ch/de/rettung/rettungskette.html

Nothilfe

Nothilfe bedeutet Erste Hilfe. Die Sofortmaßnahmen der Ersten Hilfe sind: Sichern, Alarmieren, Bergen. Notfälle können überall auftreten: im Haushalt, auf der Straße, in der Freizeit und bei sportlichen Tätigkeiten aber auch am Arbeitsplatz. Da ist es wichtig, dass jeder, der zu einer verletzten Person kommt oder jemanden in lebensbedrohlicher Situation sieht, sofort die richtigen Schritte einleitet.

In der Schweiz ist es Pflicht Nothilfe zu leisten. Diese Pflicht ist im Schweizerischen Strafgesetzbuch (StGB) geregelt.

> *«Wer einem Menschen, den er verletzt hat, oder einem Menschen, der in unmittelbarer Lebensgefahr schwebt, nicht hilft, obwohl es ihm den Umständen nach zugemutet werden könnte, wer andere davon abhält, Nothilfe zu leisten, oder sie dabei behindert, wird mit Freiheitsstrafe bis zu drei Jahren oder Geldstrafe bestraft.»*
> (Art. 128 StGB)

Die Pflicht zur Hilfe besteht jedoch nur, wenn sie nach den Umständen zumutbar ist. Das ist aus medizinischer Sicht nach entsprechender Schulung sowohl bei BLS (Basismaßnahmen der Reanimation) wie bei der Defibrillation mit einem AED (Automatisierter externer Defibrillator) der Fall, denn das Bundesgesetz erlaubt den Einsatz von AED durch Laien. Unterlassung der Nothilfe ist nur bei Vorsatz, nicht aber bei Fahrlässigkeit strafbar.

Notruf

Das rasche Alarmieren ist die wichtigste Maßnahme bei einer Notsituation.

Informieren Sie telefonisch die Notrufzentrale, falls ein Telefon oder ein Mobiltelefon zur Verfügung steht. Damit möglichst schnell das richtige Personal und das richtige Material auf dem Notfallplatz eintreffen können, müssen Sie die unten beschriebenen Informationen der Notrufzentrale mitteilen.

Diese Informationen bestehen aus leicht einzuprägenden Merksätzen, die alle mit einem «W» beginnen:

- **Wer?** Name, Telefonnummer und Adresse der anrufenden Person, Firma oder Institution
- **Was?** Ereignis: Verkehrsunfälle (Auto, Velo, Lastwagen, Motorrad, Inline-Skates)
- **Wann?** Zeit des Geschehens
- **Wo?** Einsatzort: genaue Ortsangabe, genaue Adresse (optimaler Zufahrtsweg, Treffpunkt, Ambulanz einweisen)
- **Wie viele?** Anzahl, Alter und Zustand der Verletzten, Art der Verletzung, Kopfverletzung, Verbrennung, Bewegungen (Lebenszeichen), Atmung, ansprechbar oder bewusstlos, usw.
- **Weiteres?** Besondere Bergung des Patienten: Ist der Patient eingeklemmt, verschüttet usw.?

- **Gefahren am Einsatzort:** Rauchentwicklung, Feuer, Explosionsgefahr, Strom, Wasser, Gas, Glatteis, auslaufende Flüssigkeit, toxische Stoffe, das Gefahrengut ist mit orangen Tafeln und mit einer Ziffer gekennzeichnet.
- **Wenn die Luftrettung erforderlich ist:** Landeplatz, Wetter, Hindernisse angeben.

In der Schweiz sind die wichtigsten **Notrufnummern** in allen Kantonen identisch. Hier sind die wichtigsten aufgeführt:

- Rettungssanität 144
- Polizei 117
- Feuerwehr 118
- Toxikologisches Zentrum 145
- REGA 1414

ACHTUNG

- Bei einer Notsituation nicht in Panik geraten. Auf Rückmeldungen und Anweisungen der professionellen Dienststellen warten und diese entgegennehmen. Das Gespräch wird immer von der Leitstelle beendet.

Erste Hilfe (Basismaßnahmen)

Die Basismaßnahmen für den Laien müssen frühzeitig erlernt werden. Die wichtigsten Basismaßnahmen in Erster Hilfe sind die Reanimationsrichtlinien. Diese werden von einem unabhängigen medizinischen Fachgremium herausgegeben. Das Fachgremium in der Schweiz heißt «Swiss Resuscitation Council» (SRC). Ziel des SRC ist es, die aktuellen wissenschaftlichen Erkenntnisse, welche mit lebensrettenden Sofortmaßnahmen zu tun haben, allen zugänglich zu machen. Das SRC überprüft die Qualität der Reanimationsrichtlinien respektive der Wiederbelebungsmaßnahmen in der Schweiz regelmäßig. Deshalb werden die Richtlinien alle fünf Jahre den neusten Erkenntnissen angepasst. Die letzte Anpassung erfolgte 2010.

Die unverzügliche Einleitung der Basismaßnahmen der Reanimation (BLS) kann bei einem Herzkreislaufstillstand lebensrettend sein. Deshalb sind diese regelmäßig zu üben. Der SRC empfiehlt die Richtlinien der Reanimation alle zwei Jahre zu wiederholen. Die Kurse werden in regelmäßigen Abständen von verschiedenen Anbietern in der Schweiz angeboten.

BLS und AED Kurse sind jedoch nur gültig, wenn sie von SRC-(Swiss Resuscitation Council) geprüften Kursanbieter angeboten werden.

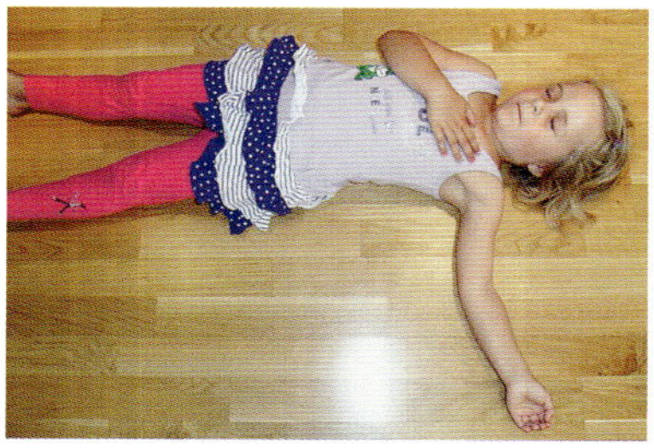

Abbildung 1.162: Die bewusstlose Person auf die Seite legen

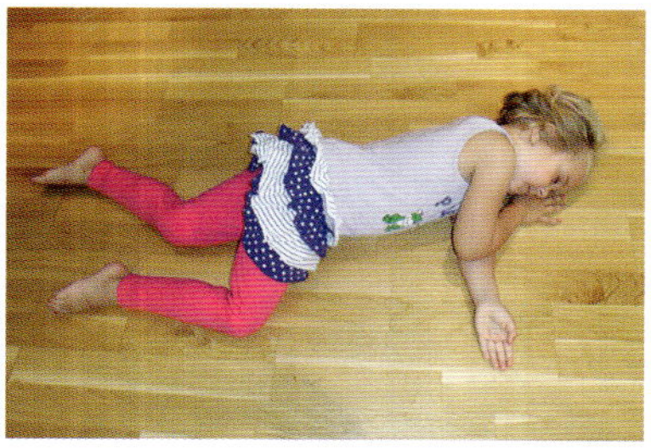

Abbildung 1.163: Stabile Seitelage

Die Richtlinien der Reanimation:

Wichtig bei der Anwendung der Richtlinien ist der richtige Ablauf. Vgl. das Schema auf S. 191 (s. Abb. 1.164).

- Trifft man auf eine Person, die bewusstlos ist, sollte immer zuerst sofort nach Hilfe gerufen werden, damit die Hilfeleistung auf zwei Personen verteilt werden kann.
- Dann überprüfen, ob die Person genügen, ungenügend oder gar nicht atmet.
- Bei einer normalen Atmung, die bewusstlose Person auf die Seite lagern. Immer bei einer bewusstlosen Person bleiben und auf ihre Atmung achten (s. Abb. 1.162/1.163).
- Atmet die Person ungenügend, oder kann gar keine Atmung festgestellt werden, sind folgende Schritte wichtig:

1. Alarmieren; Telefon 144
2. AED holen, wenn ein solcher Apparat in der Nähe ist
3. Herzdruckmassage sofort durchführen
4. AED-Apparat anschließen und gemäß der Anleitung die erste Defibrillation durchführen (siehe unten)
5. Die Herzdruckmassage sofort wieder aufnehmen bis professionelle Hilfe eintrifft.
6. Ist kein AED-Apparat vorhanden oder kann eine Person nicht defibrilliert werden, ist die Herzdruckmassage mit 100 Kompressionen pro Minute weiter zu führen.
7. Wichtig ist nicht aufzuhören bis professionelle Hilfe vor Ort eintrifft.

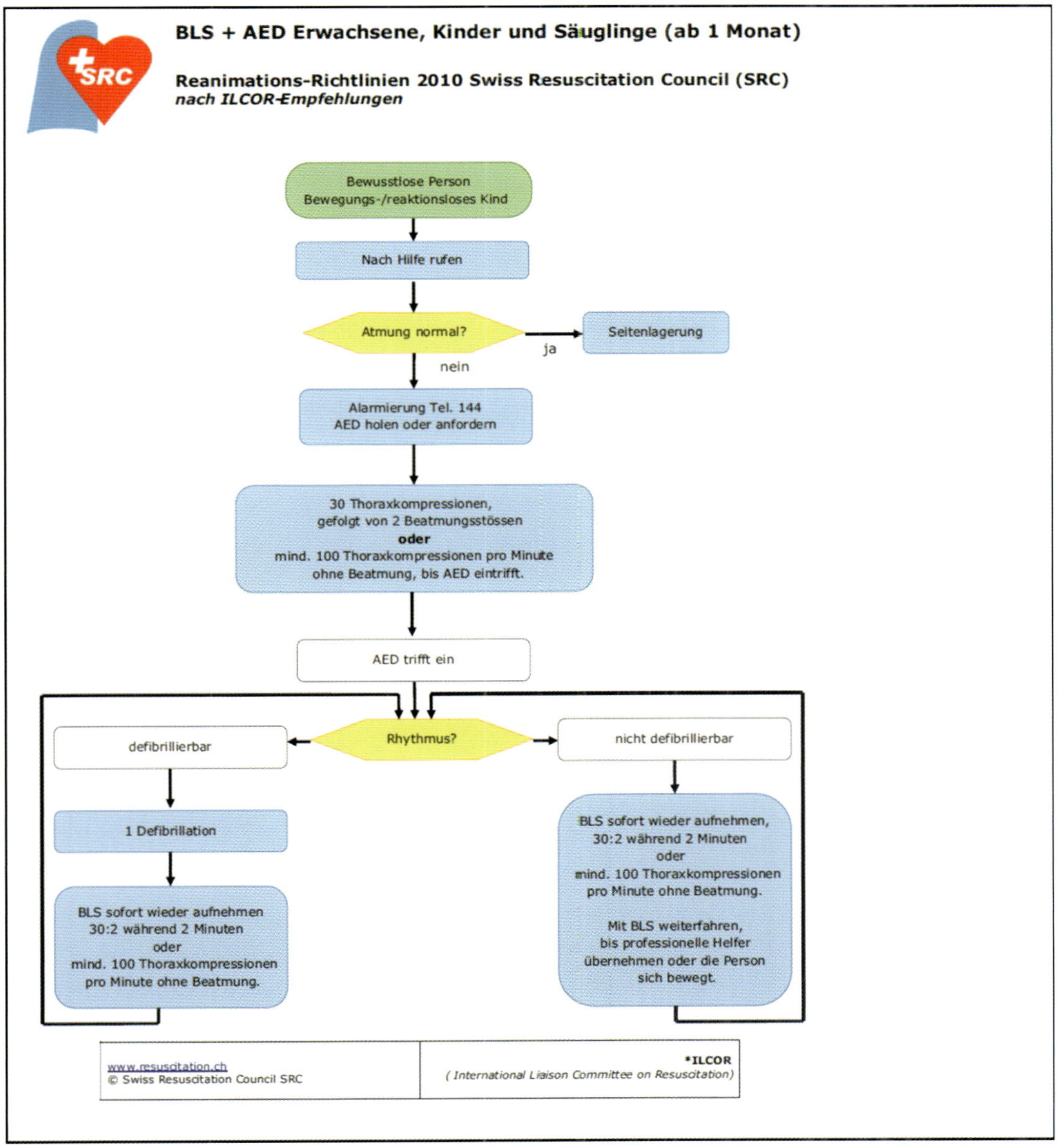

Abbildung 1.164: Reanimations-Richtlinien 2010 Swiss Resuscitation Council (SRC)

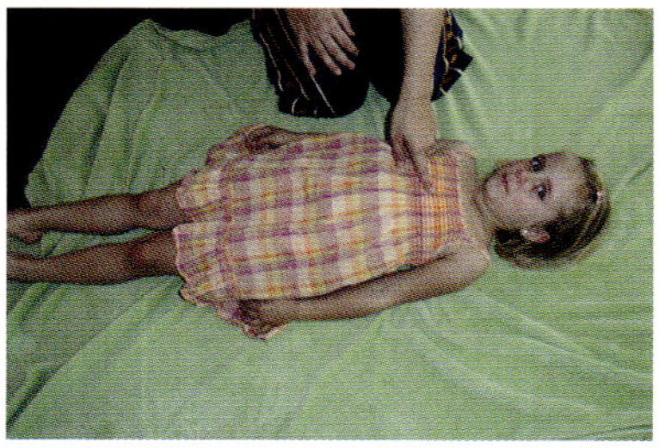

Abbildung 1.165: Die untere Hälfte des Sternums suchen

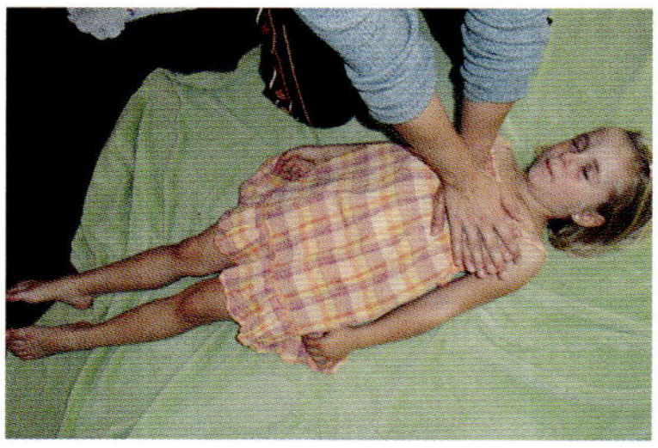

Abbildung 1.166: Herzdruckmassage

Die Herzdruckmassage

- Auf der rechten Seite des Verletzten niederknien.
- Dabei parallel zum angelegten Arm des Patienten eine gerade Körperhaltung einnehmen (s. Abb. 1.165).
- Den Handballen der einen Hand auf die untere Hälfte des Sternums legen. Den Handballen der anderen Hand mit gestreckten Fingern auf den Handballen der linken Hand legen (s. Abb. 1.166).
- Nun das Sternum 5 cm Richtung Wirbelsäule drücken. Dabei beide Arme in den Ellbogengelenken gestreckt halten. (Bei Erwachsenen beträgt die Kompressionstiefe mindestens 5 cm.)
- Anschließend das Sternum langsam zurückfedern lassen.
- Das Eindrücken des Sternums muss ebenso lange dauern wie das Zurückfedern des Sternums.
- Nach jeder Kompression den Thorax vollständig entlasten, aber immer den Kontakt zum Druckpunkt halten.
- Pro Minute sind mindestens 100 Kompressionen durchzuführen.
- Die Herzdruckmassage ist nur, falls unbedingt nötig, kurz zu unterbrechen, z. B. bei der Defibrillation.

(Wenn ein Helfer die Technik der Beatmung gelernt hat und sie auch korrekt ausführen kann, soll er die Atemwege frei machen und nach 30 Herzdruckmassagen die ersten zwei Beatmungen durchführen und mit dieser Technik weiterfahren.)

Der AED-Apparat

Ein AED-Apparat ist ein in der Schweiz zugelassener halbautomatischer Defibrillator. Diesen kann jedermann im Notfall benutzen. Auf dem Markt sind unterschiedlich programmierte Apparate. Sie sind überall anzutreffen: auf den Bahnhöfen, Post, Banken, in großen Kaufhäusern und in Spitälern, Altersheimen und Schulen.

Der AED-Apparat ist einfach zu bedienen. Sobald der erste Helfer den Deckel des Defibrillators öffnet, leitet eine Stimme durch den weiteren Ablauf.

Bedienung des Apparates

- Den Apparat öffnen. Alles was benötigt wird, wie Elektroden-Pads und Rasierer, sind im Deckel des Apparates untergebracht.
- Alle Utensilien herausnehmen und das Gerät zum Aufladen einschalten.
- Während das Gerät lädt, ist die Herzmassage weiterzuführen.
- Die Elektroden-Pads, wie auf den Pads angegeben, direkt auf den Körper des Patienten anbringen.
- Die Pads mit dem AED-Apparat verbinden. Der Defibrillator kontrolliert nun den Herzrhythmus und den Puls.
- Wenn der Apparat ein Kammerflimmern feststellt, sagt er, dass ein Schock nun ausgelöst werden kann.
- Wenn der Schock ausgelöst wird, darf niemand den Patienten berühren.

- Nachdem der Schock ausgelöst wurde, sofort die Herzmassage wieder aufnehmen, bis die professionellen Rettungskräfte den Patienten übernehmen.

Die Bedienung des Apparates ist unkompliziert, wenn der Helfer die Anleitung der Stimme genau befolgt. Eine fehlerhafte oder fälschliche Anwendung ist ausgeschlossen.

Transport

Sobald die professionellen Retter eintreffen, übernehmen sie die Basismaßnahmen und führen die weiteren lebensrettenden Maßnahmen aus. Der Verletzte wird vorsichtig auf eine Liege gelegt und transportsicher vorbereitet. Je nach Unfallort oder Schwere der Verletzungen wird der Patient mit der Ambulanz oder mit dem Rettungshelikopter ins nächste Spital gebracht.

Spital

Der Ablauf der Hilfeleistungen und die damit verbundenen Maßnahmen greifen wie Kettenglieder ineinander. Sie dienen dem Ziel, bereits am Ereignisort die notwendige Hilfe zu leisten und sicherzustellen, dass die Betroffenen innerhalb kürzester Zeit in ärztliche Behandlung gelangen.

Wissenswertes über den Ablauf, bei der Nothilfe auf der Strasse

Unfälle können sich jederzeit und überall ereignen. Fast jede halbe Stunde gibt es einen Verkehrsunfall in der Schweiz. Immer gibt es dabei mehr oder weniger schwer Verletzte. Deshalb ist es wichtig, das richtige Vorgehen bei Verkehrsunfällen zu kennen und auch anwenden zu können.

Wer zu einem Unfall kommt, hat im gebührenden Abstand anzuhalten – nur schon um festzustellen, ob es verletzte Menschen gibt oder ob es sich bloß um einen Sachschaden handelt.

Am Unfall selbst ist immer zuerst für Sicherheit zu sorgen.

a.) Beobachten Sie einen Unfall oder kommen Sie zu einem Unfall, müssen Sie sofort anhalten:

- Den Wagen so abstellen, dass er kein Hindernis für die Rettungskräfte darstellt.
- Die Warnblinker und das Abblendlicht einstellen.
- Die Notrufzentrale und die Polizei benachrichtigen (vgl. oben «Notruf»).

b.) Verschaffen Sie sich unbedingt einen Überblick über die Situation:

- Wie viele Fahrzeuge sind involviert?
- Gibt es (Schwer-)Verletzte?
- Ist die Unfallstelle schlecht erkennbar oder unübersichtlich (zum Beispiel weil sie in einer Kurve oder hinter einer Kuppe liegt)?

- Besteht Brand- oder Explosionsgefahr durch auslaufendes Benzin?
- Hat ein Unfallfahrzeug gefährliche Güter wie etwa Chemikalien geladen (erkennbar an den orangen Tafeln hinten an den Fahrzeugen)?
- Sich all dies merken oder notieren, um diese Informationen den Rettungsdiensten und oder der Polizei weitergeben zu können.

c.) Die Unfallstelle absichern:

- Zuerst in die Richtung gehen, aus der die größere Gefahr droht, damit die nachfolgende Fahrzeuge nicht in den Unfall verwickelt werden.
- Am Straßenrand ein Pannendreieck aufstellen und zwar 50 Meter von der Unfallstelle entfernt (wo schnell gefahren wird: 100 Meter).
- Nachts und bei schlechter Sicht eine Hilfsperson 50 Meter vor der Unfallstelle am Straßenrand das Pannendreieck oder eine Taschenlampe auf- und abschwenken lassen. Auf der Autobahn ist dies zwingend und zwar 100 Meter vor der Unfallstelle auszuführen. Dafür sorgen, dass sich andere erwachsene Helfer vor und hinter dem Unfallort aufstellen, um (besonders auf Landstraßen) die weiteren Verkehrsteilnehmer aus beiden Richtungen zu warnen.
- Die Leute einsetzen, welche Hilfe leisten können und alle anderen wegschicken.
- Darauf achten, dass für die Rettungsdienste (Polizei, Ambulanz, Feuerwehr, etc.) eine Durchfahrt frei bleibt.
- Bei allen am Unfall beteiligten Fahrzeugen den Motor abstellen.

d.) Sicherheitsregeln für die Versorgung der Verletzten:

- Bevor Sie mit den Hilfeleistungen beginnen, bringen Sie alle Verunfallten aus der Gefahrenzone – etwa aus einem brennenden Auto oder weg von der Fahrbahn.
- Gehen Sie bei der ersten Hilfe Schritt für Schritt vor:
- Sich zuerst um diejenigen Personen kümmern, die schwer verletzt sind oder gar in Lebensgefahr schweben.
- Nach Schmerzen, Bewegungsbehinderungen oder Gefühllosigkeit fragen.
- Lebensbedrohliche Blutungen stillen.
- Bei verletzten Personen, die bewusstlos sind und überhaupt keine Lebenszeichen geben, die Atemwege, die Atmung und schließlich den Puls überprüfen. Bei bewusst- und bewegungslosen Personen die Reanimationsrichtlinien anwenden (vgl. oben).
- Die Herzmassage nicht unterbrechen bis die professionellen Rettungssanitäter die verletzten Personen übernehmen und die entsprechenden Geräte anschließen.
- Die Verletzten, je nach ihren Wünschen und Verletzungen, in eine bequeme Lage bringen. Bewusstlose, falls möglich, in die Seitenlage bringen.

- Personen mit Verdacht auf eine Rückenverletzung sollten nicht bewegt werden – außer bei Erstickungsgefahr oder einer anderen akuten Gefahr.

e.) Betreuung der Verletzten:

- Wichtig, Ruhe bewahren.
- Beobachten, ob sich der Zustand der Verletzten verändert.
- Verletzte vor Kälte, Hitze und Nässe (etwa mit Decken) schützen.
- Bei den Verletzten bleiben und mit ihnen reden, bis die Rettungssanitäter die Verletzten übernehmen.

Wenn Sie sich Zeit nehmen, die Maßnahmen der Ersten Hilfe zu erlernen, können Sie andere und sich selbst in Notsituationen besser versorgen.

Der Besuch eines Nothilfekurses inklusive die Basismaßnahmen der Reanimation, sind Voraussetzungen für den Erwerb des Fahrausweises.

Grundsatz

> *«Anbieter, die Nothilfekurse durchführen wollen, müssen vom Bundesamt für Straßen (ASTRA) anerkannt sein (Art. 10 Abs. 2 und 4 VZV).»*

Der Inhalt der Bescheinigung richtet sich nach den Weisungen des Bundesamts für Straßen über Kurse in lebensrettenden Sofortmaßnahmen für Führerausweisbewerber (Nothilfekurse) und Ausbilderkurse vom 23. März 2005.

(http://www.astra2.admin.ch/media/pdfpub/2005-03-23_2373_d.pdf)

Schock

Der Schock ist ein lebensbedrohlicher Zustand. Das Kreislaufsystem kann die normale Blutzirkulation nicht mehr aufrechterhalten. Damit der Körper Gehirn, Herz und Lunge ausreichend mit Blut versorgen kann, vermindert er die Blutzuführ in den Armen, Beinen und der Haut.

Verschiedene Ursachen können zum Schock führen. Insbesondere, wenn ein Patient unter Volumenmangel (Flüssigkeitsmangel) leidet. Dies kann bei starkem Verlust von Flüssigkeit erfolgen, z. B. bei starken Blutungen, bei Erbrechen und Durchfall oder auch bei schweren Verbrennungen. Der Körper reagiert darauf mit einer Konzentration des Blutvolumens auf die lebenswichtigen Organe.

Auch schwere allergische Reaktionen auf bestimmte Nahrungsmittel oder Insektenstiche können zum Schock führen. Man spricht hier von einem anaphylaktischen Schock. Bei allergischen Reaktionen können die Atemwege anschwellen und es kann zu Erstickungsgefahr kommen. Der Betroffene ringt nach Luft, bekommt einen Ausschlag und der Kreislauf bricht zusammen.

Symptome

- Schwächegefühl, Durst
- Blasse oder bläulich verfärbte Haut, die sich kalt, häufig auch feucht anfühlt. Verletzte mit dunkler Hautfarbe, haben auffallend blasse Schleimhäute
- Manchmal ist die Haut auch gesprenkelt oder fleckig
- Schneller schwacher Puls. Der oft so schwach ist, dass man ihn am Handgelenk nicht fühlen kann, der jedoch an der Halsschlagader tastbar ist
- Tiefer Blutdruck
- Schnelle und flache Atmung oder der Betroffene ringt nach Luft
- Übelkeit und Erbrechen
- Bewusstseinsveränderungen (Unruhe, Angst, Verwirrtheit und undeutliche Sprache, später Benommenheit bis hin zur Bewusstlosigkeit)

Notfallmaßnahmen

- Alarm auslösen und/oder den Rettungswagen rufen.
- Ist der Betroffene bei Bewusstsein und ringt nach Luft, ihn mit erhöhtem Oberkörper bequem lagern.
- Bei Flüssigkeitsmangel den Betroffenen in Schocklagerung bringen, jedoch nicht, wenn die Person am Erbrechen ist.
- Verletzungen behandeln (Wunden säubern und bei Blutungen Druckverband anlegen oder Druck ausüben).
- Den Betroffenen warm halten.
- Die Atmung und den Puls überwachen.
- Den Bewusstseinszustand beobachten.
- Die Person nicht alleine lassen.
- Ruhig bleiben.
- Den Verletzten nie etwas zu trinken geben.

Kreislaufstillstand

Was ist ein Kreislaufstillstand?

Von einem Kreislaufstillstand spricht man, wenn bei einem Patienten die Lebenszeichen fehlen. Das heißt, der Patient atmet, hustet und bewegt sich nicht mehr. Plötzliche Pulslosigkeit im Bereich der Halsschlagader zeigt an, dass das Herz aufgehört hat zu schlagen. Der Kreislauf steht still. Dabei werden lebenswichtige Organe nicht mehr mit sauerstoffreichem Blut versorgt. Dies führt unbehandelt schnell zum Tod. Das Gehirn beginnt bereits nach drei Minuten irreversibel Schaden zu nehmen.

Symptome

- Pulslosigkeit: im Bereich der Halsschlagader ist der Puls nicht mehr vorhanden
- Bewusstlosigkeit, manchmal hat der Patient auch vorübergehen Krämpfe
- Atemstillstand, fängt manchmal mit einer Schnappatmung an
- Graublaue Hautfarbe, ein Zeichen von Sauerstoffmangel
- Erweiterung der Pupillen
- Pupillenstarre

Notfallmaßnahmen

Sofort den BLS AED Algorithmus anwenden. Vgl. Seite 191 «Ablauf der SRC-Reanimationsrichtlinien».

Wenn ein AED-Apparat vorhanden ist, unbedingt benutzen, denn die Wiederbelebung ist damit meistens erfolgreicher. Viele Kreislaufstillstände sind auf eine Rhythmusstörung des Herzens zurückzuführen und diese sind nur mit einer Defibrillation zu beheben. Jede Minute, in der nicht reanimiert wird, verschlechtern sich die Überlebenschancen um 7–10 %.

Atemnot

Atemnot bedeutet Luftnot. Es ist ein subjektives Empfinden von Luftmangel. Atemnot löst immer Angstgefühle aus. Bei außergewöhnlich gesteigerter, erschwerter Atmung kann dies gar Todesängste auslösen. Luftnot kann man beschreiben, aber nicht messen, wie z.B. den Blutdruck oder den Puls.

Die Wahrnehmung von Atemnot hängt von verschiedenen individuellen Faktoren ab. Dies können psychologische, soziale Faktoren sowie Umgebungsfaktoren sein. Häufig ist die Atemnot ein Symptom einer zugrunde liegenden Krankheit, z.B. bei Asthmaanfällen, Entzündungen der Bronchien oder einer Entzündung der Lungen. Die Atemnot kann bei Abheilen einer Krankheit ganz verschwinden oder sich bei Verschlechterung bestimmter Herz- und Lungenkrankheiten mit der Zeit verschlimmern.

Eine beschleunigte Atmung kann auch bei körperlicher Anstrengung (Sport) auftreten. Vom gesunden Menschen wird dies jedoch nicht als Luftnot wahrgenommen.

Luftnot kann von Patienten ganz unterschiedlich geschildert werden: als zu schnelle oder anstrengende Atmung, erschwertes Durchatmen oder Ausatmen, als Beklemmung, als Erstickungsgefühl, Lufthunger oder Kurzatmigkeit.

Außenstehende nehmen die Luftnot meist als zu schnelle Atmung wahr, oder es fällt ihnen auf, dass der Betroffene sehr angestrengt atmet. Oft stützen sich Patienten bei einem Luftnotanfall im Sitzen mit den Armen nach vorne auf, um besser Luft zu bekommen.

Die Schwere der Atemnot kann anhand verschiedener Skalen geschätzt werden. Hier eine Möglichkeit der Einschätzung:

Tabelle 1.24:

Klassifikation	Schweregrad	Beschreibung
0	Keine Atemnot	Keine Beschwerden bei raschem Gehen in der Ebene oder leichtem Anstieg.
1	Mild	Kurzatmigkeit bei raschem Gehen in der Ebene oder leichtem Anstieg.
2	Mässig	Kurzatmigkeit; in der Ebene langsamer als Altersgenossen, Pausen zum Atemholen auch bei eigenem Tempo.
3	Schwer	Pausen beim Gehen nach enigen Minuten oder nach etwa 100 Metern im Schritttempo.
4	Sehr schwer	Zu kurzatmig, um das Haus zu verlassen. Luftnot beim An- und Ausziehen.

Symptome

- Lufthunger, Kurzatmigkeit
- Erschwerte Ein- oder Ausatmung, oberflächliche, beschleunigte Atmung
- Evtl. Atemgeräusche (Pfeifen, Brummen)
- Evtl. Sichtbarer Einsatz der Atemhilfsmuskulatur
- Beklemmung, Erstickungsgefühl, Angst
- Schneller Puls (Tachykardie)
- Bläuliche Hautfarbe (Zyanose)

Notfallmaßnahmen

Die Atemnot ist für sich kein Notfall. Sie kann jedoch durch unterschiedliche Einflüsse sehr akut werden, wie z. B. bei Asthma.

- Immer wenn möglich, zuerst Hilfe in der näheren Umgebung anfordern.
- Dem Patienten helfen, die ihm verordneten Medikamente einzunehmen, sofern er wegen seiner Krankheit (z. B. Asthmaleiden) schon einmal in ärztlicher Behandlung war.
- Den Patienten beruhigen.
- Den Patienten auffordern, sich aufrecht hinzusetzten (Oberkörperhochlagerung).
- Beengende Kleidungsstücke des Patienten öffnen oder entfernen.
- Dafür sorgen, dass der Patient frische Luft atmen kann (Fenster öffnen).
- Den Patienten auffordern, seine Arme aufzustützen, damit Arme und Oberkörper beim Atmen mithelfen können.

- Falls der Patient sich nicht zunehmend besser fühlt oder sein Zustand sich sogar verschlechtert, um Hilfe rufen, Arzt benachrichtigen, am Arbeitsplatz die Pflegefachfrau sofort informieren.

Herzinfarkt

Die Ursache des Herzinfarkts ist ein verstopftes Herzkranzgefäß, infolgedessen ein Gebiet des Herzmuskels nicht mehr durchblutet wird. Dadurch werden die Muskelzellen nicht mehr mit Blut versorgt und sterben ab. Dieser Prozess ist ausgesprochen schmerzhaft.

Die größte Gefahr für den Erkrankten besteht in Herzrhythmusstörungen, die meist in den ersten Stunden nach dem Infarkt auftreten und einen Kreislaufstillstand zur Folge haben können. Bei plötzlichem Einsetzen der dargestellten Beschwerden muss sofort reagiert werden. Beim Herzinfarkt ist rasche Hilfe auch deshalb dringend nötig, weil nur in den ersten Stunden der Erkrankung eine medikamentöse Wiedereröffnung des verstopften Blutgefäßes möglich ist.

Symptome und Auswirkungen des Herzinfarkts

- Engegefühl, starke Schmerzen in der Brust, oft Ausstrahlung in den linken Arm
- Unruhe (Todes-Angst)
- Blasse bis graue Hautfarbe, kalter Schweiß auf der Stirn
- Oft Atemnot
- Oft Übelkeit und Erbrechen
- Oft unregelmäßiger Puls
- Häufig vorangegangene Angina-pectoris-Anfälle

Die Krankheitssymptome sind beim Herzinfarkt die gleichen wie beim Angina-pektoris-Anfall. Eine Unterscheidung ist deshalb zunächst nicht möglich. Beim Herzinfarkt halten die Beschwerden jedoch an.

Grundsätzliche Maßnahmen beim Herzinfarkt

- Patienten mit leicht erhöhtem Oberkörper lagern, damit er besser atmen kann.
- Evtl. Fenster öffnen (frische Luft).
- Hausarzt oder Notfallarzt und/oder Rettungsdienst verständigen.
- Im Krankenhaus, Heim etc. das Alarmsystem auslösen.
- Beengende Kleidung öffnen.
- Jede Anstrengung des Betroffenen vermeiden.
- Ständige Überwachung von Bewusstsein, Atmung und Kreislauf.
- Patienten und wenn nötig Angehörige beruhigen.
- Gabe von Nitraten (Nitroglyzerin-Kapseln), wenn vorhanden und verordnet ist.

Notfallmaßnahmen

- Sofort Hilfe rufen und den Hausarzt und den Rettungsdienst alarmieren, oder Alarmsystem auslösen.
- Puls zählen.
- Atmung und das Bewusstsein überwachen.
- Wenn möglich, die Werte für den Arzt und den Rettungsdienst aufschreiben.
- Wenn der Patient bewusstlos wird und keine Lebenszeichen mehr von sich gibt oder eine abnorme Atmung zeigt, den Patienten in Rückenlage bringen und sofort mit der Herzdruckmassage beginnen.
- Für die Herzdruckmassage den Patienten, falls möglich, auf eine harte Unterlage legen. Wenn der Patient im Bett liegt, kann das Spitalbett ganz heruntergefahren und der Kopfteil waagrecht gestellt werden. Auf diese Weise kann in einem Bett mit einer normalen Matratze reanimiert werden. Liegt der Patient auf einer Superweichmatratze, muss der Patient auf den Boden gelegt werden, um eine effektive Herzdruckmassage ausführen zu können.
- Wann immer möglich, im Team arbeiten. Dann können die verschiedenen Teammitglieder die erforderten Maßnahmen parallel ausführen. Beispielsweise kann eine Person die Herzdruckmassage sofort ausführen, währenddessen die zweite Person um Hilfe ruft und die dritte Person die nötigen Apparate holt.

Um eine korrekte Herzmassage ausführen zu können, muss diese immer wieder geübt werden. Die verschiedenen Institutionen (z. B. Altersheime und Spitäler) bieten die Reanimationsrichtlinien in regelmäßigen Abständen an. Das SRC empfiehlt, alle zwei Jahre einen Wiederholungskurs zu besuchen.

Allergien

Was ist eine Allergie?

Eine Allergie ist eine abnorme, teils angeborene Abwehrreaktion des Körpers gegen gewisse Reizstoffe. Diese Reaktion kann durch Lebensmittel, Gräser, Tierhaare, Insektenstiche und Bissverletzungen verursacht werden. Eine allergische Reaktion kann sehr gefährlich für den Betroffenen sein.

Symptome

- Schwäche und Schwindelgefühl
- Schneller aber schwacher Puls
- Niedriger Blutdruck

- Juckreiz
- Schwierigkeiten beim Atmen und Schlucken
- Schwellungen in bestimmten Körperregionen – besonders der Füße, Hände oder im Gesicht (einschließlich der Zunge)
- Ruhelosigkeit
- Übelkeit und Erbrechen
- Bewusstlosigkeit
- Erstickungsgefahr durch das Anschwellen der Atemwege
- Kreislaufkollaps (Kreislaufstillstand)

Notfallmaßnahmen

- Sofort um Hilfe rufen und den Notarzt und den Rettungsdienst allarmieren, oder das Alarmsystem auslösen.
- Die Atemwege des Betroffenen frei machen (z. B. die Kleider lockern).
- Herausfinden, ob der Betroffene Medikamente für die Erstbehandlung bei sich trägt. Fordern Sie den Betroffenen auf, das Präparat einzunehmen oder sich selbst zu injizieren. Sollte er nicht in der Lage sein, gehen Sie nach den Anweisungen des Betroffenen, oder dem Beipackzettel vor.
- Ist der Patient bei Bewusstsein, helfen Sie ihm eine bequeme Sitzlage einzunehmen.
- Ist der Patient bewusstlos, bringen Sie ihn in eine stabile Seitenlage.
- Falls es sich um einen Insektenstich (Bienen, Wespen oder Hornissen) handelt, ziehen Sie den Stachel mit einer Pinzette heraus.
- Legen Sie einen Eisbeutel auf die Einstichstelle, damit die Blutzirkulation an der Eistichstelle verlangsamt und die Schwellung verringert wird.
- Bei einem Kreislaufkollaps, sofort den BLS – AED Algorithmus anwenden.

Insektenstiche

Wer kennt diese lästigen Mückenstiche nicht. Diese sind meistens harmlos. Anders sieht es jedoch bei Stichen von Bienen, Wespen, Hummel oder Hornissen aus. Die Stiche dieser Insekten verursachen oft brennende Schmerzen, Rötungen und Juckreiz mit anschließender Schwellung. Im Allgemeinen können die Symptome einfach behandelt werden. Es gibt jedoch auch viele Menschen, die auf Insektenstiche überempfindlich oder gar allergisch reagieren. Bei diesen Menschen kann es zur allergischen Reaktionen bis hin zum Schock respektive zum Kreislaufkollaps kommen. Bei besonders empfindlichen Personen kann sogar innerhalb von 10 – 15 Minuten der Tod eintreten (vgl. Allergien).

Wer von sich selbst weiß, dass er allergisch auf einen Insektenstich reagiert, sollte eine Notfallapotheke mit entsprechenden Medikamenten griffbereit haben. In Alters- und Pflegeheime sollten Allergien und Unverträglichkeiten gegen bestimmte Reizstoffe (Nahrungsmittel, Medikamente, Insektenstiche) in der Pflegedokumentation übersichtlich vermerkt sein.

Einfache Notfallmaßnahmen bei Insektenstiche

Wenn es möglich ist, den Stachel vorsichtig mit einer Pinzette gerade herausziehen, indem Sie ihn so nah wie möglich an der Haut erfassen. Achten Sie darauf, dass Sie nicht auf den Giftsack, an der Basis des Stachels, drücken.

Anschließend die Einstichstelle desinfizieren.

Die Schmerzen und die Schwellung können mit fließenden Wasser oder kalten Kompressen reduziert werden. Auch kalter Quark, Kartoffel- oder Zwiebelscheiben sind hervorragende Hilfsmittel in diesen Situationen.

Bei allergischen Reaktionen sofort die oben beschriebenen Notfallmaßnahmen ausführen.

Verletzungen der Haut

Bei älteren Menschen sind die häufigsten Hautverletzungen Kratz- und Schnittwunden. Aber auch Bissverletzungen von Haustieren sind nicht selten. Dass Menschen von exotischen Tieren oder auch Menschen gebissen werden, ist eher selten. Alle Tiere und auch die Menschen haben Bakterien im Mundraum, deshalb ist bei Bisswunden das Infektionsrisiko recht hoch. Verletzungen am Kopf, im Gesicht und am Hals sind gefährlicher als an anderen Körperteilen. Jede Hautverletzung kann auch zu starken Blutungen und Infektionskrankheiten führen. Die bekanntesten Infektionskrankheiten durch Hautverletzungen sind **Tetanus** und **Tollwut**. Werden Hautverletzungen nicht sorgfältig behandelt, können auch Blutvergiftungen auftreten.

Tetanus wird auch Wundstarrkrampf genannt. Dies ist eine lebensgefährliche Vergiftung des Körpers durch das Toxin von Bakterien, die in der Erde und im Tierspeichel vorkommen und in die Hautverletzung eindringen. Die meisten Leute in der Schweiz sind heute gegen Tetanus geimpft. Es gibt jedoch immer Ausnahmen.

Tollwut ist eine potenziell tödliche Krankheit, die durch infiziere Tiere übertragen wird. Wer von einem Wildtier gebissen oder geleckt wird, sollte sofort den Arzt aufsuchen.

Einfache Notfallmaßnahmen

- Jede Hautverletzung desinfizieren.
- Die Wunde sorgfältig mit klarem Wasser reinigen.
- Die Wunde mit Pflaster oder sauberen Tüchern oder steriler Wundauflage abdecken.
- Keine Salben oder Lotionen auftragen.
- Bei starken Blutungen einen Druckverband anlegen. Ist diese Maßnahme ungenügend, muss zusätzlich mit den Fingern oder mit der Faust direkt auf die Wunde gedrückt werden. Dabei immer, wenn es mögliche ist, Latex-Handschuhe tragen.

» Bei Bissverletzungen oder tiefen Schnittwunden immer einen Arzt aufsuchen.

Bei Bissverletzungen wird vom Arzt meistens auch eine Tollwutbehandlung durchgeführt, auch dann, wenn das Tier keine Anzeichen einer Tollwut aufzeigt. Häufig führt der Arzt auch eine Tetanusimpfung durch.

Lagerungen

Ein Patient, der bei Bewusstsein ist, lagert sich selbst. Er weiß am besten, wie er sich Linderung verschaffen kann. Ältere Menschen oder Patienten mit bestimmten Verletzungen brauchen jedoch bei der Lagerung Unterstützung. Ist der Patient bewusstlos, muss man immer darauf achten, dass die Atemwege frei sind. Dies erreicht man am besten mit einer Seitenlagerung. Bei einem Unfall den Patienten nicht umlagern, solange er gut atmen kann, denn bei einer Umlagerung können Rückenverletzungen verschlimmert werden.

Hier einige Lagerungen, welche Sie mit ihren Kolleginnen und Kollegen üben können:

Seitenlagerungen

Diese Lagerung ist vorteilhaft, um die Erstickungsgefahr zu verhindern. Bewusstlose Patienten können erbrechen oder evtl. Kaugummi oder Esswaren im Mund haben. Diese könnten in den Hals gleiten und zu Erstickungen führen. Diese Gefahr besteht besonders bei Jugendlichen, wenn sie nach hohem Alkoholgenuss bewusstlos werden und erbrechen. Lagern Sie den Patienten zuerst wie auf Abb. 1.167 abgebildet ist.

Knien Sie dann links neben den Patienten. Legen Sie Ihre rechte Hand unter die rechte Schulter des Patienten und erfassen Sie mit Ihrer linken Hand, die rechte Hüfte.

Anschließend drehen Sie den Patienten auf die Seite, wie auf Abb. 1.168 angegeben. Ziehen Sie den unteren Arm etwas heraus.

Abb. 1.169 zeigt noch eine optimalere Seitenlage, denn so kann Flüssigkeit aus dem Mund fließen. Optimal ist, den Mund des Patienten etwas zu öffnen und eventuelle Essensresten etc. aus dem Mund zu entfernen.

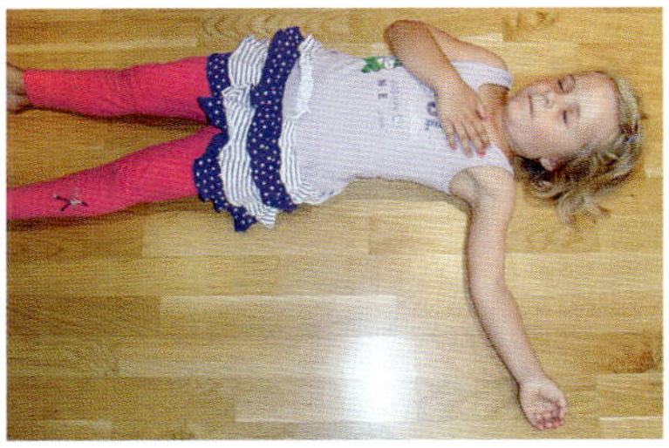

Abbildung 1.167: Arm abgewinkelt

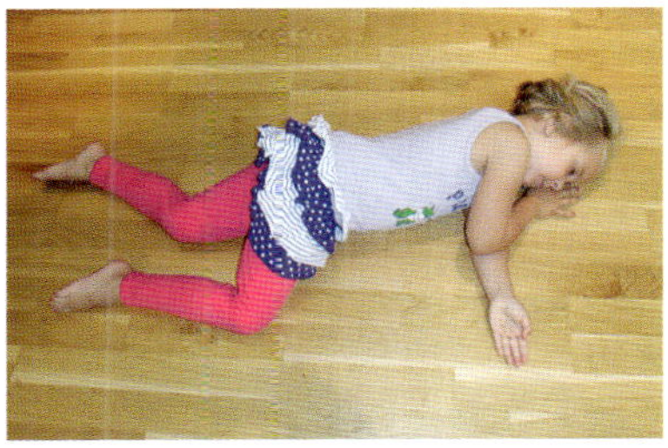

Abbildung 1.168: Drehen auf die Seite

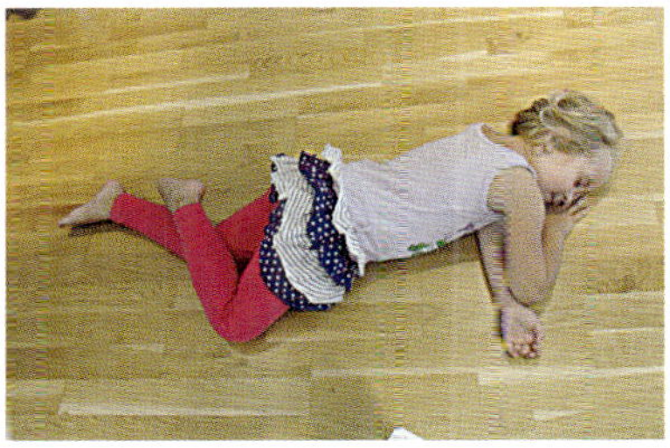

Abbildung 1.169: Stabile Seitenlage

Schocklagerung

Ist der Patient im Schockzustand, ist er normalerweise ansprechbar. Seine Haut ist jedoch blass und kalt und der Puls ist beschleunigt (vgl. Seite 195 Schock).

In diesem Zustand ist der Patient flach zu lagern. Die Beine sind jedoch anzuheben. Dies können Sie, indem Sie z. B. Kissen oder mehren Decken unter die Beine schieben. Wenn immer möglich, heben Sie auch die Arme etwas an. Lockern sie eng anliegende Kleider und achten Sie darauf, dass der Patient nicht friert.

Diese Lagerung wird auch bei Bauchverletzungen angewendet. Dabei ist darauf zu achten, dass der Patienten die Knie gut angezogen hat. Er kann so auch auf die Seite gelagert werden.

Hochlagerungen des Oberkörpers

Bei Atembeschwerden muss der Oberkörper unbedingt hochgelagert werden. Auch bei Patienten mit Herzbeschwerden, Brustverletzungen und Kopfverletzungen ist eine Hochlagerung des Oberkörpers erforderlich.

Mit Kissen oder Decken hinter dem Rücken können Sie den Patienten in eine bequeme Sitzposition bringen. Wenn keine Kissen oder Decken vorhanden sind, können Sie den Patienten gegen eine Wand lehnen oder Sie können sich selber hinter den Patienten setzen und ihn gegen sich lehnen lassen.

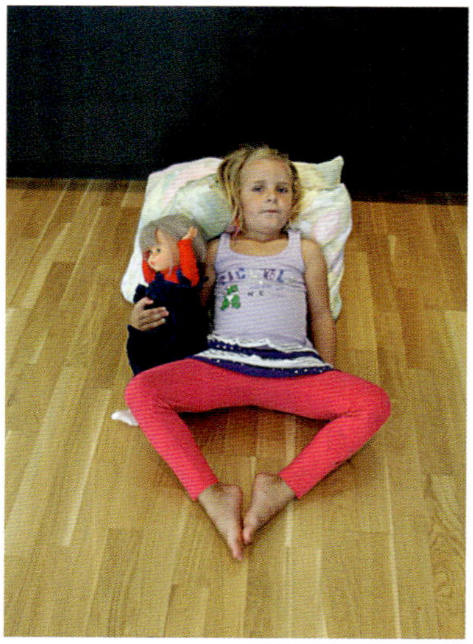

Abbildung 1.170: Oberkörperhochlagerung

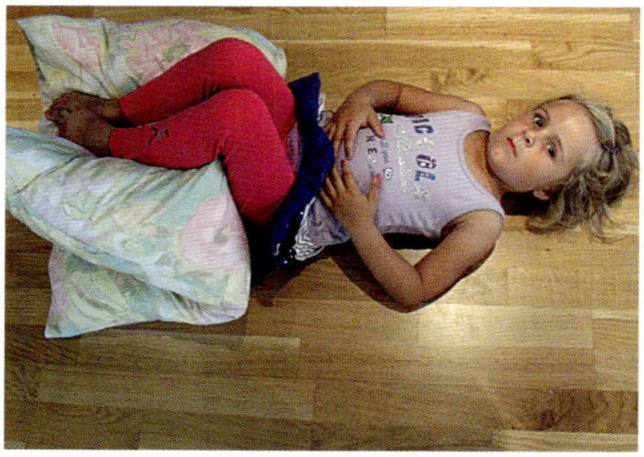

Abbildung 1.171: Schocklagerung

Literaturverzeichnis

Erste Hilfe Verhalten in Notfallsituationen, P. von Arx/B.Walser, Rettungsdienst Bürgerspital Solothurn/2007
http://gappisch.ch/de/rettung/rettungskette.html
IVR Interverband für Rettungswesen

Lehrmittel Fachfrau/Fachmann Gesundheit, Band F, Kompetenzbereich 5 Krise und Notfall, Nicola Snozzi und Nadja Leitner, Verlag Careum
http://www.gesundheitsprechstunde.ch/atemnot

Urs Klemmer, Präsident Swiss Resuscitation Council, Leiter Arzt REGA, Schweizerische Aerztezeitung/011;92: 3
www.resuscitation.ch
www.firstresponder-schweiz.ch
1 Verkehrszulassungsverordnung vom 27.10.1976
(SR 741.51; http://www.admin.ch/ch/d/sr/c741_51.html)
Weisungen NHK 2005-d.doc
Beobachter: www.beobachter.ch/justiz-behoerde/strasenverkehr/artikel/Verkehrsunfälle Wenns kracht, ist Ihre Hilfe gefragt /Text: Daniel Leiser/Ausgabe:5/11
Foto Lagerungen, G .Hagen
(http://www.astra2.admin.ch/media/pdfpub/2005-03-23_2373_d.pdf).

2

Begleiten und Unterstützen von Klientinnen und Klienten im Alltag

Wirkt bei der Umsetzung der Tagesstruktur der Klientinnen und Klienten mit

2.1

Jolanda Lüthi

Typische Situation

Sepp Forster, Assistent Gesundheit und Soziales EBA, ist heute Nachmittag für einen Spaziergang eingeteilt, an dem drei betreute Menschen teilnehmen. Verantwortlich ist Frau Geiger, Fachmitarbeiterin. Sie betreut zwei Klienten, einen davon im Rollstuhl. Sepp Forster bekommt den Auftrag, die Klientin Frau Sommer zu betreuen. Sepp Forster und Frau Sommer bereiten sich rechtzeitig auf den Spaziergang vor. Dabei achtet Sepp Forster darauf, dass Frau Sommer eine Regenjacke und feste Schuhe anzieht. Beim Binden der Schuhe muss er ihr helfen. Er lobt sie für das selbstständige Anziehen der Jacke.
Auf dem Spaziergang geht Frau Sommer ziemlich schnell, so dass die anderen zurückbleiben. Frau Geiger will aber, dass die Gruppe beisammenbleibt. Sepp Forster bemerkt, dass die anderen zurückbleiben. «Schauen Sie mal, hier gibt es viele Blumen. Sollen wir einige Blumen pflücken und mitnehmen? » «Ja!», sagt Frau Sommer, bleibt stehen und beginnt einige Blumen zu holen. Der Blumenstrauß gefällt ihr und sie freut sich über die Komplimente der anderen Teilnehmer.
Gemeinsam gehen sie wieder zurück. Der Strauß von Frau Sommer wird mitten auf den Esszimmertisch gestellt.

Situationskreis

Alle Situationen im Zusammenhang mit der Umsetzung der Tagesstruktur der Klienten und Klientinnen

Berufskunde

- Handlungsleitende Kenntnisse über Behinderung
- Handlungsleitende Kenntnisse für den Umgang mit Menschen mit einer Behinderung
  - körperliche Behinderung
  - geistige Behinderung
  - psychische Behinderung
  - funktionelle Gesundheit
- Normalitätsprinzip in der Tagesstruktur
- Kenntnisse über Veränderungsprozesse (Alter, Krankheit, Traumatisierung, Empowerment

ÜK

- Wendet Hilfsmittel der unterstützten Kommunikation an
- Übt lösungsorientiert:
  - Negatives zu Positivem umzudeuten
  - das Erkennen von Ressourcen
  - die Klientinnen und Klienten als kompetente Partner zu erfahren
  - nonverbale Signale zu erkennen
- Beschreibt Zusammenhänge zwischen Lebenssituation und Wohlbefinden
- Leitet Klientinnen und Klienten bei der Tagesstruktur an und unterstützt sie bei der Durchführung
- Berücksichtigt die Lebensgewohnheiten der Klientinnen und Klienten in der Alltagsgestaltung
- Vertritt Bedürfnisse der Klientinnen und Klienten gegenüber Dritten
- Wendet Grundsätze des agogischen Handelns (Wollen, Wissen, Können) an
- Unterstützt Klientinnen und Klienten in der Freizeitgestaltung
- Kennt Möglichkeiten der Freizeitgestaltung
- Kann Ideen kreativ umsetzen

Fähigkeiten in der Praxis

- Kommuniziert professionell
- Informiert sich über interne Tagesstrukturen
- Begleitet Klientinnen und Klienten während Aktivitäten
- Fördert die Eigenständigkeit der Klientinnen und Klienten
- Berücksichtigt die Lebensgewohnheiten der Klientinnen und Klienten
- Beobachtet Klientinnen und Klienten, erfasst körperliche und psychische Veränderungen und meldet diese weiter

■ Aufzählung ➔ Maßnahmen ➲ Vorgehen ❑ Material ▼ Achtung, Gefahr

Behinderung

Einleitung

Behinderung ist nur ein Merkmal, welche Menschen mit Behinderung gemeinsam haben.

Im Laufe der Geschichte haben Menschen mit einer Behinderung viele unterschiedliche Namen erhalten. Man nannte sie «Wechselbalg» (man glaubte der Teufel habe das ‚gesunde' Kind mit einem Kind mit Behinderung ausgetauscht bzw. ausgewechselt), Blödsinnige, Krüppel, Debile, Behinderte und vieles mehr.
Heute spricht man von Menschen mit Behinderung oder von Menschen mit Beeinträchtigung. Dabei ist es wichtig, dass nicht die Behinderung im Zentrum steht, sondern der Mensch. Denn die Behinderung ist nur eines der vielen Kennzeichen, die diese Menschen ausmachen: so haben sie rote, braune, blonde, gerade oder gewellte, kurze oder lange Haare, sind groß oder eher klein, haben blaue, grüne oder braune Augen, trinken gerne Kaffee oder lieber Kakao und hören gerne Heavy-Metall oder Ländler-Musik.
Genauso wie Sie nicht nur Lernende AGS sind, sind Menschen mit Behinderung nicht nur «behindert».

Das bedeutet, dass es DEN (typischen) Menschen mit einer Behinderung nicht gibt. Menschen mit einer Behinderung sind also sehr verschieden.

Aber wer bestimmt, dass jemand behindert ist oder nicht? Und was ist mit Behinderung überhaupt gemeint?

Der Begriff «Behinderung»

DEN (typischen) Menschen mit einer Behinderung gibt es nicht.

Der Begriff «Behinderung» ist ein Überbegriff. Wenn man den Begriff möglichst genau beschreiben möchte, betrachtet man den Menschen von unterschiedlichen Seiten her. Behinderung meint eine Schädigung auf körperlicher Ebene, eine Beeinträchtigung der Aktivitäten der

Tabelle 2.1: Behinderung

Ebene	Begriff	Beispiele
Körperliche Ebene (bio)	Schädigung	■ Hirnschädigung bei einem Menschen mit geistiger Behinderung ■ Schädigung der Augen bei einem Menschen der blind ist
Personale Ebene (psycho)	Beeinträchtigung (der Aktivitäten)	■ Blinde Menschen sind beim Überqueren von Hauptstraßen beeinträchtigt ■ Menschen, die auf einen Rollstuhl angewiesen sind, sind beeinträchtigt beim Einsteigen in den Zug
Soziale Ebene (sozial)	Benachteiligung (durch Umfeld oder Gesellschaft)	■ Menschen mit einer Hörbehinderung werden benachteiligt, weil nur wenige Sendungen am Fernsehen mit Gebärdensprache begleitet werden und sie so nur wenige Sendungen schauen können ■ Menschen mit einer psychischen Behinderung werden häufig von Bekannten fallengelassen, wenn sie krank werden

betroffenen Person und die Benachteiligung durch das Umfeld und die Gesellschaft.

Diese Sichtweise nennt man «ganzheitlich» und «bio-psycho-soziales Modell». Man versucht damit den ganzen Menschen zu erfassen und nicht nur einen Bereich.

Behinderung ist also ein Überbegriff für eine:

- Schädigung auf körperlicher Ebene
- Beeinträchtigung beim Ausführungen von Aktivitäten
- Benachteiligung des Menschen durch das soziale Umfeld oder die Gesellschaft (vgl. Hedderich 2006, 21)

Formen von Behinderung

Die Behinderungsformen werden nach Schädigung unterteilt. Sie können in folgende Formen gegliedert werden:

Tabelle 2.2: Formen von Behinderung

Bezeichnung	Schädigung	Beispiele
Körperliche Behinderung / Beeinträchtigung	Der Körper ist geschädigt.	■ Paraplegie, Tetraplegie, Spina bifida etc.
Geistige Behinderung oder kognitive Beeinträchtigung	Die Denkfunktionen und die Intelligenz sind beeinträchtigt.	■ Trisomie 21, Fragiles X-Syndrom, Rett-Syndrom etc.
Psychische Störung / Behinderung / Beeinträchtigung	Die seelischen Funktionen (wie z. B. Gedanken, Gefühle, Verhalten) sind beeinträchtigt.	■ Depression, Schizophrenie, Borderline, bipolar (manisch-depressiv) etc. Störung
Sinnesbehinderung / Sinnesbeeinträchtigung	Eine oder mehrere Sinnesfunktionen sind eingeschränkt.	■ Blindheit, Sehbehinderung, Hörbehinderung, Hörsehbehinderung etc.
Autismus	Tiefgreifende Entwicklungsstörung.	■ Asperger-Autismus, Kanner-Autismus etc.

Körperliche Behinderung / Beeinträchtigung

Begriff «Körperbehinderung»

Körperbehinderung ist ein Sammelbegriff für unterschiedliche Formen und Schweregrade körperlicher Beeinträchtigungen. Dabei kann es sich um eine:

- Schädigung des Stütz- und Bewegungsapparetes

oder

- organische Schädigung

oder

- chronische Erkrankung handeln.

Bei all diesen Formen ist die Bewegungsfähigkeit dauerhaft beeinträchtigt (vgl. Greving / Niehoff 2009, 144).

Ursachen von Körperbehinderung

Die Ursachen von Körperbehinderungen sind sehr vielfältig. Eine Körperbehinderung kann vor der Geburt (z. B. Infektionskrankheit wie Röteln der Mutter), während der Geburt (z. B. zu wenig Sauerstoff während der Geburt) oder nach der Geburt (z. B. Unfall, Krankheiten) entstehen.

Paraplegie / Tetraplegie

Formen von Körperbehinderungen

Bei einer Querschnittslähmung ist das Rückenmark und/oder die Nervenbahnen im Wirbelkanal verletzt. Je nach Höhe der Verletzung der Wirbelsäule spricht man von Paraplegie (Beine sind gelähmt) oder Tetraplegie (Rumpf, Arme sind ganz oder teilweise gelähmt; Beine sind gelähmt).

Zerebrale Bewegungsstörung

Eine Hirnschädigung vor, während oder kurz nach der Geburt kann unter anderem auch zu einer Haltungs- und Bewegungsstörung führen. Dabei handelt es sich um bleibende, aber veränderbare Störungen des Bewegungsablaufs und/oder der Bewegungskoordination. Diese Schädigung bezeichnet man als zerebrale Bewegungsstörung oder infantile Zerebralparese.

Körperliche «Fehlbildungen»

Die Ursachen für körperliche Fehlbildungen können angeboren oder erworben sein. Zu den angeborenen körperlichen Fehlbildungen gehören beispielsweise die fehlende Entwicklung eines Körperteils oder Verwachsungen. Dies kann auf genetische Ursachen oder auf Umweltfaktoren (z. B. Medikamentenkonsum der Mutter während der Schwangerschaft) zurückzuführen sein. Zu den erworbenen körperlichen Fehlbildungen gehören Veränderungen des Körpers aufgrund von Krankheiten oder Amputation.

Neben den hier beschriebenen Formen von Körperbehinderungen gibt es noch zahlreiche andere Formen.

Geistige Behinderung / kognitive Beeinträchtigung

Begriff «geistige Behinderung»

Von einer geistigen Behinderung oder kognitiven Beeinträchtigung spricht man, wenn die Denkfunktionen und die Intelligenz eines Menschen beeinträchtigt sind. Diese Beeinträchtigungen haben Auswirkungen auf das Lernen und die Lebensgestaltung der betroffenen Menschen. Auch der Begriff «geistige Behinderung» ist eine Sammelbezeichnung für sehr unterschiedliche Formen und Schweregrade dieser Beeinträchtigung.

Menschen mit einer geistigen Behinderung kämpfen zurzeit dafür, dass der Begriff «geistige Behinderung» abgeschafft wird (in Österreich wird er bereits nicht mehr verwendet). Sie finden, dass der Begriff abwertend ist und sie möchten deshalb lieber «Menschen mit Lernschwierigkeiten» genannt werden.

In der Schweiz spricht man ab einem Intelligenzquotient (IQ) unter 75 von einer geistigen Behinderung. Der Intelligenzquotient ist eine Zahl zur Bewertung der Intelligenz eines Menschen. Dieser wird mit einem Intelligenztest ermittelt. Der Durchschnittswert der Intelligenz liegt bei 100. Mit abnehmendem Intelligenzquotient werden Menschen mit einer geistigen Behinderung in leichte, mittlere, schwere und schwerste geistige Behinderung eingeteilt.

Menschen mit geistiger Behinderung sind also sehr unterschiedlich, einige sind ein Leben lang auf viel Unterstützung angewiesen, andere wiederum können mit wenig Unterstützung alleine wohnen.

*«Wir von **Mensch zuerst** finden den Begriff «geistig behindert» abwertend. Wir finden, das macht uns schlecht. Immer mehr Menschen lehnen diesen Begriff ab.*

*Wir von **Mensch zuerst** wollen nicht «geistig Behinderte» genannt werden. Wir wollen den Begriff «geistig behindert» abschaffen*

*Wir finden den Begriff **«Menschen mit Lernschwierigkeiten»** besser»*
(people first, 2008)

Ursachen von geistiger Behinderung

Eine geistige Behinderung geht immer auf eine organische Schädigung zurück, die das Gehirn direkt oder indirekt betrifft. Diese Schädigung beeinflusst die Person in ihrem Denken, Empfinden, Wahrnehmen, Handeln und Verhalten. Diese Schädigungen können vor der Geburt (z.B. Veränderung der Chromosomen bei Trisomie 21), während der Geburt (z.B. Verletzung des Gehirns) oder nach der Geburt (z.B. Hirnhautentzündung, Hirnverletzung durch Unfall) entstehen und zu ganz unterschiedlichen Beeinträchtigungen führen (vgl. Fornefeld 2004, 52).

Daneben können auch Vernachlässigung und Verwahrlosung des Kindes zu einer Beeinträchtigung der Entwicklung und somit auch zu einer geistigen Behinderung führen.

Oftmals findet man aber keine eindeutige Ursache für die geistige Behinderung.

Formen von geistiger Behinderung

Trisomie 21

Die wohl bekannteste Form von geistiger Behinderung ist die Trisomie 21 – oder Down-Syndrom/Mongolismus, wie sie früher auch genannt wurde.

Die Trisomie 21 beeinflusst die Entwicklung des Menschen und ist für körperliche Besonderheiten verantwortlich. Zu den körperlichen Besonderheiten zählen die mandelförmigen Augen. Häufig haben Menschen mit Trisomie 21 auch einen Herzfehler. Die Trisomie 21 hat auch Einfluss auf die Entwicklung des Menschen: die körperliche, motorische, geistige und sprachliche Entwicklung ist meistens langsamer. Die geistigen

Fähigkeiten von Menschen mit Trisomie 21 wurden früher immer unterschätzt. Mit Unterstützung und Förderung können Menschen mit Trisomie 21 im Erwachsenenalter meist in einem geschützten Rahmen selbstständig leben.

Neben der Trisomie 21 gibt es zahlreiche andere Formen von geistiger Behinderung, wie z. B. das Prader-Willi-Syndrom, Rett-Syndrom, Fragile-X-Syndrom etc.

Psychische Behinderung

Begriff «psychische Behinderung»

Von einer psychischen Störung spricht man, wenn die Erlebens- und Verhaltensweisen einer Person erheblich und über einen längeren Zeitraum hinweg von der Norm (= das was normal ist) abweichen. Zum Beispiel wasche ich mir nicht nur regelmäßig die Hände, wenn man es tut (vor dem Essen, nach dem Toilettengang etc.) sondern viel häufiger. Oder ich sehe oder erlebe Dinge in meiner Umgebung, die nicht vorhanden sind. Oder ich fühle mich über eine längeren Zeitraum sehr traurig.

«Unter psychischen Störungen versteht man alle Erlebens- und Verhaltensweisen einer Person die erheblich und über einen längeren Zeitraum von der Norm abweichen und die betroffene Person selbst und/oder das Umfeld beeinträchtigten» (vgl. Hobmair 2008, 457).

Daneben sind die Erlebens- und Verhaltensweisen für die betroffene Person und/oder das Umfeld beeinträchtigend. Zum Beispiel: weil ich mir die Hände so oft wasche habe ich rote und entzündete Haut an den Händen. Oder: weil ich mich immer so traurig fühle, kann ich nicht mehr richtig arbeiten und verliere meinen Job.

Ursachen von psychischen Störungen

Trotz intensiver Forschung sind die Ursachen von psychischen Störungen meist nicht bekannt. Man nimmt an, dass mehrere verschiedene Faktoren zu einer Störung führen (wie z. B. Über- oder Unterfunktion der Schilddrüsen; traumatische Erlebnisse; belastende Lebensbedingungen).

Formen von psychischen Störungen

Es gibt unzählige unterschiedliche Formen von psychischen Störungen. Hier sollen nur einige wichtige vorgestellt werden:

Depressionen

Nicht jede Person die traurig ist, hat eine Depression.

Unter Depression versteht man einen Zustand der anhaltend gedrückten Stimmung, mit Interessensverlust und Antriebs- und Freudlosigkeit. Die Depression kann sich innerhalb von Tagen entwickeln oder aber auch allmählich über Wochen oder Monate. Zu den Symptomen der Depression gehören auch der Verlust an Selbstvertrauen, Schuldgefühle und Selbstwertlosigkeit und evtl. wiederkehrende Gedanken an Tod oder Selbstmord. Depressionen werden meist mit Medikamenten und Psychotheapie behandelt, aber es gibt auch andere Methoden wie

z. B. Lichttherapie. Wenn die Depressionen sehr stark und die Personen selbstmordgefährdet sind, ist ein Klinikaufenthalt nötig. Der Umgang mit depressiv Erkrankten ist anstrengend. Wichtig ist, dass sie den Zustand und die Sichtweise der Person (alles ist grau und ohne Lebensfreude) akzeptieren. Aussagen wie «schauen Sie, jetzt geht es doch schon besser» oder «jetzt haben Sie doch schon gelacht» helfen der betroffenen Person nicht aus der Depression. Hören Sie einfach zu, sind sie einfach da und überlegen Sie gut, welche Aktivitäten möglich sind (vgl. Bandelow; vgl. Hobmair).

Angststörungen

Angst ist für den Menschen wichtig. Wenn wir keine Angst hätten, würden wir uns vielen Gefahren aussetzen z. B. im Straßenverkehr oder beim Bergsteigen. Tritt diese Angst jedoch grundlos und sehr stark auf, so nennt man das Angststörung. Bei Angststörungen hat man meistens auch körperliche Symptome wie Schwitzen, Zittern, Herzrasen etc.

Zwangsstörungen

Bei Zwangsstörungen muss die betroffene Person immer wieder die gleichen Gedanken oder Handlungen wiederholen. Das wird von der Person als unangenehm empfunden. Sie muss die Gedanken oder Handlungen aber machen, um keine Angst zu haben. Beispiele für Zwangsstörungen sind der Waschzwang, bei dem die Person immer wieder die Hände waschen muss, weil sie sich nicht mit einer Krankheit anstecken möchte.

Posttraumatische Belastungsstörung → siehe Traumatisierung

Borderline

Borderline ist eine Persönlichkeitsstörung, bei der die betroffenen Personen gefühlsmäßig instabil sind und starke Stimmungsschwankungen haben. Zudem haben sie starke Spannungszustände und häufig ein gestörtes Selbstbild mit mangelndem Selbstwertgefühl. Der Abbau der Spannungszustände findet häufig über selbstverletzendes Verhalten wie Ritzen, Schneiden oder Brennen statt. Man geht davon aus, dass Menschen mit Borderlinestörung intensivere Gefühle und Stimmungen haben als sogenannte gesunde Menschen. Man geht davon aus, dass eine biologische Veranlagung, die während der Kindheit und Jugend durch bestimmte Einflüsse verstärkt wird zum Ausbruch gebracht werden kann (vgl. Borderline, undatiert).

Sinnesbehinderung / Sinnesbeeinträchtigung

Begriff «Sinnesbehinderung»

Bei einer Sinnesbehinderung ist ein Sinn oder mehrere Sinne eingeschränkt oder stark beeinträchtigt. Sinnesbehinderungen sind Sehbehinderung und Blindheit, Hörbehinderung und Gehörlosigkeit, Taubblindheit (s. Kap. 2.2).

Autismus

Begriff «Autismus»

Autismus ist eine tiefgreifende Entwicklungsstörung. Menschen mit Autismus sind auffällig in der Sprache und der Kommunikation mit anderen. So kann es sein, dass sie Wörter immer wieder wiederholen oder gar nicht sprechen lernen. Zudem zeigen sie meist wenig Interesse an anderen Menschen und haben Mühe sich in andere einfühlen. Daneben haben sie oftmals ein spezielles Interesse, mit dem sie sich immer wieder befassen: z. B. mit der Hand Wasser spritzen oder alles zusammenzählen. Menschen mit Autismus erleben die Welt anders. Nicht alle Menschen mit Autismus haben eine geistige Behinderung. Es gibt auch Menschen mit Autismus, die hochbegabt sind.

Ursachen

Die Ursachen von Autismus sind bis heute nicht geklärt. Man geht davon aus, dass verschiedene Aspekte zu dieser Entwicklungsstörung führen. Meistens tritt die Störung bereits in den ersten drei Lebensjahren auf.

Formen

Das Spektrum von Autismus ist weit: so gibt es Menschen, die in ihrer eigenen Welt leben, nicht sprechen, nur selten Kontakt mit anderen Menschen aufnehmen und wahrscheinlich eine geistige Behinderung haben. Andere Menschen mit Autismus können alleine wohnen, einer normalen Arbeit nachgehen und sind sehr intelligent.

Prinzipien der Begleitung von Menschen mit Behinderung / Beeinträchtigungen

Einleitung

Menschen mit Behinderung haben die gleichen Bedürfnisse wie Menschen ohne Behinderung. Sie möchten akzeptiert werden, so wie sie sind, möchten über Dinge die ihr Leben betreffen bestimmen, möchten ernst genommen werden und wählen können, was sie mit wem tun. Bei der Verwirklichung dieser Bedürfnisse sind Menschen mit Behinderung oftmals auf Unterstützung durch andere angewiesen. Wichtig bei der Begleitung von Menschen mit Behinderung ist, dass der Mensch, der begleitet wird, im Zentrum steht. Und hilfreich ist es auch, wenn man sich immer wieder fragt: «möchte ich so behandelt werden von anderen wie ich die Person mit Behinderung behandle?»

Die folgenden Modelle zeigen auf, wie Menschen mit einer Behinderung begleitet werden. Aber es sind Modelle, die eigentlich für die Begleitung von allen Menschen gelten.

Personzentrierter Ansatz

Der personzentrierte Ansatz kommt ursprünglich aus der Psychotherapie (Rogers) und findet sich in der Kommunikation und der Begleitung von Menschen wieder. Der personzentrierte Ansatz ist eine Haltung, wie mit Menschen umgegangen wird.

«Personzentriert arbeiten heißt, nicht von Vorstellungen ausgehen, wie Menschen sein sollen, sondern davon, wie sie sind und von den Möglichkeiten, die sie haben. Personzentriert zu arbeiten heißt, andere Menschen in ihrer ganz persönlichen Eigenart ernstnehmen» (Pörtner 2001, 15).

Die personenzentrierte Haltung beinhaltet drei Aspekte: Empathie, Wertschätzung und Kongruenz. Diese sind im Kapitel 2.6 unter «Merkmale der professionellen Beziehung» ausgeführt.

Ressourcenorientierung / Blick auf die Stärken

- **Ressourcen =** persönliche Stärken, Interessen und Fähigkeiten einer Person
- **Defizite =** Schwächen und Schwierigkeiten einer Person

«Nicht in den Defiziten liegt das Potential zu Veränderung, sondern in den Ressourcen» (ebd.).

Jeder Mensch hat Stärken und Schwächen. In der Begleitung von Menschen mit Behinderung hat man früher vor allem auf das geschaut, was die Person nicht (gut) kann, auf seine Schwächen (= Defizitorientierung). Um Dinge zu erreichen oder Probleme zu bewältigen ist der Blick auf die Schwächen einer Person nicht hilfreich. Heute beachtet und unterstützt man deshalb die persönlichen Stärken, Interessen und Fähigkeiten (= Ressourcen) von Menschen (mit Behinderung). Das nennt man Ressourcenorientierung.

Beispiel: Ich bin unmusikalisch kann aber schön schreiben und gestalten. Bei einem Fest möchte ich also nicht etwas vorsingen oder auf einem Instrument vorspielen müssen, sondern gestalte lieber die Einladungen.

Dabei geht es aber keineswegs um eine einseitige Sichtweise, bei der man die Schwächen und Schwierigkeiten (= Defizite) einer Person nicht beachtet. Es geht darum, dass man die Schwächen und Schwierigkeiten der Klientinnen und Klienten kennt, aber vor allem auch die Ressourcen, denn diese sind für Veränderung und Entwicklung zentral.

Selbstbestimmung

Einleitung

- Selbstbestimmung = die Person entscheidet selbst
- Fremdbestimmung = jemand anders entscheidet für die Person

Menschen, die in Wohneinrichtungen leben, sind stark von den Betreuungspersonen abhängig. Diese Abhängigkeit führt oftmals dazu, dass Menschen mit Behinderung fremdbestimmt werden. Dieses Problem wird heute gesehen und der Leitgedanke der «Selbstbestimmung» ist deshalb wichtig in der Begleitung von Menschen mit Behinderung.

Selbstbestimmung – was bedeutet das?

Selbstbestimmung bedeutet, über Dinge des alltäglichen Lebens, aber auch über seine Lebensumstände selbst bestimmen zu können. Dies bedeutet in Bezug auf die Klienten und Klientinnen:

- im Alltag selbst bestimmen, z. B. wann sie ins Bett gehen möchten oder ob sie am Wochenende mit auf den Ausflug kommen
- Wahlmöglichkeiten haben: selbst auswählen dürfen beim Essen, bei der Kleidung, bei der Gestaltung der Wohnung
- Mitsprache bei Arbeits- und Wohnbedingungen: z. B. Mitsprache bei der Auswahl eines Mitbewohners, einer neuen Betreuungsperson, Veränderung des Wohnortes, Mitsprache bei Themen, welche die ganze Institution betreffen etc.
- Sicherung des Privatbereichs: z. B. ein eigenes Zimmer, persönliches Eigentum, eigener Zimmerschlüssel, Betreten eines Raumes durch Personal erst nach Anklopfen und Hereinbitten, Recht auf Einladung anderer Personen, auch anderen Geschlechts etc.
- Recht auf freie Meinungsäußerung: das Recht, sich zu beklagen (z. B. auch über Betreuungspersonen)

Alle diese Aspekte basieren auf der Grundhaltung, dass alle Menschen respektiert und akzeptiert werden, weil alle Menschen gleichwertig sind, ob sie nun eine Behinderung haben oder nicht.

Wollen – Wissen – Können

Die Möglichkeiten der Selbstbestimmung sind bei jedem Mensch mit Behinderung anders. Um Menschen mit schwerer geistiger Behinderung bei ihrer Selbstbestimmung zu unterstützen gibt es 3 Schritte der Selbstbestimmung:

Wollen: Damit ein Mensch selbst bestimmen kann, muss ein Bedürfnis, ein Wille vorhanden sein. Dieser Wille wird bei Menschen mit schwerer Behinderung häufig übersehen, da sie ihn nicht in Worten ausdrücken können, z. B.: «Ich habe Durst».

Wissen: Wenn ich einen Willen habe, brauche ich «Wissen» um zu entscheiden oder auswählen können. Dieses Wissen kann sich auf sich selbst beziehen («ich weiß was ich gerne esse»; «ich weiß welche Farbe ich mag»; «ich weiß, dass ich Röcke nicht mag»). Dieses Wissen kann sich aber auch auf andere Dinge und Menschen beziehen, z. B.: «Ich trinke gerne Rivella».

Können: Um seinen Willen selbstständig ausführen zu können, braucht es das Können. Ich weiß wie man Dinge tun muss, habe Erfahrungen damit und kann sie verwirklichen, z. B.: «Ich kann Rivella selbst einkaufen, einschenken, trinken».

Alle drei Schritte gehören zur Selbstbestimmung. Menschen mit schwerer Behinderung sind oftmals nur in der Lage, Selbstbestimmung im Wollen und Wissen auszudrücken. Für Begleitungspersonen bedeutet dies, dass sie die Zeichen des Willens der Klientinnen und Klienten wahr- und ernstnehmen. Zudem sollen sie in möglichst vielen Situationen Auswahl- und Entscheidungsmöglichkeiten anbieten. Dabei ist es wichtig, die Klientinnen und Klienten nicht zu überfordern und z. B. zu fragen: «Was möchten Sie trinken?» Je nach Beeinträchtigung ist es nötig, die Auswahlmöglichkeiten vorerst einzuschränken und z. B. zu fragen: «Möchten Sie lieber Tee oder Kaffee?». Wenn Klientinnen und Klienten gelernt haben zwischen zwei Dingen zu entscheiden, kann man langsam die Auswahlmöglichkeiten erhöhen.

Häufige Missverständnisse

Wenn man sich mit Selbstbestimmung von Menschen mit Behinderung befasst, gibt es einige Missverständnisse:

Selbstbestimmung ist nicht Selbstständigkeit:

Selbstbestimmung wird häufig mit Selbstständigkeit verwechselt. Aber die beiden Begriffe meinen etwas ganz anderes:

- Selbstständigkeit heißt, dass ich etwas selbst tun kann.
- Selbstbestimmung heißt, dass ich etwas selbst bestimme.

Beispiel: Herr Meier lebt in einem Heim für Menschen mit einer geistigen Behinderung. Für sein Geburtstagsfest möchte er einen Kuchen mit der Unterstützung der Betreuer backen. Er kann den Kuchen nicht selbstständig backen, weil er das Rezept nicht lesen kann, Mühe hat, die Zutaten richtig abzuwägen und den Teig zu rühren. Aber er kann selbst bestimmen, was für einen Kuchen er backen möchte. Nämlich seinen Lieblingskuchen: Schoggikuchen mit Smarties.

Selbstbestimmung bedeutet nicht, über alles selbst bestimmen zu können, aber möglichst viel selbst bestimmen zu können:

Wir alle können nicht immer über alles bestimmen. So müssen wir uns an Regeln und Gesetze im Straßenverkehr halten oder in der Schule. Sie können zum Beispiel nicht immer erst um zehn Uhr in die Schule kommen oder bei der Arbeit sein, nur weil Sie noch müde sind. Aber Sie können bestimmen, welche Kleidung Sie anziehen, ob Sie viel oder wenig Gemüse essen, was Sie in ihrer Freizeit tun, um welche Zeit Sie ins Bett gehen etc.

Menschen, die in Heime leben, dürfen meistens nur über sehr wenige Dinge selbst bestimmen. Häufig dürfen sie nicht bestimmen, was sie gerne anziehen möchten, mit wem sie zusammenwohnen, ob sie nun Salat essen oder nicht etc.

Selbstbestimmen kann man nur, wenn man die Konsequenzen verstehen und tragen kann.

Viele Menschen denken, dass Menschen mit Behinderung nur dort selbst bestimmen können und sollen, wo sie die Konsequenzen abschätzen können. Dieser Gedanke ist nicht grundsätzlich falsch, doch auch wir

Menschen mit geistiger Behinderung haben zusammen formuliert, was für sie eine gute Betreuungsperson/ein guter Helfer ist (Hähner 2006, 13).

«Ein guter Helfer

- Jemand, der dir wirklich zuhört.
- Jemand, der nicht gleich alles für dich macht.
- Jemand, der daran glaubt, was du tust.
- Jemand, der dich als Erwachsenen behandelt
- Jemand, der dir und der Gruppe hilft, Dinge für euch selbst zu tun.
- Jemand, der euch nicht die Entscheidungen abnimmt.

Ein schlechter Helfer

- Jemand, der die Entscheidungen für dich trifft.
- Jemand, der dich wie ein Kind oder ein Baby behandelt.
- Jemand, der dir nicht zuhört.
- Jemand, der dir sagt, was du machen musst.
- Jemand, der alles für dich tut.
- Jemand, der dir nicht beibringt, wie du etwas für dich selbst tun kannst.»

sogenannten «Normalen» können nicht immer alle Konsequenzen abschätzen und tragen. So machen wir auch Dinge, die für uns nicht gut sind, wie z. B. Rauchen, Alkohol trinken, viel Fernseh schauen, zuviel Sport etc.

Selbstbestimmung von Menschen mit Behinderung bedeutet auch, dass sie nicht die «besseren» Menschen sein müssen als die sog. «Normalen» und auch ihre eigenen Erfahrungen und Fehler machen dürfen.

Funktionale Gesundheit

Im Jahr 2001 hat die WHO (Weltgesundheitsorganisation) eine neue Klassifikation (Einteilung in Kategorien) von Behinderung und Gesundheit geschaffen. In den früheren Klassifikationen hatte man vor allem die körperlichen, kognitiven und psychischen Beeinträchtigungen des Menschen angeschaut und so seine Behinderung beurteilt. Man hat also «nur» den Menschen betrachtet.

In der neuen Klassifikation – dem Konzept der funktionalen Gesundheit – hat man den Blickwinkel erweitert. Das neue Konzept basiert auf dem bio-psycho-sozialen Modell (siehe auch Begriff Behinderung). Mit diesem Modell wird neu die ganze Lebenssituation des Menschen berücksichtigt (= ganzheitliche Sichtweise). Diese umfasst jetzt auch die Aktivitäten, die Partizipation (Teilhabe) und umweltbezogene und individuelle Einflussfaktoren.

Mit der neuen Klassifikation – die ICF (auf Deutsch: Internationale Klassifikation der Funktionsfähigkeit, Behinderung und Gesundheit) heißt, wird also der Blickwinkel auf den Menschen erweitert. So werden auch Ressourcen eines Menschen und sein Umfeld erfasst. Das Modell sieht wie folgt aus: (s. Abb. 2.1)

Die ICF besteht aus zwei Teilen mit je zwei Komponenten, die sich gegenseitig beeinflussen (vgl. WHO, 2001):

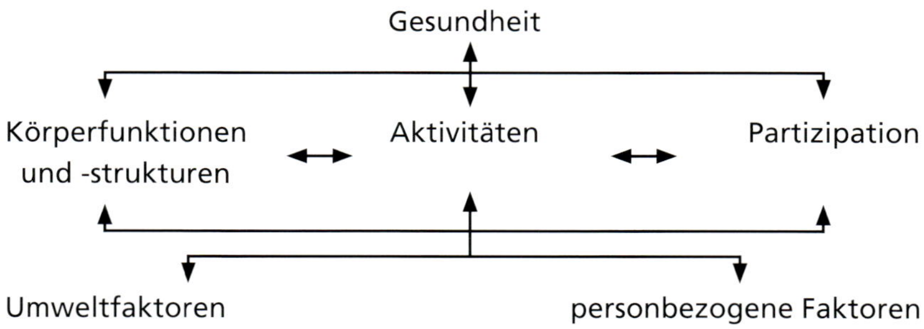

Abbildung 2.1: Klassifikation Gesundheit (WHO 2005)

Teil 1: Funktionsfähigkeit und Behinderung

a) Körperfunktion und -strukturen

b) Aktivitäten und Partizipation (Teilhabe)

Teil 2: Kontextfaktoren

c) Umweltfaktoren

d) personenbezogene Faktoren

Körperfunktionen und -strukturen meint die Funktionen (wie Verdauung, Blutkreislauf) und die Teile des Körpers (wie Organe, Gliedmaßen und ihre Bestandteile).

Aktivität bezeichnet die Durchführung einer Aufgabe oder Handlung (Aktion) durch einen Menschen (z. B. lesen, schreiben, gehen, kochen).

Partizipation (Teilhabe) ist das Einbezogensein in eine Lebenssituation (z. B. ins Kino gehen, in einem Verein mitmachen).

Umweltfaktoren sind die materiellen, sozialen und einstellungsbezogenen Einflussfaktoren (z. B. Hilfsmittel, Geld, Einstellung der Angehörigen zu Behinderung).

Personenbezogene Faktoren sind Gegebenheiten des Menschen, die nicht Teil seines Gesundheitsproblems sind (z. B. Geschlecht, Alter, Fitness, Lebensstil, Bildung und Ausbildung, Charakter).

Jede dieser Komponenten ist in zahlreiche Kategorien und Unterkategorien eingeteilt. Diese können mit positiven und/oder negativen Begriffen ausgedrückt werden.

Ziel dieser Klassifikation ist es, dass alle an der Betreuung und Begleitung beteiligten Personen (wie Lehrpersonen, Therapeutinnen, Betreuungspersonen etc.) eine gemeinsame «Sprache» für die Beschreibung der Klientinnen und Klienten haben. Und dass man nicht nur die Defizite, sondern auch die Ressourcen der Klientinnen und Klienten wahrnimmt.

Funktional gesund ist eine Person, wenn (WHO 2005, 4):

«1. ihre körperlichen Funktionen und Körperstrukturen denen eines gesunden Menschen entsprechen
2. sie all das tut oder tun kann, was von einem Menschen ohne Gesundheitsproblem erwartet wird
3. sie ihr Dasein in allen Lebensbereichen, die ihr wichtig sind, in der Weise und dem Umfang entfalten kann, wie es von einem Menschen ohne Beeinträchtigung der Körperfunktionen und -strukturen oder der Aktivitäten erwartet wird»

Normalitätsprinzip in der Tagesstruktur

Normalität ist eine Bezeichnung für das Verhalten, die Haltungen und Gedanken, die in einer Gesellschaft zu einer bestimmten Zeit als «normal» angesehen werden.

Diese Idee von Normalität wird in der Begleitung von Menschen mit Behinderung und alten Menschen unterschiedlich verwendet.

Das Normalisierungsprinzip in der Begleitung von Menschen mit Behinderung

Mit dem Normalisierungsprinzip ist gemeint, dass auch Menschen mit einer Behinderung

ein Leben, so normal wie möglich

führen können. Das Normalisierungsprinzip ist 1968 entstanden und fordert, dass auch Menschen mit Behinderung in Heimen ein normales Leben führen dürfen, wie das gleichaltrige Menschen tun, z. B. eigenes Taschengeld haben oder Ferien machen. Damals lebten viele Menschen mit Behinderung in riesigen Anstalten unter katastrophalen Zuständen.

Das Normalisierungsprinzip hat 8 Kernpunkte und fordert (vgl. Greving/Niehoff 2009, 306):

- **normaler Tagesablauf:** die betreuten Personen sollen einen normalen Tagesrhythmus haben; sie stehen auf und bleiben nicht den ganzen Tag im Bett liegen, sie ziehen Kleider an und verbringen nicht den ganzen Tag im Pyjama, sie essen an einem Tisch mit anderen Menschen und nicht alleine im Bett. Ein normaler Tagesablauf bedeutet aber auch, dass betreute Menschen nicht früher zu Bett gehen, als es ihrem Alter oder Bedürfnis entspricht. Betreute Menschen sollten also nicht einfach früh schlafen gehen müssen, weil es zuwenig Personal für die Betreuung hat.
- **Trennung von Arbeit – Freizeit – Wohnen:** die meisten Menschen leben an einem bestimmten Ort, gehen an einem anderen Ort zur Arbeit und ihre Freizeit verbringen sie auch wieder an einem anderen Ort. Und an jedem Ort treffen sie mit anderen Menschen zusammen. Dies sollte auch für betreute Menschen gelten. Auch sollten sich die Wochentage unterscheiden, das Wochenende sollte anders sein als die Tage unter der Woche z. B. durch Ausschlafen.
- **normaler Jahresablauf:** dieser beinhaltet auch Ferien und Feiertage, die mit Freunden und der Familie verbracht werden.
- **normale Lebenslauf:** Normalisierung bedeutet auch, dass der gesamte Lebenslauf so normal wie möglich gestaltet wird: Kinder leben meist bei ihren Eltern, später lösen sie sich von ihren Eltern und verlassen das Elternhaus und im Alter haben viele Menschen noch Verbindung zu ihren Familien und der Umgebung, in der sie ihr Leben verbracht haben.
- **normaler Respekt:** Willensäußerungen, Wünsche und Bitten von Menschen mit Behinderung sollen ernst genommen, respektiert und berücksichtigt werden.
- **Kontakte zwischen den Geschlechtern:** Freundschaften und (sexuelle) Kontakte sind zu ermöglichen und zu begleiten.
- **normaler wirtschaftlicher Standard:** Menschen mit Behinderung sollen einen normalen Lebensstandard haben und auch eigenes Geld für individuelle Bedürfnisse ausgeben dürfen.
- **normale Umweltbedingungen:** Heime sollte nicht zu groß und nicht zu abgelegen sein, nur weil sie für alte Menschen oder Menschen mit Behinderung gedacht sind.

Obwohl die Forderungen des Normalisierungsprinzips vor langer Zeit entstanden sind, sind sie heute oftmals noch nicht vollständig umgesetzt.

Normalitätsprinzip in der Begleitung von betagten Menschen

Jeder Mensch wird geprägt durch die Familie in der er aufwächst, in der Gesellschaft in der er lebt, in der Zeit in der er lebt. Diese Prägung beeinflusst das Verhalten und das Denken des Menschen. Und das Verständnis, was «normal» und «üblich» ist. So können auch Menschen, die gleich alt sind, unterschiedliche Dinge als normal empfinden.

Im Alter verändert sich die Funktionsweise des Gedächtnisses und man erinnert sich besser an vergangene Zeiten als an heute Morgen. Alte und betagte Menschen leben deshalb oftmals in der «Normalität ihrer Vergangenheit». Das heißt, sie fühlen, denken und handeln wie in ihren früheren Lebenszeiten.

Da sie aber sehr unterschiedliche Leben geführt haben, ist diese «Normalität» nicht für alle gleich. Für eine betreute Person kann die Normalität bei der Hausarbeit bedeuten, dass sie am großen Küchentisch gemeinsam mit anderen Frauen Gemüse rüstet (oder zuschaut) um gemeinsam zu witzeln und zu lachen; für eine andere betreute Frau kann die Normalität aber bedeuten, dass sie alleine im Zimmer Musik hört.

Damit die Fähigkeiten und Ressourcen der betreuten Personen erhalten bleiben, muss man an den erhaltenen und frühren Lebensgewohnheiten anknüpfen. Man reaktiviert also die Fähigkeiten und Ressourcen der betreuten Personen.

Damit die Betreuungspersonen dies können, müssen sie sich Gedanken über die KlientInnen machen, die Biographie und die Zeit, in der sie gelebt haben, kennen:

- wie sind die KlientInnen aufgewachsen? z. B. auf dem Bauernhof oder in der Stadt, mit wenig oder vielen Geschwistern etc.
- was und wie haben die KlientInnen gearbeitet? z. B. in der Weberei oder als Hausfrau
- was haben die KlientInnen neben der Arbeit gemacht? z. B. Sport getrieben, Briefmarken gesammelt, im Männerchor gesungen, im Frauenflickverein mitgeholfen
- was war «normal» zu dieser Zeit? Welche Musik hat man gehört? Wie hat man sich gekleidet? Was hat man gegessen? Wie ist man miteinander umgegangen?
- Was ist zu der Zeit in der (Welt-)Geschichte passiert?

All dieses Wissen ist für die Betreuungspersonen wichtig, damit sie die KlientInnen verstehen und ihnen reaktivierende Angebote im Alltag machen können.

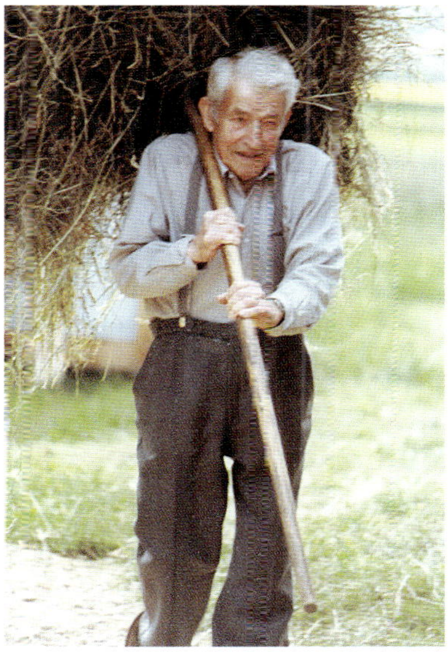

Abbildung 2.2: Normalität früher

Normalitätsprinzip in der Tagesstruktur

Wer das Normalitätsprinzip in der Tagesstruktur umsetzt:

- Berücksichtigt einen normalen Tagesablauf
- Berücksichtigt je nach Möglichkeit die Trennung von Arbeit, Freizeit und Wohnen
- Berücksichtigt und respektiert die Wünsche, Bitten und Willensäußerungen der KlientInnen
- Ermöglicht und begleitet Kontakte zwischen den Geschlechtern
- Kennt und berücksichtig die aktuellen Ressourcen der KlientInnen
- Kennt und berücksichtigt die ehemaligen Ressourcen der KlientInnen
- Kennt und berücksichtigt die Biografie der KlientInnen
- Kennt und berücksichtigt die Lebensgewohnheiten in der Alltagsgestaltung der KlientInnen (z. B. Schlafgewohnheiten, Essgewohnheiten, Freizeitverhalten etc.)
- Kennt und berücksichtigt die Vorlieben bei hauswirtschaftlichen und handwerklichen Tätigkeiten

Unterstützte Kommunikation

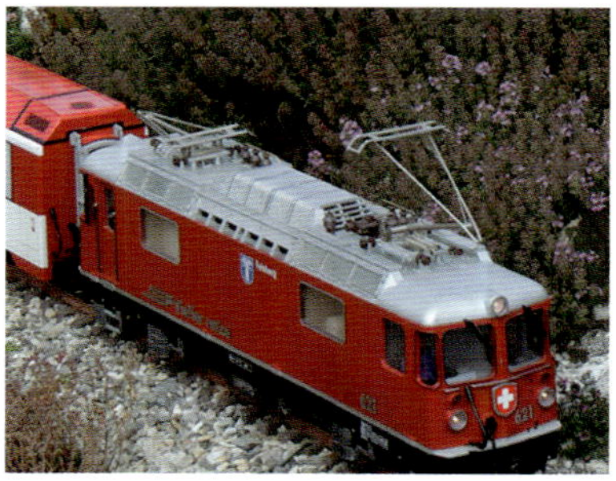

Abbildung 2.3: Ausflug mit dem Zug

Was ist unterstützte Kommunikation

«Unterstützte Kommunikation ist ein Oberbegriff für alle Methoden mit dem Ziel, Menschen, die nicht oder nur wenig sprechen können, bei der Kommunikation zu unterstützen (Blumenhaus, undatiert)».

Beispiel: Herr Dürrer, ein junger Mann mit einer geistigen Behinderung, kann sich über Worte nur schwierig ausdrücken. Auch sind die Betreuungspersonen nicht sicher, ob er immer alles versteht, was sie sagen. Deshalb haben sich die Betreuungspersonen entschieden, mit Herrn Dürrer über Bilder zu kommunizieren. Herr Dürrer kann jetzt mit dem Bild «Ausflug» zeigen, wenn er gerne auf den Ausflug mitgehen möchte.

Weshalb braucht es unterstützte Kommunikation?

Sich mitteilen können ist ein Grundbedürfnis des Menschen. Jeder Mensch hat das Bedürfnis seine Wünsche zu äußern, von Vergangenem und der Zukunft zu erzählen und über den Alltag zu sprechen.

Nicht alle Menschen können dies ohne Unterstützung. Manche Menschen können gar nicht sprechen oder haben Mühe zu sprechen oder die Sprache zu verstehen. Sie brauchen deshalb Bilder oder andere Hilfsmittel, um mit anderen Menschen zu kommunizieren.

Formen der unterstützten Kommunikation

Es gibt unterschiedliche Formen der unterstützten Kommunikation. Der Einsatz und die Anwendung der Methoden hängen von den Fähigkeiten und Möglichkeiten der Klientinnen und Klienten, aber auch vom Umfeld (wie Betreuungspersonen oder Angehörige) ab.

Natürliche Kommunikationsmittel

Mit natürlichen Kommunikationsmitteln sind alle Kommunikationsformen gemeint, die mit Hilfe des Körpers ohne spezifische Technik angewendet werden wie z. B. Gebärdensprache:

- Blick, Mimik, Gestik, Körperhaltung
- Ja-/Nein-Zeichen
- Handbewegungen

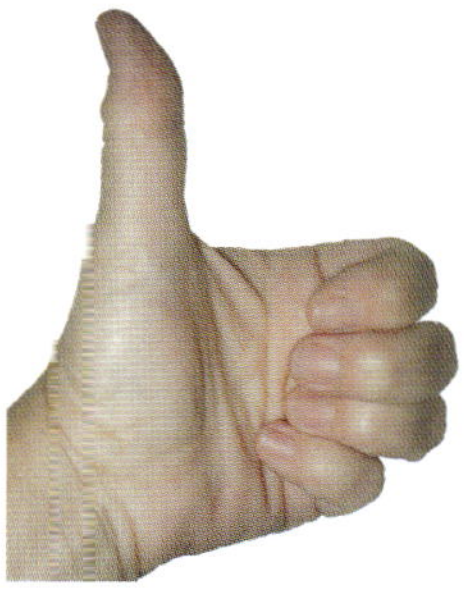

Abbildung 2.4: natürliche Kommunikationsmittel

Der Vorteil solcher Kommunikationsmittel ist, dass sie spontan und ortsunabhängig gebraucht werden können. Der Nachteil ist jedoch, dass schwierige Inhalte nicht vermittelt werden können.

Deshalb ist es wichtig, für betroffene Menschen weitere Kommunikationshilfen anzuwenden.

Nichtelektronische Kommunikationshilfen

Zu den nichtelektronischen Kommunikationshilfen gehören alle Methoden, die nicht elektronisch sind. Dazu gehören:

- **Signalgegenstände**
  Das sind reale Gegenstände, die für eine Tätigkeit oder ein Ereignis stehen (z. B. Badehose = Signal: wir gehen ins Schwimmbad) (s. Abb. 2.5).

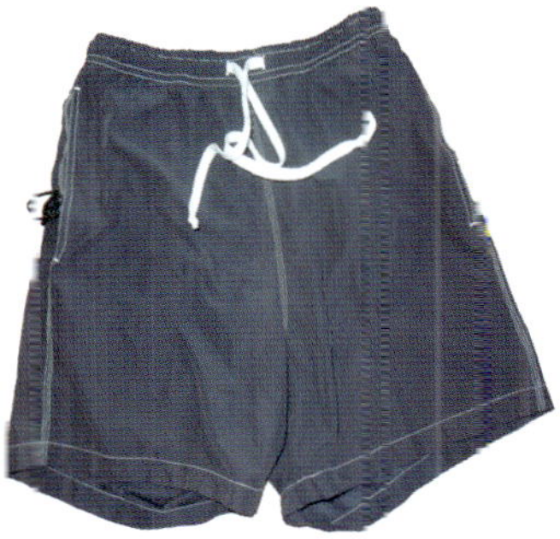

Abbildung 2.5: Signalgegenstand

- **Symbole**
  Symbole sind Fotos (s. Abb. 2.6), Bilder (s. Abb. 2.7), Piktogramme (s. Abb. 2.8) oder Gebärden, die bestimmte Dinge oder Situationen stehen. Je nach Fähigkeiten der Person werden Fotos, Piktogramme oder Gebärden eingesetzt.

Zum Beispiel «Flugzeug»

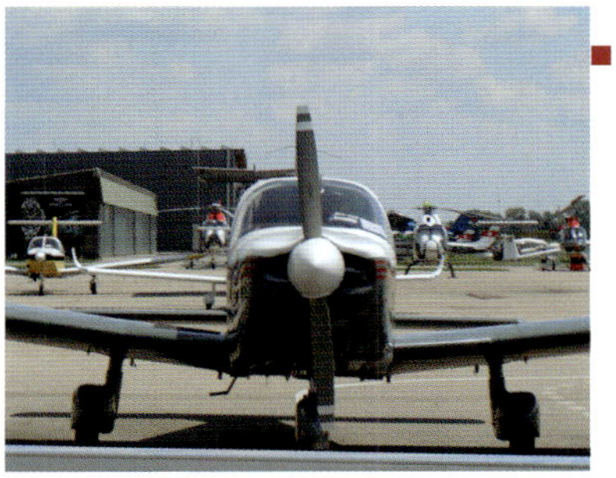

Abbildung 2.6: Foto

auf Fotos werden die Gegenstände oder Begriffe real abgebildet

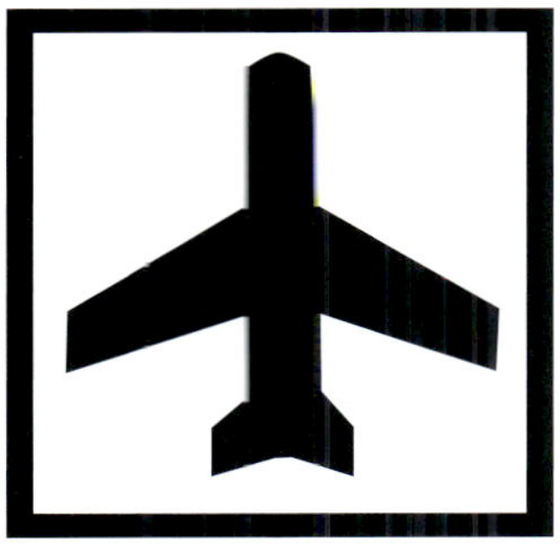

Abbildung 2.7: Piktogramm

mit Piktogrammen werden die Begriffe oder Gegenstände nur symbolisch dargestellt

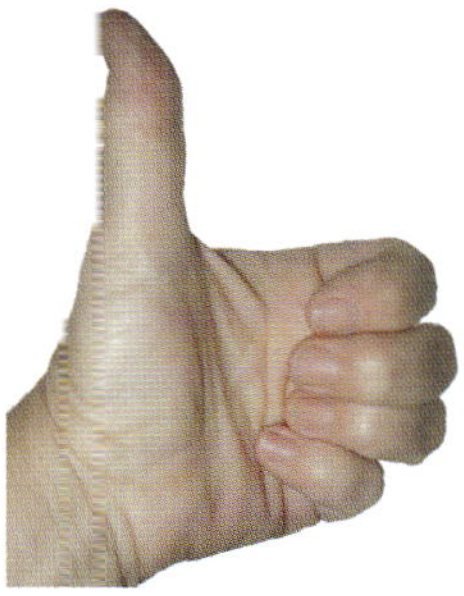

Abbildung 2.8: Gebärde

mit Gebärden werden die Begriffe oder Gegenstände (visuell-manuell) symbolisiert

- **Kommunikationssysteme**
  Unter Kommunikationssystemen versteht man ganze Sammlungen von Piktogrammen, die ein System darstellen. Die zwei bekanntesten Symbolsammlungen sind BLISS und PCS.

Der Vorteil der nichtelektronischen Kommunikationshilfen ist, dass sie relativ einfach und billig herzustellen sind, sie können überall mitgenommen und individuell angepasst werden. Nachteilig ist, dass die GesprächspartnerIn die Symbole kennen muss (z. B. die Angestellte im Restaurant versteht vielleicht nicht, was die Person möchte) und immer ein Sichtkontakt zwischen den KommunikationspartnerInnen bestehen muss.

- **Elektronische Kommunikationshilfen**
  Zu den elektronischen Kommunikationshilfen zählen Geräte wie Sprachcomputer und Talker.

Der große Vorteil der elektronischen Kommunikationshilfen ist die Möglichkeit, komplexe Inhalte zu kommunizieren. Auch hat die betroffene Person mit einer elektronischen Kommunikationshilfe die Möglichkeit, sich in Gespräche einzumischen oder ohne Sichtkontakt (z. B. am Telefon) zu kommunizieren. Diese Kommunikationshilfen sind jedoch sehr teuer und können häufig nicht überallhin mitgenommen werden.

Kenntnisse über Veränderungsprozesse

Alter

Einleitung

Das Alter eines Menschen ist die Lebenszeit, die seit seiner Geburt vergangen ist. Doch ab wann ist man «alt»? Wenn man sich alt fühlt? Oder ab einem bestimmten Geburtstag? Beginnt das «Alter» mit 60 oder erst mit 70 Jahren? Und wer bestimmt das? Es gibt sicherlich viele 70- oder 80-jährige Menschen, die sich nicht als «alt» bezeichnen würden. Die Begriffe «Alter», «alte» oder «ältere» Menschen sagen also nur wenig über den Menschen aus.

«Alter» kann aus unterschiedlichen Blickwinkeln betrachtet werden (vgl. Humancore) :

Kalendarisches Alter

Das kalendarische Alter bezeichnet das Alter in Lebensjahren, seit der Geburt. Die WHO (Weltgesundheitsorganisation) unterscheidet das kalendarische Alter in (vgl. ebd.):

- ältere Menschen 60- bis 75-jährig
- alte Menschen 70- bis 90-jährig
- hochbetagte Menschen über 90-jährig
- langlebige Menschen über 100-jährig

Das kalendarische Alter ist nicht sehr aussagekräftig, da zwischen Personen mit gleichem kalendarischem Alter große Unterschiede in Bezug auf die geistigen und körperlichen Fähigkeiten möglich sind.

- **kalendarisches Alter =** Lebensjahre seit Geburt
- **biologisches Alter =** Zustand der körperlichen und geistigen Funktionen
- **psychologisches Alter =** «wie alt sich die Person selbst fühlt»

Biologisches Alter

Mit dem biologischen Alter wird der Zustand der körperlichen und geistigen Funktionen beschrieben. Mit zunehmendem Alter lassen sich zum Beispiel folgende biologische Veränderungen feststellen:

- Veränderung des Körpers
  - die Beweglichkeit nimmt ab und man kann gewisse Bewegungen nicht mehr machen
- Abnahme der Muskelkraft
  - Verlangsamung von Bewegungen; erschwertes Balancehalten und unsicherer Gang
  - Veränderung der Hautbeschafffenheit (Altersflecken, Runzeln)
  - Veränderung der Knochen (brüchiger)
- Veränderung im geistigen Bereich
  - Man braucht mehr Zeit um neue Informationen aufzunehmen
  - Gedächtnisleistung wird geringer
  - Abnehmende Lernfähigkeit
- Veränderung der Sinnesorgane
  - Sehleistungen nehmen ab
  - Hörleistungen nehmen ab

Psychologisches Alter

Unter dem psychologischen Alter versteht man die Selbsteinschätzung des Menschen in Bezug auf sein Alter. Also «wie alt sich eine Person selbst fühlt».

Begleitung von Klientinnen und Klienten unter dem Blickwinkel «Alter»

Um betreute Menschen im Alter adäquat (angemessen) zu begleiten, ist Wissen über die Herausforderungen im Alter wichtig (vgl. Hobmair 2008, 335).

Anpassung an die veränderten körperlichen und geistigen Fähigkeiten

Menschen verlieren mit zunehmendem Alter ihre körperlichen und geistigen Fähigkeiten (s. biologisches Alter). Es ist deshalb in der Begleitung dieser Menschen wichtig, diese Veränderungen zu berücksichtigen und sich ihnen anzupassen.

Beispiel: Herr Disteli ist 70 Jahre alt und sieht immer schlechter. Da er aber gerne über alles informiert ist, druckt Frau Meier, Assistentin Gesundheit und Soziales EBA, Herrn Disteli den Menüplan jeweils in großer Schrift aus. Sie passt sich somit den veränderten körperlichen Fähigkeiten von Herrn Disteli an.

Erhalt größtmöglicher Autonomie

Menschen im Alter möchten nach wie vor möglichst viel selbst tun und entscheiden. Sie haben ein langes Leben geführt und oftmals viel Verantwortung getragen. Das Erhalten von größtmöglicher Selbstständigkeit, Selbstbestimmung und Entscheidungsfreiheit sind deshalb wichtige Aspekte der Begleitung alter Klientinnen und Klienten.

Erhalt von sozialen Beziehungen

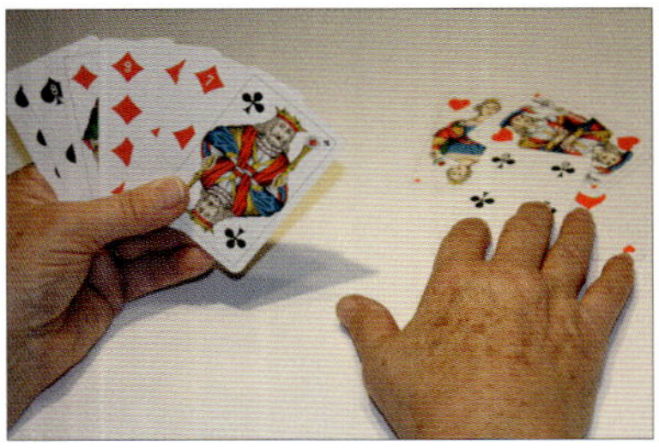

Abbildung 2.9: Erhalt von sozialen Beziehungen durch Jassen

Für das Wohlbefinden des Menschen sind soziale Beziehungen – also Beziehungen zu anderen Menschen – von großer Bedeutung. Auch für Menschen im Alter. Häufig brauchen aber Menschen im Alter aufgrund des Abbaus ihrer Fähigkeiten Unterstützung, um diese Beziehungen zu pflegen. Betreuungspersonen unterstützen deshalb ältere Klientinnen und Klienten im Pflegen von sozialen Beziehungen.

Beispiel: Frau Wittwer, 80-jährig, lebt in einem Pflegeheim. Sie hat ihr Leben lang jeden Donnerstag mit ihren Freundinnen gejasst. Herr Bogdanovic, Assistent Gesundheit und Soziales EBA, organisiert nach Absprache mit seiner Vorgesetzten einen Raum im Pflegeheim, indem die Donnerstagsjassgruppe sich regelmäßig treffen kann. Frau Wittwer kann so ihre sozialen Beziehungen erhalten.

Auseinandersetzung mit dem Sterben und dem Tod

Eine wichtige Entwicklungsaufgabe im Alter ist die Auseinandersetzung mit dem Sterben und dem Tod. Nicht jeder Mensch bewältigt diese Aufgabe auf die gleiche Art und Weise. Einige alte Menschen möchten mit anderen über den Tod sprechen, andere möchten sich alleine mit dem Thema auseinandersetzen. In der Begleitung von alten Menschen ist es deshalb wichtig, auf die Bedürfnisse der jeweiligen Person einzugehen und die Art und Weise der Auseinandersetzung zu respektieren.

Umgang mit demenzkranken Menschen

Elisabeth Blunier, Bearbeitung und Ergänzung: Robert Ammann

- Schweizerische Alzheimervereinigung www.alz.ch
- Deutschland www.deutsche-alzheimer.de

Die Betreuung von verwirrten Menschen gehört zu den großen Herausforderungen in der Pflege. Mit «verwirrt» wird das Verhalten bezeichnet, also wenn ein Mensch nicht «draus kommt». Es gibt Menschen, die nur vorübergehend akut verwirrt sind, und solche, bei denen dieser Zustand auf Dauer besteht und sich über die Zeit verschlechtert. Im Fall chronischer Verwirrtheit spricht man von Demenz.

Demenz leitet sich vom lateinischen «de mens», ohne Geist, ab. Demenz beinhaltet den dauerhaften Verlust von geistigen, intellektuellen, handwerklichen und sozialen Fähigkeiten bis zum Grad der Invalidität mit Angewiesensein auf die Hilfe von anderen.

Andere, medizinische, z.T. wenig exakte, aber häufig gebrauchte Ausdrücke:

- Altersabbau
- Altersvergesslichkeit
- Arterienverkalkung (Arteriosklerose)
- POS = Psycho-Organisches Syndrom
- Hirnleistungsschwäche
- Dementielle Erkrankung
- Dementielles Syndrom

Hauptformen der Demenz

Alzheimersche Krankheit

Ursache:	degenerativer Abbau von Gehirngewebe
Auslöser:	(noch) unbekannt
Risikofaktoren:	(noch) unbekannt
Verlauf:	schleichend

Multi-Infarkt-Demenz (MID)

Ursache:	Zerstörung von Hirngewebe durch zahlreiche kleine Infarkte im Gehirn
Risikofaktoren:	Bluthochdruck, Rauchen, Diabetes
Verlauf:	stufenförmig

Gründe für eine vorübergehende, akute Verwirrtheit können sein:

- Körperliche Gründe wie Wassermangel (nach Durchfall, hohem Fieber), Ausscheidungsstörungen, Reaktionen auf Medikamente (zum Beispiel auf Narkosen oder bei Überdosierung von Schlafmitteln), Hirntumoren
- Psychische Gründe wie eine Depression, eine starke Trauerreaktion nach dem Verlust naher Angehörigen oder wichtiger Bezugspersonen oder eine starke Reaktion auf die Stresssituation, welche der Eintritt ins Spital oder in ein Heim für einzelne Menschen bedeuten kann
- Umweltfaktoren wie lange Gänge in Institutionen, in denen sich die vielen Türen kaum unterscheiden lassen

Im Unterschied zur chronischen Verwirrtheit treten bei einer aktuten Verwirrtheit die Symptome nicht allmählich, sondern plötzlich auf und bilden sich – wenn die Ursache der Verwirrtheit behandelt wird oder in den Hintergrund rückt – innert Wochen wieder zurück.

Die folgenden Ausführungen beziehen sich auf die chronische Verwirrtheit oder Demenz.

Typische Symptome der Demenz betreffen folgende Bereich

Verlust geistiger Fähigkeiten

- Zerstreutheit; Konzentrationsstörungen
- das Kurzzeitgedächtnis ist zuerst betroffen – später auch das Langzeitgedächtnis
- räumliche und zeitliche Orientierungsstörungen
- Verlust des Tages- und Nachtrhythmus
- Unfähigkeit, Entscheidungen zu treffen bezüglich sich waschen und sich ankleiden
- Sprachstörungen: Wortfindungsstörungen, gestörtes Wortverständnis, im späten Stadium Verkleinerung des Wortschatzes bis hin zum völligen Verstummen.

Veränderungen der Gefühle

- Es kann zu einem Kontrollverlust über die Gefühle kommen (Enthemmung)
- Interesselosigkeit; kaum Gefühlsregungen erkennbar
- Ängstlichkeit, Reizbarkeit und Aggressivität
- Stimmungsschwankungen

Verlust körperlicher Fähigkeiten

- Gangstörungen (trippelnder Gang)
- Stuhl- und Urininkontinenz
- im späten Stadium möglicherweise Verlust der Fähigkeit, den Körper aufrecht zu halten

Verlauf der demenziellen Erkrankung

Der Verlauf der demenziellen Erkrankung wird grob unterteilt in ein Anfangsstadium, ein mittleres Stadium sowie ein Endstadium (s. Tab. 2.3). Die verschiedenen Stadien sind nicht klar voneinander abgegrenzt. Sie sind aber hilfreich, um den zunehmenden Verlust an Fähigkeiten der Menschen zu verstehen und sie gezielt bei der Bewältigung ihres Alltags unterstützen zu können.

Hinweise zur Unterstützung von verwirrten Menschen in den Aktivitäten des täglichen Lebens (ATL)

1. Übliches Vorgehen von zu Hause übernehmen / Einbezug der Biografie

- Demente Menschen sind oft damit überfordert, neue Vorgehensweisen zu lernen. Sie sind jedoch lange in der Lage, automatisierte Abläufe fortzuführen. Es ist daher wichtig, beim Eintritt über die Angehörigen oder die Pflegepersonen aus der spitalexternen Pflege das bisher übliche und damit vertraute Vorgehen in den verschiedenen Lebensaktivitäten zu erfassen.

Tabelle 2.3: Demenzstadien

Stadium	Beschreibung
Anfangsstadium ***Hauptmerkmal:*** **Schwierigkeiten bei komplexen Aufgaben**	■ Im Anfangsstadium können die Krankheitszeichen noch so undeutlich sein, dass die Krankheit nicht erkannt wird. ■ Vor Jahrzehnten erworbene und weitgehend automatisierte Fähigkeiten bleiben lange erhalten, so zum Beispiel die Fähigkeit zu kochen oder sich in der eigenen Wohnung sicher zu bewegen. ■ Betroffene haben zunehmend Schwierigkeiten mit der Verwaltung des Geldes, dem Benutzen von Transportmitteln, der Haushaltsführung oder dem Einkaufen. ■ Manchmal wissen sie unterwegs plötzlich nicht mehr, wohin sie gehen wollten oder wo sie zu Hause sind. ■ Die Betroffenen erinnern sich nicht an neue Informationen (Verschlechterung der Funktion des Kurzzeitgedächtnisses). ■ Zum Teil kommt es zu Wortfindungsstörungen. Betroffene sprechen von «diesem Dings da, du weißt schon…» ■ Manchmal erfolgt ein Rückzug aus sozialen Gruppen, um die Veränderungen vor anderen zu verbergen. ■ Manche Betroffene reagieren mit Trauer auf die beunruhigenden Veränderugen, andere bestreiten die Symptome oder beschuldigen ihre Umgebung, ihnen Dinge zu stehlen und sie zu verstecken.
Mittleres Stadium ***Hauptmerkmal:*** **Nicht mehr beurteilen können, was sinnvoll ist**	■ Betroffene sind zunehmend nicht mehr in der Lage, sich zu waschen, korrekt anzuziehen etc. In diesem Stadium ist ein selbstständiges Leben ohne Unterstützung von anderen Personen in der Regel nicht mehr möglich. ■ Probleme ergeben sich in der Regel zuerst nicht bei der körperlichen Fähigkeit, diese Verrichtungen auszuführen, sondern beim Verständnis, was zu tun ist. Beispielsweise zu entscheiden, welche Kleider an einem kalten Tag im Winter angezogen werden sollen. ■ Da Betroffene sich aber beim Waschen oder Anziehen oft nicht gerne helfen lassen, können alltägliche Verrichtungen zu häufigen Auseinandersetzungen führen. ■ Es kommt vor, dass Betroffene immer wieder unruhig und unschlüssig herumlaufen. ■ Die Kommunikation wird immer schwieriger. Es erfolgt die Rückkehr zu einer einfachen Sprache mit immer weniger Wörtern. ■ Betroffene erkennen Personen nicht mehr (zu Beginn vor allem diejenigen, die sie erst in den letzten Jahren kennen gelernt haben). ■ Mit dem Schwinden der Erinnerung verlieren Betroffene immer mehr ihre eigene Geschichte. Was sie über sich wissen, reduziert sich auf immer weiter zurückliegende Zeiträume, wobei die Kindheitserinnerungen am längsten erhalten bleiben. Demente Menschen leben häufig in dieser Vergangenheit, verwechseln sie mit der Gegenwart oder bringen beides durcheinander. Viele Anstrengungen gelten dem Versuch, eine für sich selbst akzeptable und von anderen anerkannte Rolle aufrechtzuerhalten und so die eigene Identität zu bewahren.
Endstadium ***Hauptmerkmal*:** **Auch körperliche Fähigkeiten gehen verloren**	■ Betroffene sind immer weniger mobil und zeigen wenig Aktivitäten. ■ Familienmitglieder werden nicht mehr erkannt. Dies ist für die Angehörigen äußerst schmerzhaft ■ Auch in diesem Stadium kann es noch zu seltenen Momenten der Klarheit kommen. ■ Verlust feinmotorischer Fähigkeiten, zum Beispiel der Fähigkeit beim Essen das Besteck zu halten. Betroffene essen dann einfacher mit den Fingern. ■ Schwierigkeiten beim Schlucken; daraus ergeben sich ethische Probleme, da oft schwer zu entscheiden ist, ob das Nicht-Essen auf die fehlende Fähigkeit zurückzuführen ist, den Essensvorgang und dessen Notwendigkeit zu verstehen, oder Ausdruck des Wunsches ist, nicht mehr länger leben zu wollen. ■ Es kann zur völligen Immobilität kommen (ans Bett gebunden sein). ■ Betroffene sprechen vielleicht mit einer Puppe oder einem Stofftier wie mit einem lebendigen Wesen. ■ Sie können nur noch wenige Worte sprechen oder verstummen ganz.

(Ott-Chervet, C.: Alzheimerkranke begleiten. Schweizerische Alzheimervereinigung (Hg), 1999)

Beispiele für den erfolgreichen Einbezug biografischer Informationen

- Herr G. fühlt sich am wohlsten, wenn man ihm den Rücken mit einer Bürste statt mit dem Waschlappen wäscht – er hat gern dieses raue Gefühl auf der Haut.
- Frau H. hörte eines Tages auf, den Kaffee am Morgen zu trinken – seit die Pflegenden den Kaffee in einem Schälchen statt in einer Tasse bringen, trinkt sie ihn wieder.
- Herr B. nimmt jetzt immer die Zeitung mit auf die Toilette. Mit der Zeitung in der Hand bleibt er sitzen, bis er «sein Geschäft» erledigt hat. Früher stand er immer wieder auf und stuhlte in seine Kleider oder in eine Zimmerecke.

- z. B. sitzend am Waschbecken waschen statt duschen. Das heißt, das übliche Vorgehen aus der Kindheit der BewohnerInnen aufnehmen
- nicht Flüssigseifen-Spender verwenden, sondern Seifenstücke
- ein Handtuch hinhängen, um die Hände zu trocknen, statt zu erwarten, dass demente Menschen einen Papierhandtuch-Spender benutzen können
- keinen Waschhandschuh verwenden, sondern Waschlappen (oder umgekehrt, je nach Gewohnheit)
- die vertrauten Körperpflegemittel verwenden

2. Genaue Einschätzung der verbleibenden Fähigkeiten vornehmen

- Bei den verschiedenen Lebensaktivitäten genau beobachten, wie die dementen Menschen sie ausführen. Für die Lebensaktivität Essen sieht ein möglicher Verlauf beispielsweise wie folgt aus:
  - Zu Beginn isst ein dementer Menschen mit Gabel und Messer; irgendwann hat er Schwierigkeiten, ausreichende Nahrungsmengen auf der Gabel zum Mund zu führen, kann aber noch mit einem Löffel essen.
  - In einem späteren Stadium kann er Besteck nicht mehr sinngemäß verwenden, kann jedoch mit den Händen essen.
- Neuere Konzepte in der Pflege dementer Menschen berücksichtigen solche Entwicklungen. Beim «Fingerfood»-Konzept wird das Essen so zubereitet, dass es in mundgerechten Portionen serviert wird, die gut von Hand in den Mund geschoben werden können (z. B. Kartoffeln in Form von Kroketten). Dadurch können demente Menschen länger selbstständig essen.
- Evtl. ist es besser, die Nahrungsmittel nicht alle gleichzeitig auf den Teller zu geben, sondern hintereinander. Oft ist der demenzkranke Mensch überfordert, wenn er Fleisch, Gemüse, Teigwaren zusammen auf dem Teller sieht.
- Eine andere Idee geht davon aus, dass demente Menschen oft überfordert sind, wenn sie zu den Mahlzeiten mit vielen anderen Personen im selben Raum und bei einem hohen Geräuschpegel essen sollen – sie sind dann sehr abgelenkt und nehmen nur ungenügende Nahrungsmengen zu sich. Daher werden für die Zeit zwischen den Mahlzeiten in den Gängen und in Aufenthaltsräumen Teller mit zurechtgeschnittenen Stücken von frischem Obst und rohem Gemüse hingestellt, an denen sich alle Menschen frei bedienen können, wenn sie Lust haben.

3. Angepasste (je nach Fähigkeiten) Unterstützung anbieten

- Mit abnehmenden Fähigkeiten der dementen Menschen ist es wichtig, die Unterstützung entsprechend anzupassen:
  - So lange es geht die dementen Menschen selbst machen lassen, auch wenn sie die Kleider vielleicht etwas verschroben auswählen oder zusammenstellen. Das Selbst-machen-Lassen hat Vorteile:

Die dementen Menschen werden nicht mit Vorschlägen oder Anweisungen konfrontiert, auf die manche mit Widerstand oder Aggressivität reagieren.

- Wenn die dementen Menschen sich nicht mehr selbst waschen, sondern einfach da sitzen, mündlich Anweisungen geben: «Waschen Sie sich als nächstes den linken Arm» u.ä.
- Wenn mündliche Aufforderungen nicht mehr zu der gewünschten Tätigkeit führen: Den Waschhandschuh in die Hand geben und zum Körperteil führen, der gewaschen werden soll, das heißt, die Bewegungen beginnen.
- Handlungen stellvertretend für die dementen Menschen ausführen.

- Die Fähigkeiten von demenzkranken Menschen können zu unterschiedlichen Tageszeiten, aber auch von Tag zu Tag verschieden sein. Es geht also auch darum, von Tag zu Tag zu schauen, was die Menschen selbst machen können, was nicht, und welche Unterstützungsstrategie die richtige ist.

Prinzip
Den dementen Menschen weder über- noch unterfordern: Das heißt, den Fähigkeiten angepasste Aufgaben stellen. Sowohl Überforderung als auch Unterforderung kann bei dementen Menschen Frustration auslösen.

4. Kommunikation

- Es ist wichtig, die Kommunikation – genau so wie die andere Unterstützung – den Fähigkeiten der dementen Menschen anzupassen.
  - Wenn zum Beispiel demente Menschen auf Anweisungen angewiesen sind, um die Körperpflege ausführen zu können, immer nur einen Schritt aufs Mal vorgeben. Also: «Waschen Sie jetzt Ihren rechten Arm» und nicht: «Waschen Sie jetzt Ihren rechten Arm und trocknen Sie ihn dann ab.»
  - Entscheidungsfragen (z.B.: Wollen Sie Kaffee oder Tee?) sind schwieriger zu beantworten als Fragen, auf die man mit Ja oder Nein antworten kann.
  - Korrigierende Bemerkungen, Zurechtweisungen sowie Zeitdruck/Ungeduld verstärken Widerstände dementer Menschen mit einer Atmosphäre freundlicher Gelassenheit oder Fröhlichkeit ist ihre Mitwirkung eher zu erreichen.

- Eine Kommunikation mit Fragen und darauf bezogenen Antworten ist im fortgeschrittenen Stadium oft nicht mehr möglich – entweder, weil der Wortschatz der dementen Menschen zu klein geworden ist, oft aber auch, weil demente Menschen sich in einer Wirklichkeit bewegen, die nicht mit derjenigen der Pflegenden übereinstimmt. Was soll man einer betagten Frau antworten, welche verzweifelt ihre Mutter sucht, was einem alten Mann, der seinen Mantel angezogen hat und ungeduldig vor dem Lift steht, da er zur Arbeit müsse. Realitätsbezug («Ihre Mutter ist schon lange tot!» bzw. «Sie sind pensioniert und müssen nicht mehr arbeiten gehen. Kommen Sie jetzt frühstücken!») führt in der Regel zu Verzweiflung oder Aggressivität, da sich die dementen Menschen mit ihrem dringenden Anliegen nicht ernst genommen fühlen. Hilfreich können in solchen Situationen Fragen sein, welche das Gespräch auf die vermisste Person (bzw. die geleistete Arbeit) bringen. Z. B.: «Sie suchen Ihre Mutter? Wie ist Ihre Mutter denn, was ist sie für eine Person? Singt sie gerne? Was kocht sie besonders gut? Wie beschäftigt sie sich am Abend?» u. ä. Auf diese Art können die dementen Menschen ihren Gefühlen für die geliebte Person oder die Arbeit, die sie für immer verloren haben, Raum geben.

- Wo Kommunikation über Worte nicht mehr möglich erscheint, kann über Musik/Singen oder über Berührung (sofern solche von den dementen Menschen positiv aufgenommen wird) Kontakt erreicht werden.
- Grundsätzlich ermöglicht «Spiegeln» oft einen Austausch mit dementen Menschen. Damit ist eine Kommunikationsstrategie gemeint, bei der die Pflegenden Äußerungen, aber auch Geräusche/Seufzer von dementen Menschen, die nicht mehr sprechen können, aufnehmen und sie wiederholen. Durch das Spiegeln von Äußerungen zeigen Pflegende den Menschen, dass sie sie wahrnehmen.

5. Erkennbare Strukturen schaffen

- Die Wochen und das Jahr sichtbar strukturieren: Feste Änderungen des Rhythmus am Sonntag, zum Beispiel eine andere Tischdecke.
- Verschiedene Jahreszeiten und Feste wie Ostern durch Dekorationen kennzeichnen.
- Große Uhren und Kalender aufhängen.
- Die Zimmer, die Toiletten und andere wichtige Räume mit Symbolen (Zeichnungen) beschriften.

Angehörige von demenzkranken Menschen

Viele demenzkranke Menschen leben zu Hause und werden dort durch Angehörige betreut. Der steigende Pflegeaufwand und die Schwierigkeiten in der Kommunikation – beispielsweise wenn demenzkranke Mensche aggressiv auf Hilfe beim sich Ankleiden reagieren – führen dabei zu andauernd hohen Belastung der pflegenden Angehörigen. Untersuchungen zeigen, dass Angehörige von Demenzkranken bis zu 100 Stunden pro Woche für die Pflege und Betreuung aufwenden müssen! Äußerst belastend für Angehörige ist es auch, wenn demenzkranke Menschen sie nicht mehr erkennen.

Was brauchen Angehörige von demenzkranken Menschen?

Alle Angehörigen

- Wissen über Demenz: Was können demenzkranke Menschen, was können sie nicht mehr; wie ist der voraussichtliche Verlauf der Krankheit
- Verständnis, Wahrnehmung ihrer Situation: Angehörige schämen sich oft darüber, wie ihre demenzkranken Partner/Eltern sich verhalten, oder sie empfinden große Trauer, wenn sie selbst nicht mehr erkannt werden

- die Möglichkeit, sich mit anderen Menschen auszutauschen
- Wissen über Kommunikationsmöglichkeiten: Wie könnten sie Validation einsetzen, um einen guten Kontakt zu den demenzkranken Menschen zu bewahren?

Angehörige, welche demente Personen zu Hause betreuen

- Anerkennung für ihren Einsatz
- Kompetenzen, um neue Anforderungen zu meistern (Pflegetechniken): Zum Beispiel Mobilisations-Technik; Umgang mit Einlagen
- Wissen, wo sie Hilfsmittel erhalten können, zum Beispiel ein elektrisches Bett, um ihren Rücken zu schonen
- Entlastung von der großen Belastung, zum Beispiel durch Ferienplätze für Demenzkranke in einem Pflegeheim sowie durch Unterstützungsangebote zum Beispiel über die Alzheimer-Vereinigung

Traumatisierung

Jolanda Lüthi

Wir Menschen sind immer wieder schwierigen und fürchterlichen Situationen und Ereignissen ausgesetzt. Meistens können wir solche Situationen und Erlebnisse gut verarbeiten und damit umgehen. Manche Erlebnisse sind aber für uns so furchtbar, dass sie unsere Möglichkeiten sie zu verarbeiten übersteigen. Solche Ereignisse nennt man traumatische Ereignisse oder Erlebnisse.

Traumatische Ereignisse / Traumatische Erlebnisse

Traumatische Ereignisse können sein (vgl. Morgan 2007, 18f.):

- Krieg, Terroranschläge, Racheakte
- Vergewaltigung und sexueller Missbrauch
- Naturkatastrophen wie Erdbeben, Überflutung, Hurrikans
- Körperverletzungen, Mord
- Entführung und Geiselnahmen
- Seelischer Terror (z. B. durch Angehörige, PartnerIn)
- Unfälle (z. B. Verkehrsunfälle, Berufsunfälle)
- Selbstmord eines anderen Menschen
- Schwere Erkrankungen
- Verlust eines nahe stehenden Menschen

- Typisch für traumatische Situationen sind Furcht, Entsetzen, Hilflosigkeit und Kontrollverlust. In traumatischen Situationen kann man meistens weder kämpfen noch fliehen sondern ist der Situation macht- und hilflos ausgeliefert (vgl. Morgan 2007, 15).
- **Traumatisierung** = Ereignis übersteigt die Belastungsgrenze eines Menschen und kann nicht oder nicht richtig verarbeitet werden.
- **Trauma** = seelische Verletzung aufgrund eines traumatischen Erlebnisses
- Immer wiederkehrende Erinnerungen an das traumatische Erlebnis sind normal. Sie helfen bei der psychischen Verarbeitung der Situation.

Solche Ereignisse und Erlebnisse werden von jedem Menschen unterschiedlich erlebt und verarbeitet. Im Voraus wissen wir jeweils nicht, ob wir die Fähigkeiten und Kompetenzen besitzen, um solche seltenen Ereignisse zu verarbeiten. Nach einem traumatischen Ereignis ist meistens nichts mehr so, wie es vorher war.

Trauma

Traumatische Ereignisse oder Erlebnisse können unterschiedliche Folgen haben. Es kann sein, dass die betroffene Person es gut verarbeitet und das seelische Gleichgewicht wieder herstellen kann. Es kann aber auch sein, dass für die betroffene Person die Erfahrungen unfassbar sind und sie seelische Verletzungen davon trägt. Zu einer **Traumatisierung** des Menschen kommt es, «wenn ein Ereignis die Belastungsgrenzen eines Menschen übersteigt und dieses Ereignis nicht oder nicht richtig verarbeitet werden kann» (Stangl, undatiert).

Ein Trauma ist **eine seelische Verletzung** aufgrund eines traumatischen Erlebnisses (Mehrzahl = Traumata).

Solche seelischen Verletzungen sind von außen nicht sichtbar. Das führt häufig dazu, dass sie von anderen nicht wahrgenommen und/oder nicht ernst genommen werden. Zudem ist es in unserer Gesellschaft nach wie vor so, dass man nicht gerne über solche seelischen Verletzungen spricht. Bei einer physischen Verletzung wie einem Beinbruch geht man zum Arzt, seelische Verletzungen wie z. B. eine Traumatisierung oder Angstzustände werden häufig geheim gehalten, verharmlost und als persönliches Versagen verstanden.

Mögliche Reaktionen auf traumatische Erlebnisse in der Situation selbst

In der Situation selbst ist es möglich,

- dass sich betroffene Personen aus der Situation «herausbeamen», zum Beispiel indem sie in Gedanken ihren Körper verlassen und sich gedanklich an einen anderen Ort begeben
- dass sich das Zeiterleben verändert und sich Sekunden wie Stunden anfühlen

Mögliche Folgen einer Traumatisierung

Immer wiederkehrende Erinnerungen an das traumatische Erlebnis sind normal. Sie helfen bei der psychischen Verarbeitung der Situation.

Es ist aber auch möglich, dass die Person das traumatische Erlebnis nicht verarbeiten kann und folgende Symptome zeigt:

- Die betroffene Person kann sich nicht mehr an die traumatische Situation erinnern. Die Situation «verschwindet» ganz oder teilweise aus dem Gedächtnis. Die Erinnerung wird also unbewusst verdrängt.
- Quälende Bilder und Erinnerungen brechen plötzlich auf die betroffene Person ein. Die betroffene Person sieht die traumatische Situation wie in einem Film nochmals.

- Die betroffene Person erlebt die traumatische Situation nochmals, mit denselben starken Gefühlen von Angst und Ohnmacht.
- Die betroffene Person hat Albträume, in denen sie das Ereignis nochmals erlebt.
- Manchmal sind betroffene Personen nach solchen Ereignissen reizbarer und aggressiver. Sie werden schon wegen kleinen Dingen wütend.

Der «natürliche» Traumaverlauf

Es gibt einen Traumaverlauf, bei dem in den einzelnen Phasen die Symptome normal sind. Es ist eine «natürliche» Antwort auf die Verarbeitung des traumatischen Erlebnisses.

Wenn die Selbstheilungskräfte der traumatisierten Personen nicht ausreichen, ist es möglich, dass die Erholungsphase nicht eintritt und keine Besserung der Symptome zu verzeichnen ist. Es gibt keinen bestimmten Zeitpunkt, an dem die Symptome verschwunden sein müssen, aber wenn die Person und/oder das Umfeld unter den Symptomen leidet, sollte fachliche Hilfe (PsychologIn oder Psychiater) aufgesucht werden. Dann leiden die Personen möglicherweise unter einer posttraumatischen Belastungsstörung.

Tabelle 2.4: Traumaphasen

Phase	Dauer nach Trauma	Mögliche Reaktionen sind
Schockphase	von einer Stunde bis zu einer Woche	■ Verwirrung ■ Kann sich nicht an wichtige Daten wie z. B. Telefonnummern erinnern Unbedenklich, wenn die Erinnerungen nach einer Woche zurückkehren
Einwirkungsphase	bis zu ca. 2 Wochen	■ Person ist innerlich vollkommen von den unfassbaren Geschehnissen beansprucht ■ Erzählen evtl. immer wieder davon ■ Gefühle von Hilflosigkeit und Ohnmacht ■ Gefühl des Versagens ■ Starke Aggressionen und Wutanfälle ■ Schlafstörungen ■ Erhöhte Schreckhaftigkeit und Konzentrationsstörungen In dieser Phase leiden fast alle an den beschriebenen Reaktionen. Sie helfen den Betroffenen die Ereignisse zu verarbeiten
Erholungsphase	etwa 2 bis 4 Wochen	■ Person beginnt sich vom Trauma zu erholen ■ Beschriebene Reaktionen gehen langsam zurück ■ Alltag kehr langsam wieder ein

Begleitung von traumatisierten Menschen

Was können Sie als Begleiter und Begleiterin von Menschen, welche ein Trauma erlebt haben, tun?

Nach einem traumatischen Erlebnis geht es zuerst einmal um Beruhigung und Stabilität. Unternehmen sie alles, was der betroffenen Person je geholfen hat, sich zu beruhigen, wenn sie sehr aufgeregt war (z. B. Bad nehmen, ruhiger Spaziergang, tief atmen). Auch Rituale helfen dabei. Sie können ein Tagesritual mit der betroffenen Person gestalten, welches ihr Sicherheit und Stabilität gibt.

Schwere seelische Verletzungen heilen nur langsam!

Die Zeit ist nicht immer imstande, alle Wunden zu heilen (vgl. Morgan 2007, 41).

Lenken sie die betroffene Person ab, jedoch nicht durch ein stressiges Programm oder Aktionismus. Die betroffene Person soll keinen zusätzlichen Stress erleben.

Bieten Sie der betroffenen Person an, darüber zu reden, wenn sie dies möchte. Nehmen Sie sich Zeit für das Gespräch und suchen Sie einen ruhigen Ort auf.

Machen Sie der betroffenen Person auf gar keinen Fall Vorwürfe oder Vorschriften. Die betroffene Person versucht bestmöglichst mit der Situation umzugehen.

Setzen Sie die betroffene Person nicht unter Druck, möglichst schnell wieder zu «funktionieren». Dies hilft bei der Verarbeitung des Ereignisses nicht.

Traumatische Erfahrungen in der Vergangenheit

Es besteht die Möglichkeit, dass neue Erfahrungen alte seelische Verletzungen wieder öffnen. Es ist möglich, dass eine Person die alten seelischen Verletzungen gut verarbeitet hat, aber durch eine neue Erfahrung alles wieder aufbricht. Die oben gemachten Ausführungen für die Begleitung gelten auch für solche betroffenen Personen.

Empowerment

Empowerment ist ein englischer Begriff und lässt sich mit «Selbst-Bemächtigung» oder «Selbst-Ermächtigung» übersetzen.

Der Begriff kommt aus der Selbsthilfebewegung, bei der arbeitslose, psychisch kranke, behinderte und sozial benachteiligte Menschen mit Selbsthilfe wieder die Kontrolle über ihr eigenes Leben erhalten wollten.

Empowerment bezieht sich auf zwei unterschiedliche Ebenen:

Empowerment als Selbstbemächtigung

Empowerment steht hier für einen Prozess, bei dem die betroffenen Personen ihre Angelegenheiten selbst in die Hand nehmen. Sie werden aktiv und gründen z. B. Selbsthilfegruppen. Und sie bestimmen wieder über ihr Leben.

Empowerment als professionelles Konzept zur Unterstützung

Empowerment steht hier für eine professionelle Haltung und Tätigkeit. Die professionellen Helfer sollen die Selbstbestimmung und die Selbstgestaltungskräfte der betroffenen Personen unterstützen und fördern.

Grundgedanken des Empowerment-Konzeptes

Tabelle 2.5: Das Empowerment-Konzept

Stärkung von Menschen	Menschen, die sich aus irgendeinem Grund in einer machtlosen Situation befinden, sollen die Möglichkeit erhalten, selbst über das eigene Leben bestimmen zu können. Sie sollen ihre eigenen Ressourcen entdecken und entwickeln können. **Beispiele:** Menschen mit Behinderungen, alte Menschen in Pflegeheimen.
Annahme, dass alle Menschen über individuelle Ressourcen verfügen	Das Empowerment-Konzept geht davon aus, das alle Menschen die Fähigkeit haben, in eigener Sache zu entscheiden, zu handeln oder eigene Angelegenheiten selbst regeln zu können. **Beispiele:** auch Menschen mit einer geistigen Behinderung oder alte Menschen können Entscheidungen treffen und selbst bestimmen.

Klientinnen und Klienten sollen durch Empowerment das Vertrauen in ihre Fähigkeiten und Stärken neu entdecken.

Empowerment geschieht auf 3 Ebenen:

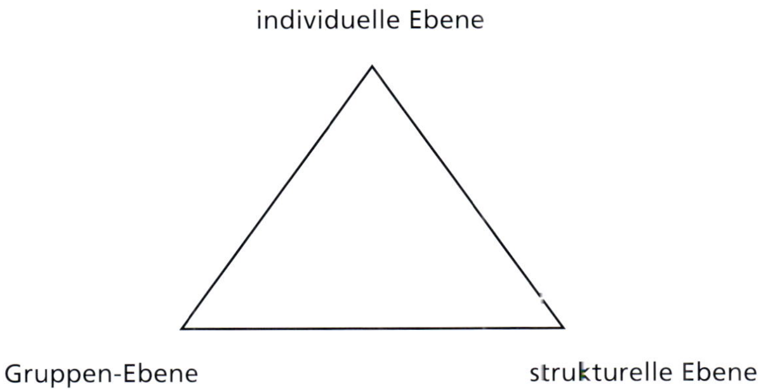

Abbildung 2.10: Die drei Empowerment-Ebenen

- **Individuelle Ebene:** Auf dieser Ebene wird das betroffene Individuum betrachtet. Es soll unterstützt werden, aus der Situation der Machtlosigkeit zu kommen und sein Leben wieder in die Hand nehmen dürfen. (z. B.: «Was möchte ich am Abend tun?»)
- **Gruppenebene:** Jeder Mensch hat Beziehungen zu anderen Menschen wie Familie, Freunde oder Nachbarn. Das nennt man soziales Netzwerk. Auf dieser Ebene wird betrachtet, wie betroffene Personen sich Hilfe und Unterstützung in ihrem sozialen Netzwerk holen können. (z. B.: «Wer kann mir bei Problemen mit dem Computer helfen?»)
- **Strukturelle Ebene:** Auf dieser Ebene sollen gemeinsam mit den Betroffenen die nötigen Veränderungen in Heimen herausgefunden werden: wo können die betroffenen Personen mitentscheiden, wo können sie teilnehmen und mitsprechen (vgl. Theunissen 1995, 168). (z. B. Mitsprache beim Entwickeln des neuen Heim-Konzepts.)

Konsequenzen für die Begleitung von betroffenen Menschen

Die betroffenen Menschen sollen ein möglichst selbstbestimmtes und normales Leben führen können. Dazu ist ein professionelles Handeln von Betreuungspersonen nötig, dass die Begleitperson,

- auf die Ressourcen der Person schaut (und nicht auf die Defizite)
- mit den Betroffenen gemeinsam ihre Ressourcen entdeckt
- in diese Ressourcen, Stärken und Kompetenzen Vertrauen hat
- den anderen respektiert, wie er ist (was nicht bedeutet, dass sie jedes Verhalten gutheißt)
- sich an den Perspektiven der Betroffenen orientiert, an deren Interessen und Bedürfnissen

Literaturverzeichnis:

Bandelow, B./Gruber, O./Falkai, P. (2008). Kurzlehrbuch Psychiatrie. Darmstadt: Steinkopf.

Blumenhaus. http://www.blumenhaus-buchegg.ch/kommunikation.phtml [Zugriff 4.7.2011].

Borderline http://www.borderline.ch/de/borderline/borderline-info/was-ist-borderline.aspx [Zugriff 4.7.2011].

Greving, H./Niehoff, D. (2009) Praxisorientierte Heilerziehungspflege: Bausteine der Erziehungswissenschaften, Psychologie und Soziologie. Troisdorf: Bildungsverlag EINS.

Hedderich, I. (2006). Einführung in die Körperbehindertenpädagogik. München: Reinhardt.

Hobmair, H. (Hrsg.) (2008). Psychologie. Troisdorf: Bildungsverlag EINS.

Humanocare; http://humanocare-mci.blogspot.com/2007/11/5-unterschiedliche-konzepte-von-alter.html [Zugriff 16.12.2012]

Morgan, S. (2007). Wenn das Unfassbare geschieht – vom Umgang mit seelischen Traumatisierungen. Stuttgart: Kohlhammer.

Nirje, B. Das Normalisierungsprinzip – 25 Jahre danach, In: Vierteljahresschrift für Heilpädagogik und ihre Nachbargebiete 1, 1994, 12–32

People first (2008). Mensch zuerst. Wir sind Menschen die nicht «geistig behindert» genannt werden wollen. http://www.people1.de/umfrage.php [Zugriff 4.7.2011].

Stangl (undatiert). Lexikon für Psychologie und Pädagogik. http://lexikon.stangl.eu/648/traumatisierung/[Zugriff 4.7.2011].

Theunissen, G. (1995). Selbstbestimmt-Leben. Annäherungen an eine Empowermentkonzept für Menschen mit geistiger Behinderung. In: VHN 64 (1995), 166 – 181.

WHO (2005). ICF Interantionale Klassifikation der Funktionsfähigkeit, Behinderung und Gesundheit. http://www.dimdi.de/dynamic/de/klassi/downloadcenter/icf/endfassung/icf_endfassung-2005-10-01.pdf [Zugriff 4.7.2011].

2.2

Wirkt bei der Aktivierung von Klientinnen und Klienten mit

Jolanda Lüthi, Elisabeth Blunier

Typische Situation

Frau Furrer wirkt heute sehr traurig. Ivo Petrovic, Assistent Gesundheit und Soziales EBA, fragt sie, was sie bedrückt. «Jetzt haben wir Ende November, in einem Monat ist Weihnachten und wir haben nicht einmal einen Adventskranz.»
Ivo Petrovic erkundigt sich bei Herrn Bischof, dem Leiter des Werkateliers, ob er heute Nachmittag im Atelier mit Frau Furrer einen Adventskranz binden könne. «Natürlich, das ist eine gute Idee, es gibt auch genug Material im Bastelraum!» sagt Herr Bischof. Ivo Petrovic informiert Frau Furrer und gemeinsam gehen sie am Nachmittag in den Werkraum. Ivo Petrovic hat die nötigen Sachen bereits vorbereitet. Da Frau Furrer eine Muskelschwäche in den Armen hat, hilft ihr Ivo Petrovic die Tannenzweige an den Grundkranz zu binden. Frau Furrer wählt Strohsterne aus. Beim Feststecken der Dekoration achtet Ivo Petrovic darauf, dass sich Frau Furrer nicht an den spitzen Metallnadeln sticht.
«Gefällt er Ihnen?» fragt Ivo Petrovic. «Er ist so schön wie die Kränze zu Hause, als ich Kind war», antwortet Frau Furrer. Ivo Petrovic räumt mit Frau Furrer das Werkatelier auf.
Sie stellen den Kranz in der Mitte des Esstisches ihrer Wohneinheit auf. Der Kranz begleitet die Wohngruppe durch den Advent, Frau Furrer erhält von ihren Mitbewohnern viele Komplimente.

Situationskreis

Aktivierung im Wohnbereich, Atelier, Arbeits- und Beschäftigungsbereich

Berufskunde

- Handlungsleitende Kenntnisse der Aktivierung
- Rituale
- Agogische Grundsätze
- Kenntnisse der Sinneswahrnehmungen
- Handlungsleitende Kenntnisse von Wahrnehmungsstörungen, Verhaltensauffälligkeiten
- Gewalt und Missbrauch in Institutionen
- Behinderung und Sexualität
- Handlungsleitende Kenntnisse im Umgang mit schwierigen Situationen
- Aggressionen

ÜK

- Bezieht Ressourcen der Klientinnen und Klienten in die Aktivierung ein
- Entwickeln Ideen für Aktivitäten und setzen diese kreativ um
- Unterstützt Klientinnen und Klienten im Rahmen von Ateliers, Werkstätten
- Animiert mittels Spiel
- Übt kreative Methoden in der agogischen Arbeit
- Bietet unterschiedliche Formen zur Sinneswahrnehmung an
- Führt Übungen zur Beziehungsgestaltung (Nähe, Distanz) durch
- Übt den Umgang mit Situationen, in denen Abhängigkeit, Macht, Missbrauch eine Rolle spielen
- Entwickelt eigene Handlungsstrategien
- Erkennt, versteht und bewältigt Konflikte

Fähigkeiten in der Praxis

- Versteht, plant und führt den Arbeitsauftrag durch
- Bezieht Klientinnen und Klienten mit ein und informiert diese
- Regt Aktivitäten an
- Bietet die notwendige Unterstützung/Hilfe an
- Unterstützt Menschen mit Sinnesbehinderungen
- Unterstützt Menschen mit Wahrnehmungsstörungen

Aktivierung ist das Anbieten und Gestalten von Aktivitäten und eine Grundhaltung (vgl. Tschan 2010).

Aktivierung

Einleitung

Klientinnen und Klienten, die in einer Institution leben, werden meistens vollumfänglich versorgt: das Essen wird von einer Großküche gekocht und geliefert, die Wäsche wird zentral gewaschen, die Räume von einer Putzequippe geputzt. Eigentlich wäre das doch ein wunderbares Leben. Man muss nichts tun und kann es einfach genießen. Heute weiß man aber, dass der Mensch tätig sein will, sein Leben mitgestalten will, eine Aufgabe und einen Sinn haben möchte. Kann oder darf er dies alles nicht, kann dies negative Auswirkungen auf seine körperliche und seelische Gesundheit haben.

Was bedeutet Aktivierung

Das Wort aktiv kommt aus dem Lateinischen und bedeutet «tätig, handelnd, tatkräftig» (vgl. Köbler 1995). Aktivieren bedeutet also «aktiv machen».

Die Aktivierung ist ein Teil der Betreuung und Begleitung von Menschen. Aktivierung ist das Anbieten und Gestalten von Aktivitäten. Aber es ist auch eine Grundhaltung: Aktivierung bedeutet auch, dass die Betreuungspersonen die Klientinnen und Klienten nicht einfach «versorgen», das heißt ihnen alles abnehmen, sondern dass die KlientInnen in die Handlungen des Alltags miteinbezogen werden und Aufgaben erhalten (z.B. beim Tischabräumen, beim Wäsche zusammenlegen helfen, am Singkreis teilnehmen).

Weshalb ist aktiv sein wichtig?

Aktiv sein, Dinge zu tun, ist ein Grundbedürfnis des Menschen. Betreute Menschen sollen in ihrem Alltag Aufgaben haben und ihn mitgestalten können. Man geht davon aus, dass Menschen die aktiv sind, eine bessere Lebensqualität haben und glücklicher sind. Dies gilt für Menschen jeden Alters und für Menschen mit und ohne Behinderung.

Weshalb ist die Aktivierung von betreuten Menschen wichtig?

Die Aktivitäten von betreuten Menschen in Heimen oder anderen Institutionen sind häufig stark eingeschränkt (vgl. Tschan Brändli 1993, 13). Es gibt unterschiedlich Gründe:

- Die Heime und Institutionen sind dazu da, die Klientinnen und Klienten vollumfänglich zu versorgen. Sie bieten oftmals wenig Raum für Eigenaktivitäten der Klientinnen und Klienten (z.B. Bettwäsche selbst waschen). Zudem haben sie klare Strukturen und Regeln (z.B. Essenszeiten).
- Dem Personal steht oftmals wenig Zeit zur Verfügung, um die Klientinnen und Klienten neben der Grundpflege zu begleiten und zu aktivieren.

- Auch die Haltung des Personals kann je nachdem die Aktivitäten einschränken: vielleicht erachten sie es als wichtiger, dass der Zopf fein und schön ist, als dass eine Klientin ihn selbst gebacken hat.
- Die betreuten Menschen selbst sind in bestimmten Bereichen eingeschränkt (geistig, körperlich oder seelisch).

Es gibt also viele Aspekte, welche die Aktivität von betreuten Menschen verhindert. Deshalb ist es wichtig, dass den Klienten und Klientinnen Aktivitäten angeboten und für sie gestaltet werden.

> «Eine aktivierende Grundhaltung heißt: Man soll sich nicht ärgern, dass der Rosenstrauch Dornen trägt, sondern sich freuen, dass der Dornenstrauch Rosen trägt» (Tschan 1993, 14).

Welche Ziele verfolgt die Aktivierung?

Ziele der Aktivierung sind:

- Die Erhaltung, Förderung und vielleicht auch Neuentdeckung von geistigen, körperlichen und sozialen Fähigkeiten und Fertigkeiten.
- Die aktive Selbst- oder Mitgestaltung der eigenen Lebenssituation oder Teilbereichen davon.
- Erhöhung der Lebensqualität und des Wohlbefindens der Klientinnen und Klienten.
- Sinnfindung in einer Aufgabe und das Gefühl, gebraucht zu werden.

Aktivierende Grundhaltung

Die Grundlage der Aktivierung von Klientinnen und Klienten ist laut Tschan die aktivierende Grundhaltung der Betreuungspersonen. Betreuungspersonen müssen anerkennen, dass das «Aktivsein und Sich-beschäftigen-Können menschliche Grundbedürfniss sind» (Tschan, 2010, 41).
Eine aktivierende Grundhaltung beinhaltet, dass man den Blick auf die Ressourcen (Fähigkeiten und Möglichkeiten) der Klientinnen und Klienten legt und diese wahrnimmt. Es ist wichtig die Fähigkeiten der Klientinnen und Klienten zu erkennen und zu wissen, wo sie Unterstützung brauchen.
Zur aktivierenden Grundhaltung gehört zudem eine positive Beziehungsgestaltung. Damit ist gemeint, Klientinnen und Klienten so zu akzeptieren und zu respektieren, wie sie sind. Das bedeutet, dass Betreuungspersonen nicht erziehen und Klientinnen so verändern wollen, wie sie es für richtig halten.
Auch die Empathie, das einfühlende Verstehen ist ein Teil der aktivierenden Grundhaltung (s. unter 2.6 professionelle Beziehung) (vgl. ebd.).

All diese Elemente ermöglichen eine positive, vertrauensvolle Beziehung zwischen Betreuungspersonen und Klientinnen und Klienten.

Grundprinzipien der Aktivierung

Bei der Aktivierung müssen folgende Grundprinzipien beachtet werden (vgl. Tschan 2010, 37):

1. **Die Person steht im Mittelpunkt**
   Damit ist gemeint, dass sich die Angebote nach den Wünschen jeder einzelnen betreuten Personen richten. Es soll nicht nur Großveranstaltungen geben, bei der die einzelne Person «verschwindet».

2. **Ressourcenorientiertes Handeln**
   Die Begleitungsperson soll die Fähigkeiten, Interessen und Bedürfnisse der betreuten Person wahrnehmen und die Aktivitäten dort ansetzen. Sie kennt und berücksichtigt aber auch die Defizite der Person und der Umwelt, um z. B. eine Klientin nicht zu überfordern. «Aktivieren lassen sich einzig die Ressourcen bzw. die Stärken und nicht die Defizite oder das Problematische» (Tschan 2010, 29). Auch soll im Sinne des Normalitätsprinzips die Lebensgeschichte der Klientinnen und Klienten berücksichtigt werden.

3. **Normalität der Alltagsgestaltung**
   Die Aktivierung soll innerhalb der Alltagsgestaltung geschehen und einem «normalen» Alltag einer gleichaltrigen Person, die nicht im Heim lebt, gleichkommen.

4. **Kontinuität der aktivierenden Angebote**
   Wichtige Grundbedürfnisse für den Menschen sind Orientierung und Sicherheit. Deshalb müssen aktivierende Angebote regelmäßig und verbindlich angeboten werden. So geben sie den betreuten Personen Orientierung und Sicherheit und sie können sich darauf verlassen.

5. **Ritualisiertes Vorgehen**
   Mit ritualisiertem Vorgehen ist gemeint, dass die Aktivierungen sich wiederholen und immer gleich ablaufen. Dies gibt den Klientinnen und Klienten, aber auch den Betreuungspersonen Sicherheit und Orientierung.

6. **Ganzheitliche Sichtweise**
   Klientinnen und Klienten müssen ganzheitlich betrachtet werden, damit all ihre Ressourcen wahrgenommen werden. Deshalb sind der Austausch und die Zusammenarbeit unter den Betreuungspersonen, aber auch mit anderen Begleitungspersonen, wichtig.

Formen der Aktivierung

Klientinnen und Klienten können entweder alleine oder in Gruppen aktiviert werden. Zur Aktivierung von Klientinnen und Klienten gehören beide Formen. Klientinnen und Klienten sollen einzelne Aktivitäten haben können, aber auch in Gemeinschaft aktiv sein. Dabei werden unterschiedliche Fähigkeiten und Ressourcen erhalten bzw. gefördert.

Tagesstrukturierung

Die Tagesstrukturierung spielt bei der Aktivierung von Klientinnen und Klienten eine zentrale Rolle. Sie bieten den Klientinnen und Klienten Sicherheit und Orientierung im Tagesverlauf. Eine Aktivierung innerhalb der Tagesstruktur ist deshalb sinnvoll. Viele Klientinnen und Klienten können innerhalb der Tagesstruktur Aktivitäten selbstständig oder mit Unterstützung übernehmen.

Tages- und Wochenablauf

Jede Klientin / Jeder Klient sollte einen klaren und sinnvollen Tages- und Wochenablauf haben. Diese sollten den Tag und die Woche strukturieren und Fixpunkte beinhalten. Jeder Klient und jede Klientin sollte innerhalb des Tagesablaufs auch einen Höhepunkt haben, welche seinen / ihren Bedürfnisse entspricht (vgl. Tschan Brändli 1993, 18).

Beispiele der Aktivierung von Einzelpersonen im Alltag

Beim Anbieten und Gestalten von Aktivitäten für einzelne Klientinnen und Klienten stehen deren individuellen Fähigkeiten, Interessen und Bedürfnisse im Vordergrund.

Tabelle 2.6: Beispiele der Aktivierung von Einzelpersonen im Alltag

Körperpflege	■ Aktivierung während der Körperpflege durch Mithilfe der Klientinnen und Klienten ■ Aktivierung während der Körperpflege durch Stimulation der Sinne (Tastsinn durch unterschiedliche Oberflächen oder Crèmes, Riechsinn durch unterschiedliche Düfte; siehe auch Kapitel Sinneswahrnehmung) ■ Aktivierung durch Besuch beim Coiffeur oder der Kosmetikerin ■ Aktivierung durch Besuch der Fußpflege ■ Aktivierung durch Massagen (Füße, Rücken etc.) ■ Aktivierung durch Pflege der Hände und Fingernägel
Kleidung	■ Aktivierung durch Auswählen (alleine oder mit Unterstützung) und Pflegen von Kleidung (Kleider aufhängen, anprobieren, auswählen, bügeln etc.) ■ Aktivierung durch Kleidereinkaufen
Essen und Trinken	■ Aktivierung durch eigenes Wählen des Essens ■ Aktivierung durch eigenes Schöpfen und Einschenken (wird häufig aus Zeitgründen von den Betreuungspersonen übernommen, obwohl es nicht nötig wäre) ■ Aktivierung durch Tischdecken / Abräumen ■ Aktivierung durch Dekorieren des Tisches ■ Aktivierung durch Hilfe beim Zubereiten von Mahlzeiten und Zwischenmahlzeiten ■ Aktivierung durch Entsorgung der Abfälle (Kompost, Abfallsäcke etc.)
Fortbewegung / Mobilität	■ Aktivierung durch Botengänge ■ Aktivierung durch Einzelgymnastik ■ Aktivierung durch Mithilfe im Haushalt ■ Aktivierung mit Sportgeräten (Hometrainer, Hanteln etc.)
Kontakte / Kommunikation	■ Aktivierung durch Lesen / Vorlesen der Zeitung ■ Aktivierung durch regelmäßige Besuche (erhalten oder machen) ■ Aktivierung durch Schreiben, Lesen ■ Aktivierung durch gemeinsames Betrachten von Fotoalben
Freizeitbeschäftigung	■ Aktivierung durch Spielen ■ Aktivierung durch Spaziergänge ■ Aktivierung durch Handarbeiten

Beispiele der Aktivierung von Gruppen

Beim Anbieten und Gestalten von Aktivitäten von Gruppen steht das «Miteinander» im Vordergrund.

Tabelle 2.7: Beispiele der Aktivierung von Gruppen

Körperpflege	▪ Aktivierung durch gemeinsame Schönheitsabende ▪ Aktivierung durch gemeinsames Betrachten alter Moden
Essen und Trinken	▪ Aktivierung durch gemeinsames Kochen (z. B. Kochgruppe) ▪ Aktivierung durch gemeinsames Erstellen eines Rezeptbuches ▪ Aktivierung durch gemeinsames Gestalten eines Kräutergartens (evtl. auf dem Balkon) ▪ Aktivierung durch gemeinsames Einmachen von Früchten
Fortbewegung / Mobilität	▪ Aktivierung durch gemeinsame Ausflüge ▪ Aktivierung durch gemeinsame Turnstunden ▪ Aktivierung durch gemeinsame Spaziergänge ▪ Aktivierung durch gemeinsames Einkaufen
Freizeitbeschäftigung	▪ Aktivierung durch gemeinsames Spielen (Kartenspiele, Sinnesspiele, Körperspiele etc.) ▪ Aktivierung durch gemeinsames Malen ▪ Aktivierung durch gemeinsames Musizieren

Auch das Trainieren und Erhalten der Sinne und der Sinnesfunktionen wie Sehen, Hören, Riechen, Schmecken, Bewegen, Balancieren soll in der Aktivierung Raum einnehmen. Ausführungen dazu sind unter Aktivierung der Sinne im Kapitel «Sinneswahrnehmung» zu finden.

Rituale

Einleitung

Gibt es Dinge, die sie jeden Morgen nach dem Aufstehen gleich tun, damit der Tag angenehm für Sie beginnt? Stellen Sie ihre Musik ein oder trinken Sie einen Kaffee? Bei genauerer Betrachtung finden wir in unserem Alltag viele kleine ritualisierte Handlungen. Beim Aufstehen, beim Zubettgehen, beim Kochen und Essen mit der Familie, bei der Vorbereitung auf den Ausgang, bei der Begrüßung und beim Abschied, bei der Taufe und bei der Beerdigung.

Was sind Rituale?

Rituale sind Handlungen, die nach einem bestimmten Ablauf durchgeführt werden und einen hohen Symbolgehalt haben. Sie werden bewusst und mit einer bestimmten Absicht durchgeführt oder erlebt. Häufig sind sie auch von bestimmten Worten und Gesten begleitet.

Umgangssprachlich bezeichnen wir aber auch normale Gewohnheiten (wie beim Aufstehen am Morgen) als Rituale. Das sind Alltagsrituale.

Rituale haben einen **religiösen** oder **weltlichen** Ursprung. Die Taufe, die Hochzeit, sind ein religiöses Ritual. Begrüßungsrituale wie die Hand geben oder der Geburtstagskuchen (s. Abb. 2.11) sind weltliche Rituale.

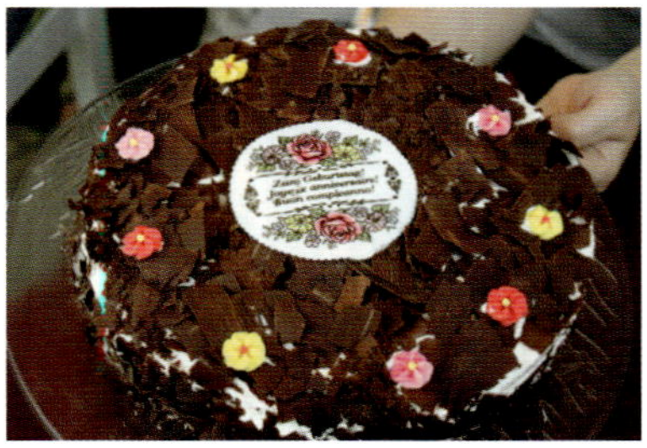

Abbildung 2.11: Geburtstagskuchen

Es gibt **gemeinschaftliche Rituale,** die werden mit anderen Menschen durchgeführt und regeln so das menschliche Zusammensein (z. B. Begrüßungsrituale, «En Guete» vor Beginn des Essens). Es gibt aber auch **individuelle Rituale,** die ein Mensch für sich alleine pflegt (Rituale beim Aufstehen am Morgen oder beim ins Bett gehen am Abend).

Funktion von Ritualen

Es scheint, als habe der Mensch ein Bedürfnis nach Gewohnheiten und Ritualen. Rituale geben Struktur und Orientierung und vermitteln deshalb Sicherheit. Orientierung und Sicherheit sind ganz wichtige Grundbedürfnisse des Menschen (vgl. Maslow).
Rituale vereinfachen aber auch die Bewältigung komplexer Situationen und helfen Übergänge und Brüche im Leben zu bewältigen (z. B. nach dem Tod eines geliebten Menschen).

Rituale sind deshalb wichtige Bestandteile in der Begleitung von Menschen, denn sie geben **Orientierung** und **Sicherheit** und damit auch **Halt** und **Geborgenheit.**

Rituale geben Strukturierungs- und Orientierungshilfe

Persönliche und gemeinschaftliche Rituale sind auch wichtig für Ihre Klienten und KlientInnen. Deshalb sollten Sie:

- die individuellen Vorlieben und Rituale ihrer KlientInnen wahrnehmen und berücksichtigen (z. B. wie Ihre KlientInnen gerne am Morgen aufstehen)
- die KlientInnen bei der Ausführung von Ritualen unterstützen (z. B. Frau Furrer beim Wunsch nach dem Adventsritual – dem Basteln von Strohsternen – unterstützen)
- Gemeinschaftsrituale anbieten (z. B. gemeinsames Jassen, jeweils am gleichen Wochentag zur gleichen Zeit)

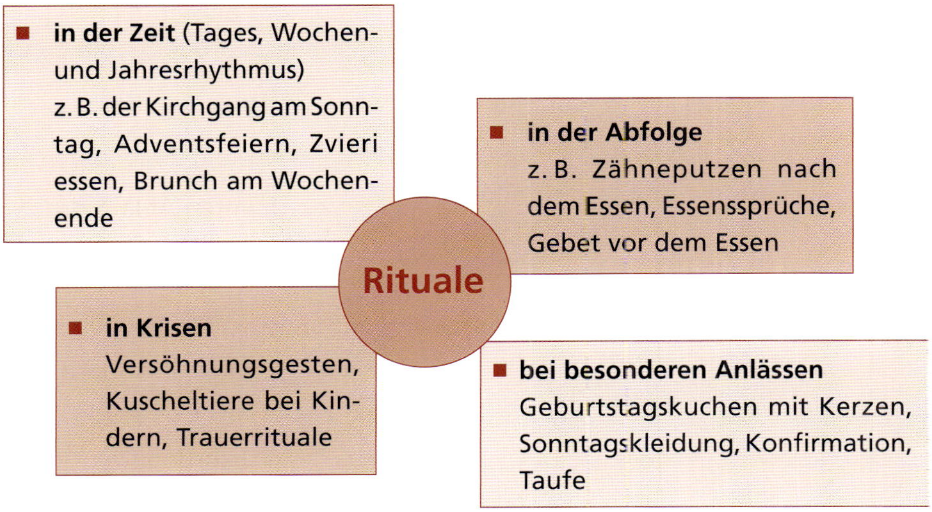

Abbildung 2.12: Rituale (vgl. Greving/Niehoff 2009, 45)

Feste und Bräuche

Einleitung

Wir feiern den Geburtstag, die Hochzeit, Weihnachten, den Schulabschluss und die Street Parade. Es gibt viele Anlässe zum Feiern und wir Menschen genießen das Feiern und sind dann oft unbeschwert. Manche dieser Anlässe feiern wir immer gleich: wir machen am 1. April einen Scherz, beschenken unsere Liebste oder unseren Liebsten am Valentinstag und am 6. Dezember besucht der Samichlaus die Kinder.

Was sind Feste und Feiern?

Als «Feste» oder «Feiern» werden Anlässe bezeichnet, welche sich vom Alltag abheben und eine bestimmte Zeit dauern. Die Anlässe für Feste können sehr unterschiedlich sein:

- ein besonderer Tag (z. B. Abschlussfeier oder Nationalfeiertag)
- gesellschaftliches Ritual (z. B. Kinderfest, Chesslete)
- religiöses Ritual (z. B. Taufe oder Hochzeit)
- ein Ereignis, zu dem sich die Menschen an einem Ort zu einem besonderen Zeitpunkt treffen und gesellig sind (z. B. Geburtstagsfest oder Street Parade)

Funktion von Festen und Feiern

Feste und Feiern habe eine wichtige Funktion für den einzelnen Menschen, aber auch für die Gesellschaft.

Für die Gesellschaft: Feste und Feiern erhalten die Gemeinschaft und festigen den Zusammenhalt. Dies lässt sich am Beispiel des Nationalfeiertages oder eines Familienfestes sehen. Durch ein Familienfest wird die Zusammengehörigkeit «wir sind die Familie …» erhöht und der Zusammenhalt der Familie gestärkt.

Für den einzelnen Menschen: Feste und Feiern haben aber auch die Funktion, die einzelne Person zu «entlasten»: Während den Feiern und Festen werden Normen und Regeln, wie man sich zu verhalten hat, außer Kraft gesetzt und man kann aus sich heraus kommen. An Festen und Feiern ist man oft spontaner, kreativer, spielerischer und fröhlicher.

Feste und Feiern sind deshalb sowohl für den einzelnen Menschen als auch für die Gesellschaft sehr wichtig.

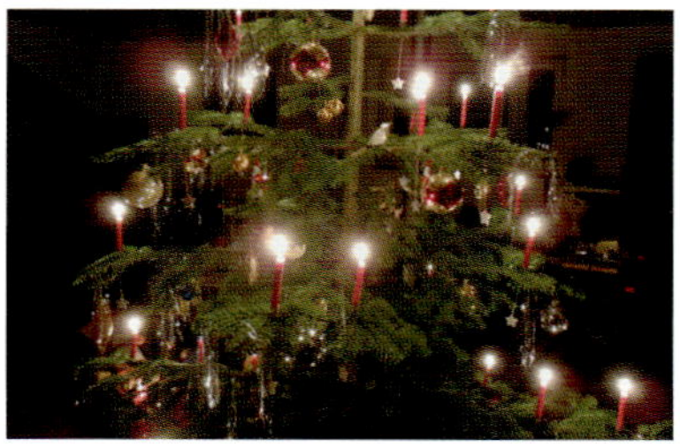

Abbildung 2.13: Der Weihnachtsbaum

Was ist ein Brauch?

Ein Brauch ist ein regelmäßiges Handlungsmuster, welches innerhalb einer Gemeinschaft zur Gewohnheit (= Tradition) geworden ist. Bräuche sind zum Beispiel:

- Aprilscherz am 1. April
- Halloween
- Fasnacht

- Räbenliechtliumzug
- Valentinstag
- Muttertag
- Weihnachtsbraten und Weihnachtsbaum
- Samichlaus

Bräuche unterscheiden sich je nach Region; in Amerika und Frankreich kommt der«Samichlaus» als «Weihnachtsmann» an Weihnachten und nicht am sechsten Dezember oder in manchen Gemeinden ist es Tradition, dass die Jungen einen Maibaum mit den Namen der Mädchen aufstellen, in anderen Gemeinden wiederum nicht.

Feste und Bräuche in der Begleitung von Klientinnen und Klienten

Für viele Klientinnen und Klienten sind Feste und Feiern und die traditionellen Bräuche sehr wichtig, da sie ihnen zum einen Sicherheit und Orientierung geben, weil es immer gleiche Handlungen im Jahresverlauf sind. So gehört zu Weihnachten ein Tannenbaum und das Lied «Oh du Fröhliche», zur Adventszeit ein Adventskranz mit Kerzen und am 1. April ein Scherz.
Feste und Bräuche stärken aber auch das Gemeinschaftsgefühl und die Klientinnen und Klienten fühlen sich zugehörig: Wenn Sie mit Ihrer Familie Weihnachten feiern können, fühlen sie sich zur Familie gehörend, wenn Sie ein Geburtstagsfest auf der Gruppe oder Station feiern, fühlen Sie sich als Teil der Gruppe.
Feste und Bräuche sind für Klientinnen und Klienten aber auch wichtig, um den Alltag zu durchbrechen und etwas ausgelassen zu sein: Anstoßen, singen und tanzen an einem Geburtstagsfest oder an Silvester.

Agogische Grundsätze sind bereits bei der Aktivierung enthalten.

Die Sinneswahrnehmung

Einleitung

Damit wir den Duft einer Erdbeere riechen, die Farben eines Schmetterlings sehen oder das Hupen eines Autos hören können brauchen wir unsere Sinne. Die Sinne sind für uns von großer Bedeutung, durch sie nehmen wir uns selbst und die Umwelt wahr. Stellen Sie sich vor, sie stehen an einer stark befahrenen Kreuzung und müssten die Straße überqueren, ohne zu sehen. Wir brauchen und verlassen uns auf unsere Sinne, oft ohne es zu merken.

Der Prozess der Wahrnehmung

Damit wir hören, sehen, riechen, fühlen können, brauchen wir die Sinnesorgane wie zum Beispiel das Ohr, die Nase und das Auge. Diese Sinnesorgane sind mit speziellen Nervenzellen ausgestattet, die Rezeptoren heißen. Diese Rezeptoren sind spezialisiert und können nur ganz bestimmte Reize (Informationen) aus der Umwelt aufnehmen.

Beispiele:

- Die Nase nimmt mit ihren spezialisierten Nervenzellen Duftmoleküle auf, aber keine Schallwellen, sonst würde der Mensch mit der Nase hören können.
- Das Ohr nimmt mit seinen spezialisierten Nervenzellen Schallwellen auf, aber keine Duftmoleküle, sonst würde der Mensch mit dem Ohr riechen können.
- Das Auge nimmt mit seinen spezialisierten Nervenzellen Lichtwellen auf.

Diese Rezeptoren an den Sinnesorganen nehmen die Reize auf und wandeln sie in (elektrische) Impulse um, die über die Nervenbahnen in unser Gehirn weitergeleitet werden. Das Hirn verarbeitet diese Impulse und vergleicht sie mit früheren Erfahrungen. Erst dann erkennen wir den Duft oder das Geräusch und nehmen sie wahr (vgl. Greving / Niehoff 2009, 47).

Wie und ob wir etwas wahrnehmen, hängt von unseren Erfahrungen, Wünschen und der momentanen Aufmerksamkeit ab. Wenn Sie auf jemanden warten der Sie mit dem Auto abholen kommt, so nehmen Sie jedes Autogeräusch wahr. Normalerweise sind Autogeräusche aber im Hintergrund und wir nehmen sie nicht wahr.

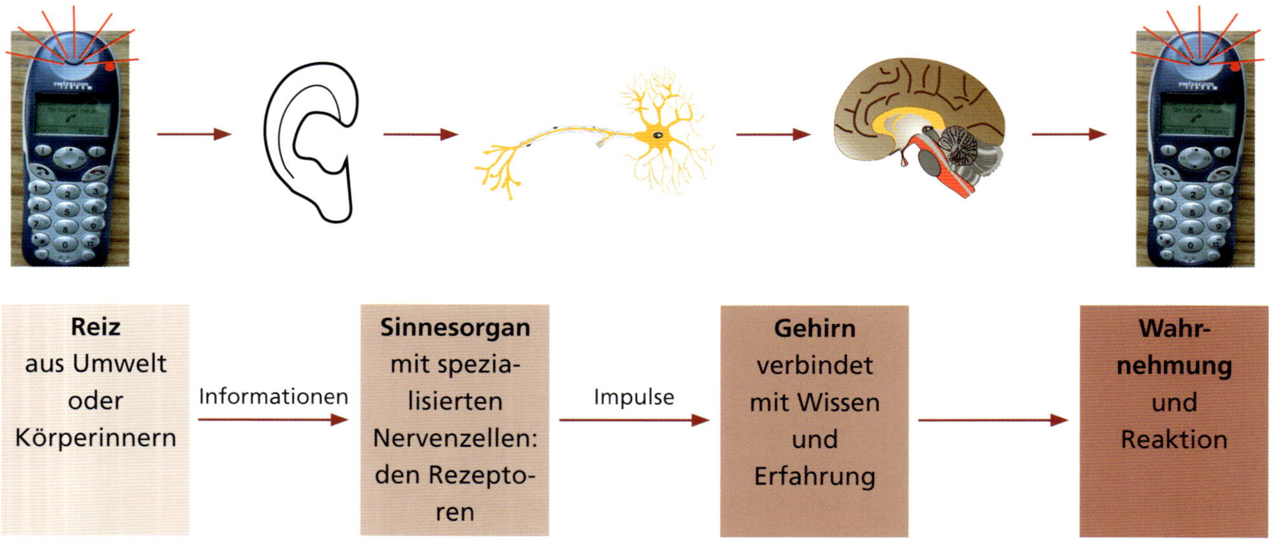

Abbildung 2.14: Der Prozess der Wahrnehmung (Abbildungen: © E. Blunier)

Als Wahrnehmung bezeichnet man den ganzen Prozess der Wahrnehmung aber auch das Endresultat (wir nehmen zum Beispiel ein Geräusch wahr).

Die sieben Sinnsysteme

Die Sinne sind unser Zugang zur Welt, durch sie erhalten wir Informationen über unseren Körper und die Umwelt. Der Mensch besitzt sieben Sinnsysteme.

Tabelle 2.8: Die sieben Sinnsysteme (vgl. Pfluger-Jakob 2007, 25f.)

Sinn	Sinnesorgan	Information / Reize	Funktion
Sehsinn	Auge	Lichtwellen	Hell und dunkel, Farben, Gegenstände und Bewegungen **sehen**
Hörsinn	Ohr	Schallwellen	Töne, Geräusche, Sprache, Musik **hören**
Tastsinn (inkl. Temperatur- und Schmerzsinn)	Haut	Druck, Druckunterschiede, Berührungen, Temperatur, starker Druck oder Durchtrennung, Schmerz	Ertasten von Gegenständen (Form, Größe, Konsistenz) Wärme und Kälte spüren, schädliche und gefährliche Einflüsse **spüren**
Geschmackssinn	Zunge	Moleküle (chemische Reize)	Süss, sauer, salzig und bitter **schmecken**
Geruchssinn	Nase	Moleküle in Gasform (chemische Reize)	Düfte erkennen, **riechen**
Gleichgewichtssinn	Gleichgewichtsorgan im Innenohr	Beschleunigung des Kopfes und Körpers	**Gleichgewicht halten,** Körperstellung feststellen, Orientierung im Raum
Lage- und Bewegungssinn	Gelenke, Muskeln	Muskelspannung, Druck	Körper und Bewegung **empfinden** (Spannung, Druck, Lage, Bewegungsrichtung)

Bedeutung der Sinne und der Wahrnehmung

Die Sinne und die Wahrnehmung sind die Grundlage für die Entwicklung und das Lernen des Menschen. Erst durch die Sinne und die Wahrnehmung können wir uns mit der Welt auseinandersetzen und uns entwickeln. Jeder Sinn hat seine Funktion und ist deshalb wichtig für das Leben und Erleben des Menschen. Dabei müssen wir die Sinne aber immer wieder trainieren, sie aktiv halten und fördern. Dies merkt man zum Beispiel gut beim Gleichgewichtssinn: wenn man ihn nicht aktiv trainiert ist es möglich, dass man nicht mehr auf einem schmalen Brett balancieren kann. Kinder, die wenig körperliche Bewegung haben aber auch ungeübte, ältere Menschen können oftmals nicht mehr balancieren.

Aktivierung und Förderung der Sinne

Aktivierung ist ein Teilbereich der Betreuung und Begleitung von Menschen (siehe Aktivierung). Aktivierung beinhaltet auch die Anregung und das Trainieren der Sinne.
Die Sinne können in den Alltag integriert bei Alltagsaktivitäten oder durch spezielle Angebote wie Spiele aktiviert, trainiert und gefördert werden.

Aktivierung und Förderung der Sinne in der Alltagsgestaltung:

Fast alle Bereiche der Alltagsgestaltung fördern mehrere Sinne. Klientinnen und Klienten sollten deshalb die Möglichkeit haben, bei Alltagsaktivitäten mitzuhelfen oder miteinbezogen zu werden. Dabei ist es wichtig, dass Sie darauf achten, dass die Klientinnen und Klienten nicht nur zuschauen, sondern auch andere Sinne angeregt werden durch Anfassen, Probieren, Riechen.

Hier einige Beispiele:

Post und / oder Zeitung holen: Wahrnehmen von unterschiedlichen Materialien wie Couvert, Zeitungspapier, Kartoncouvert erhält und fördert den Tastsinn. Das Lesen der unterschiedlich groß geschriebenen Namen der Adressen erhält und fördert den Sehsinn. Das Holen fördert und trainiert auch den Bewegungssinn.

Garten oder Balkonkisten bepflanzen: Das Bepflanzen der Beete oder der Balkonkiste fördert den Tastsinn. Das Anpflanzen und Pflücken von Küchenkräutern wie Basilikum, Rosmarin oder Schnittlauch fördert den Geruchssinn, da die Kräuter stark riechen und die Hände nach der Berührung mit den Kräutern nach ihnen duften. Das Probieren und Erinnern der selbst angepflanzten Küchenkräuter fördert den Geschmackssinn. Je nach Fähigkeiten der Klienten oder Klientinnen werden beim Pflanzen oder Jäten auch der Gleichgewichtssinn und der Bewegungssinn trainiert.

Backen: Beim Backen eines Kuchens wird der Tastsinn durch das Berühren von unterschiedlichen Gegenständen und des Teiges trainiert. Daneben werden durch das Probieren der Geschmackssinn und durch das Duften des Kuchens im Ofen der Geruchssinn erhalten und gefördert.

Wäsche zusammenfalten: Auch das Mithelfen beim Wäschezusammenfalten fördert die Sinne. Der Tastsinn wird durch das Berühren von unterschiedlichen Materialien wie der Seidebluse, Baumwollsocken oder Flanell-Nachthemd erhalten und gefördert. Daneben wird der Sehsinn trainiert, wenn zusammenpassende Socken gesucht werden müssen. Auch der Lage- und Bewegungssinn kann aktiviert werden, indem man sich zum Beispiel etwas vorbeugen muss, um die Dinge richtig zusammenfalten zu können.

Im Alltag der Klienten und Klientinnen gibt es aber noch viele andere Aktivitäten, welche die Sinne aktivieren, fördern und erhalten.

Spiele zur Sinnesförderung

Die Sinne können auch mit Spielen oder spezifischen Angeboten gefördert werden. Dabei wird gezielt ein Sinn erhalten, trainiert und gefördert. Ideen zur Sinnesförderung sind:

Tabelle 2.9: Spiele zur Sinnesförderung

Hörsinn	Geräusche raten	Die KlientInnen schließen die Augen und eine KlientIn kann mit Ihrer Unterstützung verschieden Geräusche machen, welche die anderen erraten sollen (z. B. Papierzerreißen, Zeitung zusammenknüllen, mit Kochlöffel in Kochtopf rühren).
Tastsinn	Gegenstände erspüren	Alltagsgegenstände in Schuhkartons legen, ein Loch für die Hand hineinschneiden und die KlientInnen tasten und erraten lassen.
	Barfußpfad	Einen Pfad mit unterschiedlichen Materialien wie Laub, Sagmehl, Moos und Holzschnitzel anlegen, der Barfuß begangen werden kann.
Geruchssinn	Düfte erkennen	In alte Filmdosen Gewürze wie Nelken, Basilikum, Majoran etc. hineinfüllen und daran mit geschlossenen Augen riechen und erraten lassen.
Geschmackssinn	Geschmäcker erkennen	KlientInnen sollen mit geschlossenen Augen anhand des Geschmacks die Lebensmittel erkennen (z. B. Schokolade, Yoghurt, Käse, Basilikum).
Sehsinn	Details erkennen	Gemeinsames Betrachten von einem Bild mit vielen Details, die beschrieben werden sollen.

Neben diesen Beispielen gibt es noch zahlreiche andere Angebote zur Sinnesförderung. Die Angebote müssen aber immer den Fähigkeiten und den Bedürfnissen der Klienten und Klientinnen angepasst werden.

Methoden der gezielten Förderung der Sinneswahrnehmung

Snoezelen

Snoezelen ist eine Methode und Therapieform, die aus Holland kommt und aus zwei Wörtern besteht: snuffelen = schnüffeln, schnuppern und doezelen = dösen, schlummern. Das Snoezelen soll mit Sinnesreizen die Sinneswahrnehmung anregen und erhalten. Snoezelen ist ein Angebot – ursprünglich für Menschen mit schwerer Beeinträchtigung – bei dem die Personen ruhig werden und sich körperlich und seelisch wohl fühlen sollen. In einem speziell eingerichteten Snoezel-Raum werden die Sinne angeregt. Zum Beispiel mit einem Bällchenbad und Wasserbett (Gleichgewichts- und Lage-/Bewegungssinn), mit einer Blubbersäule (Sehsinn), mit Tastwänden oder Vorhängen zum Fühlen (Tastsinn), mit Diskokugeln die langsam über Decke, Wände und Boden gleiten und die Farbe wechselnd (Sehsinn). Ziel ist die Erholung und Entspannung aber auch die Stimulation (Anregung) der Sinne. Diese Angebote der Sinneswahrnehmung können aber auch auf der Wohngruppe angeboten werden, z. B. eine Tastwand im Gang, ein Glasprisma am Fenster, das die Farben des Lichtspektrums an die Wände strahlt.

Basale Stimulation

Elisabeth Blunier

Basale Stimulation in der Pflege ist ein Konzept, das ursprünglich von dem Sonderpädagogen und heilpädagogischen Psychologen Prof. Dr. Andreas Fröhlich entwickelt wurde. Mit der Pflegefachfrau und Diplompädagogin Christel Bienstein wurde dieses Konzept in den 1980er-Jahren in die Erwachsenenpflege übertragen und wird mittlerweile in vielen Bereichen der Pflege angewendet.

Grundlage

Prof. Fröhlich hat in den 1970er-Jahren ein neues Konzept zur Förderung schwerst mehrfach behinderter Kinder entwickelt. Er war überzeugt, dass auch schwerstbehinderte Kinder wahrnehmungsfähig sind. Er hat den Kindern Wahrnehmungserfahrungen angeboten, wie z. B. eine Veränderung ihrer Lage im Raum oder das Entdecken ihres Inneren durch Vibration. Die Kinder haben auf diese Wahrnehmungen reagiert und so eine grundlegende Kommunikation entwickelt, die ihre Fähigkeiten fördert.

Basale Stimulation in der Pflege

Andreas Fröhlich und Christel Bienstein haben diese Erkenntnisse in die Pflege von schwerstbeeinträchtigten Erwachsenen übertragen.
Basale Stimulation versucht, auch solchen schwerstbeeinträchtigten Menschen elementare Wahrnehmungserfahrungen zu ermöglichen, um sie in ihrem Erleben zu begleiten und ihre Fähigkeiten zu fördern.

Welche Menschen brauchen basal stimulierende Pflege?

Alle Menschen, die in ihrer Fähigkeit zur Wahrnehmung, Bewegung und Kommunikation eingeschränkt oder gestört sind, wie: Bewusstlose, Somnolente, Schädel-Hirn-Traumatisierte, Sterbende; Patienten mit Hirnschaden, Morbus Alzheimer, hemiplegischem, apallischem oder komatösem Syndrom.

All diesen Menschen ist gemeinsam, dass sie:

- körperliche Nähe brauchen, um andere Menschen wahrnehmen zu können
- den Pflegenden brauchen, der ihnen die Umwelt auf einfachste Weise nahe bringt
- den Pflegenden brauchen, der ihnen Fortbewegung und Lageveränderung ermöglicht
- den Pflegenden brauchen, der sie auch ohne Sprache versteht und sie zuverlässigt versorgt und pflegt (vgl. Bienstein und Fröhlich 2003)

Bei der basal stimulierenden Pflege kann Kommunikation durch eine Vielzahl von Anwendungen erreicht werden:

Visuell (den Sehsinn betreffend):

- Wände nicht weiß, sondern farbig streichen; eher beruhigende Farben sind Grün-, Blau- und Grautöne, eher anregende sind Gelb- und Rottöne.
- Ein Familienbild aufstellen oder ein Dia an die Decke, Wand projizieren.
- Tag- und Nachtunterschied auch auf der Intensivstation durch klare Lichtunterschiede markieren.
- Kopf immer leicht hochlagern.
- Spiegel aufstellen, so dass Klienten ihr eigenes Gesicht sehen können.
- Verschiedene Blickwinkel ermöglichen, zum Beispiel indem das Bett periodisch im Raum anders gestellt wird.

Auditiv (den Gehörsinn betreffend):

- Musik, die der Klient gerne hört, laufen lassen.
- Andere Geräusche oder Stimmen, die dem Klienten vertraut sind, ablaufen lassen.
- Darauf achten, dass immer nur eine Stimme auf einmal spricht (Überstimulation vermeiden, zu größerer Klarheit beitragen).
- Das Fenster öffnen, für Durchzug sorgen und ein Windspiel aufhängen, so dass Windstöße sanfte Geräusche auslösen.
- Die Angehörigen zum Singen von Liedern auffordern, welche in der Familie oft gesungen worden sind.

Taktil (die Sinneseindrücke betreffend):

- Klienten Dinge aus dem Alltag (z. B. Früchte) berühren lassen.
- Falls ein Klient bestimmte Stoffe sehr gern trug, ein Nachhemd aus Seide anziehen.
- Verschiedene Materialqualitäten in die Hände geben: Glatte Oberflächen wie Metalle, Felle, Bürsten, ein aus Holz geschnitztes Tier.
- Hände des Klienten so führen, dass er sich selbst im Gesicht oder am Oberkörper berührt.
- Eine Katze zum Klienten bringen und mit den Händen streicheln lassen.

Vibratorisch:

- Vibratorische Eindrücke können z. B. durch Rasierapparat, elektrische Zahnbürste vermittelt werden.
- Bewusstlosen Klienten die Hand mit sanftem Druck aufs Sternum legen und tiefe Töne summen. Tiefe Töne (Bässe) führen zu deutlicheren Vibrationen.
- Musik mit starken Bässen abspielen und dabei dem Klienten einen aufgeblasenen Luftballon in die Hände geben. Dieser überträgt die Bässe in Vibrationen.
- Klienten in einen Rollstuhl mobilisieren und über unebene Oberflächen, z. B. Kies, fahren.

Geruchlich:

- Den Klienten etwas riechen lassen, was er gerne mag, z. B. Rasierwasser, Lieblingsmenü.
- Eine Mandarine oder Orange neben dem Bett schälen und stehen lassen; Lieblingsblumen auf den Patiententisch stellen; Kopfkissen mit Gewürzen einreiben.

Geschmacklich:

- Zunge mit Lebensmitteln betupfen (Marmelade, Senf), Mund mit Lieblingsgetränk befeuchten.

Thermisch:

- Klienten z. B. kaltes, warmes Wasser spüren lassen.

Somatisch (die Wahrnehmung der Körpergrenzen über die Berührung der Haut betreffend):

- Den Klienten umlagern (Achtung: Superweich-Matratzen verhindern Wahrnehmung), ihn mit einem rauen Handtuch abfrottieren.
- Die Angehörigen für Berührungen, zum Beispiel des Gesichtes, mit einbeziehen. Es ist davon auszugehen, dass Klienten Berührungen von Angehörigen sowohl von der Berührungsqualität her als auch vom Geruch der Hände her erkennen.
- Bei der Körperpflege in Seitenlage ein großes Kissen vor den Bauch legen. Dieses vermittelt Sicherheit und Kontakt.
- Vor der Mobilisation Beine massieren.
- Den Klienten kompakt in eine Decke einrollen und fünf bis zehn Minuten eingewickelt lassen.
- Da die Intimpflege meist als unangenehm empfunden wird, diese von der sonstigen Körperpflege trennen und separat durchführen. (s. Tab. 2.10: beruhigende bzw. belebende Körperpflege).

Oral (die senso-motorische Wahrnehmung des Mundes betreffend – eine Wahrnehmung, mit der überwiegend Säuglinge ihre Umwelt erfahren):

- Den Klienten verschiedene Materialien in den Mund geben, auf die sie beißen können zum Beispiel Kauringe oder Süßholz.
- Die Mundhöhle mit Tupfern entlang fahren, welche vorher in Getränke, Suppen oder Saucen getunkt wurden; Mund mit Watteträgern stimulieren, welche vorher nass tiefgekühlt wurden.
- Dem Klienten die eigenen Fingern in den Mund führen und daran saugen lassen (mit Vorsicht anzuwenden, wenn Klienten beißen).

Vestibulär (die Wahrnehmung der Lage / Position betreffend):

- Klienten durch leichtes Hin- und Herschaukeln beruhigen, z. B. in dem man Gartenschaukeln oder Hängematten aufstellt, oder indem man sich hinter die Klienten setzt, sie um die Schulter hält und leicht nach vorne und nach hinten wippt. Klienten können auch in Hebeliften geschaukelt werden. Grundsätzlich regt jeder Lagewechsel die vestibuläre Wahrnehmung an, daher auch bettlägerige Klienten immer wieder aufsetzen.

Tabelle 2.10: Gegenüberstellung beruhigende und belebende Ganzkörperwäsche

	Beruhigende Ganzkörperwäsche	Belebende Ganzkörperwäsche
Anwendung	Bei Klienten, die beruhigt werden sollen, wenn sie beispielsweise nervös sind, oder desorientiert, Probleme mit dem Einschlafen haben etc.	Bei Klienten, die angeregt werden sollen, wenn sie bewusslos, schläfrig, depressiv etc. sind
Wassertemperatur	Warm (37 bis 40 °C)	Kühl (26 bis 29 °C)
Hilfsmittel	Weicher Waschhandschuh, gut ausgewrungen	Rauer Waschhandschuh (z. B. Massage-Handschuh für Sauna), gut nass
Waschrichtung	In Richtung der Hauthaare; Waschbewegung immer nur in eine Richtung ausführen; die Hand nicht am Körper zurückführen, sondern jeweils neu ansetzen	Entgegen der Richtung der Hauthaare
Zusätze	Keine; evtl. Lavendelmilch	Keine; evtl. Rosmarin-Bademilch oder persönliche Seife des Klienten
Weiter zu beachten	Waschung durch eine Person durchführen lassen; Störungen und Unterbrechungen vermeiden; während der Ganzkörperwäsche möglichst nicht mit dem Klienten reden. Intimpflege möglichst separat durchführen	
Spezielle Hinweise	Bei hemiplegischen Klienten die Ganzkörperwäsche segmentweise, jeweils von der gesunden zur betroffenen Körperseite, durchführen	

Beeinträchtigung der Sinneswahrnehmung

Jolanda Lüthi

Die Sinneswahrnehmung kann in unterschiedlichen Bereichen beeinträchtigt sein:

- bei der Informationsaufnahme (Sinnesorgan)
- bei der Weiterleitung der Impulse
- und bei der Verarbeitung im Hirn

Von einer **Sinnesbeeinträchtigung** oder **Sinnesbehinderung** spricht man, wenn das Sinnesorgan oder die Weiterleitung nicht oder nur eingeschränkt funktionsfähig ist. Beispiele dafür sind Sehbehinderungen wie Blindheit und Hörbehinderung wie Gehörlosigkeit.

Von einer **Wahrnehmungsbeeinträchtigung** oder **Wahrnehmungsstörung** spricht man, wenn die Sinnesverarbeitung im Hirn beeinträchtigt ist.

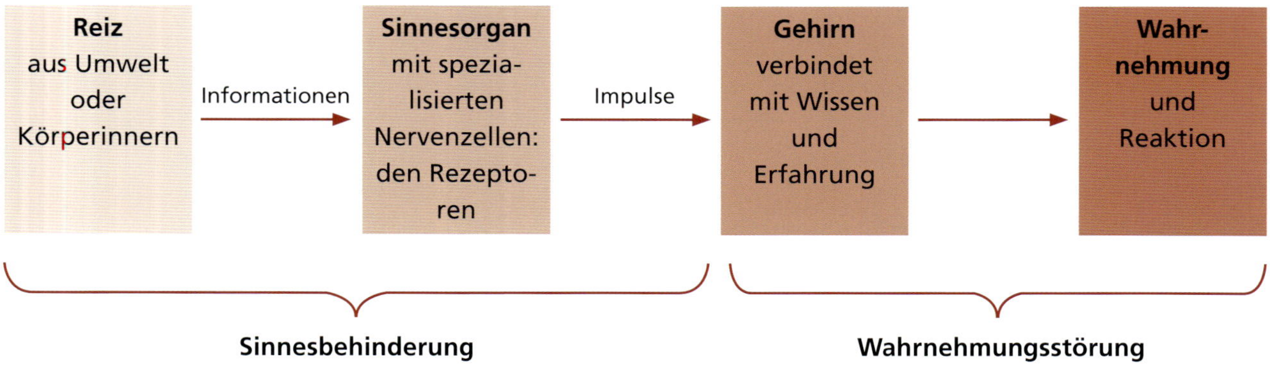

Abbildung 2.14: Beeinträchtigung der Sinneswahrnehmung

Sinnesbehinderungen

Sehbehinderung

Elisabeth Blunier

Ursachen für Sehbehinderungen liegen in der Schädigung eines oder mehrerer Organe, die am Sehakt beteiligt sind. Leichtere Sehbehinderungen wie Weit- und Kurzsichtigkeit können durch Brillen oder Kontaktlinsen gut behoben werden.

Der Umgang mit sehbehinderten und blinden Menschen

Eine auftretende Sehbehinderung oder Erblindung trifft den Klienten immer sehr tief in der jeweiligen Lebenssituation. Sie hat zur Folge, dass er für den Rest seines Lebens auf fremde Hilfe angewiesen sein wird. Sehbehinderte Menschen stützen sich vermehrt auf das Gehör und den Tastsinn. Sie hören, sprechen, fühlen und berühren besser und intensiver als Sehende.

Pflegende sollten bei der Pflege von sehbehinderten Klienten auf folgende Merkpunkte achten:

Beim Eintritt:

- Das Betreten des Zimmers immer ankündigen (anklopfen).
- Sich immer mit vollem Namen und Funktion vorstellen.
- Den Klienten fragen, ob er Hilfe benötigt; wenn ja, welcher Art.
- Dem Klienten jede Verrichtung, bevor sie ausgeführt wird, genau erklären.
- Den Klienten direkt mit seinem Namen ansprechen (Mehrbettzimmer).
- Berühren, Anfassen ankündigen, sonst erschrickt der Klient.
- Den Klienten nicht einfach irgendwo hinsetzen oder stehen lassen, ohne ihn zu informieren.
- Mit dem Klienten üben, wenn nötig mehrmals, sich zurechtzufinden (z. B. Weg auf die Toilette, zum Essen, zum Krankenzimmermobiliar).
- In der Gegenwart des Klienten keine Gespräche führen, ohne ihn einzubeziehen.

- Im Zimmer, auf und im Nachttisch hat jedes Ding seinen bestimmten Platz.
- Nichts stehen oder liegen lassen (Stolperfallen).
- Der Weg zur Toilette muss frei sein.
- Türen nach Absprache ganz offen oder geschlossen lassen, damit der Klient nicht dagegen stößt.

Beim Führen und Begleiten:

- Der Klient muss auf Hindernisse und Unebenheiten am Boden aufmerksam gemacht werden.
- Ein erst seit kurzem sehbehinderter Klient braucht für jede Fortbewegung eine klare Anweisung.

Die folgenden zwei Varianten sind in der Schweiz üblich:

- Die Pflegeperson gibt dem Klienten ihren Arm, damit er ihn oberhalb des Ellenbogens ergreifen kann.
- Der Klient gibt der Pflegeperson beide Hände und die Pflegeperson geht rückwärts, während der Klient ihr folgt (z. B. beim Passieren von Engpässen).

Sich hinsetzen:

- Die Pflegeperson legt die Hand des Klienten auf die Rücklehne des Stuhls und sagt: «Hier ist der Stuhl.»
- Bei Engpässen, z. B. Türeingang, geht die Pflegeperson dem Sehbehinderten einen Schritt voraus.

Beim Essen:

- Dem Klienten das Essen vorstellen, ihm schmackhaft machen, z. B. Farbe beschreiben, Zubereitungsart (Braten / Saucen) erklären, keine negativen persönlichen Äußerungen über das Essen machen.
- Genaue Örtlichkeit, wo sich was befindet, beschreiben, z. B. Tasse rechts oben, Suppe links neben dem Teller.
- Tasse / Glas nie voll einschenken.
- Das Essen im Uhrzeigersinn erklären, z. B. Gemüse bei 12 Uhr (s. Abb. 2.15), Pommes frites bei 3 Uhr, Fleisch bei 9 Uhr.
- Das Essen immer genau gleich anrichten.
- Fragen, ob das Fleisch geschnitten werden soll.
- Darauf achten, dass der Klient immer eine saubere Serviette hat.
- Den Klienten fragen, ob für ihn noch Unklarheiten bestehen, ob er Wünsche hat.
- Wenn der Klient gezielte Wünsche hat, Abweichungen der Norm, dies in der Pflegedokumentation festhalten.

Bei der Körperpflege:

- Die Toilettenartikel des Klienten so hinstellen, wie er es wünscht.
- Kabel des Rasierapparats in die Steckdose stecken.
- Kontrollieren, ob z. B. die Rasur, Frisur in Ordnung ist; wenn nicht, den Klienten darauf aufmerksam machen.

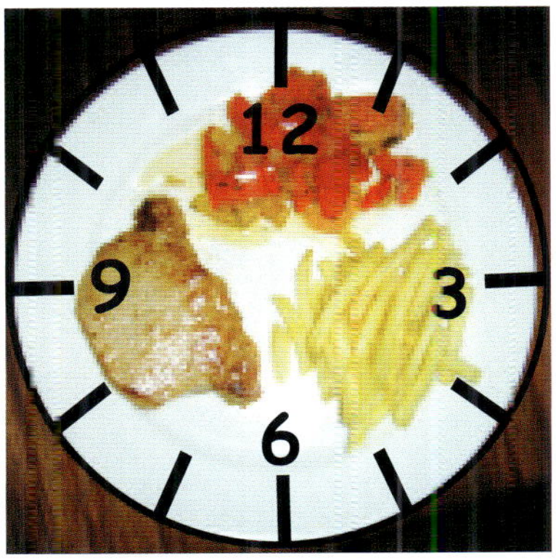

Abbildung 2.15: Das Essen im Uhrzeigersinn erklären

Beim An- und Ausziehen:

- Den Klienten fragen, was er anziehen möchte (evtl. informieren, welche Kleider da sind).
- Den Standort der Kleider fühlen lassen und nach Absprache beim Anziehen behilflich sein.
- Dem Klienten den Ort zeigen, wo er seine Kleider abgelegt hat.
- Kontrollieren, ob Kleider / Unterwäsche sauber sind.

Persönliche Konsequenzen für den Betroffenen

Der von einer starken Sehbehinderung Betroffene kann z. B. nicht mehr lesen, sich schlechter orientieren. Die Gefahr besteht, dass er wegen der fehlenden Lektüre geistig verarmt. Er kann nicht mehr Auto fahren und ist dadurch immobiler. Er ist indirekt gehbehindert; dadurch leidet seine Gesundheit und er wird schneller pflegebedürftig.

Die Beeinträchtigungen haben **soziale Konsequenzen** für den Betroffenen: Er kann z. B. die einkommende Post nicht mehr lesen, kennt seine Bekannten auf der Straße nicht mehr, gilt oft als hochnäsig und wird dadurch «asozial», kann sich nicht mehr durch die Zeitung informieren, kann nicht mehr schreiben und verliert dadurch evtl. Freunde, kann nicht mehr allein einkaufen und ist auf Hilfe angewiesen, kann nicht mehr sozial akzeptabel essen, sich nicht mehr adäquat kleiden und pflegen.

Betagte Menschen

Betagte stellen die größte Gruppe von Sehbehinderten dar. Resignation, Altersbeschwerden, Uneinsichtigkeit und Alterssturrsinn erschweren Pflegepersonen häufig die Arbeit. Eine gute Zusammenarbeit mit Beratungsstellen für Sehbehinderte* ist nötig.

* z. B. Zentralverein für das Blindenwesen SZB
Schützengasse 4
CH-9001 St. Gallen
www.szb.ch

Deutscher Blinden- und Sehbehindertenverband
Rungestraße 19
10179 Berlin

Das Sehorgan

Anteile des Sehorgans

- Augapfel
- Hilfsapparate des Auges

Der Augapfel (Abb. 2.16)

Der Augapfel liegt in der mit einem Fettpolster ausgekleideten knöchernen Augenhöhle. Das Fettpolster schützt den Augapfel vor Erschütterungen.

Die Augenhäute

Die **Lederhaut** ist die äußerste Haut und besteht aus festem Bindegewebe. Hinten hat sie Löcher für den Durchtritt von Nerven (Sehnerv) und Gefäße. Vorne geht sie in die lichtdurchlässige, gewölbte Hornhaut über.

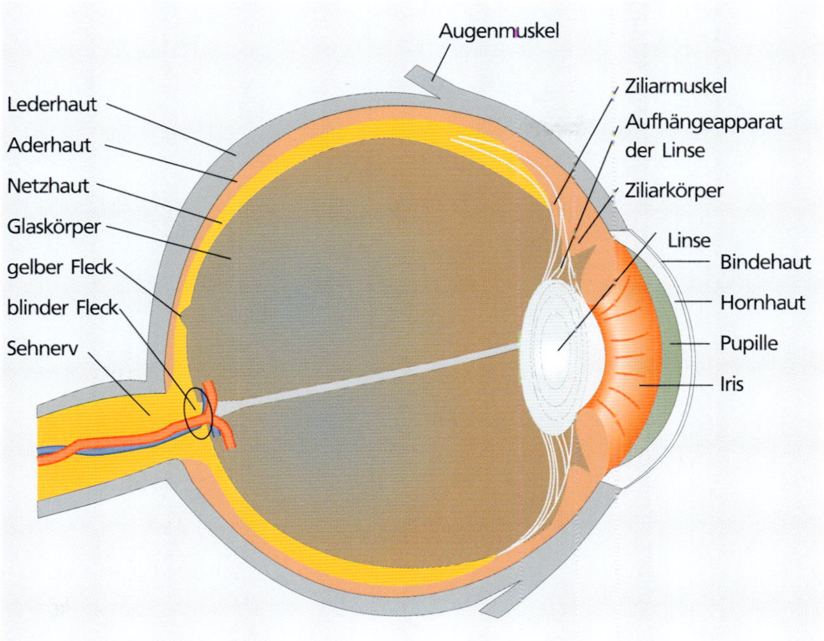

Abbildung 2.16: Der Augapfel

Die **Aderhaut** ist die mittlere Haut und besteht aus sehr gut durchblutetem Bindegewebe. Vorne geht sie in den Strahlenkörper und die Regenbogenhaut (Iris) über. Am Strahlenkörper ist die Linse durch bindegewebige Fasern befestigt. Diese Fasern bilden auch das Kammerwasser, das die Hornhaut und die Linse ernährt. Der Strahlenkörper enthält den Ziliarmuskel, der die Linse krümmen kann. Die Iris gibt dem Auge die Farbe und reguliert den Lichteinfall.

Die **Netzhaut** ist die innerste Haut. Sie ist aus mehreren Schichten aufgebaut, die man grob in Gehirn- und Sinneszellenschicht unterteilen kann. Die Sinneszellenschicht enthält über 100 Millionen Stäbchenzellen, die Helligkeitsstufen erkennen, und über 5 Millionen Zapfenzellen, die Farben wahrnehmen.

Das Sehen

Hinter der Iris liegt die Augenlinse. Der Raum zwischen der Hornhaut und der Linse ist mit Kammerwasser angefüllt, der zwischen der Linse und der Netzhaut wird vom durchsichtigen, geleeartigen Glaskörper ausgefüllt.
Hornhaut, Augenlinse, Kammerwasser und Glaskörper sind durchsichtig. Damit Lichtstrahlen richtig auf die Netzhaut auftreffen, müssen sie diese vier Teile durchlaufen und in der Hornhaut und der Linse gebrochen (nach innen abgelenkt) werden. Damit man scharf sieht, muss die Brechkraft ständig verändert werden. Das geschieht hauptsächlich dadurch, dass sich die Linse nach Bedarf krümmt (beim Nahsehen) oder abflacht (beim In-die-Weite-Sehen). Diese Anpassung nennt man Akkommodation.

Auf der Netzhaut ensteht ein kleines (umgekehrtes) Abbild des Gegenstandes, den man betrachtet. Licht und Farben des Gegenstandes reizen die Sinneszellen, die Sinneszellen geben Signale ab, die über den Sehnerv zum Sehzentrum im Gehirn gelangen. Im Gehirn werden die Signale aus beiden Augen zu einem einzigen Bild verarbeitet.

Hilfsapparate des Auges

Zu den Hilfsapparaten gehören:

Die Augenmuskeln

Sie ermöglichen die Bewegungen des Auges.

Schutzvorrichtungen

Die Tränendrüsen halten den Augapfel feucht und spülen Fremdkörper (z. B. Staub) aus dem Bindehautsack.

Die Augenbrauen und -wimpern sorgen dafür, dass keine Fremdkörper und kein Schweiß von der Stirne in die Augen dringen kann.

Die Augenlider schützen das Auge ebenfalls vor Fremdkörpern und vor zu starkem Licht.

Schwerhörigkeit

Ursachen für Schwerhörigkeit können eine Mittelohrentzündung oder ein Gehörsturz (wahrscheinlich infolge von Durchblutungsstörungen im Innenohr) sein. Ab dem ca. 55. Lebensjahr verschlechtert sich das Hörvermögen bei vielen Menschen durch normalen Altersabbau.

Umgang mit schwerhörenden Menschen

Der Bund schweizerischer Schwerhörigen-Vereine* und der Fachverband der schweizerischen Vereinigung Pro Infirmis geben in ihrem Merkblatt für das Pflegepersonal («Der schwerhörende Patient») folgende Hinweise für den Umgang mit schwerhörenden Menschen:

1. Den Patienten niemals durch plötzliches Anreden oder Berühren erschrecken, ihn vielmehr durch immer gleiches Erkennungszeichen (z. B. Betätigen des Lichtschalters) auf sich aufmerksam machen. Sich vergewissern, dass das Hörgerät eingeschaltet ist.
2. Die Funktionstüchtigkeit des Hörgerätes überprüfen.
3. Mit dem schwerhörenden Klienten deutlich, etwas langsamer und nicht zu laut sprechen. Mit Schwerhörigen und Spätertaubten Mundart, mit Gehörlosen Hochdeutsch reden. Sich so in das Gesichtsfeld des Hörbehinderten stellen, dass er gut von den Lippen ablesen kann. Nachts das eigene Gesicht beleuchten.

* Hörbehindertenverein
pro audit schweiz
Feldeggstr. 69
Postfach 13.32
8032 Zürich
www.pro-audit.ch

Deutscher Schwerhörigenbund
Breite Straße 23
13187 Berlin

4. Dem Klienten alle ihn betreffenden Vorgänge und Maßnahmen erklären. Prüfen, ob er die Mitteilungen richtig verstanden hat. Nichtverstandene Äußerungen mit anderen Worten umschreiben. Wichtige Mitteilungen schriftlich abgeben.
5. Allenfalls Kontakt mit Angehörigen aufnehmen und Informationen vermitteln.
6. Den schwerhörenden Klienten ins allgemeine Gespräch miteinbeziehen. Ärzte, Pflegepersonen und andere Klienten informieren. Krankengeschichte, Kardex usw. mit dem internationalen Signet der Schwerhörigen bezeichnen (s. Abb. 2.17).
7. Zum Röntgen, bei Strahlentherapie und Kontakt mit Wasser (Therapie, Baden, Duschen) darf das Hörgerät nicht getragen werden; vorher Verständigungsmöglichkeiten absprechen.
8. Beim Klienten mit Hörgerät harte Geräusche, z. B. durch metallene Gegenstände, vermeiden. Sie werden als besonders laut und schmerzhaft empfunden.
9. Telefonapparate mit Verstärker beschaffen.

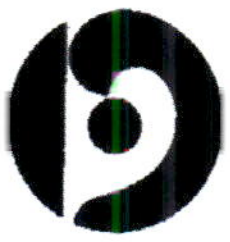

Abbildung 2.17: Internationales Signet der Schwerhörigkeit

Hörgeräte

Hörgeräte verstärken die Schallwellen. Schwerhörende Menschen können damit in der Regel wieder besser hören, aber nicht so gut und störungsfrei wie zuvor. Viele Menschen wollen deshalb oder weil sie sich schämen, kein Hörgerät tragen. Ältere Menschen haben oft auch Angst, dass sie mit dem Gerät nicht umgehen können. Es ist wichtig, dass die Menschen von Fachpersonen (Arzt, Akustiker) sehr gut beraten werden und verschiedene Geräte so lange ausprobieren können, bis das am besten passende gefunden ist.

Bedienung der Hörgeräte

Ein- und Ausschalten:	Mit Schalter +, - oder 0 (Null). Bei Nichtgebrauch Gerät abschalten (spart Batterien).
Lautstärke regulieren:	Mit kleinem Rad, das meistens mit Zahlen versehen ist.
Tonübertragung:	M = Mikrofon eingeschaltet (Normalstellung) T = Telefonspule zum Telefonieren und für Höranlagen MT = beide Möglichkeiten kombiniert.

Praktische Informationen zur Pflege der Hörgeräte

Allgemeine Tipps (Quelle: PHONAK Communikations AG)

Durch den sorgfältigen Umgang mit Hörgeräten wird deren Funktionsfähigkeit über lange Jahre erhalten. Hörgeräte sind robust gebaut, halten einer unsachgemäßen Behandlung aber nicht Stand. Nachfolgend einige wertvolle Pflegetipps:

1. **Schützen Sie Hörgeräte vor Schmutz**
   Vergewissern Sie sich stets, dass Ihre Finger sauber und trocken sind, bevor Sie ein Hörgerät berühren. Der Mikrofoneingang ist nur wenige Zehntelmillimeter breit und kann bei unsachgemäßer Behandlung blockiert werden.

2. **Stöße vermeiden**
   Vermeiden Sie ein Herunterfallen der Geräte auf harte Oberflächen. Gefahr besteht dazu während der Reinigung oder beim Batteriewechsel. Wenn Sie dabei helfen, Hörgeräte einzusetzen oder zu entfernen, achten Sie auf eine weiche Unterlage (Bett, Sofa usw.).

3. **Schützen Sie Hörgeräte vor starker Hitzeeinwirkung**
   Sie sollten Hörgeräte nicht starker Hitze aussetzen. Schützen Sie sie vor direktem Sonnenlicht und legen Sie die Geräte nicht in die Nähe von Heizkörpern.

4. **Schützen Sie Hörgeräte vor Feuchtigkeit**
   Achten Sie darauf, dass der Klient vor dem Duschen, Baden oder Schwimmen sein Hörgerät aus dem Ohr nimmt. Wegen der hohen Feuchtigkeit sollte es nicht im Badezimmer liegengelassen werden. Der Klient sollte seine Ohren gelegentlich reinigen, bevor er das Gerät einsetzt. Feuchtigkeit und Kondenswasser können die Elektronik der Hörgeräte beschädigen. Wir empfehlen, die Batterie nachts aus dem Hörgerät zu nehmen und das Batteriefach offen zu lassen. Hörgeräte-Akustiker vertreiben ein spezielles Trockensystem.

5. **Vermeiden Sie den Kontakt mit Haarlack oder Make-up**
   Die feine Zerstäubung von Haarlack oder Make-up-Puder kann den Mikrofoneingang verstopfen und den Lautstärkesteller verkleben. Achten Sie darauf, dass der Klient vor Verwendung von Körperpflegeprodukten das Hörgerät entfernt.

6. **Sanft reinigen**
   Reinigen Sie die Geräte mit einem weichen, trockenen Tuch. Schädlich sind Alkohol, Lösungs- und Putzmittel.

7. **Ohrhygiene**
   Achten Sie stets auf eine einwandfreie Ohrhygiene der Klienten. Damit die Hörgeräte eine optimale Leistung erbringen können, müssen diese, wie auch das Ohrpass-Stück bei Hinter-dem-Ohr-Geräten, stets von Ohrenschmalz und anderen Verschmutzungen oder Rückständen frei sein. Spezielle Pflegeprodukte sind beim Hörgeräte-Akustiker erhältlich, der die Geräte auch fachgerecht auf Ohrenschmalzrückstände und Funktionstüchtigkeit überprüft.

8. **Lassen Sie Reparaturen nur durch einen Spezialisten ausführen.**
   Schraubendreher und Öl sind die Feinde jedes Hörgerätes. Wenn sie mit der Elektronik oder der Mikromechanik in Kontakt kommen, können irreparable Schäden entstehen.

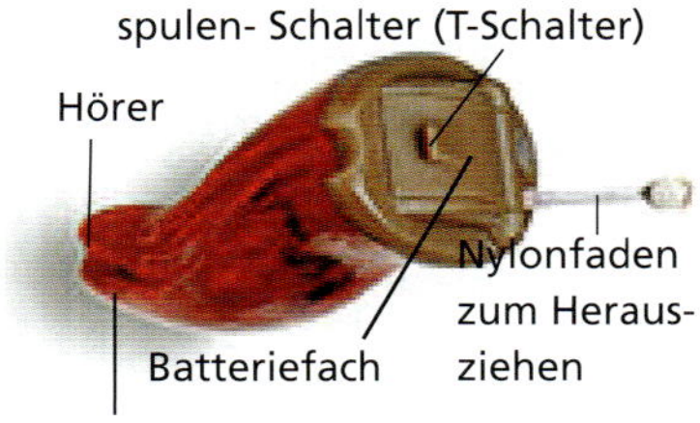

Abbildung 2.18: Perseo 11 CIC Hörgerät (komplett im Ohrkanal) mit PersonalLogik für individuelle Hörbedürfnisse

Die richtige Reinigung und Pflege der Im-Ohr-Hörgeräte (Abb. 2.18)

- Verwenden Sie zur Reinigung der Geräte ein spezielles Reinigungsset.
- Wasser und Lösungsmittel können die empfindlichen elektronischen Bestandteile beschädigen. Reiben Sie die Hörgeräte nach dem Herausnehmen mit einem weichen, trockenen Tuch ab.
- Entfernen Sie täglich alle Rückstände von Ohrenschmalz an den Hörgeräten. Verwenden Sie dazu eine spezielle Bürste. Reinigen Sie die Hörgeräte stets von oben nach unten, um zu verhindern, dass Ohrenschmalz oder Staubpartikel ins Innere der Hörgeräte gelangen.
- Wenn die Lautstärke eines Hörgerätes abnimmt, kann der Cerumen-Filter verstopft sein. Wechseln Sie entweder den Cerumen-Filter aus oder wenden Sie sich an den Hörgeräte-Akustiker.

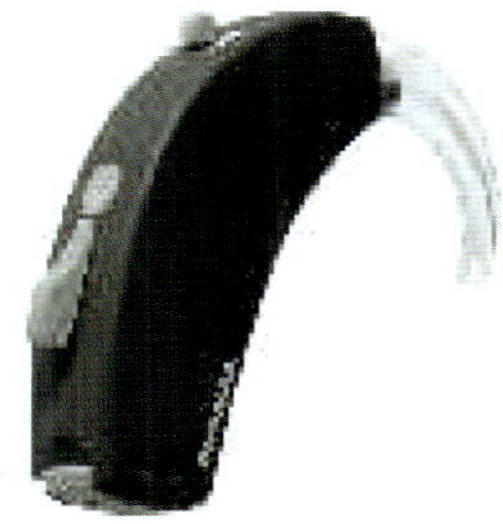

Abbildung 2.19: Perseo 111 dAZ Hinter-dem-Ohr Hörgerät mit PersonalLogic, geeignet für Hochtonsteilabfall

Wichtig bei Im-Ohr-Hörgeräten

Weil die Elektronik eines Im-Ohr-Gerätes im Ohrpass-Stück oder in den Schalen eingebaut ist, sind diese Geräte einer Beschädigung durch Ohrenschmalz, Feuchtigkeit oder Schmutz besonders ausgesetzt.

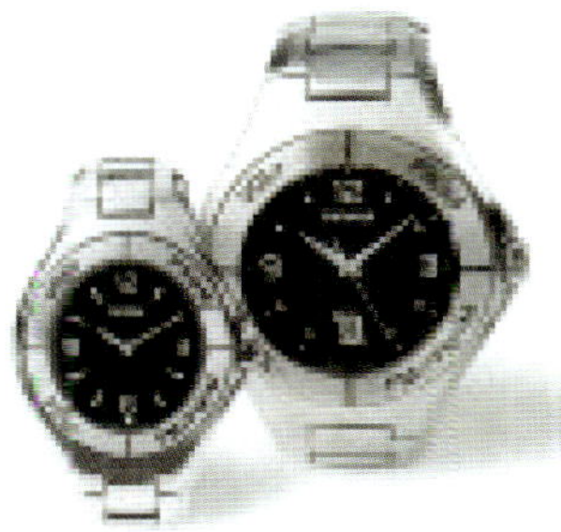

Abbildung 2.20: WatchPilot: diskrete Fernsteuerung für digitale Hörgeräte und Uhr in einem

Die richtige Reinigung und Pflege der Hinter-dem-Ohr-Hörgeräte (Abb. 2.19)

Das herausgenommene Ohrpass-Stück sollte täglich mit einem weichen, trockenen Tuch abgerieben werden. Überprüfen Sie dabei die Öffnung des Ohrpass-Stückes. Sie darf auf keinen Fall verstopft sein, da sonst die Schallübertragung Hörgerät-Ohr gestört ist. Mindestens ein Mal pro Woche sollte das Ohrpass-Stück gründlicher gereinigt werden. Beim Hörgeräte-Akustiker sind für diesen Zweck komplette Hygiene-Sets erhältlich.

Wenden Sie sich auch an den Hörgeräte-Akustiker, wenn:

- der Klient trotz korrekter Platzierung des Ohrpass-Stücks Unbehagen oder Schmerzen verspürt
- Ohrenschmalz von der Ohrpass-Stück-Öffnung nicht mehr entfernt werden kann
- der Ohrpass-Stück-Schlauch gelblich und brüchig ist
- der Klient die gewünschte Lautstärke nicht mehr einstellen kann, weil das Hörgerät zu pfeifen beginnt

Wichtig zu beachten!

Trennen Sie das Ohrpass-Stück immer vom Hörgerät, bevor Sie es waschen. Das Hörgerät darf nie mit Wasser in Kontakt kommen! Wenn Sie das Ohrpass-Stück wieder an das Hörgerät anschließen, muss es absolut trocken sein. Den Schlauch zum Trocknen am besten mit einer Luftpuste ausblasen. Dieses preisgünstige Zubehör ist beim Hörgeräte-Akustiker erhältlich.
Die Biegung des angeschlossenen Ohrpass-Stücks muss mit der Biegung des Hörgerätes übereinstimmen.

Tabelle 2.11: Störungen bei der Bedienung eines Hörgeräts (Quelle: Phonak PHONAK Communikations AG)

Mögliche Störungen	Ursache	Behebung der Störung
Die Lautstärke verringert sich	▪ Schwache Batterie ▪ Der Ausgang des Gerätes ist mit Ohrenschmalz verstopft ▪ Die Mikrofonöffnung ist verstopft	▸ Batterie ersetzen ▸ Reinigen Sie ihn mit einer kleinen Bürste. Wechseln Sie den Cerumen-Filter ▸ Wenden Sie sich an den Hörgeräte-Akustiker
Das Hörgerät pfeift im Ohr	▪ Das Hörgerät ist nicht richtig eingesetzt ▪ Das Hörgerät ist im falschen Ohr ▪ Das Hörgerät sitzt zu locker	▸ Setzen Sie es erneut ein ▸ Setzen Sie es in das andere Ohr ▸ Wenden Sie sich an den Hörgeräte-Akustiker
Das Hörgerät funktioniert nicht	▪ Die Batterie ist herausgefallen ▪ Das Batteriefach ist nicht geschlossen ▪ Die Batterie ist schmutzig ▪ Die Batterie ist zu schwach	▸ Legen Sie eine Batterie ein ▸ Schließen Sie das Batteriefach ▸ Reinigen Sie die Batterie ▸ Wechseln Sie die Batterie
Das Hörgerät gleitet aus dem Ohr	▪ Im Gehörgang sind Fettrückstände	▸ Reinigen Sie das Hörgerät und das Ohr des Klienten mit einem weichen Tuch
Das Hörgerät verursacht Schmerzen im Ohr	▪ Das Gerät ist nicht richtig platziert	▸ Entfernen Sie es und setzen Sie es erneut ein. Wenn das Problem weiterhin besteht, wenden Sie sich an den Hörgeräte-Akustiker
Das Hörgerät ist schwierig einzusetzen	▪ Der Gehörgang ist zu trocken	▸ Geben Sie einen kleinen Tropfen hautfreundliches Öl auf den Finger und machen Sie damit den Gehörgang geschmeidig. Setzen Sie das Hörgerät ein. Das Öl darf unter keinen Umständen in die Hörgeräteöffnungen gelangen

Das Hör- und Gleichgewichtsorgan

Die beiden Organe liegen nahe beieinander, haben aber verschiedene Aufgaben. Das Hörorgan nimmt Schallwellen auf und leitet sie weiter, das Gleichgewichtsorgan registriert Lageveränderungen des Kopfes und meldet sie an das Gehirn weiter.

Anteile des Hörorgans (Abb. 2.21)

- äußeres Ohr
- Mittelohr
- Innenohr

Das äußere Ohr

Zum äußeren Ohr gehören die Ohrmuschel, die Schallwellen auffängt und in den äußeren Gehörgang leitet. Der äußere Gehörgang enthält Drüsen, die das Ohrenschmalz produzieren, und Haare, die vor Fremdkörpern schützen.

Das Trommelfell ist eine bindegewebige, dünne Haut, die das äußere Ohr vom Mittelohr trennt.

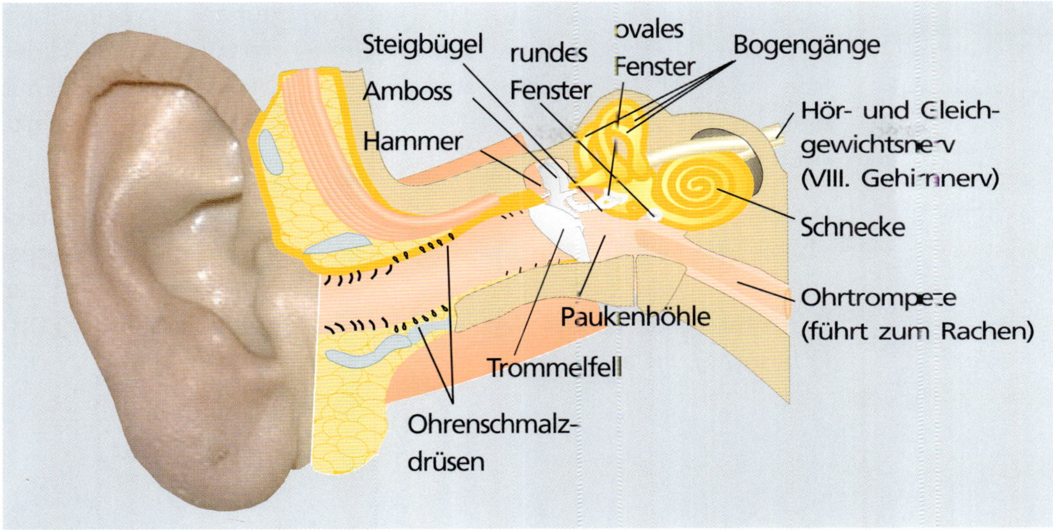

Abbildung 2.21: Der Bau des Ohres

Das Mittelohr

Das Mittelohr enthält die Gehörknöchelchen Hammer, Amboss und Steigbügel, die Paukenhöhle, die Ohrtrompete (Eustachische Röhre), die die Paukenhöhle mit dem Rachen verbindet und für den Druckausgleich beidseits des Trommelfells zuständig ist, und das ovale und das runde Fenster.

Das Innenohr

Das Innenohr besteht aus dem Vorhof, den Bogengängen und der Schnecke. Im Vorhof und in den Bogengängen liegen die Sinneszellen des Gleichgewichtsorgans, in der Schnecke die des Hörorgans. Schnecke und Bogengänge sind mit Flüssigkeit gefüllt und enthalten Sinneshärchen.

Der Hörvorgang

Schallwellen werden von den Ohrmuscheln aufgefangen und gelangen durch den äußeren Gehörgang auf das Trommelfell. Das Trommelfell wird in Schwingungen versetzt.

Vom Trommelfell werden die Schwingungen auf den Hammer, den Amboss und den Steigbügel übertragen und kommen zum ovalen Fenster. Die Schwingungen des Steigbügels setzen die Flüssigkeit in der Schnecke in Bewegung; dadurch werden die Sinneshaare gereizt und in den Sinneszellen elektrische Impulse ausgelöst, die durch Nervenfasern in das Hörzentrum des Großhirns gelangen und hier (als Töne und Geräusche) wahrgenommen werden.

Schallwellen

Schallwellen gehen von einer Schallquelle (Schwingungen von Objekten) aus und pflanzen sich hauptsächlich in der Luft, aber auch in Flüssigkeiten und festen Stoffen fort.

Die Tonhöhe wird durch die Anzahl der Schwingungen pro Zeiteinheit bestimmt (Tonfrequenz) und mit der Einheit Hertz (Hz = Anzahl der Schwingungen pro Sekunde) angegeben. Der Mensch hört Schall mit einer Frequenz von 16 000–20 000 Hz. Bei Altersschwerhörigkeit sinkt oft die obere Grenze auf Werte von ca. 5000 Hz.

Die Lautstärke hängt von der Größe der Schwingungen (Amplitude) ab. Die Lautstärke wird mit Dezibel (dB) gemessen. Normale Umgangssprache hat ca. 45 dB, eine ständige Belastung von 90 dB führt zur Schwerhörigkeit (z. B. auch zu häufiges sehr lautes Musikhören, Diskobesuche), die akute Schmerzgrenze liegt bei 120 dB.

Wahrnehmungsstörungen

Jolanda Lüthi

Während bei der Sinnesbehinderung die Aufnahme des Reizes beeinträchtigt ist, können bei der Wahrnehmungsstörung die Sinneseindrücke im Hirn nicht richtig bzw. sinngebend verarbeitet werden.

Dies lässt sich am Beispiel des Hörens gut erklären: Das Sinnesorgan Ohr der Person ist intakt und die Weiterleitung der Reize ans Hirn funktioniert. Die Person kann also hören. Ihr Hirn hat aber Mühe aus der Vielzahl von Geräuschen zwischen wichtigen oder unwichtigen Geräuschen zu unterscheiden. Sie «hört» alles gleich laut und merkt zum Beispiel nicht, dass ein Geräusch wichtiger wäre als die anderen.

Beispiel: siehe Abbildung 2.22

Oder ein Beispiel aus dem Bereich des Sehens: Das Sinnesorgan Auge der Person ist intakt und die Weiterleitung der Reize ans Hirn funktioniert. Die Person kann also sehen. Ihr Hirn hat aber Mühe aus der Vielzahl von Gesehenem zwischen Wichtigem und Unwichtigem zu unterscheiden. Beim Überqueren der Straße ist der Schmetterling der auf die Person zufliegt genauso wichtig wie das Auto, das auf die Person zufährt.

Eine andere Form der Wahrnehmungsstörung ist, dass man Zusammenhänge von Handlungsabläufen nicht erkennt und deshalb nicht nachahmen kann. So nimmt die Person zum Beispiel nicht wahr, dass die einzelnen Schritte des Zähneputzens «Zahnbürste nehmen, Zahnpasta auf die Borsten streichen, Zahnbürste in den Mund stecken, mit kreisenden Bewegungen die Zähne damit putzen» zusammengehören und kann sie sich deshalb auch nicht merken.

Menschen mit Wahrnehmungsstörungen können schnell erschöpft und unkonzentriert sein, weil sie dauernd alle Geräusche oder Bilder wahrnehmen. Sie können auch gereizt oder vielleicht sogar wütend werden, weil es einfach «zu viel» wird. Je nach Wahrnehmungsstörung können sie vielleicht auch ungeschickt sein, weil sie sich bestimmte

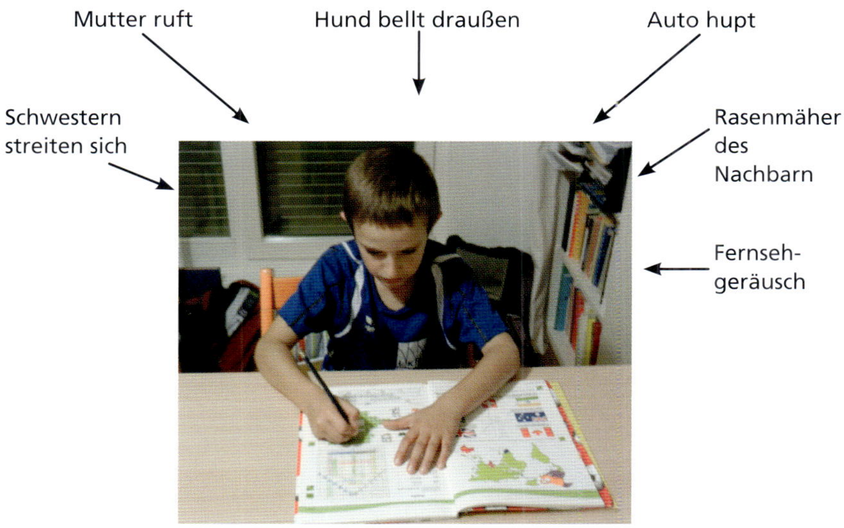

Abbildung 2.22: Wichtige und unwichtige Geräusche wahrnehmen

Abläufe, wie z.B. das Zähneputzen, einfach nicht merken können. All diese Schwierigkeiten können sich auch auf die Gefühlsebene des Menschen auswirken: Betroffene Menschen können unter den ständigen Misserfolgen leiden und vielleicht auch eine depressive Grundstimmung entwickeln.

Sexualität

Einleitung

Sexualität ist ein Grundbedürfnis des Menschen und dennoch ein Thema, über das selten wirklich gesprochen wird. Denn es ist ein sehr persönliches Thema.
Was alles mit dem Begriff «Sexualität» gemeint ist, lässt sich nur schwer fassen. Früher wurde unter Sexualität nur die Fortpflanzung und der Geschlechtsakt verstanden.

Heute hat man ein breiteres Verständnis von Sexualität: Zur Sexualität gehören neben dem Geschlechtsverkehr auch das Verliebtsein, Liebesbeziehungen führen, sich als Frau oder Mann fühlen und zeigen, Zärtlichkeiten austauschen, erregt sein und erregen, Erotik, Selbstbefriedigung, Menstruation und Empfängnisverhütung.

Was ist mit Sexualität gemeint?

Zur Übersicht lässt sich die Sexualität in drei Bereiche einteilen (vgl. Sporken 1974, 159):

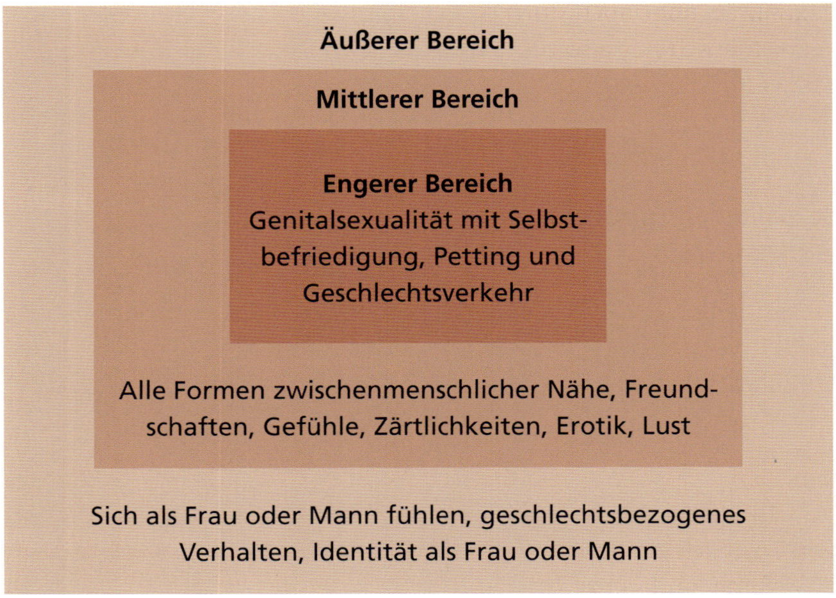
Äußerer Bereich
Mittlerer Bereich
Engerer Bereich
Genitalsexualität mit Selbstbefriedigung, Petting und Geschlechtsverkehr
Alle Formen zwischenmenschlicher Nähe, Freundschaften, Gefühle, Zärtlichkeiten, Erotik, Lust
Sich als Frau oder Mann fühlen, geschlechtsbezogenes Verhalten, Identität als Frau oder Mann

Abbildung 2.23: Einteilung der Sexualität in drei Bereiche

«Frau sein» und «Mann sein»

Das Geschlecht wird meistens vor der Geburt festgestellt und beeinflusst das ganze Leben des Menschen. Es ist ein wichtiger Teil des Menschen, der seine Verhalten und seine Persönlichkeit beeinflusst.

Das Geschlecht wird in zwei Begriffe unterteilt:

Tabelle 2.12: Die verschiedenen Geschlechter eines Menschen

Biologisches Geschlecht	Soziales und psychologisches Geschlecht
■ männliche und weibliche Körpermerkmale wie weibliche Brust, Penis, Eierstöcke, Hoden etc.	■ «männlich» oder «weiblich» sein durch Kleidung, Frisur, Gesten, Körperhaltung ■ Sich als Mann oder Frau fühlen
Wird im Englischen «Sex» genannt.	Wird im Englischen «Gender» genannt.

«Frau sein» oder «Mann sein» hat also nicht nur mit dem biologischen Geschlecht zu tun, sondern auch mit dem sozialen und dem psychologischen. Für viele Menschen ist ihre Geschlechtlichkeit ein wichtiger Teil: Sie investieren viel Energie in das soziale Geschlecht um attraktiv zu sein und sich als Mann oder Frau zu fühlen. Das soziale und psychologische Geschlecht wird stark von kulturellen und familiären Werten und Normen geprägt. So ist es in gewissen Kulturen gewünscht, dass Frauen Kopftücher tragen, in anderen Kulturen nicht.

Zwischenmenschliche Nähe und Genitalsexualität

Jeder Mensch lebt die Nähe zu anderen Menschen und seine Sexualität auf seine individuelle Art und Weise. Diese individuelle Art und Weise wird beeinflusst durch seine persönlichen Sichtweisen zum Thema

Sexualität, aber auch durch familiäre und kulturelle Vorstellungen. Jeder Mensch hat also unterschiedliche Bedürfnisse und Wünsche in Bezug auf die Sexualität.

Sexuelle Orientierung

Sexualität leben zu können ist ein menschliches Grundbedürfnis und ein Menschenrecht.

Jeder Mensch hat auch das Recht, seine Sexualität selbstbestimmt zu leben[1]. So steht es ihm zum Beispiel frei ob er seine Liebe in Form von Zärtlichkeiten öffentlich zeigt oder nicht. Selbst bestimmen darf der Mensch auch, mit wem er seine Sexualität und seine Liebe leben möchte. Dies nennt man auch sexuelle Orientierung.

Von «sexueller Orientierung» wird gesprochen, wenn es darum geht, von wem sich jemand gefühlsmäßig und sexuell angezogen fühlt. Wir Menschen sind verschieden und haben deshalb auch verschiedene sexuelle Orientierungen.

Die sexuelle Orientierung kann wie folgt unterteilt werden:

- **Heterosexualität** bedeutet, dass man sich vom anderen Geschlecht angezogen fühlt. Für die meisten Menschen erscheint dies «normal», weil es sehr häufig ist und weil sie es so gewohnt sind.
- **Homosexualität** bedeutet, dass sich eine Person vom gleichen Geschlecht angezogen fühlt. Bei Männern nennt man dies «schwul»; bei Frauen verwendet man den Begriff «lesbisch».
- **Bisexualität** bedeutet, dass man sich von beiden Geschlechtern angezogen fühlt. Das heißt, sowohl von Männern als auch von Frauen. Dies bedeutet aber nicht unbedingt, dass bisexuelle Menschen mit beiden Geschlechtern gleichzeitig eine Beziehung führen.

Sexualität und Behinderung

Menschen mit Behinderung haben die gleichen sexuellen Bedürfnisse und das gleiche Recht auf Sexualität wie wir alle. Und auch sie wollen sich als Mann oder Frau zeigen und fühlen, und darin ernst genommen werden.

Menschen mit Behinderung können dies aber häufig nicht selbstständig erfüllen und sind auf Unterstützung angewiesen. Betreuungspersonen und Angehörige spielen dabei eine wichtige Rolle.

Ängste, negative Einstellungen und Vorurteile von Betreuungspersonen, den Angehörigen und der Gesellschaft können aber die Sexualität von Menschen mit Behinderung einschränken. Beispiele dafür können sein (vgl. Dreyfuß 2010, 27):

- Sie werden wie Kinder behandelt, auch wenn sie erwachsen sind.
- Sie haben keinen Rückzugsort um mit einer Partnerin/einem Partner alleine zu sein (keine Privatsphäre).
- Sie dürfen nicht mit einem Partner/einer Partnerin zusammen sein.

[1] Die Selbstbestimmung gilt nicht für sexuelle Handlungen, die verboten sind wie z. B. Vergewaltigung, sexueller Missbrauch oder Pädophilie.

- Man klärt sie nicht auf.
- Das Umfeld ist überfordert und schaut «weg».
- Man hat Angst davor, dass die Frauen mit Behinderung schwanger werden könnten.
- Das Umfeld möchte, dass die Menschen mit Behinderung keine sexuellen Dienstleistungen (bei einer / einem Prostituierten oder einer / einem sexuellen Assistenten) kaufen.

Menschen mit Behinderung können aber auch selbst Unsicherheiten in Bezug auf die Sexualität haben. Mögliche Unsicherheiten bei Menschen mit Körperbehinderung können sein:

- Welche Berührungen spüre ich überhaupt? Spüre ich sinnliche Berührungen?
- Kann ich erregt werden?
- Wie kann ich mich selbst befriedigen, wenn meine Beweglichkeit eingeschränkt ist?

Mögliche Unsicherheiten bei Menschen mit geistiger Behinderung können sein:

- Was passiert mit mir, wenn ich mich verliebe?
- Wie kann ich zeigen, dass ich meine Freundin / meinen Freund liebe?
- Wie geht das miteinander schlafen?

Begleitung von Menschen mit Behinderung in ihrer Sexualität

Die Begleitung von Menschen mit Behinderung in sexuellen Fragen stellt an die Betreuungspersonen große Anforderungen. Über das Thema wird häufig nicht gesprochen, es ist aber dennoch immer vorhanden. Damit Betreuungspersonen mit dem Thema «Sexualität» umgehen können, sollten sie sich auch mit ihrer eigenen Sexualität und ihren eigenen Wünschen, Ängsten und Überzeugungen in Bezug auf die Sexualität auseinandersetzen.

Die Begleitung von Menschen mit Behinderung in ihrer Sexualität beinhaltet folgende Aspekte:

Privatsphäre und Intimsphäre respektieren

Zur Sexualität gehört auch die Intimsphäre. Diese ist bei der Pflege der KlientInnen einzuhalten, z. B. durch das Schließen der WC-Türen beim WC-Gang, durch Schließen der Zimmertüren oder handlungsbegleitendes Sprechen bei der Pflege. Auch die Privatsphäre ist einzuhalten, z. B. durch Anklopfen und Warten um Erlaubnis beim Eintreten in ein Zimmer. Klientinnen und Klienten sollen auch die Möglichkeit haben, sich mit jemandem im Zimmer zurückziehen zu können und ungestört zu sein.

Respektieren der Privat- und Intimsphäre bedeutet aber auch, dass sie sich nicht abwertend oder lustigmachend über sexuelle Gefühle von Klientinnen und Klienten äußern.

Aufklärung und Beratung

Auch Menschen mit Behinderung müssen aufgeklärt werden. Die Aufklärung soll dem jeweiligen Entwicklungsstand der Person angepasst sein und dauert teilweise ein Leben lang. Wichtig ist: Menschen mit einer geistigen Behinderung sind in ihrer sexuellen Entwicklung vielleicht etwas langsamer, aber: Der sexuelle Entwicklungsstand entspricht nicht demjenigen des geistigen Entwicklungsstandes! Das heißt, ein Mensch mit einer schweren geistigen Beeinträchtigung kann sehr wohl das Bedürfnis nach genitaler Sexualität haben.

Aufklärung und Beratung spielen auch später im Leben von Menschen mit Behinderung eine wichtige Rolle: Viele KlientInnen brauchen Unterstützung und Begleitung bei der Partnerschaft, bei der Verhütung und vielleicht auch beim Thema «Kinderwunsch».

Unterstützung bieten

Vor allem Menschen mit einer geistigen Behinderung brauchen häufig Unterstützung in allen drei Bereichen der Sexualität:

Tabelle 2.13: Verschiedene Bereiche der Sexualität

Bereich der Sexualität	Unterstützung bei …
Äußerer Bereich	▪ der Körperwahrnehmung ▪ Beratung und Begleitung beim «Frau sein» oder «Mann sein» (Kleiderwahl, Kosmetik, Frisuren, Schmuck) ▪ Kontakten zu anderen Menschen
Mittlerer Bereich	▪ bei der Beziehungsaufnahme, beim Pflegen von Beziehungen (Telefonieren, Besuchen, sich melden etc.) ▪ dem Thema «Nähe und Distanz» in Beziehungen (Schutz von «Schwächeren») ▪ beim Benennen von Gefühlen ▪ bei Paarbeziehungen
Engerer Bereich	▪ Thematisierung und Aufklärung über Schwangerschaftsverhütung ▪ beim Organisieren von Sexualassistenz

Sexualassistenz

Begleiterinnen und Begleiter von Menschen mit Behinderung sind auch mit Wünschen und Bedürfnissen der KlientInnen nach genitaler Sexualität konfrontiert. Da viele dieser Wünsche und Fragen die Beziehung zwischen Klienten und Betreuungspersonen überschreiten, gibt es heute das Angebot der Sexualassistenz oder Sexualbegleitung (früher wurde es auch BerüherInnen genannt).

Die Sexualassistenz ist eine bezahlte Begleitung des Auslebens von Sexualität für Menschen mit Behinderung. Sie wird von speziell ausgebildeten Personen angeboten, ist aber kein Ersatz für eine Partnerschaft. Zur Sexualassistenz gehören:

- Beschaffen von Hilfsmitteln wie Vibrator oder Pornovideos
- Sinnliche Massagen
- Austausch von Zärtlichkeiten, Berührungen, Streicheln
- Anleitung oder Hilfestellung bei der Selbstbefriedigung
- Evtl. auch Geschlechtsverkehr

Somit findet eine klare Trennung zwischen den alltäglichen, notwendigen Berührungen z. B. in der Pflege durch Betreuungspersonen und den sinnlich-erotischen Dienstleistungen durch Sexualassistentinnen/Sexualassistenten statt.

Gewalt und Missbrauch in Institutionen

Einleitung

Fälle von Gewalt und Missbrauch in Alters- oder Behindertenheimen sind in den letzten Jahren öfters in den Medien thematisiert worden. Klientinnen und Klienten wurden in Pflegeheimen getötet oder in Behindertenheimen sexuell missbraucht. Diese Fälle kommen vor – aber sie zeigen nur einen Teil der Gewalt und des Missbrauchs in Institutionen auf. Denn Gewalt und Missbrauch haben viele Gesichter. Und oftmals finden sie subtil und versteckt statt und bleiben deshalb häufig unentdeckt.

Definition von Gewalt

Gewalt kann beschrieben werden als «Einwirken auf andere, die dadurch beeinflusst oder geschädigt werden».

Von Missbrauch spricht man, wenn eine Person aufgrund ihrer Macht andere Personen beeinflusst oder schädigt.

Formen von Gewalt und Missbrauch

Es werden drei Formen von Gewalt unterschieden: Die **physische, psychische** und **sexuelle** Gewalt (vgl. Stadt Bern 2004, 5ff):

Physische oder körperliche Gewalt

Körperliche Gewalt umfasst alle Gewalthandlungen, bei denen der Körper eines anderen Menschen absichtlich geschädigt wird (also nicht durch Missgeschicke oder Unfälle). Beispiele von physischer Gewalt sind:

- stoßen, packen, schütteln, beißen, schlagen, ohrfeigen
- mit einem Gegenstand gezielt werfen oder schlagen
- würgen, verprügeln
- mit Messer, Schusswaffe oder anderen Gegenständen bedrohen (z. B. brennende Zigarette)
- mit Messer zustoßen, mit Schusswaffe schießen, mit brennender Zigarette brennen

Psychische Gewalt

Zur psychischen Gewalt gehören Beschimpfen, Verspotten, Drohen mit Worten, Erpressen und das Verbreiten von Gerüchten. Auch Missachtung und Zurückweisen gehören zur psychischen Gewalt. Die psychische Gewalt hinterlässt keine sichtbaren Verletzungen. Aber deshalb ist sie nicht harmlos, sondern sie kann genauso verletzend sein wie körperliche Gewalt. Beispiele sind:

- jemanden beschimpfen, beleidigen oder abwerten
- drohen, jemanden zu schlagen oder jemanden einen Gegenstand anzuwerfen
- jemanden ein- oder aussperren
- jemanden bloßstellen
- jemanden mobben

Sexuelle Gewalt

Sexuelle Gewalt ist jede Form von grenzverletzendem Verhalten, das die Sexualität betrifft. Sexuelle Übergriffe beginnen dann, wenn Abwehrreaktionen nicht ernst genommen und die Grenzen des Gegenübers missachtet werden. Sexuelle Gewalt reicht also von sexueller Belästigung mit Sprüchen und Gesten bis zu strafbaren sexuelle Handlungen an Menschen, die ohne deren Einverständnis vorgenommen werden (z. B. sexueller Missbrauch oder Vergewaltigung). Beispiele für sexuelle Gewalt sind:

- das Nein des Gegenübers wird nicht respektiert
- unangenehme Bemerkungen / Berührungen / Anmache durch andere Personen
- Belästigung per SMS, Telefon, E-Mail
- sexueller Missbrauch
- Vergewaltigung

Von **sexuellem Missbrauch** spricht man, wenn eine abhängige Person (ein Kind, eine Klientin oder ein Klient) zu sexuellen Handlungen (wie zum Beispiel zu sexuellen Berührungen, zu sexuellem Streicheln, zu Geschlechtsverkehr) veranlasst oder ihnen ausgesetzt wird.
Unter sexuelle Gewalt gehören deshalb auch sexuelle Handlungen, welche unter Ausnützung einer Abhängigkeits-Beziehung (z. B. Betreuungsperson – Klient) aufgezwungen werden:

- bei pflegerischen Körperkontakten Nähe und Berührungen aufzwingen
- Gelegenheiten ausnützen oder schaffen, den nackten Körper anderer anschauen zu können
- bei körperlicher Pflege sexuell motivierte Handlungen vornehmen (ausziehen, berühren, aber auch sich selbst ausziehen)
- mit sexualisierter Sprache abwerten und demütigen

Gewalt und Missbrauch durch Betreuungspersonen

Bei der Begleitung und Betreuung von Menschen (z.B. alten Menschen oder Menschen mit Behinderung) handelt es sich um eine **hierarchische Beziehung** zwischen Betreuungspersonen und Klienten. Betreuungspersonen haben mehr Macht und können über Klienten bestimmen: z.B. wie viel die Klienten trinken sollen, wie viel sie rauchen dürfen, welche Kleidung sie anziehen dürfen. Daneben sind die KlientInnen **abhängig** von den Betreuungspersonen. Sie sind darauf angewiesen, dass die Betreuungspersonen ihre Bedürfnisse unterstützen bzw. befriedigen.

Diese hierarchische Beziehung und die Abhängigkeit der Klienten von den Betreuungspersonen können zu Gewalt und Missbrauch durch diese führen. Mögliche Formen von Gewalt und Missbrauch durch die Betreuungspersonen können sein:

Tabelle 2.14: Formen von Gewalt und Missbrauch

Physische Gewalt	■ KlientInnen unsanft anfassen während Pflegeverrichtungen ■ KlientInnen eingenässt liegen oder sitzen lassen ■ Vernachlässigung in der Pflege ■ KlientInnen schlagen, verbrennen, schneiden ■ KlientInnen fixieren (z.B. mit Bettgurt) ■ Körperliche Bestrafungen der KlientInnen ■ Verabreichung von deutlich überdosierten Medikamenten ■ Verweigerung von Medikamenten
Psychische Gewalt	■ KlientInnen beschimpfen ■ KlientInnen ignorieren ■ KlientInnen drohen (z.B. mit Entlassung oder Versetzung) ■ KlientInnen ärgern ■ KlientInnen lächerlich machen oder bloß stellen ■ KlientInnen einsperren ■ Bestrafungen der KlientInnen
Sexuelle Gewalt	■ Unangebrachte Bemerkungen machen (sexuelle Sprüche) ■ Intimzonen unsanft berühren ■ Intimzonen zärtlich berühren ■ KlientInnen küssen ■ Intimsphäre missachten (z.B. Klient nackt sitzen lassen) ■ Privatsphäre missachten ■ Sexuelle Handlungen vor den KlientInnen vollziehen ■ Geschlechtsverkehr mit den KlientInnen

Gewalt und Missbrauch in Institutionen ist ein nicht ganz seltenes Phänomen, wie Studien zeigen (vgl. Görgen undatiert). Viele der Formen sind nicht sichtbar und werden oft nicht als Gewalt verstanden. Sie finden deshalb immer wieder in der täglichen Begleitung statt.

Die Gründe für die Gewalt gegenüber KlientInnen können sein:

- Unwissenheit: Betreuungspersonen sind sich nicht bewusst, dass sie Gewalt über die Klienten und Klientinnen ausüben.
- Überbelastung: Die Betreuungspersonen sind oft einem hohen Druck ausgesetzt durch Zeitmangel und zu wenig Personal.
- Überforderung: Betreuungspersonen können im Umgang mit schwierigen Verhalten von Klientinnen und Klienten überfordert sein und sich nicht besser zu helfen wissen, als zu Gewalt zu greifen.
- Gewohnheit: In vielen Institutionen ist es Gewohnheit, Klientinnen und Klienten zu bestrafen.
- Wut, Ärger und Frustration: Betreuungspersonen können wütend oder verärgert über Klientinnen und Klienten sein und ihre Professionalität verloren haben. Eine der häufigsten Ursachen für Gewalt von Betreuungspersonen ist jedoch die Frustration am Arbeitsplatz.
- Mangelnde Kontrolle durch Vorgesetzte: Häufig schauen Vorgesetzte weg oder fragen nur wenig nach.

Umgang mit Gewalt und Missbrauch durch Betreuungspersonen

Es gibt kein Patentrezept gegen Gewalt und Missbrauch in Institutionen, da die Formen und die Ursachen sehr unterschiedlich sind. Dennoch kann man als Betreuungsperson vieles tun:

- Seien Sie sich bewusst, dass Sie Macht ausüben.
- Schauen Sie hin, sprechen Sie es an, fragen Sie nach.
- Wenn Sie Gewalt oder Missbrauch bemerken, dann sprechen Sie darüber.
- Melden Sie Ihren Vorgesetzten, wenn Sie Veränderungen an einem Klienten oder einer Klientin bemerken.
- Nehmen Sie Aussagen der Klientinnen und Klienten ernst und leiten Sie diese weiter.
- Sprechen Sie mit den Vorgesetzten darüber, wenn Sie mit bestimmten KlientInnen nicht zurechtkommen.
- Informieren Sie sich über das Gewaltkonzept Ihrer Institution.

Gewalt durch Klientinnen und Klienten

Auch Betreuungspersonen sind in ihrem beruflichen Alltag der Gewalt von Klientinnen und Klienten ausgesetzt: Klientinnen und Klienten beschimpfen, spucken, kneifen, schlagen und treten Betreuungspersonen. Betreuungspersonen sind teilweise auch sexuellen Übergriffen wie sexuellen Andeutungen, sexuellen Handlungen in Anwesenheit des Betreuungspersonals oder sexuellen Berührungen (z. B. der Brust) ausgesetzt. Betreuungspersonen sollten damit professionell umgehen können, denn der Umgang mit schwierigen Situationen gehört zu ihrem Beruf. Trotzdem gelingt dies nicht immer. Sinnvolle Handlungsweisen sind:

- dass Betreuungspersonen über das Geschehene und ihre Gefühle mit MitarbeiterInnen und Vorgesetzten sprechen.
- dass sie Klientinnen und Klienten gegenüber klar sagen, dass sie das nicht wollen.
- die Situationen genau aufgeschrieben werden, damit man evtl. einen Auslöser finden kann.
- dass die Betreuungspersonen im Umgang mit schwierigen Situationen geschult werden.
- siehe auch: «Umgang mit schwierigen Situationen».

Verhaltensauffälligkeiten / Auffälliges Verhalten / Verhaltensstörungen

Man kann von Verhaltensauffälligkeiten, von auffälligem Verhalten oder von Verhaltensstörungen sprechen und meint eigentlich immer dasselbe. Hier wurde der Begriff «auffälliges Verhalten» gewählt.

Einleitung

Viele Mitarbeiter in der Begleitung von Menschen sind mit auffälligen Verhaltensweisen konfrontiert: Mit Menschen, die sich selbst verletzen, die sich und andere beißen oder schlagen, die ihre Kleider zerreißen, Dinge verschlucken, das Essen verweigern, immer wieder die gleichen Bewegungen wiederholen oder laut schreien. Manchmal wissen die Betreuungspersonen weshalb jemand sich so verhält, manchmal nicht. Und oftmals fühlen sich die Betreuungspersonen unsicher, machtlos und wissen nicht wie mit dem Klienten oder der Klientin umgehen. Nicht nur für die Begleitungspersonen sind diese Situationen belastend, sondern sie beeinflussen auch die Beziehung und den Umgang mit den KlientInnen und die KlientInnen selbst.

Was ist auffälliges Verhalten?

Es ist schwierig zu sagen, was alles zu auffälligem Verhalten gezählt werden kann. Denn jeder Mensch, jede Kultur, jedes Zeitalter hat andere Verhaltensweisen die als «normal» betrachtet werden. So küssen sich die Maori – die Ureinwohner von Neuseeland – zur Begrüßung mit der Nase (Hongi). Dieses Verhalten ist für sie normal, bei uns wäre es auffällig. Das Verhalten wird also in seinem **Kontext** (Zusammenhang) gesehen und als auffällig oder nicht auffällig beurteilt. Aber es kommt auch auf die Person oder die Personen an, welche das Verhalten beurteilen: Ältere Menschen sind anders aufgewachsen und haben andere Regeln gelernt, deshalb beurteilen sie manchmal die Kleidung von jungen Menschen (z. B. bauchfrei) als auffällig. Es hängt also auch von der **Person** ab, ob ein Verhalten als auffällig beurteilt wird oder nicht.

> «Ein Verhalten wird als «auffällig» bezeichnet, wenn es erheblich und dauerhaft von dem abweicht, was die meisten Menschen der Bezugsgruppe tun oder empfinden.» (Hagemann 2009, 399)

Beispiel: Eine junge Frau ritzt sich mit dem Messer immer wieder Zeichen in den Arm. Das Verhalten wird als «auffällig» bezeichnet, weil es erheblich, das heißt stark, von dem abweicht, was «man» tut und weil sie es häufig macht, das heißt dauerhaft ist.

Formen von auffälligem Verhalten

Es gibt zahlreiche Formen von auffälligen Verhaltensweisen wie aggressive Verhaltensweisen, Stereotypien, Tics und Verweigerungen.

■ Aggressive Verhaltensweisen

Die aggressiven Verhaltensweisen können gegen sich selbst gerichtet sein, dann spricht man von **Autoaggressionen;** oder die aggressiven Verhaltensweisen sind gegen andere gerichtet, dann spricht man von **Fremdaggressionen.**

Tabelle 2.15: Formen von Aggression

Aggressive Verhaltensweisen		
Autoaggressionen	Gegen sich selbst gerichtete aggressive Handlungen	Sich schlagen, schneiden, beißen, den Kopf an die Wand schlagen etc.
Fremdaggressionen	Gegen andere Menschen oder gegen Gegenstände gerichtete aggressive Handlungen	Jemanden schlagen, beißen, bedrohen, beleidigen, Sachbeschädigungen etc.

■ Stereotypien

Unter Stereotypien versteht man sich wiederholende, gleichförmige Gesten, Mienen, Haltungen und Bewegungen, die nicht situationspassend sind. Die bekanntesten Formen sind Bewegungsstereotypien wie stehend von einem Bein auf das andere schaukeln.

■ Tics

Auch Tics gehören zu den auffälligen Verhaltensweisen. Unter Tics versteht man sich rasch wiederholende, nicht gewollte Bewegungsabfolgen in einem Muskel oder einer Muskelgruppe. Beispiele dafür sind der Blinzeltic, Räuspertic oder Hustentic (vgl. Seidel 2005, 7).

■ Weitere Verhaltenauffälligkeiten

Neben den bereits genannten Verhaltensauffälligkeiten gibt es noch viele andere wie Kommunikationsverweigerung, sozialer Rückzug, langes und andauerndes Schreien, Spucken etc

Funktion und Sinn von auffälligem Verhalten

Eigentlich wäre es nahe liegend, die Ursachen von auffälligem Verhalten zu suchen. Oftmals ist diese Suche jedoch sehr schwierig und unbefriedigend. Deshalb ist es manchmal besser, den Blick auf die Funktion und den Sinn des Verhaltens zu legen und sich zu fragen:

«Welchen Sinn könnte das Verhalten für die betroffene Person haben?»

Marlies Pörtner (2001, 24) schreibt über den Sinn von auffälligem Verhalten folgendes:

> *«Jeder Mensch muss ernstgenommen werden in seiner ganz eigenen Art und Ausdrucksweise, selbst wenn sie zunächst unverständlich scheint. Für die betroffene Person hat sie einen Sinn, und das muss respektiert werden. Nicht immer gelingt es, diesem Sinn auf die Spur zu kommen. Wir müssen damit leben, dass es oft nicht gelingt, die Mauer zu durchdringen und die Welt (…) dieser Menschen zu verstehen.»*

Um den Sinn des Verhaltens zu verstehen können folgende Hypothesen (Vermutungen) helfen:

Frustration	Auffälliges Verhalten kann als Ausdruck von Unlust, Frustration oder Wut auftreten.
Vermeidung	Auffälliges Verhalten kann auftreten, um Dinge zu vermeiden.
Überforderung	Auffälliges Verhalten kann auftreten, wenn die Klientin oder der Klient überfordert ist.
Hilferuf	Auffälliges Verhalten kann ein Hilferuf sein.
Unterforderung	Auffälliges Verhalten kann auftreten, wenn die Klientin oder der Klient unterfordert ist und sich langweilt.
Wunsch nach Zuneigung	Auffälliges Verhalten kann auftreten, wenn die Klientin oder der Klient sich mehr Zuwendung wünscht.
Spannungsabfuhr	Auffälliges Verhalten kann auftreten als Spannungsabfuhr, wenn Klientinnen und Klienten z. B. zuwenig Bewegung haben oder sehr aufgeregt sind.
Schmerzlinderung	Auffälliges Verhalten kann auftreten um einen anderen Schmerz weniger stark zu spüren.
Umgang des Personals mit Klientinnen und Klienten	Das auffällige Verhalten kann auch eine Reaktion des Klienten / der Klientin auf den Umgang des Personals mit ihr / ihm sein, z. B. wenn erwachsene Klienten wie Kleinkinder behandelt werden und sich so nicht ernst genommen fühlen.
Soziales Umfeld (Team, Angehörige, andere Klientinnen und Klienten etc.)	Es kann sein, dass sich der Konflikt innerhalb eines Betreuungsteams so auf die KlientInnen auswirkt, dass sie damit überfordert sind und mit auffälligem Verhalten wie vermehrte Fremdaggressionen oder Rückzug reagieren.

Wichtig ist: Die Klientinnen und Klienten versuchen mit dem «auffälligen Verhalten» etwas mitzuteilen. Sie können dies im Moment nicht anders, als mit diesem Verhalten. Das Verhalten macht deshalb für die Person einen Sinn und stellt die bestmögliche Bewältigung der Situation dar.

Umgang mit schwierigen Situationen

Betreuungspersonen sind in ihrem Arbeitsalltag häufig schwierigen Situationen ausgesetzt. Klientinnen und Klienten zeigen aufgrund unterschiedlichster Gründe auffällige Verhaltensweisen. Im Umgang mit diesen schwierigen Situationen muss zwischen dem konkreten Handeln in Situationen und dem längerfristigen Handeln, damit solche Situationen nicht entstehen, unterschieden werden.

1. Konkretes Handeln in schwierigen Situationen

Je nach Sinn und Funktion, nach Form und nach konkreter Situation muss die Betreuungsperson in der schwierigen Situation anders handeln. Ein Patenrezept dafür gibt es deshalb nicht. Dennoch gibt es einige Anhaltspunkte:

Verbale Kommunikation

- Möglichst wenig sprechen.
- Ruhig sprechen.
- In kurzen klaren Sätzen mit der Person sprechen.
- Einzelgespräch führen.
- Fragen stellen, die nur mit «Ja» zu beantworten sind.
- Keine Anforderungen mehr stellen, eventuell sogar Anforderungen zurücknehmen.
- Wahlmöglichkeiten anbieten (wenig sprechen und wenige konkrete Alternativen anbieten).
- Thema wechseln; zu einem Thema wechseln, das Freude bereitet.
- Ablenken evtl. mit einer neuen Aufgabe, die gerne gemacht wird.

Nonverbale Kommunikation

- Körperlichen Kontakt halten z. B. durch Hand auf Schulter legen, Berühren am Arm.
- Eingreifen durch nonverbale Zeichen wie Blickkontakt, Haltzeichen mit der Hand, etc.

Örtlich

- Sich selbst zurückziehen (z. B. Wechsel der Betreuungspersonen).
- Rückzugsmöglichkeiten anbieten.
- Anderen Aufenthaltsort z. B. Sitzplatz anbieten.
- Gemeinsam mit der Person aus der Situation gehen.
- Einschränkung der Bewegungsfreiheit und der Verfügbarkeit von Gegenständen (nur falls absolut notwendig).
- Raum geben für Bewegung (Bewegungsdrang oder Wut ausleben lassen z. B. durch Rennen oder Boxsack).

Körperlich

- Körperlichen Kontakt anbieten, z. B. Hand halten.
- Körperliche Entspannung anbieten durch Bewegung, Musik hören, Baden, Massage.
- Körperliches Eingreifen und Festhalten.

2. Längerfristiges, präventives Handeln

Damit schwierige Betreuungssituationen abnehmen, ist es wichtig, sich nicht nur in der konkreten Situation, sondern auch längerfristig und präventiv (vorsorglich) mit diesen Situationen zu befassen. Deshalb ist es wichtig:

- den Sinn und die Funktion des Verhaltens der Klientin/des Klienten zu verstehen
- verhaltensauslösende Faktoren zu kennen
- die Vorgeschichte der Person zu kennen (Biografie)
- Ressourcen der Klientinnen und Klienten zu kennen

Erst wenn verstanden wurde, was der Sinn und die Funktion dieses Verhaltens für die Klientin/den Klienten sein könnte, können längerfristige, präventive Angebote gemacht werden.

Längerfristige, präventive Interventionen können sein:

- Ausbauen der Kommunikationsmöglichkeiten durch unterstützte Kommunikation
- Basale Stimulation und Basale Kommunikation
- Wahrnehmungsförderung
- Rückzugsmöglichkeiten
- keine Unterforderungen/Überforderungen
- verhaltensauslösende Faktoren berücksichtigen
- regelmäßige Bewegung
- evtl. Gruppenwechsel

Literaturverzeichnis

Dreyfuß, H. (2010). Lehrmittel Fachfrau/Fachmann Betreuung. Spezifische Berufksunde Behindertenbetreuung E. Psychologie: Mensch und Entwicklung. Zürich: Careum.

Görgen, Th. (undatiert). Gewalt gegen ältere Menschen im stationären Bereich. Universität Giessen: Institut für Kriminologie. http://www.bibb.de/redaktion/altenpflege_saarland/literatur/gewalt_03.htm [Zugriff 27.6.2011].

Greving, H./Niehoff, D. (Hrsg.) (2009). Praxisorientierte Heilerziehungspflege: Bausteine der Erziehungswissenschaften, Psychologie und Soziologie. Troisdorf: Bildungsverlag EINS.

Hagemann, C. (Hrsg.) (2009). Pädagogik/Psychologie. Troisdorf: Bildungsverlag EINS.

Köbler, G. (1995). Etymologisches Wörterbuch. http://www.koeblergerhard.de/der/DERA.pdf [Zugriff 19.6.2011].

Pfluger-Jakob, M. (2007). Kinder mit Wahrnehmungsstörungen erkennen, verstehen, fördern. Freiburg: Herder.

Pörtner, M. (2001). Ernstnehmen – Zutrauen – Verstehen. Personzentrierte Haltung im Umgang mit geistig behinderten und pflegebedürftigen Menschen. 3. Auflage. Stuttgart: Klett-Cotta.

Seidel, M. (2005). Zwänge, Tics und Stereotypien bei Menschen mit geistiger Behinderung – Einführung in das Thema und Begriffsklärung. In: Seidel, M. (Hrsg.). Zwänge, Tics und Stereotypien bei Menschen mit geistiger Behinderung. Berlin: dgsgb.

Sporken, P. (Hrsg.) (1974). Geistig Behinderte, Erotik und Sexualität. Düsseldorf: Patmos.y

Stadt Bern: Direktion für Soziale Sicherheit (2004). Leitbild Gewalt der stationären Jugendhilfe der Stadt Bern. Bern: Stadt Bern http://www.heimverbandbern.ch/de/pdf/Gewaltleitbild0405141.pdf [Zugriff 27.6.2011].

Tschan Brändli, E. (1993). Aktivierung im Heim. Sinn, Ziele und praktische Anregungen. Zürich: Edition Agere.

Tschan, E. (2010). Integrative aktivierende Alltagsgestaltung. Konzept und Anwendung. Bern: Huber.

2.3

Begleitet Klientinnen und Klienten zu Terminen

Jolanda Lüthi

Typische Situation

Herr Bürki ist körperbehindert und sitzt im Handrollstuhl. Er hat einen Termin in der Physiotherapie-Praxis in der Stadt. Es ist Winter, es schneit und ist kalt. Marianne Stuck, Assistentin Gesundheit und Soziales EBA, hat darum gemäß Auftrag fünf Tage vor diesem Termin ein Behindertentaxi organisiert. Sie wird Herrn Bürki in die Therapie begleiten, da der Physiotherapeut Hilfe für den Transfer von Herrn Bürki auf die Therapieliege angefordert hat.
Marianne Stuck geht rechtzeitig zu Herrn Bürki und hilft ihm, sich vorzubereiten. Beide machen sich auf den Weg zum Taxi. Beim Hineinschieben ins Taxi und später auch beim Hinausfahren achtet Marianne Stuck darauf, dass der Handrollstuhl in der Mitte der Auffahrrampe steht. Sie hilft dem Fahrer des Taxis beim Anschnallen des Rollstuhls.
Marianne Stuck begleitet Herrn Bürki in die Praxis. Dort hilft sie ihm Jacke und Schuhe auszuziehen und transferiert ihn gemeinsam mit dem Physiotherapeuten auf die Therapieliege. Sie hilft anschließend, Herrn Bürki bequem auf der Liege zu lagern.
Die Therapiestunde vergeht sehr schnell. Nach der Therapie ist Herr Bürki immer sehr müde, der Transfer zurück in den Rollstuhl ist darum anstrengend. Marianne Stuck hilft Herrn Bürki, die Jacke und die Schuhe anzuziehen. Gemeinsam machen sie sich mit dem Behindertentaxi auf den Rückweg.

Situationskreis

- Begleitet Klientinnen und Klienten auf internen Wegen
- Begleitet Klientinnen und Klienten mit stabilem Gesundheitszustand auf externen Wegen und zu Besuchen
- Organisiert die nötigen Transportmittel

Berufskunde

- Umgang mit Menschen außerhalb der Institution, Wohngruppe, Station
- Partizipation
- Interdisziplinäre Zusammenarbeit

Fähigkeiten in der Praxis

- Organisiert nach Auftrag das geeignete Transportmittel
- Tritt professionell gegen außen auf
- Kommuniziert professionell
- Informiert die Klientinnen und Klienten
- Bietet die notwendige Unterstützung und Hilfe an
- Wendet die Grundsätze der rückenschonenden und sicheren Arbeitsweise an
- Fördert die Eigenständigkeit der Klientinnen und Klienten
- Beobachtet Klientinnen und Klienten, erfasst körperliche und psychische Veränderungen und meldet diese weiter
- Plant die Arbeit

Umgang mit Menschen außerhalb der Institution, Wohngruppe, Station

Einleitung

Eine Ihrer Aufgaben ist es, Klientinnen und Klienten auch außerhalb der Wohngruppe oder Station zu begleiten. Dies kann innerhalb aber auch außerhalb der eigenen Institution sein. Als AGS EBA sind sie deshalb die «Schnittstelle» zwischen den Klientinnen und Klienten und anderen Menschen außerhalb der Institution, der Wohngruppe oder der Station. Sie kennen die betreuten Menschen gut und verfügen über viele Informationen. Andere Menschen – sei dies z. B. der Chauffeur des Behindertentaxis oder die Physiotherapeutin – verfügen häufig nicht über dieses Wissen. Menschen, welche sehr selten in Kontakt mit betreuten Menschen kommen, sind zudem häufig auch überfordert: sie wissen nicht, wie sie mit den Klienten und Klientinnen umgehen sollen. Als Begleiter/Begleiterin von Klientinnen und Klienten sind Sie deshalb für das Wohl und die Sicherheit Ihrer Klientinnen und Klienten zuständig.

Professionelles Auftreten

Während der Begleitung von Klientinnen und Klienten sind Sie immer Fachperson und am «Arbeiten». Das bedeutet, dass Sie sich auch dementsprechend verhalten und auftreten müssen (siehe auch Kap. «Höflichkeit»).

Professionelle Kommunikation

Als Begleitperson von Klientinnen und Klienten müssen Sie professionell kommunizieren. Dazu gehört, dass Sie einschätzen können, welche Informationen weitergegeben werden dürfen bzw. müssen (Datenschutz und Schweigepflicht).

Beispiel: Sie sitzen mit einer Klientin und zahlreichen anderen Patienten im Wartezimmer der Hausärztin. Die Sprechstundenhilfe fragt Sie, ob sich der Gesundheitszustand der Klientin verbessert hat. Da viele andere Patienten anwesend sind, dürfen Sie diese Frage im Wartezimmer nicht beantworten. Die Angaben fallen unter den Datenschutz und die Schweigepflicht.

Wichtig bei Gesprächen mit Menschen außerhalb der Institution, Wohngruppe oder Station ist, dass Sie nicht über den Kopf der Klientin oder des Klienten hinweg sprechen. Respektvoller Umgang mit den Klienten und Klientinnen bedeutet, dass sie in Gespräche, welche sie betreffen miteinbezogen werden.

In der Zusammenarbeit mit anderen Fachpersonen (wie z. B. PhysiotherapeutInnen, HausärztInnen, SpezialistInnen etc.) ist es wichtig, dass Sie Informationen sachlich und korrekt weitergeben.

Folgende Aspekte sollen also bei der professionellen Kommunikation über und mit den Klientinnen und Klienten außerhalb der Wohngruppe/Station oder Institution berücksichtigt werden:

- Wissen, wann, wo, welche Informationen wem weitergegeben werden dürfen.
- Klientinnen und Klienten in die Gespräche mit einbeziehen.
- Die nötigen Informationen sachlich und korrekt weitergeben.

Begleitung von Klientinnen und Klienten auf Wegen

Als AGS EBA begleiten Sie Klientinnen und Klienten auf Wegen, innerhalb oder außerhalb Ihrer Institution.

- **Interne Wege:** Unter «internen Wegen» versteht man Wege innerhalb der Institution. Zum Beispiel den Weg von der Wohngruppe zur Tagesbeschäftigung oder in die Cafeteria.
- **Externe Wege:** Unter «externen Wegen» versteht man Wege außerhalb der Institution. Zum Beispiel den Weg von der Wohngruppe in die Physiotherapie oder der Coiffeuse im Dorf.

Bei der Begleitung von Klientinnen und Klienten auf Wegen, innerhalb und außerhalb der Institution, stehen die zwei Bedürfnisse **«Sicherheit»** und **«Orientierung»** im Vordergrund.

Sicherheit

Ein sehr zentrales Bedürfnis für den Menschen ist die Sicherheit. Wir Menschen möchten uns sicher fühlen, suchen Stabilität und Ordnung. Diese Sicherheit bezieht sich bei der Begleitung von Klientinnen und Klienten auf Wegen zum einen auf die Sicherheit des Transportes, d. h. er ist nicht gefährlich und die Klientin oder der Klient kann nicht zu Schaden kommen.

Sicherheit und **Orientierung** stehen bei der Begleitung von Klientinnen und Klienten auf Wegen im Vordergrund.

Beispiel: Sie begleiten die Klientin am Morgen jeweils in die Tagesbeschäftigung. Dabei achten Sie darauf, dass die Klientin saisongerecht angezogen ist und sich so nicht erkältet.

Die Sicherheit bezieht sich aber auch darauf, dass sich die Klientin/der Klient und Sie selbst sicher fühlen.

Beispiel: Sie sollen einen Klienten an den Weihnachtsmarkt begleiten. Aus Erzählungen wissen Sie, dass ihn Menschenmengen schnell überfordern. Da Sie sich deshalb unsicher fühlen besprechen Sie die Situation mit Ihrer Gruppenleiterin. Diese schlägt Ihnen vor, mit dem Klienten nur am Rande des Marktes spazieren zu gehen, damit er sich wohl fühlt. Sie nehmen sich den Ratschlag zu Herzen und der Klient geniesst den Weihnachtsmarkt am Rande spazierend. Sie beide fühlen sich dabei sicher.

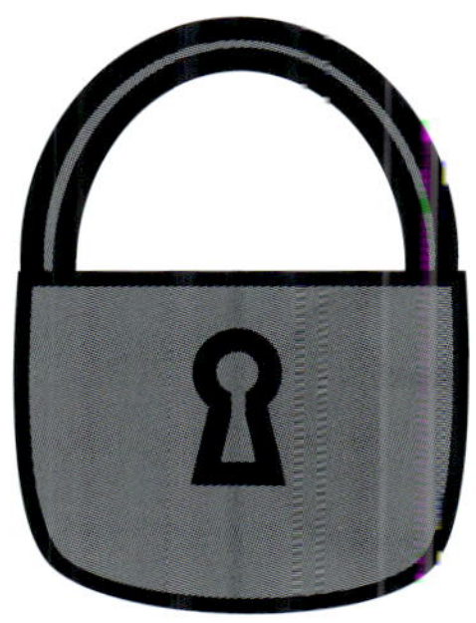

Abbildung 2.24: Sicherheit

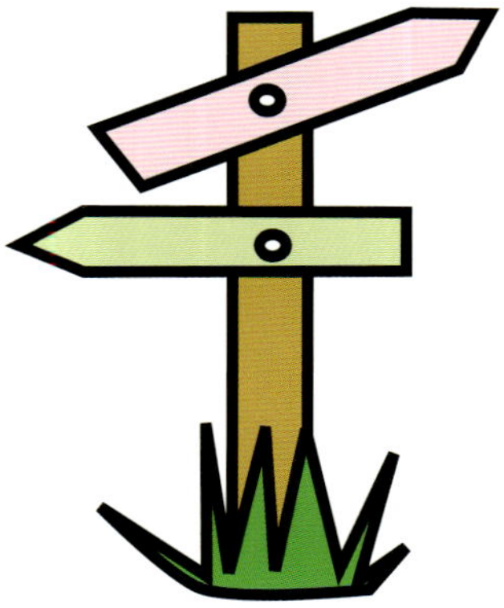

Abbildung 2.25: Orientierung

Orientierung

Neben der Sicherheit ist Orientierung ein wichtiges Bedürfnis für den Menschen. Wir wollen wissen, was, wann und wo passiert, damit wir uns darauf einstellen können.

Bei der Begleitung von Klientinnen und Klienten auf Wegen bedeutet dies zum einen, dass der Klient/die Klientin über den Weg und das Ziel informiert wird.

Beispiel: Sie bekommen den Auftrag eine Klientin zur Coiffeuse im Dorf zu begleiten. Sie werden dabei den öffentlichen Bus benutzen. Da die Klientin die gesprochenen Worte nicht sehr gut versteht, zeigen Sie ihr mit Bildern, dass sie zuerst den Bus nehmen werden und anschließend zur Coiffeuse gehen. Die Klientin zeigt erfreut auf das Bild des Coiffeursalons und schaut Sie erwartungsvoll an.

Aber auch Sie selbst müssen sich im Voraus orientieren. Dies bedingt, dass Sie den Weg planen und überlegen, was es alles zu bedenken gibt.

Beispiel: Sie begleiten eine Klientin im Rollstuhl in die Physiotherapie im Dorf. Vorher müssen Sie sich orientieren, wo sich die Physiotherapie befindet, wen Sie für den Transport anrufen können, welche Medikamente und Hilfsmittel Sie für den Notfall mitnehmen müssen etc.

Bei der Begleitung von Klientinnen und Klienten auf Wegen muss also eine Vielzahl von Aspekten vor dem Hintergrund der Sicherheit und Orientierung berücksichtigt werden:

Planung der Wege

Es ist wichtig, den Weg oder Transfer im Voraus gut zu planen. Dazu gehören folgende Punkte:

- Organisation des Transportmittels wie z. B. Behindertentaxi
- Organisation von Hilfsmitteln wie z. B. ein Rollator
- Wetter- und situationsangepasste Kleidung
- Notwendige Getränke und Verpflegung mitnehmen
- Notfalladressen und -telefonnummern mitnehmen
- Notfallmedikamente mitnehmen
- Dokumente mitnehmen

Information

Informationen bilden die Grundlage für Sicherheit und Orientierung auf Wegen. Folgende Punkte sind zu beachten:

- Informieren Sie sich über das Ziel (z. B. genaue Adresse; ist es rollstuhlgängig etc.)
- Holen Sie Informationen bei Ihren ArbeitskollegInnen und Vorgesetzten ein, wenn Sie den Weg zum ersten Mal gehen
- Informieren Sie die Klientin/den Klienten über den bevorstehenden Weg. Passen Sie die Information den Fähigkeiten des Klienten/der Klientin an (Worte, Bilder, Piktogramme etc.)

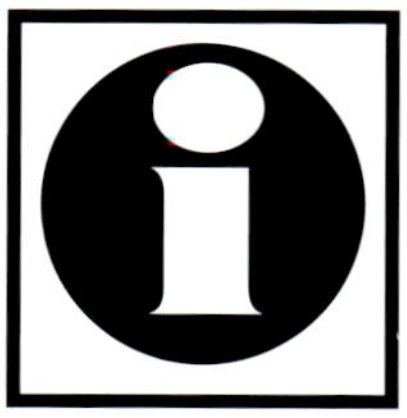

Abbildung 2.26: Information

Unterstützung leisten

Wenn Sie die Klienten und Klientinnen außerhalb der Wohngruppe/Station oder der Institution begleiten, sind Sie für das Wohl und die Sicherheit der Klienten zuständig. Das bedeutet, dass Sie Unterstützung leisten, sei dies bei einem Transfer des Klienten vom Rollstuhl auf die Liege in der Physiotherapie oder durch das Übersetzen der Aussagen der Klienten bei einem Gespräch mit dem Arzt. Dabei ist es wichtig, dass Sie die Eigenständigkeit der Klientinnen und Klienten nicht beschneiden, indem Sie ihnen zu viel abnehmen.

Genaues Beobachten

Während des Weges tragen Sie die Verantwortung für die Sicherheit und das Wohlergehen des Klienten/der Klientin. Beobachten Sie den Klienten/die Klientin genau und achten Sie darauf, wie er/sie sich verhält.

Abbildung 2.27: Beobachten

Beispiel: Sie begleiten eine Klientin im Rollstuhl zur Physiotherapie. Der Physiotherapeut nimmt die Klientin in Empfang und schiebt sie in sein Therapiezimmer. Da Sie die Klientin genau beobachten, bemerken Sie, dass die gelähmte Hand der Klientin sich am Rad wundscheuert. Sie bitten den Physiotherapeuten kurz innezuhalten und legen die gelähmte Hand der Klientin in deren Schoß.

Partizipation

Partizipation bedeutet Teilhabe, Mitsprache, Mitbestimmung, Mitbeteiligung oder Mitentscheidung. In der Betreuungsarbeit ist die Partizipation ein wichtiges Ziel. Im Alltag wird die Partizipation der Klienten und Klientinnen jedoch häufig eingeschränkt, aus Zeitnot, aus Unwissen oder weil die Betreuungspersonen den Aufwand scheuen.

Partizipation der Klienten und Klientinnen zu ermöglichen ist eine wichtige, aber auch anspruchsvolle Aufgabe.

Jeder Mensch hat das Bedürfnis, an seinem Leben aktiv teilzunehmen, Dinge zu entscheiden, sich einbringen zu können und gehört zu werden. Unter Partizipation versteht man (vgl. FHA 2005, 131):

- **Mitsprache:** Klienten und Klientinnen haben das Recht, ihre Meinungen zu äußern und die eigenen Interessen und Ansichten einzubringen.
- **Mitbeteiligung** bezieht sich auf das aktive Mitwirken von Klienten und Klientinnen. Klienten und Klientinnen sollen sich an ihrem Alltag und ihrem Leben aktiv beteiligen können.
- **Mitbestimmung** beinhaltet, dass die Klienten und Klientinnen in Wahl- und Entscheidungssituationen miteinbezogen werden.
- **Mitentscheidung** beinhaltet, dass die Klientinnen und Klienten nicht nur mitbestimmen dürfen, sondern auch bei der Entscheidung berücksichtigt werden.

Den Betreuungspersonen kommt bei der Partizipation von Klientinnen und Klienten eine wichtige Rolle zu. Sie ermöglichen oder verhindern Partizipation der Klientinnen und Klienten.

Partizipation bedeutet das «Einbezogensein in die Lebenssituation» (WHO 2005, 16). Damit soll deutlich gemacht werden, dass die Mitsprache, die Mitbeteiligung, die Mitbestimmung und Mitentscheidung von den Fähigkeiten der Klientinnen und Klienten abhängig ist. Nicht jede Klientin oder jeder Klient kann sich z. B. an Entscheidungen beteiligen, manchmal übersteigt dies ihre Fähigkeiten. Vor einem vorschnellen «der/die kann das nicht» sollte jedoch gewarnt werden. Klientinnen und Klienten können oftmals mehr, als ihnen von den Betreuungspersonen zugetraut wird!

Partizipation bei Alltagsaktivitäten

Alltagsaktivitäten bieten vielfältige Möglichkeiten der Partizipation von Klientinnen und Klienten (vgl. ebd.):

- **Sich waschen,** z. B. mitbestimmen und mitentscheiden, ob geduscht oder gebadet wird, welches Duschmittel verwendet wird, wie warm oder kalt etc.
- **Sich bewegen** (mit oder ohne Hilfsmittel): z. B. mithelfen bei Transfers, mitbestimmen, welches Hilfsmittel verwendet wird.
- **Seine Körperteile pflegen,** z. B. mitbestimmen welche Gesichtscreme verwendet wird, mitentscheiden ob ein Hautarzt konsultiert wird.
- **Essen,** z. B. entscheiden bei der Menüauswahl; Mitbeteiligung bei Veränderungen in der Küche; Mitsprache, ob der Kühlschrank oder die Küche abgeschlossen ist.
- **Hausarbeiten erledigen,** z. B. Mitsprache bei Bettwäsche-Wasch-Rhythmus; Mitbeteiligung bei der Reinigung der gemeinsamen Räume.
- **Transportmittel benutzen,** z. B. Mitsprache bei der Auswahl von Transportmittel, Mitbeteiligung bei der Reservierung.

> Das Ziel ist, dass Klientinnen und Klienten an allen Bereichen ihres Lebens mitbestimmen, mitsprechen, mitentscheiden und mitbeteiligt sind.

Partizipation an der eigenen Lebenssituation

Klientinnen und Klienten sollten an allen Aspekten, die ihr Leben und ihre Lebenssituation betrifft, partizipieren können. Beispielsweise sollen sie an Gesprächen über sie oder ihre Situation anwesend sein und nach Möglichkeit auch mitsprechen, mitbestimmen und mitentscheiden können. Aber sie sollten auch partizipieren können bei Themen, welche ihre Wohngruppe/Station betreffen. Z. B. bei der Umgestaltung des Aufenthaltsraumes oder der Stube.

Partizipation am gesellschaftlichen Leben

In unserer Gesellschaft werden Menschen mit besonderen Bedürfnissen oftmals an den Rand gedrängt und ihre Partizipation am gesellschaftlichen Leben ist erschwert. Klientinnen und Klienten brauchen deshalb die Unterstützung und Begleitung von Betreuungspersonen um am gesellschaftlichen Leben teilnehmen zu können. Beispiele für die Partizipation am gesellschaftlichen Leben sind:

- Kulturelle, religiöse oder politische Veranstaltungen besuchen (Konzerte, Lesungen, Gottesdienste, Kundgebungen)
- An Feierlichkeiten (wie Hochzeiten, Beerdigungen) teilnehmen
- Öffentliche Freizeitveranstaltungen (wie Quartierfest, Dorffest) besuchen
- Am staatsbürgerlichen Leben (wie Abstimmungen) teilnehmen

Auswirkungen mangelnder Partizipation

Wenn Menschen in ihrem Alltag, ihrem Leben und an der Gesellschaft nicht teilhaben und mitwirken können, kann dies fatale Auswirkungen haben. Wenn Klienten und Klientinnen ihre Fähigkeiten nicht mehr täglich üben und brauchen, verkümmern oder verschwinden sie sogar.

Lustlosigkeit, Desinteresse sowie Gefühle der Nutz- und Wertlosigkeit können Folgen mangelnder Partizipation sein.

Es kann auch sein, dass die Klienten und Klientinnen auffällige Verhaltensweisen wie Verweigerung oder Autoaggressionen zeigen, um zumindest in dieser Form irgendwie mitbestimmen zu können.

Aus all diesen Gründen ist es von zentraler Bedeutung, dass Klientinnen und Klienten an ihrem Alltag, ihrem Leben und der Gesellschaft partizipieren.

Interdisziplinäre Zusammenarbeit

Einleitung

Klientinnen und Klienten werden von sehr unterschiedlichen Personen, verschiedenen Berufsgruppen und von unterschiedlichen Institutionen begleitet, betreut, behandelt oder therapiert. Dies ist sowohl für die Klientinnen und Klienten als auch für die beteiligten Fachpersonen sehr anspruchsvoll.

Was bedeutet «Zusammenarbeit»?

In der Betreuung und Begleitung von Klientinnen und Klienten arbeiten Sie in Teams zusammen. Die Qualität der Betreuung und Begleitung der Klientinnen und Klienten kann nur gelingen, wenn das Team gut zusammenarbeitet. Jedes Teammitglied übernimmt Verantwortung und leistet seinen Beitrag.
Zusammenarbeit bedeutet bewusstes, gemeinsames Arbeiten um ein gemeinsames Ziel zu erreichen. Dieses gemeinsame Ziel kann sich auf die ganze Wohngruppe/Station beziehen, z.B. dass sich die Klientinnen und Klienten ihrer Wohngruppe/Station ernst genommen und wohl fühlen. Oder das Ziel kann sich auf eine bestimmte Situation beziehen wie z.B. dass das Verhalten einer Klientin mit Trisomie 21 verstanden wird.

> Ein ganzheitliches Bild auf die Situation braucht eine interdisziplinäre Zusammenarbeit.

Was bedeutet «interdisziplinär»?

Interdisziplinär bedeutet fachübergreifend. Damit ist gemeint, dass unterschiedliche Fachpersonen und Berufsgruppen zusammenarbeiten. Z. B. SozialpädagogInnen, PsychologInnen, ÄrztInnen, Pflegefachpersonen, PhysiotherapeutInnen und ErgotherapeutInnen. All diese Fachpersonen haben einen anderen Blickwinkel auf die Klientinnen und Klienten und konzentrieren sich auf unterschiedliche Themenschwerpunkte:

Die Medizin interessiert sich vor allem für die körperliche Gesundheit, die Sozialpädagogik für die soziale Integration, die Psychologie für die Gefühle und das Verhalten und die Pädagogik für das Lernen und die Bildung.

Interdisziplinär bedeutet also, dass Fachpersonen aus verschiedenen Gebieten zusammenkommen, ihr Wissen austauschen **und zusammenführen.** Somit entsteht ein umfassendes Bild einer Situation.

Beispiel: Klientin A. beißt sich in letzter Zeit öfters in den Arm. Damit die Situation von Klientin A. möglichst umfassend und ganzheitlich betrachtet werden kann, lädt die Gruppenleiterin alle Personen ein, die Klientin A. begleiten: das Team auf der Wohngruppe, die Betreuungspersonen aus der Tagesstätte, die Hausärztin, die Physiotherapeutin, die Psychologin und die Mutter. All diese Fachpersonen begleiten die Klientin, jede aus einem anderen Blickwinkel. Somit haben sie auch eine andere Sichtweise auf die Situation. Diese Sichtweisen werden in der interdisziplinären Zusammenarbeit ausgetauscht, zusammengeführt und ergeben somit ein umfassendes und ganzheitliches (bio-psycho-soziales) Bild der Situation.

Für eine gute interdisziplinäre Zusammenarbeit sollten folgende Punkte berücksichtigt werden:

- **Bereitschaft zur Zusammenarbeit:** Die einzelnen Teilnehmerinnen und Teilnehmer der interdisziplinären Gruppe müssen bereit sein zusammenzuarbeiten.
- **Klare Zuständigkeiten und Kompetenzen:** Die Zuständigkeiten und die Kompetenzen, d. h. wer für was zuständig ist und tut, muss geklärt und für alle transparent sein.
- **Wertschätzung und Respekt:** Jede Fachperson / jede Berufsgruppe hat eine andere Sicht auf die Dinge. Bringen Sie diesen Sichtweisen Wertschätzung und Respekt entgegen. Zudem ist es für jede Fachperson ein Gewinn, wenn sie ihren Blickwinkel erweitern kann und andere Sichtweisen und Meinungen kennen lernt.
- **Miteinander:** Das Ziel ist nicht herauszufinden, wer «recht» hat (denn das gibt es nicht in der Begleitung von Menschen) sondern gemeinsam die bestmögliche Lösung zu finden. Also nicht gegeneinander sondern miteinander.
- **Nachfragen:** Jede Fachperson / jede Berufsgruppe hat ihre eigenen Fachwörter. Wichtig ist, dass man nachfragt, wenn man etwas nicht verstanden hat.

Literaturverzeichnis:

FHA Fachhochschule Aargau Nordwestschweiz (2005). Wörter, Begriffe, Bedeutungen. Ein Glossar zur Sozialen Arbeit der Fachhochschule Aargau Nordwestschweiz. Brugg: FHA.

WHO World Health Organization (2005). ICF Internationale Klassifikation der Funktionsfähigkeit, Behinderung und Gesundheit. Genf: WHO.http://www.dimdi.de/dynamic/de/klassi/downloadcenter/icf/endfassung/icf_endfassung-2005-10-01.pdf [Zugriff 28.6.11].

Unterstützt Klientinnen und Klienten beim Essen und Trinken

2.4

Elisabeth Blunier

Typische Situation

In der Wohngruppe wird das Mittagessen gemeinsam eingenommen. Heute übernimmt Sonja Diem, Assistentin Gesundheit und Soziales EBA, die Betreuung von Frau Haag. Frau Haag kann wegen ihres starken Zitterns die Speisen nicht klein schneiden. Da sie sehr schlecht sieht, kann sie ihr Trinkgefäß kaum erkennen.

Sonja Diem hat eine spezielle Antirutsch-Unterlage unter den Teller gelegt. Frau Haag hat auch ein spezielles Besteck und einen Tellerring. Zum Trinken benutzt sie eine Schnabeltasse.

Sonja Diem schneidet Fleisch und Kartoffeln in mundgerechte Stücke. Sie erklärt Frau Haag, wo sich auf dem Teller das Gemüse, die Beilagen und das Fleisch befinden. Sie nutzt dazu das Beispiel der Uhr. Mit dieser Hilfestellung kann die Klientin nun selbstständig essen.

Während der Mahlzeit erkundigt sich Herr Hasler, der Vorgesetzte von Sonja Diem, wie das Nachmittagsprogramm aussehen soll. Sonja Diem schlägt vor, das schöne Wetter für einen Spaziergang zu nutzen. Die Gemeinschaft findet diesen Vorschlag sehr gut. Dieses Gespräch unterstützt die entspannte Atmosphäre.

Nach dem Essen überreicht Herr Hasler Sonja Diem die Medikamente von Frau Haag und gibt ihr die nötigen Anweisungen. Sonja Diem unterstützt Frau Haag bei der Einnahme der Medikamente. Sie beachtet dabei die erhaltenen Anweisungen.

Zurzeit wird bei Frau Haag die tägliche Trinkmenge kontrolliert. Am Ende des Mittagessens notiert Sonja Diem die genaue Trinkmenge von Frau Haag auf einem speziellen Formular.

Situationskreis

Essen und Trinken mit und ohne Hilfsmittel

Berufskunde

- Handlungsleitende Kenntnisse der Anatomie, Physiologie und Pathologie des Verdauungssystems
- Standards zu Essen und Trinken
- Psychische, soziale und kulturelle Aspekte des Essens, Rituale (s. 2.2)
- Regeln der ausgewogenen Ernährung (Ernährungslehre)
- Normalgewicht und Abweichungen des Körpergewichts (Über- und Untergewicht, Anorexie, Bulimie, Diabetes)
- Prinzipien der Medikamentenverabreichung

ÜK

- Servieren
- Essen eingeben
- Hilfsmittel anwenden

Fähigkeiten in der Praxis

- Berücksichtigt die Wichtigkeit einer gemeinsamen Mahlzeit und von Ritualen.
- Fördert die Eigenständigkeit der Klientinnen und Klienten
- Berücksichtigt Ess- und Trinkgewohnheiten der Klientinnen und Klienten
- Nimmt Bedürfnisse der Klientinnen und Klienten wahr und geht darauf ein.
- Beobachtet Ess- und Trinkverhalten und leitet die Beobachtungen weiter
- Führt die Trinkbilanz und leitet die Resultate weiter
- Berücksichtigt die Wichtigkeit einer entspannten Atmosphäre
- Hält sich an die Anordnung der Medikamentenabgabe

Essen und Trinken

Ohne Nahrung können wir nicht leben. Die Nahrung liefert die Energie, die der Körper für alle Stoffwechselvorgänge braucht. Zudem ist Essen und Trinken für die meisten Menschen eine angenehme, lustvolle Tätigkeit. Bei uns besteht ein reichhaltiges Angebot an Lebensmitteln, das es praktisch jedermann erlaubt, sich gesund zu ernähren, uns aber auch oft zum Verhängnis wird. Die Menschen in den so genannten Industrieländern essen in der Regel zu viel, zu süß und vor allem zu fett und sind deswegen übergewichtig oder essen praktisch nichts, um schlank bis mager zu sein. Beides ist schädlich für unsere Gesundheit.

Um einschätzen zu können, was die Klienten in Bezug auf die Lebensaktivität «Essen und Trinken» brauchen, und um ihre Fähigkeiten einschätzen zu können, müssen wir den Klienten genau beobachten und Informationen sammeln.

Folgende Faktoren müssen bei der Einschätzung beachtet werden:

- Biografie: Ess- und Trinkgewohnheiten, Familientradition
- Religion: Gebote, Verbote
- Nahrungsmittelunverträglichkeit, Allergien
- Alter und Geschlecht der Klienten
- Größe und Gewicht
- Beschäftigung und Aktivität bzw. Inaktivität
- Zustand von Mund und Zähnen
- Körperliche Fähigkeit zur Aufnahme von Nahrung und Flüssigkeit
- Zeitpunkt und Ort der normalerweise eingenommenen Mahlzeiten
- Neigungen und Abneigungen in Bezug auf bestimmte Nahrungsmittel
- Freiwillige Einschränkungen
- Wunsch nach Gesellschaft während der Mahlzeiten (alleine, nicht alleine essen?)
- Werden spezielle Hilfsmittel benötigt?
- Unterstützung durch Angehörige

Das Verdauungssystem

Das Verdauungssystem umfasst alle Organe, die an der Verdauung beteiligt sind. Seine Aufgabe besteht darin, die Nahrung, die wir beim Essen zu uns nehmen, in allerkleinste Teilchen aufzubereiten, so dass sie über die Blut- und Lymphgefäße bis zu den Zellen gelangen können. Nutzlose Stoffe werden ausgeschieden.

Anteile des Verdauungssystems (Abb. 2.28)

- Mundhöhle mit den Zähnen, der Zunge und den Speicheldrüsen
- Rachen
- Speiseröhre
- Magen
- Zwölffingerdarm
- Dünndarm
- Blinddarm mit Wurmfortsatz
- Dickdarm
- Mastdarm
- Bauchspeicheldrüse
- Leber
- Gallenblase

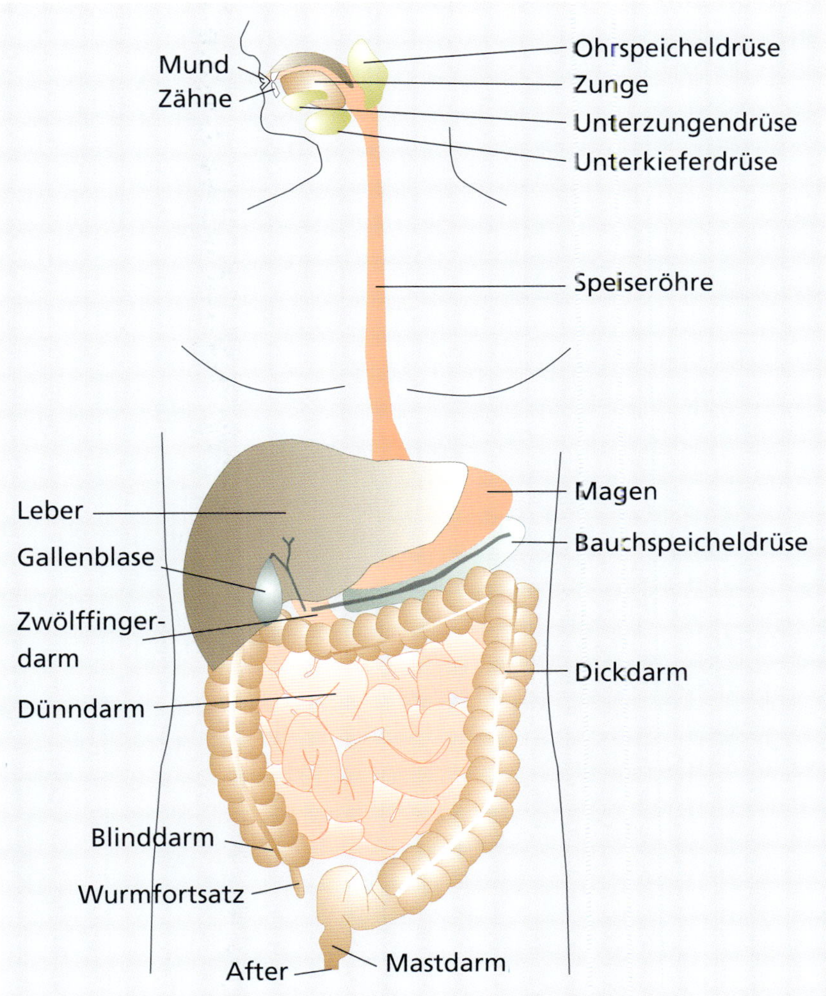

Abbildung 2.28: Das Verdauungssystem

Die Mundhöhle

In der Mundhöhle wird die Nahrung mit den Zähnen zerkleinert und mit Speichel vermischt, damit sie gleitfähig wird. Hier beginnt die Verdauung.

Die Oberfläche der Zunge wird von einer Schleimhaut gebildet. An ihren Rändern und dem Zungenrücken befinden sich Erhebungen der Schleimhaut, die Papillen. Durch sie spüren wir, ob das, was wir essen oder trinken, süß, sauer, salzig oder bitter ist (s. Abb. 2.29)
Die Speicheldrüsen sondern ca. 1,5 Liter Speichel pro Tag ab. Im Speichel befinden sich Enzyme (Eiweiße, die den Stoffwechsel steuern), die Stärke (Kohlenhydrate) in Zucker zerlegen. (Deswegen schmeckt das Brot leicht süß.)

Durch das Bewegen der Zunge drücken wir die Speise in den Rachen; so wird der Schluckvorgang ausgelöst (Schluckreflex).

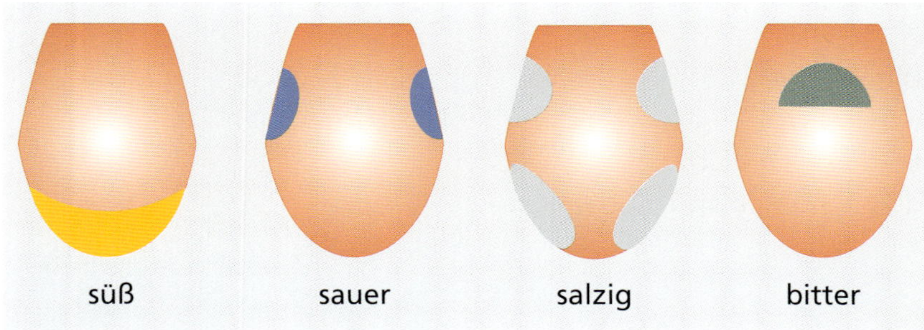

Abbildung 2.29: Papillen auf der Zunge, die die Geschmacksqualitäten süß, sauer, salzig und bitter auslösen

Der Rachen

Im Rachen kreuzen sich Speise- und Luftröhre. **Beim Schlucken** legt sich der Kehldeckel über den Kehlkopf, damit die Nahrung nicht in die Luftröhre gelangen kann, und der weiche Gaumen mit dem Gaumenzäpfchen (Halszäpfchen) verschließt den Zugang zur Nasenhöhle (s. Abb. 2.30). **Beim Atmen** hängt das Halszäpfchen locker, der Kehldeckel ist nach oben geklappt; so kann die Luft ungehindert in die Luftröhre gelangen (s. Abb. 2.31).

Schlucken

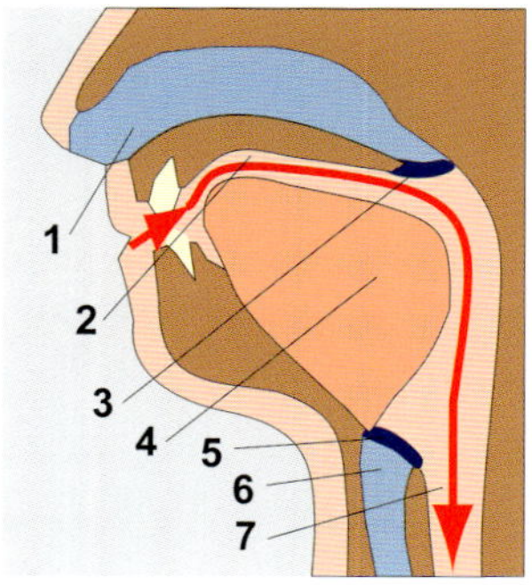

1 Nasenhöhle
2 Mundhöhle
3 Zäpfchen
4 Zunge
5 Kehldeckel
6 Luftröhre
7 Speiseröhre

Abbildung 2.30: Weg der Speisen

Atmen

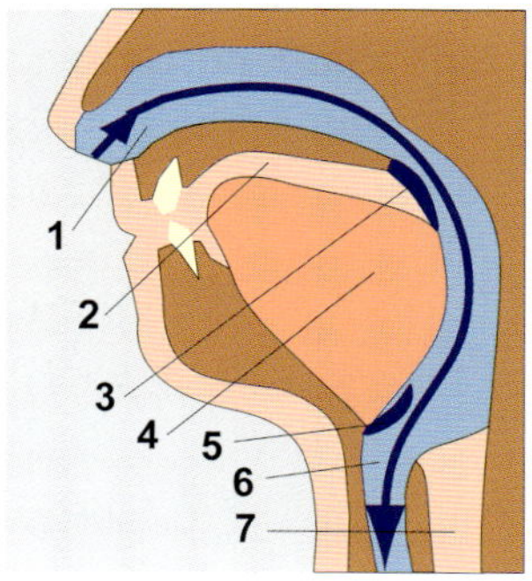

Abbildung 2.31: Weg der Luft

Die Speiseröhre

Die Speiseröhre ist ca. 25 cm lang und 1 cm breit. Die Nahrung wird (im ganzen Magen-Darm-Kanal) durch abwechselndes Zusammenziehen der Ring- und Längsmuskulatur vorwärtsbewegt. Diese Bewegungen der Muskeln nennen wir Peristaltik (S. Abb. 2.32)

Der Magen

Der Magen kann bis zu 2 Liter Nahrungsbrei fassen und diesen 1–5 Stunden speichern. In der Schleimhaut des Magens befinden sich ca. 5 Millionen Drüsen, die den Magensaft produzieren, der bei der chemischen Verdauung mithilft.

Der Magensaft besteht aus Wasser, Schleim, Salzsäure, Salzen und Enzymen (Pepsine). Die Art und die Menge, die produziert wird, hängt von der Nahrung ab, die verdaut werden muss.

Die Salzsäure hat die Aufgabe, Bakterien abzutöten und Enzyme zu aktivieren; der Schleim kleidet den Magen aus und schützt ihn so vor der Selbstverdauung durch die Salzsäure und das Pepsin.

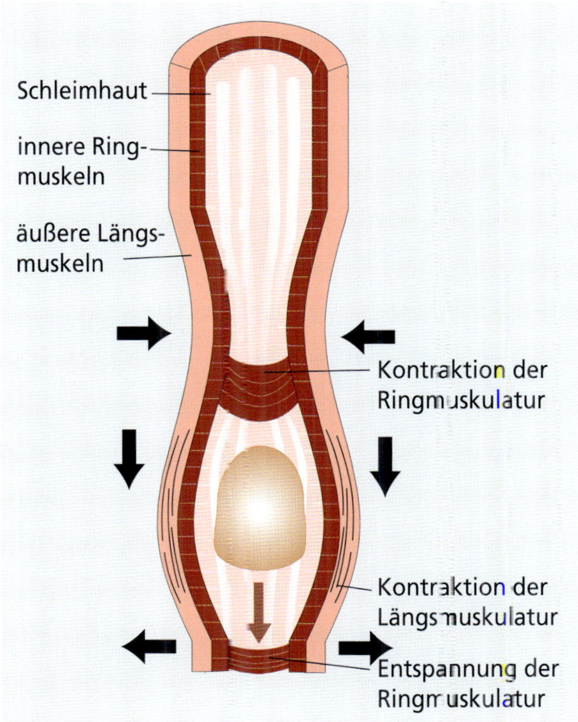

Abbildung 2.32: Muskelschichten und -bewegungen der Speiseröhre

Der Zwölffingerdarm

Der Zwölffingerdarm ist so lang, wie 12 Finger breit sind. In ihn münden, gemeinsam oder getrennt, der Gallengang und der Ausführgang der Bauchspeicheldrüse. Hier werden die Nahrungsbestandteile mit Hilfe von Bauchspeichel und Verdauungs-Enzymen in ihre Einfachbausteine zerlegt

Die Bauchspeicheldrüse

Die Bauchspeicheldrüse gehört zu den großen Darmdrüsen und hat einerseits die Funktion einer Verdauungs-, andererseits die einer Hormondrüse.

Als Verdauungsdrüse sondert sie pro Tag 0,5–1 Liter Bauchspeichel ab. Dieser enthält große Mengen Enzyme, von denen jedes einen bestimmten Nährstoff zerlegt.

Als Hormondrüse produziert die Bauchspeicheldrüse das Insulin, das den Blutzuckerspiegel reguliert.

Die Leber

Die Leber ist ca. 1,5 kg schwer und die größte Drüse unseres Körpers. Sie produziert und sondert den Gallensaft ab, der (eingedickt) in der Gallenblase gespeichert wird. Wenn wir fettreiche Nahrung essen, kommt der Gallensaft entweder direkt aus der Leber oder aus dem Reservoir, der Gallenblase, in den Zwölffingerdarm und zerteilt das Fett in kleinste Tröpfchen. Der Mensch kann auch ohne Gallenblase leben, hat dann aber oft Mühe, fettige Nahrung zu verdauen.

Weitere Funktionen der Leber:

- Sie macht Giftstoffe wie Nikotin, Alkohol usw. zum Teil unschädlich. (Zu viele Giftstoffe zerstören die Leber.)
- Sie speichert überschüssigen Zucker.
- Sie baut aus Aminosäuren körpereigenes Eiweiß auf, bildet aber auch den Harnstoff (Abfallprodukt des Eiweißstoffwechsels) und gibt ihn an das Blut ab, aus dem er über die Nieren entfernt wird.
- Sie produziert Bluteiweiße (Albumine).
- Sie dient als Blutspeicher, baut aber auch rote Blutkörperchen ab und speichert das darin enthaltene Eisen zur Wiederverwertung.
- Sie hilft mit bei der Blutgerinnung.

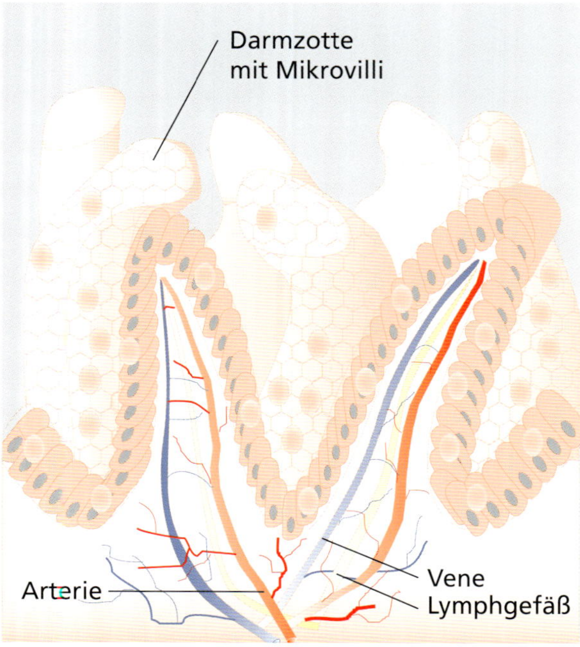

Abbildung 2.33: Dünndarmschleimhaut

Der Dünndarm

Der Dünndarm ist 2–4 Meter lang. Er hat zwei Aufgaben: Einerseits sondert er in 24 Stunden ca. 5–15 Liter Darmsaft ab, der aus Wasser, Schleim, Enzymen und abgeschilferten Epithelzellen besteht, andererseits nimmt er Nahrungsteilchen auf.

Vorgang: Die Enzyme zerlegen die Bestandteile der Nahrung in so kleine wasserlösliche Teile, dass diese in die Blut- und Lymphgefäße der Darmzotten aufgenommen werden können. Traubenzucker und Aminosäuren gelangen so in die Haargefäße der Blutbahnen, Glyzerin und Fettsäuren in die der Lymphbahnen. Im Dünndarm werden ca. 95 % aller Verdauungssäfte (durchschnittlich 9 Liter/24 Stunden) wieder in den Kreislauf (Blut- und Lymphgefäße) aufgenommen (resorbiert).

Eine normale, glatte Oberfläche der Dünndarmschleimhaut wäre längst nicht groß genug, alle Stoffe, die der Körper braucht, aufzunehmen. Sie muss stark vergrößert werden. Das geschieht 1. durch Faltenbildung, 2. durch die Bildung von Zotten (um das Siebenfache) und 3. durch einen feinen «Bürstensaum» (Mikrovilli) an den Zotten. So beträgt die gesamte resorbierende Oberfläche des Dünndarms ca. 200 Quadratmeter (s. Abb. 2.33).

Der Dickdarm

Der Dickdarm ist beim erwachsenen Menschen ca. 1 m lang. In ihm wird der Stuhl eingedickt; es findet keine Verdauung mehr statt. Ca. 90 % der übriggebliebenen Verdauungssäfte (1–2 Liter) werden resorbiert, der Rest wird mit dem Stuhl (Kot, Fäzes) ausgeschieden.

Der Dickdarm ist reichlich mit Kolibakterien besiedelt. Mit ihrer Hilfe kommt es durch Gärung und Fäulnis zur Zerstörung der unverdaubaren Nahrungsbestandteile. Es entstehen auch die Darmgase. Diese werden als «Winde» ausgeschieden.

Durch die Peristaltik wird der Inhalt des Dickdarms in den Mastdarm befördert, der als Reservoir dient. Von Zeit zu Zeit wird der Stuhl ausgeschieden.

Kohlehydrat	Eiweiß	Fett		
chemische Verdauung:			**mechanische Verdauung:**	
Das im Speichel enthaltene Enzym **Ptyalin** spaltet Vielfachzucker, z.B. Stärke			**Mund** Die Nahrung wird durch Zunge, Zähne und Speichel vermengt, zerkleinert, gleitfähig gemacht und in den Rachen geschoben. **Speiseröhre** Die Nahrung wird durch Ring- und Längsmuskulatur in den Magen geschoben.	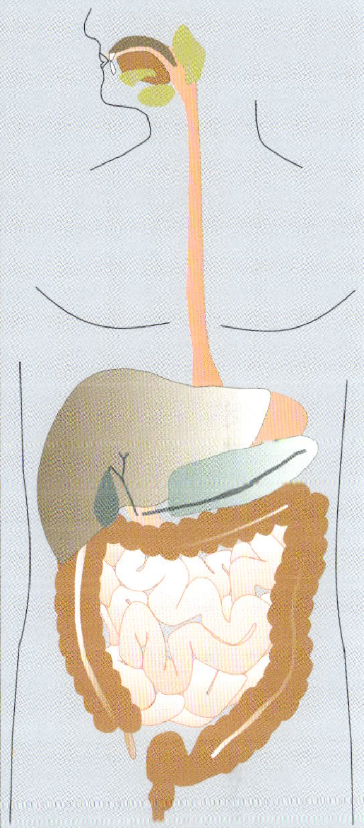
	Das Enzym **Pepsin** spaltet Eiweiße (Proteine) in kleinere Eiweißkörper (Polypeptide).		**Magen** Der Nahrungsbrei wird (portionenweise) aufgefangen, gemischt und geknetet.	
Der Bauchspeichel spaltet Stärke in Malzzucker und diesen in Traubenzucker.		Die **Gallensäure** des Gallensaftes zerteilt größere Fettkugeln in kleine Tröpfchen. spaltet Fettsäuren vom Fettmolekül ab	**Zwölffingerdarm**	
Die vom Zwölffingerdarm kommenden Enzyme wirken weiter. Die **Enzyme des Dünndarms** zerlegen Malzzucker in **Traubenzucker**, Blutkapillare	bauen Polypeptide zu **Aminosäuren** ab,	zerlegen Fettspaltstückchen in **Glyzerin** und **Fettsäuren**. Lymphkapillare	**Dünndarm** Die Endprodukte der Verdauung, Traubenzucker, Aminosäuren, Glyzerin und Fettsäuren gelangen durch die Dünndarmzotten in die Blut- und Lymphbahnen. Ca. 95% aller Verdauungssäfte werden in den Kreislauf resorbiert.	**Dickdarm und Mastdarm** Es werden noch einmal 95 % der verbliebenen Flüssigkeit resorbiert. Aus dem Rest und den unverdaulichen Nahrungsteilen wird der Stuhl geformt. Kolibakterien erzeugen Gase, die dem Stuhl den Geruch geben und helfen, ihn zum Mastdarm zu befördern.

Abbildung 2.34: Verdauung

Unterstützung bei der Nahrungsaufnahme

Ideal ist es, wenn die Hauptmahlzeiten mit anderen KlientInnen zusammen im Speisesaal eingenommen werden können. Der Speisesaal ist wie eine Kommunikationszentrale, in der man sich gegenseitig kennen lernen, sich informieren und Neuigkeiten austauschen kann. In den meisten Langzeit-Institutionen besteht diese Möglichkeit. Vielen KlientInnen ist die Teilnahme an der Gemeinschaftsverpflegung aus gesundheitlichen Gründen nicht möglich oder z. B. im Krankenhaus gibt es keine Speisesäle für KlientInnen. Ihnen wird das Essen im Zimmer am Tisch oder im Bett serviert und ggfs. eingegeben. In den meisten Spitälern gibt es keine Speisesäle und die Restaurants oder Cafeterias sind während der Essenszeiten für die Patienten geschlossen; Mahlzeiten müssen in den Zimmern eingenommen werden.

Essenszeiten, -orte

Das Essen kann im Speisesaal, auf der Abteilung oder im Zimmer eingenommen werden. Frühstück gibt es in der Regel zwischen 7:30 und 10:00 Uhr. Mittagessen zwischen 11:30 und 12:30 Uhr, Kaffee um 14:00 Uhr, Abendessen zweischen 17:30 und 18:30 Uhr.

Darreichungsarten

Buffets im Restaurant oder zu Hause, Teller Service (im Restaurant oder Heim, Plateau (z. B. im Spital oder Heim), Platten, Schüsseln auf dem Tisch (die Klienten schöpfen selbst).

Tabelle 2.16: Darreichungsformen

Buffet	Beim Buffet werden alle Speisen auf einem oder mehreren großen Tischen in schön gerichteten Platten und Schüsseln aufgestellt. Der Klient geht/fährt zu diesen Tischen und stellt sich sein Menü, das was er essen will oder darf (z. B. Diabetiker), selbst zusammen.
Essenwagen (Abb. 2.37)	In Institutionen wird der Essenwagen mit den fertigen Essenplateaus und teilweise Getränken (z. B. Kaffee, Tee) von der Küche auf die Abteilung gebracht. Getränke kommen in großen Zehnliterkannen auf die Abteilung. Sie werden in kleine Krüge oder gleich in die Tasse abgefüllt. So bleiben die Getränke heiß, bis sie gebraucht werden.
Tellerservice	Beim Tellerservice wird den Klienten das Essen am Tisch serviert.
Plateau	Die Plateaus werden den Klienten hingestellt, wenn nötig die Teller abgedeckt, die Speisen geschnitten und Tassen eingeschenkt. In einigen Institutionen werden die Teller von den Plateaus genommen und den Klienten direkt hingestellt.
Schüsseln, Platten	In anderen Institutionen z. B. Behinderteneinrichtungen oder Altersheimen wird der Tisch wie früher zuhause gedeckt und die Schüsseln mit den Speisen direkt auf den Tisch gestellt. Es kann sich jeder selbst bedienen beziehungsweise bedient werden.

Essen servieren

Das Essen wird serviert, wenn alle Personen am Tisch sitzen. Drei Teller gleichzeitig servieren:

- Einen Teller auf die drei mittleren Finger der linken Hand nehmen, Daumen (abwinkeln, damit er die Speisen nicht berührt) und kleinen Finger hochstellen (s. Abb. 2.35). Den zweiten Teller auf den Unterarm stellen, ihn mit dem Daumen und dem kleinen Finger fixieren (s. Abb. 2.36). Den dritten Teller mit der rechten Hand tragen und zuerst servieren.

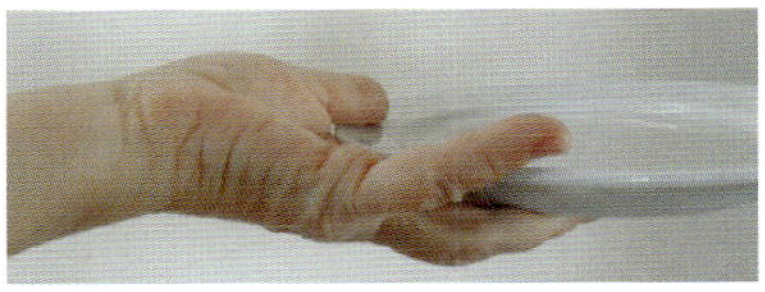

Abbildung 2.35: Einen Teller auf die linke Hand stellen

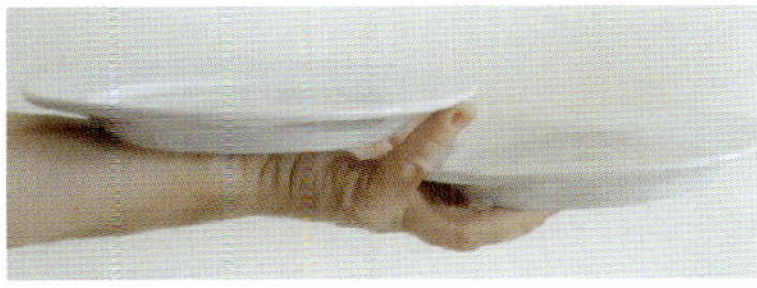

Abbildung 2.36: Den zweiten Teller dazu nehmen

- Die Teller von der rechten Seite hinstellen.
- Stark vorgewärmte (heiße) Teller mit einem Serviertuch tragen.

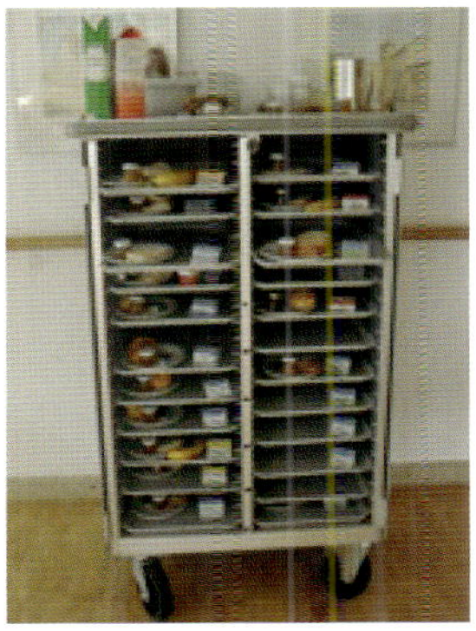

Abbildung 2.37: Essenwagen: Jede Mahlzeit ist namentlich mit kleinen Karten (s. unten) gekennzeichnet. Es ist auch ersichtlich, ob es eine halbe oder ganze Portion ist und ggf. um welche Diät es sich handelt. Die Legende für die Kennzeichnung der Diäten ist an der Wagentüre aufgehängt

Alle schöpfen selbst:

- Platte bei Rechtshändern von links hinhalten, damit sie sich gut selbst bedienen können.
- Getränke von rechts einschenken.
- Gläser nicht zu voll einschenken.

Wein einschenken

- Bei einem guten alten Wein wird das Glas in die linke Hand genommen, etwas gekippt, und der Wein mit der rechten Hand eingegossen bis der Boden gut bedeckt ist.
- Die Weinflasche so in die Hand nehmen, dass das Etikett nicht beschmutzt werden kann (= Etikett oben).
- Dem Gast das Etikett zeigen, ihn von dem Wein probieren lassen; wenn der Gast die Erlaubnis gibt, alle Gläser einschenken (den Gast, der probiert hat, nicht vergessen).

Tisch abräumen (s. Kap. 3.1)

Im Zimmer des Klienten

Vorbereitung

- Zimmer lüften und aufräumen.
- Dem Klienten die Gelegenheit geben, wenn nötig, auf die Toilette zu gehen.
- Dem Klienten die Möglichkeit geben, sich Gesicht und Hände zu waschen; wenn er möchte, die Zähne zu putzen oder den Mund zu spülen, ggfs. die Zahnprothese geben.
- Klienten an den Tisch begleiten oder, wenn er im Bett isst, Bett auf richtige Arbeitshöhe bringen.

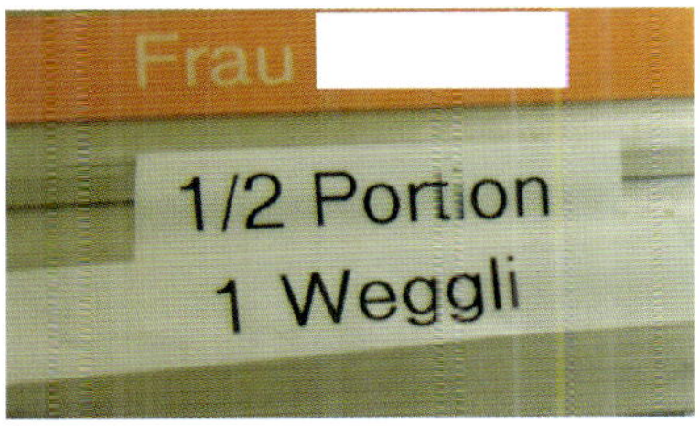

Abbildung 2.38: Essenskarte

Grundsätze

- Jeder Klient muss das für ihn bestimmte Essen erhalten
- Keine Hektik und Störungen während des Essens
- Soviel Zeit lassen, wie der Klienten braucht
- Klienten mit einer Behinderung zwischendurch kontrollieren: Bei Menschen mit einer halbseitigen Lähmung mit Sehstörungen evtl. Teller drehen und Schluckkontrolle (Klienten haben oft Mühe mit dem Schlucken)

- Klienten gut lagern (kurz vor dem Servieren, damit er nicht wieder nach unten rutscht): sitzende Position, Kopf leicht nach vorne gebeugt, evtl. Kissenrolle unter die Knie.
- Pflegetisch, wenn nötig, reinigen und auf geeignete Höhe einstellen.
- Hilfsmittel bereitlegen. Serviette bereitlegen oder umbinden und Getränk bereitstellen.
- Ggfs. Pflegeschürze ausziehen, eigene Hände waschen.

Vorgehen

- Essen nach Kontrolle appetitlich servieren; es ist angenehmer für den Klienten, wenn wir den Teller und das Besteck vom Tablett nehmen und direkt auf den Tisch stellen bzw. legen, damit er alles gut sieht und erreichen kann.
- Wo nötig helfen: Butter, Konfitüre öffnen, Brotrinde entfernen, Brot streichen, Nahrung in Stücke schneiden.
- Ggfs. eingewickeltes Besteck auspacken und korrekt zum Teller legen. Wärmedeckel erst unmittelbar vor dem Essen abheben.
- Beschreiben, was auf dem Teller ist (v. a. bei pürierter und gemixter Kost).

Essen reichen

- Pflegeperson nimmt eine für sie bequeme Position ein, setzt sich z. B. auf den Bettrand (wenn erlaubt) oder auf einen Stuhl.
- Besteck benutzen, das der Klient gewohnt ist; wenn er seine Wünsche nicht mehr äußern kann, einen Dessert-Löffel benutzen.
- Kleine Portionen aufnehmen, mit der Löffelspitze leicht die Lippen des Klienten berühren und das Essen in den Mund geben.
- Langsam eingeben, da Gefahr des Verschluckens besteht, v. a. bei Klienten mit Halbseitenlähmung.
- Zwischendurch trinken lassen; Glas/Tasse/Becher nur halb füllen und prüfen, ob das Getränk die richtige Temperatur hat.

Tabelle 2.17: Hilfsmittel beim Essen anreichen

		Hilfsmittel
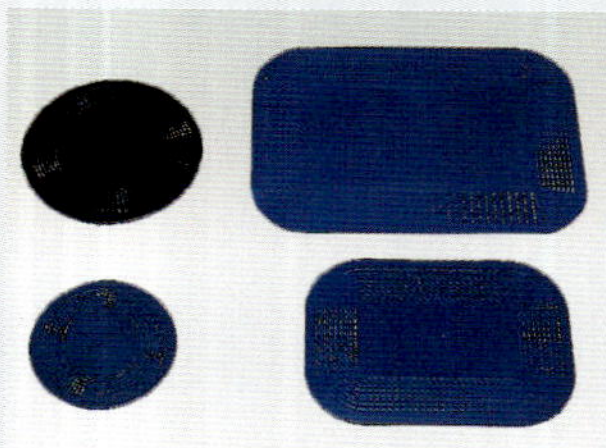	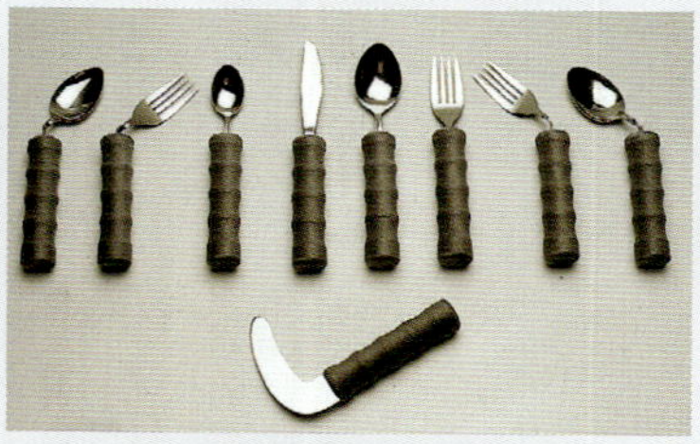	**Antirutschunterlagen** kleben nicht, haben auf beiden Seiten greifende Oberflächen, sind ideal für schlüpfrige Flächen. Das **Besteck** hat verdickte Griffe. Es ist abgewinkelt und erleichert das Essen bei deformierten Händen.
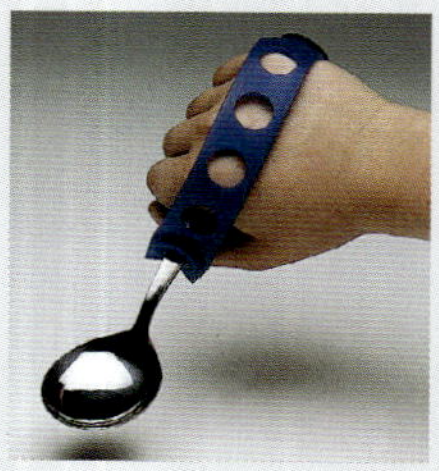	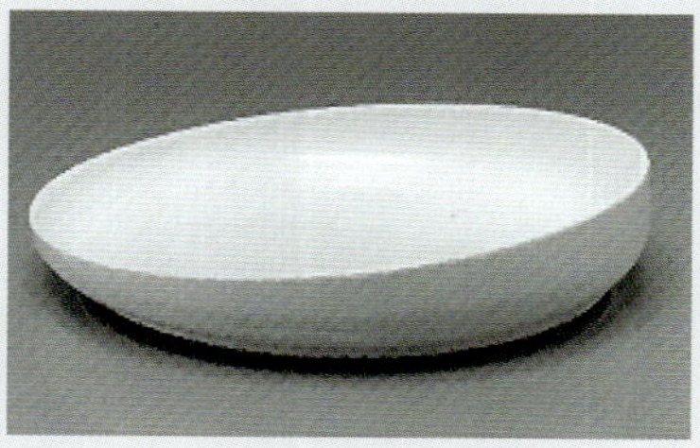	Das **Griffband** hilft dem Klienten das Besteck zu halten. Der **Teller mit erhöhtem Rand** ermöglicht das Essen mit einer Hand. Die Unterseite ist mit einem Gummirand ausgestattet und absolut rutschfest.

(Abbildungen: © Thomashilfen, Walkmühlestr. 1, D 27431 Bremervörde)

Hilfsmittel

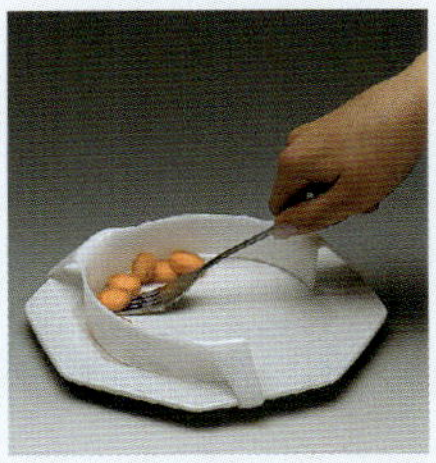

Der aufsteckbare **Tellerrand** erleichtert handbehinderten und einhändigen Klienten das Essen. Speisen können nicht über den Tellerrand hinausgeschoben werden.

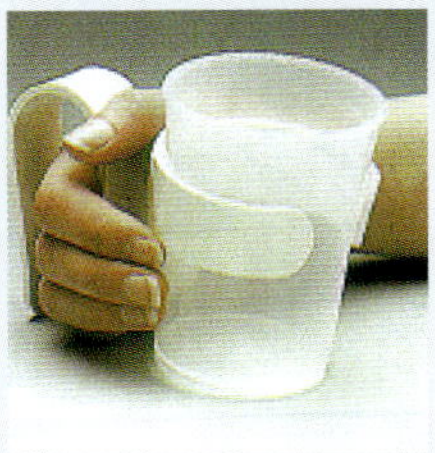

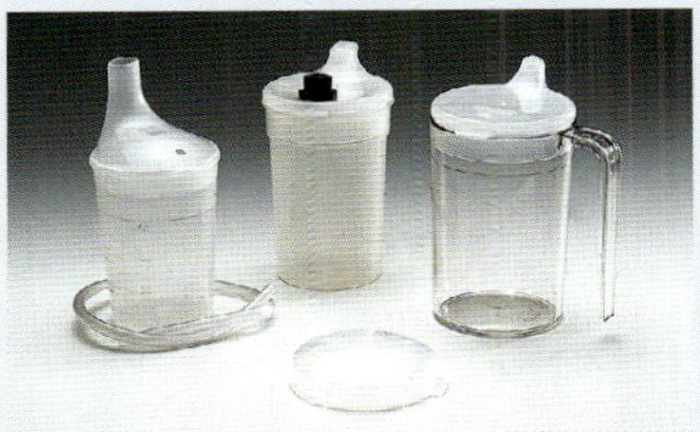

Trinkbecher und Zahngläser können mit diesem **Handgriff aus Kunststoff** leichter gehalten werden.

Der **«Schnabelbecher»** ist gut geeignet für bettlägerige Klienten oder das Trinken in zurückgelehnter Position.

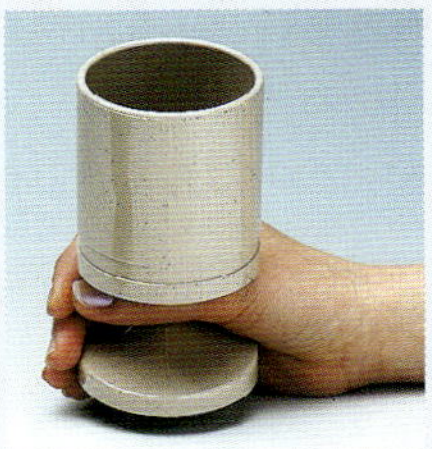

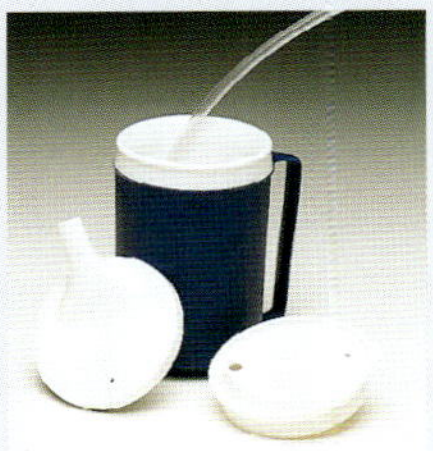

Becher mit ausgeschnittenem Sockel ermöglichen der Hand ein sicheres Greifen, ohne dass der heiße Becher berührt werden muss.

Um heiße Getränke zu isolieren und den Klienten vor Verbrennungen zu schützen, werden **Isolierbecher** eingesetzt.

(Abbildungen: © Thomashilfen, Walkmühlestr. 1, D 27431 Bremervörde)

Nachsorge

- Nachfragen, ob das Essen geschmeckt hat und die Menge ausreichend war (entsprechend rapportieren und dokumentieren).
- Abräumen, Tisch säubern.
- Hände waschen lassen, Mundpflege durchführen oder Mund spülen lassen.
- Klienten ins Bett helfen bzw. ihn bequem lagern; nicht unmittelbar nach dem Essen den Klienten flach lagern (erleichtert die Verdauung).

Flüssigkeitszufuhr

Flüssigkeitsmenge

Ein erwachsener Mensch benötigt pro Tag 1–2 Liter Flüssigkeit. Davon sollte er ca. 1 Liter trinken; ca. 0,4 Liter sind, wenn normale Portionen gegessen werden, in den Nahrungsmitteln enthalten und ca. 0,3 Liter Wasser entstehen durch den Stoffwechsel in den Zellen.

Viele alte Menschen trinken zu wenig. Aus unbekannten Gründen nimmt das Bedürfnis zu trinken im Alter oft ab. Es gibt aber noch viele andere Gründe, warum Menschen zu wenig trinken.

Ursachen für eine zu geringe Flüssigkeitszufuhr

- Kein Durstgefühl
- Vor allem verwirrte Menschen vergessen zu trinken
- Medikamente (z. B. Antidepressiva) beeinträchtigen das Urteilsvermögen
- Der Klient kann sein Durstgefühl z. B. wegen Sprachstörungen nicht melden
- Das Getränk steht zu weit weg, es ist nicht erreichbar
- Getränke werden nicht in geeigneten Behältern angeboten (z. B. zu schwere Tassen)
- Die angebotenen Getränke schmecken nicht, der Klient kann nicht sprechen oder wagt es nicht, etwas zu sagen
- Schluckstörungen
- Der Klient will nicht zu oft auf die Toilette, vor allem nachts

Ursachen für Flüssigkeitsverlust aus dem Körper

- Fieber, starkes Schwitzen
- Durchfall, Erbrechen
- Schlecht eingestellter Diabetes
- Starke Blutungen
- Verbrennungen
- Zu viel harntreibende Mittel (Diuretika)

Folgen

- Exsikkose, Dehydratation (Austrocknung)
- Stark konzentrierter Urin, geringe Urinmenge (Gefahr: Nierenversagen)
- Austrocknung der Schleimhäute und der Haut
- Teilnahmslosigkeit, Müdigkeit
- Verwirrtheit: Die harnpflichtigen Substanzen können nicht mehr ausgeschieden werden
- Thrombose-, Emboliegefahr
- Tod

Maßnahmen gegen das Austrocknen

- Störungen wie Schluckbeschwerden, zu viele Medikamente usw. versuchen zu beheben.
- Reichhaltiges Angebot an Getränken (nicht die gleiche Kanne Tee für 24 Stunden) zur Verfügung stellen.
- Den Klienten (evtl. Angehörige) nach Lieblingsgetränken fragen und diese bereitstellen.
- Als «Zwischenmahlzeiten» (wenn erlaubt): ein Frappé oder Eiercognac, eine Tasse Bouillon, ein Glas Bier oder Wein anbieten.
- Glas oder Tasse in Reichweite des Klientens stellen.
- Regelmäßig Flüssigkeit anbieten bzw. eingeben.
- Geeignete Trinkgefäße, Hilfsmittel, z. B. Strohhalme, bereithalten.
- Gläser, Tassen nicht zu voll einschenken.
- Eingegebene Trinkmenge auf dem Trinkmenge-Zettel notieren.
- Urin-, Gewichtskontrolle regelmäßig durchführen.

Um die Trinkmenge unter Kontrolle zu haben und daran zu denken, dem Klienten Flüssigkeit anzubieten, ist es sinnvoll, ein Trinkmenge-Protokoll zu führen. Das Formular sollte im Zimmer (z.B. auf dem Nachttisch) liegen. Jedesmal, wenn ein Glas, eine Tasse usw. ausgetrunken ist, werden die Zeit, die Art des Getränks und die Menge notiert und (meistens am anderen Morgen) zusammengezählt.

Tabelle 2.18: Beispiel eines Trinkmenge-Formulars

Name:	Frau Anna Müller				
Datum / Zeit	**was?**	**wie viel?**	**Datum / Zeit**	**was?**	**wie viel?**
12.12.12					
07.30	Milch-Kaffee	300 ml			
10.00	Bouillon	1.5 dl			
11.30	Mineralwasser	300 ml			
14.00	Tee	0.2 l			
16.00	Tee	1.5 dl			
18.00	Tee	300 ml			
20.00	Bier	1.5 dl			
	Total	1550 ml			

Ernährung und Stoffwechsel

Nährstoffe, die der Körper braucht

Neben den Energieträgern Kohlenhydrate, Fette und Proteine (Eiweiße) werden auch Nahrungsfasern (Ballaststoffe) und Wasser sowie Vitamine und Mineralsalze benötigt. Letztere steuern Stoffwechsel, Hirn-, Nerven- und Muskelfunktionen.

Der Körper braucht täglich:

Tabelle 2.19: Verschiedene Nährstoffe

Baustoffe	Betriebsstoffe	Reglerstoffe	Wasser
■ Eiweiß ■ Mineralsalze enthalten in: – Milch, Milchprodukten – Fleisch – Fisch – Eiern – Hülsenfrüchten – Tofu	■ Fette ■ Kohlenhydrate enthalten in: – Butter – Ölen – Rahm – Stärkeprodukten (Reis, Kartoffeln, Mais, Teigwaren, Brot)	■ Vitamine ■ Mineralstoffe ■ Nahrungsfasern enthalten in: – Obst – Gemüse – Salat	

Eiweiße, Kohlenhydrate und Fette werden in den Zellen verbrannt, um Energie zu erzeugen. Die Menge der erzeugten Energie ist messbar und wird in Kalorien (kcal) oder Joule (kJ) ausgedrückt.

Ein Gramm Kohlenhydrate bzw. Eiweiß liefert 4,1 kcal / 17,2 kJ, ein Gramm Fett 9,3 kcal / 38,9 kJ. Ein mittelschwer arbeitender Mensch braucht pro Tag ca. 2600 kcal bzw. 10800 kJ.

Eine ausgewogene Ernährung setzt sich zusammen aus:

ca. 50 % Kohlenhydrate = 1300 kcal / 5400 kJ
ca. 20 % Eiweiß = 390 kcal / 2160 kJ
ca. 30 % Fett = 780 kcal / 3240 kJ

Dazu kommen Vitamine, Mineralstoffe, Nahrungsfasern (Ballaststoffe) und Wasser.

Tabelle 2.20: Energielieferanten: Vorkommen, Aufgaben und Bedarf

	Aufgabe	Vorkommen	täg. Bedarf pro kg Körpergewicht	Anmerkungen
Kohlenhydrate	Energielieferant für: » Wärmebildung » körperliche Leistung	■ Getreideprodukte ■ Kartoffeln ■ Hülsenfrüchte ■ Früchte ■ Gemüse ■ Zucker ■ Süßigkeiten	4–6 g	Unraffinierte Kohlenhydrate bevorzugen; sie liefern dem Körper gleichzeitig Vitamine, Mineralstoffe und Nahrungsfasern. ■ Überkonsum von Süßigkeiten heißt: «Dick werden auf Umwegen».
Eiweiß (Protein)	Baustoff: » Aufbau und Erhaltung der Körperzellen (Muskeln, Haut, Haare usw.) » Aufbau körpereigener Wirkstoffe (Hormone, Enzyme, Abwehr- und Gerinnungsstoffe)	tierisch: ■ Fleisch ■ Fisch ■ Eier ■ Milch und Milchprodukte pflanzlich: ■ Soja (Tofu), Quorn ■ Hülsenfrüchte ■ Getreideprodukte ■ Kartoffeln	1–1,2 g	Gerichte aus tierischen und pflanzlichen Eiweißträgern zusammengestellt ergänzen sich optimal; aber auch pflanzliche Eiweiße, richtig kombiniert (z. B. Getreideprodukte mit Hülsenfrüchten), decken den Bedarf vollständig. Der Bedarf ist bei Kindern, Jugendlichen, Schwangeren, Stillenden und im Alter erhöht.
Fett (Lipid)	Energielieferant und -speicher (Depotfett) » Stütz- und Polsterfunktion für empfindliche Organe (Augapfel, Nieren) » notwendig für die Aufnahme von fettlöslichen Vitaminen Kalte Küche: 1 EL hochwertiges Pflanzenöl (z. B. Raps- oder Olivenöl) Zum Kochen: 1 EL Olivenöl	tierisch: ■ Butter, Rahm ■ Wurst, Speck ■ fettes Fleisch ■ Vollmilchprodukte pflanzlich: ■ Speiseöl, Margarine ■ Mayonnaise ■ Nüsse ■ Avocado	1 g	Der Fettanteil der Nahrung sollte maximal 30 % der Gesamtenergiezufuhr betragen. Der Fettkonsum sollte zu 2/3 aus pflanzlichen Quellen stammen und in flüssiger Form verwendet werden, da diese mehr essenzielle Fettsäuren enthält. Verwendung: Bis 10 g Butter oder Margarine aus ungehärteten Fetten und 1–2 EL Nüsse. Sparen mit versteckten Fetten wie Wurst, Käse, Schokolade.
Nahrungsfasern (Ballaststoffe)	» regen die Darmtätigkeit an; sie können viel Wasser aufnehmen und quellen auf (geben so auch Gefühl der Sättigung) » wirken der Verstopfung (Obstipation) entgegen » binden Cholesterin	■ Vollkornprodukte ■ Hülsenfrüchte ■ Gemüse (inkl. Kartoffeln) ■ Früchte	30–40 g	Evtl. Weizen-, Haferkleie als Beigabe in Joghurt, Müsli, Suppen verwenden. 5 Portionen Gemüse / Salat / Obst am Tag konsumieren.

Wasser

Unser Körper besteht zu 60 % aus Wasser; dieses befindet sich in den Zellen (intrazelluläres Wasser), in den Zellzwischenräumen (extrazelluläres Wasser), in den Gefäßen und den Hohlraumsystemen.

Ohne Wasser dickt das Blut ein, es kann zu Gerinnungsstörungen (z. B. Thrombosen) kommen. Die Nieren und die Blase können erkranken, weil nicht mehr genügend Urin produziert werden kann.

Mineralstoffe, Vitamine

Mineralstoffe (Tab. 2.21) kommen im Körper nur in sehr geringen Mengen vor; sie werden mit der Nahrung aufgenommen. Die Mineralstoffe sind als Baustoffe an der Bildung der Knochen und Zähne beteiligt, beeinflussen als Reglerstoffe den Wasserhaushalt, die Erregbarkeit von Nerven und Muskeln, das Säure-Basen-Gleichgewicht und den osmotischen Druck.

Tabelle 2.21: Vitamine und Mineralstoffe

	Aufgabe	Vorkommen	täg. Bedarf pro kg Körpergewicht	Anmerkungen
Vitamine und Mineralstoffe	Reglerstoffe: Vitamine und Mineralstoffe ▸▸ sind als Bestandteil von Hormonen und Enzymen an der Steuerung zahlreicher Stoffwechselvorgänge in unserem Körper beteiligt ▸▸ haben besondere Funktionen im Zusammenhang mit dem Wachstum, der Sehkraft, der Abwehr von Infektionen usw. Baustoffe Mineralstoffe ▸▸ wichtige Bestandteile unserer Knochen und Zähne	■ Getreideprodukte ■ Gemüse ■ Kartoffeln ■ Hülsenfrüchte ■ Früchte ■ Milch und Milchprodukte ■ Fleisch ■ Fisch ■ Eier	von 0.1– ca. 75 mg	Gemüse, Früchte: frisch, saisongerecht, roh essen; wenn es gekocht werden muss, dann mit wenig Wasser, vorzugsweise im Wasserdampf. Langes Warmhalten und Aufwärmen möglichst vermeiden. Gemüse und Früchte ohne zu wässern kurz und gründlich waschen.

Vitamine (Tab. 2.22) sind lebensnotwendige Wirkstoffe, die der Körper nur in unzureichenden Mengen selbst herstellen kann.

Tabelle 2.22: Vitamine: Die rot unterlegten Vitamine sind fettlöslich, die anderen wasserlöslich.

Vitamin	Aufgabe / Wirkung	Vorkommen
Vitamin A	▸▸ beeinflusst das Zellwachstum und die Bildung der Haut ▸▸ Einfluss auf das Sehen	Karotten, grüne Blattgemüse, Petersilie, Innereien, Fischöle, Lebertran, Milchprodukte
Vitamin D	▸▸ Knochenbildung ▸▸ Beeinflussung der Resorption von Kalzium und Phosphat	Fischöle, Lebertran, Fisch, Butter, Eier
Vitamin E	▸▸ Schutz der Zellmembranen ▸▸ Schutz der Nahrungs- und Körperfette	Pflanzenöle, Streichfette, Vollkornprodukte, Blattgemüse, Eier, Milch, Leber
Vitamin K	▸▸ Mithilfe bei der Blutgerinnung	Butter, Milch, Eier, Fleisch, Leber, grünes Gemüse

Tabelle 2.22: Fortsetzung

Vitamin	Aufgabe/Wirkung	Vorkommen
Vitamin B1	⏩ Einfluss auf den Kohlenhydratabbau, Nerventätigkeit und Herzfunktion	Vollkornprodukte, Fleisch, Innereien, Kartoffeln, Hefe
Vitamin B2	⏩ Einfluss auf den gesamten Stoffwechsel und die Hormonproduktion	Milch, Milchprodukte, Innereien, Fleisch, Gemüse
Vitamin B6	⏩ Einfluss auf den Stoffwechsel	Getreideprodukte, Blattgemüse, Innereien
Vitamin B12	⏩ Bildung der roten Blutkörperchen, Einfluss auf den Eiweißstoffwechsel	tierische Lebensmittel (Fleisch, Innereien)
Vitamin C	⏩ Beteiligung am Aufbau von Bindegewebe und Hormonen ⏩ Immunabwehr	Früchte, Gemüse, Kartoffeln Zitrusfrüchte, Beeren

Tabelle 2.23: Mineralstoffe

Mineralsalz	Aufgabe, Wirkung	täg. Bedarf	ist enthalten in:
Kalzium (Ca)	⏩ Baustoff für Zähne und Knochen ⏩ hilft mit bei der Blutgerinnung	1.2 g	Milch, Joghurt, Käse, Quark, bestimmte Mineralwasser
Kalium (K)	⏩ leitet Nervenimpulse weiter ⏩ ist an der Kontraktion der Muskeln beteiligt ⏩ ist am Eiweißaufbau und der Kohlenhydratverwertung beteiligt	3.5 g	Gemüse, Kartoffeln, Früchten, Fleisch, Mineralwasser, Vollkornprodukten, Milch und Milchprodukten
Natrium (Na)	⏩ erhält zusammen mit dem Chlorid die Spannung des Gewebes durch Aufrechterhaltung der Wasserbilanz	2.5 g	in fast allen Lebensmitteln: Mineralwasser, Kochsalz, Brot, Käse, Fertigprodukten
Phosphor (P)	⏩ Baustoff der Knochen und Zähne	0.8 g	Milch/Milchprodukten, Fleisch, Vollkornprodukten, Fisch, Eigelb, Nüssen
Magnesium (Mg)	⏩ Bestandteil des Gewebes und der Körperflüssigkeiten ⏩ wirkt beim Stoffwechsel mit	0.3 g	Milch/Milchprodukten, Gemüse, Kartoffeln, Hülsenfrüchten, Vollkornprodukten, Nüssen, Fisch, Fleisch, Mineralwasser
Eisen (Fe)	⏩ Baustein des roten Blutfarbstoffes (Hämoglobin)	12–18 mg	Fleisch, Hülsenfrüchten, Nüssen, Vollkornprodukten, Leber
Selen (Se)	⏩ Bestandteil der Knochen und Zähne ⏩ stärkt das Immunsystem	0.05 mg	Meeresfrüchten, Innereien, Eier, Vollkornprodukten, Rosenkohl, Hülsenfrüchten
Zink (Zn)	⏩ hat beruhigende Wirkung auf das ZNS (Zentrales Nervensystem) ⏩ ist Bestandteil des Insulins	15 mg	Vollkornprodukten, Fleisch, Nüssen, Hülsenfrüchten
Iod (I)	⏩ hilft beim Aufbau der Schilddrüsenhormone	0.2 mg	jodiertem Kochsalz, Trinkwasser, Meerfisch, Milch, Eiern, Innereien
Fluor	⏩ erhält den Zahnschmelz	1.0 mg	in allen Lebensmitteln: Vollkornprodukten, Innereien, Meerfisch, Schwarztee, Mineralwasser, jodiertem Kochsalz

Energiebedarf

Grundumsatz

Als Grundumsatz bezeichnet man die Energiemenge, die ein Mensch in 24 Stunden bei völliger Ruhe im Liegen, 12 Stunden nach der letzten

Nahrungsaufnahme und einer Hauttemperatur von ca. 28 °C durchschnittlich benötigt. Der Grundumsatz wird von Alter, Geschlecht und der Körperoberfläche beeinflusst.

Berechnen des Grundumsatzes nach Harris Benedict

Frau 655 + (9.5 × Gewicht in kg) + (1.8 × Größe in cm) – (4.7 × Alter in Jahren) = kcal

Mann 66 + (13.8 × kilo) + (5 × cm) – (6.8 × Alter) = kcal

Leistungsumsatz

Als Leistungsumsatz bezeichnet man die Energiemenge, die ein Mensch für zusätzliche Leistungen über den Grundumsatz hinaus benötigt. Er setzt sich aus Aktivitäts- und Krankheitsfaktor zusammen.

AF = Aktivitätsfaktor

■ im Bett	1.2
■ im Bett mobil	1.25
■ mobil	1.3
■ leichte Tätigkeit (Büro)	1.5
■ mittlere Tätigkeit (Pflegepersonal, Servicepersonal, Handwerk)	1.6
■ Schwerarbeit (Maurer)	1.7

Die AGS-Lernende S. Schwaller ist 16 Jahre alt, 51 kg schwer und 1.67 m groß. Sie braucht bei völliger Ruhe im Liegen, 12 Std. nach der letzten Nahrungsaufnahme 1365 kcal, während der Arbeit in der Pflege 2184 kcal (1365 × 1.6).

KF = Krankheitsfaktor

Kranke Menschen brauchen mehr Energie, um z. B. ein Karzinom, eine Operation oder Fieber zu überwinden. **KF = Krankheitsfaktor**

■ Karzinom postoperativ	1.1
■ Frakturen	1.2
■ Fieber	
38 °C	1.1
39 °C	1.2
40 °C	1.3
41 °C	1.4

Täglicher Energiebedarf = **Grundumsatz × AF × KF**

Die Lebensmittel-Pyramide (Abb. 2.39)

(Coop Schweiz)

Sie stellt die Basis einer ausgewogenen, gesunden Ernährung dar. Lebensmittel der unteren Pyramidenebenen sollten prozentual in größeren Mengen konsumiert werden, die der oberen in kleineren Mengen.

Zucker, Alkohol, Kaffee, Salz

sind Genussmittel, keine Nahrungsmittel; sollen nur in geringen Mengen (einmal pro Tag) genossen werden.

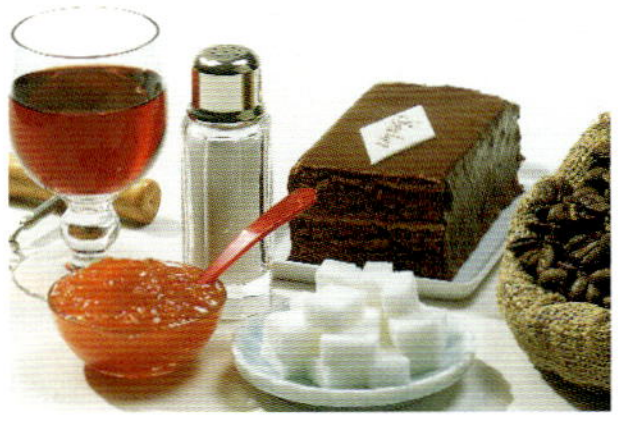

Fette, Öle, Nüsse

1–2 Esslöffel hochwertiges Pflanzenöl und 5 Nüsse decken den täglichen Bedarf.

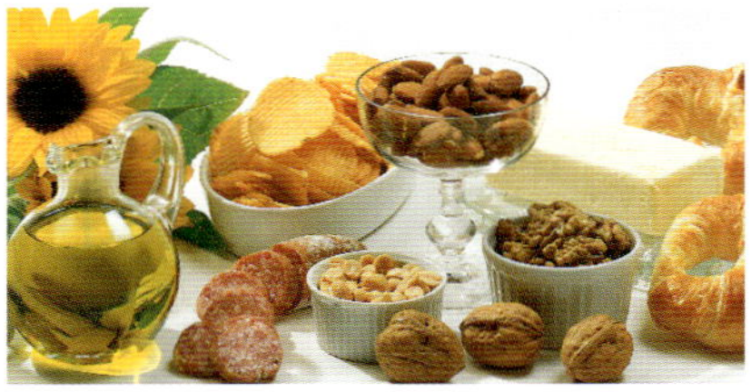

Milch, Ei, Fleisch, Fisch, Hülsenfrüchte

Täglich 3 Portionen Milchprodukte und 1 Portion Ei, Fleisch, Fisch oder Hülsenfrüchte auswählen.

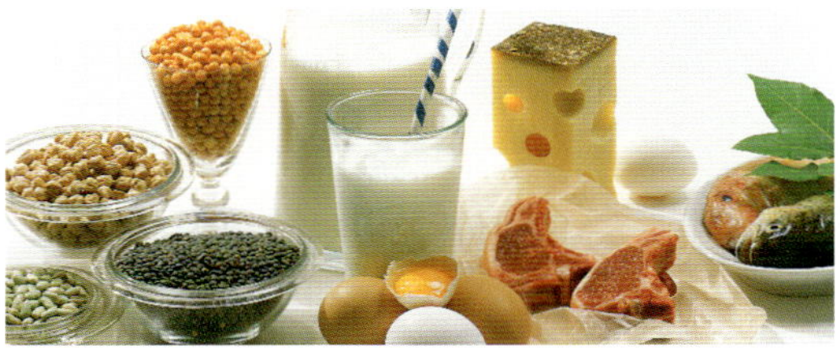

Getreide, Reis, Mais, Kartoffeln

Mindestens zu jeder Hauptmahlzeit sollte diese Gruppe vertreten sein. Die Portionengrößen richten sich nach den körperlichen Aktivitäten.

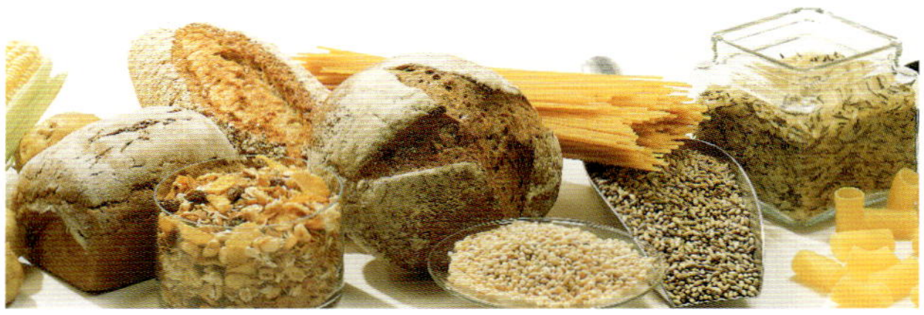

Gemüse, Salate, Kräuter, Früchte

Mit 2–3 Portionen Gemüse, roh, gekocht oder als Saft und zusätzlich 2 Früchteportionen pro Tag wird der Bedarf an Vitaminen und Mineralstoffen abgedeckt.

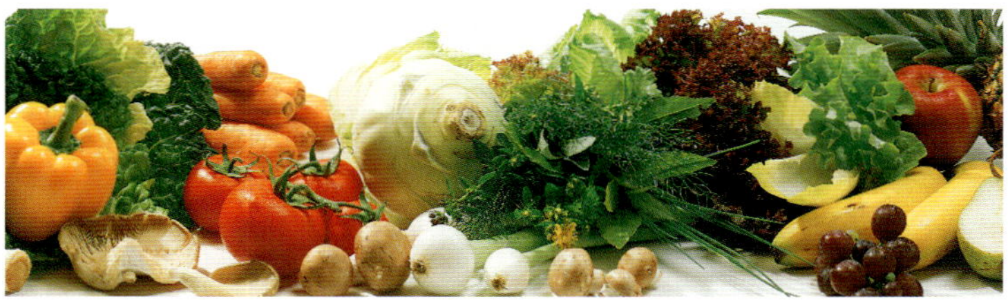

Getränke

Ein Erwachsener verliert täglich 2–2.5 Liter Wasser, das wieder zugeführt werden muss. Rund die Hälfte der Flüssigkeit liefern die Nahrungsmittel, die restlichen 1–1.5 Liter die Getränke.

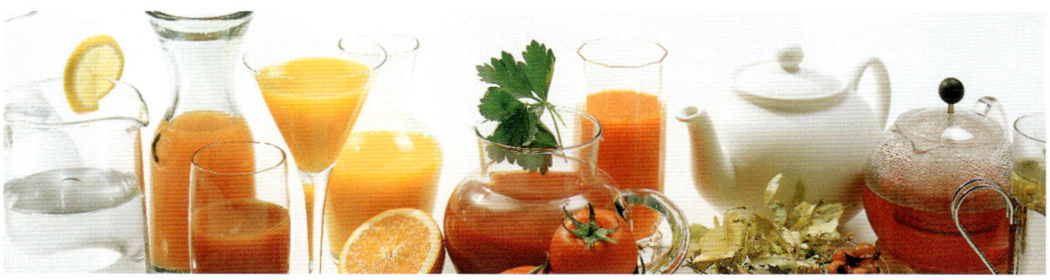

Abbildung 2.39: Lebensmittel-Pyramide

Kostformen und Diäten (Tab. 2.24)

Kost ist die von jedem einzelnen Menschen gewählte Form seiner Ernährung. Diät (Krankenkost) ist die Ernährung, die bei bestimmten Erkrankungen oder Störungen eingehalten werden muss (z. B. Diabetes-Diät bei erhöhtem Blutzucker-Spiegel).

In Spitälern und Heimen werden eine Vielzahl von Kostformen und Diäten angeboten bzw. verordnet, hier eine Auswahl:

Tabelle 2.24: Kostformen und Diäten

Diät- und Kostform	Merkmale	Indikation
Vollkost (ganze oder halbe Portionen)	gemischte Kost, die alle notwendigen Nahrungsbestandteile in ausgewogener Form enthält	■ Klienten, die alles essen dürfen
Leichte Vollkost	Kost, die den Organismus nicht belastet. Enthält keine blähenden Gemüse, kein Steinobst, keine scharfen Gewürze und keine fetten Fleisch- und Käsegerichte	■ Verdauungsstörungen ■ vor und nach bestimmten Operationen ■ Erkrankungen des Magen-Darm-Trakts
Wahlkost	Kost nach Wünschen des Klienten	■ schwerkranke Klienten
Eiweiß- und kalorienreiche Kost	angereicherte Kost mit Zwischenmahlzeiten	■ untergewichtige Klienten kachektische Klienten (z. B. Tumorkranke) ■ Anorexia nervosa
Kalorienarme Kost (Reduktionskost)	enthält alle notwendigen Nahrungsbestandteile in geringerem Maße. Kaloriengehalt wird individuell festgelegt	■ Adipositas ■ wenn Klient das wünscht
Nahrungskarenz	totale Nahrungsenthaltung bei hoher Flüssigkeitszufuhr (Flüssigkeitszufuhr evtl. parenteral = durch Infusionen)	vor und nach Operationen

Das Körpergewicht

Zur Berechnung des optimalen Körpergewichts gibt es verschiedene Formeln. Für alle benötigen die Pflegepersonen Angaben zur Körpergröße und zum Gewicht des betreffenden Menschen.

In der Praxis benutzt man oft die einfache Einschätzung nach Broca: Normalgewicht = Körperlänge minus 100; das heißt, bei einer Körpergröße von 165 cm beträgt das Normalgewicht 65 Kilogramm. Dieses Normalgewicht wird heute immer häufiger als Referenzgewicht (– 10 bis + 10 %) bezeichnet. Ein Mensch von 165 cm ist somit zwischen 58,5 bis 71,5 kg Körpergewicht im Normalbereich. Das Gewicht ist zudem von Alter, Körperform usw. abhängig. Untergewicht ist das Normalgewicht minus 10 %, Übergewicht das Normalgewicht plus 10 %.

Ärzte und Ernährungsfachleute berechnen heute das Normalgewicht mit dem Body-Mass-Index (BMI). Vor allem sehr große und sehr kleine Menschen können mit dem BMI exakter beurteilt werden (s. Abb. 2.40).

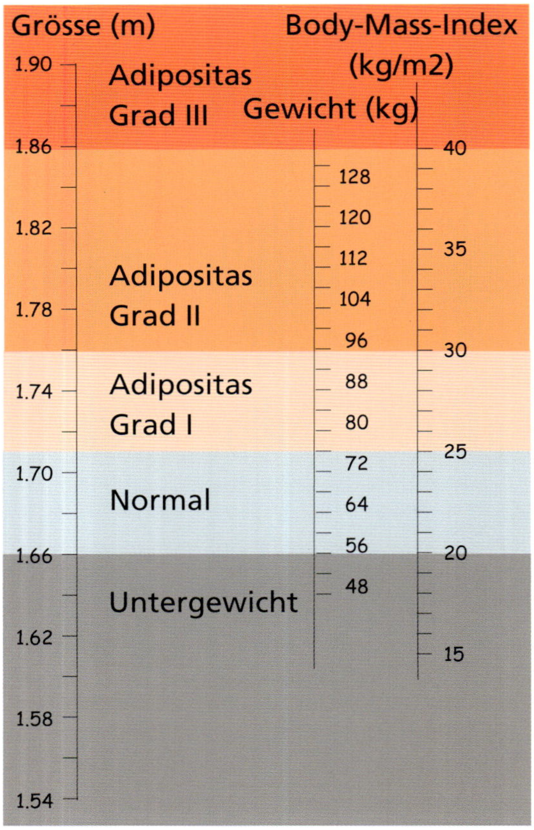

Abbildung 2.40: Body-Mass-Index (BMI)

unter 20	Untergewicht
20–25	Normalgewicht
25–30	Adipositas Grad I
30–40	Adipositas Grad II
über 40	Adipositas Grad III

BMI = Körpergewicht geteilt durch das Quadrat der Körpergröße, also 65 Kilo geteilt durch 2,7 (1,65 × 1,65) = 24. Benötigt wird dazu die BMI-Tabelle, aus der die Beurteilung (Übergewicht / Norm / Untergewicht) abgelesen werden kann.

Bauchumfang

Bauchfett ist gefährlicher für Diabetes Typ 2 (Altersdiabetes), Herz-Kreislauf-Erkrankungen und Bluthochdruck als Fett im Hüft-Oberschenkelbereich. Männer (und Frauen mit männlicher Fettverteilung) sind durch Übergewicht also stärker gefährdet.

Bei Frauen ist das Erkrankungsrisiko mit einem Bauchumfang über 80 cm, bei Männern über 94 cm bereits deutlich erhöht.

Bauchumfang messen

Am Morgen vor dem Frühstück Maßband in Nabelhöhe um den Bauch legen. Bauch entspannen und messen.

Normalwerte

Frauen < 80 cm

Männern < 94 cm

Abweichungen vom Normalgewicht

Übergewicht

Ursachen

- (Langjährige) falsche, vor allem zu energiereiche Ernährung
- Hormonelle Veränderungen
- Zu wenig Bewegung
- Störung im Fettstoffwechsel
- Depressionen, Medikamente
- Langeweile, Frust usw.; das Essen ist oft noch das einzige Vergnügen

Folgen

- Herz- und Kreislauferkrankungen wie Bluthochdruck, Herz- und Hirninfarkt durch die zu hohen Fettwerte
- Stoffwechselstörungen wie Diabetes mellitus Typ 2; über 80 % der nicht insulinabhängigen Diabetiker des Typ 2 haben Übergewicht
- Gicht
- Gelenkerkrankungen wie Arthrose und Arthritis der Hüft- und Kniegelenke, Rückenbeschwerden
- Vermehrtes Schwitzen, deswegen auch vermehrt Hautentzündungen

Muss Übergewicht behandelt werden?

Wenn ein Klient durch eine Gewichtsabnahme seine Risikofaktoren vemindern kann und motiviert ist abzunehmen, sind Maßnahmen zur Gewichtsreduktion sinnvoll.

Abnehmen ist ein schwieriges und komplexes Vorhaben. Deshalb ist eine langfristige Ernährungsumstellung anzustreben. Eine gute fachliche Unterstützung und Begleitung auf mehreren Ebenen (Ernährungswissen, Psyche, Bewegung) ist unumgänglich.

Eine Diät ist aber nicht in jedem Fall angebracht. Eine amerikanische Studie belegt, dass z. B. Krebskranke mit Übergewicht eher überleben als solche mit Untergewicht. Auch Osteoporose kommt bei leicht übergewichtigen Frauen viel weniger vor.

Auch sollte man sich fragen, ob z. B ein älterer Mensch, der sein Leben lang eher korpulent war, noch Abmagerungskuren machen muss.

In jedem einzelnen Fall sollte man den Sinn einer Gewichtsabnahme definieren. Nicht jeder Mensch mit ein paar Kilos zu viel auf der Waage ist gesundheitsgefährdet.

Gewichtsverlust

Ursachen

- Medikamente, vor allem Digitalispräparate (Herztabletten), Diuretika (Wassertabletten) und Antidepressiva
- Psychische Probleme wie (Alters-)Depressionen, Einsamkeit, Demenz, Wahnideen
- Hyperthyreose (Schilddrüsenüberfunktion), kommt im Alter häufiger vor; trotz Heißhunger nimmt der Klient ab
- Probleme mit der Zahnprothese
- Schmerzen
- Störungen/Krankheiten des Verdauungsapparates: entzündete Mundschleimhaut, Blähungen, Druck-, Völlegefühl, Obstipation (Verstopfung), Diarrhö (Durchfall), Erbrechen
- Begleiterscheinung bei Erkrankungen: Fieber, Infektionskrankheiten
- Abnahme der Geschmackspapillen auf der Zunge; die Speisen schmecken fad (z. B bei Chemotherapien, Bestrahlungen, im Alter)

Folgen

- Müdigkeit, Mattheit
- Leistungsschwäche, Antriebslosigkeit, Immunschwäche
- Traurigkeit
- Haut wird schlaff und faltig, Fingernägel brechen, Haare fallen aus
- Kachexie (Kräfteverfall)

Muss Gewichtsabnahme, Untergewicht behandelt werden?

Das Allerwichtigste ist zu versuchen, die Ursache für den Gewichtsverlust herauszufinden. Es kann sich eine Störung oder Erkrankung dahinter verbergen, die man beheben, lindern oder heilen kann. Es kann aber auch sein, dass ein Mensch gar nicht merkt oder weiß, dass er zu wenig isst oder einfach Ermunterung und Hilfe braucht. Es gibt

z. B auch alte Menschen, die finden, sie haben ihr Leben gelebt, und sind bereit zu sterben; sie wollen nicht mehr essen. Das müssen der Arzt und die Pflegepersonen respektieren.

Appetitfördernde Maßnahmen

- Herausfinden, was der Klient gerne isst; Ernährungsberaterin, Koch dazuziehen.
- Eher fünf bis sechs kleine Portionen pro Tag als drei große anbieten (Zwischenmahlzeiten, Spätimbiss).
- Kost nur pürieren, wenn es keine andere Lösung zur Behebung von Ernährungsproblemen gibt; wenn möglich vorher Fingerfood anbieten.
- Mahlzeit auch in geschnittener/pürierter Form ansprechend präsentieren (das Auge isst mit).
- Klienten haben ein Recht auf Mitbestimmung bei Erstellung des Menü-Plans.
- Angehörige bitten, zu Hause gekochtes Essen mitzubringen und im Spital/Heim mit dem Klienten zusammen zu essen.
- Essen appetitlich anrichten und servieren, Tisch decken.
- Mit Klienten zusammen kochen und essen, im Sommer gemeinsam grillen, auch auswärts essen gehen.

Krankheitsbilder

Anorexia nervosa (Anorexie)

Anorexia nervosa ist der medizinische Begriff für Magersucht und ist eine lebensbedrohliche, psychisch bedingte Essstörung. Sie betrifft hauptsächlich junge Mädchen und Frauen zwischen dem 10. und 25. Lebensjahr und führt zu erheblichem Gewichtsverlust bis hin zur Kachexie (Auszehrung).

Ursachen können sein:

- Ein gestörtes Mutter-Tochter-Verhältnis
- Ein Nichtzurechtkommen mit der Frauenrolle
- Der «Schlankheitswahn» unserer Gesellschaft
- Evtl. genetisch bedingt

Der Gewichtsverlust wird herbeigeführt durch:

- Fastenkuren
- Das Vermeiden von kalorienreichen Lebensmitteln
- Selbst provoziertes Erbrechen und Abführen
- Den Gebrauch von Appetitzüglern und Diuretika
- Übertriebene körperliche Aktivitäten

Auswirkungen

- Verlangsamter Puls und niedriger Blutdruck
- Trophische Störungen der Haut und der Haare (die Gewebe werden nicht mehr richtig ernährt)
- Hormonelle Störungen: Amenorrhö (Ausbleiben der Monatsblutung) bei Frauen, Potenzstörungen bei Männern

Therapie

Eine Therapie ist äußerst schwierig, weil die meisten jungen Frauen gar nicht gesund werden wollen und deshalb nicht mitarbeiten. Sie wirken zwar vordergründig kooperativ, das heißt, sie essen die Mahlzeiten, die wir ihnen bringen – und erbrechen nachher wieder alles.

In der Regel ist eine stationäre Behandlung mit psychotherapeutischer Betreuung unumgänglich. Heute werden oft Psychotherapie zusammen mit Bewegungstherapie und Ernährungsberatung verordnet.

Bulimia nervosa (Bulimie)

Bulimie ist eine Ess-Brech-Sucht und wie die Anorexia nervosa eine psychisch bedingte Essstörung. Sie betrifft hauptsächlich Frauen zwischen dem 18. und 35. Lebensjahr. Häufig gehen der Bulimie Fettsucht oder Anorexia nervosa voraus.

Hauptsymptom ist das Essen von Unmengen hochkalorischer Nahrungsmittel (v. a. Süßigkeiten). Um das «Idealgewicht» zu halten, erbrechen die Frauen alles wieder. Auch hier besteht die Behandlung hauptsächlich aus Psychotherapie.

Diabetes mellitus (Zuckerkrankheit)

Beim Diabetes mellitus (Zuckerkrankheit) ist der Zucker im Blut chronisch erhöht. Ursache des Diabetes mellitus ist das Fehlen oder die ungenügende Wirkung von Insulin.

Insulin ist ein Hormon, das in den Beta-Zellen der Langerhans-Inseln der Bauchspeicheldrüse gebildet wird (s. Abb. 2.41). Es ist wichtig für unseren Zuckerstoffwechsel, und Zucker ist als Energielieferant vor allem für unser Gehirn lebensnotwendig.

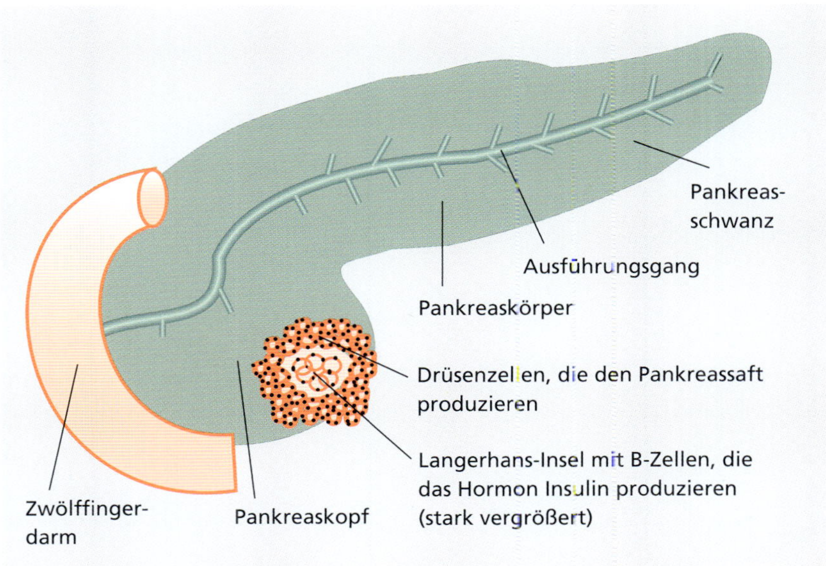

Abbildung 2.41: Pankreas (Bauchspeicheldrüse) mit stark vergrößertem endokrinem (Langerhans-Inseln) und exokrinem (Drüsenzellen) Gewebe

Insulin macht die Wände unserer Zellen durchlässig, so dass die kleinen Traubenzuckerteilchen (vom Dünndarm über das Blut) in die Zellen aufgenommen werden können.

Das Insulin muss von außen zugeführt werden und zwar unter Umgehung des Magen-Darm-Traktes. Im Magen würde das Insulin einfach verdaut und hätte keine Wirkung; deshalb muss es gespritzt werden. Man unterscheidet zwei Typen von Diabetes mellitus:

Diabetes mellitus Typ 1

Der Diabetes mellitus Typ 1 betrifft meistens junge Menschen. Beim Typ 1 sind die insulinproduzierenden Zellen (Beta-Zellen) so zerstört, dass sie kein Insulin mehr bilden können.

Ursachen des Diabetes Typ 1 sind Vererbung, Autoimmunerkrankung (die Beta-Zellen werden dabei vernichtet) und bestimmte Virusinfektionen in der Kindheit. Der Diabetes entwickelt sich bei jungen Menschen rasch innerhalb von Stunden bis Wochen.

Diabetes mellitus Typ 2

Der Diabetes mellitus Typ 2 betrifft eher ältere Menschen ab dem 40. Lebensjahr. Beim Typ 2 wird zwar noch Insulin gebildet, es kann aber nur noch in ungenügendem Maß in die Zellen (Leber-, Muskel-, Fettzellen) aufgenommen werden.

Ursachen sind Vererbung, Übergewicht, energiereiche Kost, Bewegungsmangel und höheres Lebensalter.

Der Diabetes entwickelt sich bei älteren Menschen meistens langsam über Monate bis Jahre.

Krankheitszeichen

- Großer Durst und stark vermehrte Urinausscheidung
- Unerklärliche Gewichtsabnahme
- Abgeschlagenheit und allgemeine Leistungsschwäche
- Häufigeres Auftreten von Infektionen (Harnwegsinfekte, Pilzinfektionen)
- Wadenkrämpfe, Sehstörungen, Juckreiz

Blutzuckerwerte

Normale Werte	Hypoglykämie	Hyperglykämie
3,9–6,6 mmol/l	< 2,2 mmol/l	> 6,6 mmol/l
bzw. 70–120 mg/dl	bzw. 40 mg/dl	bzw. 120 mg/dl

Hyperglykämie (Blutzuckerspiegel zu hoch)

Durch großen Insulinmangel steigt der Blutzuckergehalt stark an und dieser Zucker kann nicht verwertet werden.

Ist die Konzentration höher als 10 mmol/l (180 mg/dl), scheiden die Nieren einen Teil des überschüssigen Zuckers aus und dem Körper gehen wertvolle Energiespender verloren. Der Zucker bindet sehr viel Wasser an sich; das führt zu großen Urinmengen und vermehrtem Durst. Damit der Körper trotzdem genug Energie bereitstellen kann, baut er Fette ab. Dabei fallen Ketonkörper (Azeton) an, die durch die Nieren ausgeschieden werden.

Ursachen

- Zu wenig Insulin
- Diabetes-Ernährung nicht eingehalten
- Infektion, Fieber
- Psychischer Stress

Symptome

- Gesteigertes Durstgefühl und Wasserlassen
- Große Mengen von Zucker und Azeton im Urin
- Schwächeanfälle, Bauch- oder Unterleibsschmerzen, allgemeines Unwohlsein
- Appetitverlust, Brechreiz und Erbrechen
- Schweres, mühsames Atmen
- Azetongeruch in der Ausatmungsluft
- Später Bewusstlosigkeit mit tiefer, langsamer (Kussmaul-)Atmung
- Der Klient ist in Lebensgefahr

Was ist zu tun?

- Rufen Sie sofort einen Arzt.
- Ist der Klient in der Lage zu schlucken, geben Sie ihm Flüssigkeit ohne Zucker.
- Fahren Sie fort, die gewohnten Urintests zu machen.

Hypoglykämie (Blutzuckerspiegel zu tief)

Zu viel Insulin im Körper führt zu vermehrter Verwertung der Glukose; der Blutzuckerspiegel ist zu tief.

Ursachen

- Zu viel Insulin
- Nicht ausreichende Nahrungsaufnahme
- Zu viel ungewohnte Bewegung – Anstrengung
- Auslassen oder zu späte Einnahme der Mahlzeit

Symptome

- Übermäßiges Schwitzen, Ohnmachtsgefühl
- Herzklopfen, Zittern, Sehbeeinträchtigungen
- Hungergefühl
- Schwierigkeiten, aufzuwachen
- Gereiztheit
- Persönlichkeitsveränderung

Was ist zu tun?

- Rufen Sie die Vorgesetzte oder eine Ärztin/einen Arzt.
- Ist der Klient in der Lage zu schlucken, geben Sie ihm Zucker oder ein zuckerhaltiges Getränk, z. B. Orangensaft (keinen Süßstoff).
- Ist er bewusstlos, stecken Sie je 1 Traubenzucker in die rechte und linke Wangentasche. Lagern Sie ihn so, dass er sich nicht verschlucken kann.

Folgeschäden beim Diabetes mellitus (Abb. 2.42)

Beim schlecht eingestellten Diabetes mellitus können Folgeschäden schon nach 5–10 Jahren eintreten.

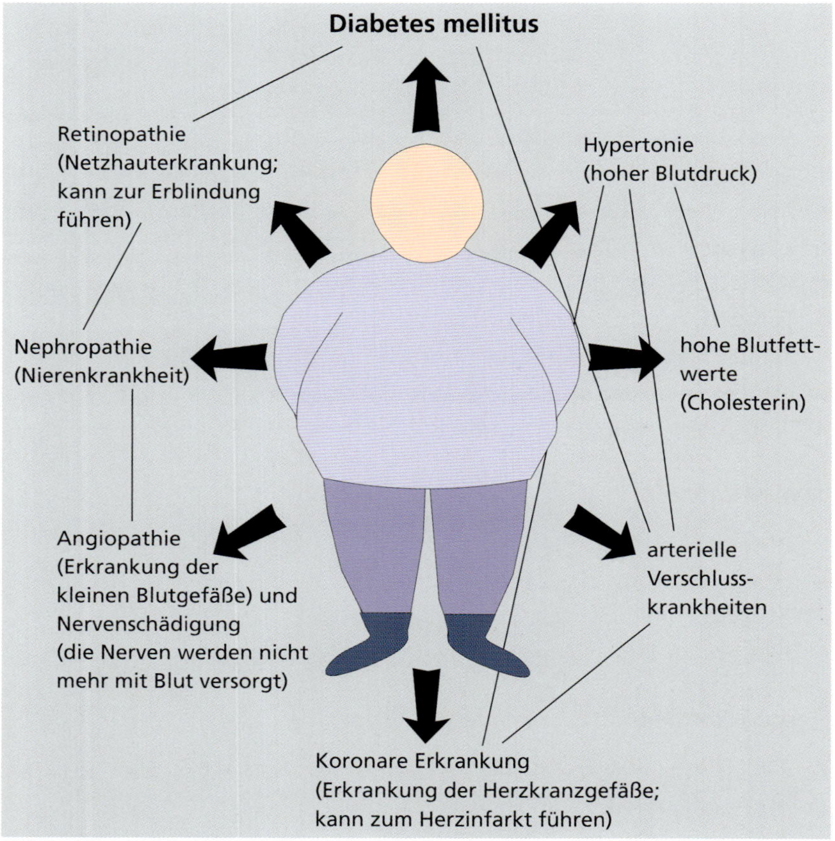

Abbildung 2.42: Spätschäden beim Diabetes mellitus

Pflegemaßnahmen

Damit es dem Diabetiker gut geht, muss sein Zuckerstoffwechsel im Gleichgewicht gehalten werden. Er muss:

- immer zur gleichen Zeit die richtige Menge Insulin spritzen oder die Tabletten einnehmen
- immer zur richtigen Zeit die richtige Art und Menge essen, je nach Therapie 3–6 Mahlzeiten pro Tag
- sich immer gleichmäßig körperlich betätigen (wenn das nicht möglich ist, Insulin oder Tabletten und Ernährung anpassen)

Viele, vor allem jüngere, Diabetiker haben ihre Krankheit gut im Griff.

Nützliche Adressen

Schweiz. Diabetes-Gesellschaft
Rütistraße 3 A, 5400 Baden
www.diabetesgesellschaft.ch

Kantonale oder regionale Diabetesgesellschaften in allen Sprachregionen der Schweiz

Deutsche Diabetes-Gesellschaft
Bürkle-de-la-Camp-Platz 1
44789 Bochum
www.deutsche-diabetes-gesellschaft.de

Sie messen Urin- und Blutzucker selbst und stimmen ihre Medikation und Diät je nach Ergebnis der Messungen und körperlicher Betätigung aufeinander ab.

Es ist wichtig, diese Selbstständigkeit so lange wie möglich zu erhalten und wenn nötig zu fördern, z. B. mit Hilfe des Diabetesteams (Diabetiker, Arzt, Ernährungsberatung).

Nur so kann der Diabetiker ein von fremder Hilfe relativ unabhängiges Leben führen.

Bei Klienten, bei denen das nicht mehr möglich ist (z. B. bei Heim- oder Spitalaufenhalt oder wenn schon Folgeschäden eingetreten sind), sind die Pflegepersonen für das bestmögliche Wohlbefinden der Klienten verantwortlich.

Unterstützung der Lebensaktivitäten (LA) beim Diabetiker

Tabelle 2.25: Auswirkungen und Gefahren, Pflegemaßnahmen bei Diabetes mellitus und Verhalten der Diabetiker

Lebensaktivitäten (LA)	Auswirkung / Gefahren	Grundlegende Pflegemaßnahmen / Verhalten
Sich bewegen	■ Bei großer körperlicher Anstrengung sinkt der Blutzuckerspiegel. **Gefahr** ▼ Hypoglykämie	›› Medikation und Ernährung anpassen.
Sich sauberhalten und kleiden	■ Haut- und Schleimhautmilieu ist zuckerhaltig und begünstigt die Keimbesiedlung (Bakterien, Pilze). **Gefahr** ▼ Infektionen	›› sehr gute Hautpflege ›› sehr gute Fußpflege (s. Abb. 2.43) ›› gute Mund- und Zahnpflege
Regulieren der Körpertemperatur	■ spürt evtl. Wärme/Kälte nicht ■ fieberhafte Erkrankungen **Gefahr** ▼ Hyperglykämie	›› Achtung bei heißem Wasser, heißen Hähnen, Bettflaschen usw. ›› Ursachen abklären
Essen und trinken	**Gefahr** ▼ Bei zu viel oder zu wenig Nahrung (v. a. Kohlenhydrate) steigt der Blutzucker zu stark an (Hyperglykämie) oder sinkt zu tief ab (Hypoglykämie).	›› Diät: Sie ist abgewogen und es soll möglichst alles gegessen werden ›› Zwischenmahlzeiten zur richtigen Zeit ›› Ernährungsberatung ›› Kontrolle von Urin- und Blutzucker
Ausscheiden	▼ Bei Glukosurie (Zucker im Urin) ist die Gefahr eines Harnweginfekts erhöht.	›› Symptome kennen und beachten, wenn nötig reagieren. ›› Urintests exakt und zur richtigen Zeit
Kommunizieren	▼ Durchblutungsstörungen in den Augen (kann zur Erblindung führen)	›› ein Mal jährlich Kontrolle durch den Augenarzt
Arbeiten und Spielen	■ Diabetiker sind an feste Zeiten gebunden (Mahlzeiten, Medikamente). ■ Bei anstrengender, «gefährlicher» Tätigkeit (z. B. Chauffeur, Dachdecker) besteht erhöhte Hypoglykämiegefahr; Folgen können schwere Unfälle sein.	›› Es ist günstiger, einen Beruf mit regelmäßiger Arbeits- bzw. Freizeit/Pausen zu wählen. ›› Keine riskanten Berufe wählen, wenn nötig, umschulen lassen.
Seine Geschlechtlichkeit leben	■ Beim Mann kann es bei schlecht eingestelltem Diabetes zu Erektions- und Potenzstörungen kommen. ■ Schwangerschaft	›› Diabetes richtig einstellen lassen, Vorschriften beachten ›› Bei Schwangerschaft regelmäßige ärztliche Kontrollen

Merkblatt für die Fußpflege

(Stiftung Ernährung und Diabetes, Bern).

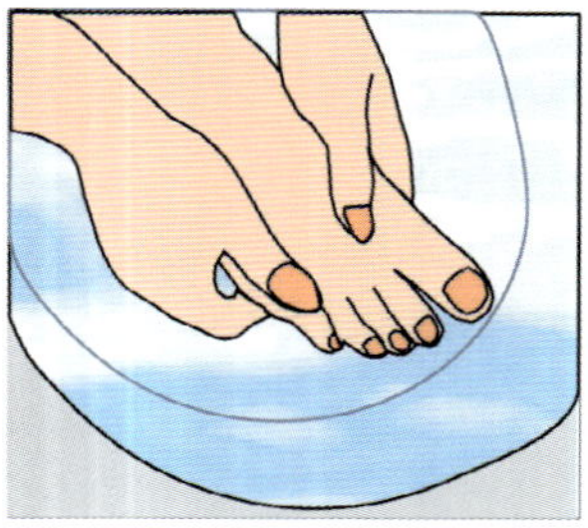

Waschen Sie die **Füße** öfters in lauwarmem Wasser; machen Sie keine heissen **Fuß**bäder

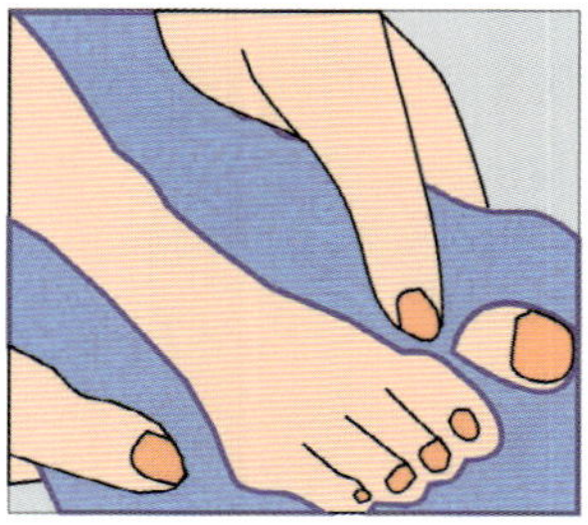

Trocknen Sie die **Füße** sorgfältig ab, besonders zwischen den Zehen; cremen Sie trockene Haut ein, aber nie zwischen den Zehen (guter Nährboden für Bakterien)

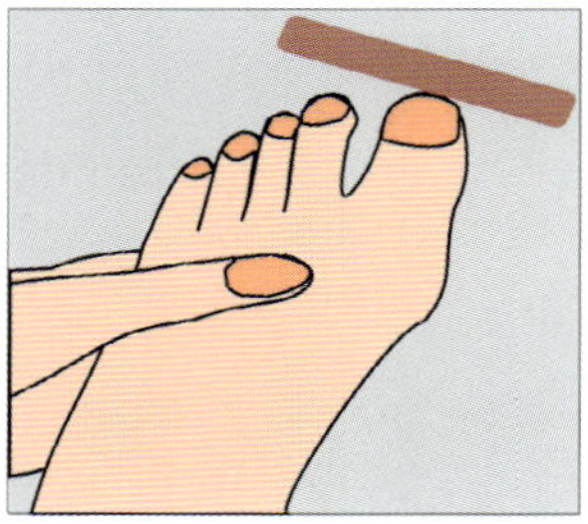

Schneiden Sie die Zehennägel gerade und feilen Sie sie

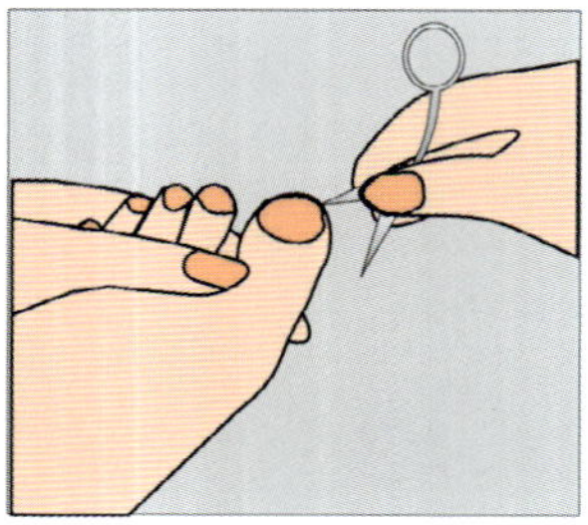

Verwenden Sie zum Reinigen keine scharfen Gegenstände, sondern z.B. einen Zahnstocher

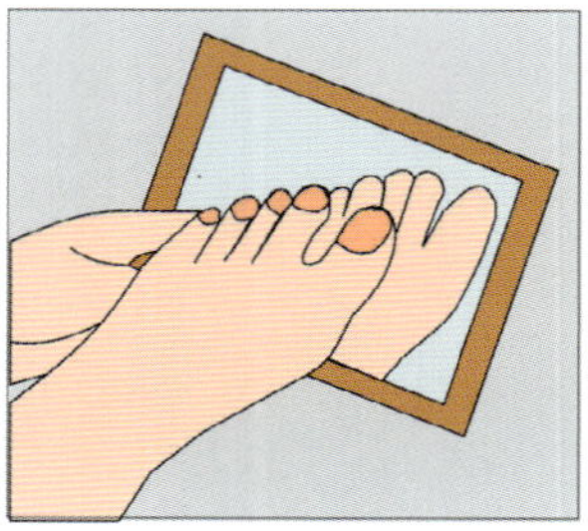

Kontrollieren Sie die **Füße** täglich, die **Fuß**sohle evtl. mit einem Spiegel

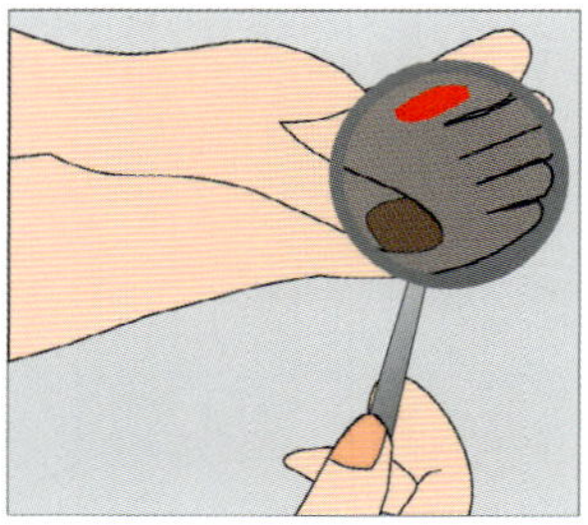

oder einer Lupe. Suchen Sie bei Rötungen, Schwellungen, Schmerzen oder nicht heilenden Hautrissen den Arzt oder die Podologin auf

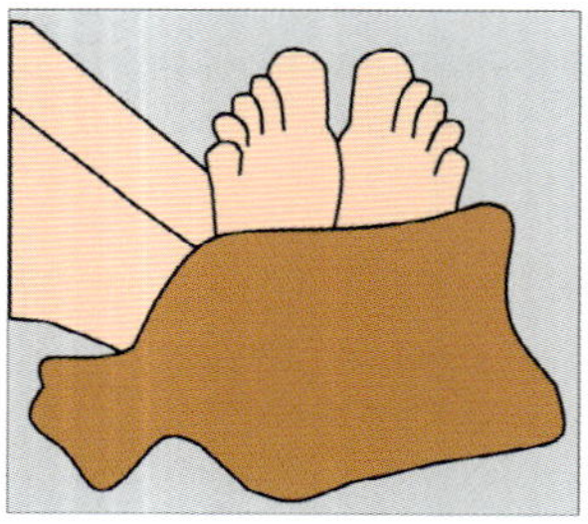

Verwenden Sie keine heißen Bettflaschen oder elektrische Heizkissen; diese können bei gestörter Wärmeempfindung Brandwunden verursachen

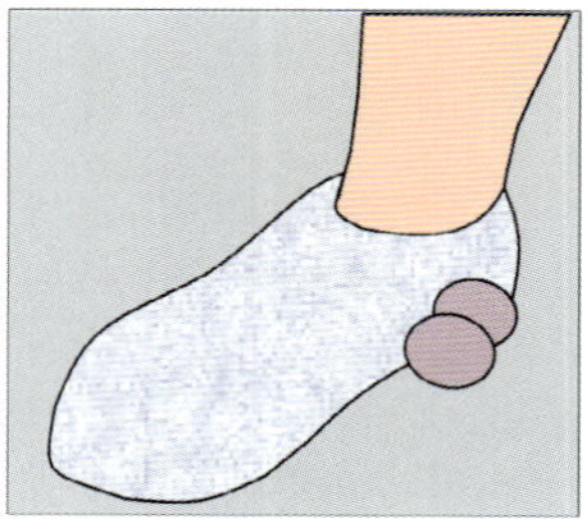

Wenn Sie kalte **Füße** haben, tragen Sie weiche, wollene Socken oder Bettsocken

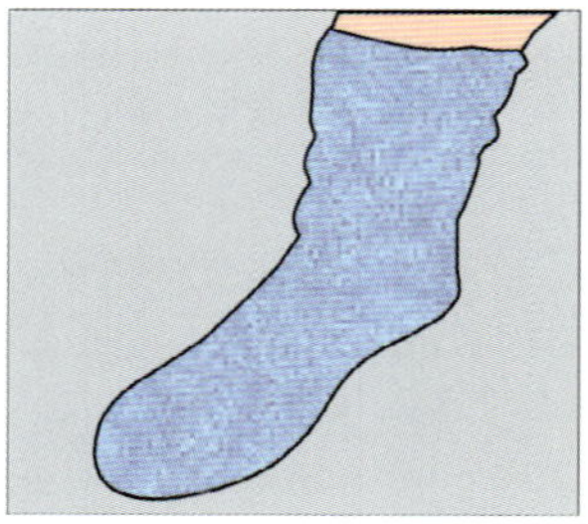

Vermeiden Sie Kleidungsstücke, die die Haut an den Beinen oder Füssen drücken oder abschnüren. Tragen Sie keine engen Socken, Sockenhalter oder Strumpfbänder

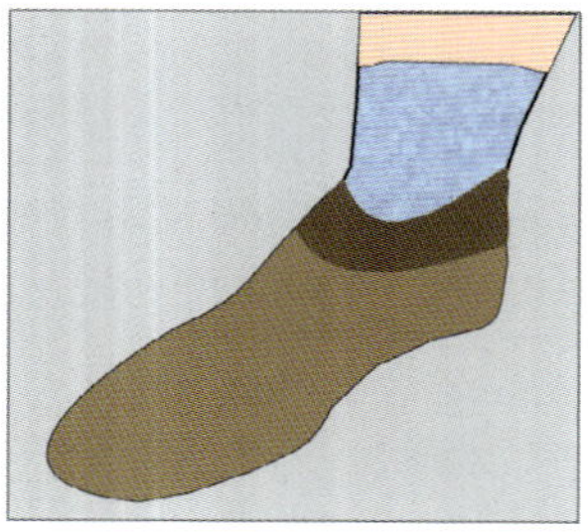

Tragen Sie weite und bequeme Schuhe; wechseln Sie sie häufig, um Druckstellen zu vermeiden

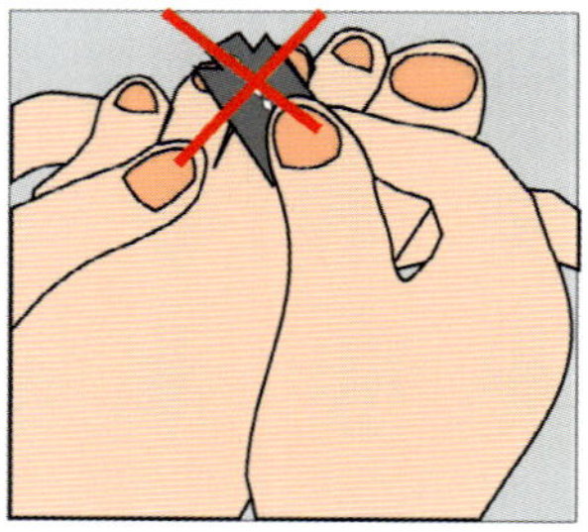

Schneiden Sie Blasen auf keinen Fall auf; lassen Sie sie eintrocknen

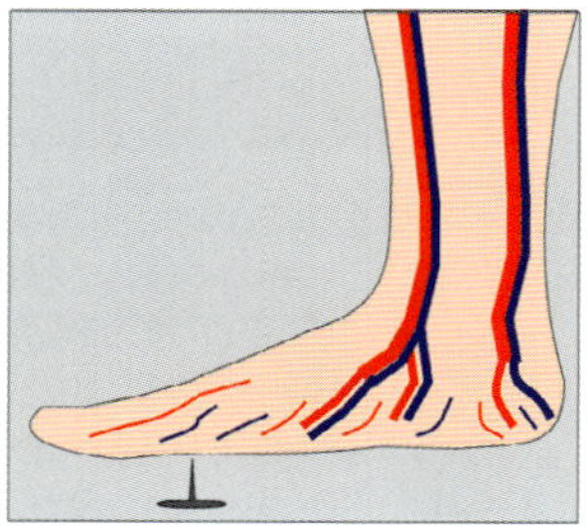

Gehen Sie wegen Verletzungsgefahr nie barfu**ß**

Abbildung 2.43: Merkblatt für die Fußpflege

Umgang mit Medikamenten

Medikamente (synonym: Arzneimittel, Heilmittel, Pharmaka) sind Stoffe und Zubereitungen aus Stoffen, mittels denen man Krankheiten erkennen, lindern, behandeln oder verhüten kann.

Was hat die Assistentin / der Assistent Gesundheit und Soziales (AGS) mit Medikamenten zu tun?

Sie hat Kenntnisse über:

- das Aufbewahren von Medikamenten
- das Verabreichen (= dem Klient [ein]geben)
- erwünschte Wirkungen: Die AGS muss informiert werden, wenn der Klient ein (neues) Medikament bekommt (z. B. Schlaf-, Schmerzmittel), damit sie mitbeobachten kann, ob es wirkt
- unerwünschte Wirkungen
- gängige Formen (z. B. Tabletten [Tbl.], Kapseln [Kps.], Zäpfchen [Supp.], Tropfen [gtts])

Die AGS gibt Medikamente ein, bzw. achtet darauf, dass der Klient sie einnimmt. Dies immer auf Anweisung:

a) Die vorgesetzte Pflegeperson verteilt die Medikamente und stellt sie z. B. auf das Essenstablett des Klienten; die AGS darf das Medikament verabreichen

b) Die AGS erhält das Medikament für einen bestimmten Klient von der vorgesetzten Pflegeperson, wiederholt den Namen und die Zimmernummer des Klienten und darf das Medikament verabreichen

Die AGS achtet auf erwünschte und unerwünschte Wirkungen.

Aufbewahren von Medikamenten

Normalerweise werden Medikamente trocken im Medikamentenschrank (oder einem besonderen Kühlschrank, nicht mit Lebensmitteln zusammen) bei einer Temperatur von 15 °C–25 °C (Zimmertemperatur) aufbewahrt. Der Medikamentenschrank muss immer verschlossen sein, damit keine Unbefugten (z. B. Besucher, Klienten) Zugriff haben.

Im Spital werden die Medikamente im Medikamentenschrank in der Regel nach Arzneimittelformen und alphabetisch geordnet auf Tablaren (z. B. Tabletten, Kapseln) und in Schubladen (z. B. Salben) aufbewahrt.

Im Pflegeheim hat jeder Bewohner seine eigenen Medikamente. Jede Packung wird mit dem Namen des Bewohners versehen und in das für ihn bestimmte Fach/Kästchen gestellt.

Betäubungsmittel müssen im «Giftfach» (meistens ein Fach innerhalb des Medikamentenschrankes) verschlossen aufbewahrt werden. Den Schlüssel dazu hat immer diejenige Pflegeperson, die für die Station verantwortlich ist.

ACHTUNG

Leicht entzündliche Flüssigkeiten

- Leicht entzündliche Flüssigkeiten nie in die Nähe von Heizungen oder direkt an die Sonne stellen.
- Brennenden Äther, Benzin, Terpentinöle usw. nie mit Wasser zu löschen versuchen; Schaum oder Tuch benutzen.
- Wenn es im Sommer sehr warm ist, Flaschen von Zeit zu Zeit öffnen, damit sich bildende Gase entweichen können und nicht explodieren.

Regeln für die Lagerung von Arzneimitteln

- Medikamente immer in der Originalpackung aufbewahren; auf der Originalpackung steht der Medikamentenname, die Medikamentendosis (z. B. 5 mg, 10 mg) pro Tbl., Kps. usw., das Verfallsdatum und Hinweise zur Lagerung.
- Hinweise zur Lagerung beachten (s. u.).
- Neue Packungen hinter die alten stellen, damit zuerst die alten aufgebraucht werden.
- Verfallsdatum beachten; abgelaufene Medikamente in die Apotheke zurückgeben.
- Medikamente immer getrennt von Lebensmitteln lagern (Verwechslung, Kinder, gegenseitige Verunreinigung).

Schutzlagerungen

Es gibt Medikamente, die sich durch Umwelteinflüsse wie zu hohe oder zu niedrige Temperatur, Luftfeuchtigkeit, Sauerstoff, Licht und/oder Mikroorganismen verändern können. Die Packungen, Etiketten und Packungsbeilagen der Medikamente enthalten Lagerungshinweise, die unbedingt befolgt werden müssen. Lagerungshinweise können sein:

- kühl lagern: 2–8 °C (aber nicht gefroren)
- Feuer- und Explosionsgefahr: nicht über 24 °C lagern
- Lichtschutz: vor Licht schützen

Temperaturempfindliche Präparate

Tiefere Temperaturen wirken konservierend. Kühl gelagert werden:

- Seren, Impfstoffe
- Eiweißpräparate wie Insulin, Albumin
- gewisse Antibiotika
- weiche Zäpfchen

Feuer- und Explosionsgefahr

Folgende Flüssigkeiten sind leicht entzündbar:

- Ether (= Äther)
- Benzin
- Alkohol
- Wasserstoffsuperoxyd
- Terpentinöle usw.

Leicht entzündliche Flüssigkeiten sind mit dem Gefahrensymbol «Entzündlich» (Abb. 2.44) gekennzeichnet.

Abbildung 2.44: Gefahrensymbol «Entzündlich»

Lichtempfindliche Präparate

Bestimmte Medikamente werden in dunklen Flaschen, Folien oder Verpackungen aufbewahrt. Dazu gehören:

- Tinkturen, Extrakte
- Ether
- Silbernitrat, Wasserstoffsuperoxyd

Sie dürfen weder umgeschüttet noch anders verpackt werden.

Verabreichen von Medikamenten

Wenn ein Medikament, auch zu Hause, aus der Schachtel, dem Glas oder der Tube entnommen wird, muss es visuell (Sichtkontrolle) und durch Feststellen des Geruchs genau geprüft werden. Ein Medikament, das nicht mehr in Ordnung scheint, muss dem Apotheker oder Arzt gezeigt werden; er entscheidet, ob es noch verwendet werden darf.

Veränderungen können sein:

- fleckige und rissige Tabletten
- trübe, ausflockende Tropfen und andere Flüssigkeiten (z. B. Sirupe)
- ranzige Salben
- gärende oder schimmelnde Sirupe
- Emulsionen, die sich nicht mehr mischen lassen
- verklebte Kapseln
- geplatzte Oberflächen von Dragées

ACHTUNG

Zu beachten:

- Es ist wichtig zu wissen, ob ein Medikament vor, während oder nach dem Essen einzunehmen ist (immer Vorgesetzte fragen).
- Wenn ein Medikament vor dem Essen eingenommen werden muss, darf es nur mit Wasser (nicht mit Kaffee, Milch, Fruchtsäften usw.) verabreicht werden.

Arzneiformen (Tab. 2.26)

Tabelle 2.26: Arzneiformen

Feste Formen:	■ Pulver, Granulat ■ Tabletten ■ Kapseln ■ Sublingualtabletten	■ Dragées ■ Lutschtabletten
Flüssige Formen:	■ Brausetabletten ■ Lösungen	■ Tropfen ■ Sirup
Halbfeste Formen:	■ Zäpfchen, Vaginalzäpfchen ■ Salbe ■ Paste	■ Creme ■ Gel
Andere:	■ Aerosole ■ Pflaster: Transdermale therapeutische Systeme (TTS)	

Verabreichungsarten (= Applikationsarten) von Medikamenten

Enterale Verabreichung

Der Wortteil «enter» bedeutet Darm/Eingeweide; enteral heißt «in Bezug auf den Darm» oder in weiterem Sinne auf den Magen-Darm-Kanal.

Medikamente werden zugeführt durch:

- den Mund (oral/per os)
- die Mundschleimhaut (lingual = auf der Zunge, sublingual = unter der Zunge)
- die Darmschleimhaut (rektal)

ACHTUNG

- Magensaftresistent überzogene Dragées/Kapseln mit verzögerter Wirkung dürfen in der Regel weder zerteilt, zerkaut noch gemörsert werden. Erstere würden im Magensaft zerstört werden, letztere würden den Wirkstoff auf einmal freigeben; der Klient würde eine viel zu hohe Dosis des Medikaments erhalten. Wenn die Dragées nicht ganz geschluckt werden können, muss man den Arzt bitten, eine andere Medikamentenform zu verschreiben.
- Ausnahme:
  Dragées/Tabletten, die eine Bruchrille haben, dürfen geteilt werden. Kapseln, die geöffnet werden können, darf man öffnen.

Parenterale Verabreichung

Der Wortteil «par = para» bedeutet «neben». Parenterale Anwendung eines Medikaments ist die Zufuhr eines Arzneistoffes unter Umgehung des Magen-Darm-Kanals.

Medikamente werden zugeführt:

- mittels Injektionen
- örtlich (lokal)
- über die Lunge

Einnehmen / Verabreichen von Pulver, Granulat, Tabletten, Dragées und Kapseln

Material

- Medikament in einem geeigneten Gefäß
- Ausreichend Flüssigkeit (z. B. Wasser, Kaffee)
- Evtl. Kaffeelöffel (fremde Medikamente dürfen nicht mit den Händen berührt werden)
- Wenn nötig, Joghurt oder ähnliches (um z. B. gemörserte Medikamente einzugeben/zu nehmen) anbieten

Vorbereitung

- Klient soll (wenn möglich) gut sitzen, den Kopf etwas nach vorne geneigt.
- Zu trinken geben; mit trockenem Mund kann man die Medikamente schlecht schlucken, sie bleiben in der Mundhöhle kleben.

Vorgehen

- Selbstständige Klienten nehmen die Medikamente selbst ein.

Klienten, die Hilfe brauchen:

- Dem Klienten ein Medikament nach dem anderen (wenn er mehrere einnehmen muss) mit dem Kaffelöffel auf die Zunge legen.
- Nach jedem Medikament genug nachtrinken lassen.
- Sich vergewissern, dass er das Medikament geschluckt hat.
- Bei schläfrigen, schwachen, verwirrten Klienten und Menschen mit einer Hemiplegie nach der Verabreichung die Mundhöhle inspizieren (Medikamente können z. B. an der Rachenwand kleben bleiben).
- Den Klienten noch eine Weile sitzen lassen.

Wenn der Klient nicht gut schlucken kann, Tabletten in Wasser auflösen, Tabletten/Dragées mörsern, wenn erlaubt, und mit einem Kaffeelöffel halbflüssiger oder fester Nahrung verabreichen (Brei, Joghurt).

Kapseln öffnen, wenn erlaubt oder anfeuchten und ganz hinten auf die Zunge legen.

Tabletten oder Teile davon, die in der Mundhöhle oder in der Speiseröhre kleben bleiben, können innerhalb weniger Stunden Ulcera (Geschwüre) verursachen. Ulcera können zur Perforation (Durchbruch) der Speiseröhre führen.

Tabelle 2.27: Orale Verabreichung von Medikamenten Feste Formen

Feste Formen	Besonderes	
Pulver (Pulvis): Fein zermahlene Arzneistoffe. Je kleiner die Teilchen, desto rascher löst sich das Pulver in einer Flüssigkeit wie Wasser, Magen- oder Darmsaft auf und desto schneller tritt die Wirkung ein.	⏩ Pulver wird schnell feucht. ⏩ Die Dosierung ist ungenau, wenn es nicht in Beutelchen verpackt ist. ⏩ Das Pulver in Wasser auflösen, trinken lassen.	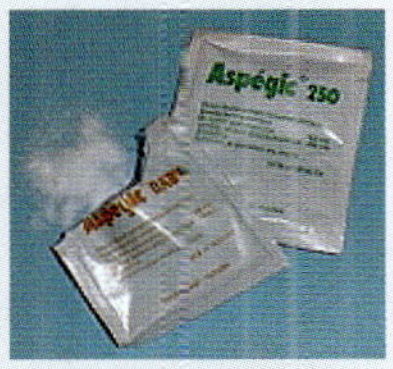
Granulat: Gekörntes Pulver, oft mit einer wohlschmeckenden Substanz überzogen. Granulat kann gut geschluckt werden.	⏩ Granulat wird schnell feucht. ⏩ Die Dosierung ist ungenau, wenn es nicht in Beutelchen verpackt ist. ⏩ Viel (mindestens 100 ml) Flüssigkeit nachtrinken lassen.	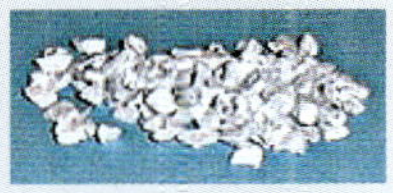
Tabletten (Compressi): Tabletten bestehen aus einem Hilfsstoff und einer genauen Dosis Wirkstoff.	⏩ Dosierung ist genau. ⏩ Tbl. haben oft Bruchrillen, damit man sie gut teilen kann. ⏩ Tbl. schlucken und ca. 100 ml Flüssigkeit nachtrinken oder Tbl. in Wasser auflösen und trinken (lassen).	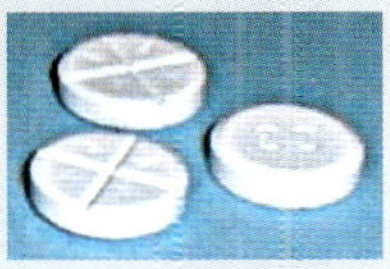
Dragées: Dragées sind Tabletten, die mit einer gut schmeckenden, gleitfähigen Substanz überzogen sind. Wenn der Überzug sehr dünn ist, nennt man diese Dragées **Filmtabletten**. Es gibt Dragées, die mit einer oder mehreren Schichten überzogen sind. Dadurch sind sie magensaftresistent und werden erst im schwach sauren oder neutralen Darmsaft aufgelöst.	⏩ Dragée ganz schlucken (lassen).	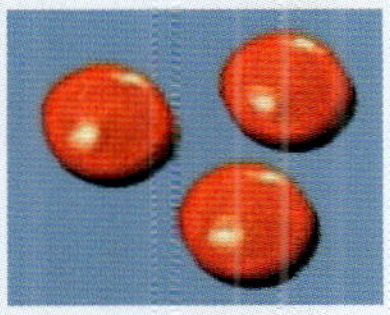
Weiter gibt es Dragées, die den Wirkstoff erst nach und nach, oft über den ganzen Tag verteilt, freigeben (retard, Depot, long).	⏩ Es gibt Ausnahmen, in denen die Dragées geteilt werden können oder müssen; daher immer nachfragen!	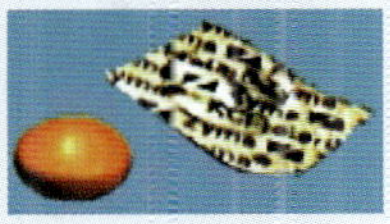
Kapseln (Capsulae), Weichkapseln: Für ölige Flüssigkeiten: Kapseln ganz schlucken lassen oder auf Anordnung, wenn das Medikament schnell wirken soll, oral/sublingual verabreichen.	⏩ Kapsel aufstechen, Flüssigkeit in den Mund/unter die Zunge spritzen.	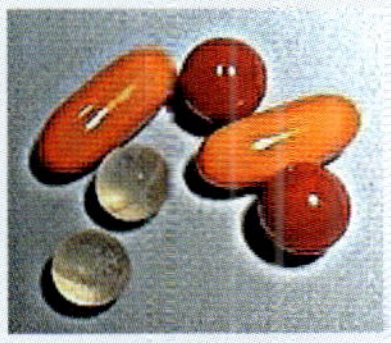
Steckkapseln: Für Pulver und Granulate; es gilt das gleiche wie für die Dragées.	⏩ Immer nachfragen, ob die Kapseln geöffnet werden dürfen.	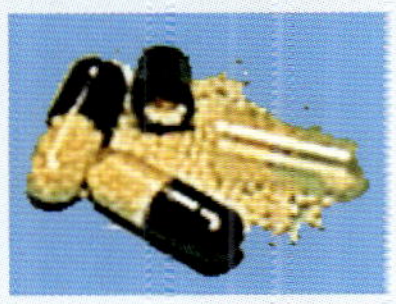

(Abb.: © E. Blunier)

Einnehmen / Verabreichen von Weichkapseln (sub)lingual

Damit das Medikament schnell wirkt (z. B. Adalat bei zu hohem Blutdruck, Nitroglyzerin bei einem Angina-pectoris-Anfall), nimmt/gibt man es direkt unter die Zunge; es wird dann durch die Mundschleimhaut aufgenommen.

Material

auf einem Tablett:

- ❑ Medikament (in der Blisterpackung)
- ❑ Kanüle

Vorgehen

Selbstständige Klienten zerbeißen die Kapsel, spucken die Hülle aus und behalten die Flüssigkeit so lange wie möglich (ohne zu schlucken) im Mund.

Tabelle 2.28: Orale Verabreichung von Medikamenten: Feste Formen

	Flüssige Formen, Lutschtabletten	Besonderes
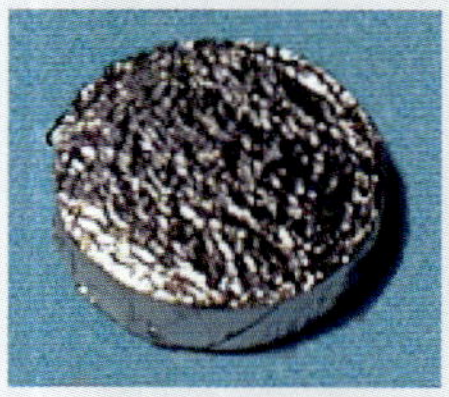	**Brausetabletten:** Lösen sich im Wasser unter Freigabe von Kohlendioxid (Gasbildung) auf. Der Vorteil dabei ist, dass keine Tablette geschluckt werden muss, sondern das Medikament getrunken werden kann.	▸▸ Brausetabletten müssen in Wasser aufgelöst innerhalb von ca. 10 Minuten getrunken werden.
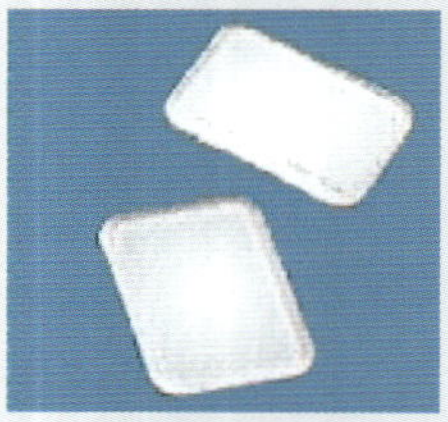	**Lutschtabletten:** Das Arzneimittel wird im Mund langsam freigegeben, die lokale Wirkung (im Mund/Rachen) hält lange an.	
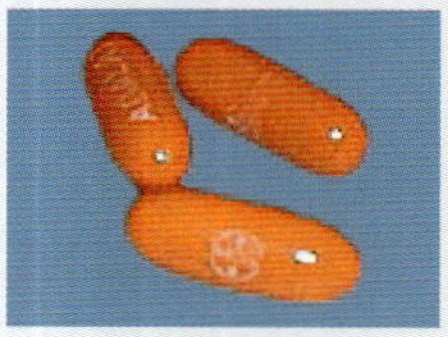	**Sublingual-Kapseln (flüssige Medikamente in Weichkapseln):** Flüssigkeit, die man aus der aufgestochenen Kapsel unter die Zunge gibt (Nitroglyzerin, Adalat).	▸▸ Den Klienten auffordern, die Flüssigkeit so lange wie möglich im Mund zu behalten.
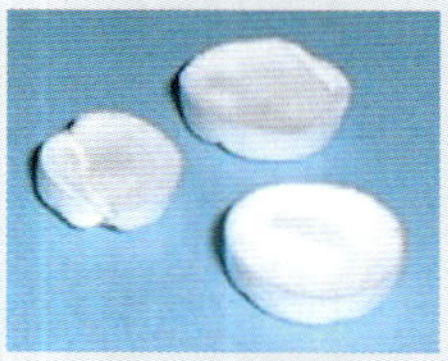	**Sublingual-Tabletten:** Der Arzneistoff gelangt über die Schleimhaut sehr schnell ins Blut, kommt nicht mit dem sauren Magensaft in Berührung.	▸▸ Tablette unter der Zunge zergehen lassen.

(Abb.: © E. Blunier)

Klienten, die Hilfe brauchen (wird im Akutspital nur von diplomierten Pflegepersonen ausgeführt)

- Hände waschen.
- Den Klienten informieren, dass die Pflegeperson ihm eine Flüssigkeit unter die Zunge spritzt und ihn bitten, diese so lange wie möglich im Mund zu behalten.
- Kapsel mit der Kanüle aufstechen.
- Klienten bitten, den Mund zu öffnen.
- Inhalt der Kapsel unter die Zunge spritzen.
- Den Klienten bitten, so lange wie möglich nicht zu schlucken.

- Wirkung kontrollieren (Nitroglyzerin wirkt nach 1–5 Minuten; nach Gabe von Adalat [sub]lingual nach 10–20 Minuten den Blutdruck kontrollieren).
- Eventuelle Nebenwirkungen (z. B. Kopfschmerzen, Schwindel, Übelkeit) beobachten und melden.

Lösungen (oral einzunehmende)

Lösungen bestehen aus mindestens zwei Stoffen: dem Lösungsmittel (z. B. Wasser, Öl) und einem oder mehreren Arzneimitteln. Oft sind in Lösungen weitere Hilfsstoffe enthalten.

Dosierung

Lösungen werden nach Volumen dosiert.

1 Ess- oder Suppenlöffel = 15 ml

1 Dessert- oder Kinderlöffel = 10 ml

1 Tee- oder Kaffeelöffel = 5 ml

Sirupe:	Dickflüssige Lösungen, die löffelweise eingenommen werden. Grundsubstanz ist Zucker und Wasser oder Pflanzensäfte.
Tropfen (Guttae):	Wässerige, alkoholische oder ölige Lösungen mit Arzneistoff. Damit sie richtig und genau dosiert werden können, werden sie in Tropfen oder nach Millilitern (z. B. mit einer Pipette) abgezählt.
Mixturen:	Gemisch oder Lösungen mehrerer flüssiger Arzneimittel.
Emulsion:	Mischung aus Ölen und Fetten, die mit Wasser in feinster Verteilung aufgeschwemmt werden.

ACHTUNG

Bei Lösungen zu beachten

- Lösungsmittel können verdunsten, kristallisieren, trüb werden, schimmeln. Sie sind daher gut verschlossen aufzubewahren. Durch die Anwesenheit von Zucker und anderen Substanzen finden Bakterien und Pilze gute Nährböden vor und können sich rasch vermehren.
- Bei Verdunstung von Wasser oder Alkohol besteht die Gefahr der Überdosierung.
- Verschiedene Sorten von Tropfen nie mischen, direkt vor dem Gebrauch richten (chemische Reaktionen, Verdunstung).
- Sirupe, Emulsionen, Mixturen usw. vor dem Gebrauch gut schütteln (feste Bestandteile sind sonst unten, flüssige und ölige oben).
- Zuckerhaltige Mittel führen dem Körper unkontrollierte Kalorien zu, sind schlecht für Diabetiker und die Gesundheit der Zähne.
- Achtung bei alkoholhaltigen Lösungen (Kinder, Alkoholkranke).

Tabelle 2.29: Rektale Verabreichung von Medikamenten

	Rektale Anwendung	Besonderes
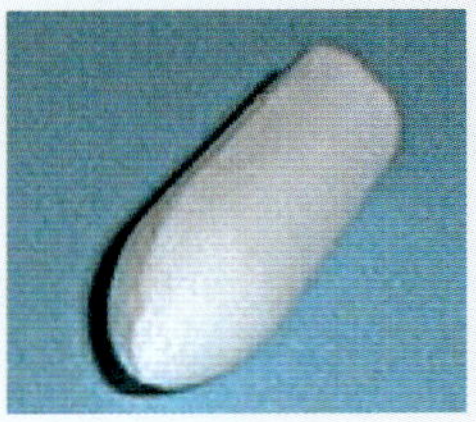	**Zäpfchen (Suppositoria):** Zäpfchen bestehen aus einer bei Rektaltemperatur (± 37 °C) schmelzenden Masse.	Bei heißem Wetter im Kühlschrank aufbewahren.

(Abb.: © E. Blunier)

Verabreichen von Zäpfchen

Material

- Zäpfchen in der Umhüllung
- Handschuhe
- evtl. Schere
- evtl. ein Gefäß mit lauwarmem Wasser
- Abfallbehälter

Vorbereitung

- Den Zeitpunkt so wählen, dass der Darm des Klienten entleert ist (wenn der Klient bald nach dem Einführen des Zäpfchens zur Toilette muss, drückt er es wieder hinaus). Ausnahmen: Zäpfchen, die den Stuhl weich machen sollen oder Abführzäpfchen.

Vorgehen

- Selbstständigen Klienten das Zäpfchen und einen Handschuh geben und erklären, wie sie das Zäpfchen einführen müssen (s. u.).

Klienten, die Hilfe brauchen:

- Den Klienten auf die Seite lagern oder (bei Rückenlage) ihn bitten, die Beine aufzustellen.
- Handschuhe anziehen.
- Die Umhüllung öffnen (evtl. mit der Schere aufschneiden), das Zäpfchen entnehmen.
- Das Zäpfchen anfeuchten, damit es besser gleitet.
- Das Zäpfchen sorgfältig bis hinter den Schließmuskel einführen.
- Den Klient bitten möglichst nicht zu pressen.

Nachsorge

- Handschuhe ausziehen.
- Den Klienten lagern.
- Abfall entsorgen.
- Nach ca. 5 Minuten kontrollieren, ob das Zäpfchen nicht hinausgedrückt worden ist.

Regeln im Umgang mit Medikamenten

- Medikamente nur auf ärztliche Verordnung einnehmen/verabreichen.
- Die «Fünf-R-Regel» beachten: Dem richtigen Klienten das richtige Medikament zur richtigen Zeit in der richtigen Form und richtigen Dosierung verabreichen.
- Beipackzettel beachten.
- Das Medikament bis zur Einnahme/Eingabe in der Blisterpackung belassen.
- Medikamente vor Kindern geschützt aufbewahren.

Tabelle 2.30: Parenterale Anwendung von Medikamenten

Parenterale Anwendung	Besonderes	
Salbe (Unguentum): Grundlage von Salben sind Fette, Emulsionen, synthetische Substanzen und Vaseline. Ihnen werden Wirkstoffe oder etwas Puder beigegeben. Salben ermöglichen die Einwirkung von Medikamenten auf die Haut oder die Wunde, wirken durch die Haut oder bieten Schutz gegen äußere Reize.	▼ Salben können ranzig werden, eintrocknen oder verschimmeln und sich in ihre Bestandteile zersetzen. » Bei Medizinalsalben zum Selbstschutz Handschuhe tragen.	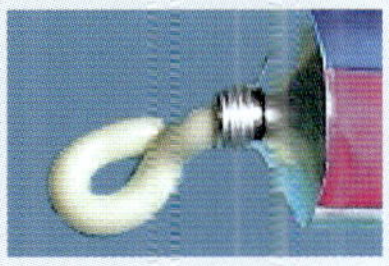
Cremes: Cremes sind sehr weich; sie enthalten mehr Wasser als Salben.		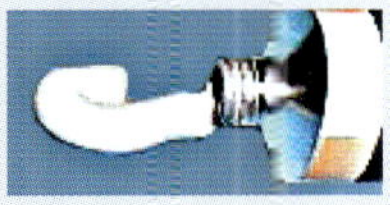
Pasten: Pasten sind Salben mit einem hohen Pulveranteil. Sie werden hauptsächlich zum Abdecken (z. B. von Wundrändern) verwendet.	» Bevor man neue Paste aufträgt, die alte mit Hilfe von etwas Öl entfernen. » Pasten kann man am besten mit einem Spatel auftragen.	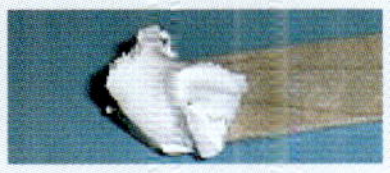
Gele: Gele sind wässerige Zubereitungen mit Quellstoffen, in denen die Wirkstoffe gelöst sind.	» Gele nur auftragen, nicht einmassieren. ▼ **Gefahr:** Lösen von Thromben. » Bei Medizinalgelen (z.B. Hepa-Gel) zum Selbstschutz Handschuhe tragen.	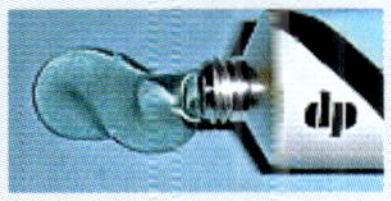
Augensalbe: Augensalben sind sehr weich; sie müssen keimfrei sein.	» Angebrochene Tuben höchstens vier Wochen verwenden.	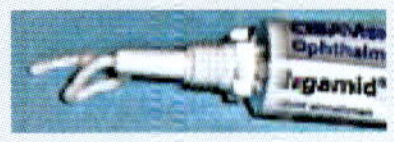
Augen-, Nasen-, Ohrentropfen: Lokal nach Verordnung verwenden.	» Geöffnete Fläschchen sind 4–6 Wochen haltbar. » Fläschchen immer nur für eine Person verwenden.	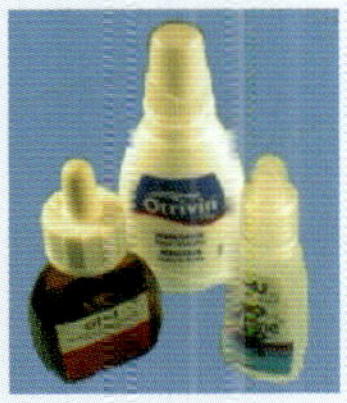
Puder: Puder ist ein Pulver, das aus sehr kleinen Teilchen besteht. Grundstoffe sind z. B. Stärke, Talk. Für besondere Fälle (z. B. Wunden) muss Puder keimfrei sein, also sterilisiert werden.	» Puder sorgfältig (wenig) auftragen, gut verstreichen, damit es keine Knöllchen gibt. » Puder nicht mit Salbe zusammen verwenden.	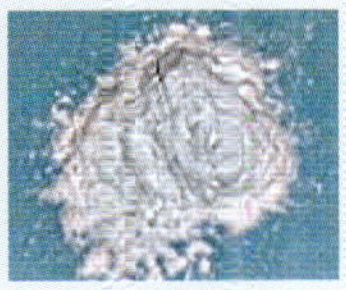
TTS: (Transdermales therapeutisches System): Das Medikament gelangt durch die Haut in die Blutbahn.	» TTS auf saubere, trockene, rasierte Haut aufkleben. » Datum und Uhrzeit auf das Pflaster schreiben. » Applikationsstelle jeden Tag wechseln, damit die Haut nicht gereizt wird. » Sorgfältig entsorgen; das Medikament (z. B. Nitroglyzerin) wirkt noch lange und darf nicht in falsche Hände (z. B. Kinder) kommen.	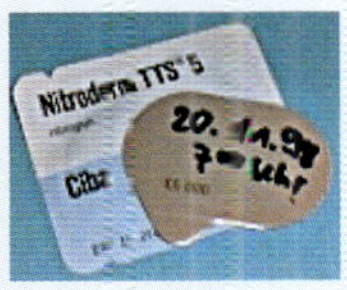
Vaginalzäpfchen: Werden in die Scheide eingeführt.		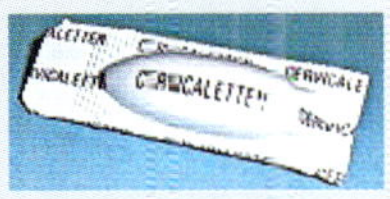

(Abb.: © E. Blunier)

- Bewusstseinsgetrübten Klienten nie orale Medikamente verabreichen (Aspirationsgefahr).
- Sog. Stärkungsmittel, Hustensäfte usw. enthalten oft Alkohol und Zucker; den Arzt/die Vorgesetzte fragen, ob man sie einnehmen darf bzw. dem Klienten geben kann (Gefahr für Alkoholkranke, Diabetiker, Kinder).

Unerwünschte Wirkungen von Medikamenten

Nebenwirkungen von Medikamenten sind unerwünschte Wirkungen oder Begleiterscheinungen, die sehr viele Medikamente neben ihrer Hauptwirkung haben. Nebenwirkungen sind auf dem Beipackzettel eines Medikaments beschrieben. Viele Nebenwirkungen (z. B. Schwindel, Müdigkeit, Kopfschmerzen) sind relativ harmlos; sie verschwinden, sobald man das Medikament absetzt. Nebenwirkungen können aber auch zu schweren Organschäden führen (z. B. Phenazetin – Nierenschädigung).

Allergien

Körperfremde Stoffe (die man Allergene nennt) wie Pollen, Hilfsstoffe für Salben, Medikamente (z. B. Penizillin) können Allergien auslösen. Wenn sie dem Körper zugeführt werden, bildet er Antikörper gegen sie. Wenn es nach einer bestimmten Zeit zum erneuten Kontakt mit diesen Allergenen kommt, reagiert der Körper überempfindlich (allergisch). Es kann zu Asthmaanfällen, Hautausschlägen, Juckreiz bis zu einem gefährlichen Schock kommen.

Man weiß nicht, warum manche Menschen auf bestimmte körperfremde Stoffe allergisch reagieren und andere nicht.

Zeichen für eine allergische Reaktion können sein: lokale Hautrötung, Schwellung, Juckreiz, Ekzem am ganzen Körper, Schwindel, Atemnot, Bewusstseinsstörungen, allergischer Schock (bis hin zum Tod).

Maßnahmen

- Mögliche Zeichen für eine allergische Reaktion IMMER sofort der verantwortlichen Vorgesetzten zeigen.
- Bei Atemnot und Bewusstseinsstörungen ALARMIEREN, Arzt rufen.

2.5

Bereitet mit und für Klientinnen und Klienten Frühstück und Zwischenmahlzeiten zu

Elisabeth Blunier, Jolanda Lüthi

Typische Situation

Heute Nachmittag ist Nella Gerber, Assistentin Gesundheit und Soziales EBA, zuständig für das Zvieri. Es gibt Fruchtsalat. Herr Keller hilft ihr bei der Zubereitung. Er ist geistig behindert und sitzt im Rollstuhl.

Nella Gerber sorgt dafür, dass Herr Keller die Hände wäscht. Sie achtet darauf, dass die Früchte so weit vorbereitet sind, dass sie von Herrn Keller in kleine Stücke geschnitten werden können. Messer und Schneidebrett hat sie schon auf seinen Rollstuhl-Tisch gelegt.

Nach einer Weile realisiert Nella Gerber, dass Herr Keller viel zu große Stücke schneidet. «Herr Keller», sagt Nella Gerber, «das machen Sie sehr gut! Könnten Sie die Stücke etwas kleiner schneiden?» Sie nimmt ein passendes Stück aus der Schüssel und zeigt es ihm. «Schauen Sie, etwa so groß sollten die Stücke sein.»

Nachdem alle Früchte geschnitten sind, räumen die beiden gemeinsam die Küche auf und decken den Tisch für das Zvieri. Nella Gerber achtet beim Tischdecken darauf, dass auch Getränke und Hilfsmittel wie Trinkröhrchen und Spezialbesteck nicht vergessen werden. Herr Keller übernimmt das Verteilen der Servietten, der Gläser und des Bestecks.

Als sie mit Tischdecken fertig sind, überlegen sie, ob sie etwas vergessen haben. «Den Schöpflöffel!», ruft Herr Keller. «Vielen Dank, dass sie das gemerkt haben!» anerkennt Nella Gerber. Herr Keller ist stolz, an alles gedacht zu haben.

Situationskreis

Alle Situationen der Mahlzeitenzubereitung im Wohn- und Lebensbereich und/oder unter Einbezug der Klientinnen und Klienten

Berufskunde

- Arten von Frühstück und Zwischenmahlzeiten
- Formen des Einbezugs von KlientInnen in verschiedenen Infrastrukturen und Systemen
- Regeln der ausgewogenen Ernährung
- Handlungsleitende Kenntnisse der Aktivierung
- Handlungsleitende Kenntnisse professioneller Kommunikation
- Handlungsleitende Kenntnisse für die Anleitung unselbstständiger Klientinnen und Klienten
- Handlungsleitende Kenntnisse für den Umgang mit Menschen mit einer Behinderung
- Zubereitung von kleinen Mahlzeiten

ÜK

- Frühstück und Zwischenmahlzeiten zubereiten
- Tee zubereiten
- Küche aufräumen und reinigen
- Klientinnen und Klienten nach ihren Fähigkeiten in die Arbeit einbeziehen, anleiten

Fähigkeiten in der Praxis

- Erkennt die Fähigkeiten der Klientinnen und Klienten und bezieht diese in die Alltagsgestaltung mit ein
- Gibt eindeutige und für die KlientInnen verständliche Anweisungen
- Bietet Platz für selbstständiges Arbeiten der KlientInnen an
- Trägt zu einem motivierenden Umfeld bei

Frühstück und Zwischenmahlzeiten

Elisabeth Blunier

Einleitung

Die Ernährungswissenschaftler sagen, dass man über den Tag verteilt 3 Hauptmahlzeiten (Frühstück, Mittagessen und Abendessen) und zwei Zwischenmahlzeiten («Znüni» = 9:00 Uhr und «Zvieri» = 16:00 Uhr) essen soll. Dabei ist es nicht so wichtig, wie die einzelnen Mahlzeiten über den Tag verteilt sind. Wichtig ist, dass die benötigte Menge Energie (Menge Kalorien) weder über- noch unterschritten wird und alle wichtigen Nährstoffe in der Nahrung enthalten sind.

Die erste Mahlzeit am Tag ist in der Regel **das Frühstück.** Es gibt uns die nötige Energie, den Morgen und Vormittag gut zu bewältigen.

In der Schweiz wurde früher zum Frühstück «Café complet» gerichtet; «Café complet» besteht aus Milchcafé (heiße Milch und Kaffee), Brot (am Sonntag «Züpfe» = Zopf, «Weggli» = Brötchen oder «Gipfeli» = Croissants), Butter und Konfitüre (Marmelade). Viele ältere Menschen essen heute noch jeden Morgen ihr «Café complet». Auf dem Land, vor allem in Bauernfamilien, gab es außerdem noch «Rösti» (geriebene, gebratene Kartoffeln) oder Haferbrei.

Ein gesundes Frühstück setzt sich zusammen aus: Milch und Milchprodukte (z. B. Butter, Joghurt, Käse, Quark), Brot und Getreideflocken (z. B. Vollkornbrot, Müsli mit Körner), Früchten (ganz oder als Mus oder Fruchtsaft), Getränken (z. B. Kaffee, Tee). Als Eiweißlieferant kann ein Ei (gekocht, Spiegel- oder Rührei, Omelette) gegessen werden. Wenn man fettarme Milchprodukte wählt und das Spiegelei in einer beschichteten Pfanne ohne Fett brät, spart man Kalorien.

Frühstück zuhause oder in der Institution

Zuhause wird das Frühstück in der Regel in der Küche zubereitet und auf dem gedeckten Tisch (in der Küche, dem Wohn- oder Esszimmer, Klienten evtl. im Bett) serviert.

In vielen Institutionen, z. B. in Alters- und Pflegeheimen, wird ein Frühstücksbuffet (s. Abb. 2.45) gerichtet. Die Klienten können, wenn möglich, selbst auswählen, was sie essen und trinken möchten. Dank des Frühstücksbuffets gibt es keine starren Essenszeiten; die Bewohner können nach Belieben oder nach Möglichkeit des Pflegepersonals früher oder später aufstehen / aufgenommen und zum Frühstücken gehen bzw. begleitet oder geführt werden.

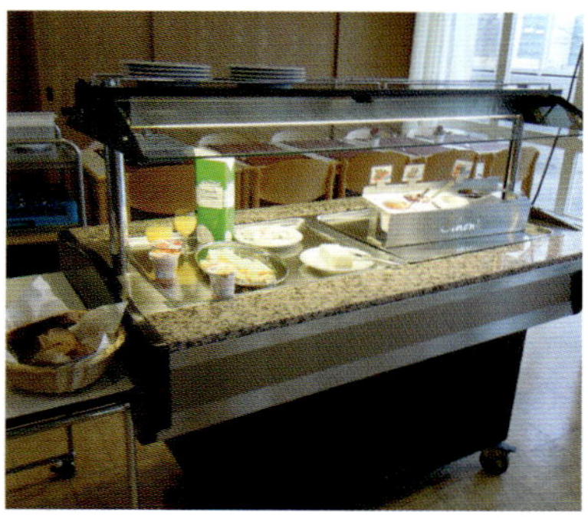

Abbildung 2.45: Frühstücksbuffet

In größeren Institutionen, hauptsächlich Spitälern, wird das Frühstück in der Regel in einem Wärmewagen von der Küche geliefert und den Klienten am gedeckten Tisch serviert.

Frühstück zubereiten

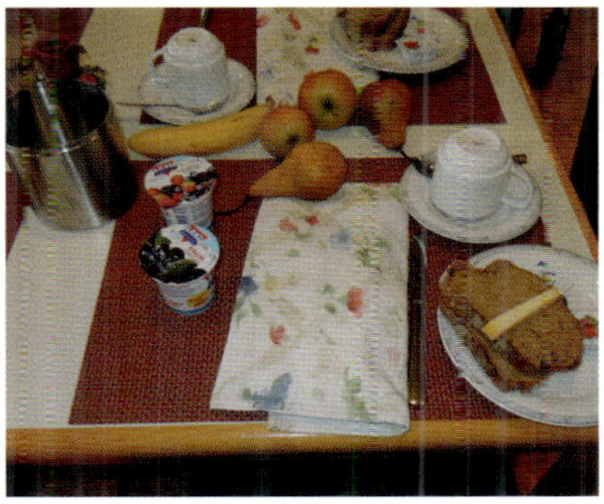

Abbildung 2.46: Frühstück

Vorbereitung

Material

Je nach Zutaten:

- Pfannen für die Milch und evtl. das Kaffeewasser
- wenn vorhanden, Kaffeemaschine und Kaffee
- in Privathaushalten z.B. bei älteren Menschen oft noch: gemahlener Kaffee und Aroma (als Geschmacksverstärker), Milchkrug, Kaffeekanne, Filter
- Brotbrett, Brotmesser
- Schnitzer (Rüstmesser) zum Schneiden von Früchten und Gemüse
- Sparschäler (zum Rüsten von Früchten wie Äpfel, Birnen)
- Schwingbesen, Handmixer (zum Mischen von Zutaten)
- Messbecher
- Messer, Löffel
- Reiben (für die Äpfel)
- Sieb für die heiße Milch

Zutaten

Pflegepersonen wissen in der Regel, was und wie viel der Klient zum Frühstück gern isst und trinkt. Sie sind dafür zuständig, dass bei Bedarf Listen (z.B. Teeliste s. S. 343) mit den nötigen Angaben geführt und immer auf dem neuesten Stand gehalten werden.

Durchschnittswerte pro Person

- 2 Tassen Milchkaffee (3 dl Kaffee, 1 dl Milch)
  oder 2 Tassen Tee (4 dl Wasser und 1–2 Teebeutel)
  oder 2 Tassen Milch mit Schokoladenpulver (z.B. Ovomaltine)
- 1 Glas Orangen- oder andere Fruchtsaft (2 dl)
- Zucker oder Süßstoff
- 2 Scheiben Brot oder Brötchen («Weggli»)
- 10 g Butter
- 1 Schälchen oder ein Teelöffel Konfitüre
- auf Wunsch / abwechslungsweise 1 Stück Käse oder 1 Portion Streichkäse
- 1 Ei (gekocht, Spiegelei, Rührei, Omelette)
- nach Belieben / zur Abwechslung eine Portion Aufschnitt oder Wurst
- etwas Salz
- es gibt Klienten, die ein Müsli, z.B. Birchermüsli bevorzugen, vor allem solche, die nicht mehr gut kauen können

Vorgehen

Zuhause oder in Institutionen, in denen das Frühstück selbst zubereitet und zusammen gegessen wird.

- Fruchtsaft aus dem Kühlschrank nehmen (früh genug, damit er nicht zu kalt ist).
- Tisch decken.
- Butter, Konfitüre auf den Tisch stellen oder eine Portion auf den Teller geben.
- Wenn nötig, das Brot nach Wunsch des Klienten mit Butter und Konfitüre bestreichen, evtl. in Stücke schneiden.
- Bei Klienten, die nicht gut kauen können, Brotrinde vorher entfernen.
- Alles, was gebraucht wird (z. B. Zucker, Salz), auf den Tisch stellen.
- Kaffee- oder Teewasser, wenn nötig, Milch in die Pfanne geben, auf die Herdplatte stellen, Platte einschalten. Achtung: kochende Milch kann überlaufen.
- Kaffee-, Milchkrug mit heißem Wasser füllen (zum Anwärmen) oder Kaffeemaschine einschalten; wenn nötig Wasser und Kaffeebohnen auffüllen.
- Die heiße Milch in den Milchkrug füllen.
- Kaffeepulver und Aroma in den Filter geben, das heiße Wasser aus der Kaffeekanne leeren, den Filter und den Einsatz auf die Kanne setzen.
- Das gekochte Wasser nach und nach über den Kaffee gießen.
- Kaffee und Milch zum Tisch bringen und nach Wunsch des Klienten einschenken. Evtl. die Milch sieben, damit keine Schlampen (dicke Fettschicht auf der gekochten Milch) in die Tasse gelangen.

Rezepte

Rührei / Omelette

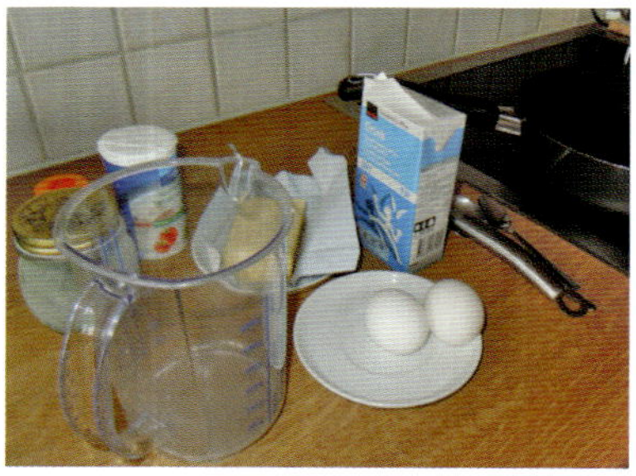

Abbildung 2.47: Vorbereitung für das Rührei

Menge für 4 Personen	Zutaten	Zubereitung
8	frische Eier	
8 EL	Milch	
1/2 KL	Salz	
wenig	Pfeffer, Muskat	alles in Messbecher geben, gut mischen
wenig	Butter	**Rührei** In beschichteter Bratpfanne* erwärmen Eimasse zugeben, mit Bratschaufel hin und her schieben, bis die Eimasse flockig, aber noch leicht feucht ist **Omelette** In beschichteten Bratpfanne erwärmen 1/4 der Eimasse zugeben, die untere Seite goldgelb backen, obere Seite muss feucht bleiben Omelette umschlagen

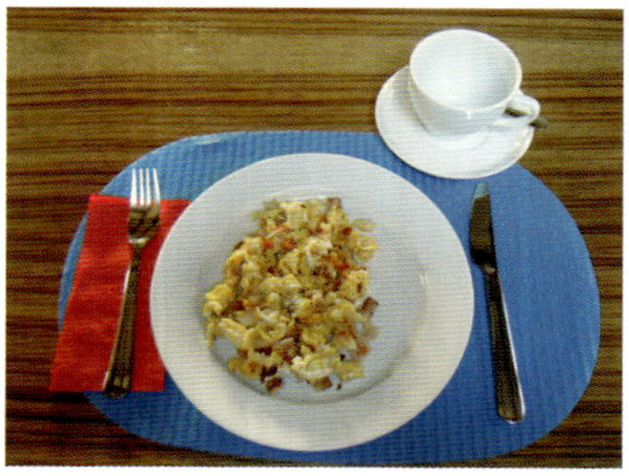

Abbildung 2.48: Rührei für 1 Person

Eispeisen für mehrere Personen müssen portionenweise nacheinander oder in 2–3 verschiedenen Pfannen zur gleichen Zeit erwärmt werden.

Die meisten *Bratpfannen sind mit einer Antihaftschicht versehen, damit die Speisen ohne oder nur mit ganz wenig Butter, Öl oder Fett zubereitet werden können. In einer beschichteten Bratpfanne kleben die Speisen kaum an und können gut gewendet werden.

Varianten

Fein geschnittene Kräuter (z. B. Petersilie, Schnittlauch) oder Reibkäse oder feingeschnittenen gebratenen Schinken unter die Eimasse mischen.

Quelle: Tiptopf, S. 403

Spiegelei

Mit etwas Butter in der beschichteten Bratpfanne braten. Evtl. für einige Minuten den Deckel auf die Pfanne legen und weiterbraten, damit der Eidotter auch sehr heiss wird. (Rohe Eier = Gefahr von Salmonellen).

Müsli

Menge für 4 Personen	Zutaten	Zubereitung
4 EL	Getreideflocken	in Schüssel geben
8 EL	Milch	beigeben
4 EL	Zitronensaft	beifügen, mischen, evtl. kurze Zeit stehen lassen
12 EL	Joghurt nature	zugeben, gut vermischen
4 EL	Äpfel	waschen, ungeschält* dazu reiben, sofort mischen
evtl. wenig	Honig** oder Zucker	beifügen, anrichten
4 EL	Nüsse*	hacken, darüber streuen

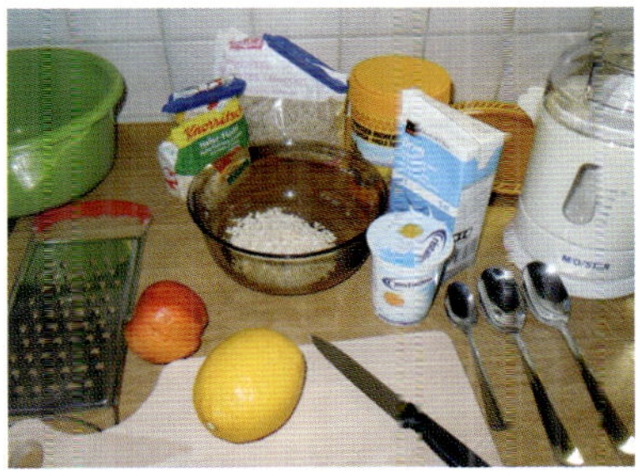

Abbildung 2.49: Vorbereitung für das Müsli

*Bei Schluck- oder Kauproblemen Äpfel schälen, Nüsse weglassen
**Bei Honigallergie Honig weglassen

Tipp: Äpfel durch andere Früchte oder Beeren ersetzen
Quelle: Tiptopf, S. 395

Weitere Rezepte finden Sie in Kochbüchern, z. B. Tipptopf oder im Internet.

Rezepte anwenden

Im Rezept steht für wie viele Personen das Menü ist, welche und wie viele Zutaten es braucht und wie es zubereitet wird.
Unten stehen oft Tipps zur Verfeinerung / zum Variieren.

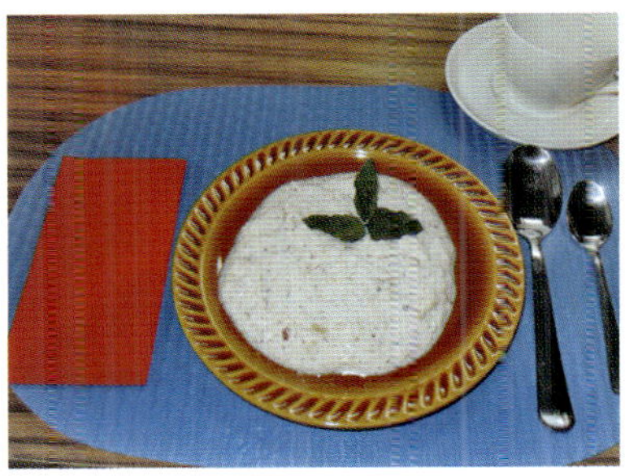

Abbildung 2.50: Müsli angerichtet

Rezepte sind in den meisten Kochbüchern für 4 (manchmal in Klammern zusätzlich für 2) Personen beschrieben. Wenn für mehr oder weniger Personen gekocht werden soll, müssen die Mengen der Zutaten angepasst werden.

Berechnung

Am Einfachsten ist es, die Menge der Zutaten für eine Person auszurechnen: Wenn wir z. B. für vier Personen vier Esslöffel Getreideflocken brauchen, brauchen wir für eine Person einen Esslöffel Getreideflocken. 4 : 4 = 1

Wenn wir jetzt für 7 Personen kochen, berechnen wir einfach Zutaten für eine Person mal 7; das ergibt in unserem Fall 7 Esslöffel Getreideflocken. 7 × 1 = 7

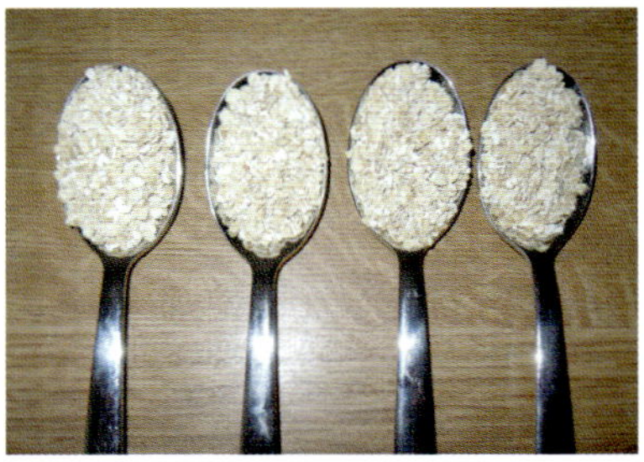

Abbildung 2.51: Für 4 Personen 4 Esslöffel Getreideflocken

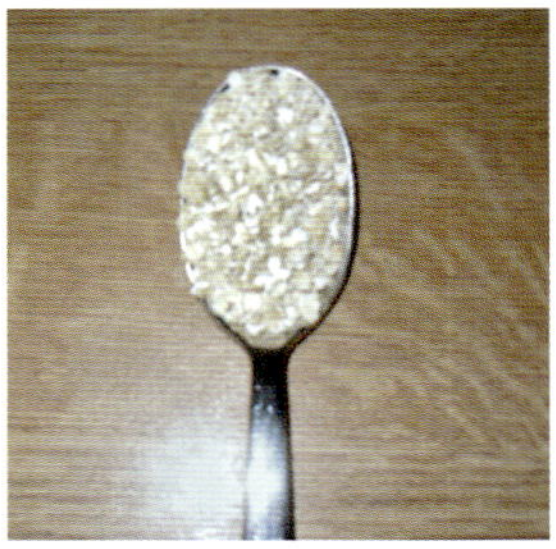

Abbildung 2.52: Für 1 Person 1 Esslöffel Getreideflocken

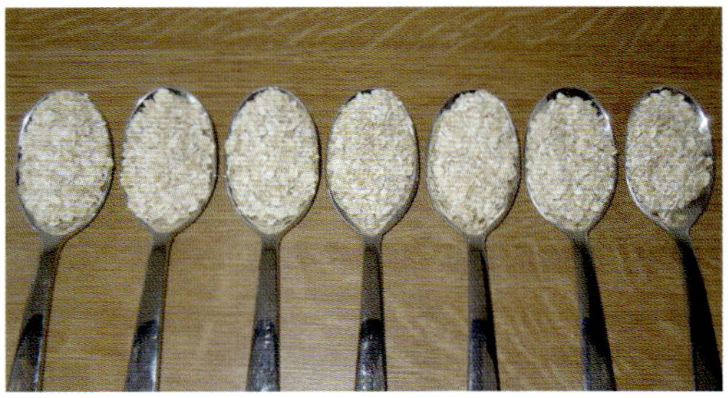

Abbildung 2.53: Für 7 Personen 7 Esslöffel Getreideflocken

Abkürzungen

kg	Kilogramm
g	Gramm
l	Liter
dl	Deziliter
ml	Milliliter

EL	Esslöffel
KL	Kaffeelöffel
Min.	Minute
Std.	Stunde

Maße und Gewichte

	KL	EL
Salz	6 g	20 g
Zucker	5 g	15 g
Mehl	3 g	10 g
Öl	5 g	15 g

EL, KL sind immer nur gestrichen voll, nicht gehäuft. (Salz, Zucker, Mehl z. B. mit einem Messer glattstreichen)

Massbecher für 1/4 l, 1/2 l und 1 l.
Küchenwaage von … g bis … kg

1 dl = 6 EL
1 EL = KL

Zwischenmahlzeiten

Viele Menschen können oder dürfen nicht große Mahlzeiten auf einmal essen; es ist daher notwendig, die erforderliche Tagesmenge an Nahrung auf 5–6 Portionen zu verteilen.
Frühstück, **Znüni,** Mittagessen, **Zvieri,** Abendessen, **evtl. Spätmahlzeit.**

Zwischenmahlzeiten können sein: Fruchtsäfte, Früchte (püriert, geschält und kleingeschnitten), Frappées, Shakes, Joghurt, rohes Gemüse (z. B. Möhren), Bouillon oder andere Suppen und anderes mehr.

Im Sommer eignen sich sehr gut klein geschnittene und entkernte Wassermelonenscheiben; sie enthalten sehr viel Flüssigkeit und Vitamine.

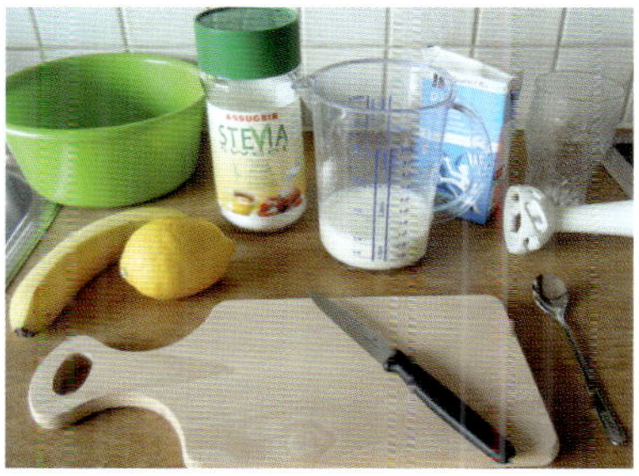

Abbildung 2.54: Vorbereitungen für den Bananenshake

Bananenshake

Menge für 4 Personen	Zutaten	Zubereitung
2	Bananen	schälen, in große Stücke schneiden, in Messbecher geben
1 EL 1–2 EL 5 dl	Zitronensaft Zucker Milch	beifügen, mixen, sofort servieren

Tipp: Bananen durch 200 g Erdbeeren, Himbeeren, Heidelbeeren oder Brombeeren ersetzen.
Anstelle von Früchten und Zitronensaft 4 Esslöffel Sofortkaffee oder Schokoladepulver verwenden.
(Quelle: Tiptopf, S. 36)

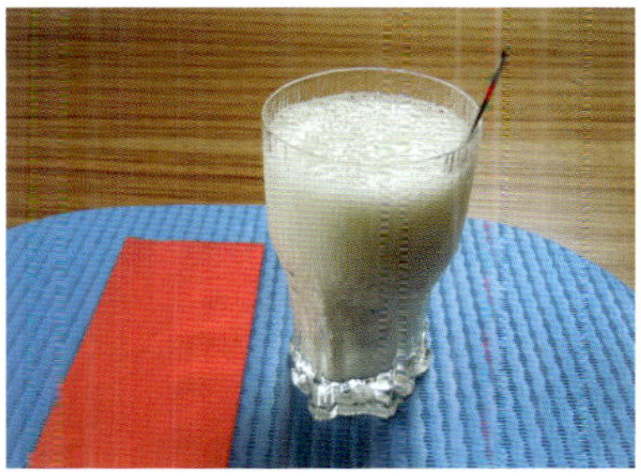

Abbildung 2.55: Bananenshake trinkbereit

Tee zubereiten und verteilen

Tee wird als Durstlöscher und als Arznei benützt. Tee ist die älteste Anwendungsform von Heilkräutern. Man kann Krankheiten nicht mit Tee allein heilen, aber er kann Heilungsvorgänge unterstützen und Leiden mindern.

Zubereitungsarten (Tab. 2.31)

Der Aufguss

- Frische Kräuter in Glas- oder Metallbehälter geben, mit kochendem Wasser übergießen (anbrühen) und 3–5 Min. zugedeckt stehen und ziehen lassen.
- Getrocknete Kräuter 5–10 Min. ziehen lassen.

Der Kaltwasserauszug

- Pflanzenteile, die das Kochen nicht vertragen, mit kaltem Wasser aufsetzen und 8–10 Stunden ziehen lassen; Tee in einer Thermosflasche aufbewahren und über den Tag verteilt trinken.

Das Abkochen

- Pflanzenteile mit kaltem Wasser aufsetzen, zum Sieden bringen und 10 Min. kochen. Oft lässt man sie nach dem Abkochen noch ziehen.

Teebeutel

- Menge und Zubereitung: Anweisung auf der Packung beachten.
- Faustregel: 1 Beutel Tee pro Tasse, 2–3 Beutel Tee pro Liter Wasser (z. B. Thermoskanne).

Achtung: Nicht vergessen, die Teebeutel nach der vorgeschriebenen Zeit aus der Tasse/der Kanne zu entfernen.

Tee süßen

Den Tee je nach Geschmack des Klienten mit Zucker, Süßstoff (Diabetiker), Honig (Achtung Allergiker) süßen.

Tabelle 2.31: Verschiedene Teesorten, ihre Anwendung, Wirkung und Zubereitung

Pflanze	Anwendung	Wirkung	Zubereitung
Baldrian	■ Schlafstörungen	beruhigend, fördert das Einschlafen	›› abkochen
Bärentrauben	■ Blasenleiden ■ Nierenleiden	harntreibend, entzündungshemmend	›› 10 Min. ziehen lassen. **Achtung:** keine langzeitigen Anwendungen oder große Mengen; Vergiftung!
Fenchelfrüchte	■ Blähungen ■ Husten ■ Verdauungsstörungen	beruhigend, krampfstillend, blähungshemmend (auch für Babys und Kleinkinder)	›› 5 Min. ziehen lassen, auch kalt ansetzen und kochen
Hagebutten	■ Mangel an Vitamin C ■ Erkältungen	stimulierend, gegen Erkältungen	›› kalt aufsetzen und kochen (gedörrte Früchte), Beutel: 5 Min. ziehen lassen
Kamille	■ Erkältungen ■ Magen- und Darm-beschwerden	beruhigend, entzündungshemmend, fördert Wundheilung	›› Aufguss, 3 Min. ziehen lassen
Lindenblüten	■ Erkältungen ■ Grippe	schweißtreibend	›› Aufguss, 5 Min. ziehen lassen
Pfefferminz	■ Magen- und Darmbeschwerden ■ Blähungen	krampflösend, windtreibend	›› 3 Min. ziehen lassen
Salbeiblätter	■ Entzündung in Mund und Rachen ■ Depressionen	zum Gurgeln bei Halsschmerzen, schweißhemmend, antidepressiv	›› Aufguss, 3 Min. ziehen lassen
Schafgarbe	■ Menstruationsbeschwerden ■ Verdauungsstörungen	krampflösend, entzündungshemmend, erhöht den Blutdruck	›› ein bis zwei TL Blüten oder Kraut mit kochendem Wasser übergießen, 10 Min. zugedeckt ziehen lassen, zwei bis dreimal täglich eine Tasse nach dem Essen
Schwarztee	■ Durchfall ■ Erbrechen	anregend, stopfend	›› übergießen, nicht kochen
Silbermantel	■ Wechseljahrbeschwerden ■ zu starke Periode	lindernd, beruhigend, stopfend	›› 5 Min. ziehen lassen

Tee verteilen (in der Institution)

Vorbereitung

- Teeplan (s. Abb. 2.56) aktualisieren (Wünsche der Klienten erfragen).
- Tee zubereiten, nach Plan in die Thermoskrüge füllen, bzw. den Tee, der von der Küche geliefert wird, in die Krüge füllen.
- Auf einem Boy (Servierwagen) richten: Tabletts, Thermoskrüge mit verschiedenen Teesorten (je nach Teeplan), Mineralwasser, Gläser oder Tassen mit Untertellern, Trinkhilfen, Zucker, Süßstoff usw.
- Zweiten Boy mitnehmen für das schmutzige Geschirr, Abfallsack nicht vergessen.

Durchführung

- Boys vor dem Zimmer stehen lassen.
- Schmutziges Geschirr abräumen und auf den zweiten Boy stellen.
- Nachttisch, Pflegetisch nach Reinigungsplan reinigen.
- Mit den Klienten absprechen, ob Esswaren usw. abgeräumt werden können.
- Händedesinfektion ist nur nötig bei direktem Kontakt mit Klienten, Bett usw.
- Gemäß Plan Mineralwasser oder Tee, sauberes Tablett und sauberes Glas auf den Nachttisch, Tisch, Pflegetisch stellen.
- Sich vergewissern, dass die Klientin alles wunschgemäß hat und alles (z. B. das Trinkglas) gut erreichen kann.

Nachsorge

- Schmutziges Geschirr, leere Medikamentenbecher in die Küche bringen, in die Spülmaschine stellen.
- Material reinigen und versorgen, z. B. Teekrüge abwaschen.
- Den zweiten Boy reinigen.
- Hände desinfizieren.

Je nach Abteilung:

- Den ersten Boy mit sauberem Material auffüllen und zudecken oder abräumen und alles an seinen Platz stellen.

Küche aufräumen

Das Aufräumen der Küche fällt leichter, wenn man schon während des Kochens gebrauchte Gegenstände zusammenstellt oder z. B. Küchenbesteck in einen Behälter mit Wasser legt (damit es nicht antrocknet) und Abfall sofort in die entsprechenden Abfallsäcke entsorgt.

Die gebrauchten Utensilien werden entweder in die Spülmaschine gestellt oder abgewaschen, getrocknet und weggeräumt.

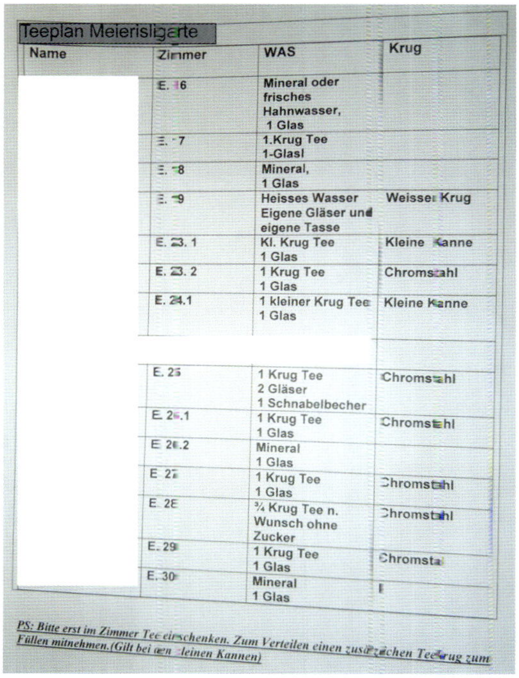

Teeplan Meierisligarte

Name	Zimmer	WAS	Krug
	E. 16	Mineral oder frisches Hahnwasser, 1 Glas	
	E. 17	1.Krug Tee 1-Glasl	
	E. 18	Mineral, 1 Glas	
	E. 19	Heisses Wasser Eigene Gläser und eigene Tasse	Weisser Krug
	E. 23. 1	Kl. Krug Tee 1 Glas	Kleine Kanne
	E. 23. 2	1 Krug Tee 1 Glas	Chromstahl
	E. 24.1	1 kleiner Krug Tee 1 Glas	Kleine Kanne
	E. 25	1 Krug Tee 2 Gläser 1 Schnabelbecher	Chromstahl
	E. 26.1	1 Krug Tee 1 Glas	Chromstahl
	E. 26.2	Mineral 1 Glas	
	E. 27	1 Krug Tee 1 Glas	Chromstahl
	E. 28	¾ Krug Tee n. Wunsch ohne Zucker	Chromstahl
	E. 29	1 Krug Tee 1 Glas	Chromstahl
	E. 30	Mineral 1 Glas	

PS: Bitte erst im Zimmer Tee einschenken. Zum Verteilen einen zusätzlichen Teekrug zum Füllen mitnehmen. (Gilt bei den kleinen Kannen)

Abbildung 2.56: Teeplan Läbesgarte, Biberist

Geschirr spülen

(von Hand)

Geschirr, Bestecke, Schüsseln usw. werden heute meistens in der Spülmaschine gewaschen. Für Kleinhaushalte lohnt sich eine Spülmaschine oft nicht, weil z. B. eine Einzelperson gar nicht genug Geschirr hat, um die Geschirrspülmaschine füllen zu können. Auch gibt es manchmal sehr heikle Gläser, z. B. mit einem langen Stiel oder einer Verzierung aus Silber oder Gold, die man, damit sie keinen Schaden nehmen, besser von Hand wäscht.

Kochtöpfe, Küchengeschirr, Schneidbretter aus Holz und anderes sollte man besser von Hand waschen, weil sie in der Spülmaschine zu viel Platz einnehmen, bzw. Holz nicht lange im Wasser liegen soll.

Material

Wasser, Spülmittel, Waschbecken, zweites Waschbecken zum klar Spülen, Abtropfbrett, Gestell für das abgewaschene Geschirr, Bürste, Schwamm, Abwaschlappen, Trockentücher.

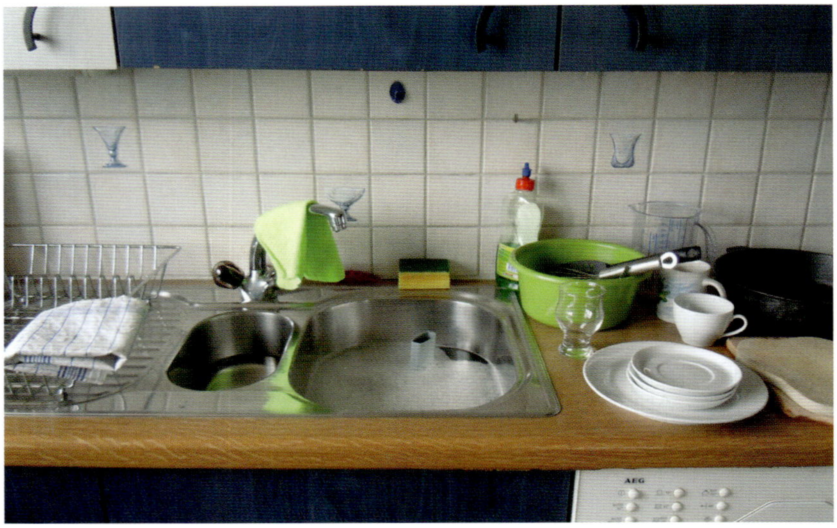

Abbildung 2.57: Abwaschen: alles von rechts nach links vorbereiten; Schmutziges Geschirr, Besteck usw., Abwaschwasser mit wenig Spülmittel, Wasser zum klar Spülen, Abtropfbrett

Vorbereitungen

- Alles, was man braucht, in der Nähe aufstellen bzw. hinlegen.
- Waschbecken und Abtropfbrett gründlich reinigen.
- Das Geschirr so hinstellen, wie es der Reihe nach gespült werden soll.
- Speisereste von Teller und Schüsseln entfernen.
- Teller / Platten / Schüsseln / Bestecke, die stark verschmutzt sind, vorspülen.
- Sauberes Wasser in das Spülbecken laufen lassen.
- (Wenig) Spülmittel dazu geben (am Schluss, damit es nicht schäumt).

Vorgehen

- Zuerst die Gläser in ganz sauberem Wasser mit einem sauberen Lappen waschen; den Boden der Gläser durch sorgfältiges Drehen das Lappens zu erreichen versuchen.
- Die Gläser mit heißem Wasser nachspülen.
- Gläser möglichst sofort abtrocknen, solange sie noch warm sind. Zum Abtrocknen wird das Glas mit einem sauberen Tuch (wenn möglich aus Leinen, fusselt nicht) am Stiel* festgehalten; mit der anderen Hand wird der Kelch des Glases sorgfältig getrocknet. Um den Boden des Glases zu erreichen, wird das Tuch sorgfältig hineingedreht. Um zu sehen, ob das Glas trocken und schlierenfrei ist, hält man es vor das helle Fenster oder vor eine Lampe. Wenn es z. B. noch Wasserflecken hat, niemals anhauchen, sondern kurz über Wasserdampf halten und nachpolieren und es anschließend auf eine trockene saubere Fläche stellen.
- Als Nächstes das Besteck ins Wasser legen und mit einer weichen Bürste oder einem Lappen säubern; darauf achten, dass keine Essenreste zwischen den Gabelzinken stecken bleiben. Das Besteck heiß abspülen und jedes einzelne Stück gut trocken reiben. Das Besteck nur am Griff und mit dem Trockenentuch anfassen, damit keine Fettflecken von den Fingern darauf sind.
- Jetzt die Teller abwaschen und mit sauberem Wasser spülen; die Teller werden entweder sofort getrocknet oder zum Trocknen in den dafür vorgesehenen Geschirrkorb gestellt.
- Anschließend die Schüsseln gleich waschen wie das Geschirr.
- Am Schluss die Pfannen und Töpfe abwaschen; sie lassen sich leichter reinigen, wenn man nach dem Anrichten der Speisen etwas Wasser und Spülmittel hinein gibt und sie eine Zeitlang so stehen lässt.
- Pfannen und Töpfe mit einer Bürste oder einem Topfreinigungsschwamm reinigen, gut ausspülen und abtrocknen.
- Alle abgewaschenen und getrockneten Teile versorgen.
- Kochherd, Ablagen und Abwaschbecken gründlich säubern, spülen und trocknen.

* Nur Gläser mit kurzen Stielen; lange Stiele könnten abbrechen, deshalb Gläser am Kelch festhalten.

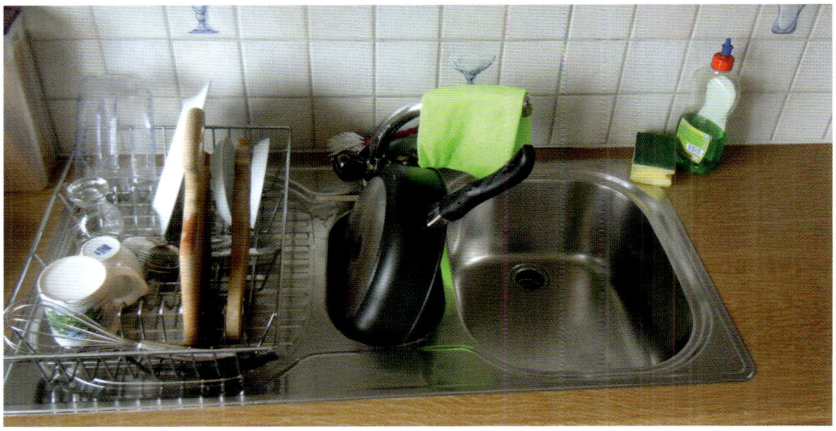

Abbildung 2.58: Geschirr abgewaschen und zum Trocken hingestellt

ACHTUNG

- Wenn nötig, zwischendurch das Wasser wechseln oder heißes dazu gießen.
- Pfannen und Kochgeschirr mit separaten Tüchern waschen und trocknen.
- Alle gebrauchten Tücher in die Wäsche geben oder zum Trocknen aufhängen; nicht feucht liegen lassen, weil sich da Mikroorganismen besonders gut entwickeln können.

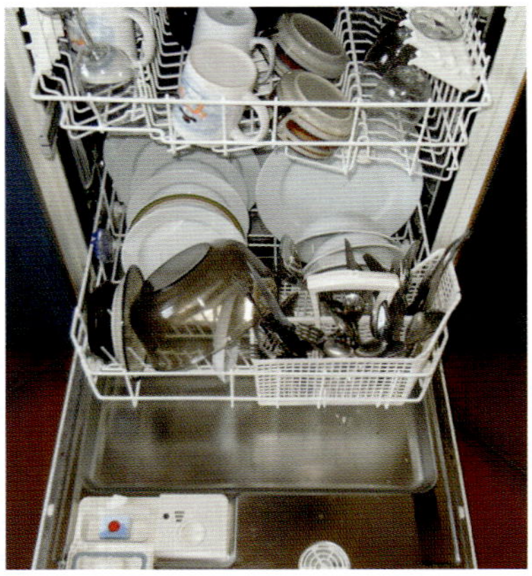

Abbildung 2.59: Geschirrspüler eingeräumt

Abwaschen in der Spülmaschine

Das Abwaschen in der Spülmaschine ist ökologischer als das Abwaschen von Hand.

Vorbereitungen

- Vor dem 1. Gebrauch der Spülmaschine die Anweisungen des Herstellers lesen.
- Nach dem Gebrauch des Geschirrs und Bestecks grobe Speisereste entfernen.
- Besteck gemischt, mit den Griffen nach unten in den Korb stellen und nicht sortieren. Ebenso bei den Tellern verfahren; große und kleine hintereinander abwechseln. So kommt das Wasser gut an jede Stelle. Das Geschirr nicht vorspülen (aus ökologischen Gründen – Wasser sparen und auch, damit das Spülmittel wirken kann, müssen Rückstände von Lebensmittel auf dem Geschirr sein).
- Beim Einräumen der Spülmaschine darauf achten, dass das Geschirr auch spülmaschinenfest ist. Bemaltes Porzellan und Glas (mit Goldrand), Holzbretter, Silberbesteck, Geschirr aus Ton gehören nicht in die Maschine. Plastikgeschirr nur einräumen, wenn es wirklich hitzebeständig ist, sonst lieber von Hand spülen.
- Geschirr, besonders Gläser muss fest in den Geschirrkörben stehen.
- Große Teile in den unteren Geschirrkorb stellen, kleine, auch leicht zerbrechliche Teile wie Gläser und Tassen in den oberen.
- Einräum-Tipps des Herstellers beachten.
- Darauf achten, dass die Sprüharme frei beweglich sind.

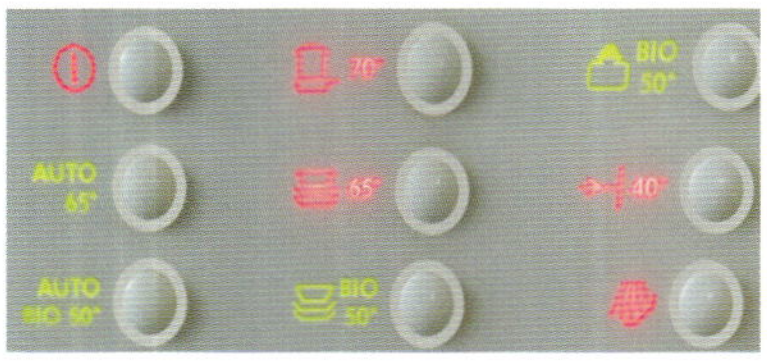

Abbildung 2.60: Display der Spülmaschine. Man wählt durch Knopfdruck das passende Programm und stellt die Maschine an.

Vorgehen

- Abwaschmittel in die dafür vorgesehene Klappe füllen.
- Türe schließen.
- Programm wählen.
- Maschine starten.

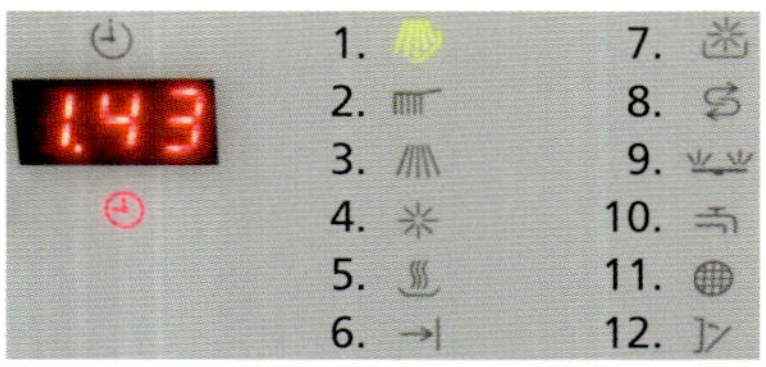

Abbildung 2.61: Leuchtende Signalanzeigen und ihre Bedeutung: 1. Vorspülen, 2. Reinigen, 3. Zwischenspülen, 4. Klarspülen, 5. Trocknen, 6. Ende, 7. Klarspüler nachfüllen, 8. Spezialsalz nachfüllen, 9. Der obere Sprüharm ist blockiert, 10. Wasserhahn öffnen, 11. Sieb reinigen, 12. Türe schließen

Gläser spülen

- Die meisten Gläser sind spülmaschinentauglich. Sie sollen auf keinen Fall zu heiß, höchstens bei 50–60 °C gewaschen werden.
- Dampf macht die Gläser trübe, deshalb die Spülmaschine sofort nach dem Waschgang öffnen, damit der Dampf entweichen kann.
- Es ist günstiger, ein Glas mit einem langen Stiel von Hand zu waschen, weil der Stiel abbrechen kann. Auch bei der Handwäsche ist Vorsicht geboten, weil Gläser Spannungen aufbauen und zerbrechen können.
- Es ist gut, wenn Sie zum Trocknen fusselfreie Tücher verwenden, also keine Baumwolle, eher Leinen.
- Trocknen wie oben beschrieben.
- Das saubere Geschirr mit sauberen Händen an seinen Platz räumen. Noch nasse Stellen nachtrocknen.

Nachbereitung

Pflege der Spülmaschine

- Die Siebe regelmäßige reinigen.
- Die Düsen kontrollieren, ob etwas verstopft ist.
- Auf dem Display der Maschine wird angezeigt, ob noch genügend Salz und Klarspüler in der Maschine ist. Wenn die entsprechenden Symbole aufleuchten, Behälter nach Anleitung nachfüllen.
- Immer einen Vorrat an Maschinenspülmittel, Salz und Klarspüler griffbereit halten.

Reinigung der Küche

In Betrieben gibt es Reinigungspläne, die genau beschreiben, was (z. B. Boden) wann (z. B. täglich), wie (z. B. nass mit Reinigungsmaschine aufwaschen und mit Wassersauger auftrocknen) gereinigt und/oder desinfiziert werden muss.

Die Küche wie in Kapitel 3.1 beschrieben reinigen.

Literaturangaben

Schlieper, Cornelia A.: Lernfeld Hauswirtschaft, Verlag Handwerk und Technik, 7. überarbeitete und erweiterte Auflage, Hamburg 2009

Lehrmittelverlag des Kantons Zürich, Haushalten mit Pfiff, 6. Ausgabe 2005

Skripten BZ-GS Solothurn, Pflegeassistenz (M. Schwab-Wälti)

Formen des Einbezuges von Klientinnen und Klienten

Jolanda Lüthi

Einleitung

Aktiv zu sein, sein Leben mitbestimmen und -gestalten zu können, tätig sein – all dies sind Voraussetzungen für physisches und psychisches Wohlbefinden und die Gesundheit des Menschen. Deshalb ist es von zentraler Bedeutung, dass Klientinnen und Klienten in die Alltagsaktivitäten mit einbezogen werden, sofern sie dies wünschen.

Grundlagen des Einbezuges von Klientinnen und Klienten

1. Fähigkeiten erkennen

Jeder Mensch hat Fähigkeiten und Kompetenzen. Die Aufgaben von Betreuungspersonen ist es, die Fähigkeiten der Klientinnen und Klienten zu erkennen, zu unterstützen, zu erhalten bzw. zu fördern. Dabei brauchen die Betreuungspersonen eine gute Beobachtungsgabe. Sie müssen die Klientinnen und Klienten im Alltag beobachten und deren Fähigkeiten erkennen können.

Nicht das Fehlende, sondern das, was vorhanden ist, kann man fördern.

2. Blick auf die Stärken / Ressourcenorientierung
Mit «Blick auf die Stärken» oder «Ressourcenorientierung» ist gemeint, dass man die Stärken, Kompetenzen und Fähigkeiten (= Ressourcen) einer Person beachtet und unterstützt. Denn nur was vorhanden ist, kann man erhalten und fördern (s. Kap. 2.1 Ressourcenorientierung).

3. Zeit geben
Klientinnen und Klienten brauchen aufgrund ihrer Situation (z. B. ihres Alters oder ihrer Behinderung) meist mehr Zeit um Alltagsaktivitäten – mit oder ohne Unterstützung – durchzuführen. Beim Einbezug von Klientinnen und Klienten in Alltagsaktivitäten ist es deshalb wichtig, genügend Zeit einzuplanen. Zeitdruck und Hektik können sich negativ auswirken, sowohl auf die Tätigkeit selbst als auch auf das Selbstwertgefühl der Klientinnen und Klienten.

4. Selbstständigkeit vor der Leistung
Wir alle haben unterschiedliche Vorstellungen, wie etwas sein sollte und verschiedene Fähigkeiten, Dinge zu tun. Das Resultat z. B. beim Kuchenbacken oder Pulloverstricken sieht folglich immer anders aus. Und trotzdem sind wir stolz, wenn wir etwas alleine zustande gebracht haben. Auch Klientinnen und Klienten haben unterschiedliche Fähigkeiten, manche von ihnen sind zudem aufgrund ihres Alters oder ihrer Behinderung in ihren Fähigkeiten beeinträchtigt. Auch sie möchten die Dinge so selbstständig wie möglich tun, auch wenn das Resultat nicht allen Anforderungen entspricht. Es geht also darum, dass die Klientinnen und Klienten die Dinge möglichst selbstständig tun. So kann es zum Beispiel sein, dass der selbstgebackene Zopf von Frau Meier etwas zuwenig Salz hat und auch nicht richtig «gezöpfelt» ist. Aber sie hat ihn mit nur wenig Unterstützung von den Betreuungspersonen selbst gebacken. Dies ist das wichtige.

Eine Atmosphäre, bei der die Selbstständigkeit und Selbstbestimmung mehr Bedeutung erhält als die Perfektion wirkt fördernd und motivierend auf alle Beteiligten.

5. Raum geben
Im Betreuungsalltag gibt es oftmals Hindernisse, die den Einbezug von Klientinnen und Klienten verhindern. Häufig werden Alltagstätigkeiten für die Klientinnen und Klienten erledigt, weil für deren Einbezug die Zeit fehlt. Dies obwohl heute bekannt ist, dass auch Unterforderung der Klienten und Klientinnen zu auffälligen Verhaltensweisen (wie Auto-, Fremdaggressionen aber auch Einkoten) führen kann und somit wiederum viel Zeit des Personals in Anspruch nimmt. Gerade auch deshalb ist es wichtig, Klientinnen und Klienten in den Alltag und seine Aktivitäten mit einzubeziehen. Ein weiteres Argument ist oftmals, dass die Klientinnen und Klienten es «nicht können». Damit ist aber meistens gemeint, dass die Klientinnen und Klienten die Fähigkeiten hätten, das Resultat jedoch nicht den Erwartungen entspricht. Nach den Ausführungen von oben sollte klar sein: bieten Sie den Klientinnen und Klienten Raum für selbstständiges Arbeiten.

6. Formen des Einbezuges von Klientinnen und Klienten

Klientinnen und Klienten können auf unterschiedliche Weise in Alltagsaktivitäten einbezogen werden. Die Formen des Einbezugs hängen sowohl von den jeweiligen Fähigkeiten und Kompetenzen der Klientinnen und Klienten als auch von deren Lust und Motivation ab. Dies ist ein Balanceakt, denn zum einen sollen die KlientInnen nicht unterfordert werden, indem ihnen zuviel oder alles abgenommen wird, zum andern sollen sie aber auch nicht überfordert werden, indem ihnen zuviel zugemutet wird.

Die Fähigkeiten und Kompetenzen der Klientinnen und Klienten können in folgende Stufen (vgl. GBM) eingeteilt werden:

Tabelle 2.32: Stufen der Fähigkeiten und Kompetenzen

Stufe	Beschreibung	Bezug zur typischen Situation	Tätigkeit der Betreuungsperson
Selbstständigkeit	Die Klientin/Der Klient kann die Tätigkeit selbstständig und sachgerecht ausführen.	Herr Keller wäscht sich selbstständig die Hände vor dem Rüsten.	**Keine**
Selbstständige Ausführung, jedoch erst nach Aufforderung	Die Klientin/Der Klient kann die Tätigkeit selbstständig und sachgerecht durchführen, braucht dazu aber eine Aufforderung.	Herr Keller wäscht sich nach Aufforderung die Hände (richtig).	**Aufforderung** und evt. Begründung
Selbstständige Ausführung, (noch) nicht sachgerecht	Die Klientin/Der Klient kann die Tätigkeit selbstständig ausführen, braucht jedoch Unterstützung, damit er sie sachgerecht ausführen kann.	Herr Keller wäscht sich nach Aufforderung die Hände ohne Seife. Frau Gerber, Assistentin Gesundheit und Soziales EBA, weist ihn auf die Anleitung hin, welche neben dem Waschbecken hängt. Herr Keller wäscht sich die Hände nach Anleitung richtig.	**Anleitung**
Teilweise Ausführung	Die Klientin/Der Klient kann die Tätigkeit nur teilweise ausführen und braucht ständige Unterstützung.	Herr Keller möchte sich nach Aufforderung die Hände waschen. Er weiß nicht, wie der Wasserhahn und der Seifenspender bedient werden. Frau Gerber unterstützt ihn durch Handführung.	**Ständige Unterstützung und Anleitung**
Keine oder geringe Ausführung	Die Klientin/Der Klient kann die Tätigkeit nicht ausführen oder nur mit sehr viel Unterstützung.	Frau Gerber wäscht Herrn Keller die Hände. Oder: Frau Gerber stellt den Wasserhahn ein. Herr Keller hält sich die Hände unter das fließende Wasser. Frau Gerber seift Herrn Keller die Hände ein etc.	**Stellvertretende Ausführung** und/oder **Anregung der vorhandenen Kompetenzen/Aktivitäten**

Anleitung

Wir alle brauchen für gewisse Dinge Anleitung, auch wenn wir sie nicht zum ersten Mal machen. Z. B. beim Kochen, beim Aufbauen von Möbeln oder beim Wechseln des Veloschlauches. Bei einer Anleitung wird der Vorgang oder Ablauf in kleine Schritte eingeteilt, welche klar verständlich und nachvollziehbar sind.

Anleiten von Klientinnen und Klienten bedeutet, dass sie in Alltagssituationen begleitet werden, mit dem Ziel, die Kompetenzen zu erwerben oder zu erhalten. Bei der Anleitung wird die Situation strukturiert, d.h. in Einzelschritte aufgeteilt. Diese einzelnen Schritte können wie folgt angeleitet werden:

- Vormachen – Nachmachen: Die Betreuungsperson macht jeden einzelnen Schritt vor, die Klientin ahmt ihn nach (z.B. beim Händewaschen).
- Vormachen – Nachmachen mit Handführung: Die Betreuungsperson macht jeden einzelnen Schritt vor, die Klientin macht ihn mit Handführung nach.
- Verbale Anleitung: Die Betreuungsperson leitet die Klientin / den Klienten in einfacher Sprache verbal an.
- Anleitung mit Piktogrammen / Bildern (= unterstützte Kommunikation): Die einzelnen Schritte sind mit Piktogrammen oder Bildern dargestellt.

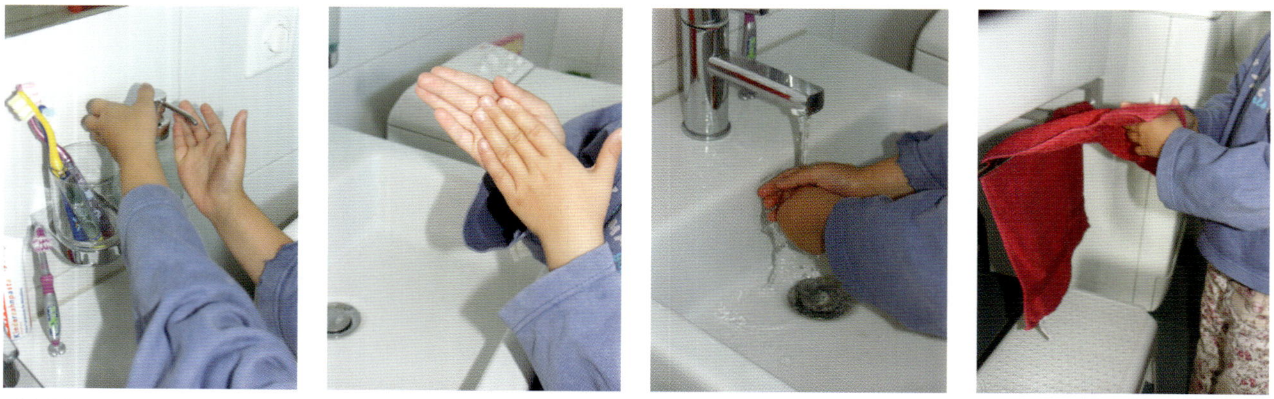

Abbildung 2.63: Anleitung mit Bildern: Händewaschen

Die Form der Anleitung wird den geistigen, körperlichen oder psychischen Fähigkeiten und Möglichkeiten der Klienten angepasst.

Literaturverzeichnis

Bundesverband evangelische Behindertenhilfe e.V. (Hrsg.) (2004). GBM Gestaltung der Betreuung von Menschen mit Behinderungen ©. Berlin. http://www.gbm.info/files/pdf/2007/2007-08-27gbm_broschure_final_2004.pdf (Zugriff 30.6.2011)

Abbildung 2.57: Händewaschen mit Pictogrammen. Isidro Romero / ARASAAC http://arbeitsmaterial.blogspot.com/2010/03/bilder-hande-waschen.html (Zugriff 1.7.2011)

2.6 Bezieht sich in ihrem/seinem Handeln auf die Klientinnen und Klienten und ist in der Beziehungssituation aufmerksam

Jolanda Lüthi

Typische Situation

Die verantwortliche Pflegefachfrau bittet Sylvie Justin, Assistentin Gesundheit und Soziales EBA, Frau Martin bei den Aktivitäten des täglichen Lebens zu unterstützen, d.h. ihr beim Aufstehen, bei der Körperpflege und beim Ankleiden behilflich zu sein. Sylvie Justin klopft an, bevor sie das Zimmer betritt, öffnet die Tür und sagt: «Guten Morgen, ich heisse Sylvie Justin. Ich bin Assistentin für Gesundheit und Soziales.» Sie erkundigt sich bei Frau Martin, wie diese geschlafen hat, und erklärt ihr dann: «Ich werde Ihnen beim Aufstehen, Waschen und Ankleiden helfen.»

Frau Martin liegt mit abgewandtem Gesicht im Bett und antwortet leicht aggressiv: «Ich möchte nicht aufstehen; ich lebe sowieso nicht mehr lange, lassen Sie mich in Ruhe! Ich mag nicht mehr.» Sylvie Justin geht um das Bett herum, damit sie Frau Martins Gesicht sehen und ihre Mimik erkennen kann. «Weshalb sagen Sie, dass Sie nicht mehr lange leben werden?» Sie setzt sich neben das Bett, nimmt ihre Hand und fragt sie, was sie auf dem Herzen hat.

Frau Martin sagt: «Mir geht es nicht gut. Ich habe schlecht geschlafen, hatte Albträume und fühle mich schwach.» Sylvie Justin hört aufmerksam zu. Dann verspricht sie sich zu erkundigen, ob Frau Martin sich noch etwas ausruhen dürfe.

Sylvie Justin verlässt das Zimmer, informiert die verantwortliche Pflegefachfrau über die Situation und kehrt dann zu Frau Martin zurück. Sie teilt ihr mit, dass sie sich noch ausruhen dürfe und dass die verantwortliche Pflegefachfrau bald nach ihr sehen werde. Frau Martin dankt Sylvie Justin und entspannt sich, sie schließt die Augen und nickt ein.

Situationskreis

Alle klientenbezogenen Situationen

Berufskunde

- Kommunikationsmodell
- Verbale und nonverbale Kommunikation
- Höflichkeitsregeln
- Unterschied zwischen privater und professioneller Beziehung
- Gefühlsarbeit
- Merkmale der professionellen Beziehung (Respekt, Echtheit, Kongruenz, Empathie)
- Beziehungsphasen
- Aktives Zuhören und Spiegeln
- Validation

ÜK

- Beobachtung
- Wahrnehmung
- Weiterleitung
- Rollenspiele

Fähigkeiten in der Praxis

- Kann Nähe und Distanz sicher regulieren
- Ist fähig, ihre/seine Pflege auf die Situation abzustimmen
- Beachtet nonverbale Signale
- Kann Unterstützung anfordern
- Arbeitet mit dem Team zusammen
- Wahrt das Berufsgeheimnis

Grundlagen der Kommunikation

Einleitung

Der Mensch ist ein soziales Wesen. Dazu gehört auch die Kommunikation, die grundlegend für das Zusammenleben und die Beziehungen mit anderen Menschen ist. Wir haben das Bedürfnis mit anderen Menschen in Kontakt zu treten und unsere Wünsche, Gedanken, Hoffnungen, Ängste, Meinungen und Informationen auszudrücken und auszutauschen.

Somit ist auch der Alltag von AssistentInnen Gesundheit und Soziales EBA durch eine Vielzahl unterschiedlicher Kommunikationsanlässe geprägt. Dazu gehören z. B. Gespräche mit den KlientInnen oder Teammitgliedern, das Lesen der Mimik und Gestik von KlientInnen wie auch Telefongespräche mit externen Personen.

Bedeutung von Kommunikation für den Menschen

Kommunikation ist für den Menschen von großer Bedeutung und gehört untrennbar zum Mensch-Sein. Durch Kommunikation:

- treten wir in Beziehung mit anderen Menschen
- drücken wir Gefühle, Wünsche, Gedanken, Hoffnungen aus
- tauschen wir Informationen aus
- können wir Abmachungen und Regeln treffen
- erhalten wir Informationen über andere Menschen
- bilden wir unsere Meinungen
- und vieles mehr

Was ist Kommunikation?

Unter Kommunikation wird der Austausch von Botschaften zwischen zwei oder mehreren Personen verstanden. Der Sender teilt dem Empfänger etwas mit: die Botschaft. Der Empfänger hört diese Botschaft und entschlüsselt sie.

Der Empfänger reagiert in irgendeiner Weise und sendet so eine neue Botschaft an den Sender zurück: die Rückmeldung.

Die Botschaften und Rückmeldungen können dabei durch Sprache, durch Gestik oder Mimik erfolgen.

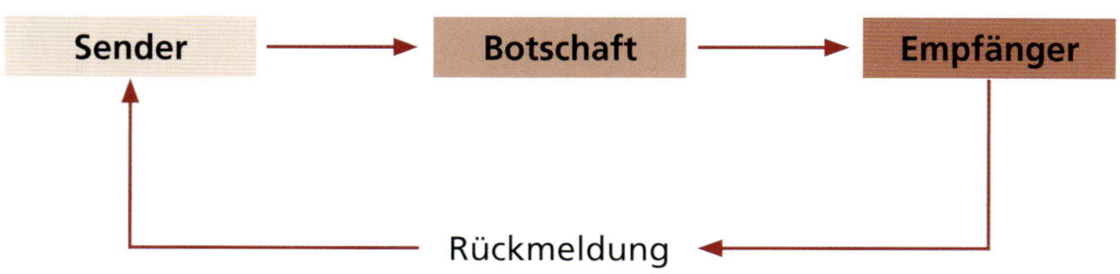

Abbildung 2.63: Kommunikationswege

Verbale, nonverbale und paraverbale Kommunikation

verbal = sprachlich

nonverbal = nichtsprachlich

paraverbal = Art und Weise, wie etwas gesagt wird

Verbale Kommunikation

Wenn wir mit anderen Menschen kommunizieren, kann dies verbal, das heißt sprachlich sein. Damit ist die gesprochene und die geschriebene Sprache gemeint. Wenn Sie jemandem etwas erzählen, dann ist das also verbale Kommunikation.

Nonverbale Kommunikation

Wenn wir mit anderen Menschen kommunizieren, kann dies auch nonverbal, das heißt nichtsprachlich geschehen. Damit ist die Körpersprache wie Mimik, Körperhaltung, Gestik, Distanz zur anderen Person und Blickkontakt gemeint. Aber auch die Kleidung, die Frisur, und Zeichen wie Erröten und Schwitzen gehören zur nonverbalen Kommunikation.

Ein Großteil der Kommunikation ist nonverbal, denn jedes Verhalten in einer sozialen Situation ist eine Mitteilung. Wenn Sie z. B. im Zug die Arme verschränken und aus dem Fenster schauen, teilen Sie dadurch mit, dass Sie keinen Kontakt wünschen.

Den größten Teil der nonverbalen Signale senden wir unbewusst aus. Oder sind Sie sich gerade im Moment im Klaren darüber, welche Signale Sie an die Lehrperson aussenden?

Wichtig bei der nonverbalen Kommunikation ist, dass sie nicht immer eindeutig entschlüsselt (verstanden) werden kann. Z. B. kann jemand mit dem Bein wippen. Die meisten Menschen würden dieses Verhalten als Nervosität deuten. Es kann aber auch sein, dass die Person Durchblutungsstörungen im Bein hat und deshalb das Bein bewegt. Bei der Deutung von nonverbalen Botschaften handelt es sich also immer um Interpretationen.

Paraverbale Kommunikation

Wenn wir sprechen, sagen wir nicht nur mit dem Inhalt des Gesagten etwas aus, sondern auch mit der Art und Weise, wie wir es sagen. Sprechen wir laut oder leise, schnell oder langsam, mit welchem Tonfall? Die Art und Weise wie wir etwas sagen, nennt man paraverbale Kommunikation.

Die paraverbale Kommunikation bestimmt eigentlich, wie das Gesagte gemeint ist. Wenn jemand «super» sagt, so kann die Person es so sagen, dass es «gut» heißt und positiv gemeint ist. Aber die Person kann «super» auch so sagen, dass es ironisch gemeint ist und eigentlich «schlecht» heißt.

Kommunikation		
verbal = sprachlich	**nonverbal** = nichtsprachlich	**paraverbal** = Art und Weise
Sprache ■ geschrieben ■ gesprochen	**Körpersprache** ■ Blickkontakt ■ Mimik ■ Körperhaltung ■ Gestik ■ Distanz **Anderes** ■ Kleidung ■ Frisur ■ Erröten ■ Schwitzen ■ Etc.	**Sprechtempo** ■ Lautstärke ■ Stimmlage ■ Tonfall ■ Sprechpausen

Abbildung 2.64: Formen der Kommunikation

Das Kommunikationsmodell nach Schulz von Thun

Sie alle kennen das: Sie sagen etwas und die andere Person hat es ganz anders verstanden als Sie es gemeint haben. Solche Missverständnisse entstehen, weil man mit einer Botschaft Unterschiedliches ausdrücken kann. Auch der Empfänger kann diese Botschaft unterschiedlich verstehen. Friedemann Schulz von Thun hat erkannt, dass ein und dieselbe Botschaft immer viele Botschaften gleichzeitig enthalten kann.

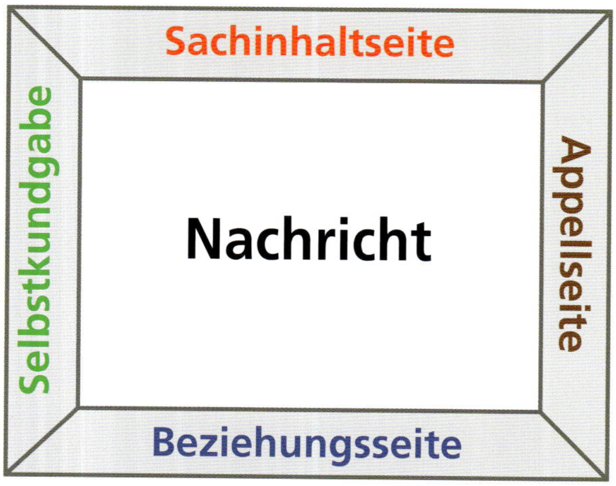

Abbildung 2.65: Vier Seiten einer Nachricht

4 Seiten einer Nachricht (Abb. 2.65)

Um diese vielen Botschaften unterscheiden zu können, nennt er sie die 4 Seiten einer Nachricht.

- **Sachinhaltseite:** Worüber der Sender informiert
- **Selbstkundgabe:** Was der Sender über sich selbst offenbahrt
- **Beziehungsseite:** Was der Sender vom Empfänger hält, wie sie zueinander stehen
- **Appellseite:** Wozu der Sender den Empfänger veranlassen will

Die 4 Seiten einer Nachricht lassen sich am besten an einem Beispiel erklären. Es gibt «Zvieri» auf Ihrer Wohngruppe/Station. Sie sitzen gemütlich am Tisch bei Kaffee und Kuchen. Eine Klientin nimmt den Kaffeekrug und sagt:

«Es hat keinen Kaffee mehr.»

Diese Nachricht kann die Klientin (= Senderin) unterschiedlich meinen. Die Nachricht hat 4 Seiten.

Sachinhaltseite (worüber der Sender informiert):
Die Klientin möchte Sie darüber informieren, dass es keinen Kaffee mehr hat. «Es hat keinen Kaffee mehr.»

Selbstkundgabe (was der Sender über sich selbst offenbart):
Die Klientin möchte Ihnen mitteilen, dass sie noch gerne mehr Kaffee hätte. «Ich möchte noch mehr Kaffee.»

Beziehungsseite (was der Sender vom Empfänger hält; wie sie zueinander stehen):
Die Klientin möchte Ihnen mitteilen, dass Sie zuständig sind für das Kaffeekochen. «Kaffee machen ist Ihre Aufgabe!»

Appellseite (wozu der Sender den Empfänger veranlassen möchte):
Die Klientin möchte von Ihnen, dass Sie noch mehr Kaffee machen. «Machen Sie noch mehr Kaffee.»

Die Klientin kann also mit ein und derselben Botschaft sehr unterschiedliche Dinge meinen und ausdrücken.

4-Ohren-Modell (Abb. 2.66)

Aber auch der Empfänger/die Empfägnerin der Botschaft hat die Möglichkeit, ein und dieselbe Botschaft unterschiedlich zu verstehen. Dies wird 4-Ohren-Modell genannt. Die Empfängerin/der Empfänger kann die Botschaft mit unterschiedlichen «Ohren» verstehen:

- **Sachohr:** Worüber informiert mich der Sender?
- **Selbstkundgabeohr:** Was sagt der Sender über sich selbst aus?
- **Beziehungsohr:** Was hält der Sender vom mir, was sagt er über unsere Beziehung aus?
- **Appellohr:** Zu was will mich der Sender veranlassen?

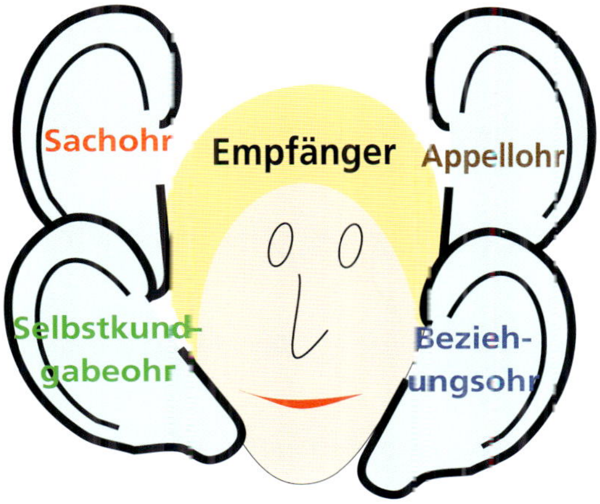

Abbildung 2.66 Vier-Ohren-Modell

Die Nachricht der Klientin: «Es hat keinen Kaffee mehr» können Sie als Empfängerin/Empfänger unterschiedlich verstehen:

Sachohr: Sie hören, dass die Klientin sie informiert, dass es keinen Kaffee mehr hat: «Es hat keinen Kaffee mehr.»

Selbstkundgabeohr: Sie hören, dass die Klientin ihnen mitteilt, dass sie noch mehr Kaffee möchte. «Die Klientin möchte noch mehr Kaffee.»

Beziehungsohr: Sie hören, dass die Klientin meint, Sie seien zuständig um neuen Kaffee zu machen: «Die Klientin meint, ich sei zuständig für neuen Kaffee.»

Appellohr: Sie hören, dass die Klientin von Ihnen will, dass Sie noch mehr Kaffee machen: «Die Klientin will dass ich noch mehr Kaffee mache.»

Ein und dieselbe Botschaft kann also:

- Vom Sender unterschiedliche gemeint sein (vier Seiten)
- Vom Empfänger unterschiedlich verstanden werden (vier Ohren).

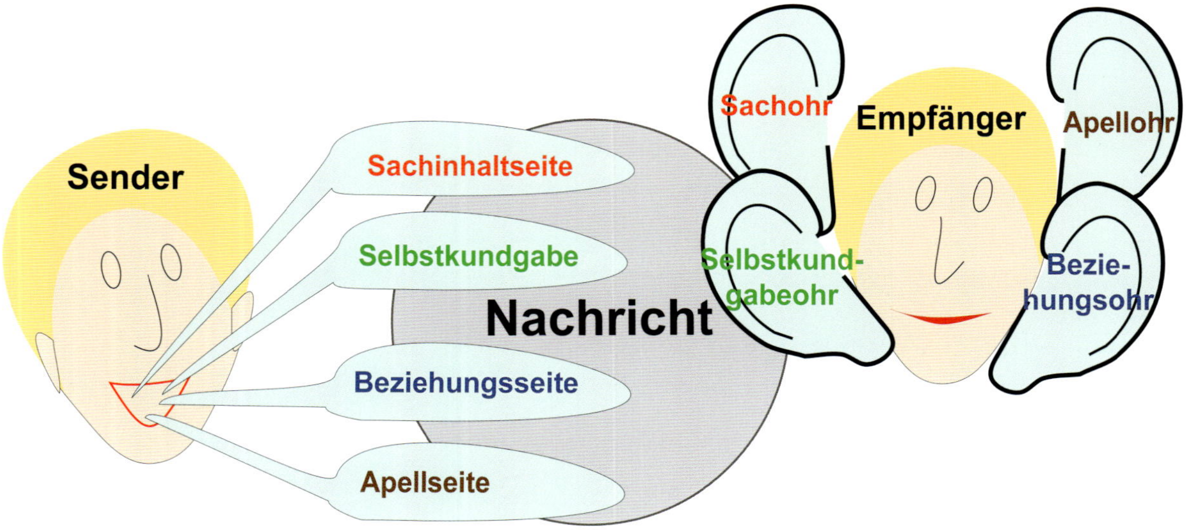

Abbildung 2.67: Kommunikationsebenen

Kommunikation ist eine schwierige Angelegenheit und häufig treten Missverständnisse auf, ohne dass sie bemerkt werden.

Anwendung von Kommunikation

Höflichkeitsregeln

Einleitung

Jeder Mensch möchte freundlich, respektvoll und wertschätzend behandelt werden. Wir können nur gut zusammenleben, wenn wir dies berücksichtigen. Deshalb gibt es Regeln des Zusammenlebens wie z. B. die Höflichkeitsregeln.

Was ist Höflichkeit?

Höflichkeit bedeutet respektvolles und rücksichtsvolles Verhalten gegenüber anderen Menschen.

Unter Höflichkeit versteht man Umgangsformen und Techniken, die die persönliche Begegnung zwischen Menschen reibungsfrei und angenehm gestalten. Die Höflichkeit drückt gegenseitigen Respekt und Toleranz aus und sorgt auch für eine gute Grundstimmung in der Kommunikation (vgl. Hafner 2005).

Höflichkeitsregeln

In der Kommunikation mit anderen Menschen gibt es auch solche Höflichkeitsregeln. In der professionellen Kommunikation – also in Gesprächen mit den KlientInnen, den ArbeitskollegInnen, den Vorgesetzten, externen Personen, den Angehörigen – müssen diese Höflichkeitsregeln eingehalten werden. Höflichkeitsregeln sind (vgl. Aktionbildung):

- Benutzen Sie das «Sie» bis ihnen das «Du» angeboten wird.
- Grüßen und verabschieden Sie sich freundlich.
- Benutzen Sie die Höflichkeitsformen «Bitte» und «Danke».
- Schauen Sie die GesprächpartnerInnen an.

- Halten Sie zu den GesprächspartnerInnen einen angemessenen Abstand.
- Hören Sie zu.
- Fallen Sie anderen nicht ins Wort, lassen Sie sie ausreden.
- Akzeptieren Sie andere Meinungen.
- Fragen Sie freundlich nach, wenn Sie etwas nicht verstanden haben.
- Sprechen Sie laut und deutlich und in ganzen Sätzen.
- Benutzen Sie keine Schimpfwörter oder Schimpfnamen.
- Sprechen Sie in «Ich-Botschaften» und nicht in «man» oder «wir».
- Sprechen Sie nicht schlecht über nicht anwesende Personen.

Feedback

Einleitung

In der Begleitung und Betreuung von Klientinnen und Klienten arbeiten Sie in einem Team. Teamarbeit ist sehr anspruchsvoll, da in einem Team unterschiedliche Menschen mit verschiedenen Ideen, Wünschen, Fähigkeiten und Fachwissen aufeinander treffen. Während der gemeinsamen Arbeit geben die Teammitglieder sich dauernd Rückmeldungen, dies meistens non-verbal durch Mimik und Gestik, und unbewusst. Für eine gute Teamarbeit ist es aber unbedingt notwendig, Rückmeldungen auch verbal und bewusst zu geben. Verbale und bewusste Rückmeldungen nennt man Feedback.

Was ist Feedback?

Feedback bedeutet Rückmeldung oder Rückinformation. Feedback ist eine Kommunikationsmethode bei der man:

- Rückmeldungen von anderen erhält
- anderen Rückmeldungen gibt

Diese Rückmeldungen geben Auskunft wie der/die andere mich wahrnimmt, versteht und erlebt. Im Feedback stecken deshalb große Lern- und Entwicklungschancen. Feedback hilft Fantasien, Missverständnisse und Unsicherheiten zu klären. Feedback kann:

- Auskunft darüber geben, wie man wirkt und von anderen wahrgenommen wird. Das nennt man Fremdbild. Dieses Fremdbild entspricht nicht immer dem eigenen Bild, das man von sich hat (= Selbstbild).
- die Arbeitsfähigkeit verbessern; denn durch die Rückmeldungen erfahre ich Dinge, die mir vielleicht gar nicht bewusst gewesen sind.
- Situationen klären und helfen, andere Personen besser zu verstehen.
- den Lernprozess fördern, denn man erhält Rückmeldungen über sein Verhalten und kann es so verbessern.

Voraussetzungen für gutes Feedback

Für ein gutes Feedback ist es wichtig, dass zwischen der Person, die Feedback gibt, und der Person, die es empfängt, ein Gefühl des Vertrauens und Sicherheit herrscht.

Zudem müssen beide das Gefühl haben, dass Feedback wichtig ist, um seine Kommunikation und sein Verhalten zu verbessern. Und beide müssen bereit sein, voneinander lernen zu wollen (vgl. Groothuis 2000, 55).

Für Feedback sollte man sich Zeit und die Ruhe nehmen und eine Art Sitzung zu zweit abhalten, bei welcher man nicht gestört wird und auch keine Verpflichtungen (wie Telefon abnehmen etc.) hat. Feedback sollte also nicht zwischen Tür und Angel gegeben werden.

Feedback unter Teammitgliedern sollte auch auf keinen Fall in Anwesenheit der Klientinnen und Klienten gegeben werden.

Positives Feedback ermutigt!

Dabei ist es aber wichtig, zu beachten: Jeder Eindruck ist subjektiv, aber nicht falsch!

Das bedeutet, dass der Feedback-Geber vielleicht andere Dinge wahrnimmt, als der Feedback-Nehmer. Vielleicht hat der Feedback-Nehmer auch das Gefühl, die Rückmeldungen des Feedback-Gebers sind nicht ganz richtig. Wichtig ist, dass es sich immer um subjektive Rückmeldungen handelt, die ernst genommen werden sollen, denn es ist möglich, dass der Feedback-Nehmer ein unvollständiges oder falsches Bild von sich selbst hat.

> Der Mensch hat zwei Ohren und einen Mund, deshalb sollte er doppelt soviel zuhören wie reden.
> *(indisches Sprichwort)*

Feedbackregeln

«Feedback geben» ist nicht einfach «sagen, was man vom Gegenüber denkt». «Feedback geben» bedeutet, dass eine Person einer anderen schildert, wie sie deren Verhalten wahrnimmt, versteht und was sie selbst fühlt. Feedback sollte so formuliert werden, dass es positiv wirkt und so vom Gegenüber angenommen werden kann.

Damit das Feedback positiv wirkt, d. h. konstruktiv ist, müssen folgende Feedbackregeln beachtet werden (vgl. Stangl, undatiert):

Regeln für das Geben von Feedback

- *Über das Verhalten und nicht über die Persönlichkeit*
  Feedback muss sich auf das Verhalten und nicht auf die Persönlichkeit der anderen Person beziehen. «Du bist ein ungeduldiger Mensch» ist nicht richtig, sondern «Heute, als wir auf den Bus warten mussten, bist du hin und her gelaufen.»

- *Konkret, nicht allgemein*
  Feedback muss sich auf konkretes Verhalten beziehen. «Du bist immer so vorlaut» ist kein konkretes Verhalten, sondern: «Gestern an der Teamsitzung hast du mich beim Reden unterbrochen». Beschreiben Sie die Situation ganz konkret. Machen Sie keine Verallgemeinerungen.

- *Beschreibend, nicht bewertend*
  Die Beschreibung des Verhaltens vom Gegenüber muss neutral und wertfrei sein. Es ist eine subjektive Wahrnehmung, deshalb muss auf Urteile, Interpretationen und Wertungen verzichtet werden. «Wenn ich Spätdienst mit dir habe, dann muss ich jeweils nachschauen, ob alles erledigt ist» ist eine neutrale und wertfreie Beschreibung des Verhaltens. «Dir ist immer alles egal» hingegen ist interpretierend und bewertend und deshalb kein richtiges Feedback.
- *Angemessen*
  Feedback muss die Bedürfnisse aller beteiligten Personen berücksichtigen, somit auch diejenigen der EmpfängerIn. Feedback soll also nicht verletzend sein, sondern nur das Verhalten und dessen Wirkung auf den Feedback-Geber beschreiben.
- *Brauchbar*
  Das Feedback soll sich auf Verhaltensweisen beziehen, die der Feedback-Empfänger ändern kann.
- *Erbeten, nicht aufgezwungen*
  Feedback sollte eigentlich nur gegeben werden, wenn beide dazu bereit sind. Das bedeutet dass der Feedback-Empfänger gerne eine Rückmeldung zu seinem Verhalten erhalten möchte und bereit ist, es anzunehmen.
- *Rechtzeitig*
  Feedback soll möglichst bald gegeben werden. Je länger das Verhalten her ist, zu dem man Rückmeldungen geben möchte, umso weniger kann der Feedback-Empfänger etwas damit anfangen. Geben Sie also nicht Feedback zu einem Verhalten von vorletzter Woche. Außer, dieses Verhalten beschäftigt Sie immer noch sehr.
- *Auch positiv sein*
  Feedback sollte sich nicht nur auf Verhaltensweisen beziehen, welche negativ aufgefallen sind. Im Feedback sollten auch Dinge zurückgemeldet werden, die positiv aufgefallen sind. Es ist nicht einfach, kritisiert zu werden. Deshalb empfiehlt die «Sandwich-Theorie»: Jede negative Rückmeldung wird zwischen zwei positive Rückmeldungen eingeklemmt.

Regeln für das Annehmen von Feedback

Das Annehmen von Feedback ist gar nicht so einfach. Damit das Feedback gelingt, muss auch die Feedback-Empfängerin/der Feedback-Empfänger gewisse Regeln einhalten:

- *Neugierig sein*
  Seien Sie neugierig, wie andere Sie sehen. Es zeigt Ihnen, wie Sie auf andere wirken.
- *Ausreden lassen*
  Der Feedbackempfänger soll den Feedback-Geber ausreden lassen. Denn man kann nicht wissen, was der andere sagen will, bevor er nicht zu Ende gesprochen hat.

- *Nicht rechtfertigen oder verteidigen*
  Das Feedback ist die subjektive Wahrnehmung des Feedback-Gebers. Er nimmt Sie wahr, aber es ist nicht die Wahrheit über Sie. Akzeptieren Sie die Wahrnehmung des Feedback-Gebers. Rechtfertigen und argumentieren Sie nicht, um seine Wahrnehmung zu verändern. Sehen Sie es als Chance, zu erfahren, wie Sie auf andere wirken.
- *Nachfragen, wenn Sie etwas nicht verstanden haben*
  Fragen Sie nach, wenn Sie etwas von der Wahrnehmung des Feedback-Gebers nicht verstanden haben.
- *Zeit lassen*
  Lassen Sie das Feedback auf sich wirken und lassen Sie sich Zeit. Falls Sie das Gesagte weiterhin beschäftigt, sprechen Sie es zu einem späteren Zeitpunkt nochmals an.
- *Ernst nehmen aber nicht zu ernst*
  Nehmen Sie das Feedback ernst, aber nicht zu ernst. Auch wenn Sie verletzt oder betroffen sind, seien Sie sich bewusst, dass es sich nur um einen Aspekt Ihres Verhaltens geht und nicht um Sie als Person.
- *Bedanken*
  Bedanken Sie sich für das Feedback, denn es ist eine Chance für eine Veränderung Ihres Verhaltens.

Aktives Zuhören

Zuhören können ist eine wichtige Fähigkeit für AssistentInnen Gesundheit und Soziales. Klientinnen und Klienten teilen verbal oder nonverbal mit, wie sie sich fühlen, welche Bedürfnisse sie haben und was sie möchten. Doch dies zu entschlüsseln ist nicht immer einfach (vgl. 4 Seiten einer Nachricht). Zuhören alleine genügt meistens nicht. Denn Zuhören kann durch viele Dinge «gestört» werden. Z. B.:

- EmpfängerIn hört zu und denkt an etwas anderes (z. B. an den Feierabend)
- EmpfängerIn hört zwar zu, versteht die Botschaft aber anders als sie gesendet wurde (vgl. 4-Ohren einer Nachricht)
- EmpfängerIn hört nur mit halbem Ohr zu, da sie im Stress ist und z. B. noch viel zu erledigen hat.

Zuhören ist also gar nicht so einfach. Damit die Klientinnen und Klienten aber optimal begleitet und betreut werden können ist es wichtig, dass auch die unausgesprochenen Botschaften verstanden werden. Dazu gibt es das «aktive Zuhören».

Aktives Zuhören meint einfühlendes Verstehen und Eingehen auf das Gegenüber (Sender). Der Zuhörer / die Zuhörerin versucht zu verstehen, was das Gegenüber bewegt, fühlt und zum Ausdruck bringen möchte (vgl. Steinberg, undatiert). Dazu muss der Zuhörer/die Zuhörerin die in den Nachrichten enthaltenen unausgesprochenen Botschaften (vgl. 4 Seiten der Nachricht) wahrnehmen.

Das aktive Zuhören ist zum Einen eine Grundhaltung, eine innere Einstellung, bei welcher der Zuhörer/die Zuhörerin das Gegenüber wirklich verstehen möchte. Dabei ist der Zuhörer/die Zuhörerin aufmerksam, interessiert und respektiert sein Gegenüber. Und der Zuhörer/die Zuhörerin beurteilt und bewertet die Aussage nicht.

Das aktive Zuhören ist zum anderen auch ein Vorgehen, mit dem die unausgesprochenen Botschaften des Gegenübers bestmöglich erfasst werden können. Hierzu gehören folgende Elemente:

- **Verständnisvolles Zuhören – Gesprächsbereitschaft signalisieren**

Durch Mimik, Gestik und Laute kann man die Bereitschaft signalisieren, das Gegenüber wirklich verstehen zu wollen.

Tabelle 2.33: Zuhören (Huisken 2008, 92)

Signale, welche die Bereitschaft ausdrücken, zuzuhören und zu verstehen	Signale, die ein Nichtverstehen oder Andersdenken anzeigen
■ Kopfnicken ■ Zugewandter freundlicher Blick ■ Zugewandte Körperhaltung ■ Äusserungen wie «Ja», «Hm», «Genau», «Aha», «Stimmt» etc.	■ Kopfschütteln ■ Blick abwenden ■ Sich zurücksetzen ■ Arme verschränken ■ Äusserungen wie «Nein», «Aber», «Ach was»

Neben dem Zeigen von Gesprächsbereitschaft kann man mit Äusserungen wie «Möchten Sie mehr erzählen?», «Das habe ich noch nicht ganz verstanden» oder: «Ich würde gerne mehr erfahren» dem Gesprächspartner helfen, über sich zu berichten (vgl. ebd.).

- **Paraphrasieren – Inhalt zusammenfassen**

Paraphrasieren heißt, die Aussagen des Senders mit eigenen Worten wiederholen. Der Empfänger kann so prüfen, ob er die Aussagen richtig verstanden hat. Missverständnisse können so schnell erkannt werden. Wichtig ist dabei, dass der Empänger bemüht ist, den Sender zu verstehen und nicht einfach die Aussagen «nachplappert».

Beispiel: Eine Klientin sagt zur Assistentin Gesundheit und Soziales am Montagmorgen: «Als ich am Sonntagabend auf die Wohngruppe zurückgekommen bin, war gar niemand da. Nicht einmal eine Betreuungsperson». Die Assistenin Gesundheit und Soziales antwortet: «Habe ich dich richtig verstanden, dass du nicht gewusst hast, dass am Sonntagabend niemand auf der Wohngruppe ist, auch keine Betreuungspersonen?»

- **Verbalisierung emotionaler Erlebnisinhalte – Verständnis entwickeln**

Verbalisierung emotionaler Erlebnisinhalte meint, dass es hier nicht mehr um den Inhalt, sondern um die Gefühle geht. Der Empfänger gibt die Gefühle wieder, die seiner Meinung nach in den Äusserungen des Senders enthalten sind. Diese sind in den Botschaften meist nur indirekt vorhanden. Dabei sollte eine ruhige und entspannte Atmosphäre herrschen.

Beispiel: An der Teamsitzung beklagt sich eine Betreuungsperson: «Gestern war schon wieder der Abfall nicht entsorgt als ich in den Spätdienst kam.» Die Gruppenleiterin antwortet: «Ich glaube du bist ziemlich wütend auf uns, weil wir den Abfall nicht entsorgt haben und fühlst dich ungerecht behandelt».

Wichtig: Beim aktiven Zuhören gibt die zuhörende Person keine Ratschläge, erzählt keine eigenen Erfahrungen und bewertet nicht!

Typische Satzanfänge des aktiven Zuhörens sind:

«Habe ich richtig verstanden, dass ...»
«Ich fasse zusammen: ...»
«Kann es sein, dass ...»
«Ich bin mir nicht sicher, ob ich richtig verstanden habe: ...»
«Ich habe das Gefühl, dass ...»
«Ist es richtig wenn ich sage, ...»

Aktives Zuhören = einfühlendes Verstehen und Eingehen auf das Gegenüber		
Verständnisvolles Zuhören	**Paraphrasieren**	**Verbalisierung emotionaler Erlebnisinhalte**
Gesprächsbereitschaft signalisieren mit Worten und Körperhaltung	Wiederholung der Aussagen mit eigenen Worten	Wiedergeben der Gefühle, die indirekt in der Botschaft vorhanden sind

Abbildung 2.68: Aktives Zuhören

Spiegeln

Unter «Spiegeln» wird Verschiedenes verstanden:

- Spiegeln als Kommunikationstechnik
- Spiegeln als verbale Rückmeldung über das Verhalten

Spiegeln als Kommunikationstechnik

Mit Spiegeln ist das Paraphrasieren von Gesprächsinhalten gemeint. Dabei werden die Aussagen in eigenen Worten wiedergegeben. Damit deutlich wird, dass die Aussagen beim Empfänger richtig angekommen und verstanden worden sind. Damit können Missverständnisse geklärt werden und der Sender hat die Möglichkeit, die Aussagen zu wiederholen, bis sie richtig verstanden worden sind (siehe «aktives Zuhören»).

Spiegeln als verbale Rückmeldung über das Verhalten

Beim Spiegeln als Rückmeldung über das Verhalten wird den Klientinnen und Klienten eine Rückmeldung über die angemessenen Teile ihres Verhaltens gegeben. Dabei handelt es sich nicht um ein Loben, sondern um eine beschreibende Rückmeldung. Das Ziel dieses Spiegelns ist, dass sowohl die Betreuungspersonen als auch die KlientInnen das Positive wahrnehmen und sich bewusst machen. Damit wird dem Klienten/der Klientin signalisiert «du kannst etwas», «du bist erfolgreich», «du machst Fortschritte und ich bemerke das» (vgl. Greving/Niehoff 2009, 40).

Beispiel: Eine Klientin verhält sich meistens aggressiv gegenüber anderen, indem sie sie kneift. Deshalb fällt es ihr, den anderen und den Betreuungspersonen nicht auf, dass sie ab und zu auch sehr freundlich und hilfsbereit zu anderen ist. Eine verbale Rückmeldung über das angemessene Verhalten (Spiegeln) wäre: «Du hast heute beim Mittagessen den Anderen Tee eingeschenkt».

Beispiel: Ein Klient soll lernen, sich an die Pausenzeiten zu halten und nach den Pausen nicht verspätet zur Arbeit erscheinen. Eine verbale Rückmeldung über das angemessene Verhalten (Spiegeln) ist sinnvoll: «Du bist heute nach der Pause pünktlich wieder zur Arbeit erschienen und wir konnten gemeinsam weiterarbeiten».

Validation

Kathrin Hänseler

Validierende Haltung – eine Einführung

Naomi Feil, welche die Validationsmethode definiert hat, wuchs in einem Altersheim in Cleveland auf, das ihre Eltern leiteten. 1956 schloss sie ihr Studium als Sozialarbeiterin an der Universität von Columbia ab. Nach mehreren Jahren Erfahrung in anderen Institutionen kehrte sie 1963 nach Cleveland zurück, um hier die Arbeit mit sehr alten desorientierten Menschen fortzusetzen, die ihr Vater begonnen hatte. Zwischen 1963 und 1980 entwickelte sie die Validationsmethode.

Was ist Validation?

Validation heißt, einen sehr alten desorientierten Menschen, der zum Teil in der Vergangenheit lebt, so zu akzeptieren, wie er ist. Es ist eine erprobte Kommunikationsform, um Stress abzubauen, um unausgetragene Konflikte aus der Vergangenheit zu lösen, chemische (Medikamente) und physische (Fixation) Zwangsmittel zu vermindern und einen Rückzug in das Vegetieren zu verhindern.

Wer validiert, geht mit in die Welt des zeitlich/örtlich desorientierten Menschen.

Naomi Feil: «In den Schuhen des Anderen gehen.»

> **Reflexion**
>
> Stellen Sie sich vor, …
>
> … dass Sie niemand versteht
>
> … dass Sie sich nicht mehr am Gewohnten orientieren können …
>
> … dass Sie sich zeitlich, örtlich oder an ihrem eigenen Leben nicht orientieren können …
>
> … dass Sie den «roten Faden» verloren haben
>
> - Wie sollte Ihnen dann eine Pflegeperson begegnen?
> - In welcher Atmosphäre würden Sie sich geborgen fühlen?
> - Wann würden Sie sich geliebt fühlen?
> - Wann wären Sie verstanden?
> - Wie müssten sich die Menschen Ihnen gegenüber verhalten, damit Sie Ihre Sicherheit, Ihr Selbstwertgefühl und Ihr Wohlbefinden wiedererlangen?

Aus Erfahrung kann gesagt werden, dass dieses Wechseln der Schuhe gar nicht so einfach ist. Dazu muss die Betreuungsperson zuerst wissen, wie ihre Einstellung gegenüber dem Alter ist. Ihre Grundhaltung in Bezug auf sehr alte Menschen muss ihr bewusst sein, und sie muss immer weiter daran arbeiten wollen. Sie braucht dazu Mut und die Fähigkeit zur Selbstreflexion.

Prinzipien der Validation

Validation ist gedacht für alte Menschen über 80 Jahre, die desorientiert oder «unglücklich» orientiert sind. Die meisten der Betroffenen haben ein relativ glückliches Leben geführt. Oft sind es ernste Krisen, häufig Verluste aller Art, die sie nicht bewältigt oder sich nicht eingestanden haben. Ihr Gehirn ist beeinträchtigt, ebenso kann die Sehkraft oder der Gehörsinn eingeschränkt sein. Das Kurzzeitgedächtnis und die Gefühlskontrolle sind mangelhaft.

Naomi Feil: «Sie haben zu lange gelebt, um noch länger die Konfrontation mit der Wirklichkeit zu ertragen.» Elisabeth Kübler-Ross sagt dazu: «Unerledigte Geschäfte konnten nicht abgeschlossen werden.»

Naomi Feil geht von vier Stadien der Desorientierung aus, die innerhalb eines Tages stark variieren können. Jedes Stadium entspricht einem Rückzug aus der Realität, einer langsamen physischen Regression.

Stadium I: Mangelhafte / Unglückliche Orientierung – teilweise orientiert, aber unglücklich

Stadium II: Zeitverwirrtheit – Verlust der kognitiven Fähigkeiten

Stadium III: Sich wiederholende Bewegungen – sie ersetzen die Sprache

Stadium IV: Vegetieren – totaler Rückzug nach innen

Das Ziel der Validation ist nicht unser Erfolg, sondern, dass der sehr alte Mensch mit unserer Hilfe sein Ziel erreicht, sein Leben in Würde und innerem Frieden zu beenden.

Einige Beispiele dafür, was der/die Validation-AnwenderIn nicht tut: drohen, analysieren, urteilen, lügen, vorspielen falscher Tatsachen, vorgeben, der gleichen Meinung zu sein, diskutieren, argumentieren, sich herablassend verhalten, belehren, verspotten, nachäffen, auslachen, streiten.

Die 10 Grundsätze und Werte der Validation

Naomi Feil definiert zehn Werthaltungen, worauf Validation aufgebaut ist:

1. Alle Menschen sind einzigartig und müssen als Individuen behandelt werden.
2. Alle Menschen sind wertvoll, ganz gleichgültig, in welchem Ausmaß sie verwirrt sind.

3. Es gibt einen Grund für das Verhalten von verwirrten, sehr alten Menschen.
4. Verhalten in sehr hohem Alter ist nicht nur eine Folge anatomischer Veränderungen des Gehirns, sondern das Ergebnis einer Kombination von körperlichen, sozialen und psychischen Veränderungen, die im Laufe eines Lebens stattgefunden haben.
5. Sehr alte Menschen kann man nicht dazu zwingen, ihr Verhalten zu ändern. Verhalten kann nur dann verändert werden, wenn die betreffende Person es will.
6. Sehr alte Menschen muss man akzeptieren, ohne sie zu beurteilen.
7. Zu jedem Lebensabschnitt gehören bestimmte Aufgaben. Wenn man diese Aufgaben nicht in diesem Lebensabschnitt schafft, kann das zu psychischen Problemen führen.
8. Wenn das Kurzzeitgedächtnis nachlässt, versuchen ältere Erwachsene ihr Leben wieder in ein Gleichgewicht zu bringen, indem sie auf frühere Erinnerungen zurückgreifen. Wenn die Sehstärke nachlässt, sehen sie mit dem inneren Auge. Wenn ihr Gehör immer mehr nachlässt, hören sie die Klänge aus der Vergangenheit.
9. Schmerzliche Gefühle, die ausgedrückt, anerkannt und von einer vertrauten Pflegeperson validiert werden, werden schwächer. Schmerzliche Gefühle, die man ignoriert und unterdrückt, werden immer stärker.
10. Einfühlung/Mitgefühl führt zu Vertrauen, verringert Angstzustände und stellt die Würde her.

Daraus ergeben sich 14 Techniken. Diese werden von Naomi Feil genau beschrieben und können nach entsprechender Analyse der Situation (welche Merkmale sind beim betroffenen Menschen erkennbar, in welchem Stadium befindet er sich, welches Krankheitsbild zeigt sich, was wurde bereits ohne Erfolg getan) angewendet werden.

Die Techniken der Validation

1. sich selbst auf sich zentrieren
2. eindeutige, nicht wertende Wörter verwenden, um Vertrauen herzustellen
3. Gesagtes wiederholen
4. Extreme einsetzen
5. sich das Gegenteil vorstellen
6. erinnern helfen
7. ehrlichen, engen Augenkontakt halten
8. «Mehrdeutigkeit»: unbestimmte Fürwörter, die mehrere Lösungen zulassen, einsetzen

9. klar, sanft und liebevoll sprechen
10. beobachten und dann die Bewegungen und Gefühle der Person spiegeln
11. das Verhalten zu jenem menschlichen Grundbedürfnis in Beziehung setzen, das nicht erfüllt wird
12. das bevorzugte Sinnesorgan erkennen und einsetzen
13. Berühren
14. Musik einsetzen

(Quelle Feil, Naomi: Validation, Reinhardt, München 2002)

Professionelle Beziehung

Jolanda Lüthi

Einleitung

Gute Beziehungen zu anderen Menschen sind für unser seelisches Gleichgewicht und unser Wohlbefinden von großer Bedeutung. Als Assistentin/Assistent Gesundheit und Soziales EBA haben Sie einen Beruf gewählt, bei dem das Thema «Beziehung» eine zentrale Rolle spielt. Sie begleiten und betreuen Menschen, mit denen Sie in Beziehung treten; Sie arbeiten im Team mit anderen mit denen sie in Beziehung stehen und Sie bauen zu Angehörigen der Klientinnen und Klienten eine Beziehung auf. Sie müssen also besonders fähig sein, gute und vertrauensvolle Beziehungen herzustellen und zu gestalten.

Was ist mit Beziehung gemeint?

Wenn wir von Beziehungen sprechen, meinen wir meistens die Beziehung zwischen Menschen. Diese nennt man soziale Beziehung.

Von einer sozialen Beziehung spricht man, wenn zwei oder mehrere Personen wiederholt Kontakt miteinander haben und mehrfach kommunizieren und interagieren (vgl. Döring 2003).

Das bedeutet also, dass mit sozialen Beziehungen nicht nur Liebesbeziehungen gemeint sind, wie wir das umgangssprachlich verstehen.

Soziale Beziehungen gehen wir mit vielen Menschen in unserem Leben ein:

- mit Freunden
- mit Eltern
- mit Geschwistern
- mit Klientinnen und Klienten
- mit der Chefin / dem Chef
- mit dem Liebespartner / der Liebespartnerin
- mit den Nachbarn

und mit vielen mehr.

Private Beziehung

Private Beziehungen sind alle Beziehungen, die Sie außerhalb der Arbeit eingehen. Mit privaten Beziehungen sind also die Beziehungen zu den Eltern, Geschwistern, Freunden und Freundinnen, Kollegen und Kolleginnen, Liebespartnern oder Liebespartnerinnen, Nachbarn etc. gemeint.

Professionelle Beziehung

Der Begriff «professionelle Beziehung» bedeutet zwei Dinge. Er meint:

- die Beziehungen, die Sie bei der Arbeit eingehen, also die beruflichen Beziehungen und
- dass Sie sich in dieser Beziehung fachlich korrekt verhalten. Das bedeutet zum Beispiel, dass Sie sich bewusst sind, wie viel Nähe zu den Klientinnen und Klienten angebracht ist; dass es zu Ihrer Aufgabe gehört, den Klientinnen und Klienten zuzuhören; dass Sie im Umgang mit Angehörigen die Höflichkeitsregeln einhalten und vieles mehr.

Unterschiede zwischen privaten und professionellen Beziehungen

Die privaten und die professionellen Beziehungen unterscheiden sich in verschiedenen Punkten.

Ein großer Unterschied zwischen professionellen und privaten Beziehungen sind die Erwartungen und Anforderungen, welche an Sie gestellt werden:

Tabelle 2.34: Unterschiede zwischen privaten und professionellen Beziehungen

Formen	Private Beziehungen	Professionelle Beziehungen
Gefühle	In privaten Beziehungen sind Sie frei, Ihre Gefühle so auszuleben, wie Sie dies möchten, oder auch Ihre Gefühle zurückzuhalten.	Bei professionellen Beziehungen wird von Ihnen erwartet, dass Sie auch in schwierigen Situationen professionell handeln und z. B. eigene Gefühle zurückstellen können. Ihre Aufgabe ist es, sich auf die Klientinnen und Klienten einzulassen, egal wie müde oder glücklich Sie sind. Professionalität fordert also auch eine gewisse Distanz zu Ihren eigenen Empfindungen.
Sprache	In privaten Beziehungen sind Sie frei, so zu sprechen, wie Sie möchten.	In professionellen Beziehungen müssen Sie auf Ihre Sprache achten und sich an die Höflichkeitsregeln halten. Sie müssen sich auch immer wieder hinterfragen, wie Sie mit den Klientinnen und Klienten sprechen. Und ob dies so richtig und angepasst ist (z. B. Klientinnen «Schätzeli» nennen).
Umgang	In privaten Beziehungen können Sie meistens so miteinander umgehen, wie Sie möchten. Sie können sich z. . necken oder einander die Füße auf den Schoß legen.	In professionellen Beziehungen müssen Sie auf Ihren Umgang mit anderen Personen achten. Sie sind auf der Wohngruppe/Station nicht zu Hause und sollten sich auch dementsprechend verhalten. Auch sind die Klientinnen und Klienten nicht Ihre Freunde oder KollegInnen.
Person	In privaten Beziehungen wird der Mensch meistens als ganze Person und Persönlichkeit gefragt. Alle Facetten sind in privaten Beziehungen erwünscht.	In professionellen Beziehungen wird nur ein Teil der Person und der Persönlichkeit verlangt. In professionellen Beziehungen ist man als Fachperson gefragt und nicht als privater Mensch.
Bezahlung	In privaten Beziehungen erhalten Sie keine Bezahlung für das Eingehen von Beziehung.	Professionelles Handeln ist eine bezahlte Tätigkeit. Sie erhalten also Geld für Ihr Handeln, auch für das Eingehen von professionellen Beziehungen z. B. mit den Klientinnen und Klienten.
Nähe und Distanz	In privaten Beziehungen ist man frei, wie viel Nähe man zulassen möchte oder nicht. – Körperliche Nähe: Wie nah man einer Person körperlich oder räumlich kommt. – Psychische Nähe: Über was man spricht und wie viel man erzählt.	In professionellen Beziehungen soll die Nähe und Distanz zu Klientinnen und Klienten in Balance sein. Und die Nähe und Distanz muss reflektiert werden. In der Begleitung von Klientinnen und Klienten passiert es aber häufig, dass diese Balance nicht eingehalten wird und Betreuungspersonen den Klientinnen und Klienten zu nah kommen z. B. indem Sie Klientinnen oder Klienten umarmen, sie mit Kosewörtern ansprechen und sie als Kollegen oder Kollegin behandeln.
Abhängigkeit	In privaten Beziehungen ist man abhängig oder unabhängig. Wenn man erwachsen ist, kann man oftmals entscheiden, ob man eine Beziehung beenden will, auch wenn man abhängig ist.	Professionelle Beziehungen sind geprägt von Abhängigkeiten: – So sind Sie als AGS abhängig von Ihren Vorgesetzten, z. B. ob Sie weiterhin dort arbeiten können oder nicht. – Klientinnen und Klienten sind immer abhängig von Betreuungspersonen. Sie können diese Abhängigkeit nicht einfach auflösen, wenn ihnen zum Beispiel eine Betreuungsperson nicht mehr gefällt. Sie bleiben auch weiterhin von ihr abhängig.
Freiwilligkeit	Viele private Beziehungen geht man freiwillig ein. Meistens ist es deshalb auch möglich, diese Beziehungen zu beenden wann man möchte.	Professionelle Beziehungen sind meistens nicht freiwillig gewählt: Sie haben zwar die Tätigkeit als AGS gewählt und wahrscheinlich auch, wo Sie diese Tätigkeit ausführen. Aber die Beziehungen, die sie dort eingehen müssen, haben Sie nicht freiwillig gewählt. Es gehört zu Ihrer Tätigkeit, diese Beziehungen einzugehen, auch bei Personen, die Sie nicht so gut mögen (Klientinnen und Klienten, Teammitglieder, Vorgesetzte, Angehörige etc.). Auch Klientinnen und Klienten haben Sie nicht ausgewählt und gehen die Beziehungen zu den Betreuungspersonen nicht freiwillig ein, sondern «notgedrungen».
Dauer	In privaten Beziehungen ist man frei, die Dauer dieser Beziehung zu wählen. So gibt es Beziehungen, die ein Leben lang anhalten, andere nur eine kurze Zeit.	Professionelle Beziehungen sind in der Dauer begrenzt. Professionelle Beziehungen dauern nur während der Arbeitszeit an. Zudem dauern professionelle Beziehungen nur solange an, wie man dort angestellt ist.

Gefühlsarbeit – Gefühle wahrnehmen, beschreiben und regulieren

Einleitung

Wir sind glücklich verliebt, sind traurig weil jemand weggezogen ist, sind zufrieden über eine gute Note, sind gelangweilt weil wir beim Zahnarzt warten müssen, sind verärgert über den Lärm des Nachbarn, sind erfreut über ein Geschenk, schämen uns weil wir einen Fehler gemacht haben. All dies sind Gefühle. Gefühle begleiten uns in unserem Leben ständig.

In der professionellen Tätigkeit als AGS sind Sie täglich mit eigenen und fremden Gefühlen konfrontiert. Klientinnen und Klienten freuen sich, sind traurig oder wütend, sind angespannt oder glücklich.

Gefühle werden von jeder Person anders empfunden. Gefühle kann man oftmals von außen erkennen und sie lassen sich meistens nur schlecht verbergen. Wenn sich jemand freut, sieht man das an seinem Gesichtsausdruck und der ganzen Körperhaltung.

Gefühle

- **Gefühle äußern sich in körperlichen Veränderungen:**
  Wenn der Mensch Gefühle hat, treten körperliche Veränderungen auf, wie zum Beispiel schnelle Atmung, erhöhte Herzfrequenz, Schweißausbruch, Zittern. Die körperlichen Vorgänge können unterschiedlich intensiv sein und als Anspannung oder Entspannung erlebt werden. Häufig sind diese Veränderungen von außen sichtbar.

  Beispiel: Herr Meier, Klient auf der Wohngruppe X, fährt zum ersten Mal alleine mit dem Zug zu seiner Schwester. Er hat ein bisschen Angst davor und deshalb leichte Magenkrämpfe und feuchte Hände. Erst als er im richtigen Zug sitzt, entspannt er sich.

- **Gefühle äußern sich in seelischen Veränderungen:**
  Oftmals bringen Gefühle uns auch aus dem seelischen Gleichgewicht. Wir nehmen die Umwelt zum Beispiel anders wahr, wenn wir glücklich oder traurig sind.

- **Gefühle beeinflussen das Verhalten des Menschen:**
  Gefühle können uns aktivieren, indem wir viel Energie haben und Vieles erledigen können. Gefühle können uns aber auch lähmen, so dass wir nichts mehr tun können.

  Beispiel: Frau X. hat Prüfungsangst. Diese Angst ist so groß, dass sie vor der Prüfung wie gelähmt ist und fast nicht schreiben kann.

  Gefühle können unterschiedlich intensiv sein und werden unterschiedlich erlebt.

  Beispiel: Auch Frau A. hat Prüfungsangst. Diese Angst aktiviert Frau A. aber, und sie kann an der Prüfung konzentriert arbeiten. Beide, Frau X und Frau A. haben also Prüfungsangst, aber die beiden erleben die Angst unterschiedlich.

  Gefühle werden auch Emotionen genannt.

> «Gefühle sind Befindlichkeiten, die sich in körperlichen und seelischen Veränderungen äußern und das Verhalten des Menschen erheblich beeinflussen» (vgl. Hobmair 2008, 169).

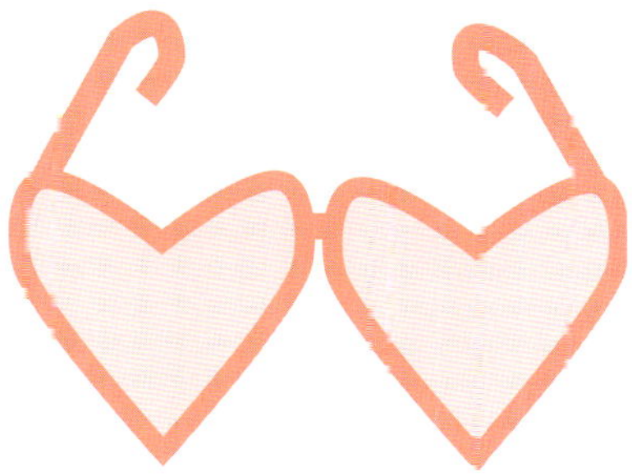

Abbildung 2.69: rosarote Brille

Gefühle wahrnehmen

Eigene Gefühle wahrnehmen

Es ist gar nicht so einfach, die eigenen Gefühle wahrzunehmen, denn häufig achten wir gar nicht auf sie. Nur wenn die Gefühle sehr intensiv und stark sind, lassen sie sich nicht mehr «übersehen» und wir bemerken sie. Meistens nehmen wir bei uns zuerst körperliche und seelische Veränderung und Veränderungen in unserem Verhalten wahr. Wir sind körperlich angespannt und schlafen schlecht, erst dann wird uns bewusst, dass wir Angst vor der Prüfung am nächsten Tag haben.

In unserem Alltag nehmen wir Gefühle oft erst wahr, wenn sie eine bestimmte Stärke aufweisen und deshalb nicht mehr zu übersehen sind. Und wenn sich unser körperliches, seelisches Befinden und unser Verhalten verändert.

Fremde Gefühle wahrnehmen

Fremde Gefühle wahrzunehmen ist sehr schwierig, denn jeder Mensch erlebt Gefühle anders. Und jeder drückt seine Gefühle anders aus.

Was wir wahrnehmen können, sind die körperlichen, die seelischen Veränderungen und das veränderte Verhalten. Aus diesen Veränderungen schließen wir oftmals auf die Gefühle der anderen Person. Das sind jedoch Interpretationen (= Annahmen). Das heißt, wir nehmen an, dass sich die Person so fühlt. Wissen können wir es aber nicht.

Beispiel: Eine fremde Person sitzt Ihnen im Zug gegenüber. Sie lässt die Schultern hängen, schaut nach unten, lässt die Mundwinkel hängen und hat die Hände gefaltet. Sie reagiert auch nicht, als jemand sich neben sie setzt. Naheliegend wäre zu interpretieren, dass die Person traurig oder enttäuscht ist. Es kann aber durchaus auch sein, dass sie versucht ihren Magenkrämpfen durch bewusste Entspannung zu begegnen. Die Person kann also sowohl traurig oder enttäuscht, aber auch entspannt sein.

Gefühle wahrnehmen

Bei der Wahrnehmung von Gefühlen verlässt man sich also auf:

- körperliche Veränderungen
- seelische Veränderungen
- Veränderungen im Verhalten

Beim Wahrnehmen von Gefühlen bei anderen Personen handelt es sich immer um Interpretationen (= Annahmen).

Gefühle beschreiben

Wenn ich Sie frage, wie Sie sich gerade jetzt fühlen, fällt es Ihnen vermutlich schwer zu antworten. Vielleicht denken Sie: «Ich fühle mich ganz normal». Aber was ist damit gemeint? Gefühle zu benennen oder zu beschreiben ist gar nicht so einfach. Und häufig fehlen uns die Worte dafür.

Gefühle können in Substantiven oder Adjektiven beschrieben werden. Gefühle sind zum Beispiel:

Angst	Ekel	bloßgestellt	nervös
Verzweiflung	Abscheu	dankbar	nicht beachtet
Trauer	Überraschung	eingeengt	niedergeschlagen
Freude	Erstaunen	entschlossen	ohnmächtig
Ärger	Neugierde	erleichtert	ratlos
Wut	Liebe	fähig	schuldbewusst
Enttäuschung	Wertschätzung	fit	selbstsicher
Mitleid	Zuneigung	frei	stolz
Sympathie	Lust	geborgen	überrascht
Neid	Zuversicht	geduldig	ungeliebt
Stolz	Hilflosigkeit	gefühllos	unsicher
Verliebtheit	schuldig fühlen	gelangweilt	unglücklich
Furcht	sich schämen	gespannt	unterfordert
Panik	angespannt	glücklich	überfordert
Zorn	ausgelaugt	jähzornig	unterstützt
Kummer	bedrückt	leer	verraten
Akzeptanz	betäubt	lustlos	verurteilt
Vertrauen	betrogen	leicht	verzweifelt
	bevormundet	minderwertig	

Da uns oftmals im wahrsten Sinne die Worte fehlen, brauchen wir häufig dieselben Begriffe.

Beispiel: Als Sie den Rapport lesen, steht dort «Frau Meier war heute unmotiviert». Was damit aber gemeint ist, wissen Sie eigentlich nicht. Hat Frau Meier sich geweigert zu arbeiten oder hat sie unfreundlich reagiert, als die Betreuungsperson sie zu etwas aufforderte oder hat sie sich in ihr Zimmer zurückgezogen?

Dieses Beispiel zeigt zwei Dinge deutlich:

- Das Beschreiben der Gefühle von anderen Menschen ist nicht einfach bzw. fast unmöglich. War die Klientin wirklich unmotiviert? Oder war sie traurig oder frustriert?
- An Stelle der Interpretation des Gefühls der Klientin «sie war unmotiviert» wäre es deshalb sinnvoller gewesen, einfach zu beschreiben, was Frau Meier gemacht hat bzw. wie sie sich verhalten hat.

> Das Beschreiben der Gefühle von anderen Menschen ist fast unmöglich.
>
> ↓
>
> Deshalb ist es sinnvoller, das Verhalten konkret zu beschreiben.

Regulation und Kontrolle der eigenen Gefühle in der beruflichen Tätigkeit

In der Begleitung und Betreuung von Klientinnen und Klienten ist die Gefühlsarbeit ein wichtiger Teil.

Zum Einen müssen Sie in der Begleitung und Betreuung die Gefühle der Klientinnen und Klienten erfassen. Es geht darum, dass Sie sich in die Klientinnen und Klienten einfühlen können, sich in ihr Leben und ihre Welt hineinversetzten (vgl. Pörtner 2001, 25)

Zum Anderen müssen Sie aber in Ihrer Arbeit Ihre eigenen Gefühle wahrnehmen und regulieren können. Mit «regulieren» ist gemeint, dass Sie abschätzen, wann und in welchen Situationen ist es sinnvoll, die eigenen Gefühle mitzuteilen und wann nicht.

Beispiel: Sie unterstützen Herrn Günther, einen Klienten mit leichter Demenz am Morgen bei der Körperpflege und beim Anziehen. Herr Günther weigert sich jedoch die Toilette aufzusuchen. Beim anschließenden Frühstück uriniert er in die Hosen. Er muss erneut geduscht und umgezogen werden. Solche Situationen sind alltäglich und können Ärger, Wut oder Frustration bei Ihnen auslösen. In dieser Situation ist es aber angebracht, ihre Gefühle zu regulieren und Ihren Ärger, Ihre Wut oder Ihre Frustration nicht zu zeigen. Denn Sie wissen, dass Herr Günther aufgrund seiner Demenz nicht in der Lage ist, die Situation richtig einzuschätzen.

Daneben ist es aber auch wichtig, dass Sie den Klientinnen und Klienten nicht als eine Art «professioneller Roboter» begegnen, sondern auch als Person mit Gefühlen. Das bedeutet, dass Sie nicht in jedem Fall Ihre Gefühle unterdrücken müssen. Sondern wie oben beschrieben, abwägen, wann und in welchen Situationen es sinnvoll ist, diese mitzuteilen oder nicht.

Merkmale der professionellen Beziehung

Einleitung

In Ihrer beruflichen Tätigkeit als AssistenIn Gesundheit und Soziales EBA treten Sie in Beziehungen zu Klientinnen und Klienten. Diese Beziehung unterscheidet sich von anderen Beziehungen.

Betreuungsarbeit ist vor allem auch Beziehungsarbeit, deshalb hat die Beziehungsgestaltung in der Arbeit mit Klientinnen und Klienten eine besondere Bedeutung. Da es sich bei dieser Beziehungsarbeit um eine professionelle Beziehung handelt, muss sie fachlich gestaltet werden.

Merkmale der professionellen Beziehung

Die Beachtung folgender Grundsätze trägt zu einer gelungenen Gestaltung einer professionellen Beziehung zwischen Fachpersonen und Klientinnen und Klienten bei:

Innere Selbst-Kontroll-Frage:
«Gehe ich mit den Klientinnen und Klienten gleich um wie Menschen mit anderen Menschen?»

Respekt vor dem Anderen

Fachpersonen sollten Klientinnen und Klienten als Personen wahrnehmen und achten. Sie sollten nicht nur als Klienten, BewohnerInnen oder Betreute betrachtet werden. Der Respekt vor den Klientinnen und Klienten sollte im täglichen Umgang sichtbar sein.

Ein respektvoller Umgang gegenüber Klientinnen und Klienten zeigt sich vor allem in der Kommunikation und im Verhalten.

So sollte es selbstverständlich sein, in der Kommunikation mit den Klientinnen und Klienten Umgangsformen zu verwenden, die den Respekt ausdrücken. Dazu gehören zum Beispiel:

- eine freundliche und respektvolle Anrede der Klientinnen und Klienten
- wie über die Klientinnen und Klienten gesprochen wird (z.B. an Teamsitzungen, in den Pausen)
- wie mit Klientinnen und Klienten gesprochen wird (z.B. nicht «heute tun sie aber wieder blöd, Frau Meier»)
- wie mit vertraulichen und privaten Informationen umgegangen wird (z.B. gegenüber von Außenstehenden)
- wie und ob Klientinnen und Klienten informiert werden (z.B. darüber was man tut, wohin sie gehen, weshalb es heute anders ist)
- benutzen einer Sprache, welche die Klientinnen und Klienten verstehen (z.B. einfache Sätze und Wörter)

Auch im Verhalten gegenüber Klientinnen und Klienten sollte der Respekt sichtbar sein:

- respektvolles Verhalten bei der Pflege der Klientinnen und Klienten z.B. durch Wahren der Intimsphäre
- ernstnehmen von Wünschen, Gefühlen und Bedürfnissen von Klientinnen und Klienten
- Wahlmöglichkeiten anbieten

Respekt ist eine Grundhaltung, die sich durch Achtung und Wertschätzung des Gegenübers ausdrückt.

Empathie

Unter Empathie versteht man «einfühlendes Verstehen». Damit ist gemeint, dass man sich in die andere Person hineinversetzten und seine Gefühle, Gedanken und Handlungen nachvollziehen kann. Dazu «schlüpft man in seine Haut» oder «betrachtet alles aus seiner Perspektive». Dabei geht es nicht darum, die Gefühle und Gedanken des Gegenübers zu interpretieren oder zu beurteilen. Sondern nur darum, die Gefühle und Gedanken des Gegenübers zu erfassen.

Empathie ist eine Grundhaltung, die sich durch einfühlendes Verstehen des Gegenübers ausdrückt.

Beispiel: Eine Klientin ist neu auf Ihre Wohngruppe eingetreten. Vorher hat sie jahrelang bei ihrer Schwester gewohnt, welche sich um sie gekümmert hat. Auch nach zwei Wochen hat sich die Klientin noch nicht an das Leben auf der Wohngruppe/Station gewöhnt und weigert sich oft an den gemeinsamen Tätigkeiten teilzunehmen. Empathie in diesem Fall bedeutet, dass Sie sich in die Klientin einfühlen und versuchen das Verhalten aus der Perspektive der Klientin zu verstehen. Scheinbar ist der Wechsel für sie besonders schwierig und sie verarbeitet immer noch den Abschied von der Schwester. Sie verhindert vielleicht ein «Ankommen», indem sie sich weigert an den gemeinsamen Aktivitäten teilzunehmen.

Akzeptanz

Akzeptanz ist eine Grundhaltung, bei der man das Gegenüber annimmt, so wie es ist.

Akzeptanz bedeutet den anderen Menschen so zu akzeptieren wie er ist. Das bedeutet, dass man ihn weder verurteilt noch verändern möchte. Sondern, dass man ihn mit seinen Stärken und Schwächen so annimmt, wie er ist.

Man akzeptiert die andere Person und bringt ihr Wohlwollen, Verständnis und Wertschätzung entgegen.

Dies bedeutet aber nicht, dass man alle Gefühle und Handlungen des Gegenübers gutheißen muss.

Beispiel: Herr Hug ist Autist und kann sich verbal und nonverbal kaum ausdrücken. Herr Hug zeigt fast ununterbrochen autoaggressives Verhalten, indem er den Kopf immer wieder leicht an Gegenstände schlägt: an die Wand neben seinem Bett, auf den Tisch, an den Türrahmen, auf den Boden. Wenn Herr Hug erregt ist, werden die Autoaggressionen intensiver und er schlägt sich den Kopf stärker. Akzeptanz bedeutet hier, dass man Herrn Hug so akzeptiert, wie er ist. Dazu gehören auch seine autoaggressiven Verhaltensweisen. Auch diese sollen als zu ihm gehörend akzeptiert werden, auch wenn man dieses Verhalten nicht gutheißt.

Echtheit

Echtheit ist eine Grundhaltung, bei der die Betreuungsperson gegenüber Klientinnen und Klienten nichts vortäuscht und selektiv aufrichtig ist.

Eine professionelle Beziehung zu den Klientinnen und Klienten muss auch eine echte Beziehung sein. Von einer echten Beziehung spricht man, wenn sich die Betreuungsperson als ganze Person mit ihren Eigenheiten, Stärken und Schwächen einbringt. Das bedeutet, dass man sich nicht hinter einer gespielten Fröhlichkeit oder Betriebsamkeit versteckt oder die Arbeitsstunden einfach «absitzt».

Eine echte und doch professionelle Beziehung berücksichtigt aber auch, dass sich die Betreuungsperson bewusst ist, wann sie mit ihren Gefühlen zurückhaltend sein muss und wann nicht (siehe Regulation der Gefühle in der Arbeit). Dies nennt man auch selektive (= ausgewählte) Echtheit.

Kongruenz

Kongruenz ist eine Grundhaltung, bei der die eigenen Gefühle mit dem übereinstimmen, was man tut oder sagt und bei der man seine eigenen Gefühle von denen anderer trennen kann.

Kongruenz bedeutet eigentlich «deckungsgleich». Von Kongruenz in der Beziehung spricht man, wenn die eigenen Gefühle mit dem übereinstimmen, wie man handelt und was man sagt. Das bedeutet auch, dass man trennen kann, was man selbst erlebt und was man beim Gegenüber wahrnimmt (vgl. Pörtner 2001, 25).

Beispiel: Eine Klientin mit einer geistigen Behinderung fühlt sich von den Betreuungspersonen der Wohngruppe nicht ernst genommen. Die Bezugsperson der Klientin führt wöchentlich ein langes Gespräch mit der Klientin. An der Teamsitzung vertritt die Bezugsperson die Sichtweise der Klientin. Dabei wird deutlich, dass die Bezugsperson die Sichtweise der Klientin übernommen hat und sie macht den anderen Teammitgliedern Vorwürfe, die Klientin nicht ernst zu nehmen. Die Bezugsperson hat somit ihre eigenen Gefühle mit denjenigen der Klientin vermischt.

Nähe und Distanz in professionellen Beziehungen

Einleitung

In Ihrer Arbeit kommen Sie Klientinnen und Klienten oftmals sehr nah: Sie pflegen sie, unterstützen sie bei alltäglichen Verrichtungen und sind häufig eine der wenigen Ansprechpersonen. Damit Sie die Klientinnen und Klienten aber gut betreuen können, braucht es auch eine bestimmte Distanz. In der professionellen Beziehung braucht es also eine Balance zwischen Nähe und Distanz.

Formen von Nähe und Distanz

■ Räumliche Nähe und Distanz

Unter räumlicher Nähe oder Distanz versteht man den Abstand zwischen zwei Personen. Dieser räumliche Abstand zeigt meistens an, wie wir zu jemandem stehen: ob die Person uns nah oder fern ist. Man teilt den Abstand auch in so genannte Distanzzonen ein:

Tabelle 2.35: Distanzzonen

Öffentliche Distanz	Soziale Distanz	Persönliche Distanz	Intime Distanz
8–4 m	4–1.5 m	1.5–0.5 m	unter 0.5 m
Fremde Personen	Vorgesetzter Kollegen Bekannte	Familienangehörige gute Freunde gute Kollegen	IntimpartnerIn Eltern-Kind

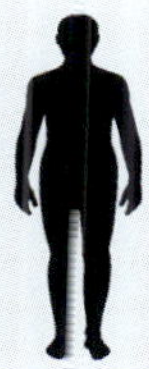

Die Distanzzonen sind abhängig von der jeweiligen Situation: im überfüllten Bus kann man auch fremden Personen sehr nahe kommen.

Jeder Mensch hat einen «Schutzradius», das heißt einen bestimmten Abstand zu anderen Menschen, den er benötigt, um sich wohl zu fühlen.

In der Begleitung der Klientinnen und Klienten arbeiten Sie häufig in der intimen Zone: Sie kommen den betreuten Personen bei der Pflege sehr nahe. Aber auch die betreuten Personen kommen Ihnen in diesen Momenten sehr nahe. Ein sensibler Umgang mit dieser Nähe ist deshalb sehr wichtig (siehe auch Kapitel «Intimsphäre»).

■ Emotionale Nähe und Distanz

Unter emotionaler Nähe und Distanz versteht man die gefühlsmäßige Nähe und Distanz zu anderen Menschen.

Gewisse Menschen sind einem sympathisch und man fühlt sich ihnen nahe. Andere Menschen sind einem eher unsympathisch und man fühlt sich ihnen fern.

In der Beziehung zwischen Betreuungspersonen und den Klientinnen und Klienten müssen sich beide Seiten gefühlsmäßig aufeinander einlassen. Als Fachperson müssen Sie sich in die betreuten Menschen einfühlen können, um ihre Wünsche und Bedürfnisse zu verstehen, egal ob Ihnen die betreute Person sympathisch ist oder nicht. Die Klientinnen und Klienten wiederum müssen sich einlassen um Vertrauen zu Ihnen aufzubauen.

Als Fachperson ist es auch nötig, innerlich immer wieder auf Distanz zu gehen, um handlungsfähig zu bleiben und eine professionelle Perspektive zu behalten.

- **Soziale Nähe und Distanz**

Unter sozialer Nähe und Distanz versteht man das Zugehörigkeitsgefühl zu anderen Menschengruppen. So fühlen Sie sich zum Beispiel als AGS EBA mit anderen AGS EBA verbunden. Sie sind Ihnen also sozial nah.

Professionelle Beziehung als Balance zwischen Nähe und Distanz

Die Begleitung von Klientinnen und Klienten stellt eine große Herausforderung in Bezug auf die Nähe und Distanz dar. Fachpersonen müssen sich immer wieder hinterfragen, wie viel Nähe bzw. Distanz angebracht ist. Die richtige Balance zu finden und zu halten ist ein andauernder Prozess. Es ist deshalb wichtig, sich mit ArbeitskollegInnen immer wieder über dieses Thema auszutauschen.

Beziehungsphasen

Einleitung

Beziehungen zwischen Menschen verändern sich im Laufe der Zeit. Tritt zum Beispiel eine neue Klientin auf Ihrer Gruppe oder Station ein, kennen Sie einander am Anfang noch nicht. Mit der Zeit lernen Sie sich kennen und werden vertrauter miteinander. Diese Beziehung wird aber einmal enden, weil Sie zum Beispiel kündigen und eine neue Stelle antreten oder weil die Klientin auf eine andere Gruppe oder Station wechselt.

Der Verlauf von Beziehungen zwischen Menschen wird deshalb in drei Phasen aufgeteilt (vlg. von Tessin 1983, 95):

- Phase des Beziehungsaufbaus
- Phase der «Zusammenarbeit»
- Phase der Ablösung

Phase des Beziehungsaufbaus

In dieser Phase steht das gegenseitige Kennenlernen im Vordergrund. Man kennt sich noch nicht, fühlt sich etwas unsicher und «beschnuppert» sich gegenseitig. In dieser Phase kommuniziert man häufig noch recht unpersönlich und förmlich. Orientierung und Sicherheit sind wichtige Bedürfnisse.

Beispiel: Ein neuer Klient, Herr Strässle, tritt in Ihre Wohngruppe ein. Zuerst werden Sie ihm wahrscheinlich sich selbst und die anderen Klientinnen und Klienten vorstellen. Sie wissen noch nicht viel über Herrn Strässle und sind deshalb unsicher, wie viel Unterstützung er beim Essen braucht. Durch Beobachten und Nachfragen lernen Sie ihn immer besser kennen. Aber auch Herr Strässle lernt Sie und die Gruppe immer besser kennen.

Phase der «Zusammenarbeit»

Nach den anfänglichen Unsicherheiten ist in dieser Phase vieles geklärt und man kennt sich gegenseitig. Wahrscheinlich hat sich inzwischen auch eine Vertrautheit aufgebaut. Die Rollen in der Beziehung sind geklärt. Jetzt kann gemeinsam Neues erarbeitet werden.

Beispiel: Herr Strässle hat sich gut auf der Wohngruppe eingelebt, kennt die Betreuungspersonen und seine Mitbewohner und Mitbewohnerinnen. Das Zusammenleben hat sich eingespielt, der Umgang miteinander ist vertraut und sicher. Herr Strässle wagt sich jetzt, mit Ihnen über seine schwierige Kindheit zu sprechen.

Phase der Auflösung

Die Auflösung einer Beziehung kann viele Gründe haben. In der Phase der Auflösung stehen die Trennung und das Abschiednehmen im Vordergrund. Die Ablösung voneinander und die damit verbundene Neuorientierung ist je nach Situation und Mensch unterschiedlich schwierig.

Beispiel: Sie haben sich entschlossen, nach Ihrer Ausbildung eine neue Stelle zu suchen. Der Abschied von den Klienten und den Klientinnen fällt Ihnen aber sehr schwer. Auch Herr Strässle ist sehr traurig, dass Sie die Wohngruppe verlassen, da er zu Ihnen viel Vertrauen aufgebaut hat und gerne von Ihnen begleitet wurde.

Literaturverzeichnis

Aktionbildung (undatiert). Lernmaterial B1 Modul C06. Allgemeine Kommunikationsregeln. http://www.aktionbildung.de/jobwards/C/06de/link_C06_B1.pdf [Zugriff 3.7.2011].

Döring, A. (2003). Sozialpsychologie im Internet. Göttingen: Hogrefe. Zitiert in Eberhardt, A. (2004, S.7). Sozialbeziehungen im WWW. Stuttgart: Diplomarbeit, Hochschule der Medien. http://opus.bsz-bw.de/hdms/volltexte/2005/508/pdf/eberhart.pdf [Zugriff 3.7.2011].

Greving, H. / Niehoff, D. (Hrsg.) (2009). Praxisorientierte Hielerziehungspflege. Bausteine der Erziehungswissenschaften, Psychologie und Soziologie. Troisdorf: Bildungsverlag EINS.

Groothuis, R. (2000). Soziale und kommunikative Fertigkeiten. Praxishandbuch für Pflege- und Gesundheitsberufe. Bern: Huber.

Hafner, M. (2005) Über den höflichen Umgang. http://www.dieuniversitaet-online.at/dossiers/beitrag/news/uber-den-hoflichen-umgang-mit-menschen/367.html [Zugriff 3.7.2011].

Huisken, J. (2008). Gesprächsführung und Kommunikation. Methoden in der Heilerpädagogik und Heilerziehungspflege. Troisdorf: Bildungsverlag EINS.

http://www.steinberg-mediation-hannover.de/Mediation_-_Glossar/mediation_-_glossar.html#Mediationstechniken

Pörtner, M. (2001). Ernstnehmen- Zutrauen- Verstehen. Stuttgart: Klett-Cotta.

Stangl. W. (undatiert). Gutes Feedback- was ist das? http://arbeitsblaetter.stangl-taller.at/KOMMUNIKATION/Feedback.shtml [Zugriff 10.7.2011].

Von Tessin, P. (1983). Der Heilungsprozess in der psychotherapeutischen Beziehung. Zürich: ADAG.

Watzlawick, P./Beavin, J./Jackson, D. (2007). Menschliche Kommunikation. Bern: Huber.

Unterstützt Klientinnen und Klienten durch vorbereitende Maßnahmen beim Ruhen und Schlafen

2.7

Typische Situation

Frau Steiner geht jeden Abend um die gleiche Zeit ins Bett. Elsbeth Wagner, Assistentin Gesundheit und Soziales EBA, hilft der Klientin bei den Vorbereitungen für die Nacht.
Die beiden folgen immer dem gleichen Ritual: Frau Steiner reinigt am Lavabo ihre Zahnprothese und wäscht sich Gesicht und Hände. Elsbeth Wagner deckt inzwischen das Bett auf und stellt das Kopfende etwas hoch. Anschließend hilft sie Frau Steiner beim Ausziehen und sich Hinlegen.
Jetzt will Frau Steiner die Tagesschau und die Wetterprognose sehen. Elsbeth Wagner stellt den Fernseher an und reicht Frau Steiner das Bedienungsgerät. Sie verlässt das Zimmer mit dem Versprechen, zur gewünschten Zeit zurückzukommen.
Kurz vor der verabredeten Zeit bereitet Elsbeth Wagner in der Küche der Wohngruppe einen Beruhigungstee zu. Sie nimmt diesen mit ins Zimmer und stellt ihn auf Frau Steiners Beistelltisch. Sie lagert die Klientin nach deren Wünschen und öffnet anschließend das Fenster. Dabei erzählt ihr Frau Steiner, was sie in der Tagesschau gesehen hat.
Bevor Elsbeth Wagner das Zimmer verlässt, achtet sie darauf, dass das kleine Nachtlicht brennt und dass alles, was Frau Steiner für die Nacht braucht, in Griffnähe ist.

Situationskreis

Alle Situationen, in denen Klientinnen und Klienten sich nicht selbstständig auf das Schlafen vorbereiten können und/oder an Schlafstörungen leiden, die ohne Medikamente angegangen werden können

Berufskunde

- Standards zu Ruhen und Schlafen
- Handlungsleitende Kenntnisse der Schlafphysiologie und des Wachseins
- Schlafgewohnheiten und Rituale, Schlafhygiene
- Ursachen von Schlafstörungen
- Pflegerische Unterstützung beim Schlafen und bei Schlafstörungen
- Klientenzimmer, Klientenbett
- Vorbereitung zur Operation

Fähigkeiten in der Praxis

- Eliminiert Störfaktoren die Klientinnen und Klienten am Ruhen und Schlafen hindern
- Berücksichtigt den Schlaf-Wach-Rhythmus der Klientinnen und Klienten
- Bereitet Klientinnen und Klienten auf die Nachtruhe vor
- Ermöglicht gewohnte Rituale
- Respektiert subjektive Wahrnehmungen von Klientinnen und Klienten und leitet sie wertfrei weiter

Der Schlaf

Überarbeitet von Jürgen Georg

> *«Der Schlaf ist ein eigenartiges Phänomen. Wir alle können schlafen, ohne es gelernt zu haben, und dennoch wissen wir nicht, wie es geht. Wir sehnen uns nach Schlaf und dennoch spüren wir oft auch eine Bedrohung aus der Welt des Schlafes und des Traumes auf uns zukommen. Gemäß der archetypischen Analogie bezeichnet der Volksmund den Schlaf als den kleinen Bruder des Todes. Mit jedem Einschlafen üben wir Sterben. Einschlafen verlangt von uns Loslassen von aller Kontrolle, von aller Absichtlichkeit, von aller Aktivität. Einschlafen verlangt von uns Hingabe und Urvertrauen, ein Einlassen auf Unbekanntes. Einschlafen lässt sich gerade nicht durch Zwang, Selbstbeherrschung, Wille und Anstrengung herbeizwingen. Jedes aktive Wollen ist die sicherste Art, Schlaf zu verhindern. Wir können nicht mehr tun, als günstige Voraussetzungen zu schaffen, doch dann müssen wir geduldig warten und darauf vertrauen, dass es geschieht, dass der Schlaf sich auf uns herniedersenkt. Es ist uns kaum erlaubt, diesen Vorgang auch nur zu beobachten; die Beobachtung würde bereits verhindern, dass wir einschlafen.».*
>
> *Detlefsen 1983*

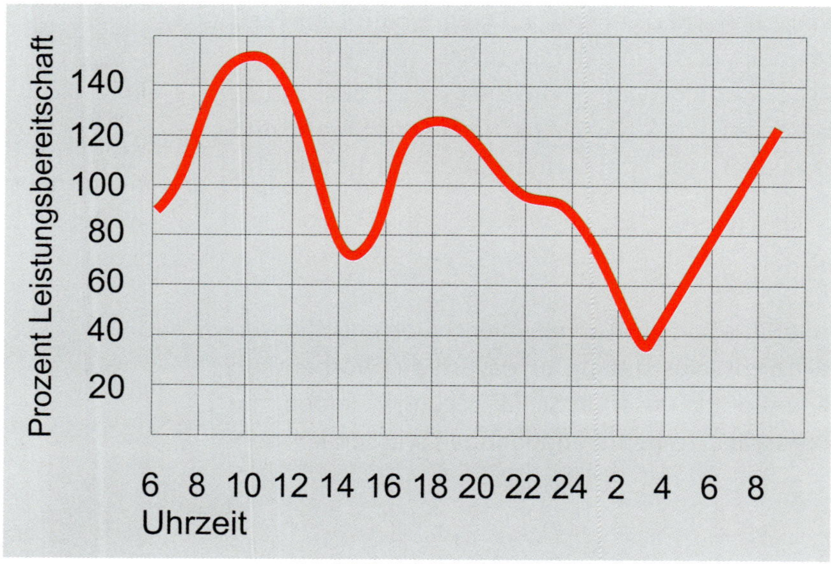

Abbildung 2.70: Schwankungen der physiologischen Leistungsbereitschaft über 24 Stunden

Bei allen Lebewesen wechseln Zeiten von Wachsein und Schlafen ab. Wir werden nicht mit einem 24-stündigen Wach-Schlaf-Rhythmus geboren, sondern eignen uns diesen an. Dementsprechend verändert sich auch der Grad unserer Leistungsbereitschaft (s. Abb. 2.70).

Schlafphasen (Abb. 2.71)

Im Schlaf wechseln sich Leicht- und Tiefschlafphasen mit 90-minütigen Schlafzeiten ab. Jede Phase wird etwa 4–5 Mal durchlaufen. Während des REM-Schlafs träumt der Mensch, seine Augen bewegen sich sehr schnell hin und her. Deshalb wird diese Phase REM-Phase (Rapid Eye Movement = schnelle Augenbewegungen) genannt. Die REM-Phasen dauern 10–50 Minuten; sie werden gegen Morgen immer länger.

«Die Traumforschung hat die Wichtigkeit der Träume bewiesen: Hindert man eine Versuchsperson am Träumen, indem man sie regelmäßig zu Beginn der REM-Phase weckt, so stellen sich nach einiger Zeit Persönlichkeitsstörungen und Gesundheitsprobleme ein. (Da fast alle Schlafmittel die REM-Phase unterdrücken, kann davon ausgegangen werden, dass der durch Medikamente gewonnene Schlaf nicht erholsam wirkt.)»
(Juchli 1997, S. 101)

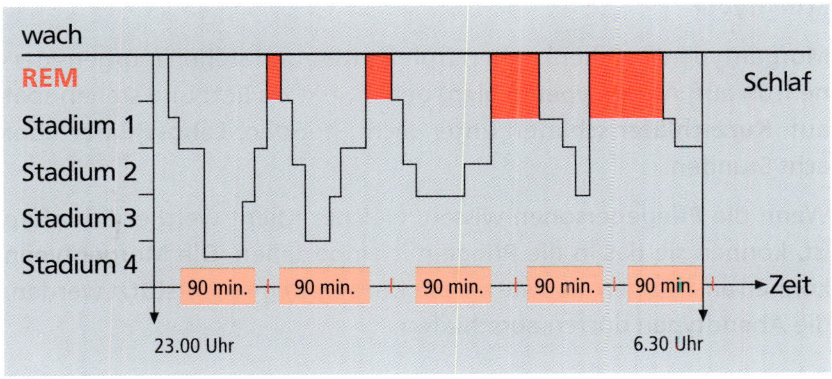

Abbildung 2.71: Schlafmuster beim Gesunden: Einschlafphase (1), Leichtschlaf (2), Tiefschlaf (3–4), REM-Schlaf (5)

Während der REM-Phasen arbeitet das Gehirn auf Hochtouren; es verbraucht ca. 12 % mehr Nahrung (Glukose) als sonst:

- Das Herz schlägt schneller.
- Atmung und Blutdruck schwanken stark.
- Oft haben wir wilde, bilderreiche Träume.
- Viele Menschen sprechen im Schlaf, schlagen oder treten um sich.

Ablauf eines normalen Schlafprogramms

1. Stadium: «Dösigkeit», ist durch Weckreiz noch leicht zu unterbrechen.

2. Stadium: Leichtschlaf, Gehirn kann noch von äußeren Reizen erreicht werden; diese führen aber nicht mehr zum Erwachen.

3.–4. Stadium: Tiefschlaf, Übergang ist fließend, Schläfer nur noch schwer weckbar (s. Abb. 2.71).

Physiologische Vorgänge während des Schlafs

- Die Körpertemperatur sinkt zur Nacht hin langsam ab und steigt am frühen Morgen wieder an.
- Die Kälteempfindung steigt und ist zwischen 3.00 und 5.00 Uhr am größten.
- Atmung und Puls verlangsamen sich, der Blutdruck sinkt.
- Der Energieverbrauch wird leicht vermindert.
- Die Muskeln entspannen sich.
- Darmtätigkeit und der gesamte Stoffwechsel sind reduziert.

Zweck des Schlafs

Während des Schlafs werden große Mengen von Wachstumshormonen abgesondert. Diese sorgen bei Kindern für Wachstum, bei Erwachsenen für Regeneration der Zellen. Während des Schlafs sammeln wir neue Kraft und speichern bestimmte Gedächtnisinhalte.

Schlaftypen

Morgentypen (Lerchen) gehen früh ins Bett und stehen morgens gerne früh auf. **Abendtypen** (Eulen) gehen spät ins Bett und stehen spät auf. **Kurzschläfer** schlafen unter sechs Stunden, **Langschläfer** über acht Stunden.

Wenn die Pflegepersonen wissen, welcher Klient welcher Schlaftyp ist, können sie das in die Pflege mit einbeziehen. Die Morgentypen können am Morgen als Erste bei der Körperpflege unterstützt werden, die Abendtypen dürfen ausschlafen.

Schlafstörungen

Schlafstörungen können verschiedene Ursachen haben:

Tabelle 2.36: Schlafstörungen

Körperlich bedingte Schlafstörungen	Psychisch bedingte Schlafstörungen	Umweltbedingte Schlafstörungen
■ Schwitzen, Frieren ■ Schmerzen ■ Fieber ■ Jucken ■ Inkontinenz (Urin, Stuhl) ■ Nächtliches Wasserlassen ■ Behinderung ■ Lagerung (z. B. Rückenlage nach einer Operation) ■ Schläuche, Katheter, Verbände ■ Unruhige Beine ■ Atemnot, Husten ■ Hunger, Durst ■ Medikamente ■ «Aufputschmittel» wie Schwarztee, Kaffee, Cola ■ Zu wenig körperliche Bewegung tagsüber ■ Zu frühes Schlafengehen	■ Angst (vor Diagnose, Schmerzen, Tod) ■ Ungewohnte Umgebung ■ Partnerverlust ■ Sorgen (Geldsorgen, Arbeitsplatzverlust) ■ Depression ■ Aufregung ■ Überreiztheit (z. B. durch Fernsehen)	■ Straßenbeleuchtung, Licht im Zimmer, kein Licht ■ Lärm ■ Zimmernachbar (Schnarchen, Unruhe, Gerüche) ■ Zimmertemperatur zu heiß, zu kalt, Fenster offen oder zu ■ Zu hartes, zu weiches Bett ■ Wetterverhältnisse wie Gewitter, Schwüle, Hitze ■ Standort des Bettes (z. B. auf einer Wasserader) ■ Keine Wand, schmales Bett (Angst vor dem Herausfallen) ■ Apparate, die ticken oder summen ■ Störungen durch das Pflegepersonal (z. B. laute Schuhe, Türen knallen, Gespräche)

Unterstützen des Schlafens

Bearbeitung und Ergänzung: Robert Ammann

Um ein Umfeld und eine Situation zu schaffen, in denen der Klient möglichst gut schlafen kann, müssen die Pflegepersonen seine Gewohnheiten bezüglich Ruhen und Schlafen kennen. Es ist wichtig, im Rahmen des Eintritts Schlafgewohnheiten sowie, z B. anhand einer Checkliste (s. Abb. 2.72), Informationen zu Schlafstörungen oder Erkrankungen zu sammeln. Wichtig ist auch, Folgendes zu berücksichtigen: Die geeigneten Maßnahmen zur Unterstützung des Schlafens sind so unterschiedlich wie die verschiedenen Klienten. Während bei einer Person Kaffee den Schlaf verhindert, führt es bei einer anderen Person zu einem guten, ungestörten Einschlafen.

Pflegerische Unterstützung beim Schlafen und bei Schlafstörungen

Gewohnheiten und Rituale berücksichtigen

- Berücksichtigen, wer ein Morgen-, wer ein Abendtyp ist. Das heißt: Die Arbeitsorganisation der Station soweit flexibel gestalten, dass zum Beispiel das Frühstück auch zu einem späteren Zeitpunkt eingenommen werden kann (evtl. Frühstücksbuffet).
- Gewohnheiten und Schlafrituale der Klienten erfassen, dokumentieren und berücksichtigen.

Schlafzeiten	nachts	von …………	bis …………		
	tagsüber	von …………	bis …………		
Durchschnittlich benötigte Schlafmenge ………… Stunden					
Raum	Raumtemperatur: …………°C		Licht: …………		
	Mögliche Störungsquellen: …………				
Bett / Lagerung	Standort / Wände: …………	harte / weiche Matratze: …………			
	Decken: …………	Kissen: …………			
Einschlafgewohnheiten	Lagerungshilfsmittel: …………	Einschlafposition: …………			
Schlaf- / Beruhigungsmedikamente	Medikament / e	Dosierung	Uhrzeit	täglich	in Reserve
	…………	…………	…………	❑	❑
	…………	…………	…………	❑	❑
Was hilft?	Musik: …………	Lesen: …………			
	Tee / andere Getränke: …………	Essen: …………			
	Wickel: …………	Gespräche: …………			
Krankheiten, altersbedingte Veränderungen und Störungen					
Behandlungen, welche das Ruhe- / Schlafbedürfnis beeinträchtigen					

Abbildung 2.72: Checkliste zur Informationssammlung der Schlafgewohnheiten der Klienten

Vorbeugen

- Körperliche Betätigung und 1–2 Stunden Licht und frische Luft tagsüber.
- Erhöhung des Schlafdrucks durch Verminderung der Schlafmenge (Nickerchen) tagsüber; nicht zu früh ins Bett gehen.
- Zu viel Alkohol vermeiden, bis 200 ml (Wein / Bier) bei Schlafgesunden.
- Fett- oder kalorienreiche Speisen am Abend vermeiden.
- Aufregung am Abend (Spätnachrichten, Thriller) vermeiden.

Umgebung / Vorbereitung

- Bei unruhigen Klienten: Einzelzimmer oder ggfs. Zimmerwechsel; ZimmernachbarInnen Oropax anbieten; Schnarchen angehen (Nasenpflaster, Seitenlage).
- Wärmeabgabe erleichtern (heißer Tee, kühle Wadenwickel).
- Kleines Licht im Zimmer brennen lassen bzw. Zimmer gut abdunkeln.
- Türe offen lassen oder schließen, je nach Bedürfnis der Klienten.
- Temperatur gemäß den Bedürfnissen der Klienten von Zimmer zu Zimmer individuell einstellen.
- Glocke, Lichtschalter, Nachttisch müssen für den Klienten gut erreichbar sein; ebenso nach Bedarf Urinflasche, Steckbecken oder Nachtstuhl.
- Gelegenheit geben, Gesicht und Hände zu waschen, die Zähne zu putzen und Wasser zu lassen.
- Vor Allem in den ersten drei Nachtstunden möglichst wenig wecken (z. B. keine schematischen Kontrollen von Inkontinenzeinlagen), Pflegemaßnahmen bündeln, leise ausführen.

Entspannung, körperlich

- Massagen / Einreibungen: z. B. atemstimulierende Einreibung; schmerzende Beine massieren.
- Fußmassage mit Lavendelöl oder wärmender Salbe durchführen.
- Entspannende Wickel (Lavendelölbrustwickel oder Leinsamennackenkompresse) anlegen.
- Entspannende Bauchauflage (Körnersäckchen) auflegen.
- Kalten Waschlappen auf Stirn legen.
- Kalte Armbäder: Kaltes Wasser ins Waschbecken oder ein anderes genügend großes Becken einlassen, die Arme für 10–30 Sekunden eintauchen, nicht abtrocknen.
- Unterstützen der peripheren Wärmeabgabe zur Nacht (entspannendes Bad, Füße wärmen, Waschungen).

Entspannung, geistig

- Gespräche, ein offenes Ohr haben, sich dazusetzen. Die dunklen Nachtstunden führen bei vielen Menschen zu Ängsten, aber auch größerer Offenheit und dem Bedürfnis, sich anderen mitzuteilen.
- Nachtgebet sprechen.
- Entspannungsübung; Phantasiereise.

- Vorlesen.
- Musik hören lassen.
- Meditation.

Essen und Trinken

- Warme Milch oder Milch mit Honig anbieten.
- Kaffee mit Milch und Zucker (bei Klienten mit zerebralen Durchblutungsstörungen, da Kaffee die Durchblutung des Gehirns verbessert; kann auch helfen bei Personen mit einer Tendenz zur Zuckerkrankheit mit nächtlichem Blutzuckerabfall).
- Heiße Tees (Orangenblütentee, Passionsblumen-Tee, Melisse, Lavendel-Tee), wirken durch Förderung der peripheren Wärmeabgabe einschlaffördernd.
- 1 Glas Wein oder Bier bei Klienten ohne Schlafstörungen (Alkohol wirkt einschlaffördernd, aber schlafstörend in der zweiten Nachthälfte).
- Etwas Leichtes, kohlenhydratreiches zu essen anbieten, z. B. einen Apfel.

Ablenken

- Eine Klientin, die nicht schlafen kann, nachts Servietten zusammenlegen lassen – anschließend wieder ins Bett schicken.
- Einen Klienten in den Nachtwachen-Aufenthaltsraum nehmen, ihm etwas zu essen und zu trinken geben, ihn nach einer Stunde zur Toilette und dann wieder ins Bett begleiten.

Medikamentös

- Baldrian-Dragees / Tropfen (bei Einschlafstörungen und Nervosität).

Bei verwirrten KlientInnen

- Zwei Stunden Lichtexposition am Tag, müde machen (Bewegung), wenig bis keine Nickerchen am Tag.
- Einschlaflieder singen; von Angehörigen ein vertrautes Stofftier mitbringen lassen und ins Bett geben. Zu beachten: Stofftier nicht waschen; Teil der Wirkung von Stofftieren als Einschlafhilfe ist ihr vertrauter Geruch.
- Jeden Tag denselben Ablauf berücksichtigen – keine Ausnahmen!

Weitere Tatsachen zum Thema Schlaf

- Der Schlaf verändert sich mit dem Älterwerden (leichter, kürzer, zerhackter, störungsanfälliger); der Körper ist nicht unbedingt auf einen Schlaf von 7–8 Std. angewiesen.
- Die Schlafdauer, welche ein Mensch benötigt, ist individuell. Bereits bei Neugeborenen bestehen Unterschiede in der Schlafdauer. Einige Neugeborene schlafen nur 14 Stunden am Tag, andere bis zu 21 Stunden. Wenn ein alter Mensch nachts immer frühzeitig aufwacht, kann das evtl. verändert werden, indem der Schlaf tagsüber verkürzt wird oder er später am Abend einschläft.
- Die ersten drei Schlafstunden der Nacht sind «gesünder», weil sie mehr Tiefschlafphasen enthalten.
- Häufiges Erwachen ist normal (bis zu 30-mal). Wer nicht wieder einschlafen kann sollte aufsitzen, aufstehen und etwas ermüdendes tun, bevor er/sie wieder ins Bett geht.
- Schlafstörungen begünstigen Erkrankungen u. a. durch Schwächung der Körperabwehr, sie weisen auf psychische Erkrankungen (z. B. eine Depression) hin.
- Schlafstörungen können auch als Nebenwirkungen eines Medikaments auftreten.

Schlafstörungen im Alter: Was können wir tun?

Der Schlaf wird mit dem Alter nicht nur subjektiv leichter, häufiger unterbrochen, störungsanfälliger und oft weniger erholsam, sondern es lassen sich auch objektiv deutliche Veränderungen feststellen:

- Tiefschlaf nimmt ab.
- Schlafunterbrechungen nehmen zu.

Die Dauer des Schlafs könnte an sich gleich sein, aber die Zeit, die man im Bett verbringen müsste, um die gleiche Schlafmenge zu erreichen, verlängert sich; Nickerchen tagsüber kompensieren oft das nächtliche Schlafmanko. Individuelle Unterschiede nehmen im Alter zu.

Das Bett

In den meisten Spitälern und Heimen gibt es elektrische (Pflege)Betten (s. Abb. 2.73), hie und da findet man noch hydraulische. Zu Hause hat man das eigene Bett; bei Pflegebedürftigkeit kann man ein Pflegebett kaufen oder mieten. Wichtig ist, dass sie einfach, auch vom Klienten selbst zu bedienen sind und eine sichere, rückenschonende Arbeit der Pflegenden erlauben.

Anforderungen an das Pflegebett

- Gute Rollfähigkeit
- Fahr- und Blockiervorrichtung
- Verstellbarkeit (Niveau und Körperlage, s. Abb. 2.74)
- Kopf- und Fußbrett herausnehmbar
- Abwasch- und desinfizierbar
- Halterungen für Bettrahmen (Bettgitter), andere Pflegehilfen
- Aufzugstange mit Bettbügel
- Evtl. ausziehbares Bettablagegitter am Fußende (z. B. für die Bettdecke)

Zubehör

- Ein- oder dreiteilige gute Matratze
- Matratzenschutzbezug (waschbar, wasserdicht, luftdurchlässig, geruchlos)
- Krankenunterlage; wenn möglich keine Gummieinlagen verwenden (neuere Unterlagen sind weich, dreischichtig, flüssigkeitsabweisend und rutschfest)
- Bettdecke (möglichst 60–80 °C waschbar)
- Ein großes und ein kleines Kissen (möglichst 60–80 °C waschbar)
- Bettwäsche

Weiteres Zubehör

Teile, die nicht für jedes Bett vorhanden sein müssen. Je nach Bedarf reichen ein bis vier Stück pro Abteilung.

- Lagerungshilfsmittel
- Bettverlängerung
- Fußstützen
- Bettbogen
- Bettgitter und Bezüge
- Sicherungslaken (Zewidecke), Sicherungsgurten
- Spezielle Matratzen (Superweich, «Turn-Soft» usw.)

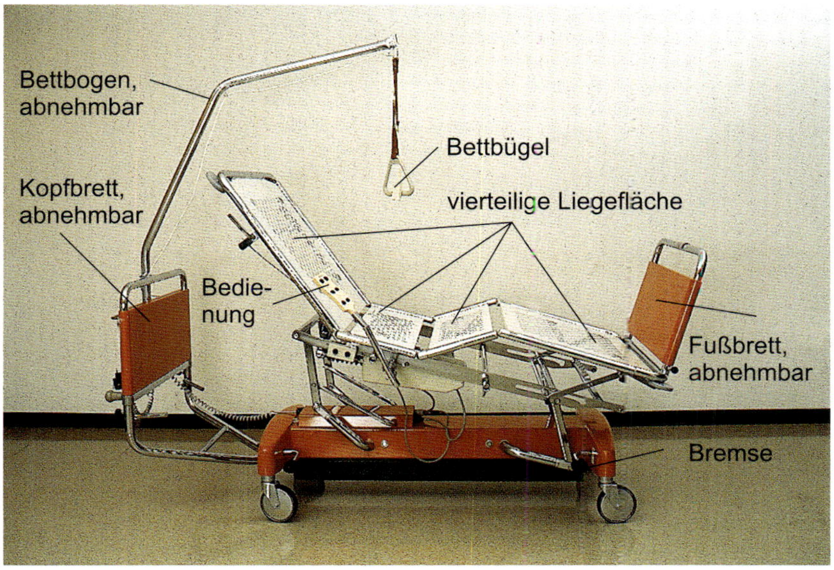

Abbildung 2.73: Elektrisches Krankenbett

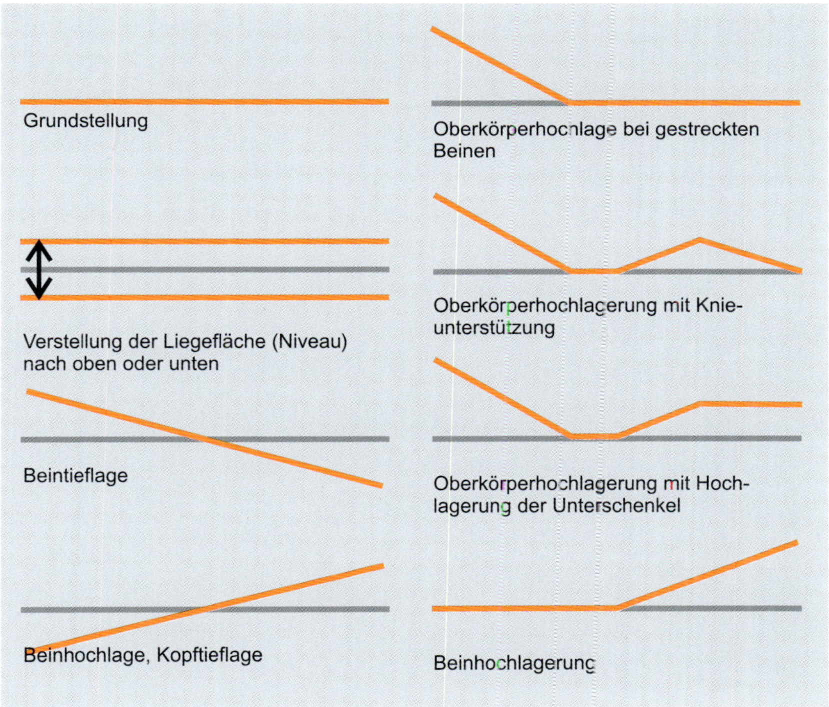
Grundstellung
Oberkörperhochlage bei gestreckten Beinen
Oberkörperhochlagerung mit Knie-unterstützung
Verstellung der Liegefläche (Niveau) nach oben oder unten
Beintieflage
Oberkörperhochlagerung mit Hoch-lagerung der Unterschenkel
Beinhochlage, Kopftieflage
Beinhochlagerung

Abbildung 2.74: Mögliche Stellungen des Krankenbettes

Spezialbetten (Abb. 2.75 und 2.76)

Bei bestimmten Krankheiten oder Verletzungen (z. B. Tetraplegie) und zur Dekubitusprophylaxe werden besondere Pflegebetten verwendet. Diese Spezialbetten sind meistens nur in großen Spitälern oder Fachkliniken (z. B. Paraplegikerzentrum) vorhanden, weil sie sehr teuer sind. Man kann sie, wenn nötig, mit speziellen Lagerungssystemen zusammen, von den Vertriebsfirmen mieten.

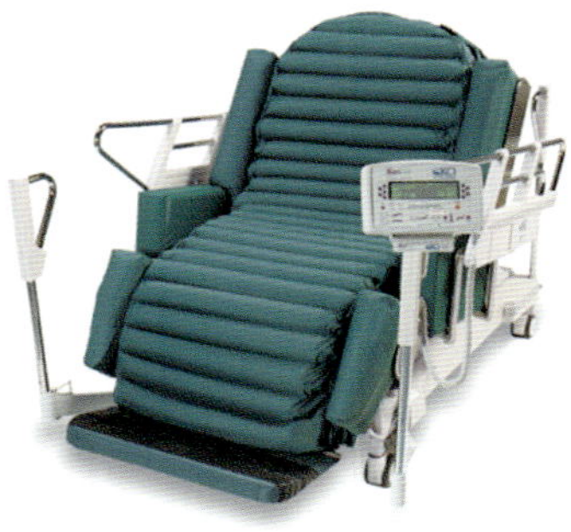

Abbildung 2.75: BariAir von KCI bietet Therapien, die die Pflege bewegungsunfähiger adipöser Patienten erleichtern. Mit Low-Air-Loss-Therapie, Rotation, Pulsation und Perkussion unterstützen die BariAir-Therapien das Klinikpersonal bei der Pflege schwieriger adipöser Patienten.

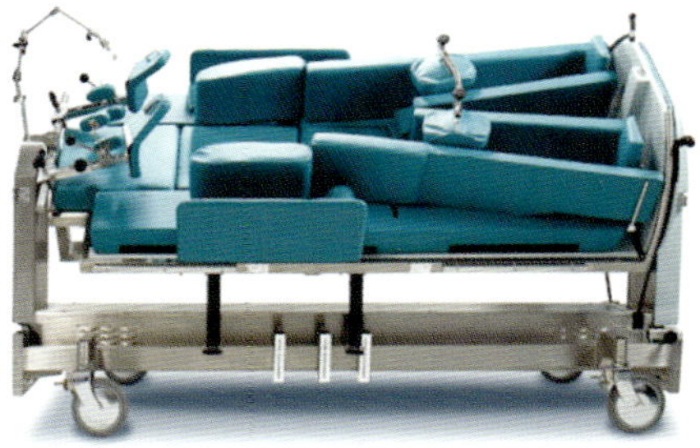

Abbildung 2.76: Das RotoRest-Therapiesystem ermöglicht programmierbare Kinetic Therapy™ bis zu 62° (kontinuierliche laterale Rotationstherapie KLRT) beidseits für Patienten mit Wirbelsäulenverletzungen und dem Risiko pulmonaler Komplikationen.

Der Nachttisch

Zu jedem Krankenbett gehört ein Nachttisch mit einer ausklappbaren Arbeitsplatte (wenn keine separaten fahrbaren Tische vorhanden sind).

Anforderungen an den Nachttisch

- Fahrbar
- Arbeitsplatte höhenverstellbar, neigbar
- Schubladen (für persönliche Gegenstände des Klienten)
- Ablage (für Urinflasche, Steckbecken)
- Abwasch- und desinfizierbar
- Evtl. Halterung für die Nachttischlampe

Das Betten

Das Betten eines (mehr oder weniger) bettlägerigen Klienten dient nicht allein seinem körperlichen Wohlbefinden, sondern ist eine der Gelegenheiten, mit ihm in Kontakt zu treten, mit ihm zu kommunizieren, seinen körperlichen Zustand zu erfassen (z. B. Druckstellen) und ihn zu beobachten.

Vorbereitung

Pflegepersonen

Die Pflegenden ziehen wo üblich und angebracht Schutzkleidung an (Pflegeschürze) und desinfizieren sich die Hände.

Material

- ❑ Wäsche richten (nur mit sauberen Händen berühren):
  - Leintücher (Bettlaken)
  - Decken- und Kissenbezüge
  - Nässeschutz (die im Hause üblichen Unterlagen)
  - Unterlagen (Stecklaken) ohne Nässeschutz bei kontinenten Klienten
  - Baumwoll- oder Wolldecken
- ❑ Wenn der Klient gleichzeitig gewaschen wird:
  - Nachthemden, Frottiertücher, Waschlappen
  - Waschwasser, Pflegeutensilien
- ❑ Händedesinfektionsmittel
- ❑ Wäschesack im fahrbaren Gestell (aus hygienischen Gründen nur außen anfassen)

Klient, Zimmer

- Den Klienten über das Vorgehen informieren.
- Den Klienten, wenn möglich, aufstehen lassen oder ihm beim Aufstehen behilflich sein, ihn evtl. beim Betten helfen lassen.
- Wenn der Klient nicht aufstehen kann, ihn dazu ermuntern, so viel wie möglich mitzuhelfen (z. B. sich selbst drehen).
- Störende Gegenstände aus dem Weg räumen.
- Vorhang zuziehen oder Wandschirm zum Schutz der Intimsphäre aufstellen.
- Bettablagegitter für die Bettdecke herausziehen oder zwei Stühle (Sitzfläche dem Bett zugewandt) an das Bettende stellen.
- Alles Material, das benötigt wird, in die Nähe stellen.
- Bettbügel hochhängen.
- Bett in die richtige Arbeitshöhe bringen.
- Lagerungshilfsmittel entfernen.
- Infusionen, DK-Säcke, Drainagen usw. so hinhängen oder -legen, dass sie nicht spannen oder herausgerissen werden können.

Technik des Bettens

Das leere Bett

Das Betten eines leeren Bettes kann durch eine oder zwei Pflegepersonen erfolgen.

Vorgehen

Je eine Pflegeperson steht auf einer Seite des Bettes.

Grundsätze

- Richtlinien für rückenschonende Arbeitsweise beachten.
- Gute Zusammenarbeit der Pflegepersonen anstreben.
- Ressourcen der Klienten mit einbeziehen (z. B. zur Mitarbeit anregen).
- Intimsphäre wahren.
- Hygienische Gesichtspunkte berücksichtigen (z. B. Wäsche direkt in den Wäschesack).
- Vorgehen dem momentanen Befinden (physisch und psychisch) des Klienten anpassen.
- Möglichkeiten zur Kommunikation mit dem Klienten nutzen.
- Bewegungen zur Thromboseprophylaxe nutzen.

Ausbetten

- Bettdecke falten (um keine Keime zu verschleppen, Innenseite gegen Innenseite) und auf die Stühle oder das Bettablagegitter legen.
- Kissen umgekehrt auf die Bettdecke legen.
- Betttücher von unten her von der Matratze lösen.
- Unterlage falten, gebrauchte Seite gegen innen und auf die Leintücher legen oder entfernen.

Einbetten

- Laken leicht ausschütteln, damit zum Kopfende zurückgehen.
- Laken oben unter die Matratze stecken, spannen und unten fixieren. Die Seiten unter die Matratze stecken; darauf achten, dass das Laken gut gespannt ist und keine Falten aufweist. (Nicht spannen bei Superweich-Matratzen.)
- Unterlage hinlegen, spannen und fixieren (wenn Bruchkante, diese nach oben, wenn sie unter das Kopfkissen zu liegen kommt, sonst nach unten, weil unten weniger Druck aufliegt). Auf Superweich-Matratzen wird keine Unterlage gelegt, weil sie sonst nicht nützt.
- Kopfkissen (nur Federkissen) «mit Luft füllen» (ringsherum mit beiden Händen leicht zusammendrücken), hinlegen.
- Bettdecke falten oder zusammenrollen, auf das Bett legen.

Ab- und Beziehen des Bettes

- Kissen- und Bettdeckenbezüge in den Wäschesack legen.
- Nach hausinternen Regelungen schmutzige Wäsche direkt in (verschiedenfarbige) Wäschesäcke sortieren.
- Bei dreiteiligen Matratzen Würfel mindestens ein Mal pro Woche (nach Plan) untereinander auswechseln.
- Kissen beziehen: Den Bezug (linke Seite nach außen) über die Arme streifen, an die Ecken des Kissens fassen, gut festhalten, den Bezug durch leichtes Schütteln von den Armen über das Kissen gleiten lassen. Am Schluss mit den Händen in den Bezug greifen und die Ecken des Kissens gut in die Ecken des Bezugs platzieren, Bezug schließen.
- Bettdecke beziehen (zu zweit): Die linke Seite des Bezugs ist außen. Jede Pflegeperson greift mit einer Hand in eine Ecke der Bettdecke; mit der freien Hand werden der Bezug über die Decke gestreift, die Ecken richtig platziert und der Bezug geschlossen. (Allein: Vorgehen wie beim Kopfkissen).

Betten eines bettlägerigen Klienten

Das Vorgehen richtet sich nach der Beweglichkeit bzw. der Einschränkung der Bewegung des Klienten, also an der Art der Bewegungseinschränkung oder Behinderung, daran, ob er sich drehen darf und/oder gedreht werden kann und ob er sich hochheben darf und kann.

Klient kann sich drehen oder gedreht werden

Betrifft die meisten Klienten. Ausnahmen sind z. B. Klienten nach Rückenoperationen.

Vorgehen

Das Betten eines bettlägerigen Klienten geschieht immer zu zweit (bei Bedarf zu dritt oder mehr).

Je eine Pflegeperson steht auf einer Seite des Bettes.

- Zusammen Bettdecke falten (um keine Keime zu verschleppen Innenseite gegen Innenseite) und auf die Stühle oder das Bettablagegitter legen.
- Klienten mit Molton, Badetuch oder Wolldecke zudecken.
- Bettlaken lösen.
- Kopfende des Bettes möglichst flach stellen.
- Klienten auf die Seite drehen oder drehen lassen, den Kopf auf das kleine Kopfkissen lagern (Achtung: Mund und Nase müssen frei sein); Klienten gut beobachten.
- Bettlaken und Unterlage (an der Rückenseite des Klienten) so weit wie möglich in die Mitte unter den Klienten schieben oder rollen.
- Leintuch neu spannen oder ein sauberes Leintuch der Länge nach auf das Bett legen, die innere Hälfte einrollen, oben, unten und auf der Seite einspannen und so weit wie möglich zur Mitte hin unter den Klienten schieben.
- Unterlage von der Mitte nehmen und einspannen oder frische Unterlage auf der einen Seite einspannen und zur Mitte unter den Klienten rollen.
- Den Klienten sich auf die andere Seite drehen lassen oder drehen (ihn vorher darauf aufmerksam machen, dass es etwas unangenehm wird), Kissen nachschieben.
- Schmutzige Wäsche entfernen.
- Laken und Einlagen gut und gerade einspannen.
- Klient kann sich wieder auf den Rücken drehen.

Klient kann sitzen und sich hochheben

Betrifft Menschen, die nicht aufstehen dürfen, weil sie z. B. ein Bein in einem Streckverband haben. Es ist günstig, zu zweit zu arbeiten.

Vorgehen

- Schmutziges Laken am Kopfende lösen und so weit wie möglich unter das Gesäß rollen.
- Neues Leintuch einspannen und ebenfalls einrollen.
- Alle Betttücher lösen.
- Klienten bitten, sich am Bettbügel festzuhalten und das Gesäß hochzuheben.
- Schmutzige Tücher entfernen, sauberes Laken herunterziehen.
- Klienten ausruhen lassen, Nässeschutz (und Unterlage) vorbereiten.
- Klienten noch einmal bitten, sich hochzuheben, die Tücher von oben her unter ihm durch ziehen und einspannen.

Betten mit dem Patientenheber

Klienten, die sich weder drehen noch heben dürfen oder können (z. B. bei Lähmungen, Adipositas, Beckenbruch), werden mit Hilfe des Patientenhebers gebettet.

Nachbereitung

- Klienten nach Wunsch (oder Plan) lagern
- Nachttisch, Tisch, Klingel in Reichweite stellen/hängen
- Bettbügel herunternehmen
- Zimmer aufräumen, lüften
- Volle Wäschesäcke wechseln
- Schutzkleidung ablegen
- Hände desinfizieren
- Frische Wäsche auffüllen

Vorbereitungen zur Operation

Jede Operation ist ein Eingriff in das Leben eines Menschen und bedeutet für den Menschen als Person einen Eingriff, der in ihm Gefühle der Angst, der Unsicherheit und des Ausgeliefertseins auslöst. Für den Menschen als Organismus bedeutet eine Operation eine künstliche Verletzung von Haut und Gewebe und eine vorübergehende Unterbrechung vieler physiologischen Abläufe.

Am Tag vor der Operation

Operationsgebiet: Die diplomierte Pflegeperson rasiert und desinfiziert das Operationsfeld (wenn es nicht am Operationstag im Operationstrakt gemacht wird).

Darmreinigung: Wird nach Vorschrift von der diplomierten Pflegeperson durchgeführt.

Ernährung: Nachtessen je nach Operation, in der Regel ab Mitternacht nichts mehr essen und trinken, Ernährung bei Diabetikern mit dem Arzt absprechen.

Materialien richten, die vor der, für die und nach der Operation gebraucht werden:

- Unterlage
- gummierter Bettschutz
- offenes Hemd
- Ops-Mütze
- Nierenschale, Zellstoff

Am Operationstag

Körperpflege: Der Klienten duscht, badet oder wäscht sich ganz. Wo nötig, hilft ihm die Pflegeperson oder übernimmt die Körperpflege ganz (vor Bauchoperationen Bauchnabel gut reinigen, gegebenenfalls Piercing entfernen).

Bei der Morgentoilette: Uhr, Schmuck (außer Ehering) abnehmen und evtl. wegschließen. Schminke, gefärbten Nagellack, Haarnadeln usw. entfernen. Zahnprothesen (auch Teilprothesen) herausnehmen und in die angeschriebene, mit Wasser gefüllte Prothesenschale legen. Hörapparat entfernen und in die Nachttischschublade legen.

Ernährung: Der Klient bleibt nüchtern (erlaubt ist evtl. ein Schluck Wasser zur Einnahme eines Medikaments).

Vor der Prämedikation: Klient soll noch zur Toilette gehen; nachher darf er nicht mehr aufstehen (Prämedikation macht in der Regel schläfrig) und muss gegebenenfalls in das Steckbecken oder Urinflasche urinieren.

Vor dem Weg in den Operationsaal: Klienten offenes Nachthemd und Mütze anziehen lassen. Kontrollieren, ob das Bett mit dem Namen des Klienten und der Abteilung beschriftet ist.

Wirkt bei der Begleitung von Sterbenden mit

2.8

Elisabeth Blunier

Typische Situation

Sylvain Prins, Assistent Gesundheit und Soziales EBA, betreut Frau Brunel, die an einer Krebserkrankung in der terminalen Phase leidet. Sie ist stark abgemagert und erschöpft, kann nicht mehr in den Lehnstuhl mobilisiert werden.
Heute Morgen findet er sie zusammengekrümmt im Bett. Sie wirkt traurig und ist kurzatmig, obwohl sie Sauerstoff erhält. Sie kann nur mit Schwierigkeiten sprechen, ihr Mund ist ausgetrocknet, sie hat keinen Appetit und ist zu müde, um sich zu waschen.
Sylvain Prins setzt sich zu Frau Brunel und fragt sie, was sie gerne möchte.
Er informiert die Pflegefachfrau, dass es Frau Brunel nicht gut geht. Er denkt, dass sie bald sterben wird, und weiß nicht, wie er sich in dieser Situation verhalten soll. Die Pflegefachfrau schlägt ihm vor, Frau Brunel nur etwas zu erfrischen und ruhig bei ihr zu bleiben, einfach bei ihr zu sein, ihr von Zeit zu Zeit kleine Mengen zu trinken zu geben und allenfalls ihre Hand zu halten. Sie selbst werde die Familie anrufen und nachschauen kommen, wie es Frau Brunel geht.
Sylvain Prins führt wie vorgeschlagen die allernötigste Pflege aus:
Er wäscht Frau Brunel das Gesicht, die Hände und den Intimbereich und wechselt ihr Nachthemd. Mit der dazu bestimmten Lösung massiert er sanft die Punkte, an denen sie aufliegt, führt die Nasenpflege durch und achtet wegen der Sauerstoffbrille besonders auf die Nasenränder. Frau Brunel ist froh, dass er ihr vorschlägt, den Mund zu spülen, und ihr zum Lutschen Ananas-Eiswürfel bringt. Zum Schluss trägt er Lippenpomade auf.
Als Frau Brunel wieder bequem gelagert ist, setzt sich Sylvain Prins zu ihr. Sie bittet ihn, ihr einen Psalm vorzulesen. Sylvain Prins ist zwar nicht gläubig, doch er freut sich zu sehen, wie Frau Brunel dadurch ruhiger wird.

Situationskreis

Situationen am Lebensende

Berufskunde

- Schmerzen
- Begriff des Verlusts
- Trauerphasen
- Grundlegende Pflege zur Sicherstellung des Wohlbefindens im Terminalstadium
- Analyse von konkreten Verlust- und Trauersituationen
- Krisen s. 6.2

Versorgung von Verstorbenen

- Kulturelle und religiöse Rituale in Verbindung mit dem Tod
- Ethik (Suizidbeihilfe usw.)
- Patientenverfügung

Fähigkeiten

- Erkennt Verhaltensänderungen
- Kommuniziert situationsgerecht
- Informiert sich über religiöse und kulturelle Gebräuche der Klientinnen und Klienten und respektiert diese
- Kennt die eigenen Grenzen
- Ist fähig, in der Situation und für sich selbst Unterstützung anzufordern

Schmerzen

Was ist Schmerz?

Schmerz ist eine «komplexe Sinneswahrnehmung unterschiedlicher Qualität (stechend, ziehend, drückend), die in der Regel durch Störung des Wohlbefindens als lebenswichtiges Frühwarnsystem von Bedeutung ist» (vgl. Pschyrembel 1994).

Schmerzen sind lebensnotwendige Warnzeichen oder Alarmsignale, die den Körper vor körperlichen und seelischen Schäden schützen. Dank Schmerzen können bestimmte Erkrankungen erkannt und behandelt werden oder bei seelischen Problemen als «Hilferufe» verstanden werden.

Physiologie des Schmerzes

Wir haben im ganzen Körper (z. B. Haut, Eingeweide, Gelenke, Muskeln) Schmerzrezeptoren, hauptsächlich freie Nervenendigungen. Bei Gewebeschädigungen (z. B. Entzündungen) werden chemische Stoffe freigesetzt, auf die die Schmerzrezeptoren reagieren. Sie senden Schmerzsignale über das Rückenmark in das Gehirn; erst dort wird der Schmerz bewusst. Dank unserer Reflexe reagieren wir aber oft schon, wenn die Schmerzsignale das Rückenmark erreicht haben; wir ziehen z. B. die Hand von der heißen Herdplatte zurück, bevor wir den Schmerz spüren, und schützen uns so vor einer schweren Verbrennung.

Einschätzung der Schmerzen

Schmerz ist immer eine subjektive Empfindung und schwer einzuschätzen. Jeder Mensch empfindet Schmerz anders. Das heißt, dass nie die Pflegepersonen entscheiden können, ob ein Klient Schmerzen hat und wie stark diese sind, sondern nur der Betroffene selbst.
Methoden zur Schmerzeinschätzung sind:

- die eigene Beschreibung
- Beobachtung der Reaktionen (Lokalisation, Art, Zeitpunkt, Dauer, s. Tab. 2.37)
- Skalen zur Erfassung der Schmerzintensität (s. Abb. 2.77/2.78).

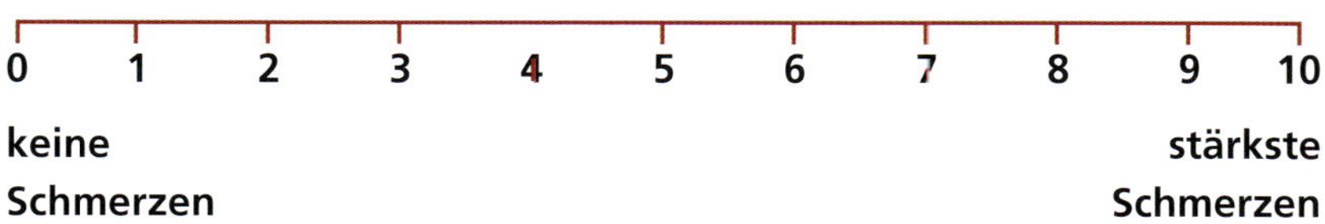

Abbildung 2.77: Numerische Schmerzskala

0 bedeutet, dass der Patient keine Schmerzen hat, 10 bedeutet stärkste Schmerzen. Man fragt den Patienten, welche Zahl er für seine Schmerzen bestimmen würde, und kann so erfahren, wie stark er seine Schmerzen empfindet.

Bei Klienten, welche Schmerzen nicht nach Zahlen einstufen können, oder bei Kindern werden visuelle Schmerzskalen verwendet. Wichtig bei visuellen Skalen mit Smileys ist es, Klienten darauf hinzuweisen, dass ein lachender Smiley nicht bedeutet, dass sie keine Sorgen haben. Es bedeutet nur, dass sie aktuell gar keine Schmerzen fühlen.

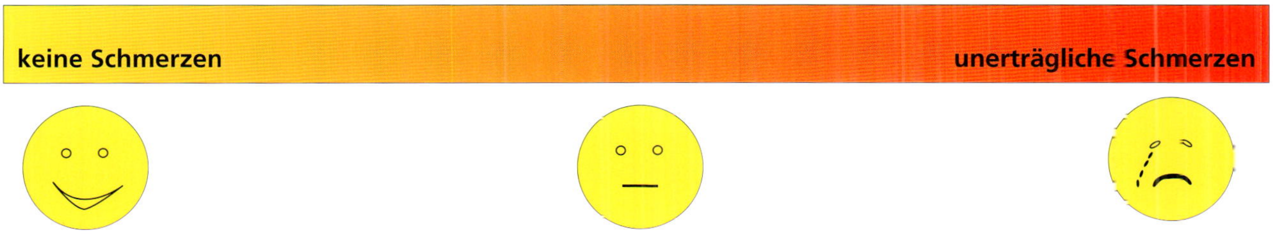

Abbildung 2.78: Smiley-Schmerzskala

Hinweise auf starke Schmerzen

Es ist notwendig, körperliche Zeichen für starke Schmerzen zu kennen, da nicht alle Klienten mit Worten über Schmerzen Auskunft geben können. Dazu gehören Kinder, aber auch Klienten mit eingeschränktem Bewusstseinszustand (Schläfrigkeit, Bewusstlosigkeit) oder verwirrte Klienten. Körperliche Hinweise auf Schmerzen können dann den Pflegepersonen anzeigen, dass die Klienten Unterstützung gegen Schmerzen benötigen.

Wir können bei Schmerzen beobachten:

- Schweißausbrüche
- Pulserhöhung
- erhöhte Temperatur
- blasse oder rote Gesichtsfarbe
- verzerrter Gesichtsausdruck, Augen zusammenkneifen, Tränenfluss
- Schonhaltung (z. B. Beine anwinkeln bei Bauchschmerzen)
- Unruhe, dauernder Lagewechsel, hin- und herlaufen, stöhnen
- Bei Übelkeit, Erbrechen: Mimik: angespannt, Zähne zusammengebissen; Atmung: oberflächlich oder ganz tief
- Blick: starr, unruhig, fragend-ängstlich
- evtl. Zucken bei Berührung, Druckschmerz.

Tabelle 2.37: Lokalisation, Art, Zeitpunkt und Dauer von Schmerzen

Beobachtung der Reaktionen			
Lokalisation des Schmerzes	**Art des Schmerzes**	**Zeitpunkt des Auftretens**	**Dauer des Schmerzes**
■ streng lokalisiert (z. B. rechter Oberbauch) ■ ausstrahlend (z. B. linker Arm) ■ diffus (z. B. Gliederschmerzen)	■ klopfend (z. B. Kopfschmerzen) ■ brennend (z. B. bei Blasenentzündung) ■ stechend (z. B. bei Lungenentzündung) ■ krampfartig (z. B. bei Koliken) ■ ziehend (z. B. Rückenschmerzen) ■ verbunden mit Angst (z. B. Angina pectoris)	■ in Ruhe (z. B. Kopfschmerzen) ■ bei Bewegung (z. B. Hüftschmerzen) ■ nach dem Essen (z. B. Magenschmerzen)	■ andauernd (z. B. Tumorschmerzen) ■ in Intervallen (z. B. Koliken)

ACHTUNG

Bei Lösungen zu beachten

- Keine heißen Umschläge z. B. bei unklaren Bauch-, Rückenschmerzen. Die Wärme kann Entzündungen fördern und z. B. einen Wurmfortsatz (Blinddarm) zum Platzen bringen.

Schmerzlinderung

Schmerzen müssen immer ernst genommen werden. Wenn ein Klient über Schmerzen klagt, muss das unverzüglich an die Vorgesetzte weitergeleitet werden. Es darf keine Schmerzstillung erfolgen, ehe die Vorgesetzte oder der Arzt Anweisungen gegeben hat. Eine vorzeitige Schmerzstillung kann unter Umständen wichtige Symptome verdecken. Eine gute Notlösung bis zum Eintreffen der Vorgesetzten, des Arztes ist, Blutdruck, Puls und evtl. die Temperatur zu messen.

Schmerzverstärkend sind z. B. Angst und Verkrampfung. Auch Ungewissheit und Einsamkeit können die Schmerzempfindung verstärken. Das führt zu einem Teufelskreis. Es ist wichtig, diesen durch Schmerzbekämpfung zu unterbrechen.

Maßnahmen, die die AGS (auf Anweisung) durchführen kann:

Lagern, umlagern

- Klienten nie auf wunde Stellen lagern, diese entlasten.
- Entzündete Extremitäten hochlagern, ruhigstellen.
- Klienten mit Atemnot, Bauchschmerzen Kopfteil hochlagern.

Physikalische Therapie

- Entspannendes Bad
- Wickel, Umschläge, Wärme-, Kälteanwendungen
- Einreibungen, Bewegungsförderung

Nachsorge

Wirkung bzw. Nichtwirken, evtl. Nebenwirkung der Massnahmen und evtl. verabreichten Medikamente beobachten und der zuständigen Vorgesetzten melden.

Sinn finden

Die Frage nach dem Sinn ist nicht einfach zu beantworten und taucht vor allem in schwierigen Lebensphasen auf. Sinn finden erfordert über sich selbst nachzudenken.

Über die Frage nach dem Sinn kann wie folgt nachgedacht werden:

- Sinnvoll ist, was für die Entwicklung des Einzelnen bedeutend ist. Deshalb ist es wichtig, dass jeder Mensch die Möglichkeit hat, sich zu entfalten.
- Sinnvoll ist, wenn der Mensch Aktivitäten ausführen kann, die ihm Freude bereiten, sei es beruflich oder privat. Dabei entsteht ein positives Lebensgefühl.
- Sinnvoll ist, wenn der Mensch verinnerlichte Werte hat. Diese können materiell, sozial, politisch, ethisch oder religiös sein. Alles daraus entstehende Handeln wird als sinnvoll erlebt.

- Ein Leben ist sinnvoll, wenn sich der Mensch Ziele setzt, die es zu erreichen gilt. Dies können von außen vorgegebene oder selbst definierte Ziele sein.
- Ein Leben ist sinnvoll, wenn es selbst bestimmt werden kann und von Werten geprägt ist. Der Mensch soll das Gefühl haben können, wertvoll und selbstwirksam zu sein, dadurch entwickelt sich ein positives Selbstwertgefühl.

In der heutigen schnellen Zeit haben viele Menschen Mühe, einen Lebenssinn zu finden. Wenn sie dann noch krank werden, gibt es zwar einige, die darin eine Entwicklung sehen, andere aber haben Mühe, das Leben noch sinnvoll zu bejahen. Sie reagieren deshalb z. B. mit Aggression, Verleugnung und Verzweiflung: Sie sind in einer Krise.

Sterben und Tod

Pflegende werden immer wieder mit dem Sterben konfrontiert. Ältere Menschen sind oft im Pflegeheim und sterben dort. Menschen mit schwerer Krankheit oder Unfall sterben zu Hause (wenn Angehörige die Pflege des Sterbenden übernehmen können), im Krankenhaus (weil z. B. der Sterbende und die Angehörigen die Sicherheit eines Spitals wünschen) oder, wenn der Sterbeprozess länger dauert, z. B. in einem Hospiz.

Sterben ist immer Abschiednehmen und für den Sterbenden und für seine Angehörigen oft mit Angst und Trauer verbunden. Jeder Mensch geht mit diesem Ereignis anders um.

Aufgabe der Pflegenden ist es, den Sterbenden und seine Angehörigen zu begleiten. Dabei soll auf die Bedürfnisse des Sterbenden und der Angehörigen eingegangen werden.

Der Patient ist in einer Phase des Lebens, die wir nicht nachvollziehen können, weil wir das Sterben noch nicht erlebt haben. In der Literatur wird das Sterben als ein Vorgang in fünf Phasen beschrieben. Vielleicht ist der Patient bereit zum Sterben und wünscht sich, endlich erlöst zu werden, vielleicht aber möchte er noch lange leben. Möglich ist auch, dass die Angehörigen ihn zurückhalten und dadurch das Sterben verlängern. Ihnen wird jedoch im Lauf der Zeit bewusst, dass sie Abschied nehmen müssen. Die Angehörigen sind ebenfalls in der Krise und brauchen die Unterstützung des Pflegepersonals. Da jeder Mensch mit dieser Situation anders umgeht, ist es wichtig, dass das Personal versucht, auf jeden Einzelnen einzugehen und ihn zu verstehen.

Umgang mit belastenden Situationen

Für die Pflegepersonen ist der Umgang mit sterbenden Menschen oft belastend. Es herrscht rund um diesen Patienten eine besondere Atmosphäre. Jede Pflegeperson hat ihr persönliches Verhältnis zum Sterben und Tod, dadurch wird der Umgang und die Pflege mit dem Sterbenden und seinen Angehörigen speziell. Die Pflegepersonen sollten die Möglichkeit haben, untereinander oder mit Fachpersonen über ihre Erlebnisse mit dem Sterbenden zu sprechen.

Trauerprozess in 5 Phasen nach E. Kübler-Ross

(vgl. Das Lesebuch, S. 49 ff)

Menschen, die erfahren, dass sie bald sterben müssen, machen (ähnlich wie in anderen Lebenskrisen (s. Kap. 6.2), 5 Phasen des Abschiednehmens und Sterbens durch.

Nichtwahrhabenwollen: Wenn Mensch z. B. von seinem Arzt erfährt, dass er einen unheilbaren Krebs hat, ist er geschockt. Es kann sein, dass der Patient die Diagnose verleugnet und nach jedem Strohhalm greift, um das Unglaubliche nicht glauben zu müssen (z. B. sagt, die Laborwerte seien wohl vertauscht worden). So versucht er, sich vor der Wahrheit und dem damit verbundenen Leid zu schützen.

Zorn: Wenn der Patient dann zur Kenntniss nimmt, dass er tatsächlich schwer krank ist und bald sterben muss, kann es sein, dass er unglaublich zornig, wütend und neidisch wird, auf Gott, auf seine Mitmenschen, auf alles. Dahinter steht die Frage: Warum trifft es ausgerechnet mich?

Verhandeln: Der Patient hat jetzt erkannt, dass er wahrscheinlich sterben muss und versucht eventuell das Unmögliche, z. B. durch einen Handel mit Gott, hinauszuschieben. Der Handel kann z. B. das Versprechen sein, der Glückskette Geld zu spenden, wenn er nächste Weihnachten noch erleben darf.

Depression: Wenn der Patient immer kränker und schwächer wird, kann er seinen Zustand nicht mehr verleugnen. Er reagiert evtl. mit tiefer Trauer und Verzweiflung auf alles verlorene.

Zustimmung: Wenn der Kranke Hilfe fand, die ersten Phasen zu überwinden, kann es dazu kommen, dass er sein Schicksal akzeptiert. Oft ist er müde und schwach und schläft viel.

Die Phasen sind ähnlich wie die bei der Krisenbewältigung. Es sind unbewusste Strategien, um schwere Schicksalsschläge z. B. Verlust eines Partners zu ertragen. Bei der Abfolge der Phasen gibt es keine bestimmte Reihenfolge; einige dauern länger, können sich auch wiederholen oder ausbleiben.

Palliative Pflege

Bei sterbenden Klienten verschiebt sich die Zielsetzung der Pflege. Ins Zentrum rückt das Wohlbefinden des Klienten, nicht mehr die Durchführung therapeutischer oder fördernder Maßnahmen. Es geht darum, alles Mögliche dazu beizutragen, dass der sterbende Mensch in den letzten Tagen seines Lebens keine Schmerzen leidet und sich soweit es geht wohl fühlt. **Beispiel:** Das Ziel der Körperpflege ist nicht mehr, dass der Klient ganz gewaschen ist, sondern, dass er sich erfrischt fühlt, dabei aber möglichst wenig gedreht und gestört wird. Man spricht dann von palliativer Pflege oder Palliativpflege.

Unterstützung der Lebensaktivitäten (LA) bei einem sterbenden Menschen

Tabelle 2.38: Unterstützung der Lebensaktivitäten (LA) bei einem sterbenden Menschen

	Probleme	Ursachen	Pflegemaßnahmen
Schlafen	▼ Sterbender fühlt sich müde und erschöpft	■ pflegerische Maßnahmen und Besuche strengen ihn an ■ leidet an Unruhe, Schlaflosigkeit ■ Angst, Schmerzen	⏩ Ruhepausen einschalten ⏩ pflegerische Maßnahmen auf das Notwendige einschränken
	▼ Unruhe		⏩ beruhigende Waschung, Einreibung (basale Stimulation)
Sich sauber halten und kleiden	▼ unangenehmer Geruch ▼ schwitzen	■ Wunden ■ Ausdünstungen	⏩ Körperpflege behutsam durchführen
	▼ trockener Mund	■ reduzierte Speichelproduktion ■ Medikamente ■ Dehydratation ■ Mundatmung ■ O_2-Verabreichung	⏩ Lieblingsgetränk, auch ein Glas Wein oder Bier, wenn erwünscht ⏩ Mund feucht halten, versuchen, schluck- oder teelöffelweise zu trinken zu geben; notfalls eine Pipette benutzen ⏩ sorgfältige Mundpflege (2-stündlich oder nach Bedarf)
	▼ Dekubitusgefahr	■ Liegen ■ Kachexie (Auszehrung)	⏩ angemessene Dekubitusprophylaxe
	▼ kein Lidschlag		⏩ Augenpflege ⏩ feuchte Tupfer auf die Augen legen
Essen und Trinken	▼ Appetitlosigkeit, Übelkeit, Erbrechen	■ Grunderkrankung ■ Kachexie ■ Medikamente ■ Verletzungen der Mundschleimhaut	⏩ Wunschkost ⏩ kleine, leicht verdauliche Mahlzeiten ⏩ Wunschgetränke, wenn nötig teelöffelweise oder mit der Pipette
	▼ Schluckbeschwerden	■ Schmerzen	⏩ breiige, flüssige Nahrung ⏩ (evtl. Anästhetikum = Betäubungsmittel in Sprayform)
Ausscheiden	▼ Obstipation	■ Austrocknung	⏩ Obstipationsprophylaxe
	▼ Inkontinenz		⏩ Dauerkatheter (ist evtl. besser als ständig drehen und trocknen)
Atmen	▼ Atemnot	■ Herzinsuffizienz ■ Lungenödem ■ Schwäche	⏩ atemerleichternde Lagerung ⏩ Lüften ⏩ Luft anfeuchten
Regulieren der Körpertempertur	▼ Schwitzen (kalter oder warmer Schweiß)	■ schlechter Allgemeinzustand ■ Schock ■ Schwäche	⏩ abwaschen ⏩ Wäsche bei Bedarf wechseln
	▼ Frieren	■ Kachexie	⏩ Bettjacke, Wolltuch ⏩ Angehörige können den Sterbenden mit ihrem Körper wärmen (in den Arm nehmen, sich zu ihm legen)
Sterben – ATL: Sinn finden	▼ Schmerzen	■ Grunderkrankung ■ Liegen	⏩ gut beobachten, melden, wie und ob die Medikamente wirken ⏩ vorsichtig lagern ⏩ evtl. leichte Massagen ⏩ evtl. Anwendung von Wärme

Gestaltung der Umgebung

Die Pflegepersonen können die Umgebung des sterbenden Menschen auch im Spital oder Heim so gestalten, dass er sich nicht abgeschoben vorkommt und alleingelassen fühlt:

- Nach Wunsch sollte der sterbende Mensch in seinem Zimmer bleiben dürfen. Wenn er in einem Doppelzimmer liegt, kann man evtl. den Zimmernachbarn (nach Absprache) in ein anderes Zimmer verlegen.
- Oft ist es unumgänglich, den Sterbenden in ein Einzelzimmer zu verlegen (z. B. vom Vierbettzimmer); das Zimmer soll so groß sein, dass bequeme Sitzgelegenheiten für Angehörige Platz haben.
- Persönliche Gegenstände, die dem sterbenden Menschen lieb sind, stellt man so, dass er sie sehen oder greifen kann.
- Nach Wunsch können Blumen (keine stark riechenden), eine Kerze, ein Kreuz hingestellt werden.

Ein sterbender Mensch nimmt vieles, was in seiner Umgebung geschieht, intensiv wahr, auch Unangenehmes, Störendes. Es liegt an den Pflegenden, solch störende Einflüsse auszuschalten.

Störende, belastende Dinge sind z. B.:

- Lärm, lautes Gerede, zu helles Licht.
- Flüstern; der Sterbende kann den Eindruck bekommen, man rede über ihn oder wolle ihm etwas verheimlichen.
- Angehörige, die sich streiten, laut weinen oder schreien.
- Besucher, die nur aus Neugierde kommen und solche, die zu lange bleiben.

Wohlbefinden

Im Zentrum der Palliativpflege steht das Wohlbefinden.

Wohlbefinden beinhaltet (nach Bedarf erweitern):

Angehörige	Die Angehörigen aufklären, was für Möglichkeiten sie in dieser Institution haben, z. B. Essen im Zimmer, Schlafgelegenheit, Sitzwache etc. Angehörige nur zum Sterbenden lassen, wenn dieser es wünscht.
Ausscheidung	Vielleicht ist die Ausscheidung ein ästhetisches Problem, besonders wenn der Sterbende aus ungewohnten Öffnungen aussondert (Wunde, Stoma) und/oder wenn es stark riecht. Ausscheiden kann auch schmerzhaft sein.
Bekleidung	Persönliche Kleidung ermöglichen. Sterbende frieren oft und/oder fühlen sich geborgen mit einer eigenen Decke, einem Schal, Bettsocken etc.
Besucher	Besucher sollen sich an die Weisungen des Personals halten. Dieses bespricht mit dem Sterbenden oder den Angehörigen, ob Besuch erwünscht ist (wann, wer und wieviel).

Bett, Sessel	Der Sterbende soll es bequem haben, die Lagerungen werden seinem Wohlbefinden angepasst. Für Dekubitusprophylaxe Superweich- oder Turn-soft- oder Wechseldruck-Matratzen verwenden.
Düfte	Vielleicht mag der Sterbende den Duft der Rosen aus seinem Garten oder den Geruch des Duftsteines. Wenn er gar keinen Duft verträgt, wird er auch stark riechende Esswaren ablehnen.
Ernährung	Nicht zum Essen und Trinken zwingen, aber wenn möglich Wünsche – auch ausgefallene – erfüllen. Religiöse Vorschriften berücksichtigen.*
Geräusche	Vielleicht will der Sterbende Musik oder eine Stimme aus dem Radio, vielleicht aber stört ihn schon das kleinste Geräusch (tropfender Wasserhahn, Lärm im Korridor etc.).
Gespräche	Gespräche werden dann geführt, wenn der Sterbende es wünscht, ansonsten werden nur die nötigen Informationen gegeben.
Hotellerie	Das Zimmer wohnlich halten, die Blumen pflegen, unnötige Geräte entfernen, genügend Sitzgelegenheiten für Angehörige bereitstellen.
Kontakt nach außen	Mit dem Sterbenden die Möglichkeiten besprechen (Besucher, Telefon, Fernseher, Radio) und je nach Wunsch ermöglichen oder verhindern.
Licht	Grelles Licht vermeiden, Wünsche des Patienten berücksichtigen. Kerzenlicht ist unter Aufsicht erlaubt.
Luft	Frischluftzufuhr ermöglichen, da Sterbende oft unter Atemnot leiden: Im Winter mehrmals Fenster kurz richtig öffnen, im Sommer evtl. Fenster offen lassen, aber Durchzug vermeiden.
Rituale	Der Sterbende und seine Familie sollen die Möglichkeit haben, Rituale religiöser oder privater Art durchzuführen. Dabei wenn möglich nicht stören.
Sicherheit	Damit der Sterbende sich sicher fühlen kann, soll er wissen, dass er jederzeit läuten darf – ihn nicht warten lassen. Vielleicht möchte er die Türe offen lassen, damit er rufen kann oder weil er sich dadurch weniger einsam fühlt. Sicherheit braucht er auch bei der Pflege.
Schmerz	Schmerzen immer ernst nehmen, auch wenn sie medizinisch nicht erklärbar sind. Der Sterbende soll wenn möglich keine Schmerzen haben müssen.

Angehörigen fällt es oft schwer auszuhalten, wenn ihre sterbenden Angehörigen nichts mehr trinken mögen. Sie stellen sich dann vor, dass die Sterbenden verdursten müssen. Es ist wichtig zu wissen und ihnen zu erklären, dass Forschungen zeigen, dass vielleicht ein trockener Mund, nicht aber der Flüssigkeitsmangel von sterbenden Menschen als unangenehm erlebt wird. Flüssigkeitsmangel kann vielmehr dazu führen, dass das Bewusstsein weniger klar ist und Schmerzen dadurch weniger stark empfunden werden. Was Pflegepersonen tun können, ist z. B. den Mund mit flüssigkeitsgetränkten Tupfern zu erfrischen.

Glaubensüberzeugungen, Umgang mit Verstorbenen

Bei einem sterbenden Menschen sind seine Glaubensüberzeugungen zu berücksichtigen. Die Pflegepersonen müssen sich an die Weisungen der Religion halten, sofern die sterbenden Menschen oder ihre Angehörigen das wünschen (detailliertere Hinweise, siehe unter Neuberger, 2009).

Christentum

- Auf Wunsch wird ein Priester oder ein Pfarrer benachrichtigt.
- Wenn der sterbende Mensch katholisch ist, wird der Priester ihm die Heilige Kommunion und die Krankensalbung spenden und mit den Angehörigen beten.
- Nach dem Ableben wird der Verstorbene so versorgt, dass die Angehörigen Abschied nehmen können (siehe Weisungen des Hauses).

Judentum

- Der Tod bedeutet Übergang in ein anderes Dasein.
- Liegt ein Patient im Sterben, muss unverzüglich die jüdische Gemeinde benachrichtigt werden.
- Der Rabbiner spricht mit dem sterbenden Menschen das Sündenbekenntnis.
- Nach dem Ableben kümmert sich die «Heilige Gemeinschaft» (Beerdigungsgesellschaft) um den Toten. Sie waschen ihn, kleiden ihn in Weiß, legen ihn in einen einfachen Holzsarg. Die Beerdigung erfolgt so bald wie möglich.

Islam

- Der Tod bedeutet Übergang in ein anderes Dasein. Körper und Seele werden voneinander getrennt und erst am Tag der Auferstehung wieder miteinander vereint.
- Wenn ein islamischer Patient im Sterben liegt, benachrichtigen die Angehörigen den Imam.
- Der Imam oder die Angehörigen lesen für den sterbenden Menschen Passagen aus dem Koran, die vom Leben nach dem Tod handeln.

- Der sterbende Mensch hebt den Finger zum Himmel und spricht das Glaubensbekenntnis, um damit zu bekennen, dass er sein ganzes Leben bemüht war, danach zu handeln. Kann er es nicht selbst tun, übernimmt es ein Angehöriger.
- Der sterbende Mensch wird gegen Mekka gedreht.
- Anschließend wird er in die Moschee gebracht, wo die Gemeinde gemeinsam das Totengebet für den Verstorbenen betet.

Hinduismus

Das Leben des Menschen ist eingebunden in den Kreislauf der Wiedergeburten. Nach dem Tod hat die Seele die Möglichkeit, sich in einem anderen Lebewesen zu inkarnieren. Die Existenzform ist abhängig von seinem Karma, das heißt von den Handlungen und Gedanken, die im Lauf des Lebens begangen wurden und den Menschen bestimmt haben. Der Hinduismus ist keine einheitliche Religion, und entsprechend gibt es auch keine festgelegten, für alle Hindus gültigen Bestattungsregeln.

- Der sterbende Mensch soll zum Zeitpunkt des Sterbens möglichst positive Gedanken haben, was die Form der Wiedergeburt beeinflusst.
- Nach Möglichkeit ziehen sich sterbende Menschen zurück, bedenken ihr vergangenes Leben, führen Rituale zu Ehren der Gottheiten durch.
- Wenn der Tod eingetreten ist, werden die Verstorbenen einer rituellen Reinigung (Waschung) unterzogen. Der Körper wird gebadet, mit edler Salbe eingerieben und mit neuer Kleidung versehen / Ölung).
- Im Hinduismus werden die Leichen der Verstorbenen verbrannt. In Indien wird die Verbrennung (Antyesti) auf eigenen Plätzen durchgeführt. Die Verbrennung kann auch im Krematorium stattfinden.

(Internet: © 2002 bis 2004 Informationsplattform Religion / REMID e. V.

Buddhismus

Wiedergeburt

Es gibt sechs Bereiche der Wiedergeburt, drei postive und drei negative. Die Wiedergeburt als Tier, Hungergeist oder Höllenwesen führt dazu, dass eine erneute Wiedergeburt als Mensch für lange Zeit verwehrt ist. Als positive Wiedergeburt gilt die als friedliche oder zornvolle Gottheit (Deva und Ashura) – und die als Mensch. Nur als Mensch hat man die Möglichkeit, die Lehre des Buddha zu empfangen und ihr zu folgen.

Karma

In welchem dieser Bereiche eine Wiedergeburt erfolgt, hängt vom angesammelten Karma ab. Eine Handlung, die aus einer positiven inneren Haltung heraus erfolgt ist - selbst wenn sie ungewollte negative Folgen hätte, eine gute Tat. Maßstab ist immer, ob die Absicht Glück oder Leid hervorrufen sollte. (vgl. Internet: © 2002 bis 2004 Informationsplattform Religion / REMID e. V.)

Sterben und Bestattung

- «Aus diesem Grund ist die Haltung wichtig, mit der ein Sterbender dem Tod entgegensieht.
- Seine Gedanken haben Einfluss auf die Form der Wiedergeburt.
- In den Ländern des Buddhismus ist das Bestattungszeremoniell ein Zusammenwirken von Angehörigen und Mönchen. Sie gedenken des / der Toten, rezitieren Sutren (Reden des Buddha) und die Mönche halten Lehrreden.
- Die Angehörigen geben Almosen - dadurch sollen Verdienste auf den Verstorbenen übertragen werden, was dessen Wiedergeburt positiv beeinflusst.
- In der Regel werden die Toten verbrannt, die Asche wird beerdigt.»

(vgl. Internet: © 2002 bis 2004 Informationsplattform Religion / REMID e. V.)

Zeichen des nahenden Todes

Den nahenden Tod erkennt man an Veränderungen der Vitalzeichen und dadurch bedingten Folgen:

- fadenförmiger, schneller, unregelmäßiger Puls
- Körpertemperaturabfall
- Blutdruckabfall
- Cheyne-Stokes-Atmung oder Schnappatmung
- weißes Nasen-Mund-Dreieck
- motorische Unruhe
- kalter Schweiß
- kalte, blasse oder marmorierte Haut

Es ist oft schwierig, den genauen Zeitpunkt des Todes festzustellen. Es kann sein, dass z. B. das Herz des sterbenden Menschen noch schlägt, das Atmen aber schon aufgehört hat.

Das heute wissenschaftlich anerkannte **sichere Todeszeichen** ist der Hirntod. Er wird mit der Elektroenzephalographie (EEG, Hirnstrombild) nachgewiesen. Beim **Hirntod** gibt es im Gehirn keine elektrischen Spannungen mehr.

Der klinische Tod wird durch die **unsicheren Todeszeichen** nachgewiesen:

- Bewusstlosigkeit
- Atemstillstand
- Herz- und Kreislaufstillstand (es sind keine Herztöne und kein Puls mehr wahrnehmbar)
- fehlender Pupillenreflex (weite Pupillen)
- Muskelatonie (die Muskeln sind erschlafft)
- keine Reflexe der Extremitäten

Wenn alle diese Zeichen da sind, darf der Arzt die Diagnose «klinisch tot» stellen. Ein Mensch kann in diesem Stadium reanimiert (wiederbelebt) werden. Die Reanimation muss innerhalb weniger Minuten erfolgen, weil sonst das Gehirn wegen Sauerstoffmangels unwiderruflich geschädigt wird.

Der **biologische Tod** bedeutet, dass alle Organe aufgehört haben zu funktionieren. Er wird durch die sicheren Todeszeichen nachgewiesen:

- Totenflecken an den aufliegenden Körperstellen
- Totenstarre nach vier bis zwölf Stunden
- Fehlen jeglicher Hirnströme
- Trübung der Augenhornhaut

Maßnahmen nach Eintritt des Todes

- Die Todeszeit muss für amtliche Urkunden, Geldforderungen usw. genau festgehalten werden.
- Der Tod muss immer von einem Arzt festgestellt werden; der Arzt stellt den Totenschein aus.
- Der Arzt soll, wenn möglich, die Angehörigen informieren.
- Gemäß Weisung des Hauses Leitung Pflege und/oder Verwaltung informieren.

Pflegerische Aufgaben nach Eintritt des Todes

Die Versorgung des verstorbenen Menschen sollte immer durch zwei Pflegepersonen geschehen; eine davon sollte über Berufs- und Lebenserfahrung verfügen. Wenn Angehörige anwesend sind, kann es für diese hilfreich sein, bei dieser Aufgabe mithelfen zu dürfen; so können sie von ihrem Angehörigen Abschied nehmen.

Die Pflegepersonen versorgen den verstorbenen Menschen so, wie sie den sterbenden gepflegt haben, in Achtung der Würde seiner Persönlichkeit.

Vorgehen

- Alle Lagerungshilfsmittel entfernen.
- Katheter, Infusionen, Sonden entfernen.
- Den Toten säubern, ein Moltex unter das Gesäß legen.
- Durch die Muskelentspannung nach dem Tod kann es zu Blasen-/Darmentleerungen kommen. Beim Drehen des Verstorbenen kann Luft entweichen; das klingt wie ein Seufzer.
- Ein sauberes Flügelhemd anziehen oder den Toten nach Wunsch kleiden.
- Die Haare kämmen, wenn nötig, den Bart rasieren.
- Schmuck entfernen (Ehering nach letztem Wille des Toten / Wunsch der Angehörigen am Finger lassen).

- Die Zahnprothese einsetzen, den Unterkiefer mit einem großen Polster (z. B. einem gerollten Frottiertuch) stützen; darauf achten, dass die Gesichtszüge nicht verzerrt werden.
- Die Augen schließen, Augenlider evtl. mit feuchten Tupfern beschweren.
- Den Toten flach lagern, die Hände seitlich legen oder über dem Bauch kreuzen, nicht falten wegen der Totenstarre.
- Begleitschein mit Name, Geburts- und Sterbedatum am Fuß des Toten anbringen.
- Den Toten mit einem Leintuch zudecken.
- Inventarliste der Wertgegenstände anlegen, Eigentum des Toten beschriften und verpacken. Wertgegenstände einschließen, alles gegen Unterschrift aushändigen. (Um spätere Rechtsklagen zu vermeiden, soll der Nachlass immer von zwei Pflegepersonen geräumt werden.)
- Evtl. vorhandene Blumen, nach Wunsch und unter Aufsicht brennende Kerze auf den Nachttisch stellen.
- Angehörige, Freunde, evtl. Mitbewohner/Mitpatienten Abschied nehmen lassen.

Abschiedsrituale

In Langzeitinstitutionen ist es heute üblich verstorbenen Klienten für einige Zeit sichtbar zu gedenken. Dazu wird beispielsweise auf einem mit Blumen und schönen Tüchern geschmückten Tisch im Korridor ein Foto des Verstorbenen aufgestellt. Manchmal wird auch eine Kondolenzkarte oder ein Abschiedsbuch dazu gelegt, in das Klienten, Angestellte und Angehörige letzte Grüsse und/oder Erinnerungen an die verstorbene Person aufschreiben können.

Solche Rituale helfen Pflegepersonen wie Klienten dabei, mit der Tatsache des Todes umzugehen und Abschied zu nehmen. Das Abschiedsbuch kann am Schluss den Angehörigen geschenkt werden.

Patientenverfügung

EIn einer Patientenverfügung legt man fest, was mit einem geschehen soll, wenn man z. B. nach einem Unfall oder bei einer schweren Erkrankung nicht mehr selbst entscheiden kann.
Man teilt Angehörigen, Freunden, Ärzten usw. seine Wünsche, wie man in diesem Fall behandelt werden möchte, schriftlich mit.

Im Internet kann man unter «Patientenverfügung» unzählige Formulare von verschiedenen Organisationen herunterladen. Als Beispiel dient hier die Verfügung der FM/SAMW.

Die «Patientenverfügung FMH/SAMW» wird gemeinsam von der Verbindung der Schweizer Ärztinnen und Ärzte (FMH) und der Schweizerischen Akademie der Medizinischen Wissenschaften (SAMW) herausgegeben.

Patientenverfügung selbst ausdrucken:

Die SAMW-Richtlinien zur Patientenverfügung finden Sie unter www.samw.ch > Ethik > Richtlinien

und weitere Informationen zum Thema Patientenverfügung unter www.fmh.ch > Service > Patientenverfügung

Zwei Varianten zur Auswahl

Um den verschiedenen Bedürfnissen Rechnung zu tragen, bieten FMH und SAMW zwei Varianten einer Patientenverfügung an, eine ausführlichere Version und eine Kurzversion. Die Kurzversion enthält ein Minimum an Angaben bezüglich wichtiger Fragen, die sich regelmäßig stellen. Wenn Sie mehr Angaben machen möchten, wählen Sie die ausführlichere Version.

(Quellen: www.fmh.ch/Patientenverfügung und www.samw.ch > Ethik > Richtlinien)

Was Sie wissen sollten

«Jede urteilsfähige Person kann eine Patientenverfügung verfassen und damit festlegen, welchen medizinischen Maßnahmen sie im Falle ihrer Urteilsunfähigkeit zustimmt oder nicht zustimmt.
Je klarer Ihre Patientenverfügung ist und je konkreter sie auf Ihre aktuelle medizinische Situation zutrifft, desto weniger Auslegungsprobleme ergeben sich und desto mehr Gewicht kommt der Verfügung im Entscheidungsprozess zu.
Ein Beratungsgespräch kann eine hilfreiche Unterstützung beim Verfassen der Patientenverfügung sein und ist deshalb zu empfehlen.
Mit der Patientenverfügung können Sie eine Person Ihres Vertrauens als Vertretungsperson einsetzen.» (www.fmh.ch/Patientenverfügung/Erläuterungen)

Es muss abgesichert sein, dass Ihre Patientenverfügung im Notfall zur Verfügung steht. Sie können z. B. einer Vertrauensperson und Ihrem Hausarzt je eine Kopie überlassen und zu den Ausweispapieren, die Sie ständig mit sich tragen, eine Notiz legen, dass eine Patientenverfügung vorhanden und wo sie hinterlegt ist.

Sterbehilfe

(nach: Dialog Ethik, Positionspapier zum Thema Sterbehilfe (2005), Internet)

Es wird unterschieden zwischen passiver und aktiver Sterbehilfe. Die passive Sterbehilfe ist **Hilfe beim** Sterben, die aktive **Hilfe zum** Sterben.

Passive Sterbehilfe

Zur passiven Sterbehilfe werden auch aktive Handlungen (z. B. Abstellen des Beatmungsgeräts) zugeordnet.

1. **Sterbebegleitung** ist die physische und psychosoziale Begleitung eines sterbenden Menschen. Dazu gehört auch die Palliative Pflege **(Palliative Care).**
2. **Behandlungsverzicht:** Eine lebenserhaltende Massnahme (z. B. Essen eingeben über eine Magensonde) wird bewusst nicht mehr durchgeführt.
3. **Behandlungsabbruch:** Eine laufende Behandlung (z. B. Flüssigkeitszufuhr mit Infusionen) wird abgebrochen.

Aktive Sterbehilfe

Aktive Sterbehilfe ist die Selbsttötung oder die Tötung des sterbenden Menschen auf Verlangen. Selbsttötung und Hilfe zur Selbsttötung sind in der Schweiz rechtlich zugelassen. Die Tötung auf Verlangen ist verboten.

1. **Selbsttötung**
   - **Selbsttötung (Suizid):** Der Mensch tötet sich selbst. Obwohl erlaubt, wird in der Schweiz Suizidprävention betrieben und bei Selbstgefährdung kann ein fürsorgliche Freiheitsentzug veranlasst werden (wenn der Suizid nicht Ausdruck des ausgesprochen eigenen Willens ist).
   - **Beihilfe zum Suizid:** z. B. durch Sterbehilfeorganisationen. Sie ist in der Schweiz bei einem unheilbaren Leiden erlaubt, wenn sie nicht aus eigennützigen Motiven erfolgt.
2. **Fremdtötung**
   - **Tötung auf Verlangen:** Der Sterbende muss die Tötung ausdrücklich verlangen. Diese Art der Tötung ist in der Schweiz verboten.
   - **Tötung ohne ausdrückliches Verlangen** wird in der Regel als Totschlag oder als Mord aufgefasst.

3

Unterstützen im Haushalt

Führt die Vor- und Nachbereitung des Essraums durch

3.1

Typische Situation

Leon Enderli, Assistent Gesundheit und Soziales EBA, ist heute für den Dienst in der Teeküche der Wohngruppe eingeteilt. Er hat den Auftrag, das Frühstück vorzubereiten und nach dem Essen den Essraum aufzuräumen.

Beim Morgenrapport erfährt Leon Enderli, dass Frau Wiesler schon aufgestanden ist und unruhig auf und ab geht. Er wird angewiesen, Frau Wiesler in die Vorbereitung des Frühstücks mit einzubeziehen. Sie gehen zusammen ins Frühstückszimmer und lüften den Raum. Dann nehmen sie Butter und Konfitüre aus dem Kühlschrank. Die Tische sind bereits für das Frühstück gedeckt.

Leon Enderli leert und reinigt alle Teekrüge vom Vortag und Frau Wiesler hilft beim Abtrocknen. Zusammen gehen sie dann in die Küche, um den Speisewagen zu holen.

Leon Enderli zeigt Frau Wiesler, wo und wie sie die Serviettentaschen auf den Tischen platzieren kann. Dann richtet er das Frühstück für die einzelnen Bewohnerinnen und Bewohner. Zusammen mit Frau Wiesler verteilt er die Frühstückstableaus. Leon Enderli bedankt sich bei Frau Wiesler für die Hilfe und wünscht ihr einen guten Appetit.

Nach dem Frühstück räumt Leon Enderli alle Frühstückstableaus in den Speisewagen und bringt diesen zurück in die Küche. Er reinigt Sets und Tische, ersetzt schmutzige Servietten, säubert den Boden und leert die Papierkörbe. Dann kocht er für jede Bewohnerin und jeden Bewohner den Tee nach den persönlichen Wünschen.

Situationskreis

Alle Situationen der Vor- und Nachbereitung gemeinsamer Mahlzeiten in Speisesaal, Essraum, Wohngruppe oder in der Wohnung der Klientinnen und Klienten

Berufskunde

- Lebensmittelhygiene
- Ökologischer Umgang mit Abfällen
- Betriebliche Abläufe in den verschiedenen Versorgungsbereichen

ÜK

- Gestaltung von Speiseräumen
- Tisch decken, schmücken mit verschiedenen Hilfsmitteln für verschiedene Anlässe
- Essraum vorbereiten und aufräumen
- Ressourcengerechtes Einbeziehen der Klienten und Klientinnen.

Fähigkeiten

- Führt die Vor- und Nachbereitungsarbeiten durch
- Geht sorgfältig und ressourcenschonend mit Material um
- Beachtet die Ressourcen der Klientinnen und Klienten und bezieht diese mit ein

■ Aufzählung ⏩ Maßnahmen ➲ Vorgehen ❑ Material ▼ Achtung, Gefahr

Gestalten von Essräumen – Essgewohnheiten

Früher hat man die Mahlzeiten zuhause am großen Familientisch eingenommen. Am Werktag in der Küche, am Sonntag oder wenn Besuch kam in der guten Stube bzw. im Wohnzimmer. Der Tisch wurde besonders schön mit z. B. einem weißen Tischtuch, dem Sonntags-Geschirr, den Kristallgläsern und dem Silberbesteck gedeckt. Das Tischtuch und die Servietten waren oft aus besticktem Stoff, z. B. Leinen oder Damast und mithilfe von Stärkemittel fast steif gebügelt. Heute wird der Tisch noch bei wichtigen Festen wie z. B. Hochzeiten, Taufen so festlich gedeckt. Während der Woche ist der Tisch einfach und zweckmäßig gedeckt, am Sonntag evtl. feierlicher und mit etwas mehr Aufwand.

In den Institutionen wird die Hauptmahlzeit i. d. Regel mittags eingenommen, im Privathaushalt oft erst am Abend, weil z. B. Familienangehörige am Mittag gar nicht mehr nach Hause kommen, sondern durcharbeiten.

In den Institutionen, in denen die Klienten nicht selbst kochen, gibt es in der Regel 2–3 Menüs zur Auswahl. Die Klientinnen können sich anhand des Wochenspeiseplans orientieren, was wann gekocht wird und das gewünschte (oder bei Diät das erlaubte) Menü aussuchen. In der Regel fragen die AGS oder FaGe die Klientinnen am Vorabend nach ihren Essenswünschen, kreuzen die Menüs in ihrer Liste an, geben die Daten in den Computer, der mit der Küche verbunden ist, ein und das Menü wird am andern Tag von der Küche geliefert wie bestellt.

Einige Klienten müssen bei der Menüwahl unterstützt werden, weil sie den Menüplan nicht lesen können oder ihn nicht verstehen. In Heimen ist es günstig, wenn man die Vorlieben und Abneigung für/gegen bestimmte Speisen der Klienten kennt. Oft haben die Klienten vergessen, was sie am Vorabend bestellt haben – die Pflegenden sind dann mit verantwortlich, dass sie nicht etwas essen müssen, das sie überhaupt nicht mögen.

Essraum vorbereiten

Raum

Ist der Tisch sauber? Wenn nicht, mit einem feuchten Lappen abwischen. Das Zimmer muss aufgeräumt und gelüftet sein, Tische und Stühle so hingestellt, wie sie gebraucht werden (Anzahl Personen, zusammengehörende Gruppen usw.).

Wenn nötig, Platz für Rollstühle lassen.

Tisch decken

Vorüberlegungen

- Was gibt es zu essen und zu trinken?
- Welches Geschirr und Besteck braucht es dazu?
- Wie viele Gänge hat das Menü, in welcher Reihenfolge?

- Wie viele Personen werden teilnehmen?
- Wer wird wo sitzen?
- Ist genug Platz am Tisch, auch z. B. für einen Rollstuhl? (1 Person braucht ca. 60 cm Platz.)
- Welches Geschirr und Besteck wird gebraucht? Braucht es besonderes Geschirr und Besteck, z. B. für Menschen mit einer Behinderung?
- Welchen Tischschmuck, welche Servietten?
- Der Tisch wird nach Art der Mahlzeit und des Anlasses gedeckt (vorher den Menüplan anschauen).
- Zum Grundgedeck gehört ein Platzset, eine Serviette, ein Teller, ein Glas oder eine Tasse mit Untertasse, wenn nötig eine Gabel, ein Messer, evtl. ein Löffel/Kaffeelöffel.
- Für Menschen mit Behinderungen evtl. ein Antigliss (damit der Teller nicht wegrutscht), ein Holzbrett mit Stiften zum Halten des Brotes, besondere Tassen, Gläser, Bestecke mit speziellen Griffen zum Festhalten (s. Kap. 2.4).

In der Institution werden das Geschirr und das Besteck oft auf einem sauberen Servierwagen (Boy) vorbereitet. Man kann damit von Tisch zu Tisch fahren und aufdecken.

Zu Hause nimmt man das Geschirr und das Besteck direkt aus dem Schrank oder aus der Schublade und stellt/legt es auf den Tisch; oder man ordnet es auf einem Sehrviertablett und bringt es zum Tisch.

Material

Geschirr

Das meiste Geschirr wird aus Porzellan hergestellt. Porzellan wird gebrannt und glasiert und ist deshalb sehr hart, säure- und laugenbeständig.

Glas

Aus **gewöhnlichem Glas** stellt man Trinkgläser, Schüsseln usw. her, aus **Kristallglas** feine Trinkgläser.

Besteck

Es sind folgende Varianten erhältlich:

- Hochwertiges Chromnickelstahl-Besteck, Kennzeichnung 18/8 oder 18/10 oder Chromstahl-Besteck mit «rostfrei» oder «inox» gekennzeichnet.
- Echtsilber-Besteck mit Stempelung 925 oder 800; in bürgerlichen und höheren Kreisen wurde und wird heute noch Silberbesteck verwendet. Silber ist zwar resistent gegen Säure, läuft aber bei schwefelhaltigen Lebensmitteln (Fisch, Ei) an und braucht deshalb sehr viel Pflege (nicht in die Abwaschmaschine geben, zerkratzt) – und ist sehr teuer.

- Versilbertes Besteck: Ist pflegeleichter und billiger als Echtsilber-Besteck.
- Besteck aus Kunststoff (Acryl); z. B. Salat- oder Wegwerfbesteck.

Tischschutz

Tabelle 3.1: Tischschutz/-schmuck

Art	Material	Bei welcher Gelegenheit	Besonderes
Tischsets	Aus Papier, verschiedenen Stoffen, Bambus, Holzreisig, eigene Fotos, laminiert usw.	Bei jeder	
Tischtücher	Aus Papier, Vliesstoff zum Einmalgebrauch, z. B. aus Zellstoff	Eher für den Alltag	(Achtung: brennbar – Vorsicht mit brennenden Gegenständen wie Kerzen usw.)
Tischtücher	Aus Stoff, z. B. Baumwolle, Leinen	Für den festlichen Tisch	Oft mit einer Unterlage aus Molton zum Schutz des Tisches
Servietten	Aus Papier, Vlies	Eher für den Alltag	Einfach falten
	Aus Stoff (z. B. Baumwolle, Leinen)	Für den festlichen Tisch	Evtl. speziell falten

Zusätze wie Tischläufer oder Tischbänder (aus Stoff, Tüll, Vlies)

Tischschmuck

- Blumen: Arrangements, Sträuße (keine Topfpflanzen), nicht stark riechend, nicht zu hoch (damit man sich nicht «durch die Blume» anschauen muss), farblich passend zum Tischtuch, den Servietten.
- Kerzen, Tischkarten (mit oder ohne Namen).
- Den Tisch möglichst dem Anlass entsprechend decken z. B. Oster-, Herbst-, Geburtstags-, Weihnachtstisch.

Servietten falten

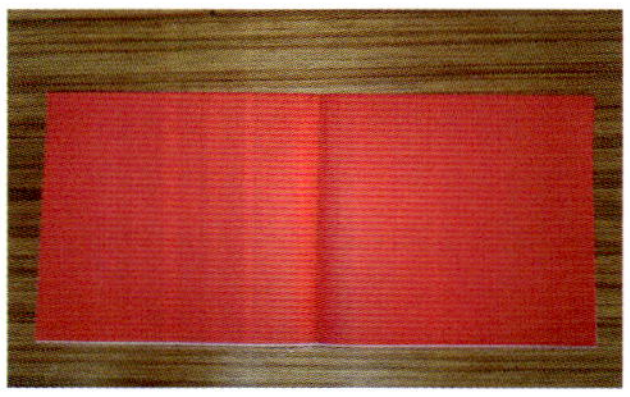
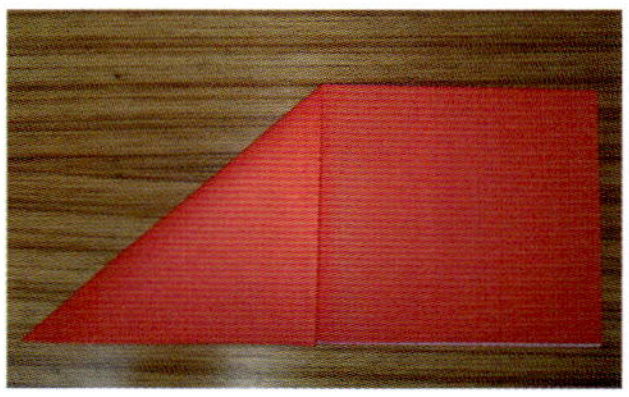
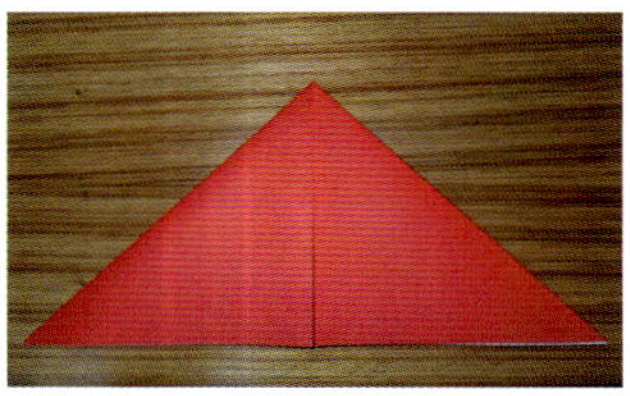
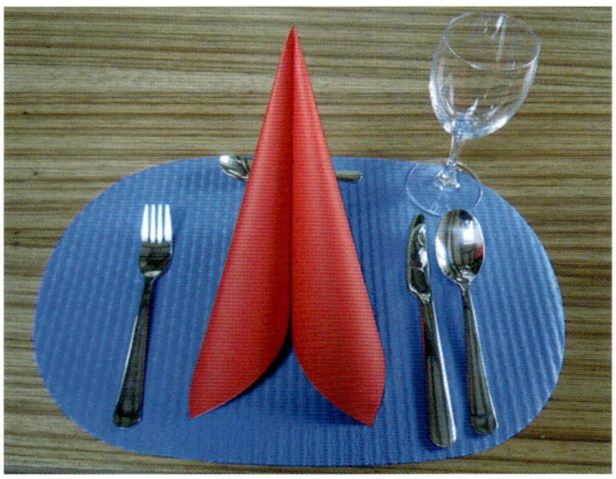

Abbildung 3.1: Servietten falten

Art der Mahlzeit

Frühstück

Zum Frühstückt gibt es in der Regel ein Kännchen mit Milch, eines mit Kaffee oder Tee, ein kaltes Getränk (zum Beispiel Orangensaft), eine Scheibe bis zwei Scheiben Brot oder Brötchen (Weggli, Gipfeli), Konfitüre, Butter, nach Wunsch ein Stück Käse oder Aufschnitt oder z. B. ein Müsli.

Hauptgang

Der Hauptgang besteht aus einer Suppe und/oder Salat zur Vorspeise, Fleisch/Fisch/Fleischersatz für Vegetarier, Gemüse oder Salat, Beilage (Kartoffeln, Reis, Nudeln usw.), Getränken (Mineralwasser, Tee, Wein), einem Dessert und einer Tasse Kaffee. In einigen Institutionen werden das Dessert und der Kaffee erst nach der Mittagsruhe serviert.

Festliches Menü

Wie der Hauptgang; oft gibt es eine zweite Vorspeise, ein Sorbet dazwischen, evtl. zum Dessert eine Käseplatte. Zum Trinken wird in der Regel zur Vorspeise Weißwein, zum Hauptgang Rotwein, zum Kaffee ein Schnaps oder Liköre serviert.

Abendessen

Wenn mittags warm gegessen wird, gibt es am Abend oft etwas Kaltes (z. B. Aufschnittteller) oder ein einfaches warmes Essen (z. B. Früchtekuchen, Haferbrei) und ein warmes Getränk. Privat oder wenn z. B. ein Fest gefeiert wird, findet die Hauptmahlzeit am Abend statt.

Gedeck nach Art der Mahlzeit

Tabelle 3.2: Gedeck nach Art der Mahlzeit

Frühstück	■ ein Tischset ■ eine Serviette ■ evtl. ein Dessertteller (wenn er nicht schon gefüllt serviert wird) ■ eine Tasse und Untertasse ■ ein Messer ■ ein Kaffeelöffel ■ evtl. ein Glas	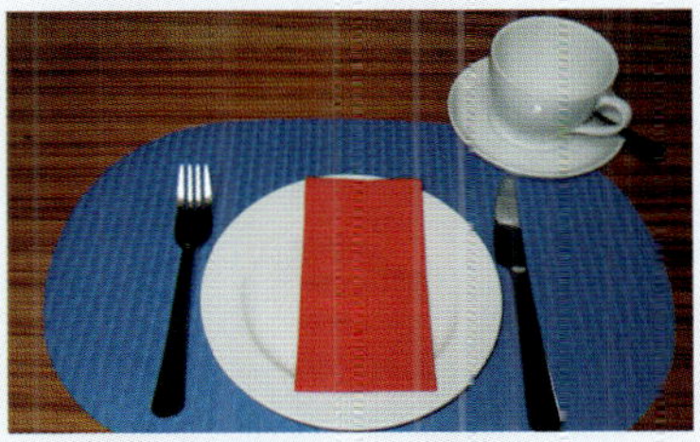 Abbildung: E. Blunier
Hauptmahlzeit	■ ein Tischset ■ eine Serviette ■ ein Suppenlöffel (rechts außen) ■ ein großes Messer (rechts innen) ■ evtl. eine kleine Gabel für den Salat (links außen) ■ eine große Gabel (links innen) ■ ein Dessertlöffel oder eine -gabel (wenn das Dessert gleich nach dem Essen gereicht wird) ■ Gläser nach Bedarf (für Wasser, Wein)	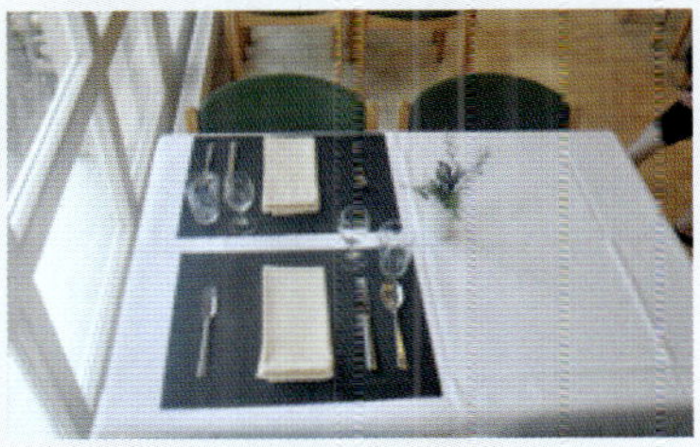 Abbildung: Läbesgarte

Festliches Menü	■ ein Tischtuch (evtl. mit Unterlage) ■ eine (Stoff-)Serviette ■ ein Platzteller ■ ein Suppenlöffel oder ein Messer (rechts außen) für die Vorspeise ■ evtl. ein kleines Messer (rechts Mitte) ■ ein großes Messer (links innen) ■ evtl. eine kleine Gabel für den Salat (links außen) ■ eine große Gabel (links innen) ■ ein Dessertlöffel und eine Dessertgabel (oben) ■ ein Wasserglas, ein Weißweinglas, ein Rotweinglas	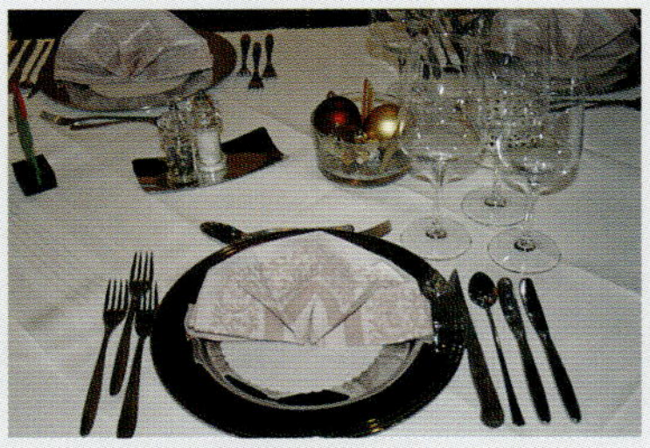 Abbildung: E. Blunier
Abendessen	■ ein Tischset ■ eine Serviette ■ je nach Menü ein Teller (wenn er nicht schon gefüllt serviert wird) ■ ein Messer ■ evtl. ein Kaffeelöffel ■ eine Tasse und Untertasse (wenn es Kaffee oder Tee gibt, sonst ein Glas) ■ evtl. eine Gabel	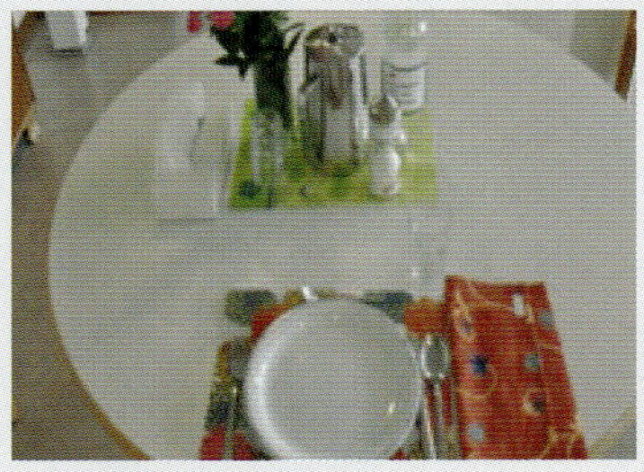 Abbildung: Läbesgarte

Vorgehen

- * Tischtuchschutz auf den Tisch legen.
- * Tischtuch (rechte Seite nach oben), keine Rümpfe, überall gleich lang, darauf legen.
- *Platzteller oder Platzset: sich nach den Stühlen richten, gleichmäßig verteilt hinstellen.
- **Besteck:** nicht unter den Teller, ca. ein Fingerbreit vom Tischrand weg legen, rechts das/die Messer und der Suppenlöffel und links die Gabel/n.
- Das Besteck von außen her so legen, wie es nachher der Reihe nach gebraucht wird (wenn z. B. zuerst die Suppe gegessen wird, wird der Suppenlöffel ganz außen rechts hingelegt).
- Dessertbesteck (Dessertmesser-, gabel) oberhalb des Tellers, Gläser oben rechts.
- Evtl. Brotteller mit kleinem Messer; links vom Platzteller.
- **Serviette:** schön gefaltet auf den Platzteller stellen, legen.
- Tischschmuck.

*meistens nur an Feiertagen

- Besteck zum Schöpfen.
- Gewürze wie Pfeffer und Salz.
- Evtl. ein Abfallbehälter pro Tisch.
- Evtl. ein Kühler für den Weißwein.
- Evtl. eine Wärmeplatte.

Teller werden nur aufgedeckt, wenn die Speisen nicht darauf serviert (Tellerservice) oder sie nicht vorgewärmt werden.

Je nach Essen andere Bestecke (z. B. Fischmesser und -gabeln, wenn Fisch serviert wird).

Grundsätze

- **Gläser anfassen:** Weingläser am Stil, Wassergläser außen, unten – nicht da, wo getrunken wird. Teller am Rand anfassen, evtl. mithilfe eines Serviertuches (z. B. heiße Teller).
- Löffel, Gabeln, Messer werden am Griff angefasst.
- Darauf achten, dass Glasränder, Gabeln (zwischen den Zinken) sauber sind (keine Lippenstiftspuren oder Nahrungsreste) und das Besteck keine Flecken hat.
- Gläser und Besteck nachpolieren, wenn Wasserflecken drauf sind.
- Gläser und Teller dürfen nicht angeschlagen sein.
- Gläser, Tassen, Besteck immer auf einem Tablett transportieren, nicht in der Hand z. B. zum Tisch tragen.
- Fruchtsäfte nicht eiskalt servieren, das bekommt oft dem Magen nicht. Ca. eine Stunde vor dem Service aus dem Kühlschrank nehmen oder etwas heißes Wasser dazu gießen.
- Wenn der Frühstückstisch schon am Abend gedeckt wird, Tassen umgekehrt hinstellen, damit kein Staub oder Schmutz hinein gerät. Das Geschirr erst am Morgen umdrehen.
- Wenn etwas runter fällt, z. B. Besteck oder die Serviette, neue Utensilien holen.

Tisch abräumen

Teller und Besteck dürfen abgeräumt werden, wenn die Klienten fertig gegessen haben. Zuerst erkundigt man sich, ob sie satt sind; wenn ja, fragt man, ob man abräumen darf; erst abräumen, wenn alle fertig sind.

- Zuerst Teller und Besteck entfernen, dann Schüsseln abräumen.
- Ein Teller vorne auf die Finger nehmen, den zweiten auf den Unterarm legen. Abfälle und Besteck von jedem Teller auf den vorderen Teller (auf den Fingern) schieben, die leeren Teller auf dem Unterarm stapeln, an den dafür vorgesehenen Ort (Küche, Servierwagen usw.) bringen.
- Essensreste, Abfall in die dafür vorgesehenen Behälter entsorgen.
- Geschirr / Gläser nach Art, Größe zusammenstellen.
- Besteck in eine Schale mit Wasser stellen.
- Wassergläser erst nach dem Weggehen des Gastes abräumen, Weingläser können vorher weggenommen werden.
- Tisch fertig abräumen, Menagen usw. reinigen, Servietten oder Tischtücher in den Abfall oder in die Wäsche geben.

Esssaal aufräumen

- Ggfs. Tischsets reinigen und wegräumen, Tische reinigen, Stühle auf den Tisch (mit der Sitzfläche nach unten) stellen.
- Böden fegen oder aufwischen.
- Tisch (am Abend) evtl. für das Frühstück eindecken.
- Zimmer aufräumen, lüften.
- Tische und Stühle so hinstellen, wie sie gebraucht werden.

Klienten helfen mit

Den Speiseraum vorbereiten, den Tisch decken und abräumen sind Arbeiten, die gut mit den Klientinnen und Klienten zusammen erledigt werden können.

Überlegen Sie, wer von den Klientinnen und Klienten diese Arbeit gern machen würde. Besprechen Sie die Arbeit mit Ihrer Helferin/Ihrem Helfer, planen sie zusammen den Ablauf, leiten Sie Ihre Helferin/Ihren Helfer nötigenfalls genau an (s. Kapitel 2.5).

Quellen

Schlieper, Cornelia A.: Lernfeld Hauswirtschaft
Tiptopf: Interkantonales Lehrmittel für den Hauswirtschaftsunterricht
Haushalt mit Pfiff, Lehrmittelverlag des Kantons Zürich, Zürich 2003

Lebensmittelhygiene

Der Codex Alimentarius (internationale «Lebensmittelgesetzgebung») definiert den Begriff Lebensmittelhygiene wie folgt:

«Unter Lebensmittelhygiene versteht man die zur Gewinnung, Verarbeitung, Lagerung und Verteilung der Lebensmittel erforderlichen Voraussetzungen und Maßnahmen, um genusstaugliche, gesundheitsunbedenkliche und zum Verzehr durch Menschen geeignete Erzeugnisse zu erhalten.»

Lebensmittelhygiene umfasst demzufolge alle Maßnahmen, die eine Verunreinigung von Lebensmitteln verhindern. Verunreinigungen von Lebensmitteln können 3 Gefahrengruppen zugeteilt werden:

Chemische Gefahren (chemische Stoffe wie Zusatz-, Fremd- oder Inhaltsstoffe)
Physikalische Gefahren (Einwirkung von Kräften, z. B. Kirschensteine, Glassplitter, Sand)
Biologische Gefahren (Lebewesen wie Insekten, Nager oder hauptsächlich Mikroorganismen, z. B. Salmonellen).

Diese drei Gefahrengruppen müssen im Rahmen der **Selbstkontrolle** im **Konzept HACCP** (Hazard Analysis and Critical Control Points/Gefahrenanalyse kritischer Kontrollpunkte) durch jeden Betrieb überprüft werden und zwar auf allen Stufen der Zubereitung, Verarbeitung, Lagerung und Verteilung.

«Im Alltag sind die biologischen Gefahren die wichtigste Gruppe von Verunreinigungsmöglichkeiten und stellen das weitaus größte Gefährdungspotential für die Gesundheit dar.»
(Quelle: Dienststelle Lebensmittelkontrolle und Verbraucherschutz, Luzern 2009)

Küchenhygiene

Grundregeln

- Küche und Arbeitsplatz sauber halten.
- Oberflächen, auf welchen Lebensmittel verarbeitet werden, gründlich reinigen, nachspülen und trocknen.
- Abfall fortlaufend wegräumen, schmutziges Geschirr zusammenstellen.
- Nie dieselben Utensilien für das Hantieren mit gekochten und rohen Lebensmitteln brauchen (Schneidbretter, Messer).
- Wenn im Privathaushalt z. B. nur ein Schneidbrett vorhanden ist, es zuerst für pflanzliche und dann erst für tierische Lebensmittel gebrauchen. (Salat z. B. nicht auf dem Brett schneiden, auf dem vorher das Geflügel geschnitten wurde.)
- Handtücher, Geschirrtücher und Abwaschlappen regelmäßig (nach Vorschrift des Betriebs) wechseln; wenn sie feucht sind, können sich Mikroorganismen sehr gut vermehren (feucht, warm, guter Nährboden, dunkel); schmutzige Tücher/Lappen bei mindestens 60 °C waschen.
- Speisen probieren: Immer einen neuen, sauberen Löffel oder z. B. eine Untertasse verwenden, nicht mit den Fingern probieren.
- Nach Berühren von rohem Fleisch (z. B. Geflügel) Hände gründlich waschen und Waschbecken gut ausspülen; Geflügelfleisch kann Salmonellen enthalten, die erst beim Braten oder Kochen (> 60 °C) abgetötet werden.
- Ggfs. Fleischsaft mit Haushaltspapier aufwischen.
- Rohes Fleisch, z. B. Hackfleisch nach der Entnahme aus dem Kühlschrank sofort verarbeiten; wenn es warm wird, vermehren sich Mikroorganismen um ein Vielfaches.
- Speisen zudecken und kühl aufbewahren.

Lebensmittelsicherheit in Stationsoffices

Das Gesundheitsamt (Lebensmittelkontrolle) des Kantons Solothurn hat 2009 das folgende Merkblatt herausgegeben (s. S. 422)

Auftauen von Gefriergut

Man kann Lebensmittel bei Raumtemperatur, im Kühlschrank, im Backofen oder im Mikrowellengerät auftauen.
An- oder aufgedaute Nahrungsmittel sollen sofort gebraucht und dürfen nicht wieder eingefroren werden, außer man kocht sie vorher. D. h., wenn wir z. B. gefrorenes rohes Hackfleisch auftauen und Spaghettisauce mit Hackfleisch zubereiten, darf die fertig gekochte Spaghettisauce wieder eingefroren werden.

Aufbewahren von Speisen

«**Grundsätzlich gelten Temperaturen von über 60 °C und unter 6 °C als sicher.** Also: Gekochte Speisen bis zum Genuss bei über 60 °C warm halten und Essensreste so schnell wie möglich auf unter 6 °C abkühlen.»
(www.bag.admin.ch)

KANTON solothurn

Gesundheitsamt
Lebensmittelkontrolle

Werkhofstrasse 5
4509 Solothurn
Telefon 032 627 24 03
Telefax 032 627 24 29
klso@ddi.so.ch

Lebensmittelsicherheit in Stationsoffices von Spitälern und Heimen

März 2009/UR

Betriebsbezogene Verantwortlichkeiten

Die Verantwortlichkeiten auf der Station sind wie folgt geregelt:

Warmhaltung oder Abkühlung der Menükomponenten ____________________

Essensausgabe / Abräumen der Speisen und des Geschirrs ____________________

Reinigung des Offices, der Kühl- und Tiefkühlschränke ____________________

Selbstkontrolle Lebensmittellagerung (Daten, Temperaturen) ____________________

Grundsatz

Vorproduzierte, warme oder kalte Menükomponenten sind für den unmittelbaren Verzehr bestimmt.

Vorgehen

Können die von der Küche angelieferten Menükomponenten nicht sofort nach der Anlieferung verzehrt werden (z.B. bei Abwesenheit des Bewohners/Patienten) ist Folgendes zu beachten:

a) Kalte Speisen

Die Lebensmittel sind abzudecken, mit Datum und Name des Empfängers zu beschriften und umgehend in den Kühlschrank zu stellen (nicht bei Raumtemperatur stehen lassen). Alle selbst datierten Speisen müssen gleichentags konsumiert werden. Tagesprodukte, die nicht verzehrt wurden, sind spätestens am Folgetag zu entsorgen (z.B. via Rücktransport in die Abwaschküche).

b) Warme Speisen

Die Speisen dürfen nach der Anlieferung innert drei Stunden nochmals erhitzt werden. Anschliessend sind sie zu verzehren. Mittagessen dürfen nicht als Abendessen abgegeben werden.

Restenbehandlung

Von den Bewohnern/Patienten nicht oder teilweise verzehrte Speisen sind zu entsorgen (z.B. via Abwaschküche).

Qualitätssicherung

In jeder Kühl- und Tiefkühleinheit befinden sich Kontrollthermometer. Die Temperaturen sind von der verantwortlichen Person zu kontrollieren und mindestens zwei Mal wöchentlich im Kontrollblatt festzuhalten. Falls die Höchsttemperatur von 5 °C überschritten wird, müssen Korrekturmassnahmen ergriffen werden. Die Durchführung der Datenkontrolle und der Reinigungsarbeiten (Kühl- und Tiefkühleinheiten) müssen auf dem Kontrollblatt visiert werden.

Geschirr aus Isolation bei spitalhygienischer Indikation

Die Essenstabletts aus solchen Patientenzimmern müssen direkt in die Abwaschküche retourniert werden. Es dürfen keine Esswaren von isolierten Patienten auf der Abteilung gelagert werden.

Geschirr von Patienten aus protektiver Isolation (relevant für Spitäler)

Zum Schutze des Patienten dürfen die Abdeckfolien von kalten Speisen oder die Warmhalteclochen keinesfalls entfernt werden!

Abbildung 3.2: Merkblatt Lebensmittelsicherheit in Stationsoffices — Gesundheitsamt Kanton Solothurn 2005

Persönliche Hygiene

- Saubere Arbeitskleidung und rutschfeste, saubere Schuhe tragen.
- Den Schmuck ablegen, vor allem Fingerringe und Uhren (darunter können sich Bakterien und andere Mikroorganismen ansammeln).
- Lange Haare zusammen binden, während der Arbeit in der Küche nicht in die Haare fassen (auch da befinden sich Mikroorganismen).
- Fingernägel sauber und möglichst kurz halten.
- Vor Arbeitsbeginn die Hände mit warmem Wasser und Seife gründlich waschen und mit einem sauberen Tuch bzw. einem Papier-Handtuch trocknen, ebenso nach Niesen, Nase putzen oder Husten und nach dem Gang zur Toilette.
- Hände z. B. unmittelbar nach dem Berühren von Fleisch oder Fisch gut waschen und trocknen.
- Offene Wunden an den Händen (z. B. mit einem Pflaster oder einem Fingerling) sauber abdecken, evtl. Handschuhe tragen.
- Bei Krankheiten (z. B. Durchfallserkrankungen) möglichst nicht in der Küche arbeiten, wenn doch, die persönliche Hygiene ganz speziell beachten, um das Übertragen von Krankheitserregern zu vermeiden.
- Nicht in die Speisen husten, niesen; beim Husten werden Mikroorganismen übertragen.
- Bei Husten Mundschutz tragen.

Quellen

Dienststelle Lebensmittelkontrolle und Verbraucherschutz, Meyerstrasse 20, Postfach, 6002 Luzern
Bundesamt für Gesundheit, www.bag.admin.ch: Grundregeln zum hygienischen Umgang mit Lebensmitteln im Privathaushalt, Bern 2004
Schlieper, Cornelia A.: Lernfeld Hauswirtschaft

Lagerung von Lebensmitteln

Damit die Lebensmittel vom Einkauf bis zum Verbrauch gut erhalten bleiben, müssen sie richtig gelagert werden.

Bedingungen zum richtigen Lagern sind

- Lagertemperatur
- Luftfeuchtigkeit
- hygienische Anforderungen

Die **Lagertemperatur** ist besonders wichtig bei leicht verderblichen Lebensmitteln. Zu hohe oder zu niedrige Temperaturen können den Lebensmitteln schaden. Bei zu hohen Temperaturen können sich Keime stark vermehren, bei zu niedrigen Temperaturen kann z. B. Obst Schaden nehmen.
Wenn die **Luftfeuchtigkeit** zu hoch ist, können bestimmte Lebensmittel schimmeln (z. B. Kartoffeln, Brot).
Wenn Lagerräume den **hygienischen Anforderungen** nicht entsprechen, z. B. Essensreste herumliegen, kann Ungeziefer angezogen werden.

Lagerungsorte

Tabelle 3.3: Lagerungsorte

Ort	geeignet für	zu beachten
Küchenschrank	Nahrungsmittel, die man jeden Tag braucht: Teigwaren, Reis, Zucker, Mehl, Konservendosen, Gewürze usw.	⏩ Angebrochene Packungen gut verschließen, damit der Inhalt nicht feucht und ungenießbar wird. ⏩ Neuere Packungen hinter die alten stellen, damit die alten zuerst aufgebraucht werden (first in, first out).
Vorratsschrank	die gleichen Nahrungsmittel wie oben, als Reserve	
Kellerräume	Kartoffeln, Gemüse und Früchte (z. B. Äpfel)	⏩ Raum abdunkeln und gut belüften. ⏩ Obst und Gemüse getrennt lagern, damit sie nicht Gerüche voneinander annehmen.
Kühlschrank	verderbliche Produkte (s. Tab. 3.4)	
Kühlräume	Fleisch (+2 °C) , Gemüse +6 – +8 °C), Milch +2 – +4 °C), Fisch (0 °C, zwischen Eis).	⏩ Größere Mengen Lebensmittel, die gekühlt, aber nicht eingefroren werden müssen, werden da bis zum Verbrauch gelagert.
Kühlfach	gefrorene Produkte, Herstellung von Eiswürfeln	⏩ Nicht überfüllen, damit die Temperatur nicht ansteigt. ⏩ Nur kalte Produkte hineinstellen, damit der Raum nicht aufgewärmt wird. ⏩ Aus dem gleichen Grund Tür nur kurz öffnen. ⏩ Fach regelmäßig abtauen.
Tiefkühlschrank, -truhe	Gefrorene Produkte	⏩ Nach Vorschrift kontrollieren, reinigen, abtauen. ⏩ Tür nur kurz öffnen, damit es nicht erwärmt. ⏩ Nur abgekühlte bzw. gefrorene Produkte in den Tiefkühlschrank stellen/legen.

Lagerräume/-schränke

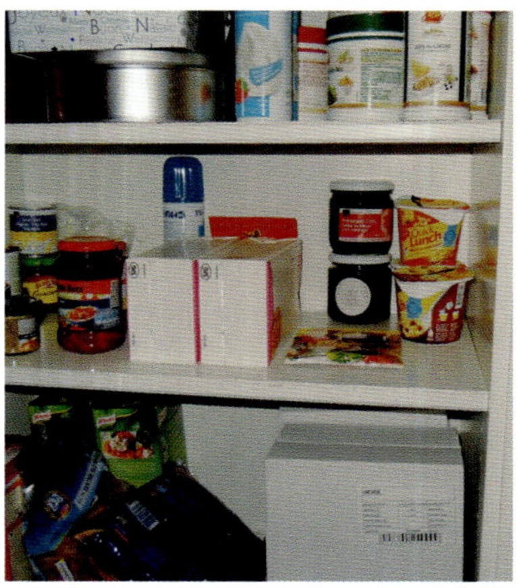

Abbildung 3.3: Vorratsschrank

Zuhause werden die Lebensmittel in der Regel in Schränken in der Wohnung oder im Keller gelagert. In größeren Betrieben braucht es verschiedene Lagerräume, weil größere Mengen an Lebensmitteln mit unterschiedlichen Lagerbedingungen gehalten werden müssen.

Lagerung von Lebensmitteln im Kühlschrank

- Lebensmittel schnellstmöglich, gut zugedeckt, bzw. verpackt, in den Kühlschrank bringen.
- Keine warmen Speisen in den Kühlschrank legen.
- Damit die Luft gut zirkulieren kann, besteht ein Abstand zwischen den Abstellflächen und der hinteren Kühlschrankwand, deshalb: Die Lebensmittel nicht direkt an die Rückwand des Kühlraums legen.

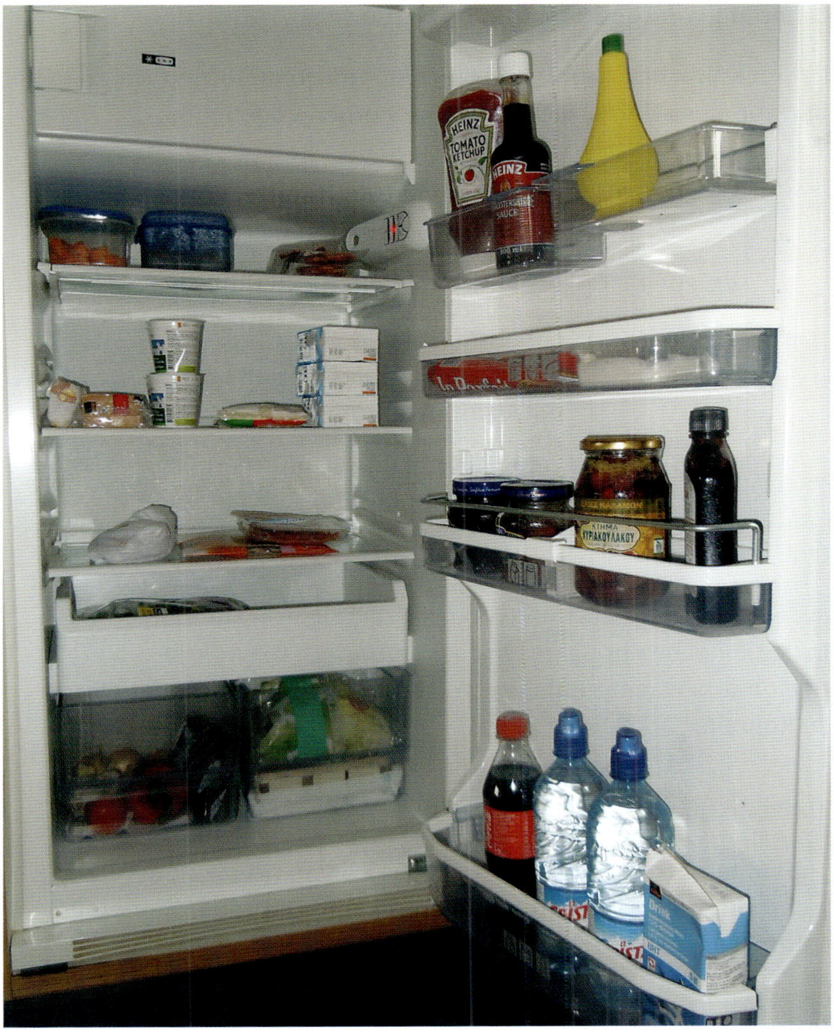

Abbildung 3.4: Richtig eingeräumter Kühlschrank

Tabelle 3.4: Lagerung von Lebensmitteln im Kühlschrank

Ort	geeignet für	zu beachten
Hauptfach, oben	geringe Kühlleistung: +5 °C – +8 °C	Käse, Speisereste, Kuchen
Mitte	mittlere Kühlleistung: +4 °C	Milch, Milchprodukte, Patisserie,
über dem Gemüsefach (Glasplatte)	hohe Kühlleistung: 0 °C – +2 °C (am kältesten)	Fleisch, Wurst, Fisch, Lebensmittel mit dem Hinweis «Gekühlt aufbewahren»
Obst- und Gemüsefach (Schubladen)	+8 °C – +10 °C	1 Schublade Gemüse, 1 Schublade Früchte
Tür: oberes Aufbewahrungsfach	zwischen +10 °C und +12 °C	Butter, Käse, Eier
Ablagefächer Mitte		Konfitüre, Mayonnaise, Saucen
Flaschenfach		Getränke

(vgl. © 2008 Schweizerische Gesellschaft für Ernährung SGE)

Lagerung von Lebensmitteln im Gefrierfach

Es gibt Kühlschränke mit und ohne integriertem Gefrierfach. Die Temperatur eines Gefrierfaches wird in Sternen angegeben:

*	bis zu -6 °C	Eingefrorene Lebensmittel können bis zu 3 Tagen frisch gehalten werden.
**	bis zu -12 °C	Lebensmittel halten sich bis zu einem Monat.
***	ab -18 °C	Lebensmittel wie Wurst, fertige Speisen und Backwaren lassen sich gefroren bis zu 6 Monate aufbewahren.
****	weit unter -18 °C	Lebensmittel wie Gemüse und Obst können bis zu einem Jahr aufbewahrt werden.

(vgl. ebda)

In der Bedienungsanleitung von Kühlschränken und Gefriergeräten wird in der Regel beschrieben, welches Sternefach für welche Lebensmittel geeignet bzw. empfehlenswert ist, um diese unbeschadet einfrieren zu können.

Tiefkühlschrank, -truhe

Tiefkühlgeräte so hinstellen, dass das Kühlaggregat an der Rückseite frei steht, damit die Luft zirkulieren kann. Die Lagertemperatur beträgt -18 bis -25 °C.

Lagerungsdauer von tiefgekühlten Lebensmitteln

Brot, Fisch, Speisereste	1–3 Monate
Kalbfleisch, Enten, Gänse, Patisserie, fettes Schweinefleisch	4–6 Monate
mageres Schweinefleisch, Lammfleisch, Obst, Gemüse	6–8 Monate
Beeren, Hühner (Poulets), Rindfleisch	10–12 Monate
Brot, Fisch, Speisereste	1–3 Monate
Fertigprodukte	gemäß Aufdruck

Quellen

Schlieper, Cornelia A.: Lernfeld Hauswirtschaft

© Schweizerische Gesellschaft für Ernährung SGE: Hygienischer Umgang mit Lebensmitteln, Bern 2008, Internet: www.sge-ssn.ch

Bauknecht, Gebrauchsanweisung Kühlschrank

Ökologischer Umgang mit Abfall

Der Ausdruck «Abfall» bezeichnet: «…jeden Stoff oder Gegenstand, dessen sich sein Besitzer entledigt, entledigen will oder entledigen muss.» (Umweltschutzgesetz, USG)

Praktisch alles, was wir brauchen und gebraucht haben, landet irgendwann im Abfall. Bis vor ca. 200 Jahren haben die Menschen ihre Abfälle einfach auf die Straße geworfen. Dort gammelten sie vor sich hin und dienten als Nahrungsmittel für Ratten, Mäuse und viel anderes Ungeziefer und als Quelle für Infektionskrankheiten wie Typhus und Cholera. Später hat man außerhalb von Dörfern Flächen bestimmt, wo der Abfall gelagert werden konnte, die sogenannten Mülldeponien. Wenn die voll waren, wurden sie zugeschüttet. Sie bereiten uns heute noch Probleme, weil man auch schädliche und sogar giftige Stoffe mit vergraben hat. Das belastet den Boden und die Umwelt; es ist sehr kompliziert und kostspielig, diese Deponien zu sanieren.

Entsorgungsverfahren: Kehrichtverbrennungsanlagen (KVA)

Heute verursacht die Abfallentsorgung nur noch eine geringe Umweltbelastung. Einerseits achtet man schon bei der Produktion von Nutzgütern und deren Verpackung darauf, dass sie später recycelt und die Reste umweltgerecht vernichtet, z. B. verbrannt werden können. Andererseits kann die Wärme, die beim Verbrennen entsteht, zur Herstellung von elektrischem Strom verwendet werden.

«Seit dem 1. 1. 2000 müssen in der Schweiz sämtliche nicht verwerteten, brennbaren Abfälle in geeigneten Feuerungsanlagen verbrannt werden (Ablagerungsverbot). Mit der Inbetriebnahme der KVA Thun ab 2004 stehen in der Schweiz 3,29 Millionen Tonnen Verbrennungskapazität zur Verfügung. Dies reicht aus, um fortan gänzlich auf die Ablagerung brennbarer Abfälle zu verzichten.» (Bundesamt für Umwelt BAFU; www.bafu.admin.ch)
«Die Stromproduktion aller 28 schweizerischen KVA (Kehrichtverbrennungsanlagen) vermag den Strombedarf von immerhin rund 250 000 Haushaltungen zu decken. Mit der genutzten Wärme kann zudem jährlich der Import von etwa 215 000 Tonnen Erdölderivaten zur Wärmeerzeugung eingespart werden.» (ebda.)

Immer mehr Abfälle werden für die Verwertung getrennt gesammelt, während die Menge der verbrannten oder deponierten Abfälle abnimmt. Das Verbrennen von Abfällen im Freien ist, mit wenigen Ausnahmen, in der Schweiz verboten.

Sammeln und Trennen von Abfällen

Durch Sammeln und Trennen von Abfällen wird der Umweltverschmutzung entgegengewirkt. Gemeinden und viele größere Institutionen haben ihre eigenen Abfall-, bzw. Entsorgungskonzepte. Sie sammeln die Abfälle (Grüngut, Glas, Papier, Metalle, etc.) ein und entsorgen sie vorschriftsgemäß (s. Abb. 3.6 und 3.7).

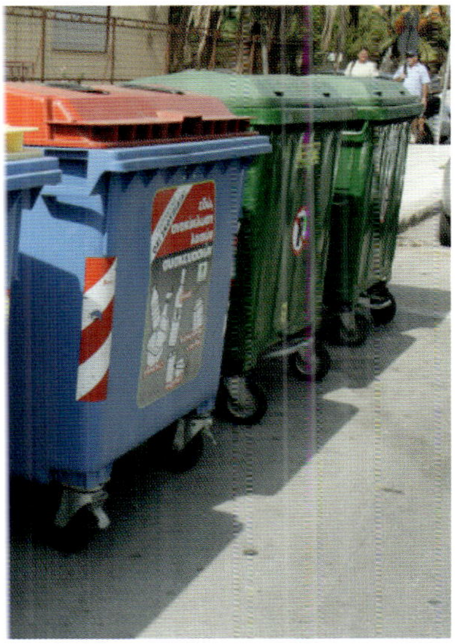

Abbildung 3.5: Müllcontainer für die Abfalltrennung

Auch Verkaufsstellen nehmen z. B. Batterien, elektrische und elektronische Geräte u. a. m. zurück, wenn diese ausgedient haben.

Totalabfälle in der Schweiz: 16567690 t = (2.13 t/Einw.)

Entsorgungskonzept Speisereste (APH Ischimatt, Langendorf)

- Als verwertbare Speisereste gelten Lebensmittel, die zu viel gekocht oder nach dem Servieren übrig geblieben sind.
- Diese Reste werden unverzüglich unter +5 °C abgekühlt, sauber verpackt und mit Datum versehen.
- Speisereste werden nur aufbewahrt, wenn ein Verbrauch in den nächsten 24 Stunden gewährleistet ist.
- Speisereste, die sich zum Einfrieren eignen, werden sofort fachgerecht verpackt und schnellstmöglich im Tiefkühlraum am richtigen Ort versorgt.
- Es werden nur absolut saubere und unbedenkliche Lebensmittel weiterverarbeitet, die nie die Küche verlassen haben.
- Speisereste und Getränke, die von Platten und Tellern oder von den Abteilungen zurückgegeben werden, sind der Biomasse zuzuführen. Dabei wird auf eine einwandfreie Qualität der Biomasse geachtet.
- Fleischreste oder Fleischabschnitte können bedenkenlos der Biomasse zugeführt werden.

Die Speiseresten werden durch die Firma

Tel.

abgeholt. Die Konzessionsbewilligung zur Entsorgung von Speiseresten ist vorhanden. (Eine Kopie der Bewilligung ist im Vertragsordner beim Vertrag abgelegt.)

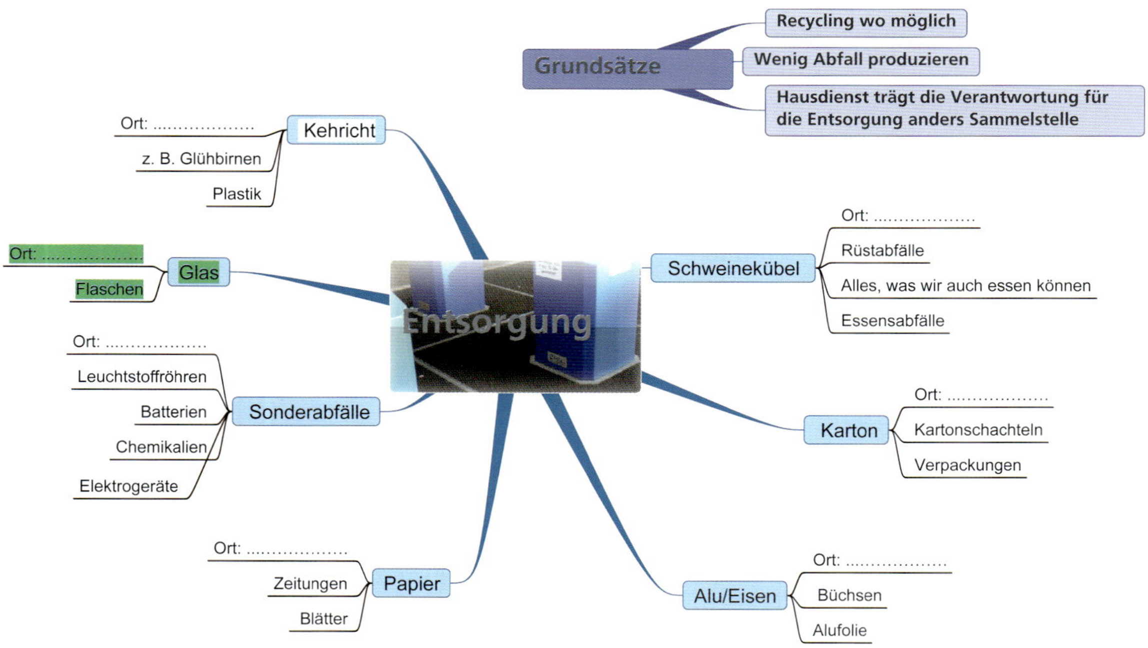

Abbildung 3.6: Entsorgungskonzept Forst, Solothurn

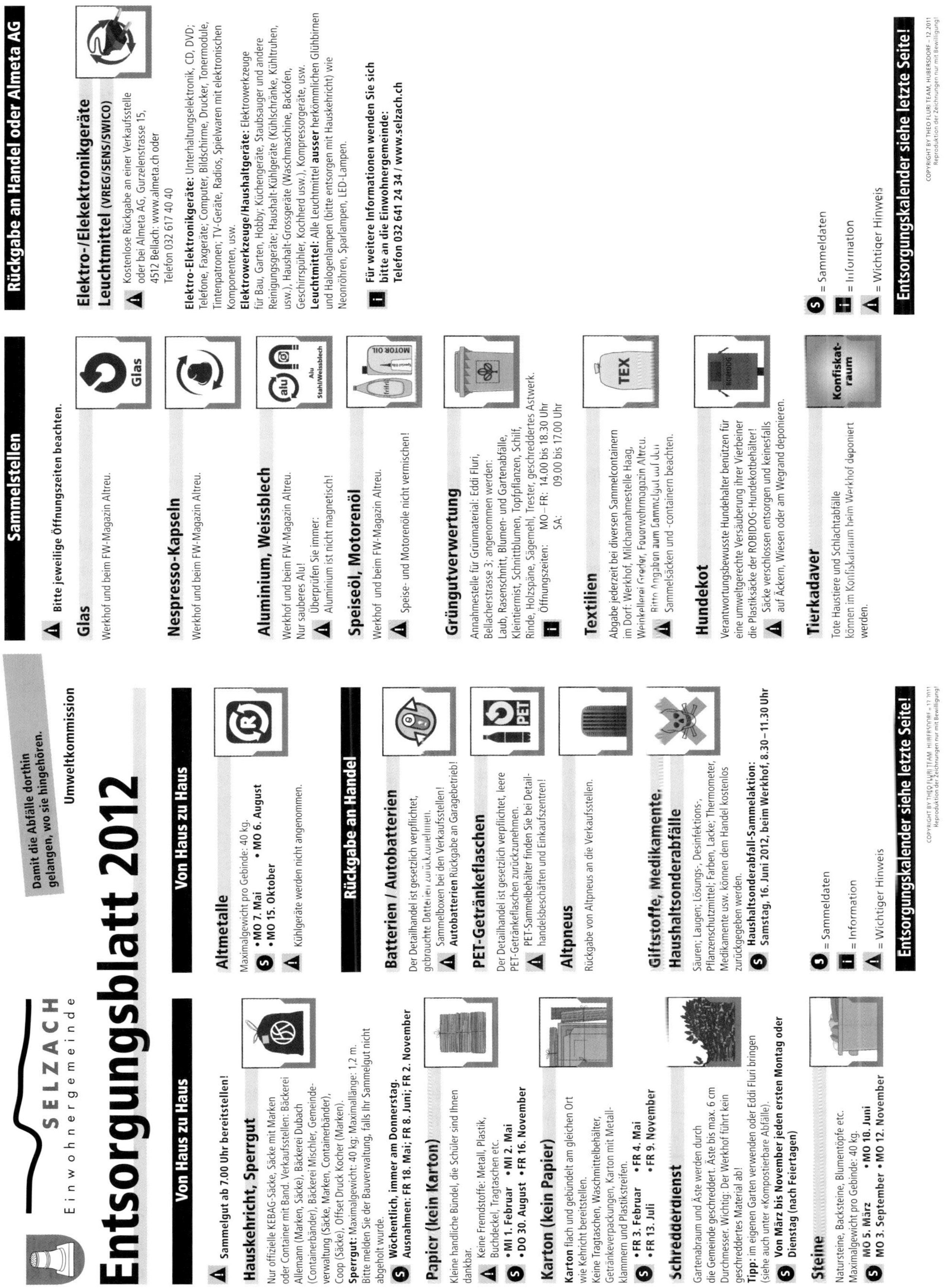

SELZACH
Einwohnergemeinde

Damit die Abfälle dorthin gelangen, wo sie hingehören.

Umweltkommission

Entsorgungsblatt 2012

Von Haus zu Haus

Sammelgut ab 7.00 Uhr bereitstellen!

Hauskehricht, Sperrgut

Nur offizielle KEBAG-Säcke, Säcke mit Marken oder Container mit Band. Verkaufsstellen: Bäckerei Allemann (Marken, Säcke), Bäckerei Dubach (Containerbänder), Bäckerei Mischler, Gemeindeverwaltung (Säcke, Marken, Containerbänder), Coop (Säcke), Offset Druck Kocher (Marken).
Sperrgut: Maximalgewicht: 40 kg; Maximallänge: 1,2 m. Bitte melden Sie der Bauverwaltung, falls Ihr Sammelgut nicht abgeholt wurde.
S **Wöchentlich, immer am Donnerstag. Ausnahmen: FR 18. Mai; FR 8. Juni; FR 2. November**

Papier (kein Karton)

Kleine handliche Bündel, die Schüler sind Ihnen dankbar.
Keine Fremdstoffe: Metall, Plastik, Buchdeckel, Tragtaschen etc.
S **• MI 1. Februar • MI 2. Mai • DO 30. August • FR 16. November**

Karton (kein Papier)

Karton flach und gebündelt am gleichen Ort wie Kehricht bereitstellen.
Keine Tragtaschen, Waschmittelbehälter, Getränkeverpackungen, Karton mit Metallklammern und Plastikstreifen.
S **• FR 3. Februar • FR 4. Mai • FR 13. Juli • FR 9. November**

Schredderdienst

Gartenabraum und Äste werden durch die Gemeinde geschreddert. Äste bis max. 6 cm Durchmesser. Wichtig: Der Werkhof führt kein geschreddertes Material ab!
Tipp: im eigenen Garten verwenden oder Eddi Fluri bringen (siehe auch unter «Kompostierbare Abfälle).
S **Von März bis November jeden ersten Montag oder Dienstag (nach Feiertagen)**

Steine

Natursteine, Backsteine, Blumentöpfe etc. Maximalgewicht pro Gebinde: 40 kg.
S **MO 5. März • MO 10. Juni MO 3. September • MO 12. November**

Von Haus zu Haus

Altmetalle

Maximalgewicht pro Gebinde: 40 kg.
S **• MO 7. Mai • MO 6. August • MO 15. Oktober**
Kühlgeräte werden nicht angenommen.

Rückgabe an Handel

Batterien / Autobatterien

Der Detailhandel ist gesetzlich verpflichtet, gebrauchte Batterien zurückzunehmen.
Sammelboxen bei den Verkaufsstellen! **Autobatterien** Rückgabe an Garagebetrieb!

PET-Getränkeflaschen

Der Detailhandel ist gesetzlich verpflichtet, leere PET-Getränkeflaschen zurückzunehmen.
PET-Sammelbehälter finden Sie bei Detailhandelsbeschäften und Einkaufszentren!

Altpneus

Rückgabe von Altpneus an die Verkaufsstellen.

Giftstoffe, Medikamente, Haushaltsonderabfälle

Säuren; Laugen; Lösungs-, Desinfektions-, Pflanzenschutzmittel; Farben, Lacke; Thermometer, Medikamente usw. können dem Handel kostenlos zurückgegeben werden.
S **Haushaltsonderabfall-Sammelaktion: Samstag, 16. Juni 2012, beim Werkhof, 8.30–11.30 Uhr**

S = Sammeldaten
i = Information
! = Wichtiger Hinweis

Entsorgungskalender siehe letzte Seite!

COPYRIGHT BY THEO FLURI TEAM, HUBERSDORF – 12.2011
Reproduktion der Zeichnungen nur mit Bewilligung!

Sammelstellen

Bitte jeweilige Öffnungszeiten beachten.

Glas

Werkhof und beim FW-Magazin Altreu.

Nespresso-Kapseln

Werkhof und beim FW-Magazin Altreu.

Aluminium, Weissblech

Werkhof und beim FW-Magazin Altreu.
Nur sauberes Alu!
Überprüfen Sie immer: Aluminium ist nicht magnetisch!

Speiseöl, Motorenöl

Werkhof und beim FW-Magazin Altreu.
Speise- und Motorenöle nicht vermischen!

Grüngutverwertung

Annahmestelle für Grünmaterial: Eddi Fluri, Bellacherstrasse 3; angenommen werden: Laub, Rasenschnitt, Blumen- und Gartenabfälle, Kleintiermist, Schnittblumen, Topfpflanzen, Schilf, Rinde, Holzspäne, Sägemehl, Trester, geschreddertes Astwerk.
i Öffnungszeiten: MO – FR: 14.00 bis 18.30 Uhr; SA: 09.00 bis 17.00 Uhr

Textilien

Abgabe jederzeit bei diversen Sammelcontainern im Dorf: Werkhof, Milchannahmestelle Haag, Weinkellerei Greder, Feuerwehrmagazin Altreu.
Bitte Angaben zum Sammelgut auf den Sammelsäcken und -containern beachten.

Hundekot

Verantwortungsbewusste Hundehalter benützen für eine umweltgerechte Versäuberung ihrer Vierbeiner die Plastiksäcke der ROBIDOG-Hundekotbehälter!
Säcke verschlossen entsorgen und keinesfalls auf Äckern, Wiesen oder am Wegrand deponieren.

Tierkadaver

Tote Haustiere und Schlachtabfälle können im Konfiskatraum beim Werkhof deponiert werden.

Rückgabe an Handel oder Almeta AG

Elektro-/Elekektronikgeräte Leuchtmittel (VREG/SENS/SWICO)

Kostenlose Rückgabe an einer Verkaufsstelle oder bei Almeta AG, Gurzelenstrasse 15, 4512 Bellach: www.almeta.ch oder Telefon 032 617 40 40

Elektro-Elektronikgeräte: Unterhaltungselektronik, CD, DVD; Telefone, Faxgeräte; Computer, Bildschirme, Drucker, Tonermodule, Tintenpatronen; TV-Geräte, Radios, Spielwaren mit elektronischen Komponenten, usw.
Elektrowerkzeuge/Haushaltgeräte: Elektrowerkzeuge für Bau, Garten, Hobby; Küchengeräte, Staubsauger und andere Reinigungsgeräte; Haushalt-Kühlgeräte (Kühlschränke, Kühltruhen, usw.), Haushalt-Grossgeräte (Waschmaschine, Backofen, Geschirrspühler, Kochherd usw.), Kompressorgeräte, usw.
Leuchtmittel: Alle Leuchtmittel **ausser** herkömmlichen Glühbirnen und Halogenlampen (bitte entsorgen mit Hauskehricht) wie Neonröhren, Sparlampen, LED-Lampen.

i **Für weitere Informationen wenden Sie sich bitte an die Einwohnergemeinde: Telefon 032 641 24 34 / www.selzach.ch**

S = Sammeldaten
i = Information
! = Wichtiger Hinweis

Entsorgungskalender siehe letzte Seite!

COPYRIGHT BY THEO FLURI TEAM, HUBERSDORF – 12.2011
Reproduktion der Zeichnungen nur mit Bewilligung!

Abbildung 3.7: Das Abfall-Entsorgungsblatt wird allen Haushalten in der Gemeinde zugestellt. Hier das von Selzach SO für das Jahr 2012.

Abfall reduzieren

Jeder kann seinen Beitrag leisten, um Abfälle zu vermeiden:

- Keine Wegwerfprodukte kaufen, sondern solche, die lange halten (z. B. anstelle von Plastikgeschirr Geschirr aus Keramik).
- Produkte einkaufen, die man ggfs. reparieren kann.
- Küchen- und Gartenabfälle kompostieren oder in die Grünabfuhr geben.
- Große, nutzlose Verpackungen im Geschäft zurücklassen.
- Sondermüll wie Glasflaschen, Blechdosen, Aludosen, Batterien, Farben usw. nicht in den Abfallsack werfen, sondern gesondert entsorgen, bzw. zu den Verkaufsstellen zurückbringen.

Menübestellsystem

In größeren Häusern werden die Mahlzeiten in der Regel elektronisch bestellt. Es gibt auch Programme, die die Klienten selbst bedienen können, d. h. sie können Ihr Essen selbst bestellen. In kleineren Häusern wird oft mit von Hand beschriebenen Menükarten bestellt.

Essen bestellen

- Die Küche braucht Angaben über:
- Namen, Abteilung, Zimmernummer der Klienten
- Das gewählte Menü, entweder normal oder Diätform
- Die Größe der Portion (i. d. Regel eine ganze oder eine halbe)
- Besondere Wünsche: z. B. kein Fisch, Fleisch püriert, Zwischenmahlzeiten

Betriebsabläufe

Damit ein Spital/Pflegeheim funktionieren kann, braucht es folgende Abteilungen: Pflegedienst, Heim-/Spitalleitung, Hauswirtschaft, Hausdienst, Küche, Wäscherei, Administration (Personaldienst, Buchhaltung usw.), Gärtnerei, u. a. m.

Jeder Bereich hat seine genau definierten Aufträge; die Bestandteile und Abläufe jedes einzelnen Auftrags müssen schriftlich festgehalten sein. Damit man sich schnell orientieren kann, wird der Ablauf kurz und übersichtlich aufgeschrieben (Abb. 3.8). Wenn man mehr Informationen braucht, kann man die Erklärungen dazu lesen (Tab. 3.5).

Beispiel eines «Betriebsablauf Küche»

Tabelle 3.5: «Betriebsablauf Küche», ausführliche Version (Forst, Solothurn)

	Vorgang	Gefahren (CCP)
Bestellung	Warenbestellung nach Wochenplan und Gebrauch 2x wöchentlich Qualitätsansprüche unsererseits werden dem Lieferanten mitgeteilt (Keine billigen, verdorbenen Produkte oder größere Quantitäten wegen Aktionen, minimaler Lagerbestand)	
Warenannahme	Ware wird vom Lieferanten an dafür bestimmtem Ort deponiert (Kühlkette / Tiefkühler etc.) Danach wird sie von uns kontrolliert nach CCP und sobald wie möglich von den verantwortlichen Personen richtig in Regale eingeräumt. (Alte Ware vorn, neue Ware hinten.)	Temperatur Verpackung Datum Sensorik (Sichtkontrolle)
Hauptlager	**Tiefkühler** Fleischprodukte in Originalverpackung linke Seite Gemüse, Teigwaren und Kartoffeln in Originalverpackung rechte Seite Grüne Kisten: selbst hergestellte und abgepackte Ware **Kühler** Frischgemüse und Früchte rechte Seite Vorbereitete Speisen und Feshware sowie Milchprodukte linke Seite **Economat** Trockenprodukte, die ungekühlt gelagert werden. Nur Lebensmittel, Leergut, Mineralwasser, Weinkeller Leergut linke Seite, rechte Seite Mineralwasser, hinterer Raum Wein, nicht gekühlt **Materiallager** Reinigungsprodukte, Porzellan, Gläser und Besteck	Temperatur Bedeckt Beschriftet Bewirtschaftet
Produktion	**Kalte Küche** Salate, kalte Platten, Schälarbeiten **Warme Küche** Tagesmenü etc. **Patisserie** Tagesdessert, Dessert-Buffet etc.	Temperatur Zeit
Zwischenlager	**Tiefkühler** Ware verpackt mit Datum und Artikel-Name beschriftet in grüner Kiste **Kühler** Sauberes Geschirr abgedeckt mit Datum und Artikel-Name beschriftet **Economat** Gut verschlossen, wenn möglich vakuumverpackt	Temperatur Bedeckt Beschriftet Bewirtschaftet
Service		
Entsorgung	**Container** Abfallkübel von Küche, Office, Economat, Keller, werden täglich in Abfallcontainer außerhalb der Küche entsorgt. **Schweinefutter** Wird in spezielle blaue Plastikkübel außerhalb der Küche gebracht, die von Frau Lehmann (konzessionierte Abnehmerin für Schweinefutter) Dienstag und Freitag geholt werden. **Karton** Wird getrennt außerhalb des Hauses gelagert.	

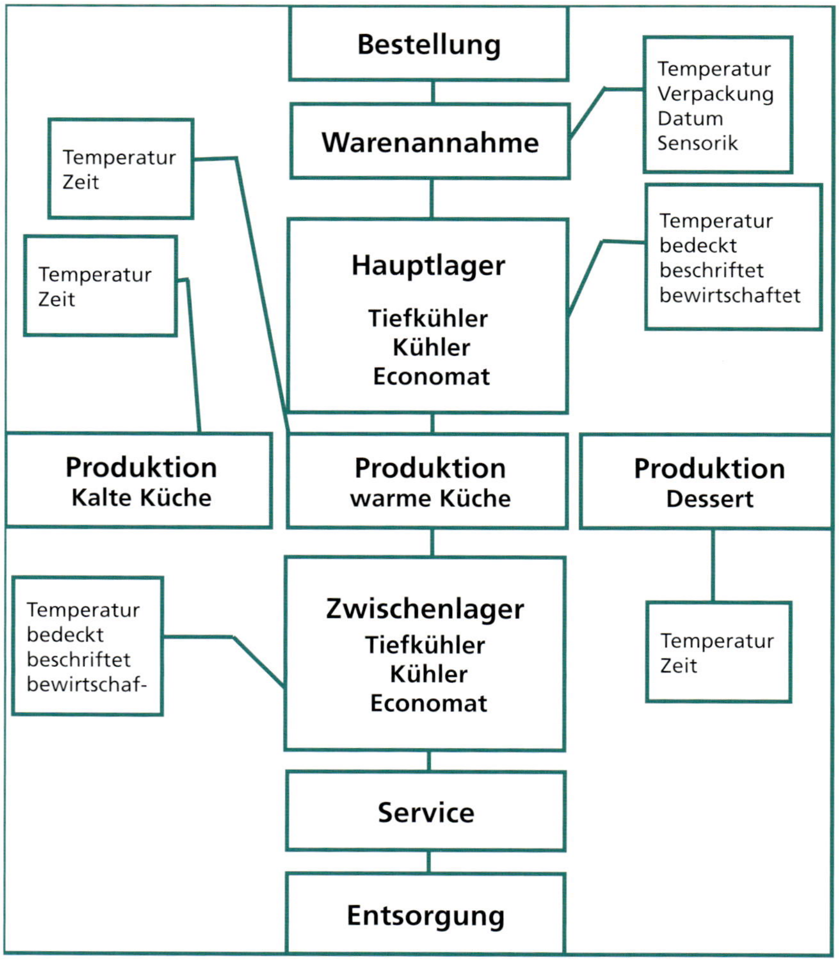

Abbildung 3.8: «Betriebsablauf Küche», Kurzversion (Forst, Solothurn)

Quellen

Entsorgungskonzepte: Alters- u. Pflegeheim Ischimatt, Langendorf und Demenz-Pflegezentrum Forst, Solothurn

Betriebsabläufe: Demenz-Pflegezentrum Forst, Solothurn

Entsorgungsblatt: Gemeinde Selzach, SO und Theo Fluri Team, Hubersdorf

Bundesamt für Umwelt BAFU

Unterstützt Klientinnen und Klienten bei der Pflege von Wohnbereich, Pflanzen und Tieren

3.2

Typische Situation

Esther Kasic, Assistentin Gesundheit und Soziales EBA, unterstützt Herrn Hugentobler bei der wöchentlichen Pflege seiner Zweizimmerwohnung. Er hat einen längeren Spitalaufenthalt hinter sich und kann seinen Lebensalltag noch nicht alleine bewältigen.
Herr Hugentobler stellt die Geräte, die Reinigungs- und Pflegemittel bereit. Er öffnet die Fenster für eine intensive Lüftung. Esther Kasic gießt die Pflanzen und bündelt die gelesenen Zeitungen im Wohnzimmer. Herr Hugentobler säubert den Käfig seines Kanarienvogels Maxli und sorgt für frisches Wasser, Schnabelwetzstein und Futter.
Esther Kasic staubsaugt die Räume und achtet auch auf allfällige Spinnweben. Im Schlaf-, Wohn- und Essbereich staubt sie ab.
In den Nasszellen reinigt Esther Kasic das Handwaschbecken, die Badewanne, die Duschkabine und die WC-Schüssel. Herr Hugentobler wirft die gebrauchte Wäsche in den Wäschekorb, wechselt Hand- und Badetücher aus und kontrolliert den Klopapiervorrat. Den Badezimmerboden nimmt Esther Kasic feucht auf.
Gemeinsam räumen sie in der Küche das gebrauchte Geschirr in die Abwaschmaschine. Esther Kasic reinigt Kochplatten und Dampfabzug, den Abwaschtrog und die Ablageflächen. Herr Hugentobler bringt neue Küchenwäsche herbei. Den Küchenboden nimmt Esther Kasic feucht auf.
Zum Abschluss räumen sie zusammen die Reinigungsutensilien weg und schließen die Fenster.

Situationskreis

Alle hauswirtschaftlichen Grundkompetenzen im Klienten- bzw. Bewohnerbereich wie Aufräumen, Lüften, Abstauben, Staubsaugen, Reinigen von Nassraum und Küche, Pflegen und Gießen von Pflanzen, Pflegen von Haustieren

Berufskunde

- Reinigungsmittel und deren Einsatzbereiche
- Sicherer Umgang mit Chemikalien
- Reinigungsarten bei Wohnungen, Einrichtungen und Möbeln
- Bedienungsanleitungen
- Sicherheitsvorschriften/-maßnahmen
- Pflanzen im Wohnbereich
- Alltägliche Pflanzenpflege
- Aufbewahrungsrichtlinien
- Haltungsrichtlinien
- Tiere im Wohnbereich
- Verhaltensweisen zum Selbstschutz im Umgang mit fremden Tieren

ÜK

- Wendet die Reinigungsarten an
- Kennt die Reinigungsabläufe
- Führt die Pflanzenpflege durch

Fähigkeiten in der Praxis

- Bezieht die Klientinnen und Klienten ein
- Geht sorgfältig und ressourcenschonend mit Reinigungsmitteln um
- Bedient Geräte gemäß Bedienungsanleitung
- Wendet Maßnahmen zum eigenen und dem Unfallschutz anderer Personen an
- Pflegt die Pflanzen im Klientenhaushalt bzw. im Bewohnerbereich
- Füttert und pflegt in Ausnahmefällen die Haustiere der Klientinnen und Klienten
- Informiert sich über die Besonderheiten im Umgang mit den Haustieren der Klientinnen und Klienten

Der Wohnbereich

Der Wohnbereich bzw. die Wohnung ist der Bereich, in dem der Mensch zuhause ist; die meisten Menschen können ihre Wohnung einrichten, wie es ihnen gefällt. Damit sie sich wohl fühlen, pflegen sie die Wohnung und die Gegenstände, die sich darin befinden.

Die eigene Wohnung reinigt man in der Regel selbst. Klienten, die das nicht mehr oder nur noch teilweise tun können, werden dabei von externen Diensten wie z. B. der Spitex unterstützt.

Reinigung, Pflege, (Desinfektion)

Reinigen nennt man das mechanische Entfernen von Fremdstoffen und Keimen auf Materialien, Pflegen bedeutet das Einreiben einer schützenden Substanz auf die Oberfläche (Möbelpolitur, Schuhcreme).

In Spitälern und Pflegeheimen oder zuhause bei geschwächten oder kranken Klienten muss manchmal auch desinfiziert werden, um Keime möglichst abzutöten.

In Institutionen übernimmt der Hausdienst die Reinig ung der Räumlichkeiten. Es besteht ein **Hygienekonzept** (siehe S. 467), das alle Belange der Hygiene (persönliche Hygiene und Betriebshygiene, Nahrungsmittelhygiene), der Reinigung und Desinfektion genau regelt.

Reinigung und Pflege dienen der:

- Sauberkeit
- Hygiene (vernichten von Mikroorganismen wie Bakterien und Pilze)
- Gesundheit und dem Wohlbefinden der Klienten, Besucher und Mitarbeiter
- ästhetischen Verschönerung
- Werterhaltung der Materialien (z. B. Leder, Holz, Chromstahl)

Arbeitsplanung

Planen Sie jede Arbeit, damit Sie sie sachgerecht durchführen und das Resultat am Schluss gut überprüfen können.

Arbeitsgliederung

Jede anfallende Arbeit wird in die Schritte **Vorarbeit / Vorbereitung, Hauptarbeit** und **Nacharbeit** gegliedert.

Tabelle 3.4: Arbeitsgliederung

Vorarbeit / Vorbereitung	Hauptarbeit	Nacharbeit
Überlegen Sie sich: ■ Wann Sie die Arbeit am besten durchführen. ■ Mit wem Sie diesen Zeitpunkt evtl. absprechen müssen. ■ Wie viel Zeit Sie für die Arbeit brauchen. ■ Welches Arbeitsmaterial Sie brauchen. » Stellen Sie alle Materialien und Geräte bereit / richten Sie den Arbeitsplatz ein.	Führen Sie die geplante Arbeit aus: » Reinigen Sie von oben nach unten und von hinten nach vorne. » Arbeiten Sie rückenschonend. (Brauchen Sie Hilfsmittel wie: Leiter, Lift, Heber, Boy usw.)	» Überprüfen Sie das Resultat; schauen Sie anhand des Skripts oder mit Hilfe Ihrer Begleitperson, ob Sie die Arbeit nach Anweisung ausgeführt haben. » Reinigen und versorgen Sie Material und Geräte. » Räumen Sie Ihren Arbeitsplatz auf. » Füllen Sie fehlendes Material auf. » Tragen Sie Ihre Tätigkeit (nach Vorschrift Ihrer Abteilung) auf der Kontrollliste ein.

Reinigungsmittel

Das Hauptreinigungsmittel ist Wasser. Es wird in der Regel mit Zusatz von Reinigungsmitteln verwendet. Die meisten Haushaltsreiniger enthalten Tenside; das ist eine reinigungsaktive Substanz, die mit Wasser verdünnt wird. Diese Reinigungsmittel sind heute meist auf synthetischer Basis aufgebaut. Ihre Herstellung basiert vor allem auf Nebenprodukten der Erdölindustrie.
Für Flecken, z. B. Fett setzt man lösungsmittelhaltige Reiniger ein.

Unter Reinigungsmittel versteht man:

Mechanische Reinigungsmittel: Reinigungstextilien, Reinigungsgeräte (Bürsten, Feuchtaufnehmer, elektrische Geräte, Maschinen).

Chemotechnische Reinigungsmittel: Allzweck-, Grund-, Spezialreiniger.

Pflegemittel: Möbelpolitur, Lederpflegemittel, Bodenpflegemittel, Wischwachs.

Lösungsmittel: Mittel für nicht wasserlösliche Verschmutzungen: Lösungsmittelreiniger, Terpentin, Azeton, Benzin.

- ▼ feuergefährlich
- ▼ von Kindern fernhalten

Mechanische Reinigungsmittel

Reinigungstextilien

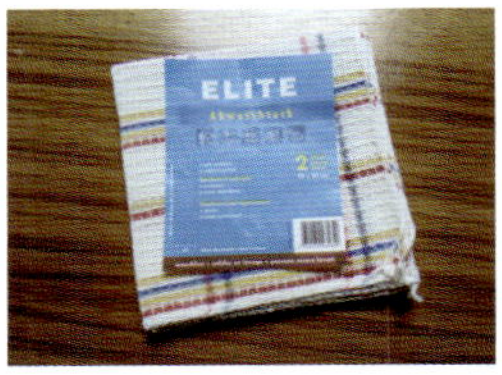

Abbildung 3.9: Baumwolltücher

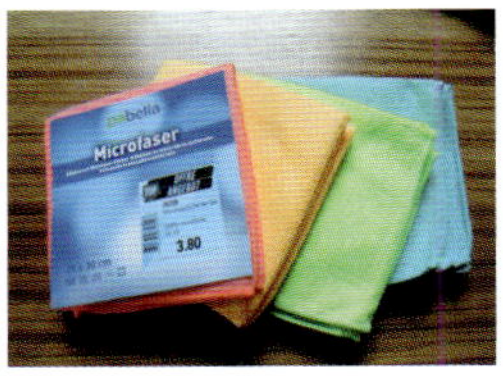

Abbildung 3.10: Mikrofasertücher

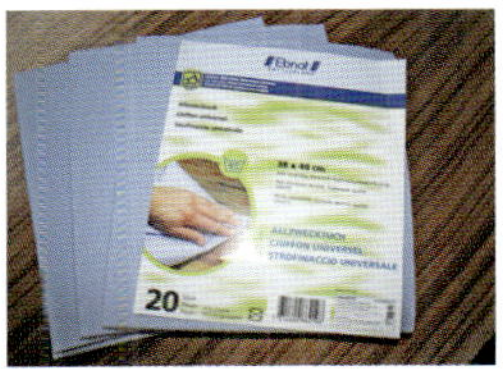

Abbildung 3.11: Staub- und Vliestücher

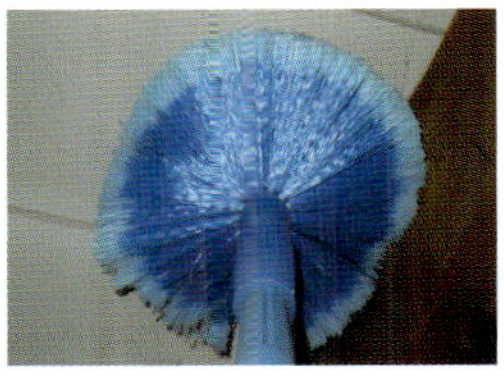

Abbildung 3.12: Staubwedel

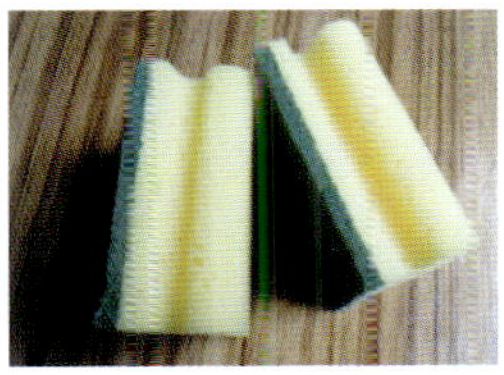

Abbildung 3.13: Schwämme

Reinigungsgeräte

Reinigungsgeräte helfen Zeit und Kraft zu sparen.

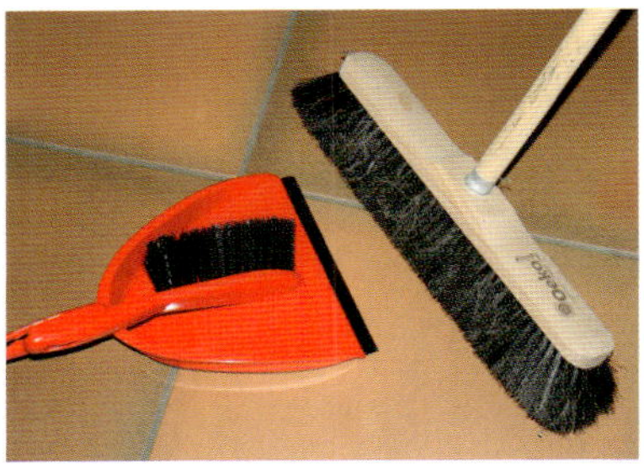

Abbildung 3.14: Besen, Kehrblech und Handfeger

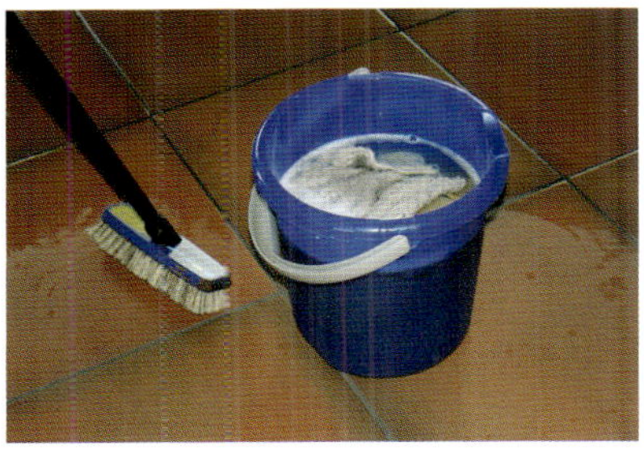

Abbildung 3.15: Eimer, Schrubber

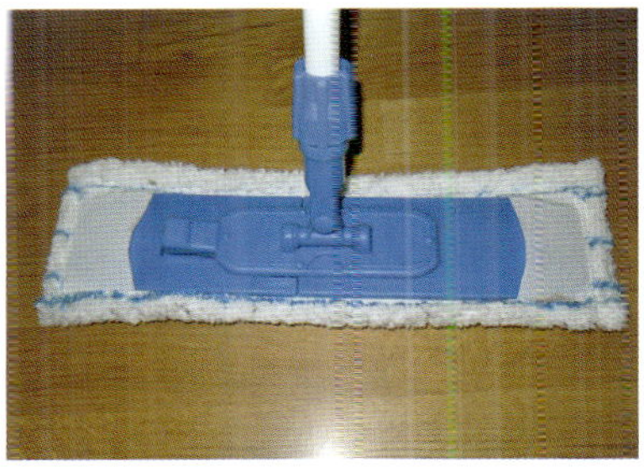

Abbildung 3.16: Breitwischgerät (für große Räume)

Chemotechnische Reinigungsmittel:

Damit Reinigungsmittel keinen Schaden anrichten und die Umwelt so wenig wie möglich belasten, dürfen sie nur strikt nach Gebrauchsanweisung verwendet werden. Sie müssen vorschriftsgemäß aufbewahrt und Reste umweltgerecht entsorgt werden.

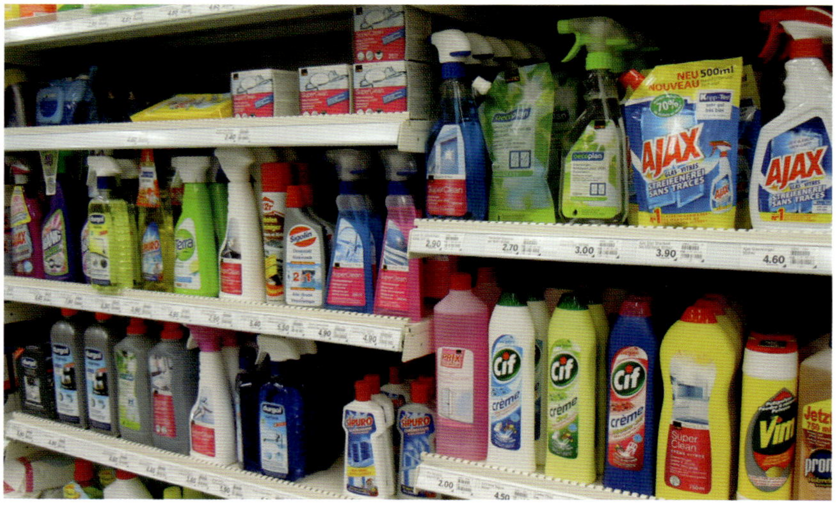

Abbildung 3.17: Reinigungsmittel

Tabelle 3.5: Chemotechnische Reinigungsmittel

	Eigenschaften	Anwendungsbereich
Allzweckreiniger	leicht alkalisch, eignet sich deswegen gut für die Entfernung von Fett	alle Oberflächen im Haushalt, die man abwaschen darf: Wand-, Bodenfliesen, Waschbecken, Badewanne, Küchenmöbel, Handgriffe, Fussböden usw.
Chromstahl-, Glaskeramikreiniger	mit Aktiv-Mineralien, entfernt auch hartnäckige Verschmutzungen	Chromstahl (z. B. Abwaschbecken = Spüle), Glaskeramik (Glaskeramikkochfelder)
Putzessig	reinigt oberflächenschonend, enthält Pflegestoffe	geeignet für Kaltanwendung; entfernt Kalk z. B. an Bad- und Küchenarmaturen. Achtung: Kann Metall- und Kunststoffteile angreifen
Glasreiniger	ist besonders salzarm, ermöglicht fast streifenfreies Putzen	Fenster, Spiegel, Möbel aus Glas, Windschutzscheiben
WC-Reiniger	löst Kalk und Urinstein, neutralisiert schlechte Gerüche	Toiletten-Becken, Pissoir

Pflegemittel

Pflegemittel nach der Reinigung nach Anweisungen des Herstellers auftragen.

Geräte, Reinigungsmethoden und Reinigungsmittel

Die Wahl von Geräten, Reinigungsmethoden und Reinigungsmittel hängt von der Beschaffenheit des Schmutzes, dem Ort, an dem gereinigt werden muss und der Art des Schmutzes ab.

Zuhause oder beim Klienten sollte man darauf achten, dass man möglichst leicht abbaubare d. h. umweltfreundliche Produkte benutzt, wie z. B. Putzessig zum Entkalken, flüssige Seife für Steinböden, Spiritus für die Fensterreinigung usw. Oft reichen auch einfach Mikrofasertücher und Wasser ohne Reinigungsmittel aus. Auch beim Gebrauch dieser Mittel sich nach den Anweisungen des Produzenten richten.

Hygienekonzept

Darin beschreibt der Betrieb geltende Hygienestandards und Maßnahmen, z. B. welche Reinigungspläne vorhanden sein sollen, welche Arbeitskleidung zu tragen ist, über welche Kenntnisse die Mitarbeiter verfügen müssen.

In einem **Reinigungsplan** wird festgelegt:

- welches Reinigungsmittel verwendet wird und wie es dosiert ist
- welche Maschinen und Geräte für die Reinigung benötigt werden
- wie oft gereinigt wird
- wer für die Reinigung verantwortlich ist
- wer die Arbeit überprüft
- wann, von wem und wie oft das Personal geschult wird
- wie das Personal über Neuerungen informieren wird.

Arbeitstechnik

Flächenreinigung

Als Flächen gelten Ablagen und Oberflächen von Gebrauchsgegenständen (z. B. Beistelltische, Nachttische). Fußböden, Wände, Bett, usw. werden in den Institutionen in der Regel vom Hausdienst gereinigt/desinfiziert. Betten, Ablagen und Oberflächen von Gebrauchsgegenständen vom Hausdienst oder der Assistentin Gesundheit und Soziales.

In vielen Spitälern/Heimen werden z. B. Fußböden, Mobiliar nur noch nach Austritt des Klienten desinfiziert, sonst gereinigt. Ausnahmen: Zimmer von infizierten Klienten, kontaminierte Flächen (z. B. Urin, Stuhl, Blut, Erbrochenes).

Wann in Zimmern von nicht infizierten Klienten nur gereinigt oder mit einem Desinfektionsmittel gereinigt/desinfiziert wird, entscheidet die für die Hygiene verantwortliche Person im Spital/Heim. (S. Reinigungs-/Desinfektionsplan).

Zu Hause ist es in der Regel nicht nötig, zu desinfizieren; es wird trocken oder nass gereinigt.

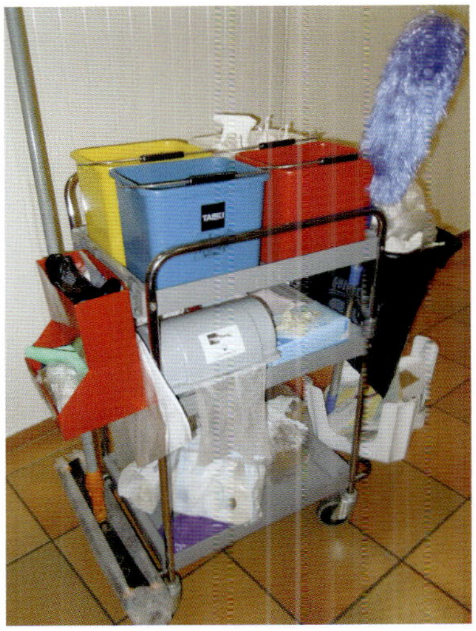

Abbildung 3.18: Reinigungswagen

Reinigen von Ablagen und Gebrauchsgegenständen

Material

Auf einer Ablage oder einem Wagen (Boy) richten:

- Eimer oder Becken mit Reinigungsmittel oder 0.25- bis 0.5-prozentiger Desinfektionslösung (im Spital, Heim)
- Gummihandschuhe
- Feuchtwischtuch
- Trockentuch

Vorgehen

- Alle Gegenstände von der zu reinigenden Fläche entfernen.
- Evtl. Gummihandschuhe anziehen.
- Wischtuch ins Wasser tauchen, auswringen.
- Fläche gründlich abwaschen.
- Trocknen, evtl. nachpolieren; bei Desinfektionslösung nur trocknen lassen, nicht nachpolieren (damit das Desinfektionsmittel Zeit hat, zu wirken).
- Gegenstände, wenn nötig, reinigen, wieder anordnen.

Tabelle 3.6: Böden reinigen

Beschreibung	Material	Vorgehen / Bemerkungen
Kehren (wischen)	❏ Besen/Bürste mit einem Stiel ❏ Kehrblech und Handfeger	▸▸ Immer von sich wegkehren/-wischen, Schmutz an einer Stelle sammeln. ▸▸ Den Schmutz mit dem Handfeger und dem Kehrblech aufnehmen.
Staub saugen	❏ Staubsauger ❏ verschiedene Bürsten/Düsen dazu	Beim Staubsaugen wird kaum Staub aufgewirbelt, sondern feiner Staub und Schmutz (z. B. Tierhaare) in einen Staubsack bzw. Behälter gesaugt.
Nass reinigen	❏ Eimer mit handwarmem Wasser ❏ Bürste mit Stil (Schrubber) ❏ *Reinigungsmittel ❏ Wischtuch/Wischmopp/Fransenmopp	Feucht gewischt wird hauptsächlich bei glatter Oberfläche; es wird kein Staub aufgewirbelt und ist umweltfreundlich, weil wenig oder keine Reinigungsmittel benutzt werden müssen.
Feucht wischen, aufnehmen	wie oben	▸▸ Gummi- oder Latexhandschuhe anziehen. ▸▸ Reinigungsmittel, z. B. Schmierseife, Allzweckreiniger in einen Eimer mit Wasser geben (Dosiervorgaben beachten). ▸▸ Den Moppbezug/das Wischtuch netzen, auswringen, auspressen. ▸▸ In schlangenförmigen Bewegungen, ohne das Wischgerät zu heben, rückwärts arbeiten. ▸▸ In Krankenhäusern und APH muss für jeden Raum ein neuer Moppbezug bzw. ein neues Wischtuch verwendet werden.
Nass fegen (schrubben)	wie oben	▸▸ Gummi- oder Latexhandschuhe anziehen. ▸▸ Reinigungsmittel, z. B. Schmierseife/Allzweckreiniger in einen Eimer mit Wasser geben (Dosierung beachten). ▸▸ Den Boden, in kleine Abschnitte eingeteilt, gut benetzen, mit der Bürste schrubben. ▸▸ Das schmutzige Wasser mit einem in sauberes Wasser getauchten Wischtuch und der Bürste aufnehmen, Wischtuch immer wieder auswaschen und gut auswringen, bis der Boden sauber und fast trocken ist.

Beschreibung	Material	Vorgehen / Bemerkungen
Dampf reinigen	Gerät und Zubehör destilliertes Wasser	Mit Dampfreinigern kann man praktisch alles reinigen, außer manche Kunststoffe und Parkettböden. Nach Gebrauchsanleitung des Herstellers arbeiten. **Achtung:** Der heiße Dampf kann Verbrühungen verursachen.
Schamponieren	Schamponiergerät (kann man z. B. in Drogerien ausleihen)	▸▸ Teppichböden nach dem Staubsaugen, wenn erlaubt (s. Kennzeichnung), von Zeit zu Zeit schamponieren. ▸▸ Gebrauchsanweisung beachten.

* Bei der Reinigung mit Mikrofasertüchern braucht es wenig oder kein Reinigungmittel

Achtung: Beim Reinigem der Böden immer ein Warnschild aufstellen: (s. Abb. 3.19).

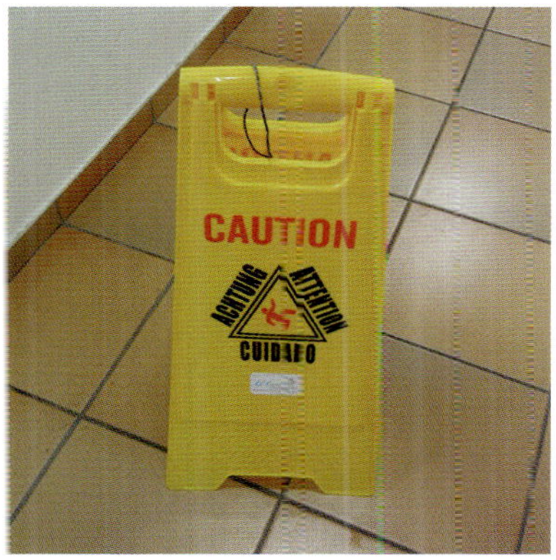

Abbildung 3.19: Warnschild

Wohnung reinigen

Grundarten der Reinigung

Es werden folgende Arten von Reinigung durchgeführt:

Die Sichtreinigung

Räume werden aufgeräumt und sichtbare Verschmutzungen werden entfernt. Die Sichtreinigung wird so oft wie nötig, manchmal mehrmals täglich, durchgeführt und umfasst: Aufräumen, Papierkörbe leeren, lüften, nach dem Essen Tische abwischen, groben Schmutz entfernen.

Die Unterhaltsreinigung

Reinigungsarbeiten, die einmal pro Woche vorgenommen werden, wie: Staub saugen, Fußboden wischen/fegen, Lavabo/Toilette reinigen, Abfall beseitigen usw.

In der **SPITEX** gibt es den sog. **«Wochenkehr».** Im Hygiene-Ordner ist genau festgelegt, was wann gereinigt wird.

Die Grundreinigung

Ein- bis zweimal im Jahr werden die Räume gründlich («Frühjahrsputz») gereinigt, z. B. Teppiche schäumen, Vorhänge waschen, Schränke ausräumen, «entrümpeln», Tablare abwaschen, Böden gründlich reinigen und pflegen, Heizkörper, Türen, Wandschmuck reinigen und Fenster putzen.

Wohnräume reinigen

Möbel trocken (z. B. mit einem Staubwedel) oder feucht (mit einem feuchten Tuch) entstauben. Möbel evtl. mit Möbelpolitur oder Wachs polieren.

Polstermöbel absaugen oder abbürsten. Flecken entfernen (möglichst unmittelbar nach dem Enstehen).

Elektrische Geräte, z. B. Fernseher, feucht abwischen, das Glas mit einem Glasreiniger oder einem feuchten Mikrofasertuch säubern.

Flecken entfernen

Flecken auf Möbeln, Teppichen, Vorhängen gleich entfernen, wie solche auf Kleidungsstücken. Flecken entfernen ist im Kapitel 3.4 beschrieben.

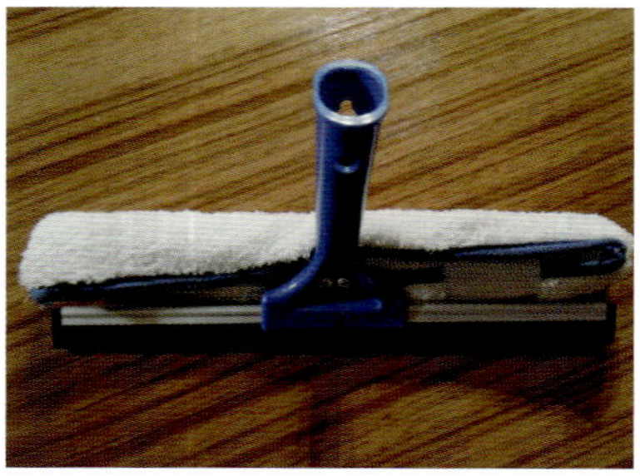

Abbildung 3.20: Fensterabzieher

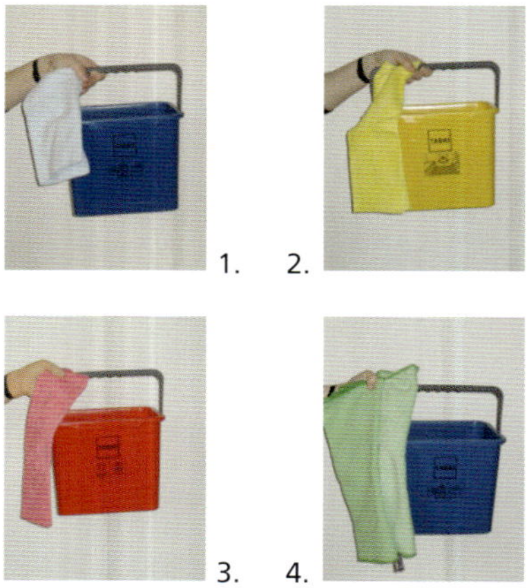

Abbildung 3.21: Beispiele verschiedenfarbene Eimer und Putzlappen (APH Ischimatt, Langendorf)

1. z. B. Türklinken, Handgriffe, Lichtschalter, Abfalleimer, Möbel, Tische, Stühle, Bilder, Kabelkanäle, Telefone, Abdeckungen, Heizkörper
2. z. B. zum Reinigen in Nasszellen von: Handgriffen, Seifen- und Handpapierspender, Seifenschalen, Armaturen, Ausgüsse, Duschstangen, Badewannen, alle Plättliwände (außer WC-Bereich), Lavabos innen und außen, Ab- und Überläufe, Spiegelschränke innen und außen, WC-Rollenhalter, Spülkasten
3. z. B. zum Reinigen in Nasszellen von: Plättliwände ums WC, WC-Schüssel außen, WC-Deckel und WC-Brillen innen und außen, WC-Bürstlihalter innen und außen **ACHTUNG:** Immer Handschuhe benutzen!
4. z. B. zum Reinigen von Fenster- und Fensterrahmen (blauen Eimer benutzen) Baumwolle: Zum Desinfizieren und zum Nachtrocknen von: Spiegel, WC-Brillen

Fenster reinigen

Es gibt viele verschiedene Arten, die Fenster zu reinigen. Am einfachsten reinigt man sie mit einem Mikrofasertuch oder einem Fensterleder und warmem Wasser (nur wenig nötig, mit einem Spritzer «Putzessig» oder «Putzsprit»), zieht die restliche Flüssigkeit mit dem Fensterabzieher (Abb. 3.20) ab und poliert die Scheiben mit dem Fensterleder oder mit alten Zeitungen.

Man darf die Fenster auch reinigen, wenn die Sonne scheint, sollte die Scheiben aber nicht einfach trocknen lassen, sondern sie, wenn sie noch ziemlich nass sind, gut trocken reiben. So enstehen keine Striemen.

Material

- warmes Wasser in einem Becken (ggfs. mit etwas Putzsprit oder Putzessig)
- Mikrofasertuch
- Fensterleder
- Fensterabzieher (s. Abb. 3.20)
- evtl. alte Zeitungen

Vorgehen

- Fensterrahmen innen und außen mit Wasser, Allzweckreiniger und einem Tuch oder Schwamm reinigen und trocknen.
- Mit dem Mikrofasertuch oder dem Fensterleder und Wasser (mit Putzsprit oder Putzessig) die Fenster von oben nach unten gründlich reinigen.
- Mit dem Fensterabzieher das überschüssige Wasser entfernen.
- **Achtung:** Das überschüssige Wasser mit dem Mikrofasertuch auffangen, damit es nicht auf das Fensterbrett oder auf den Boden tropft.
- Scheiben mit dem Fensterleder oder alten Zeitungen polieren.

Badezimmer reinigen

- Gebrauchte Frottierwäsche/Badematten usw. in die Wäsche geben.
- Flaschen, Dosen, Tuben (auch Gewinde) reinigen (feucht abwischen) und beiseite stellen.
- Spiegel und Ablagen reinigen; Flaschen, Dosen, Tuben wieder hinstellen.
- Zahnglas, Seifenschale reinigen.
- Waschbecken, Dusche, Badewanne und Fliesen, Armaturen reinigen, wenn nötig Wasser- und Kalkflecken, z. B. mit Wasser und Putzessig, entfernen.
- Dusche, Badewanne und Fliesen reinigen.
- Toilette außen und innen reinigen.
- Alle Gegenstände, z. B. Waage, Abfalleimer in die Höhe stellen, Boden saugen und feucht oder nass wischen.
- Trocknen lassen und alles wieder einräumen, neue Frottierwäsche hinhängen/Badematten hinlegen.

Küche reinigen

Kochherd reinigen

Den **Kochherd** außen mit warmem Wasser und Allzweckreiniger abwaschen. Die Chromstahlfläche kann man z. B. mit Essigwasser oder mit einem speziellen Chromstahlmittel reinigen und mit einem weichen Lappen polieren.

Die **Glas-Keramik-Kochfläche** mit warmem Wasser und Allzweckreiniger abwaschen. Flecken mit einem Glas-Keramik-Reinigungsmittel (nach Anleitung auf dem Etikett) behandeln.

Gusseisenplatten mit einem Scheuermittel oder mit Stahlwatte reinigen, spülen und trocknen. Die Platten von Zeit zu Zeit mit Fett (Spezialfett, Speckschwarte) einreiben.

Den **Backofen** nach jedem Gebrauch feucht ausreiben, nach Anweisung des Herstellers reinigen.
Achtung: Selbstreinigende Backofen dürfen nicht mit chemischen Reinigungsmitteln behandelt werden.

Kühlschrank reinigen

Vorarbeiten

- Kühlschrank abschalten, den Stecker, wenn möglich, ausziehen.
- Lebensmittel ausräumen, abgelaufene Lebensmittel entsorgen.
- Kühlschrank und Eisfach, wenn nötig, abtauen lassen.
- Das aufgetaute Wasser in einer Schüssel auffangen.

Achtung: Kühlschrank/Gefrierschrank, -truhe nicht mithilfe von elektrischen Geräten (z. B. Fön = Haartrockner) abtauen; es kann zu Kurzschlüssen kommen.

Material

- ❑ Becken mit Wasser und wenig Allzweckreiniger
- ❑ Reinigungstuch
- ❑ Trockentücher
- ❑ Schaber oder Pad (für starke Verschmutzungen)
- ❑ Putzessig

Hauptarbeiten

- Tablare und Schubladen herausnehmen, abwaschen, spülen, trocknen.
- Kühlschrank von oben nach unten, innen und außen abwaschen, trocknen.
- Dichtungsgummi feucht abreiben und trocknen.
- Innenraum evtl. mit Essigwasser auswaschen (nimmt den Geruch).
- Den Kühlschrank einschalten (Position 3–4).
- Wenn die gewünschte Temperatur erreicht ist, Lebensmittel einräumen (ältere vorn, neuere hinten = first in, first out).

In Betrieben: Nach Kontrollblatt (s. S. 442) reinigen, Kontrollblatt nachtragen.

Grundsätze

- Immer nach den Grundsätzen der Arbeitsplanung: Vorarbeit/Vorbereitung, Durchführung, Nacharbeit arbeiten.
- Beim Arbeiten mit Wasser (und Chemikalien) immer Handschuhe tragen (schützt die Hände).
- Vor dem Gebrauch von Reinigungsmitteln, Geräten usw. immer die Gebrauchsanweisungen und -anleitungen der Hersteller und die Vorgabe der Vorgesetzten/Institutionen lesen und beachten.
- Vor der Reinigung alles, was im Wege steht, so gut wie möglich wegräumen, z. B. alte Zeitungen entsorgen, Stühle auf den Tisch stellen usw.
- Böden i. d. Regel am Schluss reinigen.
- In den Institution für jedes Zimmer neue Reinigungstücher nehmen, die alten in den Wäschesack geben.
- Farbige Tücher brauchen, z. B. gelbe für die Nasszelle, grüne für die Fenster (vgl. Abb. 3.21).
- Bei Reinigung mit Mikrofasertüchern in der Regel kein oder wenig Reinigungsmittel verwenden.
- Möglichst umweltschonende (abbaubare) Reinigungsmittel brauchen.
- Reinigungsmittel sparsam verwenden.
- Beim Reinigen Sicherheitsmaßnahmen treffen: Warnschild aufstellen, Material und Kabel so hinlegen, -stellen, dass niemand darüber stolpern kann.

Schlussarbeiten

- Reinigungsmaterial reinigen und ver-/entsorgen.
- Schmutzige Lappen und Tücher in den Wäschesack legen.

Tiefkühlschrank, -truhe reinigen

Die Reinigung erfolgt gleich wie beim Kühlschrank; die tiefgekühlten Lebensmittel können während der Reinigung in Zeitungen gewickelt oder im Winter nach draußen gestellt werden, damit sie nicht abtauen. Nach der Reinigung Gerät einschalten; Lebensmittel einräumen, wenn das Gerät die Betriebstemperatur (-18 °C) erreicht hat.

Kontrollblatt

In den Betrieben wird genau vorgeschrieben, wie und wann man die Kühlgeräte bewirtschaften und reinigen muss.

Tabelle 3.7: Kontrollblatt für den Kühlschrank mit dem Tiefkühlfach (APH Läbesgarte, Biberist)

Temperatur-. Bewirtschaftung- und Reinigungskontrolle	
Jahr:	
Kühlschrank Tiefkühlfach:	Abteilung ....
Wer:	Stationsleitung
Wie oft:	Temperaturkontrolle und Bewirtschaftung: **1 × wöchentlich** 06.45 Uhr Reinigung **1 × wöchentlich** (Kühlschrank) **1 × monatlich** (Tiefkühlfach)
Soll-Zustand:	Lebensmittel sind bedeckt, beschriftet und datiert. Alle Lebensmittel sind innerhalb der zulässigen Daten. Die Lagertemperatur ist niedriger als 5 °C (Kühlschrank) und -18 °C (Tiefkühler).
Abweichungen melden an:	Hausdienst oder Technischen Dienst
Maßnahmen bei Abweichungen:	» Lebensmittel auf Genusstauglichkeit prüfen, evtl. wegwerfen. » Am selben Tag noch einmal kontrollieren; wenn es danach immer noch Abweichungen gibt, den Technischen Dienst informieren.

Mikrowellengerät

Reinigung und Pflege

Die Drehscheibe herausnehmen und reinigen, das Gerät mit einem feuchten Lappen außen und innen reinigen.

Dampfabzug

Der Dampfabzug wird ein- bis zweimal pro Jahr gereinigt. Man kann das in der Spülmaschine oder mit einem Hochdruckgerät tun.

Küche

Am Schluss Armaturen, Flächen, Geräte von außen und Wandfliesen reinigen.
Boden reinigen.
Reinigungsmaterial versorgen, alles, z. B. Stühle, wieder an seinen Platz stellen.

Quellen

Haushalten mit Pfiff, Interkantonales Lehrmittel für den Hauswirtschaftsunterricht Kt: ZH1994

Schlieper, Cornelia A.: Lernfeld Hauswirtschaft

Unterlagen von den Institutionen: Demenz-Pflegezentrum Forst, Solothurn, Läbesgarte Bleichematt, Biberist, APH Ischimatt, Langendorf Skripten des BZ-GS Solothurn, PA Schule (E. Blunier, M. Schwab-Wälti)

Anwendung von Bedienungsanleitungen

Nach Duden ist die Gebrauchsanweisung / anleitung die «Anweisung, wie etwas zu gebrauchen ist» und eine Bedienungsanleitung eine «Anleitung zur Bedienung (eines Geräts o. Ä.)».

Wenn man ein neues Gerät (z. B. Waschmaschine, Handy, Fernseher) kauft, ist immer eine Bedienungsanleitung dabei, die man unbedingt vor Inbetriebnahme des Gerätes lesen und beachten soll. **Die Bedienungsanleitung einer Waschmaschine** enthält z. B. folgende Angaben:

Verwendete Symbole (z. B. Sicherheitshinweise)

Entsorgungshinweise (z. B. Verpackungsmaterial ordnungsgemäß entsorgen)

Sicherheitshinweise (z. B. Transportsicherung entfernen und aufbewahren)

Richtig und umweltfreundlich waschen (z. B. Wasserhärte, Waschmittel, Entfleckung, Waschtipps)

Gerätebeschreibung (Bedienungs- und Anzeigefeld, Waschmittelschubladen)

Inbetriebnahme (Beschreibung des Waschgangs)

Waschen (erklären der verschiedenen Programme)

Zusatzfunktionen (z. B. Startzeitvorwahl, Schleuderdrehzahl)

Grundeinstellungen (Veränderungen der Grundeinstellungen vom Werk, z. B. Hautschutzfunktion: Es werden 2 zusätzliche Spülgänge durchgeführt)

Reinigung und Pflege des Geräts (Gerät reinigen, entkalken usw.)

Störungen (auf dem Display werden Störungen angezeigt, die man selbst beheben kann; wenn das nicht geht, muss der Kundendienst angerufen werden)

Kundendienst (Fehlermeldung, Produkte- und Gerätenummer angeben)

Garantieabonnement (die Garantiezeit beträgt in der Regel 2 Jahre)

Sicherer Umgang mit Chemikalien

(Quellen: Bundesamt für Gesundheit [BAG]: www.bag.ch und www.cheminfo.ch)

Ab 1.12.2012 müssen Chemikalien (als Stoffe) und ab 1.6.2015 Chemikalien (als Gemisch = mehrere chemische Stoffe, z.B. Waschmittel, Reinigungsmittel) neu, nach dem GHS, gekennzeichnet werden.

Das **GHS:** «Globally Harmonized System of Classification and Labeling of Chemicals» (Global harmonisiertes System zur Einstufung und Kennzeichnung von Chemikalien) ist ein **weltweit neues einheitliches System zur Klassierung und Kommunikation von Gefahren, die von Chemikalien (Stoff / Gemisch) ausgehen.** Durch diese Information können entsprechende Vorsichts- und Schutzmaßnahmen beim Gebrauch getroffen werden.

«Um die Schweizerinnen und Schweizer auf die schrittweise Einführung der neuen Gefahrensymbole vorzubereiten, hat das Bundesamt für Gesundheit zusammen mit der Trägerschaft, bestehend aus EKAS, SECO, BAFU, BLW und SVV, die Informationskampagne «Genau geschaut, gut geschützt» lanciert. (www.cheminfo.ch)

Die nationale Kampagne hat zum Ziel, die Bevölkerung über die Änderungen zu informieren, auf die Gefahren von chemischen Produkten im Alltag hinzuweisen und für einen korrekten, sicheren Umgang mit diesen zu sensibilisieren. Dadurch sollen Unfälle vermieden, Gefahren erkannt und die Sicherheit im Haushalt und am Arbeitsplatz erhöht werden.

Der offizielle Kampagnenstart erfolgte am 3. September 2012 mit einer nationalen Medienkonferenz in Bern. Die Kampagne dauert bis Ende 2014.» Informieren Sie sich bei: cheminfo.ch: Genau geschaut, gut geschützt (Quelle).

Chemikalienkennzeichnung

Die Hersteller müssen «gefährliche» Chemikalien auf der Verpackung wie folgt kennzeichnen.

NEU 	ALT 
Gefahrenpiktogramme:	Gefahrensymbol
Signalwort: Achtung / Gefahr	Gefahrenbezeichnung
H-Sätze EUH-Sätze für ergänzende Gefahrenmerkmale	R-Sätze
P-Sätze	S-Sätze

(© United Nations 2000–2008 [Piktogramme])

- **Gefahrenpiktogramm** (bisher: Gefahrensymbol) zeigt die Hauptgefahr(en) und das Gefahrenpotenzial des Stoffes.
- **Signalwort**: Achtung/Gefahr (bisher Gefahrenbezeichnung) gibt einen Hinweis auf die Schwere der Gefahr.
- **«Gefahr»** steht bei schwerwiegenderen Gefahren (z. B. Hautätzung)
- **«Achtung»** bei weniger schwerwiegenden Gefahren (z. B. Hautreizung)
- **H-Sätze und EUH-Sätze (Gefahrensätze)** für ergänzende Gefahrenmerkmale (bisherige: R-Sätze = Risikosätze) geben Auskunft über die Gefahren.
- **P-Sätze (Sicherheitshinweise)** (bisherige: S-Sätze) halten fest, was für den sicheren Umgang mit dem Stoff zu beachten ist.

(Vgl. suvapro: Gefährliche Stoffe)

Hinweise zur Kennzeichnung

Neu gibt es neun Gefahrenpiktogramme (s. unten) und zwei Signalwörter (s. S. 444).

Zur besseren Übersicht sind alle Sätze nummeriert, die H-Sätze mit dem H vor der Nummer (z. B. H225), die EUH-Sätze mit dem EUH vor der Nummer (z. B. EUH 066) und die P-Sätze mit dem P vor der Nummer (z. B. P210).

Im Internet sind alle Nummern und die Sätze dazu auf verschiedenen Listen aufgelistet. Wenn z. B. bei einer Chemikalie die Nr. P210 steht, kann man im Internet «P-Sätze» eingeben und den Sicherheitshinweis P210 für diese Chemikalie auf einer der Listen nachlesen.

Die neuen Piktogramme und die damit bezeichneten Gefahren

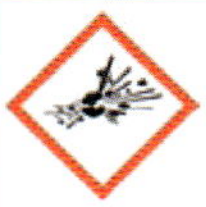 GHS01 EXPLOSIV	 GHS02 HOCHENZÜNDLICH	 GHS03 BRANDFÖRDERND
 GHS04 GAS UNTER DRUCK	 GHS05 ÄTZEND	 GHS06 HOCHGIFTIG
 GHS07 VORSICHT GEFÄHRLICH	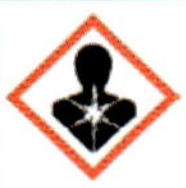 GHS08 GESUNDHEITSSCHÄDIGEND	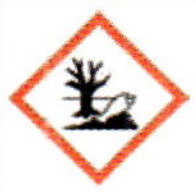 GHS09 GEWÄSSERGEFÄHRDEND

(© United Nations 2000–2008 [Piktogramme])

Die alten Gefahrensymbole

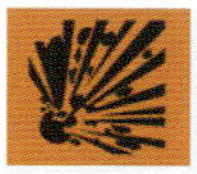 E: Explosionsgefährlich	 F+: Hochentzündlich	 F: Leichtentzündlich
 O: Brandfördernd	 T+: Sehr giftig T: Giftig / krebserzeugend	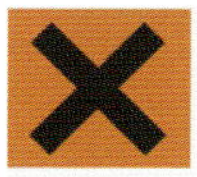 Xn: Gesundheitsschädlich
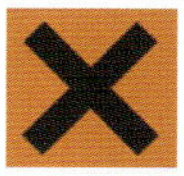 Xi: Reizend	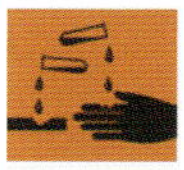 C: Ätzend	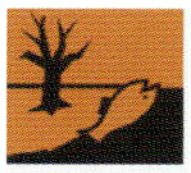 N: Umweltgefährlich

© Bundesamt für Gesundheit BAG [Gefahrensymbole]

Sicherheitsdatenblatt

Für jede gefährliche Chemikalie muss ein Sicherheitsdatenblatt erstellt und dem gewerbsmäßigen Endverbraucher abgegeben werden. Privatpersonen bekommen das Sicherheitsdatenblatt beim Kauf einer gefährlichen Chemikalie auf Verlangen oder können es im Internet einsehen. (Es gibt gegen 500 000 Sicherheitsdatenblätter auf dem Internet.) Der Sicherheitsbeauftragte Ihrer Institution hat Sicherheitsdatenblätter von allen gefährlichen Stoffen, die in der Institution vorhanden sind.

Das Sicherheitsdatenblatt beantwortet folgende Fragen:

- Welches sind die Gefahren dieser Chemikalie?
- Wie muss ich die Chemikalie lagern, worauf muss ich beim Gebrauch achten, damit nichts passiert?
- Was kann ich tun, um mich und die Umwelt vor Gefahren beim Umgang mit der Chemikalie zu schützen?
- Was kann ich tun, wenn trotzdem ein Unglück passiert?

Achtung: Ein Stoff kann auch gefährlich sein, wenn aus irgendeinem Grund eine Gefahrenkennzeichnung fehlt.

Auf dem Sicherheitsdatenblatt muss bis zum 1. 6. 2015 die altrechtliche Einstufung mit aufgeführt werden.

Abgabebeschränkungen

Abgabebeschränkungen verhindern, dass Chemikalien in die Hände von Personen gelangen, die nicht gelernt haben, damit umzugehen. Besonders gefährliche Stoffe dürfen deswegen nicht in Selbstbedienung und nicht an Privatpersonen abgegeben werden.
(Gefährliche Stoffe Suva, Arbeitssicherheit, 6002 Luzern: Gefährliche Stoffe: «Was man darüber wissen muss», Verfasser Bereich Chemie).

Quelle und weitere Informationen

Bundesamt für Gesundheit, Direktionsbereich Verbraucherschutz, Abteilung: Chemikalien Sektion Risikobeurteilung (bag-chem@bag.admin.ch, www.bag.admin.ch)

Schutzmaßnahmen

Vorgeschriebene Sicherheits-Ausrüstungen immer benutzen, z. B. Brille gegen Spritzer in die Augen, Handschuhe/Mundschutz zur Verhütung der Übertragung von Infektionskrankheiten (Schmier-/Tröpfcheninfektion).

Gebotszeichen schreiben folgendes Verhalten vor:

	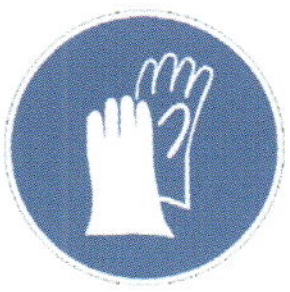		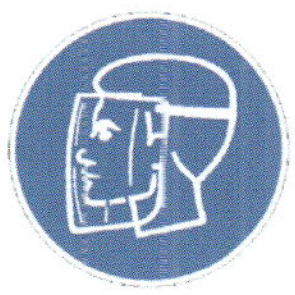	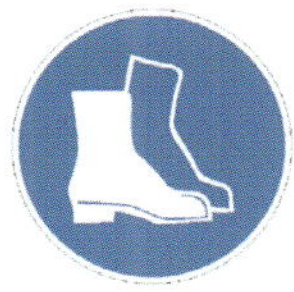
Augenschutz benutzen	Handschutz benutzen	Leichten Atemschutz (Mundschutz) benutzen	Gesichts-schutz benutzen	Fußschutz benutzen

Erste Hilfe

Das Rettungszeichen «Erste Hilfe» ist z. B. auf dem Erste-Hilfe-Koffer, über der Tür des Sanitätsraums usw., d. h. überall da, wo Mittel oder Einrichtungen für die «Erste Hilfe» vorhanden sind.

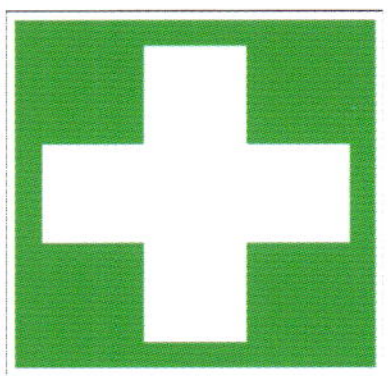

Abbildung 3.22: Rettungszeichen «Erste Hilfe»

Erste-Hilfe-Maßnahmen beim Umgang mit gefährlichen Stoffen

Bei Unfällen:

- Augen während mindestens 10 Min. spülen, auch unter den Lidern.
- Betroffene Hautpartien gut abwaschen.
- Beschmutzte Kleidung sofort wechseln.
- Bei Unsicherheit Arzt aufsuchen.

Quelle und weitere Informationen

Bundesamt für Gesundheit Direktionsbereich Verbraucherschutz Abteilung Chemikalien Sektion Risikobeurteilung Telefon +41 31 322 96 40 bag-chem@bag.admin.ch www.bag.admin.ch

Quellen

Bundesamt für Gesundheit (BAG): www.bag.ch

www.cheminfo.ch

Suva Arbeitssicherheit Postfach, 6002 Luzern: Gefährliche Stoffe

Grundsätze

- Kinder, demenzkranke Menschen und Tiere immer vor gefährlichen Chemikalien schützen (z. B. sie außer Reichweite aufbewahren, gut verschließen).
- Gefährliche Chemikalien immer in Originalbehälter lassen, nicht umfüllen (Wichtige Informationen auf Originalbehälter, Verwechslung mit z. B. Getränken.)
- Gefährliche Chemikalien richtig entsorgen (Umweltschutz). Verkaufsstellen und Sammelstellen für gefährliche Stoffe in den Gemeinden nehmen gefährliche Chemikalien zurück.
- Gefährliche Chemikalien **nie** in das WC, den Ausguss oder die Kanalisation gießen. (Gewässerverschmutzung, Fischsterben usw.)

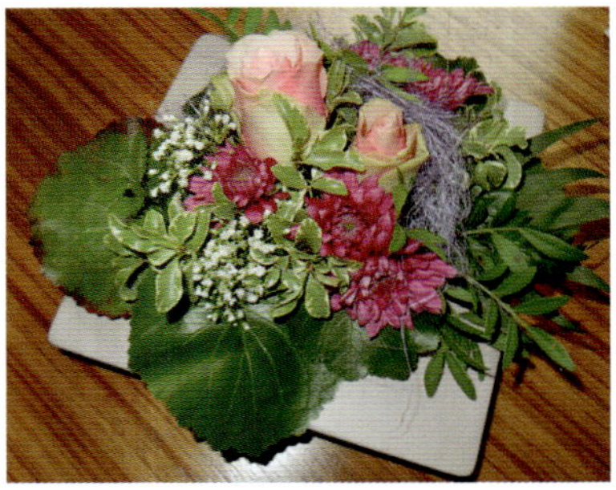

Abbildung 3.23: Blumengesteck

Blumen- und Pflanzen

Die meisten Menschen freuen sich, wenn sie einen Blumenstrauß erhalten. Damit ein Strauß schön aussieht und sich lange hält, muss man wissen, wie man die Blumen einstellen und gut pflegen kann.
Bevor man einen Blumenstrauß verschenkt, überlegt man sich, wie groß er sein soll, welche Sorten Blumen, welche Farben, und wie teuer er sein darf, damit er dem Beschenkten gefällt. Es ist wahrscheinlich ungünstig, einem frisch operierten Menschen einen sehr großen, stark riechenden Blumenstrauß ins Spital zu bringen (Platzmangel, Geruchsbelästigung).

Behandlung der Blumen beim Erhalt

Wenn Blumen für einen Klienten gebracht werden, diese immer erst vor dem Klienten auswickeln oder den Klienten selbst auswickeln lassen. Falls eine Karte dabei ist, diese dem Klienten geben oder sie ihm auf Wunsch vorlesen.

Schnittblumenpflege

Strauß einstellen

Vorbereitung

Zum Schutz der Kleider eine Plastik- oder andere Schürze anziehen.

Material

- Blumenvase: Die Größe und Farbe der Vase entsprechend der Größe des Blumenstraußes, bzw. den Farben der Blumen. Die Vase soll standfest sein, damit sie nicht umkippen kann und groß genug, damit genug Wasser Platz hat.
- Messer
- Schere
- evtl. Draht, Blumenspirale, Bindfaden

Vorgehen

- Handwarmes Wasser und wenn vorhanden, Frischhaltemittel nach Anweisung in die Vase geben.
- Blumenstiele schräg anschneiden = größere Schnittfläche; die Blume kann mehr Flüssigkeit aufnehmen.
- Die unteren Blätter von den Stielen entfernen, weil sie im Wasser faulen.
- Blumen einzeln, verschieden hoch, einstellen oder: Blumen in verschiedener Höhe (jeder Blume muss gut sichtbar sein) in der Hand anordnen, die Stiele auf die richtige Höhe schneiden und den fertigen Strauß einstellen.
- Gebundene Sträuße nicht aufschneiden.
- Blumen mit hölzernen Stielen: Die Stiele leicht quetschen, damit sie das Wasser aufnehmen können.

Nacharbeit

- Arbeitsplatz aufräumen und reinigen.
- Hände desinfizieren.
- Blumen an ihren Bestimmungsort bringen.
- Die Blumen so hinstellen, dass der Klient sie gut sehen kann.

Strauß pflegen

- Blumen nicht direkt in die Sonne stellen.
- Bei Bedarf Wasser nachfüllen oder wechseln.
- Verwelkte oder faule Blüten oder Blätter abschneiden und entsorgen, Stiele neu anschneiden.
- Welke Sträuße entsorgen, den Klienten als Besitzer unbedingt vorher um Erlaubnis fragen.

Pflegetipps

- Blumensträuße über Nacht an einen kühlen Ort stellen.
- Rosen, die die Köpfe hängen lassen, in lauwarmes Wasser einlegen oder so in eine Zeitung wickeln, dass nur die Stiele herausschauen, und den Strauß ins Wasser legen. Köpfe mit einer Nadel einstechen.

Zimmerpflanzen

Zu Zimmerpflanzen (Topfpflanzen) gehören in der Regel Pflegeanleitungen. Diese sollten genau durchgelesen und beachtet werden, weil keine Pflanze gleich behandelt werden muss.

Pflanzen, die sehr viel Licht benötigen, stellt man z. B. ans Fenster oder auf eine Fensterbank, andere, die nicht so viel Licht brauchen, kann man auch mitten ins Zimmer stellen. Man muss daran denken, dass viele Pflanzen der Sonne entgegen wachsen; damit sie nicht einseitig wachsen, muss man sie hie und da drehen.

Bei Fußbodenheizung ist es günstig, die Pflanze auf ein Gestell oder z. B. einen kleinen Rollwagen zu stellen, damit sie nicht austrocknet.

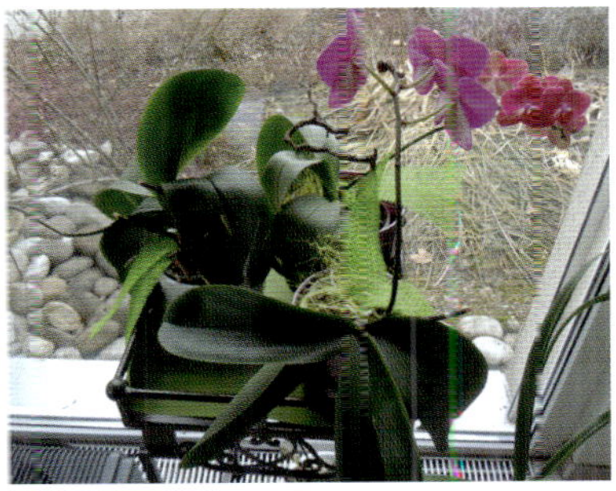

Abbildung 3.24: Zimmerpflanze

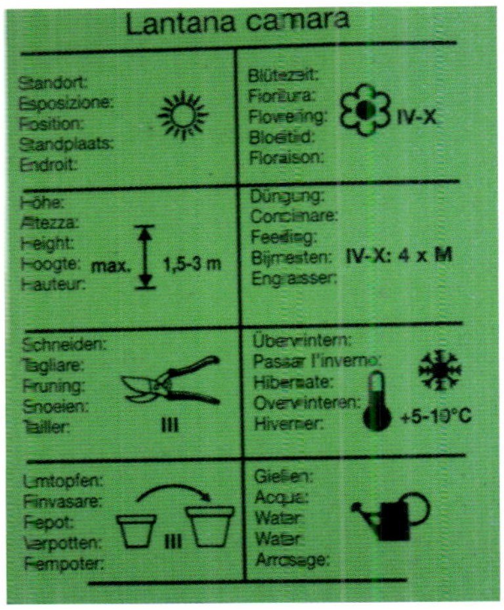

Abbildung 3.25: Pflegeanleitung Topfpflanze

Pflege

- Die Pflanzen nach Pflegeanleitung (s. Abb. 3.25) mit temperiertem Wasser gießen.
- Dürre Blätter entfernen.
- Wenn nötig, die Erde auflockern.
- Pflanzen mit großen Blättern von Zeit zu Zeit abstauben (z. B. mit einem Feudel) oder mit einem feuchten Lappen abwischen oder mit Wasser besprühen, damit sie wieder atmen können.
- Die Äste, wenn nötig, z. B. mit einer Bambusstange abstützen, damit sie nicht abknicken.
- Wenn nötig, Ungeziefer entfernen.
- Nach Pflegeanleitung düngen.

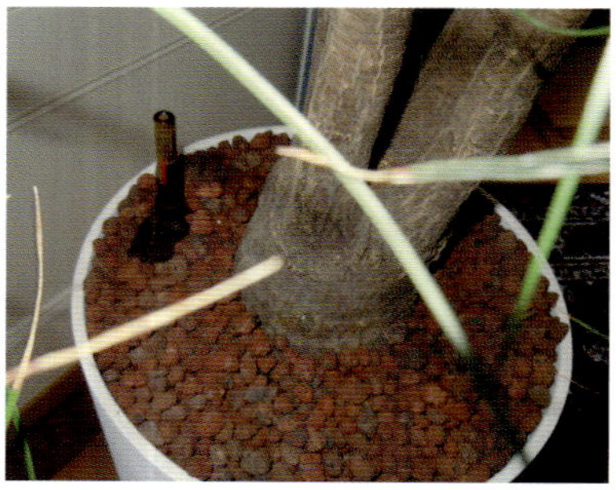

Abbildung 3.26: Hydrokultur

Hydrokultur

Anstatt in Erde, werden die Pflanzen in Behälter mit Füllsubstrat (braune Kügelchen) eingepflanzt. Der Vorteil gegenüber der normalen Erde liegt darin, dass das Substrat für die Ernährung der Pflanzen für die jeweiligen Zwecke und Objekte genau dosierbar ist und die Versorgung automatisch passiert.
Hydrokulturen sind leichter zu pflegen, als Pflanzen in der Erde. Man muss allerdings, wie bei allen anderen Pflanzen, ihre Lebensbedingungen berücksichtigen; sonst gedeihen sie nicht. Wichtig ist das richtige Verhältnis von Wärme, Licht, Luftfeuchtigkeit und Nährstoffen, ohne das die Pflanzen, wie die meisten andern auch, nicht überleben können.

Material

- Spezielle Gefäße: Einsatztopf mit Bodenschlitz und äußerer Pflanzentopf mit einem Wasserstandsanzeiger
- Füllsubstrat (braune Kügelchen)
- Nährlösung

Die Hydrokulturpflege

- Wenn der Wasserstand im Messgerät ganz abgesunken ist, gießt man lauwarmes Wasser (mit Spezialdünger für Hydro-Kultur) nach. Das Messgerät bis zur angegebenen Markierung füllen.
- Ein- bis zweimal jährlich das Wasser restlos aus dem Gefäß entfernen und dieses reinigen.

Reinigung von Vasen und Unterteller

- Vasen und Unterteller abwaschen.
- Bei Verkalkung Wasser einfüllen, Entkalkungsmittel, z. B. Essig oder Essig mit Salz beigeben und einige Stunden einwirken lassen, spülen und trocknen.

Quellen

Haushalten mit Pfiff, Interkantonales Lehrmittel für den Hauswirtschaftsunterricht Kt: ZH1994
Skripten BZ-GS Solothurn, PA Schule (M. Schwab-Wälti)
Schlieper, Cornelia A.: Lernfeld Hauswirtschaft

Haustiere

Haustiere sind von Menschen in früheren Zeiten gezüchtete Wildtiere. Tiere wie Kühe, Schafe, Hühner usw. dienen dazu, uns Nahrungsmittel und Rohstoffe zu liefern, andere Tiere wie Hunde, Katzen, Vögel usw. werden als Freunde des Menschen gehalten.

Anschaffen eines Tieres

Vor der Anschaffung eines Tieres muss man folgendes überlegen:

- Wo soll das Tier leben: Drinnen oder draußen oder drinnen und draußen (z. B. Katze)?

- Wie wohnt es: Im Korb, im Käfig, im Gehege?
- Sind alle Beteiligten mit der Anschaffung des Tieres einverstanden? Hat jemand Angst vor (bestimmten) Tieren? Ist jemand allergisch, z. B. auf Tierhaare?
- Wer übernimmt die Hauptverantwortung für das Tier?
- Braucht es eine Schulung für die Tierhaltung, z. B. für Hundehaltung?
- Kann man sich die Anschaffung und die spätere Haltung finanziell leisten?
- Braucht das Tier Untersuchungen durch den Tierarzt? Impfungen?

Tierhaltung planen

Es ist wichtig, die Haltung der Tiere sehr gut zu planen und z. B. Zuständigkeiten genau festzulegen.

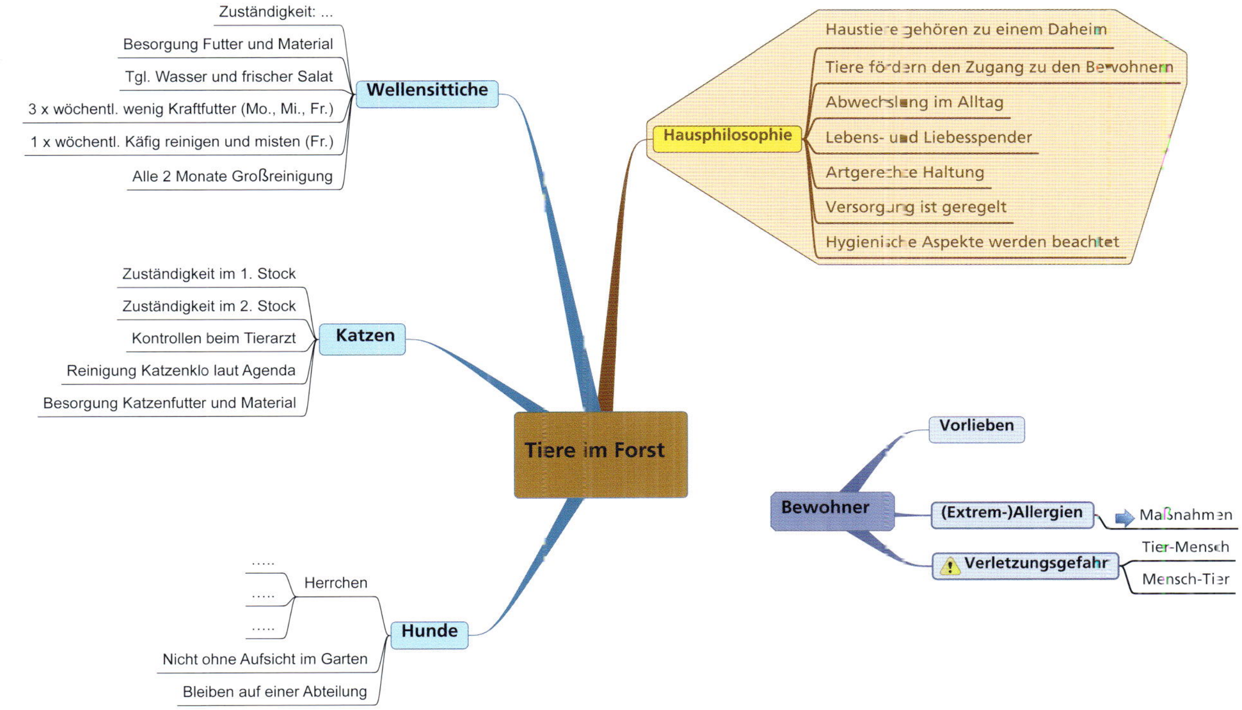

Abbildung 3.27: Planung der Tierhaltung, Forst, Solothurn

Hygiene und Schutz

Ein Tier kann Keime/Krankheiten übertragen. Um das zu verhindern, muss man folgende Hygieneregeln einhalten:

- Nach streicheln, berühren die Hände waschen.
- Nicht am Tisch füttern/in die Küche lassen/aus dem eigenen Teller fressen lassen.
- Nicht im eigenen Bett schlafen lassen/sein Gesicht ablecken lassen.
- Biss- oder Kratzwunden auswaschen, desinfizieren; wenn nötig, einen Arzt konsultieren.
- Unterwegs Kot in Plastiksäcke aufnehmen, in Robbiedog entsorgen.
- Tiere sauber halten, Käfige, Körbe usw. reinigen, Tierhaare aufsaugen.
- Tiere impfen lassen; wenn sie Zecken, Flöhe usw. haben oder krank sind, zum Tierarzt bringen.

Verhaltensregeln im Kontakt mit Hunden

- Die meisten Hunde sind nicht gefährlich. Wenn sich ein Hund bellend nähert, ist es besser, vorsichtig zu sein und ruhig zu bleiben.
- Nie vor einem Hund davonlaufen, auch nicht, wenn man Angst vor ihm hat. Hunde können viel schneller laufen als Menschen (bis 60 km/h). Durch Davonlaufen wird sein Jagdtrieb geweckt und er rennt hinterher. Es ist besser, stehen zu bleiben und wegzuschauen; evtl. verliert er sein Interesse.
- Wenn er trotzdem nach einem greift, stillhalten, nicht wegziehen (er hat starke Zähne); ruhig stehen bleiben bis der Hund sein Interesse verliert.
- Beim Spielen mit dem Hund aufpassen, dass man seinen Zähnen nicht zu nahe kommt.
- Den Hund nicht beim Fressen stören oder ihm seine Nahrung wegnehmen; er wird sie wahrscheinlich verteidigen.
- Nicht versuchen, raufende Hunde zu trennen
- Dem Hund nicht starr in die Augen schauen, er könnte es als Drohung auffassen.
- Egal, wie lieb ein Hund aussieht – nur zu ihm gehen, ihn streicheln, wenn sein Besitzer es erlaubt.
- Man weiß nicht, wie er reagiert; hat unterschiedliche Erfahrungen gemacht.
- Hunde gut behandeln, sie haben ein gutes Gedächtnis. Trotzdem sind sie Hunde und sollen nicht vermenschlicht werden.

(Quelle: Verband für das Deutsche Hundewesen (VDH) e. V., Dortmund www.vdh.de, E-Mail: info@vdh.de)

Therapeutische Wirkung

Gerade in Institutionen können Haustiere eine therapeutische Wirkung für den Menschen haben, indem sie z. B. Mobilität und Aktivitäten der Klienten unterstützen und so ihre Lebensqualität steigern; sie können den Menschen Nähe und Wärme geben und gute Gefährten sein.

Unterstützt Klientinnen und Klienten beim Einkauf für den täglichen Bedarf

3.3

Typische Situation

Barbara Nietlisbach, Assistentin Gesundheit und Soziales EBA, unterstützt den alleinstehenden Herrn Winter bei Hausarbeiten wie auch beim Einkauf.
Anhand des Wochen-Essplanes erstellt Barbara Nietlisbach mit Herrn Winter eine Einkaufsliste aller Produkte für die kommende Woche zur Mahlzeitenzubereitung. Alle Produkte sind im örtlichen Geschäft erhältlich.
Im Geschäft nimmt Barbara Nietlisbach einen Einkaufskorb und trägt ihn mit. Herr Winter ist auf dem Weg durch die Regalgänge auf den Rollator angewiesen. Er sucht sich die Produkte selbst aus den Regalen. Barbara Nietlisbach zeigt ihm, wie er sich im großen Geschäft orientieren kann.
Mit der Liste prüft Herr Winter, ob er alle Produkte beisammen hat. Herr Winter und Barbara Nietlisbach begeben sich zur Kasse. Herr Winter legt die Produkte aufs Band und bezahlt bar gegen Quittung. Gemeinsam legen sie die Produkte in die Einkaufstasche.
Zu Hause räumt Herr Winter mit Unterstützung von Barbara Nietlisbach die Einkäufe in den Kühl- und den Lebensmittelschrank.

Situationskreis

Interne und externe Einkäufe

Berufskunde

- Rezepte lesen und Einkaufslisten erstellen (Bezug zu Regeln der ausgewogenen Ernährung)
- Menüberechnungen
- Rechnen mit Geld
- Einfache Kassenbuchführung mit Abschluss und Neueröffnung

Fähigkeiten in der Praxis

- Informiert die Klientinnen und Klienten
- Rechnet Rezeptangaben auf die effektive Anzahl Personen um
- Erstellt Einkaufslisten
- Geht korrekt mit Klientengeldern um
- Rechnet mit Geld
- Vergleicht Produkte von verschiedenen Anbietern und begründet die eigenen Kaufvorschläge sachbezogen

Einkaufen

Um Zeit und Geld zu sparen und nichts zu vergessen, sollte man den Einkauf genau planen, das heißt, sich überlegen, wann, was und wo man einkaufen will.

Hilfsbedürftige Menschen haben oft nur ein- bis zweimal pro Woche die Gelegenheit, mit einer Begleitperson einkaufen zu gehen. Um genau zu wissen, was man braucht und was der Einkauf in etwa kostet, kann man sich wie Herr Winter einen Wochen-Menüplan zusammenstellen und die Nahrungsmittel zielgerichtet einkaufen.

Wenn man nach Rezept kocht, berechnet man die Mengen wie in Kapitel 2.5 beschrieben, schreibt die Zutaten, die man für die Speisen braucht und die nicht vorrätig sind, mit auf den Einkaufszettel und kauft sie ein.

Tabelle 3.8: Wochen-Essplan

Januar 2012	Montag 2.1.	Dienstag 3.1.	Mittwoch 4.1.	Donnerstag 5.1.	Freitag 6.1.	Samstag 7.1.	Sonntag 8.1.
Frühstück	Brot, Kaffee, Milch, Butter, Konfitüre	Brot, Kaffee, Milch, 2 Scheiben Aufschnitt Butter, Konfitüre	Brot, Kaffee, Milch, 1 Stück Käse	Brot, Kaffee, Milch, 2 Scheiben Aufschnitt, Butter, Konfitüre	Brot, Kaffee, Milch, 1 Stück Käse, Butter, Konfitüre	Brot, Kaffee, Milch, 2 Scheiben Aufschnitt, Butter, Konfitüre	2 Weggli, Kaffee, Milch, ein 3-Min.-Ei, Butter, Konfitüre
Znüni	1 Banane	1 Joghurt	1 Glas Orangensaft	1 Banane	1 Tasse Bouillon	1 (geriebener) Apfel	1 Glas Orangensaft
Mittagessen	Rindsplätzli à la Minute, Salzkartoffeln, Erbsen/Möhren	2 Eier an einer Currysauce, Reis, eine gebratene Banane, 2 Scheiben Ananas	Geschnetzeltes Schweinefleisch, Rösti, Tomatensalat	Gemüsesuppe, 2 Wiener Würstchen	1 Scheibe Lachs, Salzkartoffeln, Fenchel	Spaghetti bolognaise, Kopfsalat	1 Pouletschenkel, Pommes frites (im Backofen), Blumenkohl
Zvieri	1 (geriebener) Apfel	Kaffee, 3 Bisquits	1 Schälchen Quark	Kaffee, 1 Stück Schokoladencake	Kaffee, 1 Cremeschnitte	Kaffee, Schokoladecreme	Kaffee, 1 Cremeschnitte
Abendessen	2 Stück Brot, Käse, Butter	Pellkartoffeln, Käse	2 Toast Hawaii (normales Brot)	2 Stück Brot, Butter, Bündner Fleisch	2 Spiegelei mit Tomate	Wurstsalat	Cafe complet
Spät-Mahlzeit	1 Glas Wein, 2 Scheiben Knäckebrot	1 Glas Wein, 2 Scheiben Knäckebrot	1 Glas Wein, 2 Scheiben Knäckebrot	1 Glas Wein, 2 Scheiben Knäckebrot	1 Glas Wein, 2 Scheiben Knäckebrot	1 Glas Wein, 2 Scheiben Knäckebrot	1 Glas Wein, 2 Scheiben Knäckebrot
Einkaufsliste	1 Banane 1 Apfel 1 Rindsplätzli 1 kleine Dose Erbsen mit Möhren	50 g Aufschnitt 1 Banane 1 Joghurt 1 Beutel Currysauce 1 kleine Dose Ananas	200 g geschnetzeltes Schweinefleisch 2 Tomaten 1 Becher Quark	50 g Aufschnitt 1 Banane 1 Paar Wienerli 1 kleiner Beutel Gemüsesuppe 1 Stück Schokoladencake 1 Packung Bündnerfleisch	1 Scheibe Lachs 1 kleiner Fenchel 2 Eier 1 Tomate 1 Cremeschnitte	50 g Aufschnitt 100 g Hackfleisch 1 Dose Pelati 1 Apfel 2 Cervelats 1 kleiner Becher Schokoladencreme	2 Weggli (Brötchen) 1 Ei 1 Pouletschenkel, Pommes 1 kleiner Blumenkohl 1 Cremeschnitte

Einkauf zweimal pro Woche

Lebensmittel, die Herr Winter regelmäßig einkauft, sind: 500 g Brot, 1 Packung Knäckebrot, ½ Liter Milch, 4 Eier, 1 Packung Mineralwasser, 1 Flasche Rotwein, 1 Packung Bisquits, 1 Packung Käse, 1 l Orangensaft

Vorräte

Lebensmittel, die vorrätig sind und nur bei Bedarf eingekauft werden müssen, sind: Kaffee, Kartoffeln, Nudeln, Reis, Getreideflocken, Konfitüre, Salz, Zucker, Gewürze, Mehl, Öl, Essig, Senf, Bouillon usw.

Man kann z. B. eine Liste anlegen, in der alle Vorräte eingetragen sind und nach Gebrauch von der Liste gestrichen werden. So weiß man genau, was noch vorrätig ist bzw. wann man was kaufen muss.

Gebrauchsgegenstände wie Körperpflegemittel, Putzmittel usw. kommen auch auf die Vorratsliste.

Einkaufsliste

Der Klient hat anhand seines Menüplans eine Einkaufsliste erstellt. Er hat außerdem immer einen Zettel am Kühlschrank hängen, auf dem er alles aufschreibt, was z. B. aufgebraucht worden ist und gekauft werden muss. Heute steht darauf: Zahnpasta, Abwaschmittel. Nachdem die zwei Sachen auch noch auf die Einkaufsliste geschrieben worden sind, ist diese vollständig.

Tipps zum Einkaufen

- Einkaufsliste erstellen (um nichts zu vergessen und nicht zu viel einzukaufen).
- Sich die Route überlegen (z. B. zuerst in das Geschäft fahren, das am weitesten entfernt ist; dann die näher liegenden der Reihe nach aufsuchen).
- Den Einkauf, wenn möglich, nicht in den Stoßzeiten planen, weil die Geschäfte dann oft überfüllt sind.
- Nicht mit leerem Magen einkaufen; wenn man Hunger hat, kauft man evtl. mehr als man braucht.
- Eine Einkaufstasche oder einen Korb mitnehmen, Papiertaschen im Geschäft sind gebührenpflichtig.
- Wenn man für mehrere Tage einkauft, auf die Verfallsdaten achten (hauptsächlich bei frischen Lebensmitteln wie Gemüse und Fleisch).
- Keine Nahrungsmittel in beschädigten Packungen kaufen (z. B. Tetrapack, Joghurtbecher).
- Kein Obst, Gemüse kaufen, das sichtbar beschädigt ist (z. B. faulige Flecken); das Verkaufspersonal darauf aufmerksam machen, damit die verdorbene Ware entfernt werden kann. Tiefgekühlte Produkte am Schluss kaufen.
- Umweltbewusst einkaufen: auffällige Verpackungen vermeiden, Gemüse und Salat saisongerecht einkaufen, Fleisch und Gemüse möglichst aus dem eigenen Land kaufen (wenn z. B. im Februar

Empfohlener Notvorrat

(Wenn z. B. in einem abgelegenen Dorf die Zufahrtswege wegen einer Lawine blockiert sind.)

Getränke
9 Liter Wasser (pro Person)
Frucht- und Gemüsesäfte

Haltbare Lebensmittel (für rund 1 Woche)

- Reis oder Teigwaren
- Öl oder Fett
- Konservendosen z. B. mit Gemüse, Früchten oder Pilzen
- Fertigtomatensauce im Glas oder Tetrapack
- Fleisch- und Fischkonserven
- Fertiggerichte (ungekühlt haltbar, z. B. Chili con Carne, Reisgerichte, Rösti)
- Fertigsuppen
- Zucker, Konfitüren, Honig
- Bouillon, Salz, Pfeffer
- Kaffee, Kakao, Tee
- Dörr- und Hülsenfrüchte Zwieback oder Knäckebrot
- Schokolade
- Kondensmilch, UHT-Milch
- Hartkäse (Greyerzer, Sbrinz, Bergkäse usw.)
- Dauerwürste, Trockenfleisch

Spezialnahrung (für Säuglinge, bei Nahrungsmittelunverträglichkeit)
Futter für Haustiere

(Quelle: Bundesamt für wirtschaftliche Landesversorgung [BWL])

ACHTUNG

▼ In den Regalen, die man gut sehen und erreichen kann, auch in der Nähe der Kasse, werden die Sachen angeboten, die man eher nicht braucht, z. B. Schokolade und Bonbons. Brot und andere notwendige Lebensmittel sind oft in den hinteren Regalen.

Erdbeeren aus Spanien oder noch weiter her mit Flugzeugen importiert werden müssen, dient das der Umweltverschmutzung. Zudem werden die Früchte unreif geerntet und schmecken oft nicht besonders fruchtig).

- Um gesund zu essen, sich nach der Lebensmittelpyramide (s. Kap. 2.5) richten.
- Auf Inhaltsangaben achten, z. B. auf Dosen, Wurst-, Fleischwaren.
- Quittungen für die Buchhaltung oder Reklamationen aufbewahren.

Einkaufsliste von Hand

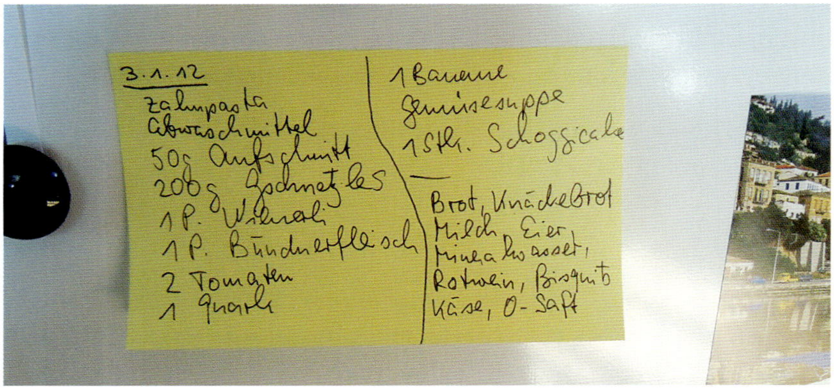

Abbildung 3.28: Einkaufsliste am Kühlschrank

Einkaufsmöglichkeiten

Die meisten Menschen haben ihre bevorzugten Geschäfte, in denen sie einkaufen. Wenn es sehr schnell gehen muss und preisgünstig sein soll, geht man zum Supermarkt oder Discounter. Wenn man Wert auf ganz frische, einheimische Ware legt, kauft man beim Produzenten (z. B. beim Bauern im Hofladen oder auf dem Markt) ein. Man kann sich z. B. einmal pro Woche oder alle 14 Tage einen Korb mit Saisongemüse und/oder Früchte liefern lassen.

In der Stadt ist die Auswahl an Geschäften und damit Waren in der Regel viel größer als auf dem Land. In den Dörfern gibt es oft kleinere Geschäfte, in denen man aber das meiste, das man für den Alltag braucht, bekommt. Es gibt auch Geschäfte, die ihre Kunden in abgelegenen Gegenden mit «Einkaufsladen auf Rädern» bedienen.

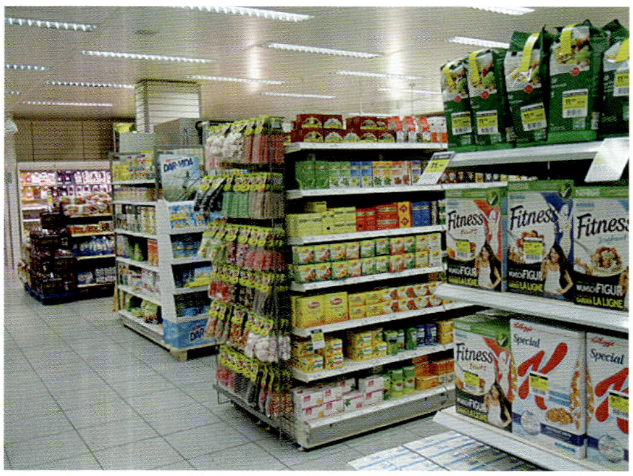

Abbildung 3.29: Supermarkt

Bei Discountern kann man über das Internet einkaufen.

Für Menschen mit einer Beeinträchtigung, die z. B. im Rollstuhl sitzen oder am Rollator gehen, ist es manchmal schwierig, in kleineren Geschäften einzukaufen. Diese sind vielleicht nur über Stufen zu erreichen oder haben innen zu wenig Platz, um sich mit dem Hilfsmittel fortzubewegen. Sie sind daher entweder auf größere Geschäfte, auf Menschen, die für sie einkaufen oder auf Hauslieferung (die teuer ist) angewiesen.

Tabelle 3.9: Einkaufsmöglichkeiten

Einkaufsmöglichkeit	Ware	Vor-und Nachteile
Hofladen (direkt beim Bauern), Markt	Gemüse, Obst, Beeren, Eier, Fleisch	Wahrscheinlich etwas teurer als im Supermarkt dafür ganz frisch; eigene Produktion wird unterstützt
Bäcker	Brot und Backwaren	Wahrscheinlich etwas teurer als im Supermarkt, evtl. mehr Auswahl und individuelle Zubereitung, keine abgepackte Ware, Verkauf durch Fachpersonal (Ladentisch)
Metzger	Fleischwaren	Wie Bäcker
Lebensmittel-Supermarkt	Lebensmittel und Haushaltsartikel u. a. m.	Relativ preisgünstig, großes Sortiment, frische Lebensmittel maschinell abgepackt, nicht individuell zubereitet, Fachpersonal kann zur Beratung gerufen werden, bedient die Kassen
Discounter	Lebensmittel und Haushaltsartikel	Relativ kleines Sortiment, kaum Beratung, Personal nur an der Kasse

Im Geschäft

Beim Bäcker oder Metzger wartet man, bis man an der Reihe ist und wird dann von der Verkäuferin persönlich bedient. In den großen Geschäften nimmt man einen Einkaufswagen oder einen Korb (wenn man nur wenig einkauft), die das Geschäft zur Verfügung stellt. Man wählt die Nahrungsmittel in den einzelnen Regalen aus und legt sie in den Korb oder Wagen. Wenn man (laut Einkaufsliste) alles hat, geht man zu der Kasse.

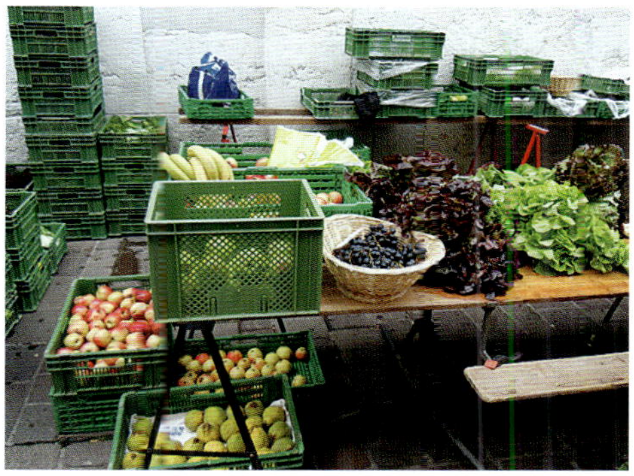

Abbildung 3.30: Markt

Beim Einkaufen beachten

Immer zuerst das **Etikett** auf der Lebensmittelverpackung lesen.
Alle abgepackten Lebensmittel müssen genau beschriftet sein und folgende Angaben enthalten:
Inhalt: Beschreibung, was in der Dose/Büchse ist, z. B. gehackte Tomaten in Tomatensaft.
Herkunftsland der Rohstoffe
Zutaten: Alle Zutaten müssen genau deklariert werden, v. a. auch Stoffe, die Allergien auslösen können.
Es wird, wenn nötig, beschrieben, welche allergieauslösenden Stoffe nicht enthalten sind, damit Allergiker (z. B. gegen Laktose) wissen, dass sie das Lebensmittel bedenkenlos essen dürfen.
Foodprofil: Nährstoffe und Nährwerte pro 100 g Inhalt und Tagesbedarf der einzelnen Nährstoffe in g und %.
Verwendungszwecke: z. B. Pizza, Saucen usw.
Nettogewicht: Gewicht der Tomaten (ohne Flüssigkeit).
Aufbewahrungsbedingungen: Z. B. Inhalt geöffneter Dosen umleeren und im Kühlschrank aufbewahren.
Datum A: verkaufen bis Ende: Die Tomaten dürfen bis z. B. Februar 2014 verkauft werden.
Datum B: mindest **haltbar** bis Ende, z. B. 08. 2014: Der Inhalt kann auch noch später gegessen werden.
Der Hersteller legt fest, wie lange ein Lebensmittel haltbar ist. Das heißt nicht, dass man z. B. die Tomaten nur bis im August 2014 essen

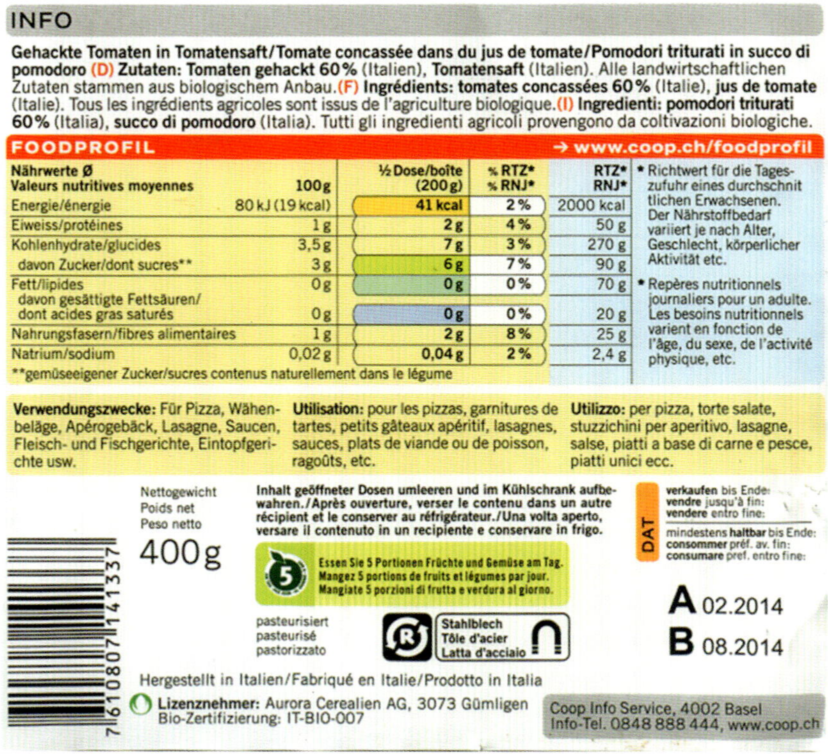
INFO
Gehackte Tomaten in Tomatensaft/Tomate concassée dans du jus de tomate/Pomodori triturati in succo di pomodoro (D) Zutaten: Tomaten gehackt 60% (Italien), Tomatensaft (Italien). Alle landwirtschaftlichen Zutaten stammen aus biologischem Anbau. (F) Ingrédients: tomates concassées 60% (Italie), jus de tomate (Italie). Tous les ingrédients agricoles sont issus de l'agriculture biologique. (I) Ingredienti: pomodori triturati 60% (Italia), succo di pomodoro (Italia). Tutti gli ingredienti agricoli provengono da coltivazioni biologiche.
FOODPROFIL
→ www.coop.ch/foodprofil
Nährwerte Ø Valeurs nutritives moyennes | 100g | ½ Dose/boîte (200g) | % RTZ* % RNJ* | RTZ* RNJ*
Energie/énergie | 80 kJ (19 kcal) | 41 kcal | 2% | 2000 kcal
Eiweiss/protéines | 1g | 2g | 4% | 50 g
Kohlenhydrate/glucides | 3,5g | 7g | 3% | 270 g
davon Zucker/dont sucres** | 3g | 6g | 7% | 90 g
Fett/lipides | 0g | 0g | 0% | 70 g
davon gesättigte Fettsäuren/dont acides gras saturés | 0g | 0g | 0% | 20 g
Nahrungsfasern/fibres alimentaires | 1g | 2g | 8% | 25 g
Natrium/sodium | 0,02g | 0,04g | 2% | 2,4 g
**gemüseeigener Zucker/sucres contenus naturellement dans le légume
* Richtwert für die Tageszufuhr eines durchschnittlichen Erwachsenen. Der Nährstoffbedarf variiert je nach Alter, Geschlecht, körperlicher Aktivität etc.
* Repères nutritionnels journaliers pour un adulte. Les besoins nutritionnels varient en fonction de l'âge, du sexe, de l'activité physique, etc.
Verwendungszwecke: Für Pizza, Wähenbeläge, Apérogebäck, Lasagne, Saucen, Fleisch- und Fischgerichte, Eintopfgerichte usw.
Utilisation: pour les pizzas, garnitures de tartes, petits gâteaux apéritif, lasagnes, sauces, plats de viande ou de poisson, ragoûts, etc.
Utilizzo: per pizza, torte salate, stuzzichini per aperitivo, lasagne, salse, piatti a base di carne e pesce, piatti unici ecc.
Nettogewicht
Poids net
Peso netto
400g
Inhalt geöffneter Dosen umleeren und im Kühlschrank aufbewahren./Après ouverture, verser le contenu dans un autre récipient et le conserver au réfrigérateur./Una volta aperto, versare il contenuto in un recipiente e conservare in frigo.
Essen Sie 5 Portionen Früchte und Gemüse am Tag.
Mangez 5 portions de fruits et légumes par jour.
Mangiate 5 porzioni di frutta e verdura al giorno.
pasteurisiert
pasteurisé
pastorizzato
Stahlblech
Tôle d'acier
Latta d'acciaio
DAT
verkaufen bis Ende:
vendre jusqu'à fin:
vendere entro fine:
mindestens haltbar bis Ende:
consommer préf. av. fin:
consumare pref. entro fine:
A 02.2014
B 08.2014
7610807141337
Hergestellt in Italien/Fabriqué en Italie/Prodotto in Italia
Lizenznehmer: Aurora Cerealien AG, 3073 Gümligen
Bio-Zertifizierung: IT-BIO-007
Coop Info Service, 4002 Basel
Info-Tel. 0848 888 444, www.coop.ch

Abbildung 3.31: Lebensmitteletikett

kann. Der Hersteller gibt nur die Garantie, dass die Tomaten bis August 2014 qualitativ einwandfrei in Ordnung sind. Wenn man sie nach dem August 2014 noch brauchen will, muss man anhand von Farbe, Geruch und Geschmack selbst entscheiden, ob sie noch i. O. sind und ob man sie noch essen will.

Verbrauchsdatum: Wenn steht **«verbrauchen bis …»** handelt es sich um ein frisches Lebensmittel (z. B. Fisch), das in der Regel kühl gelagert werden muss und – aus gesundheitlichen Gründen – bis zu dem angegebenen Datum aufgebraucht sein soll.

(**Zu beachten:** Das Mindesthaltbarkeitsdatum gilt nur für original verschlossene Verpackungen und bei Einhaltung der angegebenen Aufbewahrungsbedingungen. Nach dem Öffnen der Verpackung gelangen Sauerstoff, Feuchtigkeit und Mikroorganismen von aussen an das Lebensmittel und verursachen und beschleunigen den Verderbungsprozess. [CooP])

Entsorgungszeichen und **Angabe, woraus die Verpackung besteht,** z. B. Stahlblech.

Herstellungsland: z. B. Italien.

Quellen

Schweizerische Gesellschaft für Ernährung: Einkauf, Transport und Aufbewahrung von Lebensmitteln, Bern 2008 (Internet: www.sge-ssn.ch, E-Mail: info@sge-ssn.ch

Haushalt mit Pfiff, Lehrmittelverlag des Kantons Zürich, Zürich 2005

Schlieper, Cornelia A.: Lernfeld Hauswirtschaft, Hamburg 2009

Tiptopf, Schulverlag, Bern 2009

Bundesamt für Gesundheit, Lebensmittelhygiene:
www.bag.admin.ch/themen/lebensmittel/04858/04860/index.html?lang=de

Coop, Schweiz: www.coop.ch

Bezahlen an der Kasse

An der Kasse die Ware nach und nach auf das Förderband legen. Die Kassiererin liest die Preise ein und sagt, wie viel zu bezahlen ist (steht auch auf dem Display). Man kann mit einer Karte oder Bargeld bezahlen. Das Rückgeld nachzählen. Man erhält den Kassenbon; diesen als Nachweis für die Kassenbuchführung sorgfältig aufbewahen.

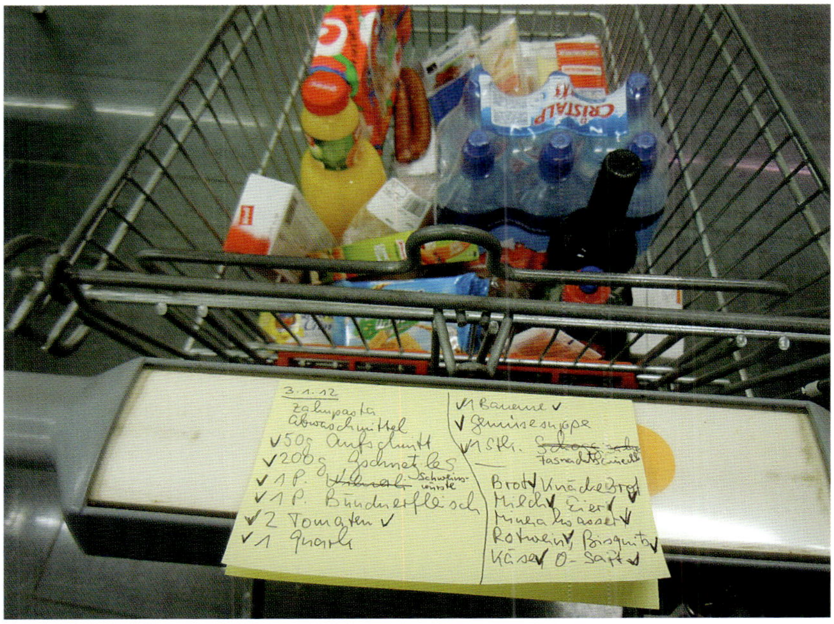
3.1.12
Zahnpasta
Abwaschmittel
50g Aufschnitt
200g Geschnetzeltes
1 P. Schweinswürste
1 P. Bündnerfleisch
2 Tomaten
1 Quark
1 Banane
Gemüsesuppe
1 Stk. Fasnachtschüechli
Brot Knäckebrot
Milch Eier
Mineralwasser
Rotwein, Bisquits
Käse O-Saft

Abbildung 3.32: Kontrollieren, ob mann nichts vergessen hat

Lebensmittel transportieren

(vgl. www.sge-ssn.ch)

- Eine geeignete, genügend große Tasche, Korb oder Rucksack verwenden (Achtung: schwer tragen – Rücken schonen).
- Fleisch, Geflügel und Fisch separat in Plastiksäcke packen, damit sie oder ihr Saft nicht mit anderen Lebensmittel in Berührung kommen.
- Warme Nahrungsmittel (z. B. Brot frisch aus dem Ofen) nicht auf/neben Tiefühlprodukte legen.
- Wenn man längere Zeit unterwegs ist, v. a. wenn es draußen heiß ist, Tiefkühlprodukte in einer Kühltasche, wenn nötig in Eis gepackt, transportieren.
- Früchte, Gemüse und Eier so einpacken und transportieren, dass sie nicht beschädigt (z.B. zerquetscht, verdrückt) werden.

Nachsorge

Zuhause werden die Waren ausgepackt und wenn vorhanden, in die Vorratssliste eingetragen, dann in dafür vorgesehenen Schränke eingeräumt. Kühl zu lagernde Ware muss unverzüglich in den Kühlschrank gestellt und Gefrorenes in den Tiefkühler oder das Gefrierfach gelegt werden.

Der Betrag, oder die Beträge, die man ausgegeben hat, werden im Kassenbuch eingetragen. Der Kassenbon wird nach Wunsch des Klienten abgelegt.

Quellen

Schweizerische Gesellschaft für Ernährung: Einkauf, Transport und Aufbewahrung von Lebensmitteln, Bern 2008 (Internet: www.sge-ssn.ch

Haushalt mit Pfiff, Lehrmittelverlag des Kantons Zürich, Zürich 2005

Schlieper, Cornelia A.: Lernfeld Hauswirtschaft, Hamburg 2009

Tiptopf, Schulverlag, Bern 2009

Bundesamt für Gesundheit, Lebensmittelhygiene:
www.bag.admin.ch/themen/lebensmittel/04858/04860/index.html?lang=de

www.coop.ch/gesundEssen/Richtigaufbewahren

Unterstützt Klientinnen und Klienten bei der Wäschepflege

3.4

Typische Situation

Die Assistentin Gesundheit und Soziales EBA Anja Schweizer ist bei Frau Berger zu Hause im Einsatz. Frau Berger hat sich durch einen Sturz auf dem Glatteis einen komplizierten Armbruch zugezogen. Sie ist auf die Unterstützung bei der Wäschepflege angewiesen.

Anja Schweizer geht mit Frau Berger in die Waschküche. Gemeinsam sortieren sie die schmutzige Wäsche nach Farbe und Waschtemperatur. Die 40 °C-Wäsche legt Anja Schweizer direkt in die Waschmaschine und die 60 °C-Wäsche legt sie aus hygienischen Gründen in den Wäschesack zurück.

Anja Schweizer startet den ersten Waschvorgang. Währenddessen erledigt sie die anstehenden Haushaltsarbeiten. Nach einer Stunde kann Anja Schweizer die Wäsche wechseln und den zweiten Waschvorgang starten. Sie schüttelt die Wäsche aus, damit sie weniger knittert, und hängt sie danach auf.

Anschließend verabschiedet sich Anja Schweizer von Frau Berger, da die zweite Wäsche maschinell getrocknet wird und dies Frau Berger noch selbstständig macht.

Am nächsten Tag geht Anja Schweizer erneut zu Frau Berger. Sie nimmt die trockene Wäsche ab und räumt den Wäschetrockner aus. Anschließend faltet sie die Wäsche, einige Wäschestücke bügelt Anja Schweizer. Nach Anleitung von Frau Berger räumen sie gemeinsam die Wäsche weg.

Bevor sich Anja Schweizer verabschiedet, reinigt sie den Tumbler und die Waschmaschine und räumt das Bügelbrett weg.

Situationskreis

Im stationären Bereich begrenzt sich die Wäschepflege auf Arbeiten im Bewohnerbereich im Kontext der Alltagsgestaltung.

In der Spitex, in kleinen APH und Wohngruppen ist der Situationskreis erweitert: Wäsche sortieren, waschen, aufhängen, abnehmen, zusammenlegen, bügeln und wegräumen, auch unter Einbezug der Klientinnen und Klienten.

Berufskunde

- Arbeitssicherheit und Gesundheitsschutz im Zusammenhang mit Haushalt (s. Kap. 4.1.)
- Kennt Grundsätze der Wäschepflege
- Textilkunde (Unterschiede von Seide, Baumwolle und Synthetik)
- Bedeutung der Pflegeetiketten von Textilien Einsatz von Waschmittel
- Kommunikation

ÜK

- Führt Handwäsche aus
- Hängt Wäsche auf, faltet sie und räumt sie in den Schrank
- Bügelt

Fähigkeiten in der Praxis

- Pflegt die Wäsche
- Geht korrekt mit Sauber- und Schmutzwäsche um
- Sortiert die Wäsche nach Farben und Waschtemperatur
- Bedient Geräte gemäß Bedienungsanleitung
- Führt Handwäsche aus
- Berücksichtigt die Pflegeetiketten der Textilien
- Dosiert Waschmittel nach Verschmutzung und Härtegrad
- Geht sorgfältig und ressourcenschonend mit Waschmitteln um
- Arbeitet rückenschonend
- Bietet, wo nötig, Unterstützung und Hilfe an

Textilien und Pflege von Textilien

(vgl. Schulthess Maschinen AG)

Textilien sind alle Materialien, die aus Fasern hergestellt sind, z. B. Garn, Gestricke, aus denen man Tuch und Bekleidung anfertigen kann. Es gibt verschiedene Arten von Textilien. Sie werden gebraucht, um Kleider, Wäsche für den Haushalt, Vorhänge, Teppiche und vieles mehr anzufertigen. Wir unterscheiden zwischen Textilien aus Natur- und Chemie-(= Kunst-)fasern.

Früher gab es noch nicht viel Auswahl an Materialien für Textilien; man brauchte Wolle, Baumwolle, Leinen, evtl. Seide. Heute ist die Auswahl durch die Entwicklung der Chemiefaser viel größer.

Eigenschaften textiler Rohstoffe

Tabelle 3.10: Textile Rohstoffe

Naturfasern	Chemiefasern
Vorteile	
Pflanzlich: z. B. Baumwolle, Leinen ■ lassen die Haut «atmen» ■ saugfähig ■ kochfest und hitzeverträglich **Tierisch:** z. B. Wolle, Seide ■ bilden weiche (Seide) und warme (Wolle) Oberbekleidung ■ können flammhemmend ausgerüstet werden	**Aus Zellulose:** z. B. Viscose, Modal ■ weich, glatt, knitterarm ■ geringe Abnutzung ■ geringe Schäden durch Reinigungschemikalien ■ weisen geringeres Einlaufen als Naturfasern auf ■ leicht entflammbar ■ können aber als permanent flammhemmend hergestellt werden **Synthetische Fasern:** z. B. Polyester, Polyamid «Perlon»; «Nylon», Polyacryl ■ glatt, kühl, knittert nicht ■ gut waschbar, trocknet schnell
Nachteile	
Pflanzlich: z. B. Baumwolle, Leinen ■ knittert, muss teilweise gut gebügelt oder gepresst werden ■ Farbe verblasst nach mehrfacher Wäsche ■ laufen mehr ein als Kunstfasern ■ trocknen langsamer als Kunstfasern ■ werden von den Reinigungschemikalien langsam zerstört ■ es ist Sorgfalt geboten, um einen «Grauschleier» bei weiß und Pastelltönen zu vermeiden **Tierisch:** z. B. Wolle, Seide ■ Licht- und hitzeempfindlich ■ mäßig waschbar	**Aus Zellulose:** z. B. Viscose, Modal ■ können sich elektrostatisch aufladen ■ leicht schmelz- und brennbar ■ leicht beschädigbar durch Zigaretten **Synthetische Fasern:** z. B. Polyester, Polyamid «Perlon»; «Nylon», Polyacryl ■ geringere Saugfähigkeit ■ bei warmem Wetter nicht so komfortabel wie Naturfasern, wenig saugfähig, können Körpergeruch speichern ■ leicht entflammbar

Es gibt auch **Mischgewebe;** es werden reine Fasern und Fasergemische zusammen verarbeitet, z. B. Polyester mit Baumwolle, Baumwolle mit Viskose, Polyester mit Wolle. Die Trag- und Pflegeeigenschaften ändern sich. Die Pflege richtet sich nach den Symbolen auf den aufgenähten Etiketten.

Neue Stoffentwicklungen

sind z.B. Mikrofaser (sehr feine, dünne Fasern z.B. Polyester, Acryl, Nylon), geeignet für Sport- und Regenkleidung und Hochleistungsreinigungstücher; damit werden keine oder nur ganz kleine Mengen Putzmittel benötigt.
Laminate, Multitextilien (geschichtete Stoffe) und Membrane.

Leder

Leder wird aus der Lederhaut gewisser Tiere hergestellt. Aus Leder werden Kleidungsstücke wie z.B. Mäntel, Hosen und Schuhe angefertigt. Leder ist sehr robust, atmungsaktiv, geschmeidig und dauerhaft.

Textiletiketten (Abb. 3.33)

In allen Kleidungsstücken sind Etiketten eingenäht, auf denen

- die Zusammensetzung des Materials,
- Besonderheiten wie z. B. «immer auf links waschen», «beim 1. Mal separat waschen» usw.,
- Pflegesymbole, die zeigen, wie das Kleidungsstück gepflegt werden muss, beschrieben sind.

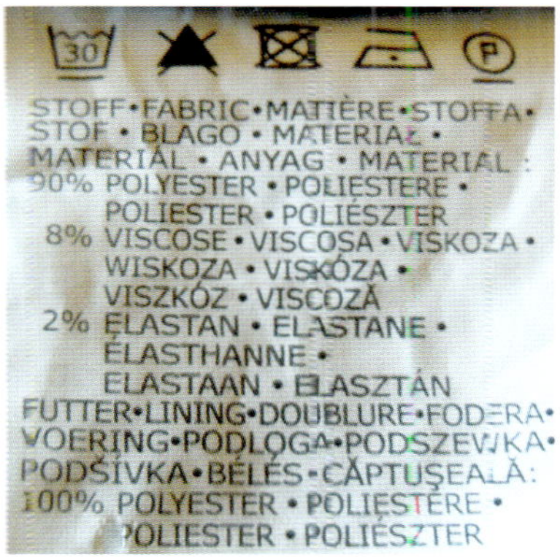
30
P
STOFF • FABRIC • MATIÈRE • STOFFA •
STOF • BLAGO • MATERIAŁ •
MATERIÁL • ANYAG • MATERIAL :
90% POLYESTER • POLIESTERE •
POLIESTER • POLIÉSZTER
8% VISCOSE • VISCOSA • VISKOZA •
WISKOZA • VISKÓZA •
VISZKÓZ • VISCOZĂ
2% ELASTAN • ELASTANE •
ÉLASTHANNE •
ELASTAAN • ELASZTÁN
FUTTER • LINING • DOUBLURE • FODERA •
VOERING • PODLOGA • PODSZEWKA •
PODŠÍVKA • BÉLÉS • CĂPTUŞEALĂ:
100% POLYESTER • POLIESTERE •
POLIESTER • POLIÉSZTER

Abbildung 3.33: Die Etikettierung mit Anleitung zur Pflege von Textilerzeugnissen ist durch internationale Vereinbarungen im Rahmen der GINETEX (Internationale Vereinigung für die Pflegekennzeichnung von Textilien) geregelt. Die Symbolreihe der Pflegeanleitung ist durch GINETEX international geschützt:

Das Eigentumsrecht für die Verwendung dieser Marken ist von GINETEX den nationalen Organisationen übertragen.

GINETEX Switzerland

Pflegesymbole

Die Pflegekennzeichnung durch Pflegesymbole ist eine freiwillige Maßnahme und nicht gesetzlich vorgeschrieben. Durch Pflegesymbole kann sich der Verbraucher mit einem Blick über die Pflegebehandlung von Textilien informieren.

Die Pflegesymbole sind auf Textilpflegeetiketten (s. Abb. 3.33), die an jedem einzelnen Kleidungsstück eingenäht sind. Bei Hosen innen am Bund oder an einer Seitennaht des Beines, bei Pullovern, Hemden, Mänteln usw. hinten am Halsausschnitt oder innen an einer Seitennaht.

Wäschepflege

Wäschekreislauf

Die schmutzige Wäsche wird gesammelt, in die Waschküche oder die Wäscherei gebracht, sortiert wenn nötig, vorbehandelt, gewaschen, getrocknet wenn nötig, ausgebessert und gebügelt, zusammengefaltet oder auf Bügeln aufgehängt zum Klienten zurückgebracht und kann wieder getragen werden.

Schmutzwäsche

In Institutionen wird die Schmutzwäsche direkt in die entsprechenden Sammelbehälter (s. Abb. 3.36) (Wäschesäcke) abgeworfen. Die persönliche Wäsche der Klienten wird in der Regel in den eigenen Wäschesack im Badezimmer gelegt. Sammelbehälter werden beim Betten in die

Grundsatz

Sich nach dem Wäschekonzept des Hauses/des Klienten richten.

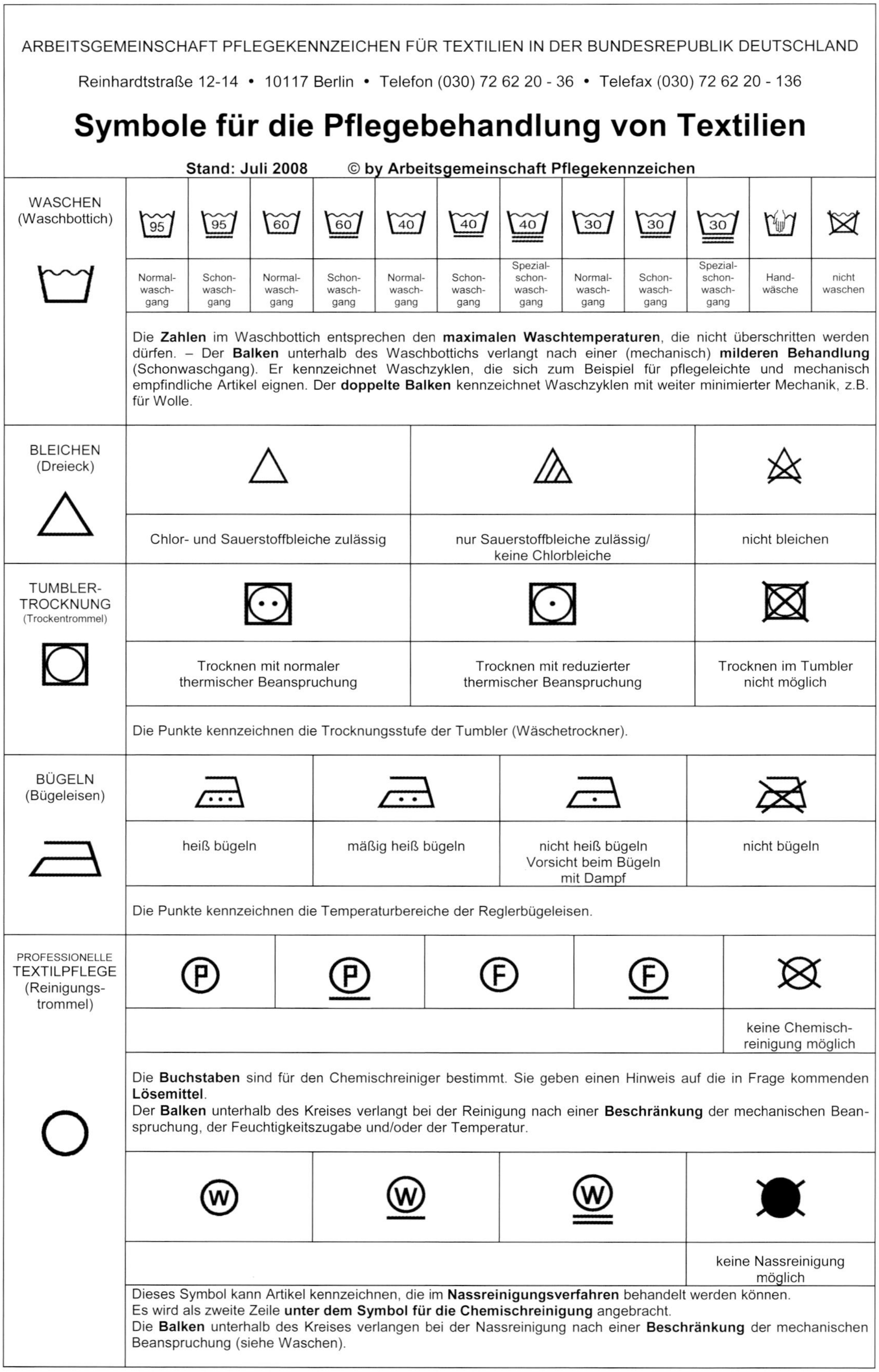

Abbildung 3.34: ARBEITSGEMEINSCHAFT PFLEGEKENNZEICHEN FÜR TEXTILIEN IN DER BUNDESREPUBLIK DEUTSCHLAND Reinhardtstraße 12–14 • 10117 Berlin • Telefon (030) 72 62 20 - 36 • Telefax (030) 72 62 20 - 136
Symbole für die Pflegebehandlung von Textilien Stand: Juli 2008

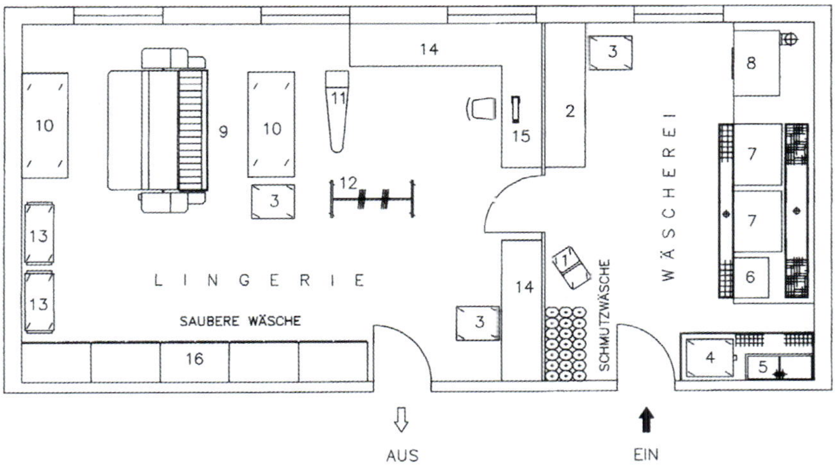

1	SCHMUTZWÄSCHESAMMLER	9	MANGE ⌀50–210
2	SORTIERTISCH	10	TISCH FAHRBAR
3	WÄSCHEWAGEN	11	BÜGELTISCH
4	TROG	12	KLEIDERSTÄNDER FAHRBAR
5	EINWEICHWAGEN	13	REGALWAGEN
6	WASCHAUTOMAT 6 KG	14	ARBEITSTISCH
7	WASCHEXTRAKTOR 20 KG	15	NÄHMASCHINE
8	TROCKNER 20 KG	16	SCHRÄNKE

Abbildung 3.35: Schulthess Maschinen AG: Planung einer Alters- und Pflegeheimwäscherei

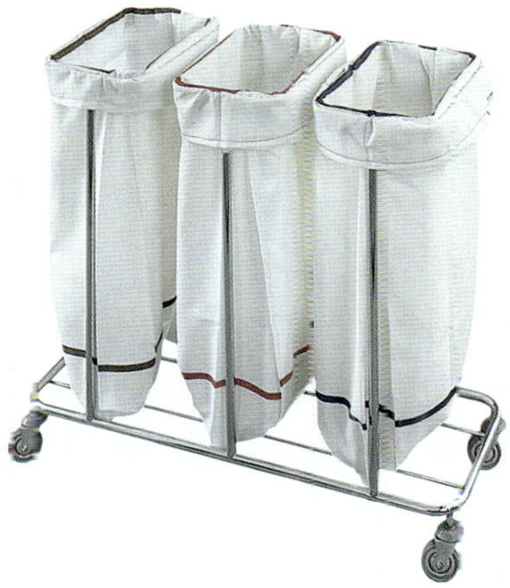

Abbildung 3.36: Schulthess Maschinen AG: Wäschesammler

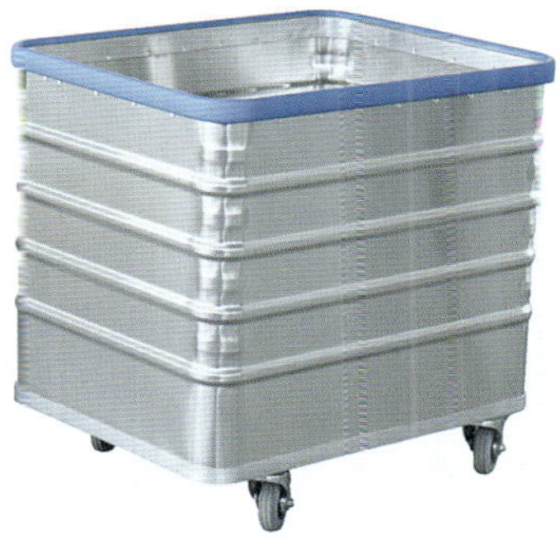

Abbildung 3.37: Schulthess Maschinen AG: Schmutzwäschewagen

Zimmer oder vor die Zimmertüren mitgenommen; sie darf weder auf dem Boden, dem Lavabo oder Möbeln «zwischengelagert» werden. Volle Säcke müssen gut verschlossen werden.

Urin- und Stuhlwäsche wird bei leichter Verschmutzung in den normalen Wäschesack gelegt, Stuhl wird mit Handschuhen und Toilettenpapier entfernt und mit dem Toilettenpapier in die Toilette gegeben oder direkt in die Toilette geschüttelt. Die Wäsche in einen kleinen Plastiksack geben und gut verschließen, dann in den Wäschesack. Wäsche darf nicht auf der Abteilung ausgewaschen werden.

Im Privathaushalt hat man in der Regel Wäschesäcke, Wäschekörbe oder andere Behälter, in denen man die schmutzige Wäsche bis zum Waschen aufbewahrt. Die Wäsche wird nach Farbe, Wasch-Temperatur und Verschmutzungsgrad sortiert. Es gibt auch verschiedene Wäschesäcke, die mit verschiedenen Farben gekennzeichnet sind; eine Farbe bedeutet z. B. Kochwäsche, eine andere Buntwäsche, die dritte Handwäsche. Sowohl Wäschesäcke als auch -körbe und Behälter müssen nach Gebrauch gereinigt werden.

Schmutzraum der Wäscherei

Die Schmutzwäsche wird sortiert und gewaschen. Infektiöse Wäsche muss in einen speziellen Sack gelegt werden, damit die Angestellten in der Wäscherei nicht kontaminiert werden.

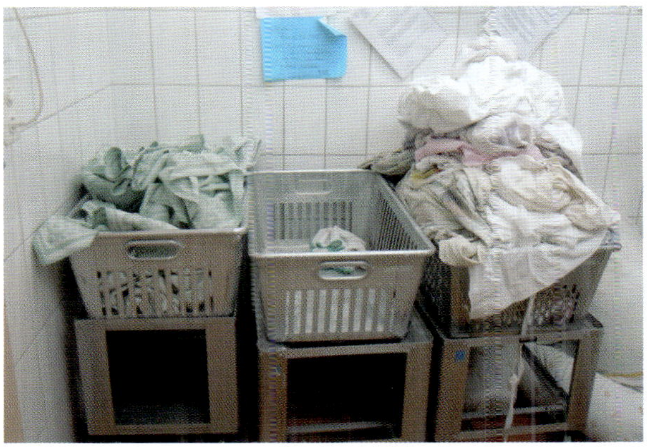

Abbildung 3.38: Schmutzwäsche sortiert, Forst Solothurn

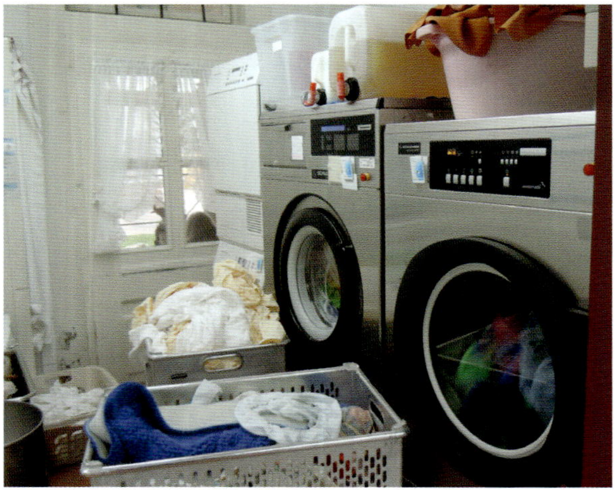

Abbildung 3.39: Wäsche wird gewaschen, Forst Solothurn

Klientenwäsche

Die Wäsche von den Klienten muss speziell (nicht mit der der Abteilung zusammen) gewaschen werden.

Wäsche vorbereiten:

- Taschen, zum Beispiel Hosentaschen, sollen vor dem Waschen geleert und wenn nötig, gebürstet werden.
- Aufgerollte Ärmel, eingestülpte Socken auseinander ziehen.
- Stark verschmutzte Wäsche, z. B. Hemdkragen mit einem Fleckenmittel vorbehandeln.
- Kleider mit z. B. Gummiaufdruck oder aus heiklem Stoff auf die linke Seite wenden und links waschen.
- Bändel lose verknüpfen, Reißverschlüsse schließen, Knöpfe öffnen.
- Empfindliche Wäsche, z. B. Vorhänge, BH mit Bügel, Strümpfe in einem Wäschesack oder Bettbezug waschen.

Grundsätze

- In der Institution muss immer die höchstmögliche Waschtemperatur gewählt werden, mindestens aber 60 °C.
- Verschmutzte Feinwäsche kann, wenn nötig, mit Desinfektionsmittel vorbehandelt werden, damit krankmachende Keime vernichtet werden.

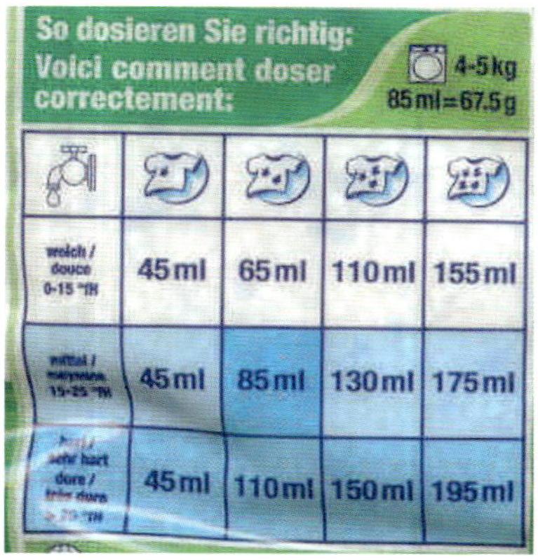

Abbildung 3.40: Waschmittel nach Wasserhärtegrad dosieren

Wäsche waschen

Die Schmutzwäsche wird nach der auf der Textilpflegeetikette (s. Abb. 3.33) aufgeführten Waschtemperatur, nach der Farbe, dem Verschmutzungsgrad und dem Waschprogramm sortiert.

Um Umwelt und Wäsche zu schonen, beachten Sie folgendes:

- Nur waschen, wenn die Trommel gefüllt werden kann.
- Kleidungsstücke müssen nicht nach jedem Tragen gewaschen werden, oft reicht es, sie auszulüften.
- Zu Hause, wenn möglich, mit tieferen Temperaturen waschen als angegeben, z. B. mit 60 anstatt mit 90 °C.
- Nicht zu viel Waschmittel brauchen, die Dosierungsvorschriften einhalten. (Waschpulver mit dem mitgelieferten Messbecher abmessen.)
- Waschmittel nach dem Härtegrad des Wassers dosieren (Abb. 3.40). Der Härtegrad kann bei der Gemeindeverwaltung abgefragt werden.

Wirksames Waschen

Ein gutes Waschen benötigt **mechanische Bewegung, genug Zeit, eine bestimmte Temperatur** und **die richtigen Chemikalien.** Wichtig ist die richtige Balance zwischen diesen vier Einflussfaktoren.

Eine Reduzierung eines dieser Elemente erfordert eine Erhöhung der anderen drei. Wenn man bei 60 °C anstatt bei 90 °C wäscht, muss man dafür längere Zeit waschen.

Waschmittel

Voll- oder Universalwaschmittel (Abb. 3.41): Es kann fast jede Wäsche von 30 bis zu 95 °C damit gewaschen werden (z. B. Leintücher, Unterwäsche aus Baumwolle, Frottiertücher, Handtücher, T-Shirts, Jeans usw.).
Feinwaschmittel: für sehr heikle Wäsche von 30 – 40 °C (z. B. Seidenblusen, grobmaschig gestrickte oder gehäkelte Pullover oder Schals).
Wollwaschmittel: für Kleidungsstücke aus Wolle von 20 – 30 °C.

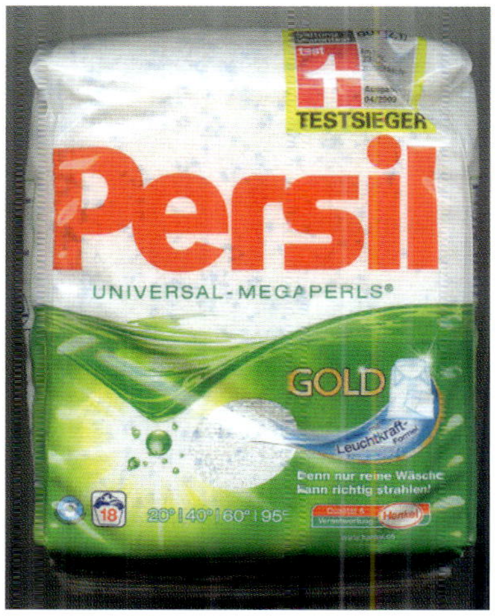

Abbildung 3.41: Universalwaschmittel

Die Waschmaschine

Lesen Sie beim ersten Gebrauch einer für Sie fremden Maschine die Gebrauchsanleitung genau durch und befolgen Sie die Anweisungen.

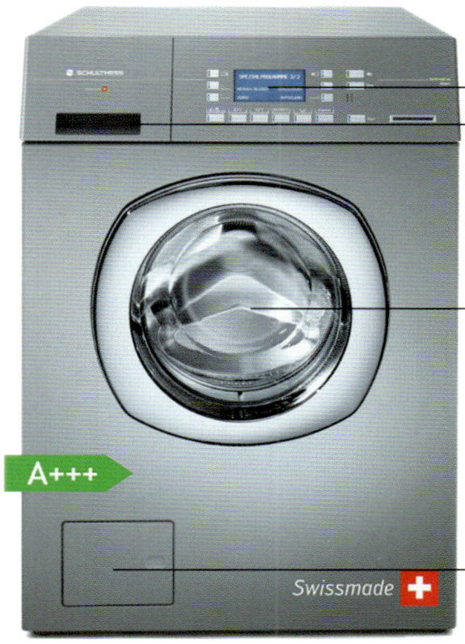

Abbildung 3.42: Spirit topLine 8040i artline (Schulthess Maschinen AG)

Waschen in der Maschine

Vorgehen

- Die Wäsche locker in die Trommel einfüllen, oben eine handbreite Lücke frei lassen.
- Lange Wäschestücke wie Handtücher, Hosenbeine und Bettbezüge einige Male locker falten und einfüllen.
- Bei Wäsche, die knittert, Trommel nur zu ⅓ einfüllen.
- Wasserhahn öffnen, ggfs. Strom einschalten.
- Waschprogramm wählen und einstellen (s. Abb. 3.43).
- Waschmittel und wenn nötig, Flecklöser und/oder Entkalker einfüllen, dabei die Angaben des Waschmittelherstellers bezüglich Menge und Härte des Wassers (s. Abb. 3.40) beachten.

Wenn der Waschvorgang beendet ist:

- Waschmaschine ausschalten, Wasserhahn zudrehen, Strom ausschalten.
- Trommel ausräumen.
- Filter reinigen.
- Fenster und Maschine wenn nötig feucht abwischen.

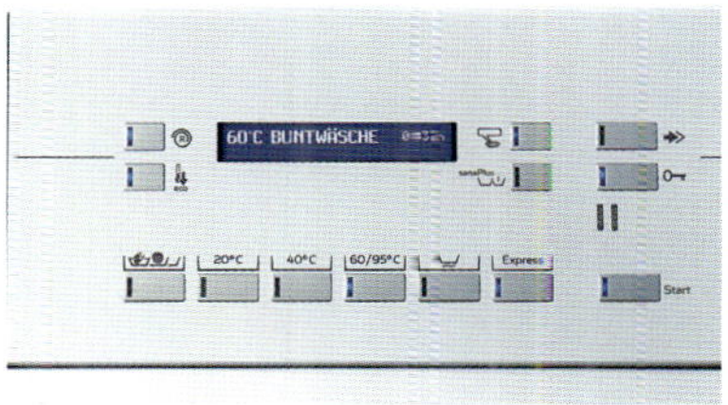

Abbildung 3.43: Spirit topLine 7510, Blende (Schulthess Maschinen AG)

ACHTUNG

- Neue Wäsche kann abfärben oder einlaufen; beim ersten Mal separat und in fast kaltem Wasser waschen.

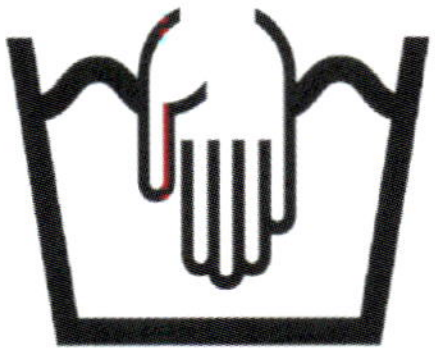

Abbildung 3.44: Handwäsche (s. oben)

Handwäsche

Wäsche aus feinen, empfindlichen Stoffen (z. B. Strumpfhosen), spezieller Wolle, neue Sachen, die evtl. färben müssen von Hand gewaschen werden.

Material

- vorgeschriebene Menge Fein- oder Woll-Waschmittel
- vorgeschriebene Menge Wasser, Temperatur nach Angabe auf dem Pflegesymbol

Vorgehen

- Das Waschmittel im Wasser ganz auflösen.
- Die Wäsche einlegen, einige Zeit wirken lassen, gut durchdrücken, nicht reiben.
- Helle Wäsche zuerst waschen, dunkle und farbige erst nachher (kann abfärben).
- Wäschestücke so lange spülen bis das Wasser klar ist.
- Wäsche gut ausdrücken und aufhängen oder auslegen.

Fleckenentfernung

Tabelle 3.11: Fleckenart und Fleckenentfernung

Fleckenart	Behandlung
Blut, Urin	Mit viel kaltem Wasser auswaschen oder in kaltes Salzwasser einlegen, anschließend waschen. Wenn noch braune Flecken vorhanden sind, diese wie Rostflecken behandeln.
Kaffee	Sofort gut auswaschen oder Glasreiniger aufsprühen, wirken lassen, z. B. mit Schwamm aufnehmen.
Kaugummi	Gegenstand, wenn möglich, in einem Plastiksack in die Gefriertruhe legen, warten bis der Kaugummi gefroren ist, ihn abbröckeln lassen; oder den Kaugummi z. B. auf einem Teppich, mit einem Spray vereisen und ihn, wenn er gefroren ist, sorgfältig lösen.
Kugelschreiber, Filzstift	Mit Alkohol abtupfen.
Wein	Mit sehr viel Wasser (Mineralwasser) evtl. unter Zugabe von Salz tränken, mit trockenen Tüchern aufsaugen, trocknen lassen.
Wachs	Löschpapier auf den Fleck legen, mit Bügeleisen erwärmen, das Wachs wird flüssig und vom Löschpapier aufgesaugt.
Rost	Behandlung mit Coca Cola oder oder Rostentferner.

Wäsche trocknen

Die gewaschene Wäsche wird entweder aufgehängt oder im Trockner (Tumbler) getrocknet. Auf der eingenähten Textilpflegeetikette nachschauen, welche Arten des Trocknens erlaubt sind.

Trocknen im Trockner (Tumbler)

Die meisten Trockner haben nur zwei Trockenstufen, niedrige oder hohe Temperatur (s. Abb. 3.34: Pflegesymbole Trockner). Die gewaschene Wäsche wird sortiert in solche, die nicht, solche die bei niedriger Temperatur, und solche, die bei hoher Temperatur getumblert werden darf.

ACHTUNG

- Der Strom für das Tumblern ist relativ teuer. Es ist günstiger, abends (zum Nachtstromtarif) zu waschen und die Wäsche zu trocknen. Es ist billiger, die Wäsche zum Trocknen aufzuhängen.

Vorgehen

- Textilien lose in den Tumbler einlegen. Wäschestücke vorher durch Ausschütteln so gut wie möglich entknittern.
- Trommel nicht ganz füllen; nach Anweisung des Herstellers beladen.
- Das gewünschte Programm wählen, die Türe schließen, den Wasserhahn öffnen und die Maschine laufen lassen.

Kurze Trockenzeiten bei minimalem Energieverbrauch werden erreicht durch:

- Regelmäßiges Reinigen der Siebe.
- Sehr gutes Schleudern nach dem Waschen.
- Kein Überladen der Trommel.
- Wartung des Tumblers nach Gebrauchsanleitung.

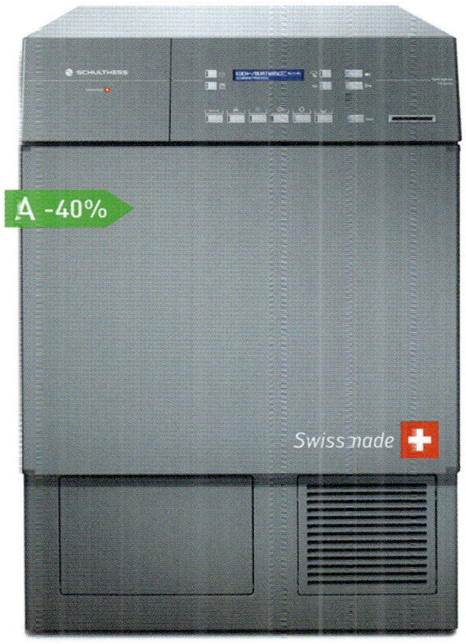

Abbildung 3.45: Wäschetrockner TW-8420 Spirit topline TW8420 artline (Schulthess Maschinen AG)

Wäsche aufhängen (Abb. 3.46)

Material

- Wäscheseil oder Stewi
- feuchter Putzlappen
- Wäscheklammern
- Wäschekorb oder ähnliches für den Transport der Wäsche

Vorgehen

- Das Wäscheseil, wenn es im Keller oder draußen hängt, mit einem feuchten Putzlappen reinigen.
- Wäsche ausschütteln, in Form bringen, aber nicht verziehen.
- Wäsche aufhängen, wenn nötig (vor allem draußen) mit Klammern befestigen.
- Die Klammern so anbringen, dass man ihre Abdrücke nicht sieht (z. B. am Saum des Kleidungsstücks).
- Oberhemden und Blusen auf Kleiderbügel hängen.

Wenn die Wäsche trocken ist, sie aus dem Tumbler oder von dem Seil nehmen und entweder für das Bügeln vorbereiten oder falten und versorgen.

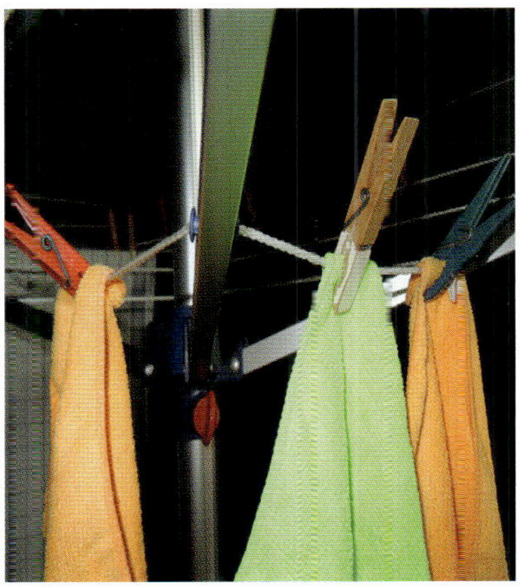

Abbildung 3.46: aufgehängte Wäsche

ACHTUNG

- Farbige Wäsche nicht direkt in die Sonne hängen.
- Kleidungsstücke, die anschließend gebügelt werden (z. B. Oberhemden), nicht ganz trocknen lassen; sie lassen sich leicht feucht viel besser bügeln.
- Wollene Kleidung nicht auswringen und nicht aufhängen (verzieht sich); das Wasser durch Zusammendrücken auspressen, Kleidungsstück auf ein großes Frottiertuch legen, zusammenrollen, damit das Frottiertuch möglichst viel Wasser aufsaugt. Das Kleidungsstück anschließend liegend auf einer glatten Unterlage fertig trocknen lassen.

Wäsche bügeln

Manuelles Bügeln

Material

- Bügelbrett
- Bügeleisen
- Sprühflasche mit lauwarmem Wasser
- evtl. Kleiderbügel für gebügelte Blusen/Hemden

Vorbereitung

- Zu bügelnde Wäsche nach Bügeltemperatur sortieren.
- Zu trockene, stark zerknitterte Teile vor dem Bügeln mit Wasser einsprühen.

Vorgehen

- Wäschestück möglichst faltenfrei hinlegen; wenn nötig, glatt und in Form ziehen.
- Bei viereckigen Teilen (z. B. Geschirrtüchern) zuerst die Ränder und Ecken, dann den Rest bügeln.

Hemd bügeln

Mögliche Reihenfolge:

- Kragen auf beiden Seiten
- Manschetten und Ärmel
- das obere Teil des Rückens bis zur Naht
- das Vorderteil mit der Knopfleiste; zuerst die Knopfleiste, dann den Rest
- das Rückenteil und zum Schluss das andere Vorderteil

Wäschemangel (Bügelmaschine / Wäschemangel) (Abb. 3.47)

In den Institutionen stehen in der Regel größere Geräte, mit denen hauptsächlich glatte Teile wie Bett-, Tischwäsche usw. gemangelt werden. Es gibt auch kleine Wäschemangeln für Zuhause; diese sind praktisch, wenn jemand viel Wäsche hat und viel bügeln (mangeln) muss.

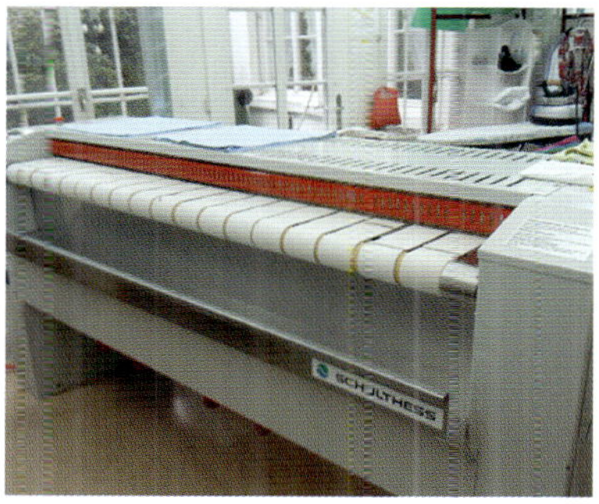

Abbildung 3.47: Wäschemangel im Pflegeheim

Wäsche falten

Handtücher kann man zum Beispiel zweimal der Breite nach und dreimal der Länge nach falten (a. Abb. 3.48).
Damit alle Teile in etwa gleich gross und flach sind, können sie mithilfe eines Faltbretts gefaltet werden.

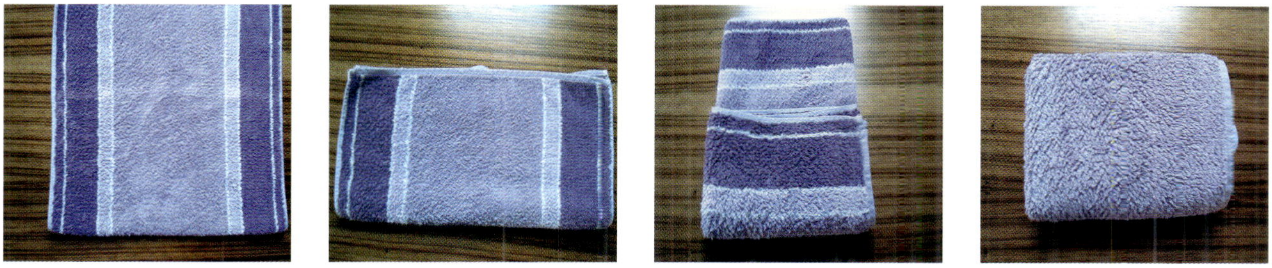

1× quer falten

2× quer falten

3× längs falten

fertig zum Verräumen

Abbildung 3.48: Frottiertuch falten

Wäsche versorgen

Die saubere, trockene, ggfs. gefaltete Wäsche wird ordentlich gestapelt oder auf einen Bügel gehängt. Zuhause kann man sie gleich im Wäscheschrank versorgen, in der Institution wird sie in die Wäschewagen gelegt oder auf fahrbare Kleiderständer gehängt, auf die Abteilung gefahren und in den Schränken der jeweiligen Besitzerinnen versorgt.

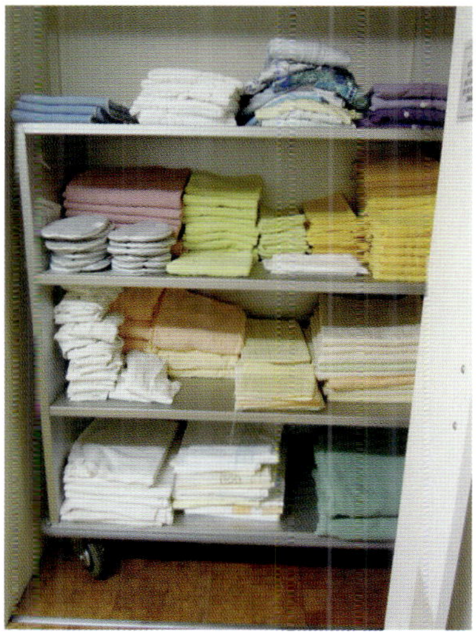

Abbildung 3.49: Wäschewagen auf der Abteilung

Quellen

Schulthess Maschinen AG: Wäschehandbuch: CH-8633 Wolfhausen

Forst: Wäsche-Aufbereitung, Solothurn

Schlieper, Cornelia A.: Lernfeld Hauswirtschaft, Verlag Handwerk und Technik, 7. überarbeitete und erweiterte Auflage, Hamburg 2009

Lehrmittelverlag des Kantons Zürich, Haushalten mit Pfiff, 6. Ausgabe 2005

Arbeitsgemeinschaft Pflegekennzeichen: Kurzfassung der Richtlinie für die Pflegekennzeichnung von Textilien, Stand: Juli 2008, D-Eschborn, http://www.sartex.ch/files/images/pflegesymbole/buegeln/gin_sym_iro_not.gif

GINETEX Schweiz, Zürich

4

Einhalten und Umsetzen von Hygiene und Sicherheit

Hält die Vorschriften der Arbeitssicherheit und des Gesundheitsschutzes ein

4.1

Typische Situation

Herr Dubois lebt in der Institution, in der Paul Blanc, Assistent Gesundheit und Soziales EBA, arbeitet. Seine größte Freude ist das Pfeifenrauchen, das jedoch in der Institution nicht gestattet ist.

Beim Betreten des Zimmers von Herrn Dubois stellt Paul Blanc fest, dass es nach Rauch riecht und dass Herr Dubois im Bett liegt und raucht.

Paul Blanc erklärt Herrn Dubois, dass das Rauchen in den Zimmern nicht gestattet ist, weil Brandgefahr besteht und das Rauchen der Gesundheit schadet. Da ihm klar ist, dass das Rauchen eine der wenigen Freuden von Herrn Dubois ist, schlägt er ihm vor, ihm beim Aufstehen und Ankleiden behilflich zu sein und ihn im Rollstuhl auf die Terrasse zu fahren, damit er dort seine Pfeife rauchen kann.

Situationskreis

Situationen, in denen Gesundheits- oder Unfallrisiken bestehen

Berufskunde

- Unfälle am Arbeitsplatz, Risikosituationen und Vorbeugung
- Die drei Präventionsebenen
- Suchtprävention (Tabak, Alkohol, Drogen)

Fähigkeiten in der Praxis

- Beugt Berufsunfällen vor
- Beugt Infektionsrisiken vor

■ Aufzählung ⏩ Maßnahmen ➲ Vorgehen ❑ Material ▼ Achtung, Gefahr

Gesetzliche Grundlagen

Krankheiten und Unfälle am Arbeitsplatz

Damit man gut arbeiten kann, muss man möglichst gesund sein. Einerseits kann und muss sich jeder weitgehend selbst vor Krankheiten und Unfällen schützen, indem er gewisse Regeln und Schutz- und Vorsichtsmaßnahmen befolgt. Andererseits schreibt der Gesetzgeber im Arbeitsgesetz Maßnahmen zum Schutz vor Krankheit und Unfällen am Arbeitsplatz vor.

Es sind folgende **Gesetze** (mit den dazugehörigen Ausführungsbestimmungen) zuständig:

Sicherheit und Gesundheitsschutz am Arbeitsplatz

UVG **Unfallversicherungsgesetz**	**ArG** **Arbeitsgesetz**	**STEG** **Gesetz über die Sicherheit von technischen Einrichtungen und Geräten**
Regelung der obligatorischen Unfallversicherung für Arbeitnehmer **Arbeitssicherheit,** d. h. Verhütung von Berufsunfällen und Berufskrankheiten, **ASA-Bestimmungen** **Freizeitsicherheit,** d. h. Verhütung von Nichtberufsunfällen	Regelung der **Arbeits- und Ruhezeiten** (z. B. Höchstarbeitszeiten, Nacht-und Sonntagsarbeit) des **Sonderschutzes für Frauen und Jugendliche** des **allgemeinen Gesundheitsschutzes** (Schutz vor Überbelastungen durch die Arbeit und vor Belästigungen durch Hitze, Kälte usw., Arbeitshygiene) der **Plangenehmigung**	Vorschriften für Inverkehrbringer (Hersteller, Importeure, Verkäufer, Vermieter) von technischen Einrichtungen und Geräten (TEG) für den Arbeitsplatz und auch für Freizeit, Haushalt und Sport

Sicherheit in der Freizeit

Abbildung 4.1: aus Suvapro: Sicherheit und Gesundheit am Arbeitsplatz und in der Freizeit – heute und morgen, Überblick über die wichtigsten Gesetze, die für die Sicherheit und den Gesundheitsschutz der Arbeitnehmer/-innen von Bedeutung sind.

Unfallversicherungsgesetz (UVG)

Obligatorische Versicherung

In der Schweiz sind alle Arbeitnehmenden bei der SUVA[1] oder einem anderen zugelassenen Versicherer obligatorisch gegen Unfälle und Berufskrankheiten versichert. (Arbeitnehmende sind alle unselbstständig erwerbenden Personen, auch Lernende und Praktikantinnen.)

Berufsunfall

«Darunter fallen Unfälle, die sich bei der Ausübung des Berufs ereignen. Unfälle während den Arbeitspausen sowie vor und nach der Arbeit gelten als Berufsunfälle, sofern sich die versicherte Person befugterweise auf der Arbeitsstätte oder im Bereich der mit seiner beruflichen Tätigkeit zusammenhängenden Gefahren aufgehalten hat.» (www.bag.admin.ch)

[1] Die seit 1918 tätige Schweizerische Unfallversicherungsanstalt **SUVA** ist ein selbstständiges Unternehmen des öffentlichen Rechts und versichert rund 118 000 Unternehmen bzw. 1.9 Mio. Berufstätige und Arbeitslose gegen die Folgen von Unfällen und Berufskrankheiten. Die Dienstleistungen der Suva umfassen Prävention, Versicherung und Rehabilitation. (www.suva.ch)

Beispiel: Die Lernende AGS Rita Kleinert gleitet im Stationsoffice aus und verstaucht sich ihren linken Knöchel.

Nichtberufsunfälle

«Nichtberufsunfälle sind alle Unfälle, die nicht als Berufsunfälle gelten. Dazu zählen insbesondere Unfälle auf dem Arbeitsweg und Freizeitunfälle, wie z. B. Sportunfälle, Verkehrsunfälle oder Unfälle im Haushalt. Teilzeitbeschäftigte mit einer wöchentlichen Arbeitsdauer von weniger als 8 Stunden bei einem Arbeitgeber sind gegen Nichtberufsunfälle nicht versichert. Für sie gelten Unfälle auf dem Arbeitsweg – abweichend vom Normalfall – als Berufsunfälle.» (ebda.)

Beispiel: Der Lernende AGS Dominik Meister fällt an seinem freien Tag mit dem Fahrrad hin und bricht seinen rechten Daumen.

Berufskrankheiten

«Als Berufskrankheiten gelten Krankheiten, die bei der beruflichen Tätigkeit ausschließlich oder vorwiegend durch schädigende Stoffe oder bestimmte Arbeiten verursacht worden sind. Andere Krankheiten gelten nur dann als Berufskrankheiten, wenn nachgewiesen werden kann, dass sie ausschließlich oder stark überwiegend durch die berufliche Tätigkeit herbeigeführt worden sind.» (ebda.)

Beispiel: Der Lernende AGS Bernhard Suter leidet an einer schweren Darminfektion; er hat sich auf seiner Abteilung mit dem Norovirus angesteckt.

Quellen

www.admin.ch Unfallversicherungsgesetz

Informationsstelle AHV/IV in Zusammenarbeit mit dem Bundesamt für Sozialversicherungen www.ahv-iv.info.

www.bag.info.ch

www.seco.admin.ch

Arbeitssicherheit

Laut UVG und ArG muss der Arbeitgeber dafür sorgen, dass in seinem Betrieb alle erforderlichen Maßnahmen «zur Verhütung von Berufsunfällen und Berufskrankheiten» und zum «Schutz der Gesundheit der Arbeitnehmer» getroffen werden.

Um diese Aufgabe lösen zu können, müssen die Betriebe ein Sicherheitssystem aufbauen. Die meisten Betriebe brauchen dafür Hilfe von außen. Sie müssen Arbeitsärzte und andere Spezialisten der Arbeitssicherheit (z. B. Arbeitshygieniker, Sicherheitsfachleute und Sicherheitsingenieure) beiziehen. Dieses System heisst **ASA** («Beizug von Arbeitsärzten und anderen Spezialisten der Arbeitssicherheit»).

Arbeitsgesetz (ArG)

(Bundesgesetz über die Arbeit in Industrie, Gewerbe und Handel) Das ArG enthält einerseits Vorschriften über Arbeits- und Ruhezeiten, andererseits solche über den allgemeinen Gesundheitsschutz und Plangenehmigung.

Arbeitszeit

Hier sind z. B. Höchstarbeitszeiten, Tages-, Abend- und Nachtarbeitszeiten und Überzeiten geregelt.

Ruhezeit

Hier sind z. B. Pausen, Nachtarbeit, tägliche Ruhezeiten und die Arbeit am Wochenende geregelt.

Sonderschutz für Jugendliche, Schwangere und Mütter, industrielle Betriebe

S. Arbeisgesetz.ch, Art. 29 ff

Gesundheitsschutz

Der Gesundheitsschutz hat zum Ziel, die Arbeitnehmerinnen und Arbeitnehmer vor gesundheitlichen Beeinträchtigungen während der Arbeitszeit am Arbeitsplatz zu schützen.

«Der Arbeitgeber muss alle Maßnahmen treffen, die nötig sind, um den Gesundheitsschutz zu wahren und zu verbessern und die physische und psychische Gesundheit der Arbeitnehmer zu gewährleisten». Durch Verordnung wird bestimmt, welche Maßnahmen für den Gesundheitsschutz in den Betrieben zu treffen sind.

(Quelle: Verordnung 3 zum Arbeitsgesetz Art. 2)

Plangenehmigung und Planbegutachtung

«Das Plangenehmigungsverfahren bezweckt, dass die Vorschriften über Gesundheitsschutz und Unfallverhütung bereits in der Planungsphase eines Betriebes und nicht erst nach Betriebsaufnahme erfüllt werden». (www.seco.ch)

Beispiel: D. h., dass z. B. in einem Raum, in dem gearbeitet wird, schon beim Planen und Bauen genug Lichtquellen und ein gutes Lüftungssystem installiert werden, damit die darin arbeitenden Menschen von Anfang an unter bestmöglichen Bedingungen arbeiten können und der Raum nicht später für teures Geld nachgerüstet werden muss.

Rechte und Pflichten

Der **Arbeitgeber** ist für die Arbeitssicherheit verantwortlich. Er muss Maßnahmen treffen, um Unfall- und Gesundheitsgefahren zu vermeiden. Die **Arbeitnehmer** müssen bei der Verhütung von Berufsunfällen und Berufskrankheiten mitwirken und in Fragen der Arbeitssicherheit ein Mitsprachrecht haben.
Das heisst: Der **Arbeitgeber** muss z. B. über evtl. auftretende Gefahren informieren und, wenn nötig, Schutzausrüstung zur Verfügung stellen. Die **Arbeitnehmenden** müssen ihrerseits die Weisungen bzgl. Arbeitssicherheit befolgen, z. B. Schutzausrüstung vorschriftsgemäß tragen und Mängel in ihren Betrieben, welche die Sicherheit beeinträchtigen, beseitigen oder an der richtigen Stelle melden.

Weitere Tipps zum Unfallverhütung und zum Gesundheitsschutz finden Sie im Kap. 4.3.

Schutz vor Blut und Körperflüssigkeiten

- Bei Kontakt mit Blut und Körperflüssigkeiten (z. B. Urin) immer Handschuhe (wenn nötig, Schutzbrille und eine Schutzmaske) tragen
- Maßnahmen bei Stich- und Schnittverletzungen beachten
- Sich impfen lassen

Schutz vor blutübertragbaren Infektionskrankheiten

(nach: SUVA, Luzern)

Stich- und Schnittverletzungen vermeiden, d. h. kein zweihändiges Recapping durchführen (niemals Schutzkappe mit beiden Händen auf eine gebrauchte Kanüle stecken – Stichgefahr). Gebrauchte Kanülen, Skalpelle usw. in durchstichsichere Behälter entsorgen. Entsorgungsbehälter nicht überfüllen.

Maßnahmen bei Stich-, Schnittverletzungen mit kontaminiertem Material (z. B. Kanülen, zerbrochene Redonflaschen)

Bei allen Verletzungen mit kontaminiertem Material besteht die Gefahr der Infizierung mit Hepatitis B/C, HIV.

Sofortmaßnahmen

- Verletzte Stelle ausbluten lassen (ausdrücken), mit Wasser und Seife waschen.
- Wunde desinfizieren (z. B. mit Alkohol 70 % oder Jod-PVP (z. B. Betadine®).
- Bei Schleimhautspritzern (Mund, Nase, Augen) sofort reichlich mit Wasser oder physiologischer Flüssigkeit (z. B. NaCl 0.9 %) spülen.

Sofortige Meldung an Vorgesetzte, an die zuständige Ärztin, den zuständigen Arzt, nach hausinternen Regelungen Unfall-Formular ausfüllen.

Ärztliche Maßnahmen

- Infektionsrisiko abklären.
- Sofort, nach 3 und 6 Monaten Blut auf Hepatitis- und HI-Viren untersuchen lassen.
- Je nach Situation sofortiger Beginn einer HIV-Chemoprophylaxe.

Immunität und Immunisierung

Immunität ist Unempfänglichkeit für bestimmte Infektionskrankheiten. Immunität kann angeboren sein oder von der Mutter übernommen werden (bei Säuglingen über die Muttermilch). Immunität kann auch erworben sein durch früher durchgemachte Infektionen (z. B. Kinderkrankheiten wie Masern, Röteln, Varizellen); der Körper hat gegen die Erreger dieser Infektionen Antikörper gebildet. Durch Impfungen wird Immunität künstlich herbeigeführt.
Die Immunität dauert (je nach Erreger) von einigen Wochen bis lebenslänglich.

Impfungen (Immunisierung)

Bei einer Impfung werden dem Körper Stoffe verabreicht, die ihn immun gegen eine bestimmte Infektionskrankheit machen. Man unterscheidet zwischen aktiver und passiver Immunisierung.

Aktive Immunisierung

Dem Körper werden bei der Impfung abgeschwächte lebende Erreger (z. B. Polio [Kinderlähmung]), abgetötete Erreger (z. B. Tetanus [Wundstarrkrampf]) oder abgeschwächte Giftstoffe verabreicht. Er bildet Antikörper gegen diese Erreger; das heißt, er macht die Krankheit in der Regel in einer sehr leichten Form durch. Wenn der Körper später mit den wirklichen Krankheitserregern konfrontiert wird, erinnert er sich an die Erreger und kann sie vernichten

Die aktive Immunisierung bietet oft einen sehr langen (bis lebenslangen) Schutz gegen eine Infektion. Nachteilig ist, dass die Erkrankung (z. B. Pocken) schwerer sein kann als erwünscht.

Passive Immunisierung

Wenn schnell ein Krankheitsschutz hergestellt werden soll (z. B. vor Röteln bei einer schwangeren Frau) wird dem Körper Serum mit schon vorhandenen Antikörpern verabreicht. Artfremde Seren werden vom

Pferd oder seltener vom Rind gewonnen. Der Nachteil dabei ist, dass der menschliche Organismus auf diese artfremden Eiweiße allergisch reagieren kann.

Humane (menschliche) Immunglobuline (Antikörper) sind besser verträglich und werden deswegen in den letzten Jahren öfter verwendet. Um einen möglichst guten Schutz vor verschiedenen Infektionskrankheiten zu erreichen, wird Serum von vielen gesunden, gegen diese Krankheit geimpften Spendern gewonnen.

Vorteil der passiven Immunisierung ist eine sofortige Schutzwirkung. Nachteilig ist, dass die Impfung nur für zwei bis vier Wochen wirksam ist.

Voraussetzungen zur Impfung

Zu Impfende sollen gesund sein. Bei schon bestehendem Infekt darf nur in Ausnahmefällen geimpft werden, weil das Risiko von Nebenwirkungen erheblich gesteigert wird.

Schutzimpfung beim Pflegepersonal

Hepatitis B ist die häufigste Berufserkrankung beim Pflegepersonal. Eine Hepatitis ist eine Entzündung des Lebergewebes. Die Erkrankung kann unerkannt (mit z. B. den Symptomen einer Grippe) verlaufen oder in schwerster Form bis zum Tod im Leberkoma führen. Bei ca. 10 % der Erwachsenen wird die Erkankung chronisch. Das Hepatitis-B-Virus wird hauptsächlich durch Blut, Speichel, Samenflüssigkeit und Vaginalsekret übertragen.

Pflegepersonen, die mit Blut, Urin, Stuhl und anderen Sekreten von Klienten in Berührung kommen, sollten sich gegen Hepatitis B impfen lassen. Die Impfung wird in den meisten Spitälern kostenlos angeboten.

Den «Schweizerischer Impfplan» und weitere Informationen zum Impfen findet man unter: Bundesamt für Gesundheit (BAG), www.bag.admin.ch

Gesundheitsförderung und Krankheitsprävention

Gesundheitsförderung und Krankheitsprävention (oft nur Prävention genannt) ergänzen sich und werden oft miteinander verbunden. Bei der Gesundheitsförderung werden durch Verbesserung von Arbeits-, Umwelt- und Lebensbedingungen die Gesundheitsressourcen gestärkt, Prävention will durch gezielte Aktionen Krankheiten verhüten.

Gesundheit

Gesundheit ist laut Weltgesundheitsorganisation (WHO): «Ein Zustand des vollständigen körperlichen, geistigen und sozialen Wohlergehens und nicht nur das Fehlen von Krankheit oder Gebrechen.»

Ressourcen

Im KoRe-Modell sind Ressourcen oft unbewusste Kraftquellen eines Menschen: Fähigkeiten, Kenntnisse, Erfahrungen, Talente, Stärken usw.

Prävention

Prävention (vom lateinischen «praevenire») heißt «zuvorkommen», «verhüten». Krankheitsprävention heißt dementsprechend «Krankheit verhüten».

Betriebliche Gesundheitsförderung (BGF)

Durch Personalabbau, Unter- oder Überforderung und vieles mehr leiden viele Menschen an Rückenschmerzen, Stress, Burnout und geben die Schuld daran ihrer Arbeitssituation. Die betriebliche Gesundheitsförderung strebt an, z.B. durch Verbesserung der Unternehmenskultur, der Arbeitsbedingungen und des (gesundheitlichen) Verhaltens einzelner Arbeitenden das Arbeitsklima und die Arbeitsbedingungen zu verbessern.

Europäisch gibt es ein Netzwerk für betriebliche Gesundheitsförderung; 1997 wurde von dessen Mitgliedern die **Luxemburger Deklaration** zur betrieblichen Gesundheitsförderung in der Europäischen Union verabschiedet.

Luxemburger Deklaration

«BGF umfasst alle gemeinsamen Maßnahmen von Arbeitgebern, Arbeitnehmern und Gesellschaft zur Verbesserung von Gesundheit und Wohlbefinden am Arbeitsplatz. Dies kann durch eine Verknüpfung folgender Ansätze erreicht werden:

- Verbesserung der Arbeitsorganisation und der Arbeitsbedingungen
- Förderung einer aktiven Mitarbeiterbeteiligung
- Stärkung persönlicher Kompetenzen

BGF ist eine moderne Unternehmensstrategie und zielt darauf ab, Krankheiten am Arbeitsplatz vorzubeugen (einschließlich arbeitsbedingter Erkrankungen, Arbeitsunfälle, Berufskrankheiten und Stress), Gesundheitspotentiale zu stärken und das Wohlbefinden am Arbeitsplatz zu verbessern.»

(Quelle: Europäisches Netzwerk für betriebliche Gesundheitsförderung ENWHP, www.enwhp.org)

Diese Deklaration wurde von allen Mitgliedern des Europäischen Netzwerkes für betriebliche Gesundheitsförderung (auch der Schweiz) anlässlich ihres Treffens vom 27.–28. November 1997 in Luxemburg verabschiedet.

Brandverhütung

In der Schweiz gibt es pro Jahr mehr als 12 000 Wohnungsbrände. Ca. ein Viertel davon wird durch Fahrlässigkeit oder Unachtsamkeit verursacht (z. B. brennende Kerzen, defekte Kabel). Man kann die Sicherheit erhöhen, indem man sich brandbewusst verhält.

Checkliste Prävention

Das Amt für Feuerschutz des Kantons St. Gallen AFS und die Beratungsstelle für Brandverhütung BfB empfehlen deshalb, jeden Haushalt mindestens einmal jährlich mit dieser Checkliste zu überprüfen:

- Ordnung halten, auch in Nebenräumen (Garage, Estrich, Heizung, Keller usw.).
- Treppenhäuser müssen jederzeit frei passierbar sein – sie sind Fluchtwege für die Bewohner und Zugangswege für Rettungsdienste und Feuerwehr.
- Ausgänge, Vorplätze und Zwischenpodeste dürfen nicht mit Möbeln, Hausrat, Kinderwagen, Mofas usw. verstellt sein.
- Altpapier, Brennholz, Gasflaschen usw. nicht im Treppenhaus lagern.
- Alle Türen stets geschlossen halten.
- Keine brennbaren Wand- und Deckenverkleidungen anbringen.
- Daran denken, dass viele Haushaltsgeräte Wärme erzeugen und deshalb brandgefährlich sind (Kochherd, Strahler, Rechaud, Bügeleisen usw.).
- Wissen, dass Kinder den Umgang mit Feuer unter Aufsicht Erwachsener lernen müssen.
- Kerzen nie unbeaufsichtigt brennen lassen.
- Bei Arbeiten mit brennbaren Flüssigkeiten (z. B. basteln: Lösungsmittel, Farbe, Leim, Sprays usw.) die Fenster öffnen und alle Zündquellen fernhalten.
- Raucherwaren niemals achtlos wegwerfen und nicht im Bett rauchen.
- Asche in nicht brennbaren Behältern mit nicht brennbarem, abschließendem Deckel (Aschenkübel) entsorgen.
- Defekte Installationen unverzüglich vom Fachmann reparieren lassen.
- Den Grundsatz für das Verhalten im Brandfall beachten: «Alarmieren (Feuerwehr Telefon 118) – Retten – Löschen».

Quelle

Amt für Feuerschutz des Kantons St. Gallen, Davidstrasse 37, 9001 St. Gallen, Telefon 071 226 70 30, Fax 071 226 70 29, www.gvasg.ch,
Brandverhütung leichtgemacht

Weitere Unterlagen und Broschüren zur Brandverhütung findet man unter: www.bfb-cipi.ch oder bei den Gebäudeversicherungen der Wohnkantone.

Brandbekämpfung

Mittel zur Brandbekämpfung

Tabelle 4.1: Mittel zur Brandbekämpfung (vgl. Amt für Feuerschutz des Kantons St. Gallen, www.gvasg.ch)

	Löschgeräte		Löschmittel	Effekt
Löschdecke	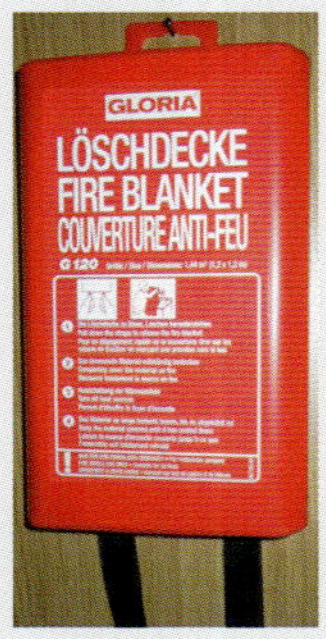	**Verwendung** v. a. in Privathaushalten und Küchen z. B. des Gastgewerbes	Spezielle Löschdecke, Wolldecke	**Brand ersticken** Löschdecke (n. Anleitung auf der Verpackung) vollständig über den Brandherd breiten. **Wirkung:** Das Feuer bekommt keinen Sauerstoff mehr und erlischt. Decke so lange liegen lassen, bis das Material abgekühlt ist.
Handfeuerlöscher	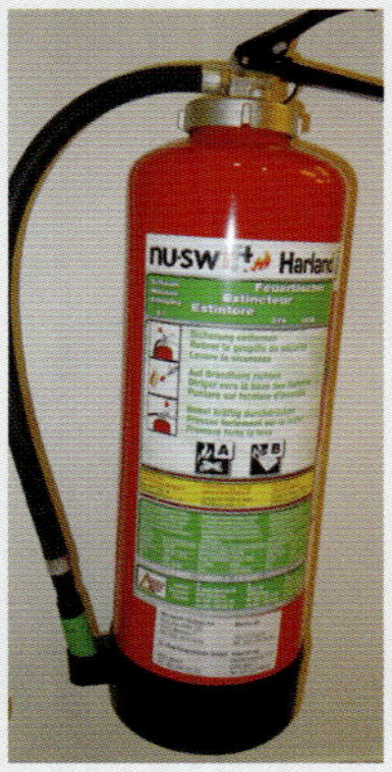	Schaumlöscher werden für die Brandklassen A (Feststoffe) und B (Flüssigkeiten) gebraucht. Sie sind für den Haushalt zum Löschen von z. B. Holz, Papier, Textilien geeignet.	Wasser Schaumextrakt	Kühlt, entzieht Wärme Kühlt, entzieht Wärme und Sauerstoff
		Kohlensäure-Feuerlöscher werden für die Brandklassen B und in Ausnahmefällen C (Gase) gebraucht.	Löschpulver Kohlensäure (CO_2)	Kühlt, verdrängt Sauerstoff erstickt das Feuer, verdrängt Sauerstoff
Wandhydrant	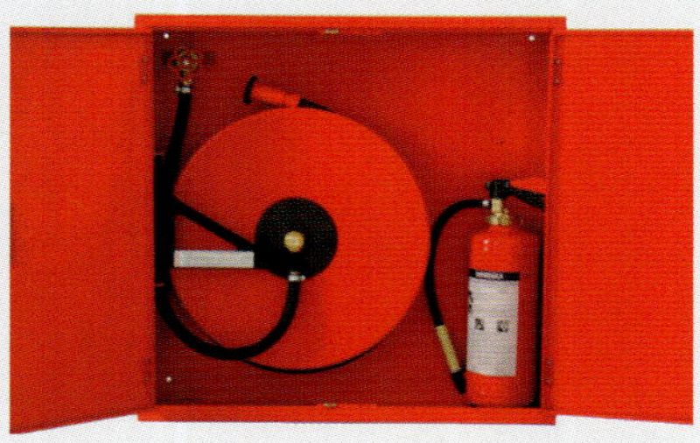		Wasser	Kühlt, entzieht Wärme

Brandschutzordnung

Zweck einer Brandschutzordnung ist es, alle Informationen und Regelungen, die im Brandfall wichtig sind, zusammenzustellen und den Beschäftigten in regelmäßigen Unterweisungen und Aushängen bekannt zu geben.

Brandschutzplan Pflegeheim / Spital

In allen größeren Gebäuden müssen diese Notfall- und Fluchtpläne mehrmals und für alle gut sichtbar aufgehängt werden.

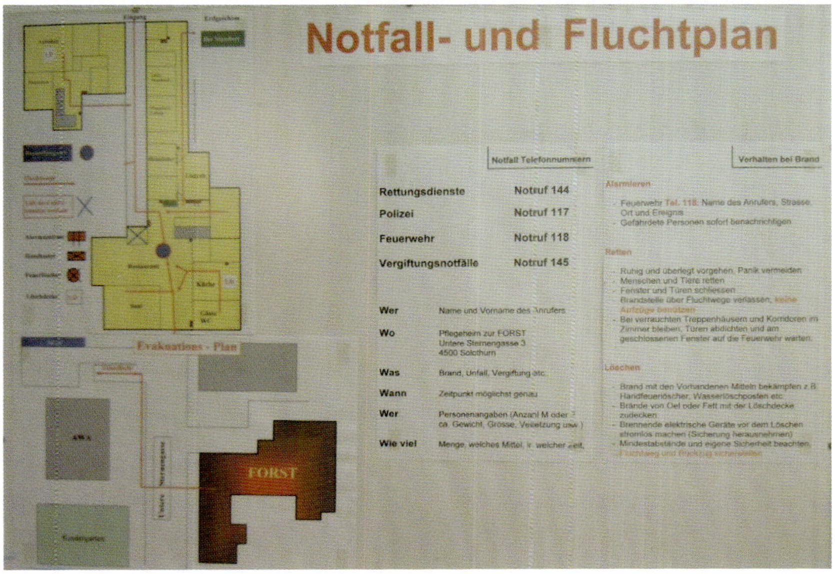

Abbildung 4.2: Notfall- und Fluchtplan im Eingang des Heims

Es brennt – was tun?

Ruhe bewahren und handeln. So alarmieren Sie richtig, wenn es brennt: Wer? Wo? Was? bzw. Name des Anrufers, Adresse des Brandobjektes, Art des Brandes.

1	**Feuerwehr alarmieren** Tel. 118 oder Notruf Tel. 112
2	**Personen retten** **Lift nicht benützen**
3	**Türen schließen** **Ruhe bewahren**
4	**Brand bekämpfen: mit Decken, Wassereimern, Feuerlöschern oder Löschposten**
5	**Feuerwehr einweisen**

Abbildung 4.3: Richtige Vorgehensweise bei einem Brand

Abhängigkeit, Sucht und Drogen

Stephan Flückiger, Robert Ammann

> *«All' Ding sind Gift und nichts ohn' Gift; allein die Dosis macht, dass ein Ding kein Gift ist.»*
>
> ***Paracelsus,*** *schweizerischer Arzt, Naturforscher und Philosoph, 1493–1541*

Der Begriff «Sucht» geht zurück auf «siechen», «das Leiden an einer Krankheit».

Im Alltag ist der Begriff «Sucht» weit verbreitet. Die Weltgesundheitsorganisation (WHO) ersetzte 1964 den Suchtbegriff durch den Begriff «Abhängigkeit». Definiert wird diese von der WHO wie folgt: «Abhängigkeit ist ein seelischer, eventuell auch körperlicher Zustand, der dadurch charakterisiert ist, dass ein dringendes Verlangen oder unbezwingbares Bedürfnis besteht, sich die entsprechende Substanz fortgesetzt und periodisch, also in regelmäßigen Abständen, zuzuführen. Durch zunehmende Gewöhnung besteht die Tendenz, die Dosis zu steigern, um dieselbe Wirkung erleben zu können (Toleranzbildung). Einer Abhängigkeit liegt der Drang zugrunde:

- die psychischen und/oder körperlichen Wirkungen der Substanz zu erfahren
- oft auch das Bedürfnis, unangenehme Auswirkungen des Fehlens der Substanz zu vermeiden.»

Je nach Grad der psychischen und körperlichen Abhängigkeit definiert die WHO verschiedene Abhängigkeitstypen.

Im Alltag unterscheiden wir im Wesentlichen zwischen Sucht bzw. Abhängigkeit, Missbrauch, Gewöhnung – und natürlich Genuss (vgl. Abb. 4.4).

Genießen können wir vieles, seien es Substanzen, Esswaren, Getränke, Tätigkeiten, Erlebnisse etc. Wir können all diese Dinge aber auch missbrauchen, uns an sie gewöhnen oder süchtig von ihnen werden.

Von **Genuss** sprechen wir dann, wenn wir etwas konsumieren oder tun, das wir nicht unbedingt brauchen, das wir aber gern haben, weil es uns aufgrund seiner angenehmen Wirkung eine (kurzfristige) Befriedigung gibt.

Unter **Missbrauch** verstehen wir eine körperliche, seelisch oder sozial schädliche Verwendungsweise von Dingen oder ein selbstschädigendes Verhalten. Einmaliger Missbrauch hat in der Regel kaum Folgen. Häufiger Missbrauch bestimmter Mittel oder Verhaltensweisen hat meist bestimmte Funktionen zu erfüllen, wie z. B. die Stimmung zu heben, von Sorgen zu befreien usw.

Wichtiges Merkmal der **Gewöhnung** ist die Wiederholung: gewisse Regelmäßigkeit des Tuns und stets die gleiche Form (z. B. nach Arbeitsschluss ein Bier trinken gehen, in jeder Arbeitspause einen Kaffee trinken, nach dem Essen die Zähne putzen).

Der Begriff meint, dass wir uns an bestimmte Verhaltensweisen oder Mittel bereits so gewöhnt haben, dass wir nicht mehr ohne weiteres davon lassen können. Eine Veränderung des Verhaltens kann jedoch noch durch willentliche Anstrengung herbeigeführt werden.

Sucht bezeichnet einen krankhaften Endzustand der Abhängigkeit von Mitteln oder Verhaltensweisen. Sucht ist gekennzeichnet durch ein chronisches Ausweichen von scheinbar unlösbaren Konflikten und Spannungen. Süchtige Menschen leiden unter dem Zwang, sich das Mittel bzw. das süchtige Verhalten oft in steigender Dosis zuführen zu müssen. Sie sind nicht mehr in der Lage, sich direkt von der Sucht zu befreien.

Wenn wir also von «Suchtmittel» oder «Suchtverhalten» sprechen, meinen wir weniger bestimmte Substanzen oder Tätigkeiten an sich, sondern die Art und Weise, wie etwas eingenommen oder getan wird. Das Gleiche gilt für die Begriffe «Genussmittel», «Genuss» oder auch «Rauschmittel», «Betäubungsmittel», «Heilmittel».
Sitzt jemand vor einem Glas Wein, wissen wir nicht, ob dieser Mensch den Wein einfach genießt, ihn missbraucht, um seine Stimmung zu heben, er aus Gewohnheit jeden Abend um diese Zeit zwei Gläser trinkt oder ob er trinkt, weil er süchtig, also abhängig ist.

Demzufolge sind auch Drogen nicht ausschließlich nur Genuss- oder Suchtmittel. Sie können je nach Gebrauch beides sein. Der Begriff «Droge» meint eine Substanz, die auf das zentrale Nervensystem (Gehirn) wirkt und die durch die chemische Beschaffenheit die Struktur oder Funktion des lebenden Organismus verändert (Eidg. Betäubungsmittelkommission: Drogenbericht 1983).
Dazu gehören neben illegalen Stoffen wie Haschisch, Marihuana, Kokain und Heroin auch legale wie Alkohol, Nikotin, Koffein, psychoaktive Medikamente (z. B. Schlaf-, Schmerz oder Aufputschmittel) etc.
Im heutigen Sprachgebrauch werden meist nur die illegalen Stoffe als Drogen bezeichnet. Je nach Kultur, Zeitgeist und politischen Interessen werden die verschiedenen Stoffe als legal oder illegal erklärt. Legalität bzw. Illegalität allein sagt nichts darüber aus, wie stark ein Mittel gesundheitsschädigend ist.

Merkmale von Genuss sind:

- Freiwilligkeit des Konsums oder Tuns
- Gelegentliche (nicht regelmäßige) Handlung
- In der Regel sind es maßvolle Handlungen (Qualität vor Quantität)
- Angenehme Wirkung ist im Vordergrund: Sinneslust, Freude, Erleichterung, Behaglichkeit, Wohlgefühl, rauschhaftes Erlebnis usw.

Ein missbräuchlicher Konsum kann – je nach Suchtpotenzial einer Substanz – früher oder später in eine Abhängigkeit münden. Nach der internationalen Klassifikation der Krankheiten und verwandter Gesundheitsprobleme (ICD-10) liegt dann eine **Abhängigkeit** vor, wenn drei oder mehr der folgenden Kriterien zutreffen:

- Innerer Zwang zum Konsum: Verminderte Kontrollfähigkeit über den Konsum

- Körperliche Entzugssymptome, wenn der Konsum gestoppt oder reduziert wird
- Toleranzbildung: Dosis muss erhöht werden, um die gleiche Wirkung zu erzielen
- Andere Interessen werden vernachlässigt, erhöhter Zeitaufwand für die Beschaffung, für den Konsum oder für die Erholung vom Konsum
- Trotz Wissen um bereits vorliegende Gesundheitsschäden wird weiter konsumiert

Die Diagnose einer Abhängigkeit kann nur eine Fachperson (Arzt/Ärztin, PsychologIn, SozialarbeiterIn etc.) mit entsprechender Fachausbildung stellen.

Die Gratwanderung zwischen Genuss, Missbrauch, Gewohnheit und Sucht

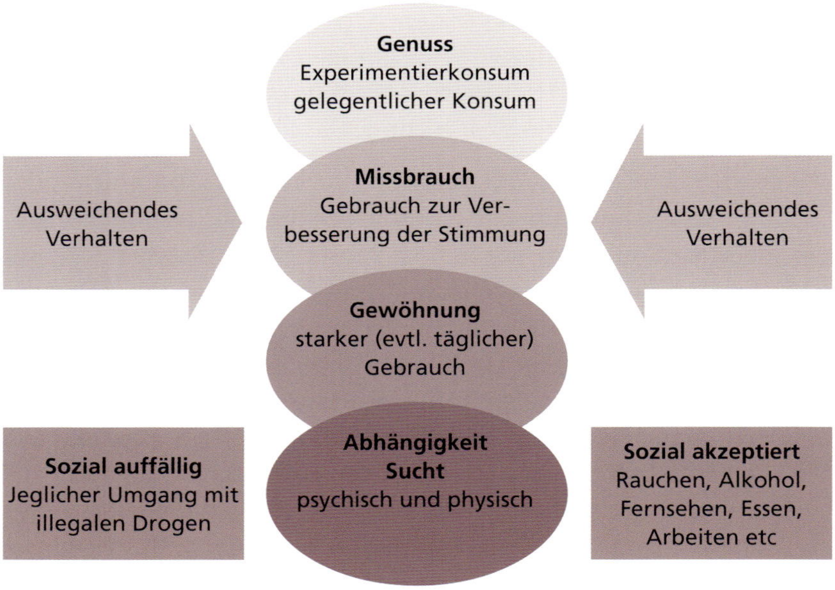

Abbildung 4.4: Vom Genuss zur Abhängigkeit

Andere gefährliche Süchte

- Ess-Süchte (Essbrechsucht = Bulimie/Magersucht = Anorexie)
- Spielsucht

Diese Süchte unterscheiden sich insofern, als man dabei nicht von einer Substanz körperlich abhängig ist. Trotzdem zeigen sich zum Teil dieselben Merkmale wie bei der Abhängigkeit von Substanzen:

- Zwanghafter Wunsch, dieses Verhalten auszuführen: Trifft sowohl auf Ess-Süchte wie auf Spielsucht zu
- Verminderte Kontrollfähigkeit über die Zeit und die Menge des Verhaltens: Trifft sowohl auf Ess-Süchte wie auf Spielsucht zu
- Zunehmende Vernachlässigung/erhöhter Zeitaufwand: Betrifft vor allem die Spielsucht, kann aber auch bei Ess-Süchten der Fall sein (speziell Ess-Brechsucht bzw. Bulimie)

- Das Verhalten wird fortgesetzt trotz schädlicher Folgen: Trifft sowohl auf Ess-Süchte wie auf Spielsucht zu (Weitermachen mit Spielen trotz massiver Verschuldung; weitermachen mit wenig Essen trotz schwerwiegendster körperlicher Folgen, Todesgefahr bei Anorexie)

Man spricht in Zusammenhang mit Ess- und Spielsüchten von **Verhaltenssüchten**. Verhaltenssüchte haben oft genauso schwerwiegende Auswirkungen auf die Betroffenen und ihr Umfeld wie Substanzsüchte. Bei betagten Menschen sind Verhaltenssüchte weniger verbreitet.

Über die Wirkung und gesundheitlichen Schädigungen von legalen und illegalen Suchtmitteln lassen sich nur allgemeingültige Aussagen machen. Sie hängen nicht allein von der Beschaffenheit des Suchtmittels ab, sondern ebenso von anderen Faktoren:

- Von der Beschaffenheit und dem momentanen Zustand des Organismus, der das Suchtmittel aufnimmt
- Von der Konzentration und Menge des Suchtmittels
- Von den Umständen, in denen sich eine Person befindet
- Von der Einstellung der Person gegenüber der Suchtmittelerfahrung
- Von der Zeit, das heißt, über welchen Zeitraum und in welchen Abständen jemand ein Suchtmittel konsumiert

Tabelle 4.2: Verbreitung und Todesfälle durch verschiedene Suchtmittel in der Schweiz

Suchtmittel	Anzahl Abhängige	Anzahl Todesfälle pro Jahr
Nikotin	ca. 1900000	ca. 8500
Alkohol	ca. 300000	ca. 3500
Medikamente	ca. 60000	ca. 800
Drogen	ca. 35000	ca. 150

Körperliche und psychische Abhängigkeit

Eine **körperliche Abhängigkeit** liegt dann vor, wenn eine Substanz in den Stoffwechsel eingebaut worden ist. Bei Absetzen oder Reduktion der Droge kommt es zu körperlichen Entzugssymptomen. Nicht alle Suchtmittel können eine körperliche Abhängigkeit hervorrufen, aber alle können zu einer psychischen Abhängigkeit führen. **Psychisch abhängig** zu sein bedeutet, «im Kopf» nicht mehr auf die Wirkung der Droge verzichten zu können, einen starken, gar unbezwingbaren Drang zum Konsum zu verspüren – das Leben dreht sich letztlich fast nur noch um den Konsum.

Die Überwindung einer körperlichen Abhängigkeit – die sehr belastend und schmerzhaft sein kann – dauert in der Regel einige Tage und ist dann vorbei. Oft ist eine ärztliche Begleitung, je nachdem auch ein Klinikaufenthalt, wichtig. Ein körperlicher Entzug von Alkohol zum Beispiel kann zu Komplikationen führen, die lebensgefährlich sein können.

Die Überwindung der psychischen Abhängigkeit ist eine große Herausforderung und bietet oft besondere Probleme. Deswegen muss der Nachbetreuung oder Rehabilitationsphase besondere Aufmerksamkeit geschenkt werden. Die Planung ist wichtig. Fachpersonen von Suchtberatungsstellen unterstützen dabei! Die Überwindung des Konsumwunsches (des «Reißens») nach der Droge ist ein langfristiger Prozess, in dem es auch darum geht, Lebensgewohnheiten aufzugeben und neue anzunehmen. Die Arbeit an den Ursachen für die Abhängigkeitserkrankung ist ein wichtiges Element der Rückfallprävention. Man muss lernen, die Bedürfnisse, die man vorher durch den Konsum zu erfüllen versuchte, anders zu erfüllen.

Ursachen und Bedingungen von Abhängigkeit und Sucht

Es gibt keinen typischen und schon gar keinen «vorgezeichneten» Weg in eine Abhängigkeit. Aber es gibt Risikofaktoren, welche die Entstehung einer Abhängigkeit beeinflussen können.

- Soziales Umfeld: z. B. stressauslösende Situationen, ungünstige Verhältnisse in Familie/Schule/Arbeit
- Persönlichkeit: z. B. geringe Selbstwertschätzung, niedrige Frustrationstoleranz, geringe Konfliktfähigkeit
- (Sucht)-Mittel: z. B. Art des Suchtmittels, Erhältlichkeit, Dauer der Einnahme
- Gesellschaft: z. B. negative Zukunftsbilder, Konsumorientierung, Leistungsorientierung

Achtung: Es gibt sehr viele Menschen, die trotz vieler Risikofaktoren gesund bleiben und keine Abhängigkeit entwickeln!

Folgen einer Abhängigkeitserkrankung

Eine Abhängigkeitserkrankung hat nicht für jede/n Abhängige/n dieselben Auswirkungen, aber im Allgemeinen kann man sagen, dass sie alle Lebensbereiche betrifft, das heißt psychische, soziale, körperliche und nicht selten auch rechtliche Folgen hat.

Suchtprävention (Vorbeugung/Verhütung)

Der Begriff Suchtprävention wird für Maßnahmen benutzt, welche versuchen, einer allfälligen Sucht vorzubeugen. Suchtprävention ist die Auseinandersetzung mit Sucht, Suchtursachen sowie den Auswirkungen von riskantem Substanzkonsum und exzessiven Verhaltensweisen.

«Handeln bevor Sucht entsteht» ist ein Slogan, der dies in wenigen Worten sehr treffend formuliert. Suchtprävention kommt bei illegalen und legalen Substanzen zum Einsatz sowie bei Verhaltensweisen, die süchtig machen können.

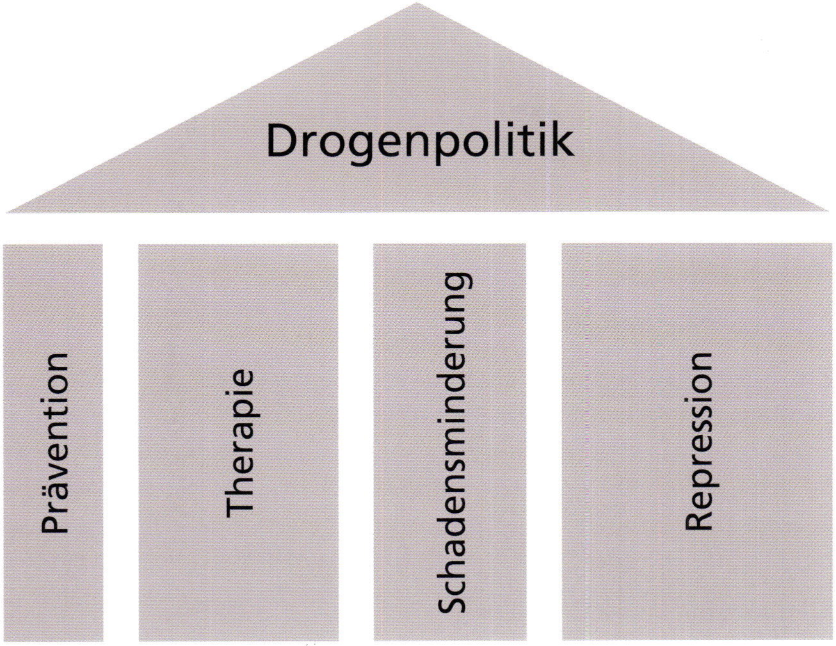

Abbildung 4.5: Drogenpolitik

Mit Prävention werden alle Strategien und Maßnahmen bezeichnet, die ergriffen werden, um das Auftreten, die Verbreitung und die negativen Auswirkungen von Krankheiten und Risikoverhalten zu verhindern oder zu verändern.

Primär-, Sekundär- und Tertiärprävention

Primärprävention bezeichnet gezielte Maßnahmen zur Reduktion des Neuauftretens einer Krankheit oder eines Gesundheitsproblems (Reduktion der Inzidenz). Die Maßnahmen zielen auf die Verringerung bzw. Schwächung von Risikofaktoren und auf die Stärkung von Schutzfaktoren. Die Primärprävention richtet sich in der Regel an eine Gesamtpopulation (z. B. Bevölkerung eines Landes oder einer Region, Mitarbeiter/-innen eines Betriebes, Schüler/-innen einer Schule).

Zur **Sekundärprävention** gehören gezielte Maßnahmen zur Früherkennung und Frühintervention bei Personen und Gruppen mit bekannten Risikofaktoren für Krankheiten oder Störungen oder mit bereits erkennbaren Symptomen. Die Maßnahmen richten sich nicht an die Gesamtpopulation. Früherkennung zielt darauf ab, suchtgefährdete Personen möglichst früh zu erreichen, um ihnen gezielte Hilfestellung bieten zu können. Die Frühintervention versucht, die Entwicklung einer Abhängigkeit zu verhindern, indem Risikofaktoren verringert und Schutzfaktoren gestärkt werden.

Mit **Tertiärprävention** ist die Verhinderung von weiteren Schädigungen aufgrund einer vorliegenden Krankheit gemeint. So dienen z. B. Spritzen- und Kondomabgabe bei Drogenkonsumierenden der Prävention einer zusätzlichen Infektion mit dem Hepatitis oder HIV-Virus. Verwandte Begriffe: Schadensminderung; Nachsorge; Rückfallprophylaxe.

Anzeichen von Suchtmittelmissbrauch

Wie erkennt man Suchtmittelmissbrauch bei BewohnerInnen/Patient-Innen?

1. Psychische Anzeichen

Z. B. Rückzug, Angst, deprimierte oder gereizte Stimmung, Feindseligkeit, Stimmungsschwankungen, sich schlecht konzentrieren können, Gedächtnislücken.

2. Körperliche Anzeichen

Z. B. zunehmende Verwahrlosung, veränderter Körpergeruch, häufige Magenbeschwerden, Übelkeit und Erbrechen, Gehstörungen, aufgedunsenes Gesicht, gerötete Augen, undeutliche («verwaschene») Sprache, Schwitzen, erhöhter Blutdruck; Entzugssymptome wenn die Substanz vorübergehend nicht konsumiert werden kann (zum Beispiel bei Alkohol: Unruhe, Gereiztheit, Zittern, Sehen von weissen Mäusen).

3. Anzeichen in der Umgebung

Z. B. eine unordentliche und schmutzige Wohnung; Herumliegen von Flaschen oder Medikamentenpackungen.

Tabelle 4.3: Strategien im Umgang mit Suchtmitteln

Strategie	Mögliche Vorteile	Mögliche Nachteile
1. Konsum frei ermöglichen/ Konsum nicht einzuschränken suchen	■ Zufriedene Betroffene ■ Selbstbestimmung berücksichtigen	■ Fördern/Stützen des Konsums ■ Nebenwirkungen des Konsums
2. Suchtmittel bei den Betroffenen lassen; mit ihnen darüber reden, versuchen sie zu motivieren, weniger einzunehmen	■ Selbstbestimmung berücksichtigen	■ Betroffene sind überfordert, sie haben ihre Sucht (= eine Krankheit) nicht unter Kontrolle; der Konsum entgleist ■ Pflegende reagieren enttäuscht, wenn Vereinbarungen verletzt werden ■ Wiederholte Konflikte zwischen Pflegenden und Betroffenen
3. Suchtmittel wegnehmen und verwalten (kontrollierte Abgabe)	**Wichtig:** Diese Strategie muss mit den Betroffenen abgesprochen (verhandelt) werden! ■ Selbstverantwortung fördern ■ Kein tägliches Verhandeln ■ Gefühl der Sicherheit: Es ist klar, wann es was gibt ■ Verringerung der Dosis Abnahme der Nebenwirkungen	■ Wenn keine Einigkeit über die Maximaldosis oder die Häufigkeit besteht, entstehen Konflikte ■ Trotzdem tägliches Verhandeln ■ Drittpersonen (Angehörige, andere BewohnerInnen etc.) übernehmen Rolle des «Zulieferers» bzw. Dealers

Tabelle 4.3: Fortsetzung

Strategie	Mögliche Vorteile	Mögliche Nachteile
4. Suchtmittelkonsum unmöglichen machen	■ Pflegende haben Kontrolle	■ Selbstbestimmung wird verletzt ■ Beziehung zu den Betroffenen wird massiv gestört
Weitere Strategien:		
Placebo geben (das heißt eine Tablette, die keinen Wirkstoff enthält) oder weniger Tropfen geben als verordnet	■ Kleinere Dosierungen, weniger Nebenwirkungen	■ Auswirkungen auf die Beziehung/gegenseitiges Vertrauen
Ersetzen (Substituieren) z. B. Methadon für Heroin z. B. Distraneurin und alkoholfreies Bier für Alkohol z. B. Nikotin-Pflaster	■ Keine unerwünschten Wirkungen des Suchtmittels ■ Re-Integration, keine Kriminalität mehr (Drogen)	■ Trotzdem Konflikte mit Betroffenen – es ist eben doch nicht «das Wahre» ■ Suchtverhalten wird ein Stück weit fortgesetzt

Sucht im Alter – Besonderheiten

Allgemeines

Der Stoffwechsel älterer Menschen läuft langsamer. Dementsprechend «verträgt» man im Alter weniger Alkohol und weniger Medikamente. Oder in anderen Worten: Die gleiche Menge Alkohol bzw. eines Medikamentes hat im Alter eine höhere Wirkung.

Ursachen

Im Alter gibt es eine Reihe von Faktoren, die Suchtmittelmissbrauch begünstigen können:

- Zunahme an Verlusterlebnissen (Tod des Ehepartners oder von Kindern)
- schmaler werden des sozialen Netzes
- Verlust von Status nach der Pensionierung
- finanzielle Einbußen
- Zunahme von körperlichen Einschränkungen und chronischen Krankheiten
- Zunahme der Schlafstörungen

Quellen

Stadt Zürich, Suchtpräventionsstelle; Artikel «Was ist Suchtprävention?», Martin Küng; 21. September 2009

Website Sucht Info Schweiz: www.sucht-info.ch, September 2011

Vom Straucheln, Strudeln und Sprudeln – Baukasten zur Suchtprävention für die Oberstufe; SFA Verlag, Lausanne (Schweiz. Fachstelle für Alkohol- und andere Drogenprobleme; heute: Sucht Info Schweiz), 1994

Vortrag/Präsentation Suchthilfe Olten

Wendet die Hygienerichtlinen an. Desinfiziert Instrumente und Arbeitsflächen.

4.2

Typische Situation

Herr Dupuis wurde wegen einer infektiösen Krankheit isoliert. Ursula Stauffer, Assistentin Gesundheit und Soziales EBA, hat den Auftrag, ihm das Essen zu servieren. Für den Transport stellt sie das Essenstablett auf einen Wagen, den sie zuvor dekontaminiert hat. Sie zieht eine Maske an, um sich zu schützen, und desinfiziert die Hände; danach klopft sie an.

Mit dem Tablett betritt Ursula Stauffer das Zimmer und begrüßt Herrn Dupuis. Sie nennt ihren Namen und stellt das Tablett auf den Tisch. Sie informiert Herrn Dupuis, dass sie ihn bequem lagern wird, damit er selbstständig essen kann. Sie desinfiziert ihre Hände, lagert Herrn Dupuis, desinfiziert erneut die Hände, bereitet das Tablett vor, überprüft, ob Herr Dupuis alles hat, was er benötigt, und wünscht ihm einen guten Appetit.

Bevor sie das Zimmer verlässt, desinfiziert sie sich die Hände. Vor der Tür nimmt sie die Maske ab, entsorgt sie und desinfiziert nochmals die Hände.

Als sie das Tablett abholt, zieht sie erneut eine Maske an. Sie klopft an und tritt ein. Im Zimmer desinfiziert sie sich zuerst die Hände und kontrolliert dann das Tablett. Sie erkundigt sich bei Herrn Dupuis, ob es geschmeckt hat. Sie öffnet die Türe, stellt das Tablett auf den Wagen, nimmt die Maske ab und entsorgt sie. Dann desinfiziert sie nochmals die Hände, räumt das Tablett weg und dekontaminiert den Wagen.

Situationskreis

- Arbeitssituationen mit Kontaminationsrisiko
- Vorbereitung von Sterilgut

Berufskunde

- Spitalhygiene
- Isolation
- Häusliche Hygiene
- Sensibilisierung für die Mikrobiologie (Bakterien, Viren, Pilze)
- Die verschiedenen Antiseptika und Desinfektionsmittel
- Grundsätze der Sterilisation
- Übertragung von Infektionen
- Häufige Infektionskrankheiten (Grippe, Norovirus)
- Körpertemperatur, Pflege von Fieberkranken
- Impfungen

ÜK

- Hände waschen, desinfizieren
- Flächendesinfektion
- Vorbereitung von Sterilgut
- Besuch einer Zentralsterilisation

Fähigkeiten in der Praxis

- Hält die Hygienerichtlinien ein
- Beachtet die Vorsichtsmaßnahmen
- Beherrscht die Desinfektions- und Dekontaminationstechniken
- Beherrscht die Vorbereitung von Sterilgut
- Fordert die Klientinnen und Klienten zur Mitwirkung auf
- Informiert die Klientinnen und Klienten

Hygiene und Hygienemaßnahmen

Das Wort Hygiene kommt von dem griechischen Wort hygieinos (gesund, heilsam) und bedeutet: «vorbeugende Maßnahmen für die Gesunderhaltung einzelner Menschen und von Gruppen, um körperliche Erkrankungen und geistige, seelische und soziale Störungen fernzuhalten und Menschen und Gesellschaften so widerstandsfähig wie möglich gegen die Entstehung körperlicher, geistiger und seelischer Erkrankungen zu machen» (Pschyrembel).

Hygiene im Spital/Heim

Im Spital/Heim geht es hauptsächlich darum, Klienten und alle Beschäftigten vor Infektionen zu schützen und dazu umweltbewusst zu handeln. Bereiche der Hygiene kann man einteilen in:

- Individualhygiene oder persönliche Hygiene
- Psychohygiene
- Umwelthygiene
- allgemeine und spezielle Arbeits- bzw. Arbeitsplatzhygiene

Persönliche Hygiene

Die persönliche Hygiene hilft maßgeblich mit, die Übertragung von körpereigenen und körperfremden Keimen zu verhindern.

Körperpflege bei Pflegepersonen

Zur Körperhygiene gehören: Das tägliche Duschen/Waschen, Mund-, Haar-, Bart-, Hände-, Fuß-, Nagelpflege.

Haare

Den Haaren haften Keime an, die durch Berührung/Kontakt übertragen werden. Deshalb:

- Haare sauber und gepflegt tragen.
- Lange Haare zusammenbinden/flechten (sie dürfen weder die Schultern berühren noch umherflattern).
- Beim Haarewaschen das Shampoo verdünnt auf die nassen Haare geben (weniger Schuppenbildung).
- Haare während Pflegehandlungen nicht berühren (z. B. Strähnen aus dem Gesicht schieben).
- Bart pflegen.

Fingernägel

- Fingernägel kurz schneiden (Verletzungsgefahr, Ansammlung von Keimen unter den Nägeln).
- Nägel sorgfältig schneiden; kleine Verletzungen sind Eintrittsstellen für Keime.
- Keinen Nagellack auftragen, da Verunreinigungen (z. B. Blut, Kot) nicht sichtbar sind; zudem wird der Lack von Desinfektionsmitteln evtl. aufgelöst.

Persönliche Arbeitshygiene

Dienstkleidung hat eine Schutzfunktion: Sie darf nur im Spital-/Heimareal getragen werden, da sonst Keime in den privaten Bereich gebracht werden können. **Bereichskleidung** darf nur innerhalb von bestimmten Bereichen getragen werden (OP-Bereich, Überwachung, Gebärsaal). In den meisten Spitälern/Heimen wird die Dienstkleidung zur Verfügung gestellt und gewaschen; wenn eigene Kleidung gekauft wird, darauf achten, dass sie bequem und bei mindestens 60 °C waschbar ist.

Dienstkleidung muss kurzärmelig sein (lange Ärmel kontaminieren, Unterarme kann man waschen). Ausnahme: z. B. im Labor müssen zum Schutz vor Chemikalien lange Ärmel getragen werden.

Dienstkleidung täglich und nach sichtbarer Verschmutzung wechseln.

Schuhe

Dienstschuhe dürfen nur im Spital-/Heimareal getragen werden. Die Schuhe sollen sicher, ohne Absätze sein und aus pflegeleichtem und laufruhigem Material (keine Zoccoli) bestehen.

Schmuck

Ringe, Armschmuck und Armbanduhren behindern bei der Arbeit; sie können die Klienten verletzen, verhindern eine korrekte Reinigung/Desinfektion der Hände und fördern so die Verbreitung von Keimen. An Stelle einer Armbanduhr kann eine Ansteck- oder Anklemmuhr verwendet werden.

Händehygiene (Tab. 4.4)

Mikroorganismen bleiben an den Händen locker haften und werden an alles, was man berührt, weitergegeben. 90 % der Keimübertragung erfolgen über die Hände. Die Hände sind somit die Hauptüberträger für Infektionen im Spital/Heim.

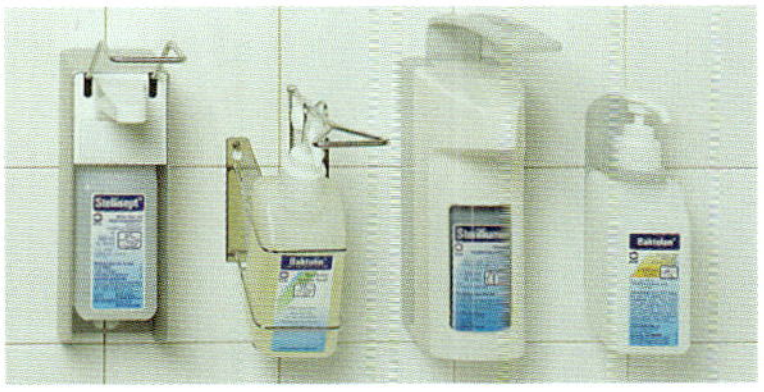

Abbildung 4.6: Spender für Reinigungs-, Desinfektions- und Pflegemittel für die Hände

Zur Händehygiene gehören:

- Händedesinfektion (hygienische oder z. B. vor einer Operation chirurgische)
- Händereinigung
- Händeschutz
- Händepflege

Die Hygienefachleute sind sich nicht einig, ob eine hygienische Händedesinfektion oder Händewaschen zur Verhinderung von Keimübertragungen über die Hände wirksamer ist. Es fehlen dazu vergleichende Untersuchungen. Jedes Spital/Heim hat seinen eigenen Händehygieneplan, an den sich alle Pflegepersonen halten müssen.

Tabelle 4.4: Beispiel eines Händehygiene-Plans

	Hygienische Händedesinfektion	Händewaschen	Handschuhe tragen	Händepflege
Grundsatz	» wichtigste Maßnahme, um Keimübertragung über die Hände zu vermeiden	» so selten wie möglich, so häufig wie nötig	» dient als Selbstschutz	» Hautschutz anwenden, bevor Hautdefekte auftreten
Wann?	▪ vor Arbeitsbeginn, vor und nach der Pause ▪ vor jeder Pflegeverrichtung ▪ vor dem Essenverteilen ▪ vor und nach Kontakt mit Eintrittsstellen von Kathetern, Drainagen usw. ▪ nach jeder Pflegeverrichtung ▪ beim Betten nach jedem Zimmer ▪ nach Kontakt mit potenziell (möglicherweise) infektiösem Material: Körperflüssigkeiten, Sekreten, Ausscheidungen usw. ▪ nach Kontakt mit potenziell kontaminierten Gegenständen ▪ nach Kontakt mit Klienten, von denen Infektionserreger ausgeschieden werden können ▪ nach Niesen, Husten, Nase putzen ▪ bei Dienstschluss	▪ vor Dienstbeginn ▪ bei Verschmutzung ▪ nach Gebrauch von Salben, Cremen usw. ▪ vor dem Essen ▪ vor dem Essen eingeben und vor Berührungen von Lebensmitteln (z. B. Brote streichen) ▪ nach Toilettenbenutzung ▪ bei Arbeitsende	**Einweghandschuhe** ▪ beim Entsorgen von Ausscheidungen ▪ bei der Intimpflege ▪ beim Entfernen des Steckbeckens/der Flasche ▪ beim Einführen von Suppositorien ▪ beim Wechseln des DK-Sacks ▪ beim Umgang mit Blut und anderen Körperflüssigkeiten ▪ bei der Mundpflege **Gummihandschuhe** ▪ bei Putzarbeiten: Abstauben/Reinigen/Desinfizieren (Hände vor den Reinigungs-, Desinfektionsmitteln schützen) ▪ beim Arbeiten mit Desinfektionsmittellösungen ▪ bei Arbeiten im Ausguss ▪ vor großen Pausen	▪ nach Dienstschluss
Wie?	➲ ca. 3 ml Desinfektionslösung in die trockene, hohle Hand geben (Desinfektionsmittelspender mit dem Ellenbogen betätigen) ➲ während mindestens 30 Sekunden überall einreiben, bis die Hände trocken sind	➲ mit Wasser befeuchten ➲ mit Flüssigseife einreiben ➲ gründlich spülen ➲ mit zwei Einmal-Papierhandtüchern sehr gut trocknen	**Einweghandschuhe** ➲ In der Regel werden unsterile Latexhandschuhe verwendet. Man braucht sie bei starker Veschmutzung, Ekzemen, Infektionen ➲ nach dem Gebrauch ausziehen, beim Ausziehen auf die linke Seite drehen, entsorgen	➲ geeignete Creme aus der Tube verwenden
		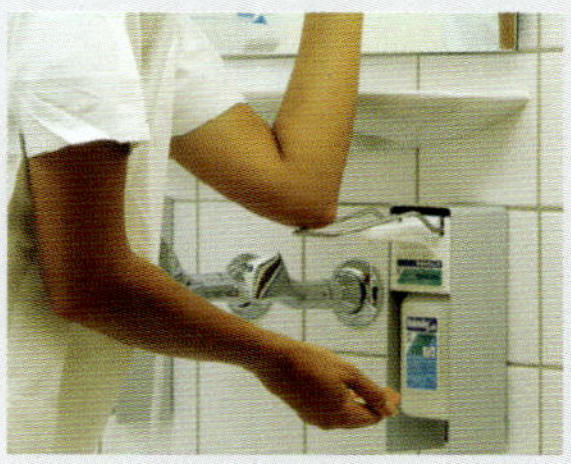 **Abbildung 4.7:** Seifenspender	➲ Gummihandschuhe: nach dem Gebrauch in Desinfektionslösung auswaschen, so hinlegen/aufhängen, dass sie innen und außen trocknen können	

Tabelle 4.4: Fortsetzung

	Hygienische Händedesinfektion	Händewaschen	Handschuhe tragen	Händepflege
Besonderes	⏩ kontaminierte Hände in der Regel zuerst desinfizieren, dann waschen ⏩ oft vergessene Zonen mit einbeziehen Desinfektionsmittel werden besser vertragen, wenn die Hände nicht unmittelbar vorher gewaschen worden sind **Empfehlung bei stark kontaminierten Händen** (z. B. Blut, Stuhl): ➲ Hände unter laufendem warmem Wasser gründlich abspülen ➲ mit Wasser und Flüssigseife waschen, gut trocknen ➲ eine hygienische Händedesinfektion vornehmen, evtl. wiederholen. Anschließend das Waschbecken und alle Kontaktstellen mit Flächendesinfektionsmittel desinfizieren.	⏩ Flüssigseife (Syndets) benutzen; sie haben in etwa den gleichen pH-Wert wie die Haut (ca. 5.5). «Richtige» Seifen sind alkalisch und zerstören den Säureschutzmantel der Haut: Keime können besser eindringen ⏩ Hände und Unterarme nicht mit Seife und Bürste schrubben. Gefahr: mechanische Verletzung der Oberhaut ⏩ Bei zu langem Waschen (> eine Minute) und zu warmem Wasser quillt die Haut auf, Hautfette gehen verloren ⏩ Um eine erneute Verunreinigung der Hand zu vermeiden, Wasserhahn immer mit dem gebrauchten Papierhandtuch zudrehen oder mit dem Ellbogen schließen	⏩ Handschuhe ersetzen die Händedesinfektion nicht; Hände wie beschrieben desinfizieren ⏩ keine Handschuhe «als Reserve» in der Kitteltasche aufbewahren	⏩ der Tubenkonus darf die Haut nicht berühren (Kontamination); man kann die Creme auf den Handrücken geben, da sind weniger Mikroorganismen als auf der Innenhand ⏩ nie mit der bloßen Hand in einen Creme-, Salbentopf langen; Handschuhe/Spatel verwenden (Kontamination, Salbe/Creme = guter Nährboden für Keime) ⏩ vor einer Desinfektion keine Handcreme verwenden (Desinfektionswirkung wird beeinträchtigt)

Hände-Desinfektion (Abb. 4.8)

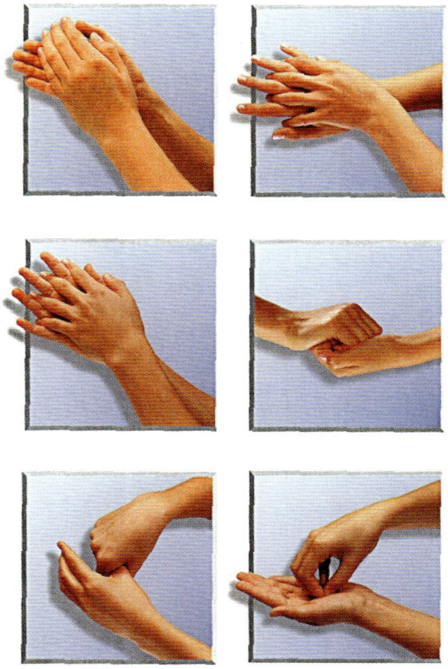

1. Schritt
Handfläche auf Handfläche

2. Schritt
Rechte Handfläche über linkem Handrücken und linke Handfläche über rechtem Handrücken

3. Schritt
Handfläche auf Handfläche mit verschränkten, gespreizten Fingern

4. Schritt
Außenseite der Finger auf gegenüberliegende Handfläche mit verschränkten Fingern

5. Schritt
Kreisendes Reiben des rechten Daumens in der geschlossenen linken Handfläche und umgekehrt

6. Schritt
Kreisendes Reiben hin und her mit geschlossenen Fingerkuppen der rechten Hand in der linken Handfläche und umgekehrt

Ca. 3 ml Desinfektionsmittel in die hohlen, trockenen Hände geben. Nach dem oben aufgeführten Verfahren das Produkt 30 Sekunden in die Hände bis zu den Handgelenken kräftig einreiben. Die Bewegungen jedes Schrittes fünf Mal durchführen. Nach Beendigung des 6. Schrittes werden einzelne Schritte bis zur angegebenen Einreibedauer wiederholt. Im Bedarfsfall erneut Hände-Desinfektionsmittel entnehmen. Darauf achten, dass die Hände während der gesamten Einreibezeit feucht bleiben.

Abbildung 4.8: Standard-Einreibemethode für die hygienische Hände-Desinfektion *(Beiersdorf AG)*

Hygiene zu Hause

In einem Haushalt mit gesunden Personen muss nicht desinfiziert werden. Desinfizieren ist nur notwendig, wenn jemand z. B. offene Wunden hat, an einer ansteckenden Infektionskrankheit leidet oder sein Immunsystem geschwächt ist.

Infektionslehre

Infektion bedeutet Übertragung und Eindringen von Mikroorganismen/Keimen in den Körper sowie das Haftenbleiben und die Vermehrung dieser Keime im Körper. Mikroorganismen finden wir überall, sie sind zum Teil sogar lebensnotwendig für den Körper (z. B. Darmflora). Längst nicht alle Infektionen haben eine Infektionskrankheit zur Folge, weil

- nur wenige Mikroorganismen für den Menschen pathologisch sind
- der Mensch mit einem gesunden Immunsystem pathogene (krankmachende) Mikroorganismen abwehren kann

Ob aus einer Infektion eine Infektionskrankheit wird, hängt von den pathogenen Eigenschaften des Mikroorganismus und der Abwehrfunktion des infizierten Menschen ab.

Wenn eine Infektion nur an der Eintrittspforte eines Erregers auftritt (z. B. eine Wundinfektion), ist das eine lokale Infektion. Wenn Erreger den ganzen Organismus befallen, handelt es sich um eine allgemeine Infektion.

Begriffe der Infektionslehre (Tab. 4.5)

Tabelle 4.5: Begriffe der Infektionslehre

Antisepsis	Keimreduktion (z. B. durch Händedesinfektion)
apathogene Mikroorganismen	Nicht-krankmachende Kleinstlebewesen; sie sind lebensnotwendig und kommen überall vor (Normalflora, z. B. Kolibakterien im Darm)
Asepsis	Keimfreiheit aller Gegenstände (Hände, Instrumente, Verbandmittel), die mit einer Wunde oder Körperhöhle (z. B. Darm) direkt in Berührung kommen
Desinfektion	Maßnahme, um krankmachende Keime zu reduzieren
endogene Infektion	Infektionserreger stammen aus der körpereigenen Flora des Klienten (z. B. Darmbakterien gelangen in eine Wunde oder in die Harnblase)
Epidemie	Zeitlich und örtlich in besonders starkem Maße auftretende Infektionskrankeit; Seuche, ansteckende Massenerkrankung in einem begrenzten Gebiet (z. B. Noro-Virus)
exogene Infektion	Infektionserreger stammen aus der Umgebung des Klienten (z. B. Grippe-Virus)
immun	unempfänglich für eine Ansteckung, weil schon Antikörper vorhanden sind
Infektion (lat.: inficere = hineintun)	Eindringen von Krankheitserregern in den Organismus, ihre Vermehrung und die Reaktion des Organismus darauf (Symptome: Rötung, Schwellung, Schmerz, Überwärmung, Funktionsstörung)
Infektionsweg	Art und Weise, wie die Krankheitserreger in den Organismus gelangen
Inkubationszeit	Zeit vom Eindringen des Krankheitserregers bis zum Ausbruch der Krankheit (Ansteckungszeit), dauert in der Regel wenige Tage bis drei Wochen
Kontamination	Verunreinigung von Flächen, Gegenständen wie Pflegeutensilien, Händen, Lebensmitteln mit Mikroorganismen
Mikrobizid	Mittel zur Abtötung von Mikroben
Mikrobizidie	Abtötung aller Mikroben
Mikroorganismen (Mikroben)	Kleinstlebewesen, die nur unter dem Mikroskop sichtbar sind (Bakterien, Viren, Pilze)

Tabelle 4.5: Fortsetzung

nosokomiale Infektionen (Nosokomeion = Krankenhaus)	Infektionen, die der Klient zusätzlich zu seinem Grundleiden im Spital erworben hat (z. B. Harnwegsinfektion, Pneumonie [Lungenentzündung], Phlebitis [Venenentzündung], Wundinfektionen)
Pandemie	Epidemie großen Ausmaßes, ganze Länder und Landstriche umfassende Seuche (z. B. Schweinegrippe 2009)
pathogene Mikroorganismen	Krankheitserreger, Erreger von Infektionen und Infektionskrankheiten
Präventivmedizin	Vorbeugende Gesundheitsfürsorge
Schmierinfektion	Fäkal-oraler Infektionsweg (von der Ausscheidung zum Mund) durch kontaminierte Hände, Gegenstände, Lebensmittel oder Medikamente
Sepsis	Allgemeine Blutvergiftung bei Überschwemmung des Organismus mit pyogenen (Eiterungen verursachenden) Erregern
Sterilisation	Maßnahme, um Keime und ihre Überlebensformen (Sporen) ganz abzutöten oder irreversibel zu schädigen
Tröpfcheninfektion	Erreger werden durch Husten, Niesen, Sprechen direkt übertragen (z. B. Grippe-Viren)

Krankenhausinfektionen

5–10 % der Klienten erleiden im Spital/Heim zusätzlich zu ihrem Grundleiden eine Krankenhausinfektion (s. Tab. 4.6). Am häufigsten betroffen sind schwer kranke und geschwächte Klienten.

Tabelle 4.6: Häufige im Krankenhaus erworbene (nosokomiale) Infektionen

Nosokomiale Infektionen (im Krankenhaus erworbene)	**Beispiele für Ursachen**
Harnwegsinfekte (40 %)	■ unsachgemäßer DK-Sack-Wechsel ■ Verschleppen von Keimen (z. B. vom After, von der Scheide) bei der Intimtoilette
Wundinfektionen (25 %)	■ unsteriles Arbeiten beim Verbandwechsel ■ unsterile Instrumente (z. B. unsachgemäßes Vorgehen bei der Reinigung, Desinfektion, Sterilisation)
Atemwegsinfektionen (16 %)	■ Klienten anhusten ■ falsche Pflege der Inhalationsgeräte, Masken ■ unsachgemäße Desinfektion der Verneblergeräte
Infektionen der Haut (4,5 %)	■ schlechte Hautpflege, schlechte Dekubitusprophylaxe

Infektionsquellen

Die wichtigste Infektionsquelle ist der Mensch selbst. Er muss dabei nicht krank sein: Auch ein gesunder Mensch kann Keime in oder auf sich tragen, die ihm nichts anhaben, andere aber krank machen können. Solche Keime befinden sich auf der Haut, in den Haaren, im Nasen-Rachenraum, unter den Achseln, im Intimbereich und im Dickdarm.

Die Keime werden übertragen:

- durch die Haut (Eiter bei Wunden)
- mit dem Sputum (Tuberkulose)
- durch den Stuhl (Salmonellen)
- durch die Hände (bei falscher oder fehlender Händehygiene)

Tierische Infektionsquellen sind z. B. Rinder und Schweine (Bandwürmer beim Genuss von rohem Fleisch) und Geflügel (Salmonellen). Infektionsquellen der Umwelt sind zu finden in der Erde, z. B. in Blumentöpfen (Tetanus), in Staub (Tuberkulose) und in Wasser.

Übertragungsarten (Tab. 4.7)

Erreger werden auf folgende Arten übertragen:

Tabelle 4.7: Übertragungsarten von Erregern

Infektionsart	Übertragungsweg	Beispiele
Tröpfcheninfektion	■ Erreger werden beim Sprechen, Husten, Niesen, Spucken durch die Luft übertragen	■ Grippe (Grippeviren)
Orale Infektion	■ Erreger werden mit der Nahrung geschluckt, z. B. Trinkwasser, Speiseeis, Obst	■ Magen-Darm Erkrankungen durch Salmonellen
Parenterale Übertragung	■ Erreger werden nicht über den Magen-Darm-Trakt, sondern z. B. durch Injektionen mit unsteriler Kanüle, Infusionen usw. übertragen ■ Erreger werden auch durch Zwischenwirte wie Zecken, Mücken, Läuse übertragen	■ Hepatitis/AIDS (Stichverletzung mit kontaminierter Kanüle) ■ Borreliosen durch Zeckenbisse
Schmierinfektion	■ Erreger werden durch kontaminierte Hände/Gegenstände übertragen	■ Darminfektionen
Infektion über die Schleimhaut	■ Erreger werden z. B. beim sexuellen Verkehr übertragen	■ Geschlechtskrankheiten, HIV

Eintrittspforten (Abb. 4.9)

- Alle natürlichen Öffnungen wie Augen, Nase, Mund, Ohren, Harnröhre, Darm und Scheide in unserem Körper
- Kleinste und große Verletzungen der Haut und der Schleimhaut
- Eindringen durch die Haut (Mückenstiche, Zeckenbisse)
- Eindringen durch intakte Schleimhaut (Salmonellen)
- Eingebracht-Werden durch unsauberes Arbeiten (Kanülen, Blasenkatheter)

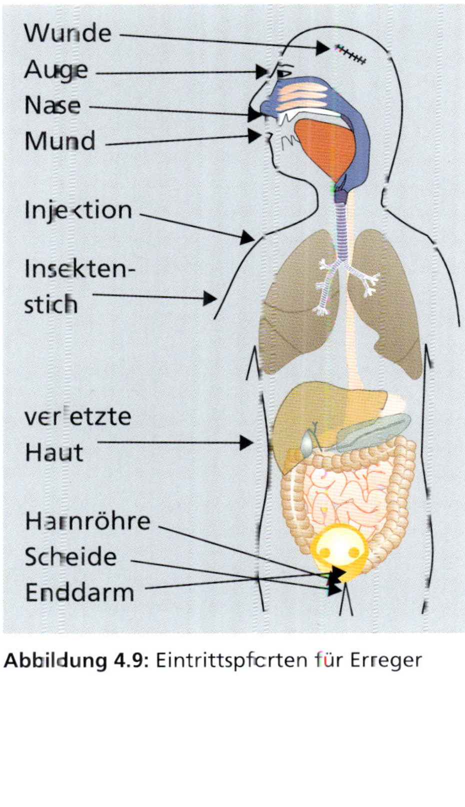

Abbildung 4.9: Eintrittspforten für Erreger

Verursacher von Infektionen

Es gibt vier Gruppen von Krankheitserregern, die für den Menschen von Bedeutung sind: die Bakterien, die Viren, die Pilze und die Parasiten (s. Tab. 4.8).

Tabelle 4.8: Verursacher von Infektionen

Erreger	Eigenschaften	Erkrankung
Bakterien	haben einen eigenen Stoffwechsel und können inner- und außerhalb des Körpers leben und sich vermehren	■ Diphterie (Halsbräune) ■ Tuberkulose ■ Tetanus (Wundstarrkrampf) ■ Pertussis (Keuchhusten) ■ Cholera
Viren	können sich nur innerhalb des Körpers vermehren	■ Grippe ■ Gürtelrose ■ Hepatitis ■ Tollwut ■ Poliomyelitis (Kinderlähmung) ■ AIDS ■ Masern, Mumps, Röteln, Scharlach
Pilze	leben parasitisch im Haut-/Schleimhautgewebe	■ Soor ■ Fußpilz
Parasiten		
■ **Protozoen**	vermehren sich im Darm oder Blut und bewirken Lokalinfekte	■ Malaria ■ Schlafkrankheit
■ **Würmer**	leben nicht nur im Darm; können alle Organe in Mitleidenschaft ziehen	■ Ruhr ■ Bilharziose

Körpertemperatur

Der Mensch hat zur Regulierung der Körpertemperatur ein äußeres und ein inneres System zur Verfügung, die beide intakt sein müssen.

Der Mensch hat die Fähigkeit, sich nach außen dem Wetter, den Jahreszeiten und dem Klima anzupassen. Eine Vielzahl von inneren Regelsystemen dient der Steuerung des Stoffwechsels und ermöglicht die Konstanterhaltung der Körpertemperatur.

Kranke, alte, behinderte Menschen und Kinder können oft zu wenig oder gar nichts zur Konstanterhaltung ihrer Körpertemperatur beitragen. Damit wir sie unterstützen können, müssen die Pflegepersonen Folgendes in Erfahrung bringen:

Gewohnheiten

Möchte der Klient eine Wärmflasche, eine warme oder leichte Bettdecke, Bettsocken, das Fenster auf oder zu? Wie hoch soll die Heizung eingestellt werden? Möchte der Klient gerne bei jedem Wetter draußen sein oder drinnen?

Bekleidung

Kurze, lange (Unter-)Hose, eine Jacke? Aus Wolle, Baumwolle, Kunstfaser? Eine Wolldecke auf den Knien?

Befinden

Schwitzt oder friert der Klient leicht, ist er sehr mager oder korpulent, leidet er an Stoffwechselstörungen, z. B. Schilddrüsen-über-/unterfunktion (Hyper-/Hypothyreose), an hormonellen Störungen, z. B. Hitzewallungen bei Frauen in den Wechseljahren. Ist sein Wärmeregulationszentrum schon genügend ausgebildet, z. B. bei Säuglingen?

Essen, trinken

Passt der Klient die Ernährung der Temperatur an, trinkt er genug (z. B. Durstfieber bei Säuglingen)?

Bewegung

Bewegt sich der Klient, sitzt er nur im Rollstuhl, kann er vor Hitze, Kälte «flüchten», sich in seinen Bewegungen der Außentemperatur anpassen?

Veränderte Körpertemperatur

Erhöhte Körpertemperatur (Hyperthermie)

Erhöhte Temperatur unterteilen wir (axillär gemessen) in:

Bezeichnung	Temperatur
subfebrile Temperatur	37.1–37.8 °C
mäßiges Fieber	37.9–38.4 °C
hohes Fieber	38.5–40.0 °C
sehr hohes Fieber	über 40.0 °C

Fieber

Wir sprechen von Fieber, wenn die Körpertemperatur (axillär gemessen) über 37.9 °C beträgt. Fieber ist keine Krankheit, sondern ein Symptom einer Erkrankung.

Durch Fremdstoffe wie Krankheitserreger (Bakterien, Viren, Pilze oder deren Giftstoffe = Toxine), Fremdkörper und Gewebetrümmer werden im Körper fiebererzeugende Stoffe (exogene Pyrogene) abgegeben. Diese führen zur Freisetzung von körpereigenen (endogenen) Pyrogenen. Diese endogenen Pyrogene gelangen über den Blutweg in das Wärmeregulationszentrum im Gehirn und verstellen da den Sollwert nach oben (z. B. auf 38.5 °C). Der Körper muss durch Zittern (Zähneklappern, Muskelzittern bis Schüttelfrost) und Engerstellen der Hautgefäße so viel und so lange Wärme produzieren, bis diese 38.5 °C erreicht sind.

Man kann sich das vorstellen, wie bei der Zentralheizung zu Hause im Winter. Wenn die Raumtemperatur z. B. 12 °C beträgt, stellen wir den Sollwert (Thermostat) der Heizung auf z. B. 20 °C; die Heizung springt an und arbeitet so lange, bis der Sollwert von 20 °C erreicht ist, und stellt dann ab.

Wenn beim Fieber der Sollwert erreicht ist, hört das Zittern auf, die Hautgefäße werden wieder weitgestellt und wir fangen an zu schwitzen (wir haben ja jetzt mit 38.5 °C viel zu heiß). Man weiß, dass durch das Fieber Fresszellen (Phagozyten) freigesetzt werden, die versuchen, die Erreger unschädlich zu machen. Deshalb sollte man Fieber nicht in jedem Fall sofort durch Medikamente unterdrücken.

Ursachen für Fieber

Bakterielles (septisches) Fieber: verursacht durch Bakterien, Viren, Pilze oder deren Giftstoffe (Toxine).

Aseptisches Fieber: Zerfalls- und Stoffwechselprodukte aus Wundsekreten, Blutergüssen, Knochenbrüchen, Tumornekrosen.

Zentrales Fieber: durch Schädigung des Wärmeregulationszentrums im Gehirn selbst (z. B. bei Schädelverletzungen, Gehirntumoren).

Durstfieber: durch Flüssigkeitsmangel vor allem bei Säuglingen (Störungen der Wärmeabgabe).

Körperfremde Eiweiße: durch Bluttransfusionen und Transplantate, die der Körper nicht annimmt.

Psychische Faktoren: durch Erregung, Angst, Stress, Aufregung, physische Belastungen bei der Arbeit.

Fieberzeichen

- Kopf-, Muskelschmerzen, Müdigkeit, allgemeines Unwohlsein
- Frösteln, Zähneklappern, Schüttelfrost
- Schweißausbrüche
- Rotes Gesicht, Hals, glänzende Augen
- Erhöhte Körpertemperatur
- Urinausscheidung gering, Urin stark konzentriert
- Verstopfung (Obstipation)
- Erhöhter Puls, beschleunigte Atmung
- Durst; trockene, belegte Zunge

Fieberverlauf

Der Fieberverlauf ist durch drei Stadien gekennzeichnet:

1. Temperaturanstieg

Ein langsamer Temperaturanstieg wird vom Kranken im Allgemeinen besser vertragen als ein schneller, der oft mit Schüttelfrost (s. Tab. 4.9) endet. Beim Schüttelfrost reagieren die im Blut kreisenden Krankheitserreger oder deren Toxine, Fremdkörper, Gewebstrümmer das Temperaturregulationszentrum übermäßig; um den sehr hohen Sollwert baldmöglichst zu erreichen, reichen Zähneklappern, Muskelzittern oder Engstellung der Hautgefäße nicht aus. Der Körper wird durch Muskelkontraktionen richtig geschüttelt, um sehr schnell genügend Wärme zu produzieren und das Soll zu erreichen.

2. Fieberspitze
3. Temperaturabfall

Der langsame Fieberabfall, die Lysis, belastet den Körper nicht so stark, da er sich langsam der sinkenden Temperatur anpassen kann. Die Krisis, der schnelle Fieberabfall (innerhalb von 24 Stunden), kann lebensgefährlich sein. Da die Haargefäße plötzlich weitgestellt werden, kann der Körper mit Schocksymptomen wie schnellem Puls (Tachykardie), Blässe und Blaufärbung (Zyanose) als Zeichen des Kreislaufversagens reagieren.

▼ **In dieser Phase muss der Klient sehr gut überwacht werden; bei Tachykardie sofort die Vorgesetzte rufen, die Vitalzeichen (Blutdruck, Puls, evtl. Atmung) messen und den Kranken nicht allein lassen.**

Schüttelfrost

Der Schüttelfrost läuft in vier Phasen ab:

Tabelle 4.9: Die vier Schüttelfrostphasen

	Symptome	Pflege
1. Phase	■ Temperaturanstieg mit Schütteln, Zittern des ganzen Körpers (s. S. 554) ■ Blässe ■ schneller Puls	⏩ Wärme zuführen: wärmer anziehen, Decken, Wärmflaschen, wenn möglich heiße Getränke verabreichen ⏩ Klienten vor Verletzungen schützen, bei ihm bleiben **Arzt benachrichtigen** (es müssen evtl. Blutkulturen zur Ermittlung der Krankheitserreger abgenommen werden)
2. Phase	■ Temperatur erreicht den Höhepunkt ■ Muskelzittern hört auf ■ Klient schwitzt, ist unruhig	⏩ Decken usw. entfernen ⏩ kühle Abwaschungen ⏩ kühle Getränke verabreichen ⏩ Temperatur messen
3. Phase	■ Klient schwitzt, Temperatur sinkt ■ Gefahr der Krisis = schneller Fieberabfall mit Kollapsgefahr (kalter, kleinperliger Schweiß, schneller Puls)	⏩ Klient sehr gut beobachten ⏩ Klient mehrfach täglich überwachen (BD, Puls)
4. Phase	■ Klient ist erschöpft, er schläft	⏩ für Ruhe sorgen

Pflege bei Fieber

Solange die Temperatur stark erhöht ist, soll der Kranke Bettruhe einhalten. Während der Phasen des Fieberanstiegs, der Fieberspitze und des Fieberabfalls gelten die beim Schüttelfrost beschriebenen Pflegemaßnahmen. Da eine Fiebererkrankung meist mehrere Tage andauert, kommen weitere begleitende Maßnahmen dazu:

Senken des Fiebers

Da Fieber ein «physiologischer Abwehrvorgang» des Körpers ist, darf es nur bei sehr hohen Temperaturen (zentrales Fieber), die lebensbedrohlich sind, stark gesenkt werden. Lindernd wirken:

Grundsätze

- Kühle Wadenwickel dürfen nur bei warmem Körper, vor allem warmen Füßen und Händen gemacht werden.
- Wadenwickel werden immer um beide Beine gelegt.
- Der Plastikbettschutz darf nie rund um den Wickel gelegt werden; das würde zu einem Wärmestau führen.
- Die Wickeltücher müssen vor jedem neuen Anlegen mit frischem Wasser (am Wasserhahn) ausgewaschen werden, um über die Haut ausgeschiedene Schlackenstoffe zu entfernen.

- fiebersenkende Tees (Lindenblüten, Stechpalme)
- kühle Abwaschungen
- fiebersenkende Wadenwickel, Essigstrümpfe, Zitronen-, Kohl-, Zwiebelwickel.

Die **kühle Waschung** (nach M. Thüler) eignet sich für Kranke, die Wadenwickel nicht vertragen können. Ein Körperteil nach dem anderen wird mit lauwarmem (10 °C unter der Körpertemperatur) Wasser (evtl. mit etwas Zitronensaft oder Essig) mit wenigen, leichten Strichen abgewaschen und ohne abzutrocknen gleich wieder zugedeckt (so kann der Körper durch Verdunstungskälte mehr Wärme abgeben).

Wadenwickel

Reichen vom Knöchel bis zu den Kniegelenken.

Material

- 2 Baumwoll- oder Leinentücher
- 2 Woll- oder Frottiertücher
- 1 Schüssel temperiertes Wasser
- Bettschutz
- als Zusatz evtl. Essig oder Zitronensaft

Vorgehen

- Die Decke von den Beinen nehmen (oben zugedeckt lassen, damit der Kranke nicht friert).
- Ein Gummituch als Bettschutz unter die Beine legen.
- Die Baumwoll- oder Leinentücher ins Wasser tauchen, gut auswringen und satt um die Beine legen.
- Die Woll- oder Frottiertücher darum wickeln, Unterschenkel nicht zudecken; das verhindert die Wärmeabgabe und macht den Wickel wirkungslos. Evtl. Bettsocken anziehen.

Die Wickel werden 8–10 Minuten belassen (bis sie sich leicht erwärmt haben) und der Vorgang 3–4 Mal hintereinander wiederholt; das Fieber darf dabei um höchstens 1 °C gesenkt werden.

Wohlbefinden und Umgebung

- Zuwendung und Begleitung (bei hohem Fieber fühlt man sich sehr unwohl).
- Zimmer lüften, Raumtemperatur nach Wunsch des Kranken, evtl. Luftbefeuchter.
- Zimmer nach Wunsch abdunkeln, Ruhe ermöglichen.
- Gute Körperpflege, wo nötig Prophylaxen (Pneumonie, Soor-Parotitis, Dekubitus, Obstipation, Kontrakturen).
- Einen feuchten, kühlen Lappen auf die Stirn legen.
- Bettwäsche und Kleidung nach Bedarf (vor allem nach dem Schwitzen) wechseln.
- Mobilisation, wenn das Fieber sinkt (Achtung: Kollapsgefahr).

Ernährung und Trinkmenge

- Sehr viel Flüssigkeit (2–3 Liter/Tag; pro 1 °C Temperaturerhöhung 500 ml zusätzliche Flüssigkeit). Da der Kranke bei hohem Fieber oft keinen Appetit hat und viel schwitzt, sollen kalorien-, vitamin- und mineralstoffreiche Getränke verabreicht werden, z. B. Tee mit Traubenzucker, Frappées, Fruchtsäfte, Bouillon.
- Leichte, fettarme Kost; am Anfang kleine Mengen, nach und nach aufbauend.

Ausscheidung

- Urinausscheidung beobachten, Trinkmenge anpassen.
- Gegen Verstopfung Kleie (mit viel Flüssigkeit), morgens vor dem Frühstück ein Glas warmes Wasser, Feigen.

Beobachtung des Fieberkranken

- Subjektives Befinden
- Vitalzeichen messen, vor allem Körpertemperatur und Puls
- Urinmenge, Konzentration
- Trinkmenge

Untertemperatur (Hypothermie)

Wir sprechen von Untertemperatur, wenn die Körpertemperatur konstant unter 36 °C liegt.

Ursachen für Untertemperatur

- Zu geringe Wärmeproduktion: unangepasste Bekleidung, Schock, zu wenig oder keine Bewegung (z. B. Bewusstlose)
- Schädigung des Temperaturregulationszentrums: Tumoren, Schädel-Hirn-Verletzungen
- Unvollständige Entwicklung des Temperaturregulationszentrums bei zu früh geborenen Kindern
- Operation mit untertemperiertem OP-Saal und OP-Liege

Zeichen der Untertemperatur

- Frieren, Muskelzittern
- Bläulich verfärbte Haut (zuerst an den Lippen sichtbar)

Verlauf

Bei Temperaturen unter 32 °C kommt es zu Bewusstseinstrübung bis zur Bewusstlosigkeit und durch längerfristig einwirkende Minustemperaturen zu Erfrierungen (bei der Verwendung von Eisbeuteln beachten).

Pflege bei Untertemperatur

- Den Körper mit warmen Decken oder wärmereflektierenden Folien langsam aufwärmen, nicht mehr als 0.5 °C pro Stunde (hohe Belastung für den Kreislauf).
- Vitalzeichen (Temperatur, Puls, Blutdruck, Atmung) kontrollieren.
- Warme Getränke verabreichen.
- Erfrierungen steril abdecken, in Watte packen, Arzt rufen.

Beispiel einer Infektionskrankheit

Der Norovirus

Der Norovirus wird vor allem in den Wintermonaten aktiv und verursacht schwere Durchfälle. Es ist sehr infektiös (10 – 100 Viren genügen um sich anzustecken). Es kommt hauptsächlich da vor, wo viele Menschen zusammen sind.

Der Norovirus wird durch Kontakt mit kontaminierten Gegenständen und Ausscheidungen (Stuhlgang, Erbrechen), über den Mund, durch kontaminierte Hände, durch die Luft (z. B. durch Einatmen von Tröpfchen nach Erbrechen) und durch Essen und Trinken von kontaminierter Nahrung übertragen. Er kann über 12 Tage lang überleben und ansteckend bleiben.

Symptome, Verlauf

Die Krankheit beginnt nach 12 – 24 Std. Ansteckungszeit mit schwallartigem Erbrechen, Durchfall und oft Symptomen wie Muskel-, Bauch- und Kopfschmerzen, evtl. Fieber und dauert in der Regel 2 – 3 Tage.

Wenn die Krankheit ausbricht, muss sehr schnell gehandelt werden.

Maßnahmen

In Institutionen werden die Patienten isoliert (s. u.) und alle Hygienemaßnahmen der Isolation getroffen.

Pflegende, die betroffen sind, sollten 2 – 3 Tage nach Abklingen der Symptome nicht zur Arbeit gehen.

Pflege zuhause

Wichtig ist eine gute Händehygiene. Die Hände sollen gründlich mit Seife gewaschen werden, besonders nach jedem Stuhlgang. Alles, was mit Stuhlgang oder Erbrochenem in Berührung gekommen ist, muss gereinigt und anschließend desinfiziert werden. Man kann dazu verdünntes Javelwasser nehmen. Das gekaufte Javelwasser hat eine Konzentration von 2.5 % und muss auf 0.1 % verdünnt werden. So kann man zum Beispiel 5 l Wasser mit 2.5 dl Javelwasser mischen. Erkrankte Menschen sollten keine Nahrung zubereiten.

Spitex-Personal muss **vor dem Betreten des Wohnbereichs des Klienten** eine Einwegüberschürze, einen Mundnasenschutz (chirurgische Maske) und nach einer zweimaligen Händedesinfektion Untersuchungshandschuhe (Latex oder Nitril) anziehen.

Beim Klienten gelten die Standardmaßnahmen.

Nach dem Verlassen des Wohnbereichs:

1. Untersuchungshandschuhe ausziehen.
2. 1. hygienische Händedesinfektion!
3. Überschürze ausziehen und entsorgen.
4. Mundnasenschutz ausziehen und entsorgen.
5. 2. hygienische Händedesinfektion!

Quelle: Hygieneempfehlungen für die Spitex, Norovirus

Isolierung

Isolierung heißt Absonderung des Klienten in einem Einzelzimmer. Es gibt zwei Gründe für eine Isolierung: Ein Klient mit einer Infektion/Infektionskrankheit (z. B. Tuberkulose oder einer infizierten Wunde [z. B. Tetanus] mit hoher Ansteckungsgefahr) wird isoliert und damit die Außenwelt vor Ansteckung geschützt = Schutz von innen nach außen oder: Ein geschwächter Klient mit einem gestörten Immunsystem (z. B. bei einer Behandlung mit Zytostatika = Medikamente gegen Krebs, die auch Abwehrzellen vernichten können) wird isoliert, damit er nicht von anderen Personen angesteckt werden kann = Schutz von außen nach innen. Diese Art der Isolierung nennt man **Umkehrisolierung**.

Hygienemaßnahmen

Bei Isolierung müssen spezielle Hygienemaßnahmen getroffen werden. Einige wichtige Punkte sind hier aufgeführt. Für das genaue Vorgehen müssen die jeweiligen hausinternen Weisungen beachtet werden.

Die **Isolierung bei Infektionskrankheiten** dient dem Schutz aller anderen Personen vor Ansteckung, die durch die Hände, Materialien oder durch die Luft erfolgen kann. Es dürfen keine Erreger nach außen verschleppt werden.

Das **Patientenzimmer** mit wenig Utensilien und Verbrauchsmaterial einrichten:

- möglichst ein Zimmer mit WC
- wenn kein WC vorhanden ist, Nachtstuhl
- Wäschesack-Halter mit Deckel

Vor dem Zimmer wird das Material auf einem Tisch gelagert:

- saubere Schutzkittel
- Ständer für Schutzkittel
- Masken (bei Tuberkulose spezielle)
- Einweghandschuhe
- Händedesinfektionsmittel
- Abfall- und Wäschesäcke (Reserve)
- Treteimer
- evtl. Karte mit Anweisungen (Hygienekartei)
- SCHILD an der Zimmertür: «Besucher bitte beim Pflegepersonal melden»

Klient

Durch eine Isolierung wird der Klient in der Regel stark belastet, da er die ganze Zeit in seinem Zimmer bleiben muss. Es ist daher wichtig, dass er sehr gut über die Notwendigkeit der Isolierung und die hygienischen Maßnahmen informiert wird. Um ihm die Zeit zu verkürzen, sind Beschäftigung und Ablenkung (z. B. Zeitungen, Bücher, Radio, Fernsehapparat) wichtig.

Laufende Desinfektion des Patientenzimmers

- Einmal täglich alle Flächen und sanitären Gegenstände mit Desinfektionslösung nass abwischen (Scheuer-Wischdesinfektion), nicht nachtrocknen!
- Benutzte Putzlappen direkt in den septischen Wäschesack geben.
- Reinigungs-/Desinfektionslösung am Schluss wegschütten.
- Isolierzimmer immer als letztes reinigen und desinfizieren.

Grundsatz

Es muss alles desinfiziert werden, was mit dem Klienten in Berührung gekommen ist.

Aufheben der Isolierung

Der Klient erhält bei seiner Verlegung oder Aufhebung der Isolierung ein frisches Bett, wenn möglich ein Bad oder eine Dusche und frische Wäsche.

Es findet eine Schlussdesinfektion statt (siehe hausinterne Weisungen).

Umkehrisolierung

Die Umkehrisolierung dient zum Schutz des Klienten vor Infektionen (z. B. bei großflächigen, frischen Verbrennungen, Leukämie). Es dürfen keine Erreger in das Zimmer gebracht werden. Weisungen der Ärzte und der Hygienefachleute (z. B. beim Betreten des Zimmers Schutzkittel und Mundschutz tragen) müssen genau befolgt werden.

Das **Patientenzimmer** einrichten:

- Einzelzimmer, wenn möglich mit WC
- Zimmerreinigung (1 Mal täglich Flächen, 2 Mal täglich WC/Waschbecken) mit Desinfektionslösung

Vor dem Zimmer wird (auf einem Tisch) gelagert:

- Schutzkittel
- Masken
- Einweghandschuhe (Latex, bei Latex-Allergie Nitril)
- Abfall- und Wäschesack
- SCHILD an der Zimmertür: «Besucher bitte beim Pflegepersonal melden»

Sterilisation und Sterilgut

Sterilisation bedeutet **absolute Keimfreiheit**. Alle Mikroorganismen werden abgetötet.

Sterilisiert werden alle Materialien, die zum Eindringen in den menschlichen Körper benutzt werden (z. B. Kanülen, Katheter, Instrumente) sowie Materialien, die auf eine Wunde gebracht werden (z. B. Verbandstoff, Puder). Das geschieht durch Dampf-, Heißluft- oder Gassterilisation (s. Tab. 4.10).

Vorbereitung zur Sterilisation

Materialien, z. B. Instrumente werden nach Gebrauch zuerst desinfiziert = in eine (nach Vorschrift des Herstellers zubereitete) Desinfektionslösung eingelegt. Sie müssen ganz geöffnet und vollständig mit der Lösung bedeckt sein.

Anschließend werden sie **gründlich gereinigt, gespült** und **abgetrocknet.** Dann werden sie **auf ihre Funktionsfähigkeit überprüft** und für die Sterilisation **abgepackt.**

Verpackung von Sterilgut

Da das Sterilgut bis zum Gebrauch steril bleiben soll, muss es so verpackt werden, dass es nach der Sterilisation nicht wieder mit Mikroorganismen in Berührung kommt. Zudem muss die Verpackung für Dampf, heiße Luft durchlässig sein, damit diese bis zum Sterilgut dringen können.

Verpackungsarten

- Luft- und wasserdampfdurchlässige Behälter
- Beutel aus Sterilisationspapier
- Beutel aus Klarsichtfolien

Tabelle 4.10: Sterilisationsverfahren

Verfahren	Wirkung	Anwendungsbeispiele
Dampfsterilisation (feuchte Hitze im Autoklaven)	Wasser/Dampf wird auf 121–134 °C erhitzt und dringt mit einem Überdruck von 3.04 bar (Dampfdruck) in das Sterilisationsgut ein. Sterilisationszeit bei: 134 °C = 10 Minuten 126 °C = 15 Minuten 121 °C = 20 Minuten ⏩ sicherste und gebräuchlichste Methode	■ Instrumente ■ Verbandmaterial ■ Textilien (z. B. OP-Wäsche) ■ Gummiartikel ■ Glas ■ Papier
Heißluftsterilisation (bewegte Heißluft; nur für hitzebeständige Materialien)	Luft wird auf 160–200 °C erwärmt und umspült das Sterilisationsgut. Sterilisationszeit bei: 200 °C = 10 Minuten 180 °C = 30 Minuten 160 °C = 200 Minuten ⏩ wird fast nur noch in der Pharmazie verwendet	■ Glas ■ Metall ■ Öle ■ Puder ■ Salben
Gassterilisation (Ethylenoxid, Formaldehyd)	Die Gase werden mit Wasserdampf (60–80 % Luftfeuchtigkeit) vermischt ⏩ Gase sind hochgiftig, krebserzeugend und erbgutschädigend ⏩ Auslüftungszeit beachten ⏩ Das Verfahren darf nur von Personen, die einen Lehrgang dafür absolviert haben, angewendet werden	hitzeempfindliches Material wie: ■ Optiken, Endoskope ■ Mikroinstrumente ■ Kabel

Richtlinien zur Lagerung von Sterilgut

- ⏩ Sterilgut muss trocken und vor Staub geschützt aufbewahrt werden. Wenn Verpackungen beschädigt oder feucht sind, gilt der Inhalt nicht mehr als steril und muss resterilisiert werden.
- ⏩ Sterile Materialien vor Gebrauch auf Sterilisations- bzw. Verfalldatum prüfen.
- ⏩ Neue Packungen immer zuhinterst lagern, alte nach vorne schieben.

Lagerungsdauer (Tab. 4.11)

Sterilgut ist vom Sterilisationsdatum an wie folgt haltbar:

Tabelle 4.11: Lagerungsdauer von Sterilgut

In der Zentralsterilisation hergestellt:		
■ Material in Papier, zweimal verpackt		2 Monate
■ Material in Papiertüten ■ Material in Einwegpapier und Papiertüten ■ Material in Kombibeutel (Papier/Folie) ■ Material in Folie	veschweißte Packungen	6 Monate
Ab Fabrik:		
■ Einwegmaterial fabrikverpackt	wenn die Außenverpackung ungeöffnet	mehrere Jahre
■ Einwegmaterial fabrikverpackt	wenn die Außenverpackung geöffnet	mindestens 1 Jahr

Das Sterilgut sollte regelmäßig einmal pro Woche kontrolliert und fehlendes nachbestellt werden. So braucht man keine großen Vorräte anzulegen und es fällt kaum überfälliges Material an, das zur Aufbereitung teuer neu verpackt oder sogar verworfen werden muss (Kontrolliste mit Visumspflicht führen).

Desinfektion

Durch die Desinfektion wird die Anzahl der Mikroorganismen auf der desinfizierten Fläche (z. B. Hände, Esstisch) so vermindert, dass sie nicht mehr infizieren kann.

Desinfektionsverfahren

Physikalische Desinfektionsverfahren (Tab. 4.12)

Mikroorganismen werden durch Hitze (thermische Verfahren), Filtration oder Strahlung abgetötet. Physikalische Desinfektionsverfahren sind weniger störanfällig und in der Regel umweltverträglicher als chemische.

Tabelle 4.12: Physikalische Desinfektionsverfahren

Verfahren	Wirkung durch	Anwendungsbeispiele
Thermische Methoden	Verbrennen ⏩ in speziellen Verbrennungsanlagen bei 1200 °C	■ Abfall
	kochendes Wasser, mindestens 75–95 °C für mindestens 3 Minuten	■ Wäsche (Waschmaschine) ■ Gummiartikel ■ Auskochen von Säuglingsartikeln (z. B. Schnuller)
	strömenden Wasserdampf bei 100 °C für 15 Minuten	■ Decken, Kissen ■ Matratzen ■ Wäsche
	Steckbeckenautomat bei 80–90 °C für 1 Minute (s. Abb. 4.10)	■ Steckbecken, Urinflaschen, Nierenschalen, Waschbecken und andere Pflegeartikel
Strahlung	ultraviolettes Licht ⏩ nur mit speziellen Geräten möglich ⏩ kann zu Augenschäden führen	■ Trinkwasseraufbereitung
Filtration	Porengröße der Filter < 5 µm	■ Luftfiltration (z. B. Operationssaal)

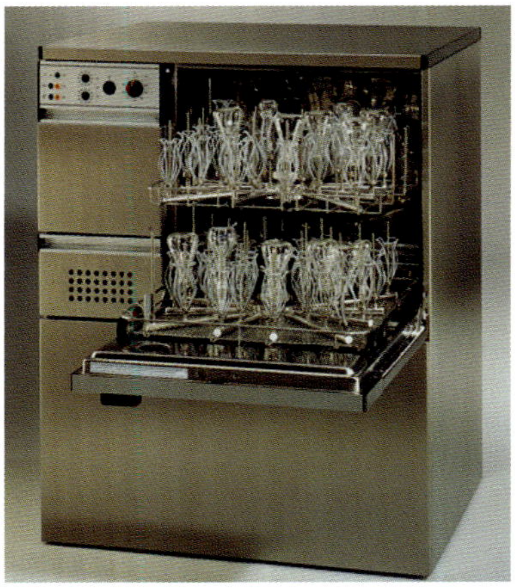
Abbildung 4.10: Steckbeckenautomat

Chemische Desinfektionsverfahren (Tab. 4.13)

Chemische Desinfektionsverfahren werden da angewendet, wo physikalische nicht möglich sind:

- Hände-, Haut-, Wunden-, Schleimhautdesinfektion
- Flächendesinfektion (z. B. Esstisch, Boden)
- Instrumentendesinfektion (z. B. vor der Sterilisation)
- Gerätedesinfektion
- Wäschedesinfektion
- Desinfektion von Ausscheidungen
- Wasserdesinfektion

Tabelle 4.13: Chemische Desinfektionsverfahren

Wirkstoff	Anwendungsbeispiele	Besonderes
Alkohole z. B. Ethanol, Isopropanol	▪ Händedesinfektion ▪ Hautdesinfektion ▪ kleine Flächen	⏩ wirken schnell ⏩ entfetten die Hände (Mittel mit Rückfetter verwenden) ⏩ für große Flächen wegen Brandgefahr nicht geeignet
Aldehydderivate z. B. Formaldehyd (Formalin)	▪ Flächendesinfektion ▪ Instrumentendesinfektion	⏩ wirken langsam, haben aber sehr breites Wirkungsspektrum ⏩ können leicht Allergien verursachen, deshalb bei Verwendung sehr gut be- und entlüften
Halogene (Salzbildner) z. B. Chlor, Brom, Jod	Chlor ▪ Trink- und Badewasserdesinfektion (Schwimmbad) ▪ Exkremente ▪ Sputum-, Scheuerdesinfektion	⏩ breites Wirkungsspektrum ⏩ umweltbelastend ⏩ kann zu Hautschäden führen
	Jod ▪ Haut-, Schleimhautdesinfektion	⏩ nicht anzuwenden bei Neugeborenen und Säuglingen, in der Schwangerschaft, bei Schilddrüsenerkrankungen, bei Jodallergie
Oberflächenaktive Verbindungen z. B. quaternäre Ammoniumverbindungen (Quats)	▪ Flächendesinfektion	⏩ können auch im Küchenbereich eingesetzt werden, weil sie kaum toxisch (giftig) sind ⏩ wirken nicht bei einigen Bakterien, müssen mit anderen Wirkstoffen kombiniert werden

Grundregeln für die chemische Desinfektion

Damit die Desinfektion wirksam ist, müssen die vorgeschriebene Dosierung und die Einwirkungszeit genau eingehalten werden (Anweisungen des Herstellers/hausinterne Weisungen befolgen).

Richtige Dosierung (Tab. 4.14)

Bei Unterdosierung bleibt das Desinfektionsmittel wirkungslos, bei Überdosierung wirkt es nicht besser und schadet der Umwelt und dem Material.

Für Flächendesinfektion und -reinigung werden in der Regel 0,25 bis 0,5 %ige Lösungen verwendet, für Instrumente 1 %ige. Die Lösungen werden in der Regel als Konzentrat geliefert. Es gibt verschiedene Möglichkeiten, die jeweils geforderte Konzentration herzustellen:

- Dosierbeutel für die genaue Eimerdosierung
- Dosierpumpen z. B. für einen 5-Liter Kanister
- dezentrale Dosiergeräte
- zentrale Dosieranlagen (s. Abb. 4.11)

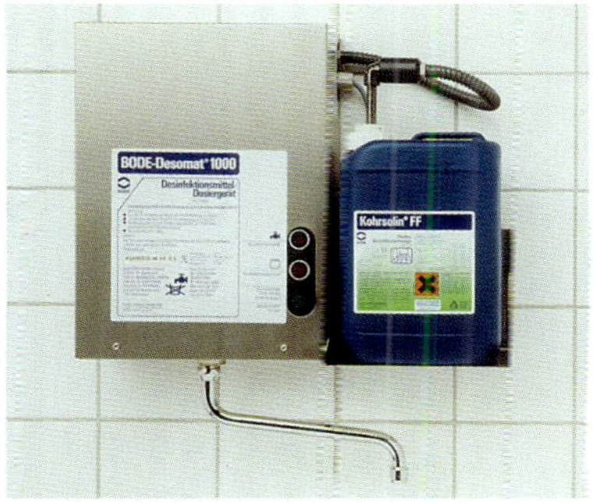

Abbildung 4.11: Dosieranlage für Desinfektionsmittel

Tabelle 4.14: Beispiel einer Dosier-Tabelle

Gewünschte Menge der Desinfektionslösung	0.25 %	0.5 %	1 %
1 Liter	2.5 ml	5 ml	10 ml
2 Liter	5 ml	10 ml	20 ml
5 Liter	12.25 ml	25 ml	50 ml
8 Liter	20 ml	40 ml	80 ml
10 Liter	25 ml	50 ml	100 ml
20 Liter	50 ml	100 ml	200 ml
50 Liter	125 ml	250 ml	500 ml

Richtige Einwirkzeit

Zu kurze Einwirkzeit macht ein Mittel wirkungslos. Bei der hygienischen Händedesinfektion werden die meisten Fehler begangen. Es nützt absolut nichts (und schadet der Haut), wenn das Händedesinfektionsmittel nur aufgetragen und ein bisschen «verrieben» wird. Bei den anderen Desinfektionsarten unbedingt die Angaben des Herstellers beachten.

Reinigen / Desinfizieren von Ablagen und Gebrauchsgegenständen (Wischdesinfektion)

Material

auf einem Wagen richten:

- ❑ Eimer mit Reinigungsmittel oder 0,25–0,5 %iger Desinfektionslösung
- ❑ Gummihandschuhe
- ❑ Feuchtwischtuch

Empfehlungen zum Umgang mit Desinfektionsmittel

- Haushaltshandschuhe und Gesichtsmaske tragen.
- Wenn Lösungen selbst angesetzt werden: Kaltes Wasser benutzen. Es können Dämpfe entstehen, die die Schleimhäute reizen. Zuerst das Wasser, dann die Lösung einfüllen (verhindert Schaumbildung).
- Keine Sprühdesinfektion durchführen: Sprühnebel wird inhaliert und Sprühdesinfektion ohne Wischen ist wirkungslos.
- Zimmer nach der Flächen- und Fußbodendesinfektion gut lüften.
- Desinfektionsmittel nur für angegebene Zwecke benutzen.

Vorgehen

- Alle Gegenstände von der zu reinigenden Fläche entfernen.
- Gummihandschuhe anziehen.
- Wischtuch ins Wasser tauchen, auswringen.
- Fläche gründlich abwaschen.
- Nicht nachtrocknen, sondern trocknen lassen.

Instrumentendesinfektion (Eintauchdesinfektion) (Abb. 4.12)

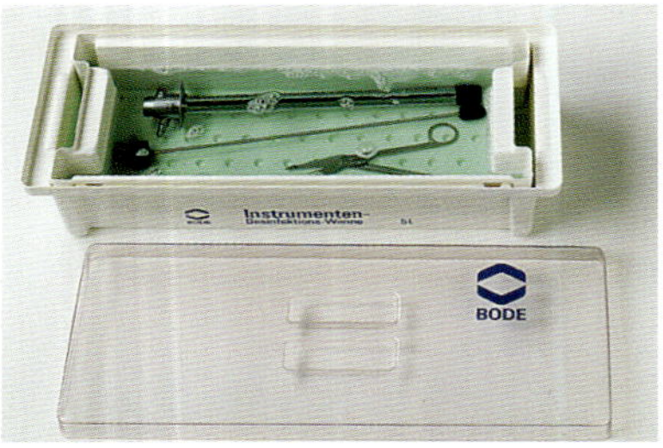

Abbildung 4.12: Schale für die Instrumentendesinfektion

- Immer mit Handschuhen arbeiten.
- Instrumente usw. so in die Desinfektionslösung legen, dass sie ganz mit Flüssigkeit bedeckt sind.
- Gegenstände (z. B. Glasspritzen) auseinandernehmen.
- Schläuche so mit Desinfektionslösung füllen, dass sich keine Luftblasen bilden.
- Desinfektionslösung nach Weisung des Herstellers/hausinternen Anweisungen wechseln.

Umgang mit Schmutzwäsche

Durch die Schmutzwäsche können Infektionserreger übertragen werden. Die Wäsche muss deshalb am Verbraucherort sofort in die dafür vorgesehenen Wäschesäcke gegeben werden: Wäsche sortieren (z. B. in einen Sack die private Wäsche geben, in den anderen die des Spitals/Heims). Hausinterne Regelungen beachten. Die Säcke sind z. B. durch verschiedenfarbige Streifen gekennzeichnet. Wenn möglich wird der Wäscheständer mit den Säcken z. B. beim Betten mit in das Zimmer genommen. Wenn das nicht möglich ist (z. B. zu wenig Wäscheständer vorhanden), bleibt die Wäsche (mit der schmutzigen Seite nach innen) auf dem Bett des Klienten, bis die Pflegende das Zimmer verlässt und sie mitnimmt.

Regeln im Umgang mit Schmutzwäsche

- Wenn möglich Pflegeschürzen tragen.
- Schmutzwäsche darf nicht mit dem Dienstkittel, den Haaren usw. in Berührung kommen, also beim Tragen vom Körper entfernt halten.
- Wenn möglich keine «Zwischenlagerung» z. B. auf dem Boden, dem Bettgestell, einer Klappe des Nachttisches, ebenso kein Umfüllen von Schmutzwäsche durchführen.
- Stark verschmutzte Wäsche nicht auf der Abteilung auswaschen; in einen separaten Sack (Plastiksack) geben und kennzeichnen.
- Wäschesackständer mit Wäschesack beim Transportieren nur außen (saubere Seite) berühren.

4.3

Hilft mit, Wohn- und Lebensräume der Klientensituation angepasst und sicher zu halten

Typische Situation

Die Assistentin Gesundheit und Soziales EBA Danielle Burnier soll Frau Samine helfen, ihre Wohnung in Ordnung zu bringen. Frau Samine fällt das Gehen schwer; sie ist auf einen Stock angewiesen und sieht schlecht.

Danielle Burnier stellt sich vor und erklärt Frau Samine, dass sie ihr heute behilflich sein wird. Sie beginnt mit der Reinigung der Wohnung und beachtet dabei die Regeln für die Verwendung der Reinigungsprodukte.

Beim Staubsagen stellt Danielle Burnier fest, dass der Teppich am Boden rutscht. Sie schlägt Frau Samine vor, ihn zu entfernen, damit sie nicht darüber stolpert und stürzt. Frau Samine weigert sich. Sie liebt den Teppich und sie ist noch nie deswegen gestürzt. Danielle Burnier schlägt vor, möglichst bald eine rutschhemmende Matte zu kaufen und den Teppich bis dahin zu entfernen. Damit ist Frau Samine einverstanden.

Als Danielle Burnier die Wohnung geputzt hat, wäscht sie sich die Hände und begleitet Frau Samine in die Küche. Gemeinsam kontrollieren sie die Lebensmittel in den Schränken und im Kühlschrank. Sie überprüfen die Ablaufdaten, sortieren abgelaufene Produkte aus, packen rohe Lebensmittel ein und trennen sie von den zubereiteten Speisen. Danach bittet Danielle Burnier Frau Samine, sich die Hände zu waschen und hilft ihr anschließend, sich bequem in den Lehnstuhl zu setzen.

Danielle Burnier reinigt die Küche zu Ende und wäscht sich die Hände. Bevor sie geht, misst sie den Teppich und trägt die Masse in ihr Notizbuch ein. Dann fragt sie Frau Samine, ob alles ihren Wünschen entspreche. Sie vergewissert sich noch, dass die Pantoffeln weggeräumt, aber gut erreichbar sind. Beim Schließen der Türe beachtet sie die Sicherheitsvorschriften.

Situationskreis

Alle klientenbezogenen Arbeitssituationen zu Hause und/oder am Lebensort

Zimmer einrichten

Berufskunde

- Wohn- und Lebensräume der Klientinnen und Klienten (Lüften, Heizung, Licht usw.)
- Bewirtschaftung von Lebensmittevorräten
- Pflegemittel (Umgang, Lagerung usw.)
- Grundsätze der Ergonomie, der rückenschonenden und der sicheren Arbeitsweise
- Grundsätze der Körperhaltung
- Haushaltunfälle und ihre Verhütung
- Sturzprävention
- Erste Hilfe

Fähigkeiten in der Praxis

- Beobachtet ganzheitlich und gezielt
- Beachtet die Wünsche und Gewohnheiten der Klientinnen und Klienten
- Informiert die Klientinnen und Klienten
- Fordert die Klientinnen und Klienten zur Mitwirkung auf
- Geht sorgfältig mit den Sachen anderer um
- Arbeitet mit dem Team zusammen
- Wendet die Grundsätze der Ergonomie, der rückenschonenden und der sicheren Arbeitsweise an
- Beugt Unfallrisiken vor

Wohn- und Lebensräume

Die meisten Menschen verbringen ca. 80 % ihrer Zeit in geschlossenen Räumen. Damit man gesund bleibt und sich wohl fühlt ist es wichtig, in unseren Wohn- und Arbeitsräumen ein gutes, gesundes Klima zu halten.

Raumluft

Die Luft kann zu trocken oder (z. B. durch Pflanzen) zu feucht sein. Trockene Luft ist schlecht für unsere Atemwege. Wenn im Winter zu stark geheizt wird, wird die Luft noch trockner. Bei zu feuchter Luft kann sich z. B. Schimmel bilden. Damit sich, v. a. im Winter, ein gutes, gesundes Klima bilden kann ist es wichtig, die Luftfeuchtigkeit auf 30–50 % zu halten. Das kann man durch richtiges Lüften weitgehend erreichen.

Lüften

Richtiges Lüften (im Winter) heißt, die Fenster drei- bis viermal pro Tag für 5–10 Min. weit zu öffnen (Durchzug machen) und sie dann geschlossen zu halten. Wenn z. B. viele Pflanzen in der Wohnung sind, das Lüften noch ein- bis zweimal wiederholen. Pflanzen geben sehr viel Flüssigkeit ab, das kann zu Kondenswasser führen; das Kondenswasser kann sich ansammeln (zum Beispiel in Schränken oder Mauern) und Wände schimmeln lassen.

Heizen

Die Temperatur in Wohnräumen sollte 20–21 °C, im Schlafraum ca. 18 °C betragen. Da ältere Gebäude oft nicht gut isoliert sind, muss man die Heizung 1–2 °C höher einstellen. In Institutionen wie Altersheimen und Spitälern ist die Heizung oft viel zu hoch eingestellt, 23–25 °C oder höher. Das kommt daher, dass viele ältere und kranke Menschen eher frieren und deshalb mehr Wärme brauchen. Die trockene Luft und die Wärme führen dann z. B. dazu, dass die Nasenschleimhäute austrocknen, sich Borken bilden und das Atmen erschweren.

Licht

Gutes Licht ist nicht nur physisch wichtig, sondern hebt auch bei den meisten Menschen die Stimmung. An dunklen, nebligen Wintertagen sind z. B. depressive Verstimmungen bzw. Depressionen viel häufiger als an sonnigen hellen Sommertagen.

Bei (meist älteren) Menschen, bei denen das Sehvermögen abnimmt, kann sehr gutes, helles Licht mithelfen, dass sie besser sehen können.

Es ist zwar hie und da schön und gemütlich in einer dunklen, «schummrigen» Ecke zu sitzen. Im Ganzen sollen Wohnräume und Arbeitsräume eher hell eingerichtet sein (z. B. hell gestrichene Wände und Decken); wenn das nicht geht, zumindest helle Beleuchtungen (genügend Lampen mit genügend starken Leuchtkörpern) installieren.

Energieverbrauch

Energieverbrauch und weitere Geräteeigenschaften müssen mit der Energieetikette deklariert werden.

Energieetikette (Abb. 4.13)

(energieschweiz.ch)

Wenn man ein neues Haushaltgerät, ein Elektrogerät oder Lampen kauft, hilft die Energieetikette, die sparsamsten Geräte auszuwählen. Die Energieetikette gibt Auskunft über **Energieeffizienzklasse, Energieverbrauch** und **weitere Eigenschaften** des Geräts.
Energieeffizienzklasse: A+++-Geräte (grüner Pfeil) benötigen am wenigsten Energie. D-Geräte (roter Pfeil) am meisten.
Energieverbrauch: Die Länge der Pfeile zeigt die Energiemenge an, die ein Gerät oder eine Lampe benötigt. Die Daten dazu sind in EU-Richtlinien definiert. (Richtlinie 2010/30/EU).
Anzeige weiterer Eigenschaften: Je nach Gerät z.B. die Wasch- und Schleuderwirkung, Geräuschemission, Heiz- oder Kühlleistung und Nutzinhalt.

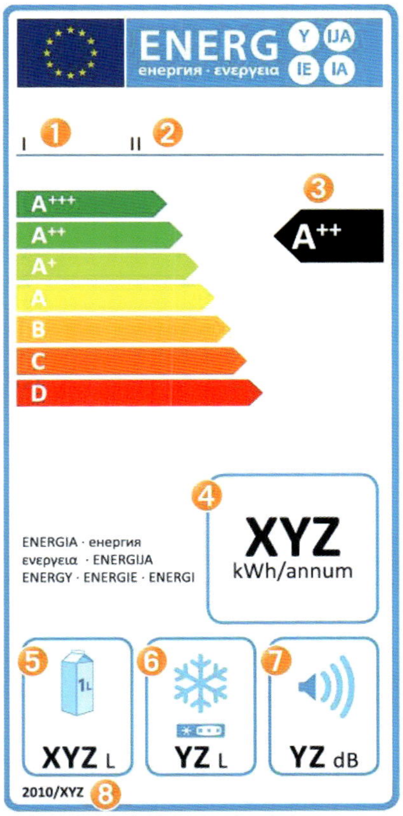

1. **Name oder Marke des Herstellers**
2. **Typenbezeichnung**
3. **Energieeffizienzklasse**
4. **Energieverbrauch in kWh/Jahr** (auf Grundlage der Ergebnisse der Normprüfung). Der tatsächliche Energieverbrauch hängt von der Nutzung des Gerätes ab.
5. **Gesamtnutzinhalt aller Kühlfächer** (Fächer ohne Sternekennzeichnung)
6. **Gesamtnutzinhalt aller Tiefkühlfächer** (Fächer mit Sternekennzeichnung)
7. **Geräuschemission in dB(A) re 1pW** (Schallleistung)
8. **Bezeichnung der Regulierung**

Abbildung 4.13: Energieetikette

Tipps zum Strom und Wasser sparen

- **Batterien** verwenden, die man wieder aufladen kann.
- **Lampen,** die man nicht braucht, ausschalten, Leuchtstoff-, Energiesparlampen oder LED verwenden.

- **Geräte wie Computer, Fernseher** nicht auf «standby» stellen, sondern komplett ausschalten.
- **Kühlschrank / Tiefkühler** nicht neben Geräte wie Kochherd oder Heizung stellen, Türen so kurz wie möglich offen halten, Speisen zuerst abkühlen lassen, dann in den Kühlschrank stellen.
- **Kochherd:** Pfannen und Töpfe verwenden, die auf die Herdplatte passen und einen ebenen, sauberen Boden haben, immer den passenden Deckel auf den Topf legen.
- **Wasser:** Tropfende Wasserhähne und Toilettenspülungen reparieren (1 Tropf pro Sekunde sind ca. 7000 l Trinkwasser pro Jahr), duschen statt baden, Dusche während des Einseifens abstellen, bei der Toilette, wenn möglich, Sparspüler brauchen, zum Gießen im Garten Regenwasser benutzen. Achtung: Es kann auch sein, dass zu wenig Wasser verbraucht wird; die Rohre des Abwassersystems brauchen genug Wasser, damit sie den Unrat wegspülen können. Man kann bei der Gemeindeverwaltung nachfragen, wie viel Wasser man brauchen darf/soll.
- **Spülmaschine / Waschmaschine:** Geräte nur ganz gefüllt laufen lassen, richtiges Spülprogramm wählen, Kochwäsche (zu Hause) mit 60, nicht mit 90 °C laufen lassen. In vielen Gegenden die Geräte erst ab 21.00 Uhr laufen lassen; dann ist der Strom billiger (Nachtstrom).
- **Tumbler:** Wäsche, wenn möglich, auf der Leine trocknen.
- **Heizen:** Einfach verglaste oder undichte Fenster mit selbstklebenden Dichtungsbändern aus Schaumstoff versehen. Im Winter nachts die Fensterläden schließen, Raumtemperatur über Radiatorventile regulieren, nicht über geöffnete Fenster, an jedem Heizkörper ein Thermostatventil montieren (senkt Verbrauch bis zu 20 %), Heizung, wenn möglich, auf Reduzierbetrieb stellen (nachts oder wenn das Haus unbewohnt ist).
- **Reinigen:** Möglichst umwelt- und gesundheitschonende Produkte verwenden. Label beachten und/oder sich beraten lassen.

Vgl. Energie Wasser Bern (ewb): Energie sparen, www.ewb.ch

Das Zimmer im Spital / Heim

Das Klientenzimmer ist Bestandteil einer Pflegestation. Eine normale Pflegestation setzt sich zusammen aus: Klientenzimmer (Ein- oder Mehrbettzimmer), Ausguss, Toiletten, Badezimmer, Dusche, Aufenthaltsraum für Klienten, Stationszimmer, Geräte- und Materialraum, Office, Teeküche, Putzaum, evtl. Balkon, evtl. Untersuchungs- und Behandlungszimmer.

Im Spital ist die Zimmereinrichtung in der Regel standardisiert, im Heim dürfen in der Regel eigene Möbel mitgebracht werden.

Jeder Klient hat:

- ein Bett
- einen Schrank für seine Kleider
- einen Nacht- und einen Esstisch
- im Bad oder beim Waschbecken ein Schränkchen für seine Waschutensilien

Zur Grundausstattung des Zimmers gehören:

- Tisch und Stühle
- ein Lehnstuhl
- eine Nasszelle mit Waschbecken, WC, evtl. Dusche
- Ablagen/Schränke für Pflegeutensilien
- Wagen oder Ablage für Blumen
- eine Alarmanlage (Schwesternruf)
- Trennwände/Vorhänge
- Anschlüsse für Sauerstoff, Druckluft
- genug Licht, auch abschirmbares
- Anschlüsse für Telefon, Fernseher, Radio

Wohnlichkeit

Damit sich der Klient wohl fühlt, soll sein Zimmer möglichst gemütlich eingerichtet werden ([pastell] farbige Vorhänge, evtl. Wände, Bilder, Fotos). Gegenstände, die der Klient gerne mag, aufhängen, hinstellen.

Regeln, die im Krankenzimmer gelten

Das Krankenzimmer ist (vorübergehend) das «Zuhause» des Patienten. Im Heim ist es der endgültige Ort. Er verbringt oft lange Zeit im selben Raum.

Ruhe: Türe und Fenster (leise) schließen, rücksichtsvoll gehen (keine klappernden Schuhe, v. a. in der Nacht), sich in angemessener Lautstärke unterhalten, während der Anwesenheit im Zimmer nicht ungefragt Radio oder Fernsehen (zur eigenen Unterhaltung) anstellen.

Ordnung: Aufräumen, schmutzige Wäsche, streng riechende Einlagen, Töpfe und Urinflaschen schnellstmöglich aus dem Zimmer entfernen. Alte Zeitschriften, verblühte Schnittblumen und Topfpflanzen mit Erlaubnis des Klienten entsorgen.
Zimmer und Mobiliar sauber halten, nicht während der Arztvisite, Besuch, Essenszeit aufräumen und reinigen.
Während dem Lüften und der Anwesenheit im Zimmer Durchzug vermeiden.

Grundsätze der Ergonomie

Ergonomie beschäftigt sich mit den Möglichkeiten, durch technische und organisatorische Maßnahmen menschengerechte Arbeitsbedingungen/-abläufe zu schaffen.

Sie beschäftigt sich:

- mit der Anpassung der Arbeitsbedingungen an die Fähigkeiten und Eigenschaften des arbeitenden Menschen und
- mit den Anpassungsmöglichkeiten des Menschen an seine Arbeitsaufgabe.

Wenn der Arbeitsplatz gut eingerichtet ist (z. B. das Pflegebett auf die richtige Höhe gestellt wird, damit man es nicht in gebückter Stellung richten muss) wird man weniger müde und der Rücken bleibt länger gesund.

(Vgl. www.suva.ch: Ergonomie)

Gestalten des Arbeitsplatzes

- Wenn möglich: die richtige Arbeitshöhe einstellen (Tisch, Bett).
- Überlegen, welche elektrischen Geräte die Arbeit erleichtern können, sie herbei holen.
- Die Geräte auf ihre Funktionstüchtigkeit prüfen.
- Alles Material, das man braucht, in Griffnähe bereitstellen.
- Geeignete Schutzkleidung anziehen (z. B. Gummihandschuhe als Hautschutz).

Arbeitsbewegungen

- Eher Kreis- als Hin- und Herbewegungen ausführen.
- Nicht lange über dem Kopf arbeiten.
- Wenn möglich, beide Hände einsetzen.

Rückenschonende Arbeitsweise

Falsche Körperhaltung, falsches Tragen und Heben führen zu falscher Belastung der Wirbelsäule und damit zu Rückenschmerzen und Bandscheibenschäden (s. Abb. 4.14).

Zwischen je zwei Wirbelkörpern befindet sich eine Bandscheibe. Die Bandscheiben bestehen aus einem Ring aus Bindegewebe und Knorpel (Faserring) und einem gallertartigen Kern. Sie sind sehr elastisch und dienen der Wirbelsäule als Stoßdämpfer und Polster. Der Kern saugt sich in Ruhe voll Wasser. Bei starker Beanspruchung wird das Wasser nach und nach ausgepresst. Damit sich der Kern wieder mit Flüssigkeit vollsaugen kann, ist es gut, sich, wenn immer möglich, für 5–10 Minuten flach auf den Rücken zu legen.

In der Pflege wird man immer wieder dazu verleitet, sich falsch zu bewegen, z. B. seine Wirbelsäule zu verdrehen, größere Gewichte spontan und ohne Beachtung der Grundregeln der rückenschonenden Arbeitsweise zu heben bzw. zu bewegen. Eine große Zahl von Pflegenden weist entsprechende Rückenschäden auf. Es ist daher lohnend, sich die wenigen nachfolgenden Merksätze und Bilder einzuprägen und danach zu handeln.

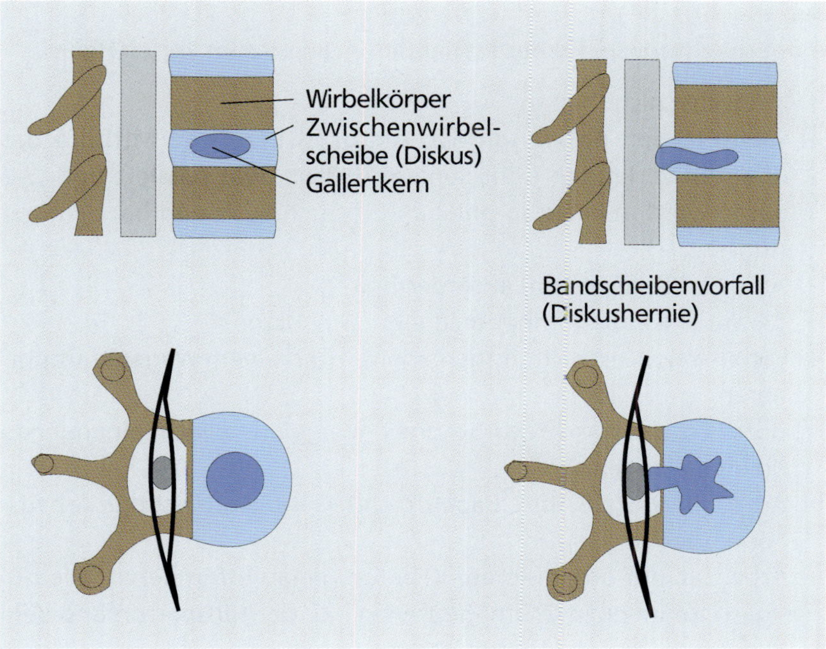

Abbildung 4.14: Intakte Bandscheibe (links), Bandscheibenvorfall (rechts)

Allgemeine Tipps

- Beim Arbeiten die Beine breit und die Knie leicht gebeugt halten. Mit den Beinen mobil sein, mit dem Rücken stabil.
- Nicht den Begriff rutschen (hinaufrutschen) verwenden, sondern «rangge» (hin und her bewegen). Beim Rutschen bleibt das Gewicht gleichmäßig verteilt und eine Fortbewegung ist nur mit größerem Kraftaufwand möglich.
- Dem Klienten etwas anbieten, an dem er sich abstützen, hochziehen oder wegdrücken kann, z. B. Stuhllehne, Tisch, Tischkante, Bettgitter, sich selbst. **Achtung:** Der Nachttisch und andere Utensilien mit nicht bremsbaren Rädern sind sehr gefährlich als Stütze, weil sie wegrollen können.
- Beim Aufstehen das Gewicht des Klienten möglichst gut über seine Füße nach vorne bringen.
- Zum Aufsitzen im Bett das Bettoberteil hochstellen (den Klienten vorher gut nach oben bewegen), zum Aufstehen vom Bettrand das Bettniveau nach oben verstellen.

Gewichte heben

- Breite Beinstellung (bessere Stabilität, Gewichtsverlagerung von rechts nach links).
- Den Rücken gerade halten, nicht beugen.

- Parallel zum «Objekt» arbeiten = Wirbelsäule nicht verdrehen.
- Knie und Hüfte beugen.
- Last möglich nahe am Körper halten, nicht ruckartig anheben.

Beim Heben mit flachem Rücken neigt sich der Rumpf im Hüftgelenk; die Bandscheiben werden nicht verformt. Sie und die ganze Gelenkfläche werden gleichmäßig und nur gering belastet.

Möglichkeiten des rückenschonenden Arbeitens im Spital/Heim

- Möglichst nicht heben.
- Wenn Heben notwendig ist, die größtmögliche Mithilfe des Klienten verlangen (ihm genau erklären, was passiert und was getan werden muss; so entspannt er sich auch und hat weniger Angst).
- Hilfe (2. Pflegeperson) anfordern.
- Geräte wie Patientenheber/Badelift benutzen.
- Lasten möglichst nicht tragen, sondern auf einem Wagen transportieren.
- Gute, sichere, rutschfeste Schuhe und bequeme, nicht einengende Kleidung tragen.
- Arbeitsfläche (z. B. Bett, Badelift, Badewanne) auf richtige Arbeitshöhe bringen.
- Arbeitsablauf organisieren: Klienten genau informieren, alle nötigen Utensilien in Griffnähe stellen, mit der Hilfsperson und dem Klienten Kommandos absprechen.
- Möglichst nach kinästhetischen Prinzipien arbeiten.
- Arbeiten, die man im Sitzen ausführen kann, im Sitzen ausführen.

Ursachen für Stürze

(nach Corr 1992)

- **Umwelt** (instabile Möbel, rutschige oder lockere Teppiche, lose Kabel und Drähte, rutschige oder unebene Oberflächen, herumliegende Gegenstände, Betten und Toiletten in unangemessener Höhe, schlechte Beleuchtung, ungewohnte Umgebung, Fixierungen)
- **Psychische Probleme** (Stress, Depression, Angst, Verwirrung)
- **Störungen der Sinneswahrnehmungen** (beeinträchtigtes Sehvermögen, beeinträchtigtes Hörvermögen, Störungen des Gleichgewichtsorgans)
- **Neurologische Probleme** (Synkopen = kurze Bewusstlosigkeit), Schlaganfall, Anfallerkrankungen, Parkinsonsche Krankheit, Gangstörungen, Demenz)
- **Herz-Kreislauferkrankungen** (Herzinsuffizienz, beeinträchtigter venöser Rückfluss, orthostatische Hypotonie = zu niedriger Blutdruck im Stehen, vor allem beim Aufstehen)
- **Stoffwechselerkrankungen** (Hypoglykämie, Schilddrüsenerkrankung)
- **Muskuloskeletale Probleme** (Veränderungen der Wirbelsäule, Veränderung der Muskulatur [Muskelschwächen, Muskelerkrankungen], Knochenbrüche, Gelenkschmerzen und Steifheit)

- **Medikamente** (Beruhigungsmittel, Antidepressiva, Hypoglykämika [«Zuckertabletten»], Diuretika [«Wassertabletten»], blutdrucksenkende Mittel)
- **Alkohol**
- **Bei Menschen, die schon einmal gestürzt sind,** ist die Gefahr, dass sie wieder stürzen, sehr groß.

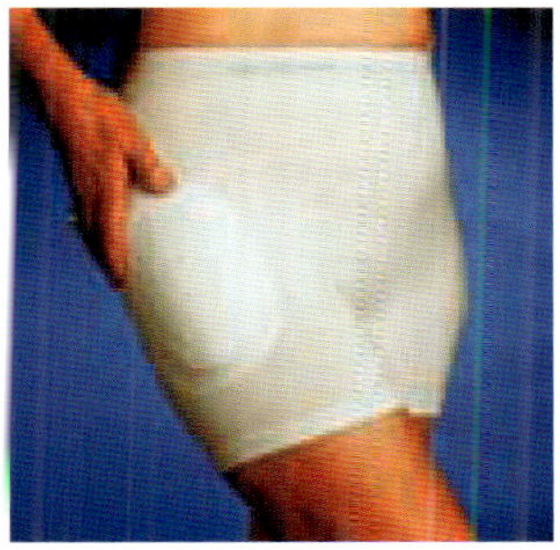

Abbildung 4.15: SAFEHIP top für Frauen

Stürzen vorbeugen

- Keine Stolperfallen wie Möbel, lose Teppiche, herumliegende Gegenstände, Kabel, Schwellen
- Keine nassen Böden; verschüttete Flüssigkeiten usw. sofort aufwischen
- Rutschfeste Matten im Bad und in der Dusche
- Treppen sollen feste Geländer haben, die Stufenkanten markiert sein
- Handläufe in den Gängen, Stühle zum Festhalten und Ausruhen
- Haltegriffe in Dusche/Bad/Toilette
- Ausreichendes Licht, Lichtschalter müssen gut erreichbar sein
- Griff zum Verstellen der Betthöhe muss gut erreichbar sein
- Mobiliar mit Rädern immer und überall arretieren (rutscht nicht oder weniger heftig weg, wenn sich jemand daran festhalten will)
- Gehhilfen verwenden

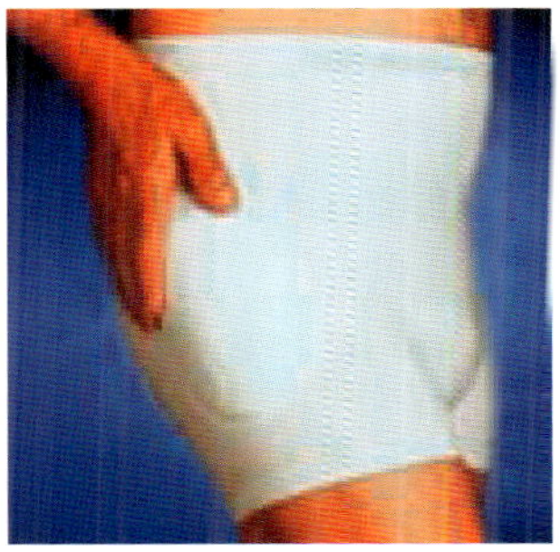

Abbildung 4.16: Hüftprotektoren funktionieren als Schutzschilder bei einem Sturz. Damit können verheerende Sturzfolgen verhindert werden. Die Handhabung ist einfach: Die beiden dünnen Schalen sind entweder bereits in der Unterwäsche eingenäht oder sie werden in dafür vorgesehene Taschen in der Wäsche eingesteckt. Der Hüftprotektor verteilt bei einem Sturz entweder die einwirkende Kraft weg vom Hüftknochen auf die umliegenden Weichteile oder er entfaltet seine Wirkung hauptsächlich durch Stoßdämpfung.
In Pflege- und Altersheimen werden die Protektoren immer häufiger als sinnvoller Bestandteil im Präventionsangebot angewendet. Eine Wirksamkeitsuntersuchung bei älteren Menschen in Alters- und Pflegeheimen ergab, dass jährlich etwa 600 Hüftfrakturen verhindert werden könnten.

Schutz beim Stürzen

Ein **Hüftprotektor** schützt den Klienten vor einer Oberschenkelhalsfraktur (s. Abb. 4.15 und 4.16).

Ein **Sturzhelm** wird bei einem Epileptiker als Schutz vor einer Schädelfraktur eingesetzt.

Ein **Bett, dessen Niveau bis auf den Boden abgesenkt werden kann,** wird z. B. bei verwirrten, körperlich noch beweglichen Klientenn zum Schutz vor dem Hinunterfallen verwendet.

Siehe auch: Sturzprophylaxe für PA, HH-Verlag

Unfallverhütung

Tabelle 4.15: Unfallverhütung

Unfallrisiko	Tipps zur Unfallverhütung
Schnittverletzungen	⏩ Scherben nicht von Hand, sondern mit Kehrblech und Bürste aufnehmen ⏩ Scherben und spitze Gegenstände nicht lose in den Abfallsack werfen, in etwas Festes legen oder einwickeln, damit es nicht durchstechen kann ⏩ Beim Schneiden (z. B. von Zwiebeln) Krallengriff anwenden; das heißt, die Fingerkuppen nach innen beugen, damit die Fingerbeeren keinen Angriffspunkt für das Messer bieten ⏩ Scharfe Messer verwenden, weil sie sicherer geführt werden können ⏩ Keine Schneidegeräte herumliegen lassen (Achtung: scharfe, spitze Messer nie ins Spülwasser legen) ⏩ Elektrische Schneidegeräte beim Nichtgebrauch mit einer Schutzvorrichtung schützen ⏩ Spitze Messer sorgfältig aus dem Spülmaschinenkorb entfernen; wenn man zu hastig hineingreift, kann man sich in die Hand stechen ⏩ Beim Abtrocknen von Glas nicht zu fest drücken, damit es nicht zerbricht ⏩ Metallbüchsendeckel sofort beseitigen, sie sind sehr scharf (z. B. in die leere Büchse legen und die Büchse zusammendrücken)
Verbrennungen und Verbrühungen	⏩ Heiße Flüssigkeiten vorsichtig abgießen, damit kochende Wasserspritzer und Dampf keine Hautverbrennungen verursachen können ⏩ Pfannenstiel nicht über den Herd ragen lassen, sondern nach innen drehen; Kinder könnten ihn von unten ergreifen, und die kochende Flüssigkeit würde sich über sie ergießen ⏩ Gefäße mit heißem Inhalt so stellen, dass Kinder sie nicht erreichen können ⏩ Backofentür langsam öffnen, vorher einen Schritt zurücktreten, das Gesicht zur Seite wenden und warten, bis die heiße Luft und der Dampf entwichen sind ⏩ Heiße Pfannen, Pfannendeckel, Kuchenbleche u. a. m. nur mit Topflappen anfassen ⏩ Eingeschaltetes Bügeleisen nicht unbeaufsichtigt lassen, sicher und in genügender Entfernung von Brennbarem aufstellen ⏩ Für Grill oder Cheminée keine flüssigen Anzündhilfen wie z. B. Brennsprit verwenden (Stichflamme) ⏩ Nach dem Herauslaufenlassen von heißem Wasser aus dem Hahn kaltes Wasser laufen lassen; verhindert Verbrennung am heißen Wasserhahn
Vergiftungen und Verätzungen	⏩ Beim Umgang mit Chemikalien die Anwendungs-/Dosiervorschriften beachten ⏩ Chemikalien immer in Originalgefäßen und für Kinder unerreichbar aufbewahren ⏩ Chemikalien und Lebensmittel/Getränke nicht nebeneinander aufbewahren, damit es nicht zu Verwechslungen kommt ⏩ Medikamente in Originalbehälter aufbewahren ⏩ Wo nötig, z. B. beim Umgang mit Säuren, Schutzkleider, eine Schutzbrille und Handschuhe tragen ⏩ Nach dem Umgang mit rohem Fleisch, hauptsächlich Geflügel, die Hände und Ablagen sehr gut waschen (Salmonellengefahr) ⏩ Verdorbene Nahrungsmittel wegwerfen, auch im Zweifelsfall

Tabelle 4.15: Fortsetzung

Unfallrisiko	Tipps zur Unfallverhütung
Stromunfälle	⏩ Fehlerstrom- oder FI-Schutzschalter einbauen (lassen); sie unterbrechen bei Kurzschluss den Strom ⏩ In Nassbereichen keine elektrischen Geräte verwenden (z.B. niemals in der Badewanne Haare fönen) ⏩ Defekte Geräte, Kabel und Steckdosen ersetzen oder reparieren lassen. ⏩ Kabel nicht satt um ein Gerät wickeln, sondern Spielraum lassen, damit die Drähte innen nicht brechen, (z.B. das Kabel um den Fön) ⏩ Wenn Kinder, Demenzkranke oder Tiere da sind, Schutzstecker auf Steckdosen setzen
Brände/Explosionen (siehe Kap. 4.1)	⏩ Aschenbecher nicht in Papierkorb leeren, wenn die Asche nicht ganz kalt ist; besser ist es, die Zigaretten in Wasser zu löschen ⏩ Nicht im Bett rauchen ⏩ Kerzen und Feuer nie unbeaufsichtigt lassen ⏩ Bei größerem Feuer oder vielen Kerzen (z.B. Weihnachtsbaum) einen Kessel Wasser bereitstellen, damit man einen allfälligen Brand sofort löschen kann ⏩ Gashahn bei Nichtgebrauch immer ganz geschlossen halten (austretendes Gas kann durch einen kleinen z.B. elektrischen Funken zum Explodieren gebracht werden) ⏩ Feuer niemals mit Spiritus o.ä. anzünden oder Brennspiritus in Rechaud nachfüllen, wenn die Flamme noch brennt (Stichflammen können die ganze Vorderseite des Menschen verbrennen) ⏩ Streichhölzer kindersicher aufbewahren

Quellen

- Michel FI, Bochud Y. Haus und Freizeit. Unfall-, Risiko- und Interventionsanalyse. Bern: bfu – Beratungsstelle für Unfallverhütung; 2012. bfu-Sicherheitsdossier Nr. 09. 978-3-908192-54-1 (Print), 978-3-908192-55-8 (PDF)
- Brandverhütung, www.bfb-cipi.ch: Helft Brände verhüten
- Lehrmittelverlag des Kantons Zürich: Haushalten mit Pfiff, 6. Auflage, Zürich 2005, S. 180.

Hausapotheke

Checkliste Hausapotheke

Um gegen kleinere Notfälle (Schmerzen, Übelkeit, Insektenstiche usw., Unfälle) und für Erste Hilfe gewappnet zu sein, sollte sich in allen Betrieben bei dafür zuständigen Personen und in jedem Haushalt Hausapotheken befinden. Im Auto ist sie vom Gesetzgeber vorgeschrieben; Nichtvorhandensein wird bestraft.

Die Hausapotheke sollte an einem trockenen und kühlen Ort aufbewahrt werden. Trocken und kühl deshalb, weil Feuchtigkeit und Wärme zu erheblichen Veränderungen der Medikamente führen können. Auch sollten Medikamente keinesfalls direkt dem Sonnenlicht ausgesetzt werden – nicht zuletzt, weil treibgashaltige Spraydosen bei zu starker Erhitzung explodieren können. Kinder oder auch verwirrte ältere Menschen dürfen darüber hinaus keinen Zugang zur Hausapotheke haben. Badezimmer und Nachttisch sind als Aufbewahrungsorte für Medikamente ungeeignet, abschließbare spezielle Hausapotheken dagegen sehr zu empfehlen.

Medikamente (nicht rezeptpflichtig)

- Schmerzen und Fieber (z. B. Ben-u-ron®, Neo-Citran®)
- Husten (z. B. Resyl Plus®)
- Halsschmerzen (z. B. Mebucaïne® f)
- Schnupfen (z. B. Rhinopront®)
- Durchfall (z. B. Imodium®)
- Sodbrennen, Blähungen und Völlegefühl (z. B. Rennie®)
- Übelkeit (z. B. Gastrosil®)
- Sportverletzungen, Prellungen, Quetschungen, Muskelschmerzen (Voltaren Gel®)
- Insektenstiche (z. B. Omidaline®)
- Wunddesinfektionsmittel (z. B. Merfen® Desinfektionsspray)
- Verbrennungen (z. B. Vesta®, WaterJel®),
- Allergien (z. B. Fenistil® oder Tavegyl®)

Verbandmaterial

- Gazebinden 4 cm/6 cm
- Elastische Binden 4 cm/6 cm/8 cm, Verbandklammern
- Sterile Kompressen, Telfa-Kompressen, Heftpflasterrolle, Pflasterstrips
- Dreiecktücher, Sicherheitsnadeln
- Coldpack (Einmalgebrauch oder Mehrfachgebrauch, im Kühlregal lagern)
- Splitterpinzette
- Verbandschere
- Einmalhandschuhe

Individuelle Arzneimittel

- Medikamente, die der Arzt verschrieben hat

Krankenpflegeartikel

- Fieberthermometer (Digitales Thermometer oder Ohrthermometer)
- Wärmflasche
- Sonstiges

Erste-Hilfe-Checkliste

- Notfalladressen und -telefonnummern (Arzt, Spital)

(Quelle: notfallTraining schweiz nTs GmbH, Biberist, www.notfalltraining.ch)

Quellen

EnergieSchweiz, Bundesamt für Energie BFE, Mühlestrasse 4, CH-3063 Ittigen; Postadresse: CH-3003 Bern; Tel. 031 322 56 11, Fax 031 323 25 00; contact@bfe.admin.ch, www.energie-schweiz.ch

5

Mitwirken bei Administration, Logistik, Arbeitsorganisation

Führt einfache administrative Arbeiten durch und nutzt dabei auch Informatik-Hilfsmittel

5.1

Typische Situation

Sonja Suter, Assistentin Gesundheit und Soziales EBA, hat für Herrn Kappeler die wöchentlichen Einkäufe besorgt.

Nach dem Einkauf räumt sie die Produkte in die entsprechenden Ablagen. Sie trägt gemäß den Kassabons die Auslagen ins Haushaltsbuch von Herrn Kappeler ein. Dieser besteht auf einer eigenständigen Kontrolle seiner Einnahmen und Ausgaben.

Herr Kappeler lässt sich von Sonja Suter die Einträge und die dazugehörigen Quittungen erklären. Sonja Suter klebt die Quittungen auf ein Blatt Papier. Herr Kappeler legt dieses in einem Belegmäppchen seines Haushaltsbuches ab.

Sonja Suter führt die Vorratslisten nach, damit Herr Kappeler einen Überblick über die vorhandenen Artikel in seinem Haushalt hat.

Sonja Suter trägt ihre Tätigkeiten und ihren Zeitaufwand mit Datum in ihrer Leistungserfassungstabelle ein. Im Büro trägt Sonja Suter ihre eigenen Leistungen als Verlaufseintrag in der elektronischen Klientendokumentation ein.

Situationskreis

- Leistungserfassung, Kassabuch führen, Listen führen, Mutationen eintragen, Dokumente ablegen und archivieren

Berufskunde

- Textprogramm anwenden
- Tabellenkalkulationsprogramm anwenden
- Einfache Kassabuchführung (elektronisch und physisch)
- Weitergabe von Informationen (bürotechnische Hilfsmittel)
- Listen, Kassabuch und Dokumentenablagen
- Materialbewirtschaftung

Fähigkeiten in der Praxis

- Nutzt elektronische Dokumentations- und Tabellenprogramme
- Führt Geldbewegungen korrekt durch, hält diese buchhalterisch fest und dokumentiert sie mit Belegen

Dokumentations- und Tabellenprogramme

Es gibt Menschen, die schreiben gerne von Hand, während andere lieber den Computer benutzen. Schreiben von Hand hat den Vorteil, dass man die Hand sofort und immer zur Verfügung hat; den Computer hat man nicht immer dabei, muss ihn erst starten, das richtige Programm suchen und in der Regel beide Hände frei haben zum Tippen. Dafür kann man mit dem Computer evtl. schöner schreiben, so dass jedermann das Geschriebene lesen kann. Man kann alles wieder durchstreichen, kürzen und korrigieren – der Text sieht immer sauber geschrieben aus. Man kann alles abspeichern und wenn man es braucht, wieder laden und weiter verwenden. In größeren Betrieben geht heute nichts mehr ohne Computer und EDV (Elektronische Datenverarbeitung).

Mit **Textverarbeitungsprogrammen** (z. B. Word, s. u.) kann man **Texte schreiben,** bearbeiten, formatieren, archivieren, korrigieren und drucken. Im Textverarbeitungsprogramm kann man z. B. die Lerndokumentation führen, Briefe, Einkaufszetteln usw. schreiben und auf der Abteilung Listen erstellen und nachführen, in denen nicht gerechnet werden muss.

Tabellenkalkulationsprogramme dienen eher dazu, **Berechnungen durchzuführen.** Die Seiten bestehen aus Zellen, in die man Beträge und Beschriftungen eingeben kann. Man kann die Zellen so programmieren, dass z. B. Beträge selbstständig zusammengerechnet, abgezogen, multipliziert oder dividiert werden (s. Tab. Kassenbuch 2012).

Für die Bewirtschaftung von z. B. Lager-Listen, Vorrat, Einkauf, Bestand-Aufnahme kann man eigene Listen entwerfen oder die in der Institution üblichen brauchen.

Textverarbeitung

Einkaufsliste erstellen im Word-Programm

❶ Wählen Sie in Word «Datei»: «Neues leeres Dokument».

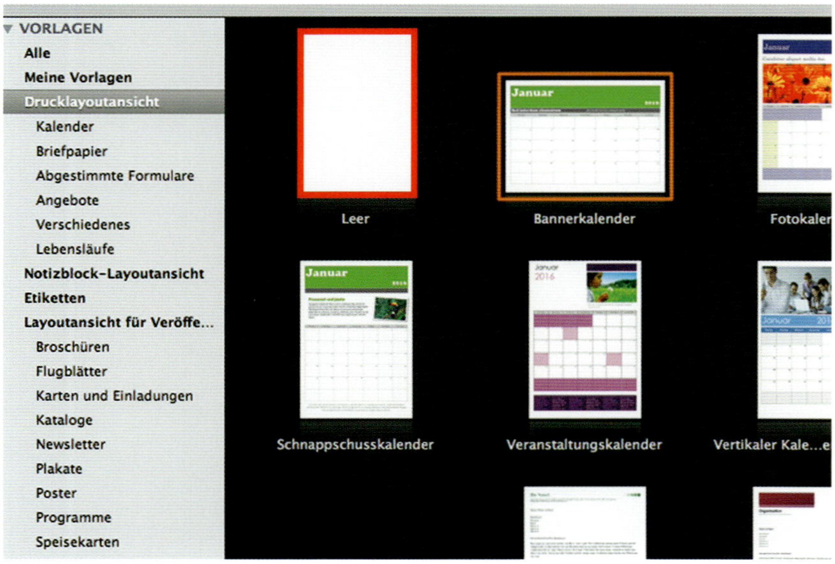

❷ Doppelklicken Sie oben links auf «Word Dokument» oder «Leer». Es erscheint ein leeres Worddokument.

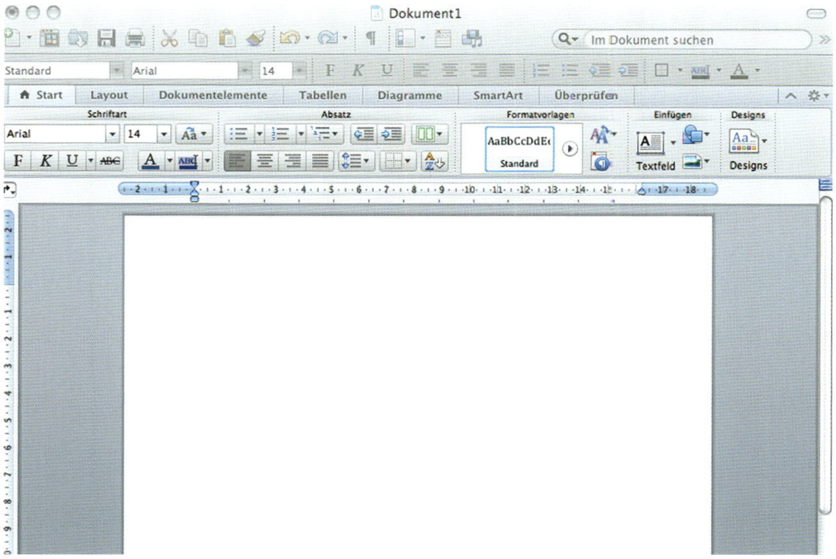

❸ Schreiben Sie als Überschrift z. B. «Einkaufsliste vom …» und das aktuelle Datum.

❹ Markieren Sie den Titel (mit gedrückter linker Maustaste über den Titel fahren). Wählen Sie bei **«Schriftart»** (oben links) eine Schrift und die gewünschte **Schriftgröße** aus (z. B. Arial 14). Drücken Sie auf «F» oder wählen Sie **«Bold»,** damit die Überschrift hervorgehoben wird.

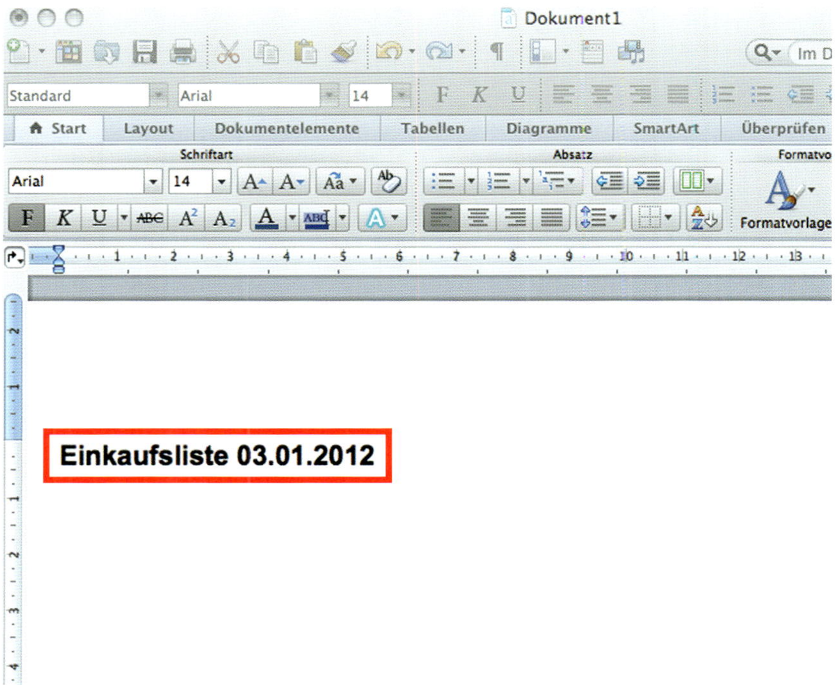

❺ Sichern Sie Ihre Einkaufsliste. Wählen Sie **«Datei / Speichern».**

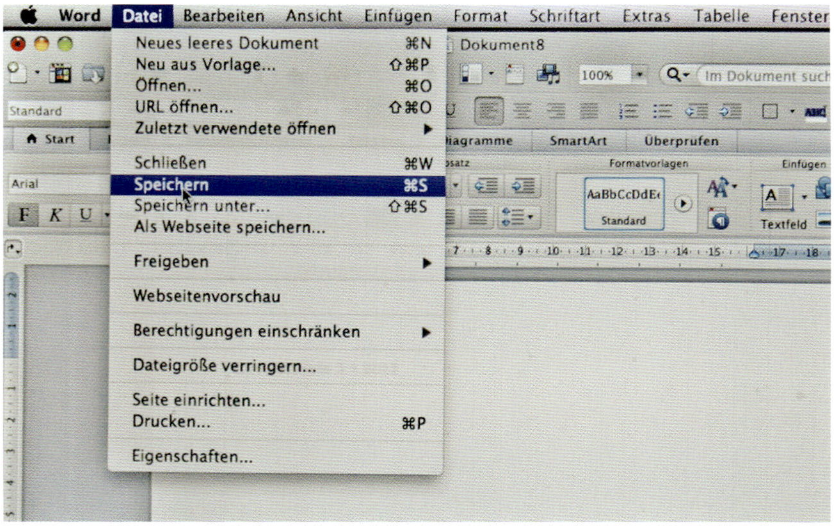

❻ Wählen Sie das «Verzeichnis/den Ordner», in dem Sie Ihre Einkaufslisten speichern wollen. Hier z. B. den Ordner «Einkaufslisten 2012». Geben Sie der Datei einen Namen (am besten die Überschrift, die sie schon hat) und drücken Sie auf «Speichern/Sichern».

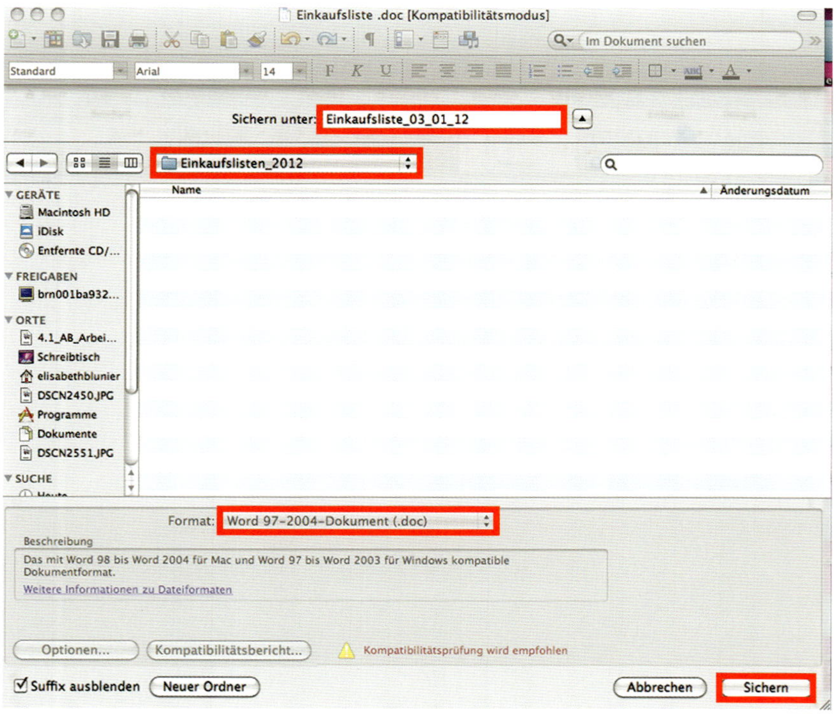

❼ Schreiben Sie jetzt Ihre Einkaufsliste (z.B. nach dem Menüplan in Kap. 3.2, oder für eines der Rezepte in 2.3, oder eine eigene).

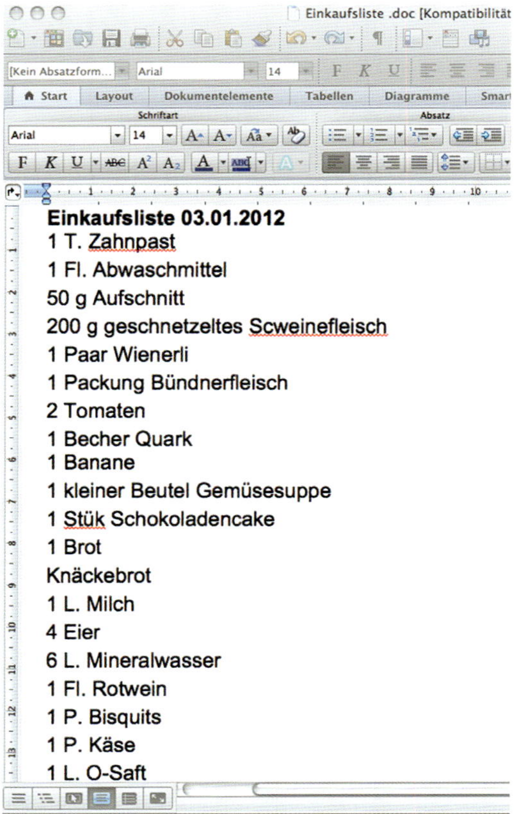

❽ **Grammatikfehler korrigieren:** Die rot unterstrichenen Wörter bedeuten **Grammatikfehler.** Man kann den ganzen Text oder auch nur einen Teil markieren oder den Cursor an den Textanfang setzen und **«Extras/Rechtschreibung und Grammatik»** oder **«Bearbeiten/Rechtschreibprüfung»** wählen.

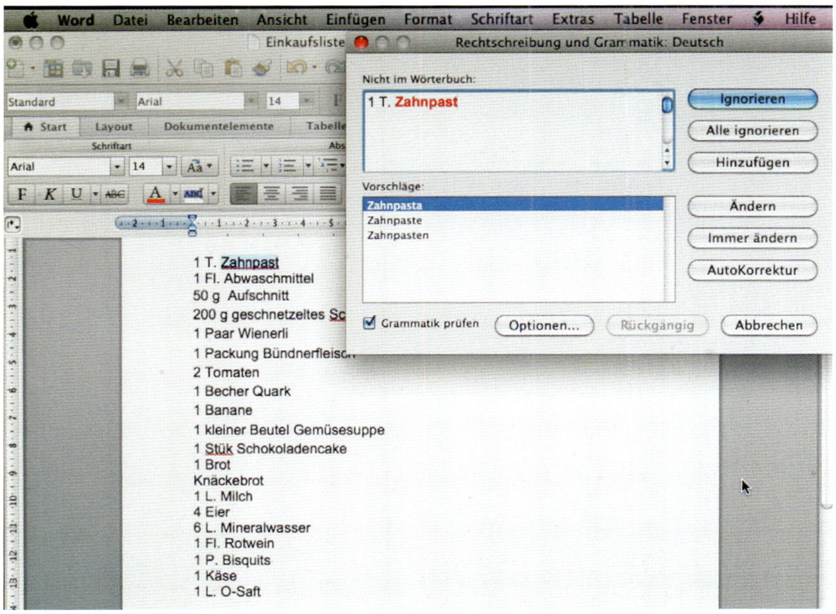

❾ Die richtige Worte aus der Liste wählen und **«ändern»** anklicken. Das Wort wird korrigiert.

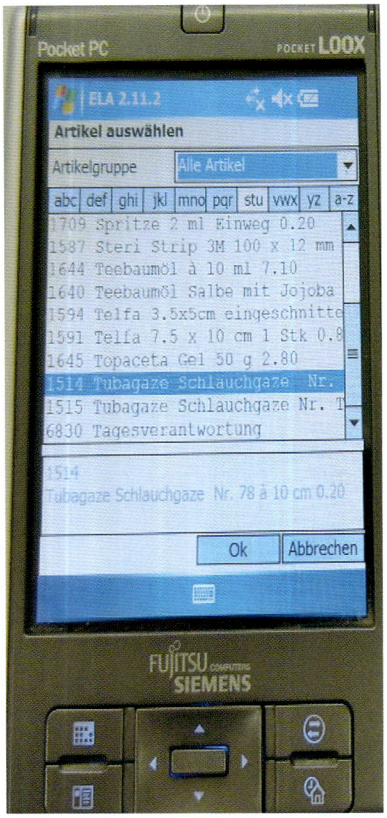

Abbildung 5.1: Taschencomputer für die Spitex

Tabelle erstellen im Word-Programm (Tab. 5.1)

Im Word wählt man am besten die Tabellenfunktion «Tabelle». Da gibt man an, wie viele Spalten und wie viele Zeilen die Tabelle haben soll. Die Tabelle im Skript (Vorratsliste) hat 6 Spalten und 15 Zeilen. In die **1. Zeile** schreibt man die **Spalten-Überschriften.** Dann wird die Tabelle abgespeichert. Der Name lautet hier: **Lebensmittel-Vorräte_2012.** Man schreibt alle Vorräte auf, die da sind und zwar: Datum, Mengenangabe, Ablaufdatum und Bestand.
Man schreibt auf, wenn man etwas wegnimmt **(Ausgang)** oder etwas neu einkauft **(Eingang).** Bei der **Haltbarkeit** schreibt man auf, bis wann das Nahrungsmittel verbraucht werden soll. Beim **Bestand** schreibt man auf, was da ist. Man hat immer den genauen Überblick und weiß, wann etwas ausgeht und neu gekauft werden muss.

In den Institutionen gibt es in jedem Bereich zahlreiche Listen (z. B. in der Küche, der Apotheke, auf den Pflegeabteilungen, in den Büros und beim Hausdienst). Auf den Listen sind die Artikel (nach Warengruppen geordnet) erfasst. Man braucht die Listen zur Übersicht, zum Bestellen, zum Rechnung stellen und für anderes mehr. Die Listen müssen immer stimmen und deshalb sehr genau und zuverlässig geführt werden (s. Kap. 5.4).
In der Spitex sind alle Pflegeartikel auf einem Taschencomputer (s. Abb. 5.1) gespeichert. Man tippt alles, was man für den einzelnen Klienten gebraucht hat, direkt ein. Im Büro hängt man den Taschencomputer an den großen PC. Die Zahlen werden übertragen und können z. B. zur Rechnungsstellung und zur Kontrolle des Warenlagers benutzt werden.

Lebensmittel-Vorräte am 03. 01. 2012

Tabelle 5.1: Vorratsliste Lebensmittel

Datum	Artikel	Haltbar bis	Eingang	Ausgang	Bestand
03.01.2012	Kaffee à 500 g				1.5 kg
03.01.2012	Kartoffeln	30. 04. 2012			3 kg
03.01.2012	Nudeln à 500 g				2 P.
03.01.2012	Reis à 1 kg				1 P.
03.01.2012	Getreideflocken à 1 kg				2 P.
03.01.2012	Konfitüre				3 Gläser
03.01.2012	Salz à				1 Dose
03.01.2012	Zucker à 1 kg				2 Pakete
03.01.2012	Mehl à 1 kg				2 Pakete
03.01.2012	Öl à 1 l				1 l
03.01.2012	Essig à 1 l				1 l
03.01.2012	Senf à				1 Tube
03.01.2012	Bouillon				1 Kübel
03.01.2012	Wasser à 1 l				10

Tabellenkalkulationsprogramm

Tabelle erstellen im Excel-Programm (z. B. Kassenbuch)

Erstellen Sie Ihr Kassenbuch auf dem PC oder Mac (Kassenbuch s. S. 546 f.):

❶ Öffnen Sie das Excel-Programm.

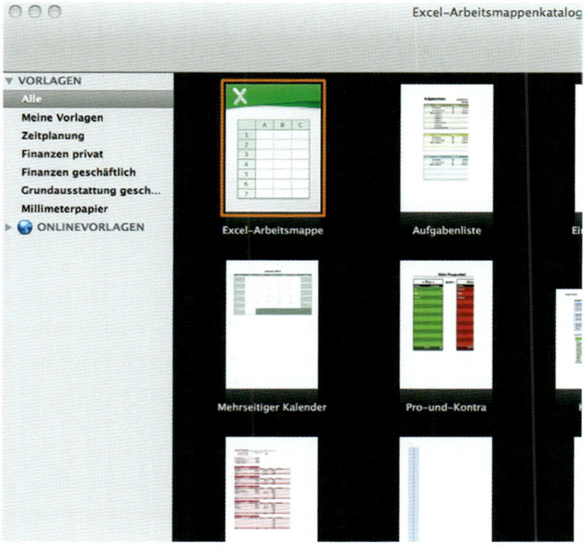

❷ Öffnen Sie eine Excel-Arbeitsmappe.

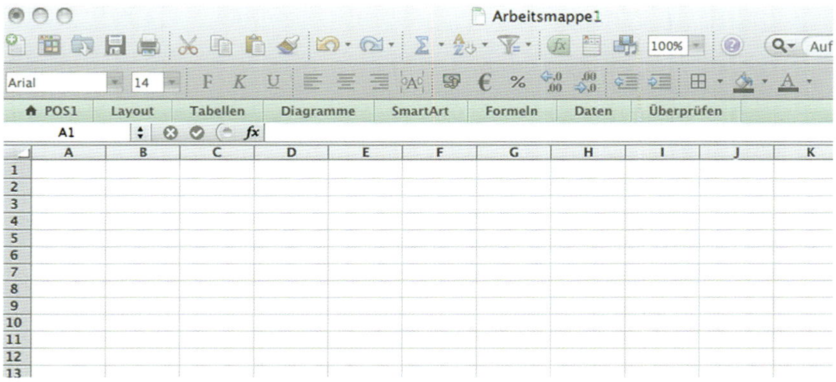

❸ Tragen Sie in die **1. Zeile «Kassenbuch»,** das Jahr und evtl. den Monat ein.

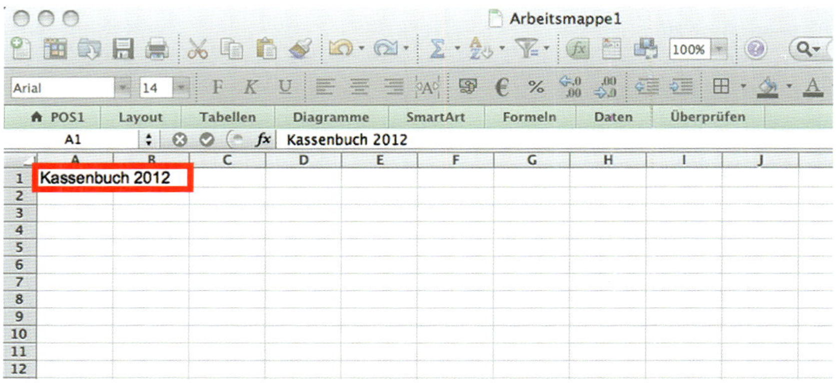

4. Speichern Sie die Datei.

5. Beim ersten Speichern müssen Sie der Datei einen Namen geben, z. B. **«Kassenbuch_2012»** und dem Computer sagen, wohin er sie speichern soll.

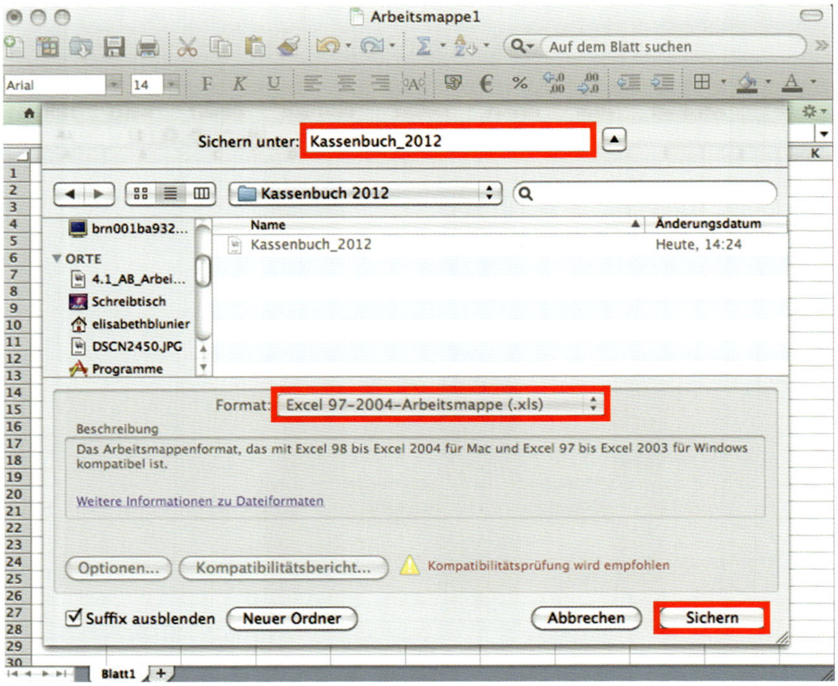

6. Schreiben Sie in die **2. Zeile** die **Spaltenüberschriften** wie im Beispiel.

7. In die **3. Zeile,** in die Spalte «Datum», schreiben Sie das **Datum, an dem Sie Ihre Kassenbucheinträge starten;** normalerweise ist das der 1. eines Monats, im Beispiel der 1. 1. 2012.

8. und in die Spalte «Betrag» (Einnahmen) und die Spalte «Saldo» schreiben Sie auf, **wieviel Geld Sie im Moment zur Verfügung haben.** Falls Sie vom letzten Monat Geld übrig haben ist die Zahl im plus, falls Sie zu viel gebraucht haben im minus.

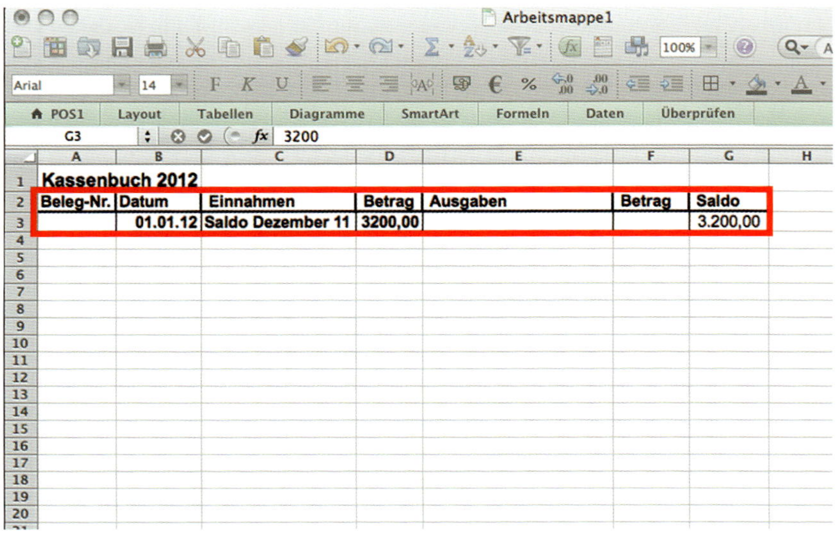

❾ Schreiben Sie zukünftig jeden Betrag, den sie einnehmen oder ausgeben mit Datum und Belegnummer in die Liste.

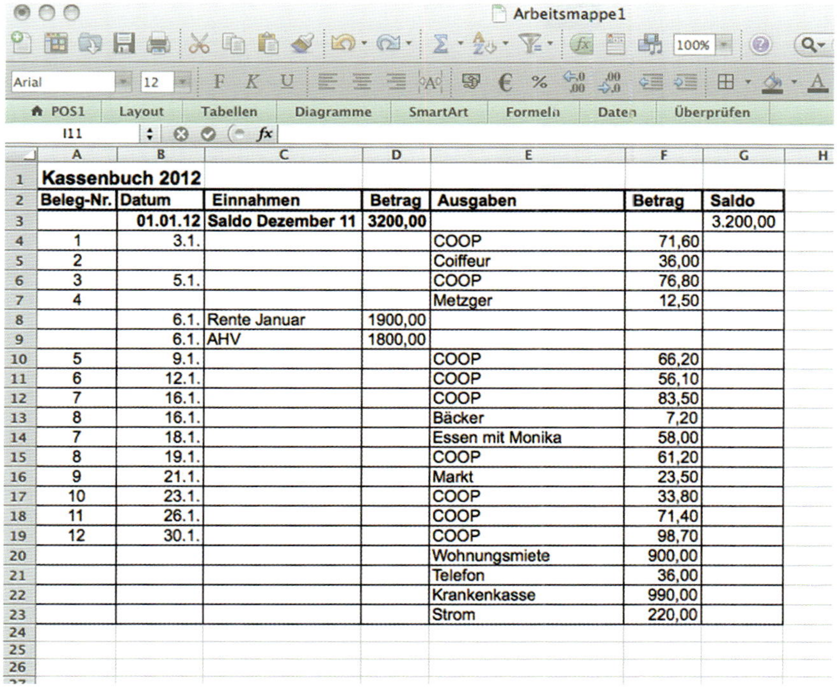

Kassenbuch 2012

Beleg-Nr.	Datum	Einnahmen	Betrag	Ausgaben	Betrag	Saldo
	01.01.12	Saldo Dezember 11	3200,00			3.200,00
1	3.1.			COOP	71,60	
2				Coiffeur	36,00	
3	5.1.			COOP	76,80	
4				Metzger	12,50	
	6.1.	Rente Januar	1900,00			
	6.1.	AHV	1800,00			
5	9.1.			COOP	66,20	
6	12.1.			COOP	56,10	
7	16.1.			COOP	83,50	
8	16.1.			Bäcker	7,20	
7	18.1.			Essen mit Monika	58,00	
8	19.1.			COOP	61,20	
9	21.1.			Markt	23,50	
10	23.1.			COOP	33,80	
11	26.1.			COOP	71,40	
12	30.1.			COOP	98,70	
				Wohnungsmiete	900,00	
				Telefon	36,00	
				Krankenkasse	990,00	
				Strom	220,00	

Sobald Sie das erste Mal Einnahmen und/oder Ausgaben eingetragen haben, können Sie die Spalte Saldo so automatisieren, dass der Betrag laufend ausgerechnet wird. Das geht so:

➲ Schreiben Sie in die leere Zelle **(G4)** unter dem Saldo «=» und klicken Sie den Saldobetrag (Zelle **G3**) an. Die Zelle G3 wird angezeigt.

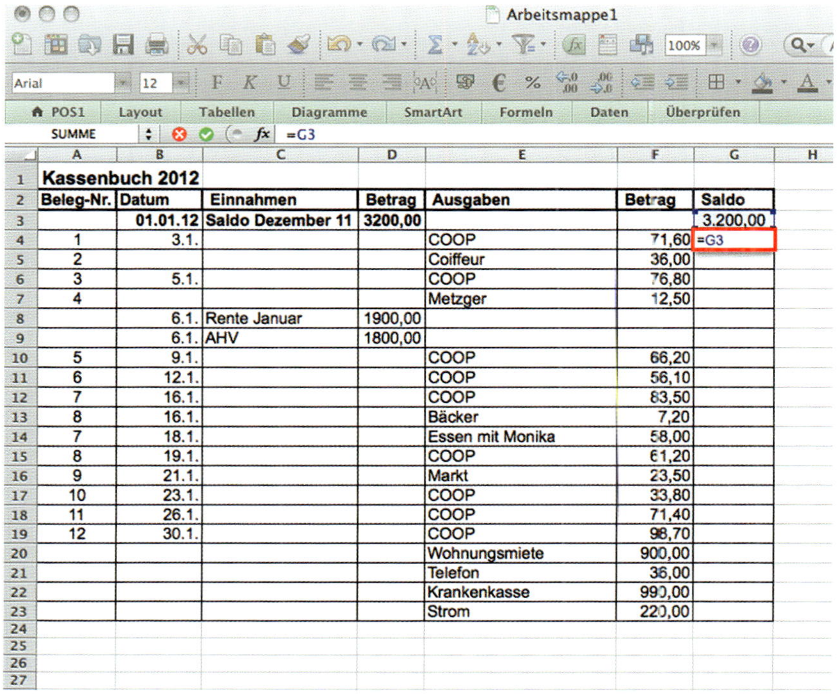

Kassenbuch 2012

Beleg-Nr.	Datum	Einnahmen	Betrag	Ausgaben	Betrag	Saldo
	01.01.12	Saldo Dezember 11	3200,00			3.200,00
1	3.1.			COOP	71,60	=G3
2				Coiffeur	36,00	
3	5.1.			COOP	76,80	
4				Metzger	12,50	
	6.1.	Rente Januar	1900,00			
	6.1.	AHV	1800,00			
5	9.1.			COOP	66,20	
6	12.1.			COOP	56,10	
7	16.1.			COOP	83,50	
8	16.1.			Bäcker	7,20	
7	18.1.			Essen mit Monika	58,00	
8	19.1.			COOP	61,20	
9	21.1.			Markt	23,50	
10	23.1.			COOP	33,80	
11	26.1.			COOP	71,40	
12	30.1.			COOP	98,70	
				Wohnungsmiete	900,00	
				Telefon	36,00	
				Krankenkasse	990,00	
				Strom	220,00	

- Schreiben Sie «–» (minus) und klicken Sie den Betrag an, den sie ausgegeben haben (Zelle F4). Die Formel in der Zelle G4 lautet also «=G3-F4».

	A	B	C	D	E	F	G
1	**Kassenbuch 2012**						
2	**Beleg-Nr.**	**Datum**	**Einnahmen**	**Betrag**	**Ausgaben**	**Betrag**	**Saldo**
3		**01.01.12**	**Saldo Dezember 11**	**3200,00**			3.200,00
4	1	3.1.			COOP	71,60	=G3-F4

- Drücken Sie die Return-Taste.

	A	B	C	D	E	F	G
1	**Kassenbuch 2012**						
2	**Beleg-Nr.**	**Datum**	**Einnahmen**	**Betrag**	**Ausgaben**	**Betrag**	**Saldo**
3		**01.01.12**	**Saldo Dezember 11**	**3200,00**			3.200,00
4	1	3.1.			COOP	71,60	3.128,40

Das Programm hat den ausgegebenen Betrag vom Saldo abgezogen und in Zelle G4 den **neuen Saldo** (3128,40) hingeschrieben.

Sie können dem Computer weiter sagen, dass er die Beträge in der Spalte **«D»** (Einnahmen) immer zum Saldo rechnen soll (man kann auch formatieren, wenn die Zelle leer ist).

- Ergänzen Sie in Zelle **G4** ein «+» und klicken Sie in die Spalte D4.

Die Formel in der Spalte **G4** lautet jetzt: **«= G3-F4+D4»** (d.h.: Inhalt der Zelle G3, minus Inhalt der Zelle F4, plus Inhalt der Zelle D4). Weil die Zelle D4 leer ist, passiert noch nichts.

	A	B	C	D	E	F	G
1	**Kassenbuch 2012**						
2	**Beleg-Nr.**	**Datum**	**Einnahmen**	**Betrag**	**Ausgaben**	**Betrag**	**Saldo**
3		**01.01.12**	**Saldo Dezember 11**	**3200,00**			3.200,00
4	1	3.1.			COOP	71,60	=G3-F4+D4

Damit die ganze Spalte automatisch gerechnet wird:

- Klicken Sie die Zelle **«G4»** an und gehen Sie mit dem Cursor in die rechte untere Ecke der Zelle, bis ein kleines schwarzes Kreuz erscheint.

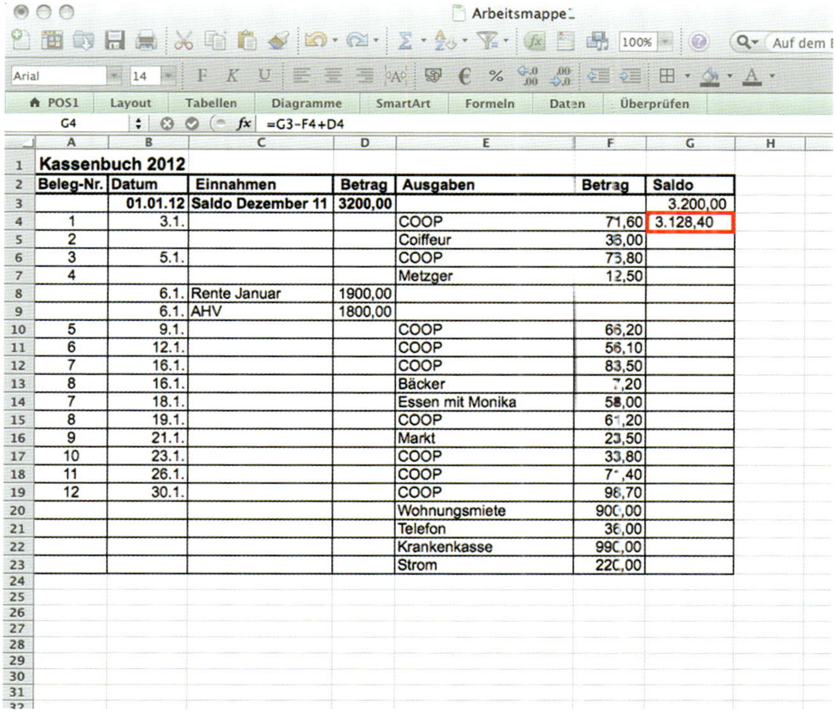

	Beleg-Nr.	Datum	Einnahmen	Betrag	Ausgaben	Betrag	Saldo
3		01.01.12	Saldo Dezember 11	3200,00			3.200,00
4	1	3.1.			COOP	71,60	3.128,40
5	2				Coiffeur	36,00	
6	3	5.1.			COOP	73,80	
7	4				Metzger	12,50	
8		6.1.	Rente Januar	1900,00			
9		6.1.	AHV	1800,00			
10	5	9.1.			COOP	66,20	
11	6	12.1.			COOP	56,10	
12	7	16.1.			COOP	83,50	
13	8	16.1.			Bäcker	7,20	
14	7	18.1.			Essen mit Monika	58,00	
15	8	19.1.			COOP	61,20	
16	9	21.1.			Markt	23,50	
17	10	23.1.			COOP	33,80	
18	11	26.1.			COOP	71,40	
19	12	30.1.			COOP	98,70	
20					Wohnungsmiete	900,00	
21					Telefon	36,00	
22					Krankenkasse	990,00	
23					Strom	220,00	

- Halten Sie die linke Maustaste gedrückt und ziehen Sie das Schwarze Kreuz über die ganze Spalte bis zur letzten Zahl.

Es erscheint in jeder Zelle der Spalte G der korrekte (neue) Saldo.

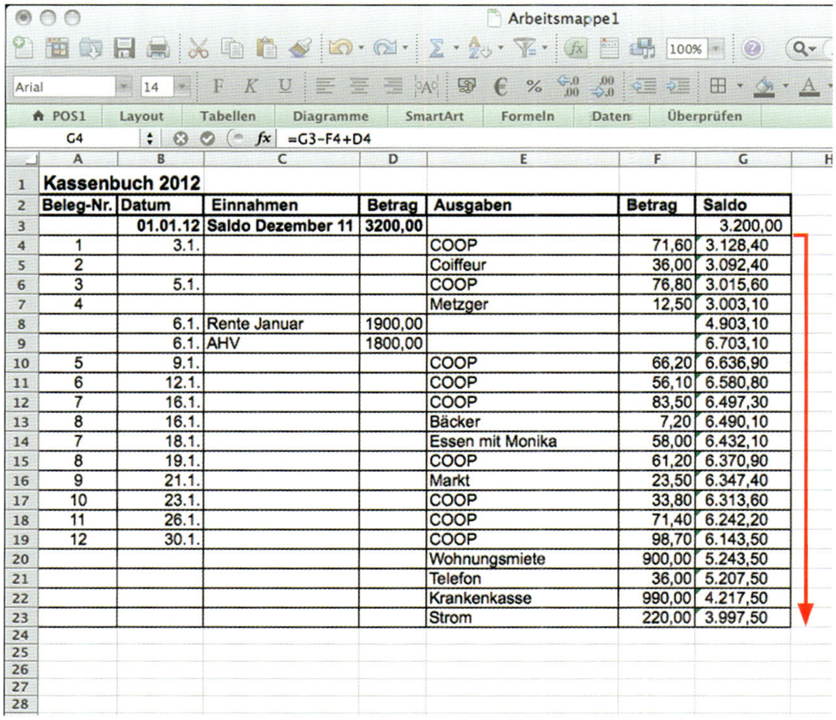

	Beleg-Nr.	Datum	Einnahmen	Betrag	Ausgaben	Betrag	Saldo
3		01.01.12	Saldo Dezember 11	3200,00			3.200,00
4	1	3.1.			COOP	71,60	3.128,40
5	2				Coiffeur	36,00	3.092,40
6	3	5.1.			COOP	76,80	3.015,60
7	4				Metzger	12,50	3.003,10
8		6.1.	Rente Januar	1900,00			4.903,10
9		6.1.	AHV	1800,00			6.703,10
10	5	9.1.			COOP	66,20	6.636,90
11	6	12.1.			COOP	56,10	6.580,80
12	7	16.1.			COOP	83,50	6.497,30
13	8	16.1.			Bäcker	7,20	6.490,10
14	7	18.1.			Essen mit Monika	58,00	6.432,10
15	8	19.1.			COOP	61,20	6.370,90
16	9	21.1.			Markt	23,50	6.347,40
17	10	23.1.			COOP	33,80	6.313,60
18	11	26.1.			COOP	71,40	6.242,20
19	12	30.1.			COOP	98,70	6.143,50
20					Wohnungsmiete	900,00	5.243,50
21					Telefon	36,00	5.207,50
22					Krankenkasse	990,00	4.217,50
23					Strom	220,00	3.997,50

ACHTUNG

- Achten Sie bei einem PC mit Windows-Betriebssystem darauf, Franken und Rappen immer durch einen Punkt zu trennen. Wenn Sie mit einem Komma trennen, rechnet der Computer nicht und schreibt eine Null. Beim Mac müssen Sie Franken und Rappen durch ein Komma trennen.
- Wenn Sie in einer Zelle etwas berechnen lassen wollen, müssen sie die Zelle anklicken und das «=» an den Anfang schreiben.
- Speichern Sie Ihre Dateien immer wieder ab; so kann nichts verlorengehen, wenn Sie z. B. einen falschen Knopf drücken oder ein Stromausfall ist.

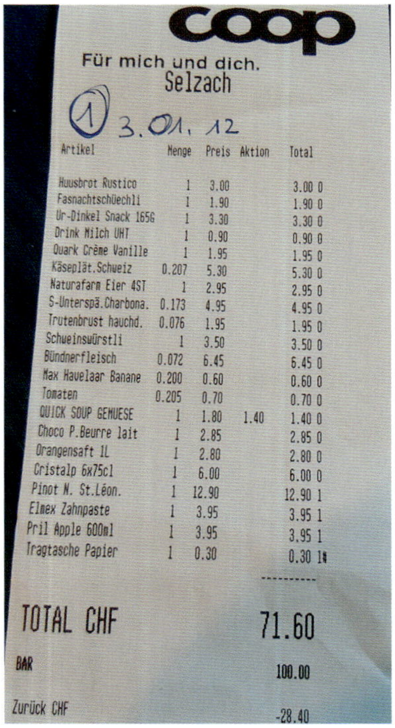

coop
Für mich und dich.
Selzach
1 3.01.12

Artikel	Menge	Preis	Aktion	Total
Huusbrot Rustico	1	3.00		3.00 0
Fasnachtschüechli	1	1.90		1.90 0
Ur-Dinkel Snack 165G	1	3.30		3.30 0
Drink Milch UHT	1	0.90		0.90 0
Quark Crème Vanille	1	1.95		1.95 0
Käseplät.Schweiz	0.207	5.30		5.30 0
Naturafarm Eier 4ST	1	2.95		2.95 0
S-Unterspä.Charbona.	0.173	4.95		4.95 0
Trutenbrust hauchd.	0.076	1.95		1.95 0
Schweinswürstli	1	3.50		3.50 0
Bündnerfleisch	0.072	6.45		6.45 0
Max Havelaar Banane	0.200	0.60		0.60 0
Tomaten	0.205	0.70		0.70 0
QUICK SOUP GEMUESE	1	1.80	1.40	1.40 0
Choco P.Beurre lait	1	2.85		2.85 0
Orangensaft 1L	1	2.80		2.80 0
Cristalp 6x75cl	1	6.00		6.00 0
Pinot N. St.Léon.	1	12.90		12.90 1
Elmex Zahnpaste	1	3.95		3.95 1
Pril Apple 600ml	1	3.95		3.95 1
Tragtasche Papier	1	0.30		0.30 1*

TOTAL CHF 71.60
BAR 100.00
Zurück CHF -28.40

Abbildung 5.2: Kassenbon

Formatieren

Wenn Sie die Tabelle so formatieren möchten wie im Buch, klicken Sie in die linke obere Zelle, drücken die linke Maustaste und ziehen den Cursor über die ganze Tabelle. Die Tabelle ist jetzt markiert. Klicken Sie oben auf «Format», dann auf «Zellen» und auf «Rahmen». Klicken Sie links die beiden Symbole «Außen» und «innen» an; jetzt ist jede Zelle eingerahmt. Sie können jetzt die erste Zeile markieren und genau gleich umrahmen, aber zum Beispiel rechts eine dickere Linie wählen. Sie können Wörter «fett» erscheinen lassen, wenn sie bei «Schriftart» auf das «F» klicken.

Kassenbuch führen

Ein Kassenbuch (oder auch Kassabuch) ist die schriftliche Verwaltung der Einnahmen und Ausgaben eines Kontos. Das Kassenbuch kann elektronisch oder handschriftlich geführt werden.

Um genau über seine Einnahmen und Ausgaben Bescheid zu wissen, schreibt man sie in ein Buch, das sogenannte Kassenbuch. Man weiß dann immer, wie viel Geld man eingenommen oder erhalten hat und wie viel man für was gebraucht hat.

Man trägt die Beträge anhand des Kassenbons (s. Abb. 5.2) oder der Quittung (Beleg, dass man gezahlt hat) in die Liste ein. Nach Wunsch des Klienten können die Eintragungen in z. B. Lebensmittel, Körperpflegeprodukte usw. unterteilt werden; oder es werden nur das Datum und der Betrag eingetragen.

Kassenbons werden fortlaufend nummeriert und die Nummern in die entsprechende Spalte als Beleg-Nummer eingetragen. Die Kassenbons kann man fortlaufend auf ein Blatt Papier kleben und/oder separat im Buchhaltungs-Ordner abheften.

Einträge

In die Spalte **Datum** wird das Datum eingetragen, an dem man Geld erhalten oder ausgegeben hat.

In die Spalte **Einnahmen** wird die Art der Einnahmen, die man erhalten hat, eingetragen (z. B. Lohn, Taschengeld, Rente).

In die Spalte **Betrag** wird der Betrag, den man eingenommen bzw. ausgegeben hat, eingetragen.

In die Spalte **Ausgaben** wird die Art der Ausgaben (z. B. Einkäufe) eingetragen.

In die Spalte **Beleg-Nr.** trägt man die Nummer ein, die man (fortlaufend) auf den Kassenbon/die Quittung geschrieben hat.

Der **Saldo (Kassenbestand)** ist die Differenz zwischen der Soll- und der Habenseite eines Kontos. Der Saldo zeigt fortlaufend den Betrag an, der uns tatsächlich zur Verfügung steht. Wenn man zu viel Geld ausgegeben hat, ist der Saldo im Minus und es muss entweder zuerst wieder Geld hereinkommen oder man muss Schulden machen.
Der erste Betrag ist immer der Saldo (Kassenbestand) des Vormonats; er kann im Plus oder im Minus sein. So weiß man, wie viel Geld man noch vom Vormonat zur Verfügung hat.

Tabelle 5.2: Führung eines Kassenbuches

Kassenbuch 2012

Beleg-Nr.	Datum	Einnahmen	Betrag	Ausgaben	Betrag	Saldo
	01.01.12	**Saldo Dezember 11**	**3200,00**			3.200,00
1	3.1.			COOP	71,60	3.128,40
2				Coiffeur	36,00	3.092,40
3	5.1.			COOP	76,80	3.015,60
4				Metzger	12,50	3.003,10
	6.1.	Rente Januar	1900,00			4.903,10
	6.1.	AHV	1800,00			6.703,10
5	9.1.			COOP	66,20	6.636,90
6	12.1.			COOP	56,10	6.580,80
7	16.1.			COOP	83,50	6.497,30
8	16.1.			Bäcker	7,20	6.490,10
7	18.1.			Essen mit Monika	58,00	6.432,10
8	19.1.			COOP	61,20	6.370,90
9	21.1.			Markt	23,50	6.347,40
10	23.1.			COOP	33,80	6.313,60
11	26.1.			COOP	71,40	6.242,20
12	30.1.			COOP	98,70	6.143,50
				Wohnungsmiete	900,00	5.243,50
				Telefon	36,00	5.207,50
				Krankenkasse	990,00	4.217,50
				Strom	220,00	**3.997,50**

Dokumentenablage

Auf jeder Abteilung gibt es ordnerweise Dokumente, teils aus Papier in einem Ordner (s. Abb. 5.3) oder einer anderen Ablage aufbewahrt, teils elektronisch in einem Ordner als Dateien gespeichert. Es ist wichtig, dass die Dokumente, die zusammengehören, auch am gleichen Ort zu finden sind, z. B. die Unterlagen von Herrn Kappeler im Ordner «Klientendokumentation Hans Kappeler» und die Protokolle von Teamsitzungen im Ordner «Protokolle Teamsitzungen 2012».

Archivieren

Sehr viele Dokumente, die man im Moment nicht mehr braucht, muss man ablegen (elektronisch als Dateien) oder versorgen (in Papierform in Mappen oder Ordnern); man nennt das archivieren.

Dokumente, die wichtige Daten enthalten, z. B. Klientendokumentation, Protokolle von Teamsitzungen und vieles andere mehr muss man 10 Jahre lang aufbewahren, damit man es z. B. in Schadens- oder Rekursfällen zur Hand hat.

Heute wird immer mehr elektronisch aufbewahrt, weil es viel weniger Platz braucht und in der Regel sicherer ist.

Zugang zu Ablagesystemen

Es gibt verschiedene Systeme, Dokumente aufzubewahren oder zu archivieren. Es ist auch streng geregelt, wer welche Dokumente brauchen darf. Viele Angaben in den Dokumenten unterstehen der Schweigepflicht; sie dürfen nur von bestimmten Personen angeschaut werden. Die Personen haben entweder den Schlüssel zum Aktenschrank, in dem sich z. B. die Klientendokumentation befindet oder ein Schlüsselwort, mit dem Sie Dateien öffnen können. Erkundigen Sie sich bei Ihren Vorgesetzten, welche Ordner für Sie zugänglich sind bzw. welche sie brauchen müssen, wo die Ordner sind und wie Sie sie ggfs. öffnen können.

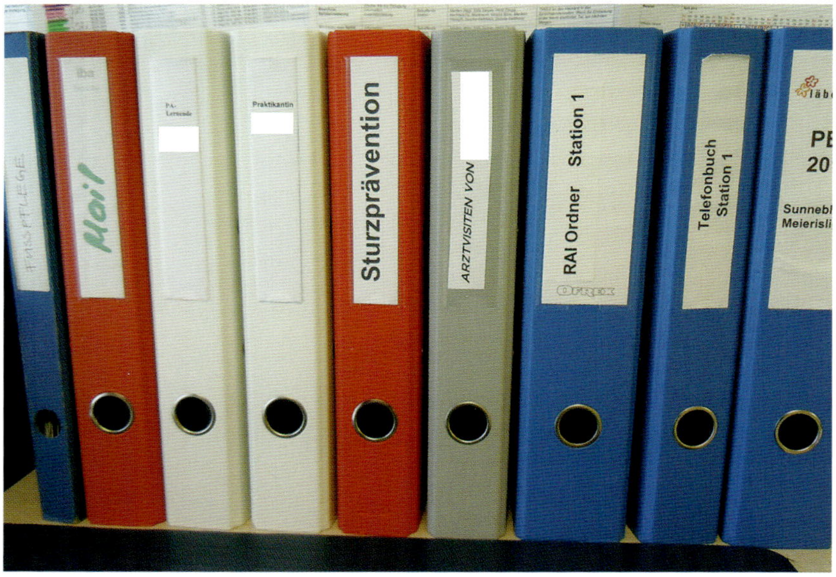

Abbildung 5.3: Ablagesystem Papier in Ordnern

Zeiterfassung (Abb. 5.4)

In größeren Betrieben wird Ihre Arbeitszeit mittels einer Karte und einer Stempeluhr erfasst. Die Karte erhalten Sie vom Arbeitgeber. Die Stempeluhr hängt in der Regel beim Eingang der Abteilung, auf der Sie arbeiten. Sie schieben Ihre Karte bei Arbeitsbeginn, bei Arbeitsende und vor und nach Pausen in die Stempeluhr; die Zeiten werden erfasst. Wenn Sie vergessen, sich ein- oder auszutragen oder z. B. krank sind, haben Sie die Möglichkeit, die Zeiten auf dem Computer der Abteilung in Ihr Zeiterfassungskonto einzugeben.

In der Spitex schreibt man zudem die Zeiten, die man für die Pflege eines Klienten braucht und die Zeiten, in denen man unterwegs ist, getrennt von Hand auf oder gibt sie direkt in den Taschencomputer (s. Abb. 5.5) ein. Im Büro werden die Zeiten anschließend auf den PC übertragen.

RT-TIME 3.0 Monatlicher Zeitreport 04.07.2010 14:46 Seite 1

Persnr.: Firma:
Eintritt: Abtlg:
vom Kst:

Datum	ZM	Buchungen		Basiszeit		Abwesenheiten	Ist-AZ	T-Sald	M-Saldo
DI 01	A901	00:00>G FE				: 7:40 anger. Ferien	7:40	0:00	40:41
MI 02	A901					: 7:40 anger. Ferien	7:40	0:00	40:41
DO 03	A901					: 7:40 anger. Feiertag/Std.	7:40	0:00	40:41
FR 04	A901					: 7:40 anger. Ferien	7:40	0:00	40:41
SA 05	A098					:	0:00	0:00	40:41
SO 06	A098					:	0:00	0:00	40:41
MO 07	A901					: 7:40 anger. Ferien	7:40	0:00	40:41
DI 08	A901	00:00>G K				: 7:40 abw. Krank/Std.	7:40	0:00	40:41
MI 09	A901	07:30>K	12:30>G	13:00>K	16:30>G	:	8:30	0:50	41:31
DO 10	A901	09:00>K	14:00>G			:	5:00	-2:40	38:51
FR 11	A901	08:30>K	12:00>G	12:30>K	16:00>G	:	7:00	-0:40	38:11
SA 12	A098					:	0:00	0:00	38:11
SO 13	A098					:	0:00	0:00	38:11
MO 14	A901	08:30>K	12:30>G	13:00>K	16:30>G	:	7:30	-0:10	38:01
DI 15	A901					:	0:00	-7:40	30:21
MI 16	A901					:	0:00	-7:40	22:41
DO 17	A901	08:30>K	12:00>G	12:30>K	17:00>G	:	8:00	0:20	23:01
FR 18	A901					:	0:00	-7:40	15:21
SA 19	A098					:	0:00	0:00	15:21
SO 20	A098					:	0:00	0:00	15:21
MO 21	A901	09:00>K	12:30>G	13:00>K	16:30>G	:	7:00	-0:40	14:41
DI 22	A901	08:00>K	13:30>G			:	5:30	-2:10	12:31
MI 23	A901					:	0:00	-7:40	4:51
DO 24	A901	07:30>K	12:30>G	13:00>K	17:00>G	:	9:00	1:20	6:11
FR 25	A901	07:30>K	12:30>G	13:00>K	17:00>G	:	9:00	1:20	7:31
SA 26	A098					:	0:00	0:00	7:31
SO 27	A098					:	0:00	0:00	7:31
MO 28	A901	00:00>G FE				: 7:40 anger. Ferien	7:40	0:00	7:31
DI 29	A901					: 7:40 anger. Ferien	7:40	0:00	7:31
MI 30	A901					: 7:40 anger. Ferien	7:40	0:00	7:31

Summen bis 30.06.10 0:00 0:00 0:00 0:00 0:00 61:20 135:30 7:31 7:31

K(ommen) G(ehen) A(uto) Kurzzeichen der Abwesenheit. ">"=manuelle Korrektur

Zeitkonten	Betrag
Gleitzeit/Monatsbeginn	40:41 Std
SOLL	168:40 Std
Normalstunden	135:30 Std
Ferien/Monatsbeginn	23.00 Tage
Ferienbezug	7.00 Tage
Saldo Ferien	16.00 Tage
Saldo DAG/Monatsbeginn	20.00 Tage
Saldo DAG	20.00 Tage
Saldo Gleitzeit	7:31 Std

Abwesenheiten	Betrag
Ferienbezug	7.00 Tage
Feiertag/Tage	1.00 Tage

Tag	Umbuchungen/KorrektuBetrag

Abbildung 5.4: Zeiterfassung

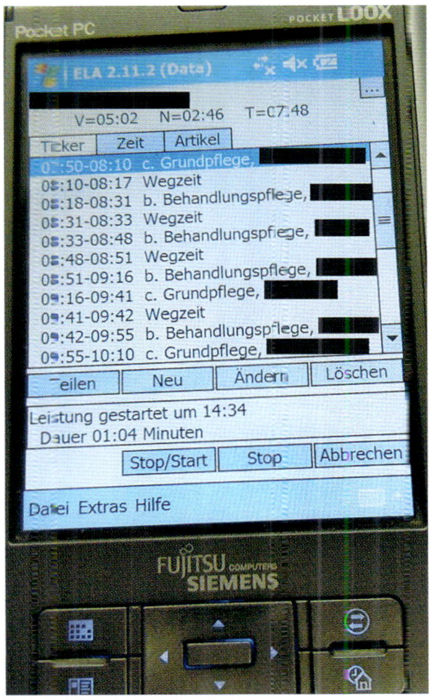

Abbildung 5.5: Taschencomputer zur Zeiterfassung

Nimmt Informationen entgegen und leitet sie weiter

5.2

Typische Situation

Herr Martin wurde ins Spital eingewiesen, nachdem er in der Stadt gestürzt ist. Er hat sich vermutlich das Handgelenk gebrochen und muss untersucht und behandelt werden.

Jules Praz, Assistent Gesundheit und Soziales EBA, hat den Auftrag, Herrn Martin zur Radiologie-Abteilung zu begleiten. Er stellt fest, dass Herr Martin besorgt wirkt, und fragt ihn, was ihn bedrückt. Herr Martin erklärt ihm: «Mein Hund ist allein zu Hause, meine Frau ist mit den Kindern in den Ferien.» Jules Praz antwortet: «Ich verstehe, dass Sie sich Sorgen machen. Ich leite Ihr Anliegen weiter, jemand wird sich um Ihren Hund kümmern. Hat ein Nachbar oder ein Angehöriger einen Schlüssel zu Ihrer Wohnung?»

Zurück auf der Station informiert Jules Praz die verantwortliche Pflegefachfrau über die Situation. Diese dankt ihm und sagt, sie werde die Sozialarbeiterin anrufen, die den Fall prüfen und sich bei Bedarf darum kümmern werde.

Situationskreis

Kommunikation am Telefon und Weiterleitung von Informationen

Berufskunde

- Berufsgeheimnis
- Patientenrechte
- Regeln bei der Führung der Klientendokumentation (Formulierung der Beobachtungen)
- Informationssammlung

Fähigkeiten in der Praxis

- Hört aktiv zu
- Beobachtet
- Kommuniziert professionell
- Ist initiativ
- Beschafft Informationen
- Leitet die Informationen professionell weiter: knapp, sachgerecht, angemessen und rechtzeitig

Das Berufsgeheimnis

Robert Ammann, Elisabeth Blunier

Einige Berufe können nur sinnvoll ausgeführt werden, wenn die «Kunden» den Berufsausübenden voll und ganz vertrauen können. Wenn ein Ratsuchender z. B. zum Arzt geht, vertraut er darauf, dass der Arzt das, was ihm der Patient berichtet, für sich behält.

In der Schweiz wird die sog. Geheimsphäre des Patienten als Persönlichkeitsrecht sowohl im Strafrecht als auch im Zivilrecht geschützt.

Ein erfundenes Gespräch vor dem Kino

«Hey, wie geht's bei der Arbeit?»
«Ganz ok. Weißt du, wen ich diese Woche an der Arbeit gesehen habe? Den Fussballnationalspieler XY, seine Mutter ist nämlich anfangs Monat bei uns ins Pflegeheim eingetreten.»

Ein solches Gespräch würde gegen die Schweigepflicht verstoßen. Zur Schweigepflicht des Pflegepersonals heißt es im Normalarbeitsvertrag für das Pflegepersonal: «Der Arbeitnehmer darf geheim zu haltende Tatsachen, namentlich solche über Krankheiten, Verhaltensweisen und persönliche Verhältnisse der Kranken, Pflegebefohlenen und ihrer Angehörigen, nicht verwerten oder anderen mitteilen. Er ist auch nach Beendigung des Arbeitsverhältnisses zur Verschwiegenheit verpflichtet. Die Verletzung des Berufsgeheimnisses ist gemäß Artikel 321 des Strafgesetzbuches strafbar.» (Art 7. Abs. 1 NAV Pflegepersonal, zitiert nach Landolt 2004, S. 187.)

Begriff des «Geheimnisses»

Das Geheimnis ist eine nicht allgemein bekannte und auch nicht allgemein zugängliche Tatsache, an deren Geheimhaltung eine Privatperson ein berechtigtes Interesse hat und die sie auch geheim halten will (z. B. das Fabrikations- oder Geschäftsgeheimnis).

Über Tatsachen, die allgemein bekannt oder zugänglich sind, z. B. die Adresse des Patienten, brauchen von der Schweigepflicht betroffene Berufsangehörige nicht zu schweigen. Als Geheimnis im Sinne von Art. 321 StGB gilt nur, was einer Person in ihrer Eigenschaft als Angehörige eines oben erwähnten Berufes anvertraut worden oder bekannt geworden ist. Anvertraut ist alles, was der Patient der Berufsangehörigen mitteilt, gleichgültig, ob die Tatsache sich auf den Mitteilenden selbst bezieht oder auf andere Personen. So muss der Arzt auch Mitteilungen über Familienangehörige des Patienten, z. B. über die Trunksucht des Vaters, geheim halten.

Umfang des Berufsgeheimnisses

Es gilt die Regel, dass das Berufsgeheimnis vor allen gewahrt werden muss, es sei denn, die Mitteilung entspreche einer Anzeige- oder Meldepflicht (s. unten) oder der Erfüllung eines vom Geheimnisherrn (Patienten) erteilten Auftrages. Die Pflicht zur Verschwiegenheit besteht grundsätzlich auch gegenüber Berufskollegen. Allerdings muss ein Austausch von Informationen innerhalb des Arbeitsteams erlaubt sein.

Wenn Sie an der Berufsschule von Pflegesituationen in Ihrer Institution berichten, gilt dies in der Regel nicht als Schweigepflichtverletzung, da die anderen Assistentinnen/Assistenten Gesundheit und Soziales EBA ebenfalls unter Schweigepflicht stehen. Aber auch da müssen Sie darauf achten, nur diejenigen Informationen preiszugeben, die zum Verständnis der Situation notwendig sind. Wenn Sie bekannte Personen oder deren Angehörige pflegen, dürfen Sie deren Namen nicht nennen und auch keine Andeutungen machen.

In der Freizeit – zu Hause oder unter Freundinnen und Freunden – dürfen Sie allgemein über Situationen berichten, die Sie beschäftigen, aber nur soweit, dass Sie die Identität der gepflegten Personen niemals preisgeben.

Das Berufsgeheimnis muss auch gegenüber dem gesetzlichen Vertreter gewahrt werden. Deshalb darf z. B. der Arzt den Eltern nicht sagen, ob ihre Tochter empfängnisverhütende Mittel verwendet.
Das Berufsgeheimnis besteht nicht für Auskünfte an den Patienten über diesen selbst. Der Arzt muss dem Kranken die Diagnose und die Prognose mitteilen und ihn über die Art der Behandlung und eventuelle Risiken unterrichten. Der Patient hat auch das Recht, seine «Krankengeschichte» einzusehen.

Verletzung des Berufsgeheimnisses

Die strafbare Handlung besteht in der Offenbarung des fremden Geheimnisses, also im Geheimnisverrat. Das Offenbaren umfasst jede Art der Bekanntgabe des Geheimnisses, insbesondere die mündliche oder schriftliche Mitteilung und die Aushändigung von Schriftstücken oder anderen Sachen, die das Geheimnis verraten. Die Tat kann auch durch Unterlassung begangen werden, wenn Akten offen herumliegen gelassen werden, so dass andere in die Akten Einsicht nehmen können.

Dauer der Geheimhaltungspflicht

Die Geheimhaltungspflicht besteht das ganze Leben lang, auch wenn der Verpflichtete nicht mehr in seinem Beruf arbeitet oder pensioniert ist. Auf der anderen Seite dauert die Schweigepflicht über den Tod des Patienten hinaus an. Auch Geheimnisse Toter sind zu wahren.

Rechtfertigungsgründe

Die Verletzung des Berufsgeheimnisses ist in folgenden Fällen rechtmäßig:

Durch Gesetz vorgeschriebene Anzeigepflichten und gesetzlich vorgesehene Melderechte

Zahlreiche Gesetzesbestimmungen verlangen von Medizinalpersonen, den Behörden beruflich erworbene Feststellungen zu melden, oder sie ermächtigen das Medizinalpersonal, Amtsstellen von Wahrnehmungen zu unterrichten, falls dies im Interesse des Patienten geschieht (z. B. Meldung übertragbarer Krankheiten).

Einwilligung durch den Patienten

Der Patient kann den Arzt oder das Pflegepersonal ermächtigen, einem Dritten (Angehörigen, Behörden, Arbeitgeber, Versicherungen usw.) Auskunft zu geben.

Ermächtigung durch die vorgesetzte Behörde oder die Aufsichtsinstanz

Der Arzt kann mit einem schriftlichen Gesuch an die vorgesetzte Behörde gelangen und diese bitten, ihn von der Schweigepflicht zu entbinden. Wird ihm dies erlaubt, darf er die entsprechende Auskunft erteilen.

Notwehr, Notstand und Wahrung berechtigter Interessen

Beispiele: Wenn die Bedrohung nicht anders abgewendet werden kann, darf der Arzt das Berufsgeheimnis über gefährliche ansteckende Krankheiten (z. B. AIDS) gegenüber Personen lüften, die sich durch den Kontakt mit dem Kranken anstecken könnten. Oder der Arzt möchte der Straßenverkehrsbehörde mitteilen, dass sein Patient, der nicht auf den Führerschein verzichten will, unter epileptischen Anfällen leidet.

Berufsverbot

Die Verletzung des Berufsgeheimnisses wird dann bestraft, wenn jemand die Verletzung anzeigt (Antragsdelikt). Bei einer Strafe von mehr als drei Monaten Gefängnis kann als Nebenstrafe das Berufsverbot verhängt werden.

Das Berufsgeheimnis im Prozess

Personen, die unter dem Berufsgeheimnis stehen, haben in einem Prozess das Recht, die Aussage als Zeuge oder die Herausgabe von Akten im Umfange des Berufsgeheimnisses zu verweigern.

Zusammenfassung

Folgerungen für das Pflegepersonal:

a) Die Pflegenden sind bezüglich festgestellter Tatsachen in der Berufsausübung an die Schweigepflicht gebunden. Diese endigt erst mit dem Tode der Pflegenden.
b) Grundsätzlich gilt das Berufsgeheimnis gegenüber jedermann, ausgenommen:

- gegenüber dem Patienten selbst
- gegenüber dem Arbeitsteam

Weitere gesetzliche Bestimmungen, welche die Schweigepflicht betreffen, findet man im Strafgesetzbuch und im Datenschutzgesetz.

Menschen- und Patientenrechte

Menschenrechte sind unveräußerliche Rechte, die naturrechtlich begründet werden und daher nicht durch andere Gesetze, geschlossene Verträge oder andere rechtsverbindliche Formen genommen werden können. Sie stehen jedem Menschen zu, allein auf der Tatsache beruhend, dass er Mensch ist. Durch die Formulierung von Grundrechten in der Verfassung und internationalen Abkommen wird versucht, die Menschenrechte als einklagbare Rechte festzulegen.

Zu den Menschenrechten zählen:

- Recht auf Leben, körperliche Unversehrtheit, Freiheit und Sicherheit der Person, Meinungsfreiheit
- Gedanken-, Gewissens- und Religionsfreiheit
- Reisefreiheit
- Versammlungsfreiheit
- Informationsfreiheit
- Bildungsfreiheit
- Recht auf Arbeit, freie Berufswahl und angemessene Entlohnung
- Recht auf gesundheitliche Versorgung
- Gleichberechtigung von Mann und Frau

aber auch:

- Recht auf Eigentum
- Recht auf einen angemessenen Lebensstandard
- Recht auf freie Teilhabe am kulturellen Leben, Kunst und wissenschaftlichen Fortschritt
- Recht auf Freizeit und bezahlten Urlaub

Rechte und Pflichten von Klientinnen und Klienten

Patienten und Patientinnen haben Rechte und Pflichten, die meist in kantonalen Gesetzen und Verordnungen festgehalten sind.

Ein grundsätzliches Recht jedes Patienten ist, nachdem er vom Arzt über eine mögliche Behandlung informiert und aufgeklärt wurde, sich dafür oder dagegen zu entscheiden (Dialog Ethik, 2005, S. 1). Das heißt: Auch wenn die Behandlung aus ärztlicher Sicht absolut notwendig ist und dringend empfohlen wird, ist kein Mensch verpflichtet, der Behandlung zuzustimmen.

Fallbeispiel

Ein 82-jähriger Mann wird von seiner Hausärztin wegen Schmerzen und Gewichtsverlust ins Spital überwiesen. Die Ärzte finden heraus, dass der Mann an einem Dickdarmkrebs leidet und teilen dem Mann mit, dass sie ihn am nächsten Tag operieren möchten. Der Mann antwortet, dass er nicht überrascht sei, dass er einen Krebs habe, nachdem er immer mehr Gewicht verloren habe. Er habe ein gutes Leben gehabt und glaube nicht, dass es Sinn mache, sich jetzt noch operieren zu lassen. Er wünsche einfach genügend Schmerzmittel zu erhalten, da er keine großen Schmerzen erleiden möchte. Obwohl die Ärzte zu der Operation raten, da sie eine Chance zur Heilung des Dickdarmkrebses sehen, müssen sie den Wunsch des Mannes akzeptieren. Der Mann bleibt im Spital, erhält Schmerzmittel und stirbt nach drei Wochen.

Charta der Rechte des Krankenhauspatienten

Angemessene Leistungen
Der Patient hat das Recht, Zugang zu den Leistungen des Krankenhauses zu erhalten, die der Art seiner Krankheit oder seines Zustands angemessen sind.

Rücksichtsvolle Betreuung
Der Krankenhauspatient hat das Recht auf eine rücksichtsvolle Betreuung unter Respektierung seiner menschlichen Würde. Diese Betreuung umfasst nicht nur medizinische, pflegerische und verwandte Dienstleistungen, sondern auch angemessene Beratung, Unterbringung, Amtshilfe und technische Hilfe.

Verweigerungsrecht
Der Krankenhauspatient hat das Recht, der Durchführung jeglicher Diagnose- und Behandlungsverfahren zuzustimmen oder sie zu verweigern. In den Fällen, in denen der Patient (gemäß den gesetzlichen Bestimmungen oder den gegebenen Umständen) nicht oder nur teilweise fähig ist, dieses Recht auszuüben, soll es in dem Maße, wie der Patient dazu selbst nicht in der Lage ist, in seinem Namen von seinem Vertreter oder einer vom Gesetz bestimmten Person ausgeübt werden.

Informationsrecht
Der Krankenhauspatient hat das Recht auf Informationen, die entsprechend seiner Lage für ihn von Bedeutung sind. Bei der Weitergabe dieser Informationen an den Patienten sollen dessen höhere Interessen Vorrang haben. Unter Berücksichtigung dessen muss die erteilte Information dem Patienten erlauben, eine genaue Einsicht in alle Aspekte seiner medizinischen und sonstigen Lage zu gewinnen und ihn auf der Grundlage dieser Information befähigen, seine eigene Entscheidung zu treffen oder sich an den Entscheidungen zu beteiligen, die Auswirkungen auf sein Befinden haben.
Hierzu zählt auch das Recht, vollständig über die mit der Anwendung unerprobter Diagnose- und Behandlungsmethoden verbundenen Risiken im Voraus informiert zu werden. Die Zustimmung zu der Durchführung solcher Verfahren muss ausdrücklich gegeben werden und muss jederzeit widerrufbar sein. Bei der Beteiligung des Patienten an Lehre und Forschung im Krankenhaus ist es notwendig, den Patienten völlig frei entscheiden zu lassen, ob er seine Zustimmung dazu geben will oder nicht und wann er daran teilnehmen oder seine Zustimmung widerrufen will.

Recht auf Schutz der Privatsphäre
Der Krankenhauspatient hat innerhalb der Möglichkeiten der Umgebung, in der er untergebracht ist, das Recht auf den Schutz seiner Privatsphäre. Die Vertraulichkeit der Informationen auf Aufzeichnung persönlicher, vor allem medizinischer Art muss gewährleistet werden.

Respektierung der religiösen und weltanschaulichen Überzeugung
Der Krankenhauspatient hat das Recht auf Respektierung und Anerkennung seiner religiösen und weltanschaulichen Überzeugungen.

Recht auf Beschwerde
Der Krankenhauspatient hat das Recht, sich zu beschweren, seine Beschwerde überprüfen zu lassen und über das Ergebnis informiert zu werden.

Die «Charta der Rechte des Krankenhauspatienten» wurde 1979 vom Ausschuss der Krankenhäuser der Europäischen Wirtschaftsgemeinschaft formuliert. Sie gilt für alle Patienten, nicht nur für die von Krankenhäusern.

Pflegemodelle

Elisabeth Blunier

Da die Struktur dieses Buches sich auf das Pflegemodell von Roper, Logan und Tierney stützt, soll dieses Modell hier näher beschrieben werden.

Ein **Modell** ist ein Abbild der Wirklichkeit. Das Modell eines Ohrs zeigt uns, wie das Ohr aussieht.
Bei den Pflegemodellen geht es nicht darum, die Pflege genau so auszuführen, wie sie im Modell beschrieben und dargestellt wird. Es geht darum, den Pflegenden das Verständnis von Pflege zu erleichtern. Pflegemodelle liefern Begründungen für das Handeln und die Wirkung der Pflege (vgl. Swoboda, B.: Pflegeplanung).

Das Roper-Logan-Tierney-Pflegemodell

Das Pflegemodell von Roper, Logan und Tierney basiert auf einem Lebensmodell. Es wurde ursprünglich von Nancy Roper im Jahre 1976 entworfen und 2009 aktualisiert. Das Modell des Lebens ist ein Versuch, die ganze Komplexität des «Lebens» darzustellen und auf Beziehungen zwischen den verschiedenen Komponenten hinzuweisen. Gemäß Abb. 5.6 gibt es fünf Hauptkomponenten im Modell, nämlich:

- Lebensaktivitäten (LA)
- Lebensspanne
- Abhängigkeits-/Unabhängigkeits-Kontinuum
- Faktoren, welche die LA beeinflussen (Einflussfaktoren)
- Individualität im Leben.

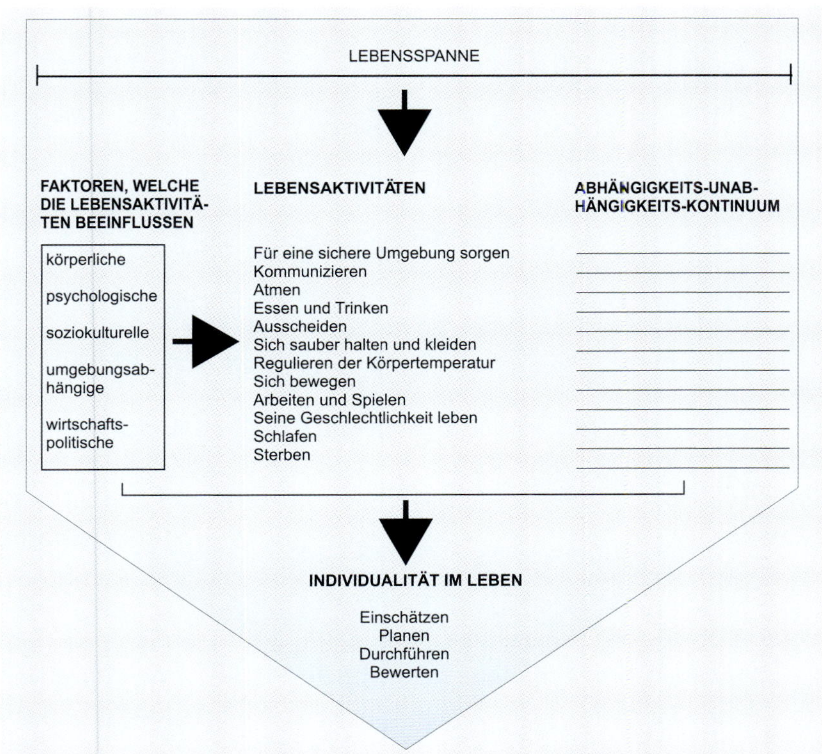

Abbildung 5.6: Diagramm des Pflegemodells nach Roper, Logan und Tierney

Zentrale Aussagen aus dem Modell

- Jeder Mensch bewegt sich in seinem Leben zwischen Polen der völligen Abhängigkeit und der völligen Unabhängigkeit.
- Die Pflegenden unterstützen die Klienten in den Lebensaktivitäten und beugen einer Beeinträchtigung vor.
- Pflege bezieht immer die Individualität im Leben ein.
- Einer der besten Wege, einen Menschen zu verstehen, ist die Beobachtung seiner Lebensaktivitäten.

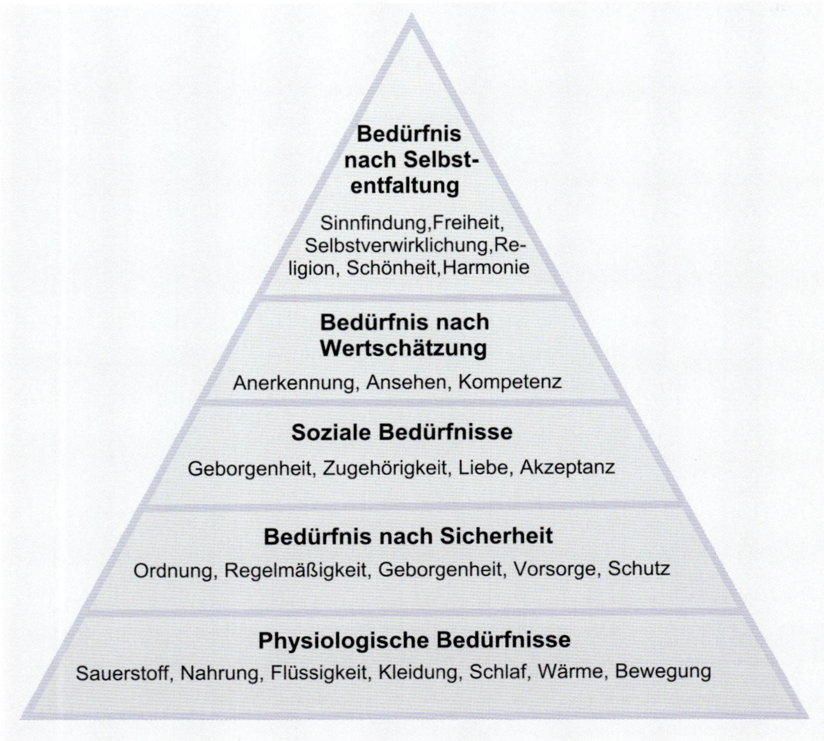
Bedürfnis nach Selbst-entfaltung
Sinnfindung,Freiheit, Selbstverwirklichung,Re-ligion, Schönheit,Harmonie
Bedürfnis nach Wertschätzung
Anerkennung, Ansehen, Kompetenz
Soziale Bedürfnisse
Geborgenheit, Zugehörigkeit, Liebe, Akzeptanz
Bedürfnis nach Sicherheit
Ordnung, Regelmäßigkeit, Geborgenheit, Vorsorge, Schutz
Physiologische Bedürfnisse
Sauerstoff, Nahrung, Flüssigkeit, Kleidung, Schlaf, Wärme, Bewegung

Abbildung 5.7: Bedürfnispyramide nach A. Maslow

Lebensaktivitäten (LA)

Die LA beschreiben, was zum täglichen Leben gehört (s. Tab. 5.3). Jede dieser LA lässt sich in zahllose Einzelaktivitäten aufteilen, zwischen denen enge Wechselbeziehungen bestehen.

Wenn wir zum Beispiel einen Patienten waschen (LA «Sich sauber halten und Kleiden»), sprechen wir mit ihm (LA «Kommunizieren»), wir beachten die Hygienevorschriften (LA «Für eine sichere Umgebung sorgen»), wir regen ihn an sich zu bewegen (LA «Sich bewegen»).

Der amerikanische Psychologe A. Maslow (1908 bis 1970) hat analog zu den Lebensaktivitäten diese Bedürfnisse beschrieben und in fünf Stufen gegliedert (s. Abb. 5.7). Nach Maslow muss der Mensch zuerst seine Grundbedürfnisse befriedigen, bevor er sich einer höheren Stufe zuwenden kann. Das heißt, er kann sich nur höheren Bedürfnissen zuwenden, wenn er zuerst die darunterliegenden befriedigt hat.

In der Schweiz hat Schwester **Liliane Juchli** die Auffassung von Gesundheits- und Krankenpflege geprägt. Sie hat zur Entwicklung von der medizinischen zur ganzheitlichen Sichtweise der Pflege entscheidend beigetragen. Ihr Pflege-Buch ist nach den Aktivitäten des täglichen Lebens (ATL) gegliedert (s. Tab. 5.3).

Tabelle 5.3: Aus: Juchli, L.: Pflege, 8. überarbeitete Auflage, Thieme Verlag, S. 86, 1997
N. Roper und L. Juchli richteten sich beide nach A. Maslow und erstellten bedürfnisorientierte Pflegemodelle.
N. Roper spricht dabei von Lebensaktivitäten (LA), L. Juchli von Aktivitäten des täglichen Lebens (ATL)

Die 12 Lebensaktivitäten (LA) (nach Roper, Logan, Thierney; veränderte Reihenfolge, 2009)	**Die 12 Aktivitäten des täglichen Lebens (ATL)** (nach Juchli, 1997)	**Aktivitäten, Beziehungen und existenzielle Erfahrungen des Lebens (ABEDL)** (nach Krohwinkel, 2008)
Schlafen	Wach sein und schlafen. Anpassung an den 24-Stunden-Rhythmus im Gleichgewicht von Wachen und Schlafen	Kommunizieren können
Sich bewegen	Sich bewegen. Aufrechterhaltung des Tonusgleichgewichts von Bewegung und Statik	Sich bewegen können
Sich sauber halten und kleiden	Sich waschen und kleiden. Verantwortung und Unabhängigkeit für die persönliche Pflege	Vitale Funktionen des Lebens aufrechterhalten können
Essen und Trinken	Essen und Trinken. Aufrechterhaltung von genügender Nahrungs- und Flüssigkeitsaufnahme	Sich pflegen können
Ausscheiden	Ausscheiden.	Essen und trinken können
Regulieren der Körpertemperatur	Körpertemperatur regulieren. Erhaltung der Wärme-Kälte-Regulation	Ausscheiden können
Atmen	Atmen. Aufrechterhaltung der Luftzufuhr (Sauerstoff) und der Kohlendioxidabgabe	Sich kleiden können
Für eine sichere Umgebung sorgen	Sich sicher fühlen und verhalten. Verhüten von Risiken, Gefahren und Schäden	Ruhen, schlafen und entspannen können
Arbeiten und Spielen	Raum und Zeit gestalten – Arbeiten und Spielen. Sich beschäftigen, Aufrechterhaltung des Gleichgewichts zwischen Aktivität und Passivität zwischen Arbeit und Muße, Beziehung zur Umwelt	Sich beschäftigen, lernen, sich entwickeln können
Kommunizieren	Kommunizieren. Steuerung des Gleichgewichts zwischen Individualität und Sozialität, Rückzug und Interaktion, Selbstbeziehung und Fremdbeziehung	Für eine sichere/fördernde Umgebung sorgen können
Seine Geschlechtlichkeit leben	Kind, Frau, Mann sein. Aufrechterhaltung der menschlichen Fortpflanzung und des Gleichgewichts zwischen männlichen und weiblichen Lebensbezügen	Die eigene Sexualität leben können
Sterben	Sinn finden im Werden, Sein, Vergehen. Selbstwerdung, Selbsttranszendenz, Sterben, Bewältigung von Lebens- und Entwicklungsprozessen, Umgehen können mit Grenzen, Reifen entsprechend der konstitutionellen und individuellen Veranlagung; Bezug zur Religion	Mit existentiellen Erfahrungen des Lebens umgehen können Soziale Bereiche des Lebens sichern können

Die Lebensspanne

Die Lebensspanne dauert von der Geburt bis zum Tod. Jeder Mensch durchläuft (wenn er nicht vorzeitig stirbt) in seinem Leben verschiedene Abschnitte: Das pränatale Stadium (vor der Geburt), das Säuglingsalter, die Kindheit, die Adoleszenz (Jugendalter), das Erwachsenenalter und das Alter. Die Pflege hat mit Menschen aller Altersstufen zu tun. Jeder Mensch kann zu jedem beliebigen Zeitpunkt Pflege benötigen.

Abhängigkeits-Unabhängigkeits-Kontinuum

Eng verbunden mit der Lebensspanne ist der Begriff des Abhängigkeits-Unabhängigkeits-Kontinuums. Damit soll zum Ausdruck gebracht werden, dass es Abschnitte im Leben eines Menschen gibt, in denen er eine oder mehrere Lebensaktivitäten nicht allein ausführen kann; er ist nicht mehr unabhängig, sondern ganz oder teilweise auf die Hilfe von anderen Menschen angewiesen (abhängig).

Abhängigkeit kann folgende Ursachen haben: Entwicklungs- oder lebenslaufbedingte Faktoren (z. B. Säuglingsalter/Alter), körperliche oder geistige Behinderung, gestörte oder ausgefallene biologische Funktionen, krankhafte oder degenerative Veränderungen, Unfälle, Infektionen, Probleme, die sich aus dem physischen, psychischen oder sozialen Umfeld ergeben.

Faktoren, welche die Lebensaktivitäten beeinflussen

Biologische, psychologische, soziokulturelle, umgebungsabhängige und **wirtschaftspolitische** Faktoren beeinflussen jede LA und sind mit der Lebensspanne und dem Abhängigkeits-Unabhängigkeits-Kontinuum verbunden.

Individualität im Leben

Ist die Individualität nicht mehr gewährleistet, ersetzt Roper das Lebensmodell durch ihr Roper-Logan-Tierney-Pflegemodell (RLT). Im RLT-Pflegemodell kommt nun anstelle der Individualität die individualisierte Krankenpflege zum Tragen.
Diese wird durch die Anwendung des **Pflegeprozesses** erzielt.

■ Der Kühlschrank ist leer.	**Ist-Zustand feststellen** ↓
■ Es ist nichts mehr zum Essen da.	**Problem formulieren** ↓
■ Kühlschrank ist gefüllt.	**Ziel formulieren** ↓
▸▸ Überlegen, was wo einkaufen, Einkaufszettel schreiben.	**Maßnahmen planen** ↓
▸▸ Einkaufen gehen.	**Maßnahmen durchführen** ↓
▸▸ Beim Einräumen in den Kühlschrank kontrollieren, ob nichts vergessen wurde.	**Evaluieren** (Kontrollieren) Wenn nötig, neues Ziel setzen bzw. neue Maßnahmen planen.

Abbildung 5.8: Der Problemlösungsprozess

Der Pflegeprozess

Der Pflegeprozess geht auf ein Schema der Problemlösung zurück, das ursprünglich nicht für die Pflege, sondern für die Wirtschaft entwickelt wurde. Man nennt diese Art der Problemlösung «Problemlösungsprozess» (s. Abb. 5.8). Praktisch jeder Mensch wendet den Problemlösungsprozess einige Male am Tag – meist unbewusst – an, z. B. wenn der Kühlschrank leer ist.

Seit einiger Zeit wird diese Art der Problemlösung auch in der Pflege angewendet und Pflegeprozess genannt. Der Pflegeprozess beschreibt folgende Schritte: Zuerst werden alle Daten, die für die Pflege relevant (wichtig) sind, gesammelt (Informationssammlung). Die Daten werden analysiert und strukturiert: Welches sind die Probleme, Risiken des Klienten und welches die Ressourcen (Kräfte, Fähigkeiten), die ihm helfen, die Probleme anzugehen und zu bewältigen? In einem nächsten Schritt werden Ziele formuliert, die der Klient erreichen möchte, und dazu Maßnahmen geplant, die es ihm ermöglichen, diese Ziele zu erreichen. Die Maßnahmen werden durchgeführt. Nach der vorgesehenen Zeit wird beurteilt (evaluiert), ob die Ziele erreicht sind. Wenn ja, ist das Problem behoben, wenn teilweise oder nein, werden neue Ziele formuliert und andere Maßnahmen geplant. So kann der Problemlösungsprozess als Regelkreis dargestellt werden (s. Abb. 5.9).

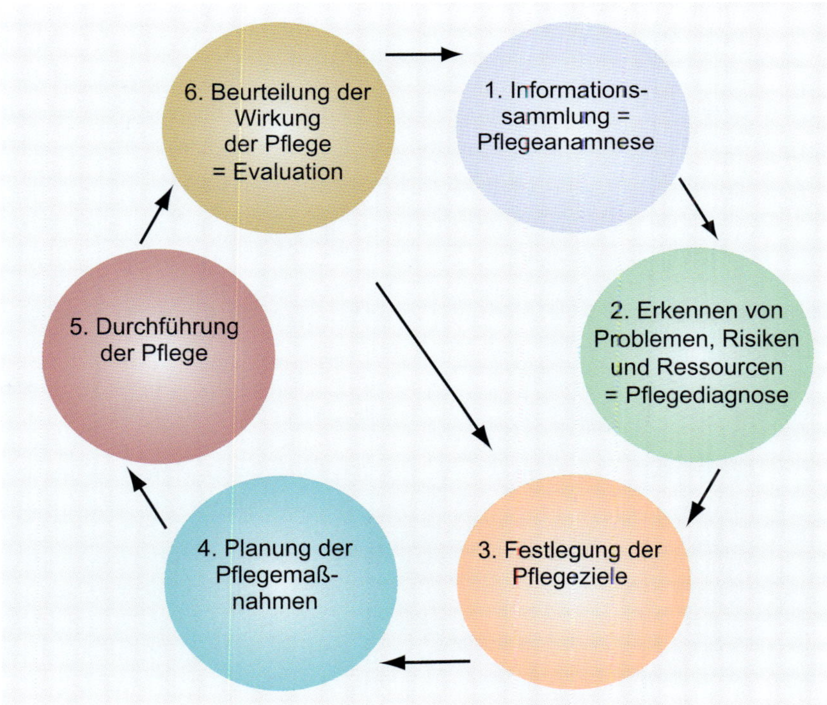

Abbildung 5.9: Der Pflegeprozess als Regelkreis nach Fiechter/Meier, Pflegeplanung, RECOM 1998

Pflege als Beziehungsprozess

Bei der Pflege treten Pflegende und Klienten miteinander in Kontakt. Dabei entwickelt sich eine professionelle Beziehung, auf deren Basis und durch deren Qualität der Pflegeprozess erst wirksam werden kann.

Pflegeplanung

Grundlagen

«Niemand handelt ohne eine Vorstellung von dem, was er tut. Man kann alleine handeln, ohne seine Ideen in Worte zu fassen. Will man etwas mit anderen in ähnlicher Weise machen, geht es nicht mehr ohne Sprache, ohne Vermittlung. Pflegeplanung ist die Methode dafür.» (Swoboda, B.: Pflegeplanung, Vincentz, Hannover 2002)

In der gesetzlichen Regelung zur Qualitätssicherung, in der Schweiz im **KrankenVersicherungsGesetz (KVG),** wird in Art. 32 gefordert, dass sämtliche Leistungen der obligatorischen Krankenversicherung **wirksam, zweckmäßig** und **wirtschaftlich** sein müssen. Die Wirksamkeit muss mit wissenschaftlichen Methoden nachgewiesen sein.

Eine Leistung wird von der Versicherung nur getragen, wenn sie alle drei Kriterien gleichzeitig erfüllt.

Die Pflegeplanung ist ein ideales Instrument, den gesetzlichen Forderungen nachzukommen; sie bildet die Grundlage für eine geplante, ziel- und menschenorientierte Pflege und enthält Aspekte der Qualitätssicherung und Wirtschaftlichkeit.

Die Schritte des Pflegeprozesses

1. Informationssammlung = Pflegeanamnese

Es werden alle Daten aufgenommen, die für die Pflege wichtig sind: Ressourcen, Einschränkungen, Vorlieben, Gewohnheiten, Abneigungen usw. So erhält man ein möglichst umfassendes Bild von der Persönlichkeit des Klienten. Die Informationssammlung dient als Grundlage der Pflegeplanung (s. Tab. 5.4).

Daten können grundsätzlich auf zwei verschiedene Arten erhoben werden:

direkt	*indirekt*
durch Beobachtung: Aussehen, Verhalten, Zustand, nonverbale Zeichen, Schwitzen, Zittern usw.	**durch Auskunft von Drittpersonen:** Arzt, ambulanter Dienst/Spitex, andere an der Betreuung beteiligte Personen
durch spontane Aussagen: des Klienten oder seiner Angehörigen	**aus Aufnahmeformularen:** Personalien
im Anamnesegespräch	**aus der medizinischen Anamnese, ärztlichen Krankengeschichte, Befunden usw.**

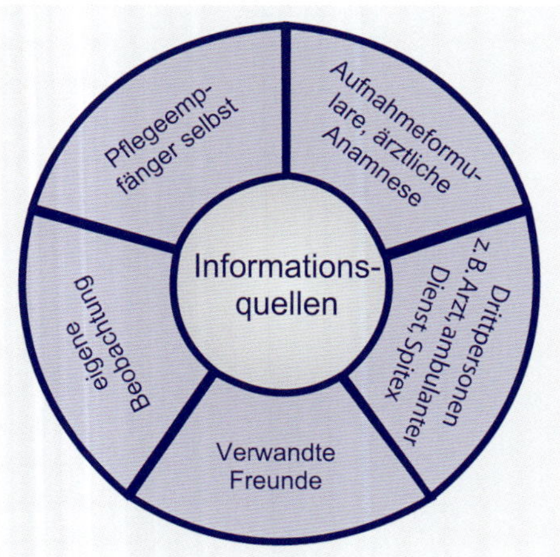

Abbildung 5.10: Informationsquellen

Die gesammelten Daten werden unterschieden in objektive und subjektive Daten.

Objektive Daten: Alles, was wir beobachten oder messen/zählen können, z. B. Gewicht und Größe, Temperatur, Blutdruck und Puls, die Beschaffenheit der Haut, die Menge der Flüssigkeitsaufnahme und der Ausscheidung, das Ausmaß einer Funktionsstörung usw.

Subjektive Daten: Alles, was der Patient selbst aussagt über das, was er empfindet, z. B. Ängste, Sorgen bezüglich seiner Zukunft, Erwartungen, Vorstellungen, Schmerzen, Müdigkeit, Kraft.

Beim erwachsenen Menschen müssen die Lebensgewohnheiten nicht in jedem Fall erfragt werden, nur wenn er Probleme hat oder wenn Probleme zu erwarten sind (z. B. eine bevorstehende Operation).

2. Erkennen von Problemen und Ressourcen = Pflegediagnose

Die durch die Informationssammlung erhaltenen Daten über den Patienten werden analysiert und in Bezug auf folgende Fragen interpretiert:

- Welches sind die Probleme des Klienten, warum treten sie auf, wie sehen sie aus?
- Welches sind die Ressourcen des Klienten resp. seines Umfeldes, die für die Lösung der aktuellen und potentiellen Pflegeprobleme relevant sind?

Probleme sollen kurz, klar und objektiv, das heißt frei von persönlichen Werturteilen dargestellt werden. Ressourcen können sein: Fähigkeiten, Quellen, Kräfte, Reserven, Möglichkeitenoder Lebensaktivitäten, die der Klient unabhängig ausführen kann.

Grundsatz

Pflegepersonen sollen nur Daten erheben, welche für die Pflege relevant sind!

Grundsatz

Der Experte für seine (subjektiven) Probleme und Ressourcen ist und bleibt der Klient selbst resp. seine nächsten Angehörigen!

Fallbeispiel

Herr Mahler hat nach seinem Schlaganfall große Mühe mit dem Gehen; sein linkes Bein ist teilweise gelähmt. Der Patient will unbedingt wieder draußen spazieren gehen können; zur Zeit kann er nur mühsam im Zimmer am Gehbock gehen. Herr Mahler hört sehr schlecht, vor allem wenn mehrere Leute reden, oft versteht er die Pflegepersonen nicht oder falsch; fernsehen kann er nur bei höchster Lautstärke. Herr Mahler hat kein Hörgerät und war noch nie beim Ohrenarzt.

Datum	Probleme und Ressourcen	Datum	Pflegeziele	Datum	Pflegeplan	Pflegeziel-kontrolle Datum
16.3.10	**Gehfähigkeit** Hat große Mühe mit dem Gehen; das linke Bein ist teilweise gelähmt Will unbedingt wieder draußen spazieren					
16.3.10	**Schwerhörigkeit** Kann Gesprächen nicht mehr folgen und nicht mehr fernsehen Möchte normal fernsehen					

Abbildung 5.11: Erkennen von Problemen und Ressourcen

Grundsatz

Wenn immer möglich, sollen die Pflegeziele gemeinsam mit dem Betroffenen oder seinen Angehörigen formuliert werden.

3. Zielformulierung

Zu jedem Problem wird ein Pflegeziel formuliert. Dieses gibt die Richtung an, eine unbefriedigende Situation zu verändern. Alle Ziele müssen realistisch, erreichbar, zeitgebunden, spezifisch und überprüfbar sein. Die Formulierung muss so eindeutig sein, dass sie nicht mehr erklärt werden muss. Grundsätzlich lassen sich Zielsetzungen unterteilen in **Teilziele** und **Fernziele** (s. Abb. 5.10).

Teilziele (Nahziele) markieren den Weg zum Fernziel, sie sind für kürzere Zeitabstände gedacht. Sie motivieren Klienten und Pflegende, weil sie Erfolgserlebnisse ermöglichen. Jedes Teilziel ist dem Fernziel untergeordnet.

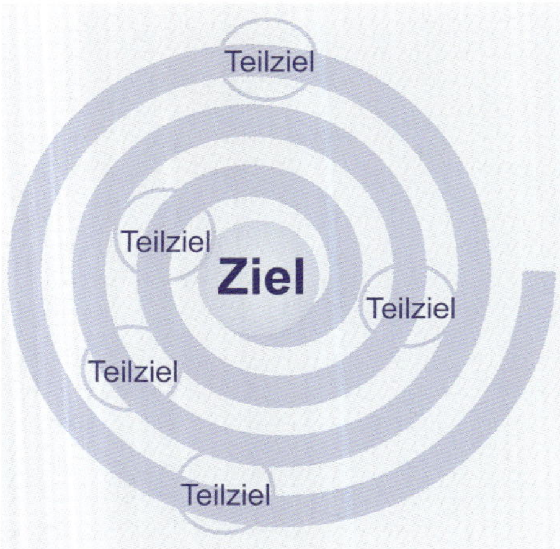

Abbildung 5.12: Teilziele und Fernziel

Fernziele liegen in folgendem Rahmen:

- größtmögliches Wohlbefinden
- größtmögliche Unabhängigkeit in den verschiedenen LAs/ATLs
- Kompensation von eingeschränkten Funktionen
- Erhaltung oder Wiederherstellung eines gesunden Selbstwertgefühls
- Aufrechterhaltung der Beziehung zur Umwelt
- Neuorientierung, Sinnfindung im Leben
- würdiges Sterben

Auch Fernziele müssen für jeden Klienten individuell und konkret formuliert werden.

Formulieren der Pflegeziele

Pflegeziele sollen vom Klienten aus formuliert werden. Sie sollen möglichst einen qualitativen oder quantitativen Hinweis (Eigenschaftswort, Maßeinheit) und ein Zeitelement enthalten.

Datum	Probleme und Ressourcen	Datum	Pflegeziele	Datum	Pflegeplan	Pflegeziel-kontrolle Datum
16.3.10	**Gehfähigkeit** Hat große Mühe mit dem Gehen; das linke Bein ist teilweise gelähmt Will unbedingt wieder draußen spazieren	16.3.10	**Gehfähigkeit** Teilziele: – geht mit dem Gehbock zur Toilette – geht mit dem Rollator in den Speisesaal Fernziel: – Spaziergang im Garten mit dem Rollator/den Stöcken			
16.3.10	**Schwerhörigkeit** Kann Gesprächen nicht mehr folgen und nicht mehr fernsehen Möchte normal fernsehen	16.3.10	**Schwerhörigkeit** – hat Kenntnisse über die Untersuchung beim Ohrenarzt und ist damit einverstanden – kann sich problemlos mit Mitbewohnern und Pflegenden verständigen – kann mit Hilfe eines Kopfhörers fernsehen			

Abbildung 5.13: Zielformulierung

Tabelle 5.4: Checkliste für die Pflegeanamnese/Informationssammlung

Bewegung	**Haut**	**Ausscheidung**
selbstst.: ❑ im Bett ❑ im Raum ❑ im Freien	❑ gesund/intakt	❑ selbstständig
❑ Gehbock ❑ Rollator ❑ Gehstöcke	❑ gefährdete Stellen *(rot eintragen)*	❑ braucht Hilfe:
❑ Begleitung	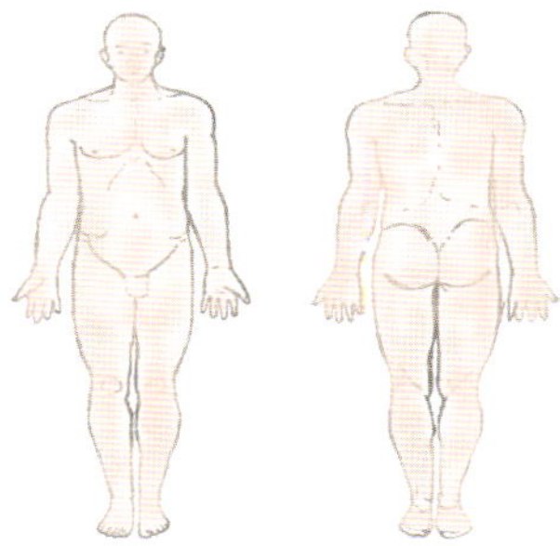	❑ WC ❑ Nachtstuhl ❑ Bettschüssel
❑ Lehnstuhl		inkontinent: ❑ Urin ❑ Stuhl
❑ Rollstuhl		❑ Einlagen
❑ Gehtraining:		❑ Toilettentraining
		Neigung zu: ❑ Verstopfung ❑ Durchfall
Atmung		Maßnahmen:
❑ problemlos		
❑ Behinderung:		**Wohnverhältnis**
		❑ hat eigene Wohnung
❑ Rauchgewohnheiten:		Größe/Stockwerk/Lift:
	Schmerz	
❑ Therapie:	❑ Lokalisation des Schmerzes *(blau eintragen)*	
		Gedächtnis
Kleidung	**Kommunikation**	❑ Erinnerungsvermögen intakt
❑ an-, auskleiden selbstständig	versteht/spricht: ❑ deutsch ❑ andere Sprache:	**Gedächtnisstörung**
❑ braucht Hilfe bei:		❑ Frischgedächtnis
	❑ Sprachstörung:	❑ Langzeitgedächtnis
		Orientierung
Schlaf	Gehör: ❑ intakt ❑ schwer hörend	❑ intakte Orientierung
❑ Schlafgewohnheiten:	Hörgerät: ❑ rechts ❑ links	fehlende Orientierung:
		❑ Ort ❑ Zeit ❑ Person
❑ Schlafstörungen:	Sehvermögen: ❑ intakt ❑ sieht schlecht	
	❑ Brille ❑ Lesebrille ❑ Lupe ❑ andere:	**Sinnfindung/Lernen**
Bettgitter: ❑ links ❑ rechts		erlernter Beruf:
❑ Sicherungsdecke	**Ernährung**	
	❑ Kost/Diät:	❑ pensioniert
Körperpflege	gewohnte Flüssigkeitsmenge:	
❑ selbstständig	ca. ml/Tag	**Glaube/Konfession**
❑ Ganzwäsche	ca. ml/Nacht	❑ nimmt Glaubenshilfe in Anspruch
❑ Oberkörper am Waschbecken	isst auf der Station:	
❑ Intimwäsche im Bett	❑ Morgen ❑ Mittag ❑ Abend	❑ möchte am Gottesdienst teilnehmen:
❑ Bad ❑ Dusche	❑ bes. Vorlieben:	
		Beschäftigung/Freizeitgestaltung
Mundhygiene	❑ bes. Abneigungen:	❑ Basteln ❑ Turnen ❑ Spielgruppe
❑ selbstständig ❑ braucht Hilfe		❑ Gedächtnistraining ❑ Lesen/Zeitung
Zahnprothese: ❑ oben ❑ unten ❑ TP	❑ Unverträglichkeiten:	
Rasieren: ❑ selbstständig ❑ nass ❑ elektrisch		❑ Karten spielen ❑ Kochgruppe
	Hilfsmittel	❑ andere Aktivitäten:
Sicherheit	❑ Tellerring ❑ Schnabelbecher	
❑ kann selbstst. Hilfe anfordern (Rufanlage)	❑ andere:	
❑ braucht Hilfe/Überwachung:		
	❑ Schwierigkeiten b. d. Nahrungsaufnahme:	

4. Planung der Maßnahmen

Standardisierte Pflegeplanung
Es gibt eine Anzahl typischer Probleme, die bei den meisten Klienten unter gleichen Bedingungen auftreten können. Die Pflegemethoden sind bekannt, teilweise Routine (z. B. Körperpflege, Prophylaxen) und müssen nicht bei jedem Klienten neu beschrieben werden. Es gibt dafür standardisierte Pläne als Checklisten (s. Tab. 5.4).

Individuelle Pflegeplanung
Die Pflegemaßnahmen werden anhand der formulierten Pflegeprobleme, der Ressourcen sowie der Ziele des Klienten geplant.
Die Pflegeplanung gibt Auskunft über:

- die einzelnen praktischen Maßnahmen, mit denen die Pflegeziele erreicht werden sollen
- die Art und Weise der Berücksichtigung individueller Bedürfnisse des Klienten
- die Einbeziehung der Ressourcen des Klienten, evtl. der Angehörigen

Formulierung der Pflegemaßnahmen
Die Maßnahmen können als eigentliche Pflegeverordnungen, die eingehalten und kontrolliert werden müssen, betrachtet werden.
Die Formulierung soll:

- konkrete Maßnahmen beschreiben, mit denen man das gesetzte Ziel am besten zu erreichen hofft oder die sich bisher für diesen Patienten als wirkungsvoll erwiesen haben
- die Art, die Quantität, die zeitlichen Abstände der Maßnahmen angeben
- so kurz und knapp wie möglich, aber für alle an der Pflege Beteiligten verständlich sein

Datum	Probleme und Ressourcen	Datum	Pflegeziele	Datum	Pflegeplan	Pflegezielkontrolle Datum
16.3.10	**Gehfähigkeit** Hat große Mühe mit dem Gehen; das linke Bein ist teilweise gelähmt Will unbedingt wieder draußen spazieren	16.3.10	**Gehfähigkeit** Teilziele: – geht mit dem Gehbock zur Toilette – geht mit dem Rollator in den Speisesaal Fernziel: – Spaziergang im Garten mit dem Rollator/den Stöcken	16.3.10	**Gehfähigkeit** – Mit dem Physiotherapeuten zusammen Übungsplan aufstellen – Übungen nach Plan durchführen	18.3.10 Plan ist erstellt 25.3.10 geht mit Gehbock zur Toilette 30.3.10 geht mit dem Rollator in den Speisesaal
16.3.10	**Schwerhörigkeit** Kann Gesprächen nicht mehr folgen und nicht mehr fernsehen Möchte normal fernsehen	16.3.10	**Schwerhörigkeit** – hat Kenntnisse über die Untersuchung beim Ohrenarzt und ist damit einverstanden – kann sich problemlos mit Mitbewohnern und Pflegenden verständigen – kann mit Hilfe eines Kopfhörers fernsehen	16.3.10	**Schwerhörigkeit** – Untersuchung beim Ohrenarzt erklären (Besuch ist für den 19.3. geplant und organisiert) – Maßnahmen im Umgang mit Schwerhörenden beachten – Kopfhörer besorgen, Funktion erklären	19.3.10 Besuch Ohrenarzt hat stattgefunden Herr M. hat Probehörgerät und versteht uns jetzt gut 21.3.10 Herr M. kann Kopfhörer bedienen

Abbildung 5.14: Planung der Maßnahmen

5. Durchführung der Pflegemaßnahmen

Die geplanten Pflegemaßnahmen werden durchgeführt, sie sind für das ganze Team verbindlich, d. h. jede/r muss sich daran halten. Begründete Abweichungen (der Klient ist z. B. erschöpft von einer Röntgenuntersuchung und kann am Mittag nicht mit dem Gehbock zur Toilette gehen) müssen im Pflegebericht dokumentiert werden.

6. Beurteilung der Wirkung der Pflege – Pflegebericht

Im Pflegebericht werden die Wirkung der durchgeführten Pflegemaßnahmen und das Befinden des Klienten genau dokumentiert.
Die Eintragungen sollen laut Fiechter/Meier Antworten auf folgende Fragen geben:

- Was für eine Wirkung hat die Pflege auf den Klienten?
- Wie sind seine Reaktionen auf einzelne Maßnahmen?
- Wie ist sein Befinden heute?
- Sind Veränderungen in seinem Zustand eingetreten: besser, schlechter, stabil?
- Inwieweit wurden die gesetzten Ziele erreicht?

Aufgrund des Pflegeberichts wird entschieden, ob die Pflegeziele erreicht sind oder nicht. Wenn ja, ist der Prozess abgeschlossen, wenn nicht, werden neue Probleme, Ziele und Maßnahmen definiert.

Beobachtungen im Pflegebericht festhalten

Zu den Aufgaben von Assistentinnen/Assistenten Gesundheit und Soziales EBA gehört es, Informationen, die sie beispielsweise aus Beobachtungen erhalten, «knapp, sachgerecht, angemessen und rechtzeitig» (Bildungsplan Assistent/-in Gesundheit und Soziales) zu dokumentieren. Aussagen sollten dabei immer auch für Außenstehende nachvollziehbar sein.

«Knapp» dokumentieren bedeutet, dass Sie nur das dokumentieren, was zum Verständnis der Situation notwendig ist.

«Sachgerecht» und **«angemessen»** dokumentieren bedeutet, dass sie Situationen beschreiben, aber nicht werten. Eine Wertung wäre es, wenn Sie schreiben würden: «Frau Müller war heute morgen zu faul zum Aufstehen.» Sachgerecht könnte man dieselbe Situation wie folgt beschreiben: «Frau Müller sagte am Morgen, sie möchte nicht aufstehen. Wenn man nicht direkt mit ihr sprach, fielen ihr jeweils die Augen wieder zu.»

Tipp: Wenn Sie grundsätzlich einfach möglichst präzis beschreiben, wie eine Situation ablief und was Sie beobachten konnten, dann ist Ihre Beschreibung in aller Regel sachgerecht und wertfrei.

«Rechtzeitig» dokumentieren bedeutet, eine Situation/eine Beobachtung möglichst bald mündlich weiter zu leiten oder schriftlich festzuhalten. Gewöhnen Sie sich an, die Dokumentation nicht erst am Nachmittag zu schreiben, sondern regelmäßig mehrmals tagsüber neue Beobachtungen aufzuschreiben.

Pflegedokumentation

Das Dokumentationssystem

Die Pflegedokumentation besteht aus verschiedenen Einzelblättern, die übersichtlich geordnet in Mappen aufbewahrt werden. Es werden Systeme verwendet, die eine Mischung aus anzukreuzenden und frei formulierbaren Angaben enthalten.

Auf den Mappen sind sog. «Reiter» (farbige Plättchen) angeordnet. Sie dienen der raschen Übersicht (spezielle Ernährung, Bettruhe, Sturzgefahr usw.). Wenn ein Klient gewogen werden muss, schiebt die verantwortliche Pflegeperson z. B. das blaue Plättchen hoch. Am nächsten Morgen sieht die Pflegende, dass sie den Klienten wiegen muss.

Die Mappe enthält das Stammblatt, auf dem die Stammdaten (Name, Adresse usw.) des Klienten stehen, verschiedene Blätter für den Pflegebericht, Kurven (z. B. Fieberkurve) und Formulare (z. B. Überwachungsblatt), auf denen Untersuchungen, Beobachtungen, Messungen usw. eingetragen werden können.

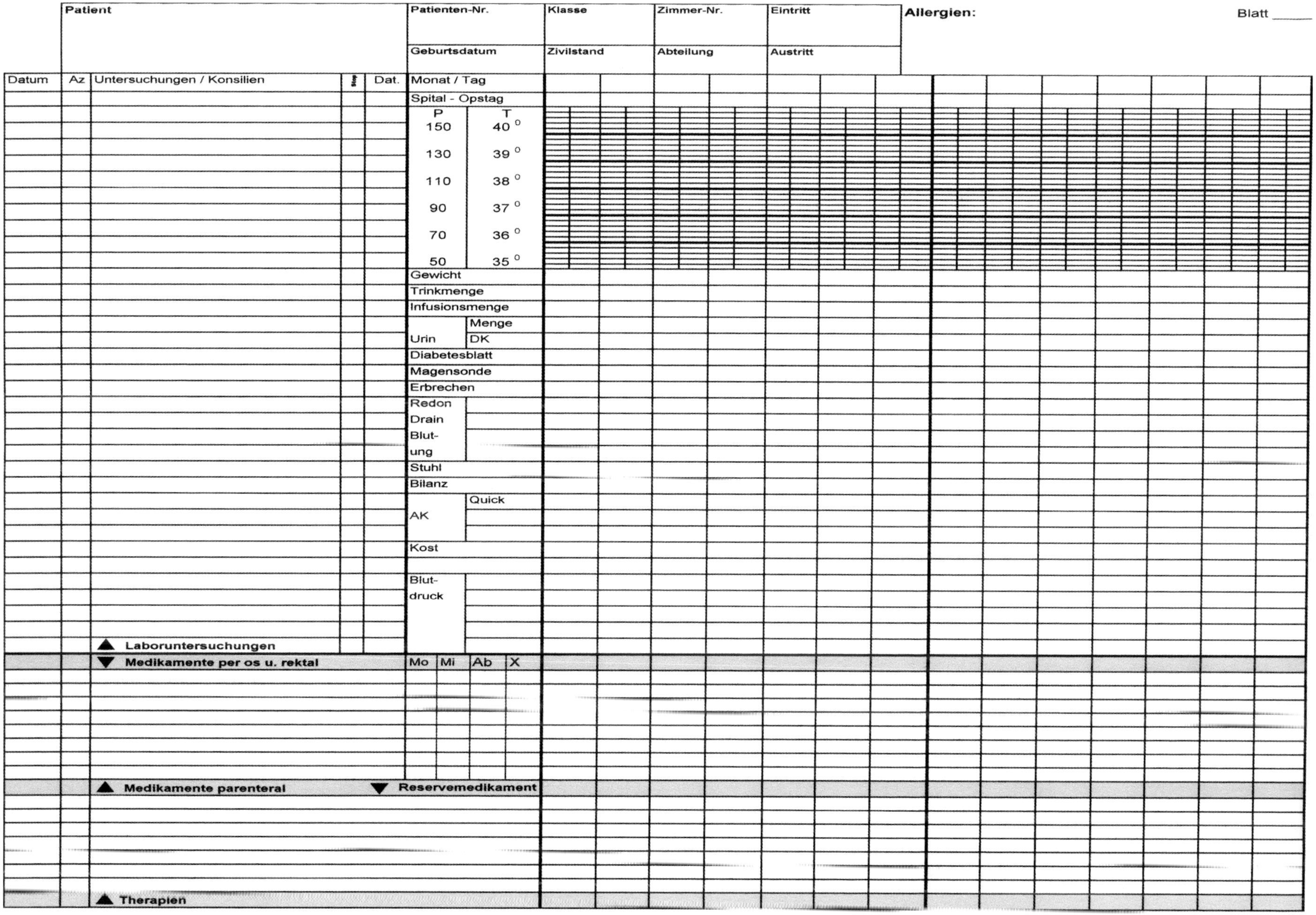

Abbildung 5.15: Beispiel einer Pflegedokumentation (Fieberkurve) des Bürgerspitals Solothurn

Anrufe entgegennehmen

(Robert Ammann)

Zu den Aufgaben der Assistentin/des Assistenten Gesundheit und Soziales EBA gehört es, Telefonanrufe entgegen zu nehmen.

Beim Entgegennehmen von Telefonanrufen sind folgende Punkte zu beachten:

- Wer ist die Person, welche den Anruf entgegennimmt? Diejenige Person, welche das Telefon entgegennimmt, meldet sich mit Institution/Abteilung/Name/Funktion. Es geht darum, sich zu identifizieren, damit die anrufende Person weiß, dass sie am richtigen Ort ist und mit wem sie spricht.
- Wer ist die Person, die anruft? Als Nächstes sollte die Person, die anruft, ihren Namen sagen und mitteilen, welches ihre Funktion ist. Also zum Beispiel: «Hier ist Frau Meier vom Sozialdienst.», oder «Guten Tag, hier ist Barandun. Ich bin die Tochter von Frau Coletti, die bei Ihnen wohnt.» Wichtig ist, dass Sie, wenn Sie das Telefon entgegennehmen, den Namen und die Funktion klar verstanden haben. Wenn nicht, fragen Sie sofort nach.
  Tipp: Die meisten Personen, die regelmäßig Anrufe entgegennehmen, haben immer einen Notizblock zur Hand und schreiben sich die Anrufzeit, den Namen der anrufenden Person und ihr Anliegen auf.
- Welches ist das Anliegen der anrufenden Person? Nun kann die anrufende Person ihr Anliegen äußern.
- Dürfen Sie als Assistentin/Assistent Gesundheit und Soziales EBA den Inhalt des Anrufs entgegennehmen? Als Assistentin/Assistent Gesundheit und Soziales EBA dürfen Sie nicht alle Anliegen entgegennehmen. Wenn Sie beispielsweise in einem Spital arbeiten, dürfen Sie möglicherweise Informationen zu geplanten Untersuchungen nicht selbst entgegennehmen, sondern müssen eine andere Person ans Telefon rufen. Auch wenn Angehörige von Klientinnen/Klienten anrufen, um sich über die Pflege zu beschweren, müssen Sie das Gespräch an die zuständige Verantwortliche (zum Beispiel die Stationsleitung) weiterleiten.
  Wichtig: Wenn Sie nicht sicher sind, ob Sie das Anliegen entgegennehmen dürfen, dann sichern Sie sich ab. Sagen Sie der anrufenden Person: «Einen Moment bitte, bleiben Sie dran», und erkundigen sich bei einer ausgebildeten Person im Team, ob sie das Anliegen der anrufenden Person entgegennehmen dürfen.
- Was muss mit dem Anruf geschehen? Muss die anrufende Person zurückgerufen werden können? Möchte die anrufende Person eine Information übermitteln, zum Beispiel eine Tochter ihrem Vater ausrichten, dass sie ihn am nächsten Tag besucht? Möchte die anrufende Person ein Gespräch mit der zuständigen Pflegefachperson vereinbaren, um aktuelle Informationen über das Befinden einer Angehörigen zu erhalten? Möchte der Sozialdienst darauf hinweisen, dass ein Klient/eine Klientin noch keine Antwort gegeben hat, in welches Rehabilitationszentrum er/sie nach dem Spitalaufenthalt gehen möchte?

Hinweis: Stellen Sie sicher, dass Sie das Anliegen der anrufenden Person klar verstanden haben und wissen, was Sie mit diesem Anliegen tun sollen. Wenn die anrufende Person einen Rückruf erwartet oder später wieder erreicht werden will, ist es notwendig, dass Sie sich die Telefonnummer geben lassen, unter der die anrufende Person erreichbar ist.

- Die Information an die zuständige Person weiterleiten. Wer einen Anruf entgegengenommen hat, ist dafür verantwortlich, dass die Information an die richtige Stelle weiter geleitet wird. Das kann eine Teamkollegin/ein Teamkollege sein, ein Klient/eine Klientin, die zuständige Ärztin/der zuständige Arzt etc. Ihre Aufgabe ist erst erfüllt, wenn Sie das Anliegen, welches Sie am Telefon entgegengenommen haben, an die zuständige Person übermittelt haben. Es kann zusätzlich notwendig sein, dass Sie am Rapport mündlich auf ein Anliegen hinweisen oder dieses schriftlich in der Dokumentation festhalten.

Ein Beispiel für ein mögliches Telefongespräch:

(Das Telefon klingelt. Jules Praz, Assistent Gesundheit und Soziales EBA, ist allein im Stationszimmer und nimmt den Hörer ab.)

Jules Praz (J. P.): «Guten Tag. Hier ist Station C des Pflegeheims Adlerblick, Jules Praz, Assistent Gesundheit und Soziales in Ausbildung.»
Yvonne Baumgartner (Y. B.): «Guten Tag, hier ist Dr. Baumgartner. Ich betreue Frau Sommer und wollte Ihnen mitteilen, dass Frau Sommer heute Abend auf keinen Fall ihr Sintrom nehmen soll.»
J. P.: «Ist Sintrom ein Medikament?»
Y. B.: «Ja.»
J. P.: «Dann darf ich diese Information nicht entgegennehmen. Ich hole Frau Maurer, diplomierte Pflegefachfrau, ans Telefon. Warten Sie einen kurzen Augenblick.»
Y. B.: «Gut, dann warte ich. Auf Wiederhören.»
J. P:: «Auf Wiederhören.»
(Jules Praz sucht Frau Maurer und teilt ihr mit, dass Frau Dr. Baumgartner am Telefon ist und eine Information zu einem Medikament geben möchte.)

Umgang mit Informationen, E-Mails und Mobiltelefonen

Als Assistent/Assistentin Gesundheit und Soziales EBA erhalten sie ständig Informationen oder geben Informationen an andere. Möglicherweise haben Sie in Ihrer Institution eine persönliche E-Mail-Adresse, über die Sie allgemeine Informationen aus der Institution, aber auch direkte Informationen und Aufträge von Ihrer Berufsbildnerin/ihrem Berufsbildner oder der bildungsverantwortlichen Person erhalten.

Es gehört zu Ihrer Verantwortung, Informationen aus der Institution, die Sie auf diesem Weg erhalten, regelmäßig zu lesen und zur Kenntnis zu nehmen. Wenn Sie persönliche Aufträge (zum Beispiel die Vorbereitung eines Gesprächs) oder Rückmeldungen zur Lerndokumentation per Mail erhalten, ist es Ihre Verantwortung die Aufträge auszuführen und die Rückmeldungen beim nächsten Mal zu berücksichtigen.

Möglicherweise senden Sie auch Informationen von der offiziellen E-Mail-Adresse Ihrer Station aus. Eine berufliche E-Mail lässt sich nicht mit einem privaten E-Mail vergleichen. Es ist vergleichbar mit einem offiziellen Brief und somit auch eine Visitenkarte Ihrer Institution. Berufliche E-Mails müssen in korrektem Deutsch geschrieben und mit formeller Begrüßung («Sehr geehrter Herr XY») und einem formellen Abschluss («Mit freundlichen Grüßen») beendet werden. Viele Institutionen geben Weisungen heraus, in welcher Form beispielsweise an jedes Mail eine Signatur mit Name der schreibenden Person, Funktion, Name der Institution und Telefon/E-Mail-Adresse angefügt werden muss.

Heikel ist das Übermitteln persönlicher Informationen über Klientinnen/Klienten per Mail (siehe auch Abschnitt «Berufsgeheimnis/Schweigepflicht»). Halten Sie sich strikt an die Weisungen Ihrer Institution und versenden Sie keine Informationen, mit denen die Schweigepflicht verletzt werden könnte.

Tragen Sie zur Sicherheit bei und öffnen Sie keine Anhänge in Mails von Personen, die Sie nicht kennen. Wenn Sie selbst Dateien von Ihrem persönlichen Computer an die Arbeit mailen oder die Dateien über einen USB-Stick transferieren wollen, müssen Sie vorgängig die entsprechenden Richtlinien Ihrer Institution zur Abwehr von Computerviren kennen und berücksichtigen.

In den meisten Institutionen gibt es klare Regeln zur Nutzung des Internets während der Arbeitszeit, aber auch zur Nutzung/Verwendung von persönlichen Mobiltelefonen mit Fotofunktion während der Arbeit. Es gehört zur Ihrer Verantwortung und Sorgfaltspflicht, die entsprechenden Regelungen einzuhalten. Nichteinhaltung kann zu Disziplinarverfahren und in einzelnen Fällen zur fristlosen Entlassung führen. Fotografien von Klientinnen und Klienten gehören in keinem Fall in private Mobiltelefone.

Quellen

Blunier, E.: Lehrbuch Pflegeassistenz, Huber, Bern 2011, 5. Auflage

Orell Füssli Verlag: Taschenkommentare zum ZGB, OR, St.GB und SchkG, Orell Füssli Verlag, Zürich 1998

Fiechter, V.; Meier, M,: Pflegeplanung, Recom, Baunatal 1998 und Brobst.

R. A.: Der Pflegeprozess in der Praxis, Huber, Bern 2007

5.3

Reinigt Apparate und Mobiliar und sorgt für deren Betriebsbereitschaft

Typische Situation

Im Betrieb steht ein Rollator zum Reinigen. Laura Mathis, Assistentin Gesundheit und Soziales EBA, reinigt im Ausguss den Rollator nach den internen Weisungen und den Hygienerichtlinien.

Danach prüft Laura Mathis die Bremsen des Rollators auf ihre Funktionstüchtigkeit und ob die Räder mit genügend Luft gefüllt sind. Nachdem sie alles kontrolliert hat, stellt sie den Rollator in den Mobiliarraum zurück. Zur Qualitätssicherung visiert Laura Mathis auf der Liste ihren Namen und das Datum.

Situationskreis

Alle Situationen im Zusammenhang mit Reinigung, Wartung und Reparatur von Gegenständen

Berufskunde

- Apparate betriebsbereit halten gemäß Bedienungs- und Wartungsanleitung
- Grundlagen (Grobschmutz, Reinigungs- und Desinfektionsmittel) der Materialreinigung
- Sinn und Bedeutung des Nachführens der verschiedenen Listen in Bezug auf die Qualitätssicherung.
- Reparaturen veranlassen und Rücklauf kontrollieren.

ÜK

- Kennt den Umgang und die Einstellungen der verschiedenen Hilfsmittel wie Rollator, Gehstöcke, Rollstuhl usw.
- Reinigt und desinfiziert Mobiliar

Fähigkeiten in der Praxis

- Reinigt und wartet Apparate nach den betrieblichen Vorschriften
- Überprüft Apparate, Mobiliar und Hilfsmittel auf ihre Funktionstüchtigkeit
- Erkennt defekte Apparate, Mobiliar und Hilfsmittel und leitet die Feststellung der zuständigen Stelle weiter
- Erstellt und führt Reinigungs- und Gerätekontrolllisten
- Geht sorgfältig und ressourcenschonend mit Material und Geräten um

Geräte betriebsbereit halten

Für jedes Gerät auf ihrer Abteilung gibt es eine Gebrauchsanweisung; die wird automatisch beim Mieten oder Kauf mitgeliefert. Die Gebrauchsanweisung beschreibt u. a. die Vorbereitung, Bedienung, Nutzung, technischen Daten, Wartung und Pflege des Produktes. Sie dient somit dem Benutzer als Handlungsgrundlage für sichere und gefahrlose Nutzung des Geräts. Um das Gerät optimal nutzen zu können und gefährliche Situationen zu vermeiden, muss jeder, der mit dem Gerät umgeht, die Gebrauchsanweisung vor der ersten Benutzung aufmerksam lesen und das Gelesene beachten. Die Gebrauchsanweisung soll an dem dafür vorgesehenen Ort aufbewahrt werden (z. B. in einem Ordner, in dem alle Gebrauchsanweisungen für Geräte sind).

Gerät kennen

Es ist sinnvoll, ein Gerät zu kennen, bevor man es in der Praxis zum ersten Mal benutzen muss. Es kann peinlich sein, wenn der Klient z. B. schon im Rollstuhl sitzt und man nicht weiß, wie die Beinstützen eingesetzt werden.

Darum soll man alle Geräte, die man in der Praxis braucht, im Unterricht oder ÜK gut kennen lernen; das heißt üben, bis man Einstellen, Fahren damit, Falten, Auseinandernehmen, wieder Zusammenstellen usw. beherrscht.

Besorgen Sie sich die Gebrauchsanweisungen oder laden Sie sie vom Internet herunter unter z. B. «Gebrauchsanweisung Rollator», «Gebrauchsanweisung Rollstuhl» usw.

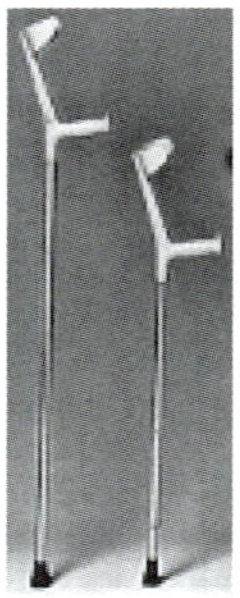

1.

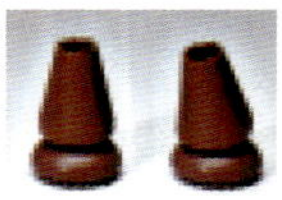

2.

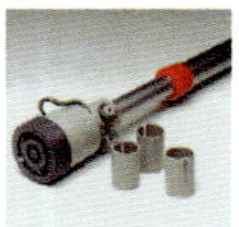

3.

Abbildung 5.16:
1. Unterarmgehstützen, 2. Bewegliche Krückenkappen, 3. Krückenkappen mit ausfahr- und einziehbaren Dornen

Gehhilfen

In der Regel hat jeder Klient seine eigene Gehhilfe. Er braucht sie entweder vorübergehend (z. B. Stöcke bei einem Beinbruch) oder dauernd (Rollator bei chronischen Gehproblemen).

Gehhilfen müssen immer der momentanen Situation des Klienten angepasst werden. Hier einige Beispiele:

Gehstützen (Abb. 5.16)

Gehstützen werden eher bei jüngeren Patienten und hauptsächlich auf der Orthopädie eingesetzt. Das Gehen mit Gehstöcken muss gelernt und geübt werden, wenn möglich schon vor einer (geplanten) Operation. Am besten ist die Anleitung durch den Physiotherapeuten.

- Handgriffe evtl. polstern.
- Krückenkappen (s. Abb. 5.16.1) auf Abnutzung und Defekte kontrollieren.
- Im Winter draußen Krückenkappen mit Dornen an die Stöcke stecken (s. Abb. 5.16., 2+3).

Gehstützen einstellen:

- Stock neben den Fuß des Klienten stellen.
- Arme hängen lassen.
- Länge des Stocks so einstellen, dass sich die Griffe auf der Höhe des Handgelenks befinden.

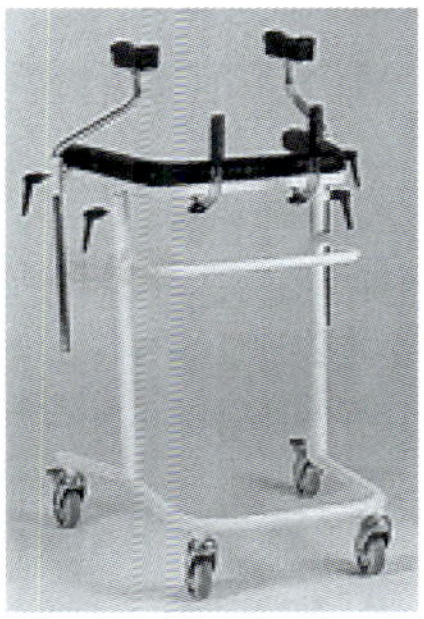

Abbildung 5.17: Gehwagen

Gehwagen (Abb. 5.17)

Der Gehwagen wird eingesetzt für betagte und/oder behinderte Menschen und nach Operationen (wenn z. B. ein Bein nicht belastet werden darf), um allgemein das Gehen wieder zu lernen. Da der Klient auch unter den Armen gehalten wird, fühlt er sich mit dem Gehwagen relativ sicher.

Gehwagen einstellen:

- Klienten gerade stellen
- Schulter locker hängen lassen
- Achselpolster zwei Finger breit unter der Achselhöhle fixieren
- Polster ganz an Körper anlegen

Gehen am Gehwagen:

- Körpergewicht auf Arme und Beine abstützen
- Becken geradehalten
- ▼ Gefahr der Überlastung des Schultergürtels (schmerzhaft)
- ▼ Klienten nicht mit dem Gehwagen hinsetzen oder aufstehen lassen; Gehwagen erst geben, wenn Klient steht, vor dem Hinsetzen wegnehmen.

ACHTUNG

▼ Der Rollator ist nicht geeignet für Klienten mit starken Gleichgewichtsstörungen und Sitzunfähigkeit.

Grundsätze

- Vor dem Benützen die Funktion der Bremsen prüfen.
- Beim Anhalten, wenn der Rollator steht, und vor dem sich darauf setzen, immer die Feststellbremse betätigen (in der Regel den Bremshebel nach unten drücken und darauf achten, dass er einrastet – man hört ein leises Klicken).
- Zum Lösen der Bremse den Hebel nach oben ziehen.
- Sich immer gegen die Fahrtrichtung auf den Rollator setzen.

Rollator (Abb. 5.18)

Der Rollator ist beweglich, einfach zu schieben und ermöglicht fließenderes Gehen. Er hat Bremsen und oft einen Korb, in dem Gegenstände transportiert werden können oder ein Brett, auf das sich der Klient setzen und ausruhen kann[1].

Viele betagte Menschen sind begeisterte «Rollatorfahrer». Das Hauptproblem dabei ist die schlechte Körperhaltung, die sie sich dabei aneignen.

Rollator einstellen:

- Die Handgriffe so einstellen, dass sie sich in der Höhe der Handgelenke befinden.

[1] Sich nur setzen, wenn der Rollator eine Rückenlehne oder einen Rückengurt hat.

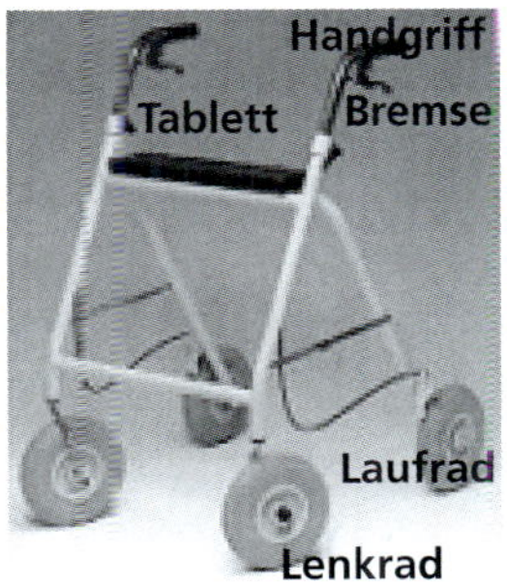

Abbildung 5.18: Rollator

Grundsätze

- Armlehnen und Bein-/Fußstützen kann man entfernen; Rollstuhl nie daran hochheben.
- Rollstuhl, immer wenn er steht, arretieren.
- Sicherheitsgurten anlegen verhindert das Herausfallen.
- Bei elektrischen Rollstühlen die Batterie regelmäßig aufladen; sie am besten jede Nacht ans Ladegerät hängen.

ACHTUNG

- Lesen und beachten Sie immer die Gebrauchsanweisung des jeweiligen Rollstuhls. Fragen Sie auf Ihrer Abteilung, wo sie sich befindet. Viele Gebrauchsanweisungen können im Internet unter: **«Gebrauchsanweisung Rollstuhl»** (google) heruntergeladen werden.
- Die **Fußstützen** müssen sich in einigen Zentimetern Entfernung vom Fußboden befinden und – vor allem an Toilettenstühlen – vor dem Aufstehen des Klienten unbedingt hochgeklappt werden. Bei vielen Modellen kommt es sonst aufgrund der Schwerpunktverlagerung zum Vorüberkippen des Stuhles und somit zum Sturz des Klienten.

Der Rollstuhl (s. auch Kap. 1.5)

Vor jedem Einsatz:

- Reifenzustand und Reifendruck prüfen.
- Bremsfunktion prüfen.
- Einstellungen prüfen (Sitz, Rückenlehne).

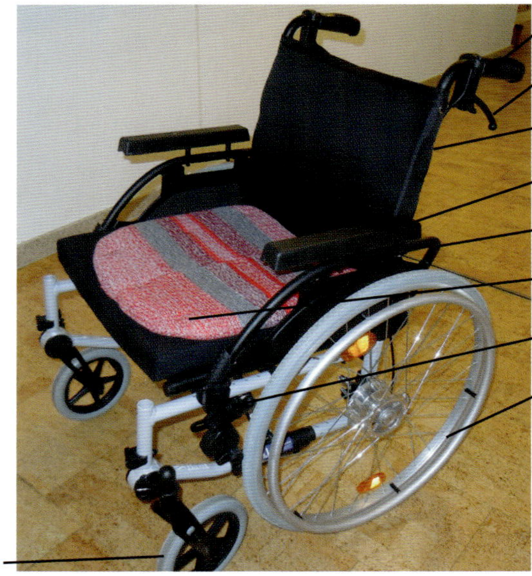

Abbildung 5.19: Rollstuhl

Geräte, Apparate und Hilfsmittel reinigen / desinfizieren

Apparate und Hilfsmittel werden in der Regel mit dem in Ihrem Haus üblichen Allzweckreiniger gereinigt. Desinfiziert werden muss nur z. B. der Sitz des Nachtstuhls, in den Institutionen der Badelift, die Badewanne, Steckbecken, evtl. Haltegriffe und Türfallen.

Richten Sie sich nach den Reinigungs- und Desinfektionsplänen in Ihren Institutionen (s. Beispiel-Tab. 5.5), die definieren was, womit, wie, wann und von wem gereinigt bzw. desinfiziert wird.

Achtung: Bei grassierenden Viruserkrankungen (z. B. Noro Virus) gelten spezielle Reinigungs- und Desinfektionspläne. Darüber werden Sie in ihren Institutionen frühzeitig und gründlich informiert.

Psychogeriatrisches Pflegeheim zur FORST
Untere Sternengasse 3
4500 Solothurn

Reinigungs- und Desinfektionsplan, Pflege-Abteilungen

Dosiertabelle ***Allzweckreiniger Maya Uni: 1:100 (1 dl auf 10 lt Wasser)***
Sanitärreiniger Maya San: 1:1 (unverdünnt)

Was?	Womit?	Wie?	Wann?	Wer?
Abfall-, Schmutzwäsche-Wagen mit Deckel	Allzweckreiniger Maya Uni	Mechanische Reinigung	1 x pro Woche, bei sichtbarer Verschmutzung	PD (Pflegedienst)
Absauggerät Schlauch (Mehrweg)	Topfspülmaschine Heißes Wasser	Thermische Dekontamination Behälter, Absaugglas und Deckel einlegen, durchspülen	Täglich Nach Abschluss der Therapie: neuen Schlauch anbringen	PD
Einwegmaterial	Entsorgen			
Infusionsständer	Allzweckreiniger Maya Uni	Mechanische Reinigung	Nach Gebrauch	PD
Nachtstuhl	Meliseptol® rapid	Sitzfläche abreiben mit feuchtem Papiertuch Einwirkungszeit 1 Min. Grundreinigung	Nach jedem Gebrauch 1 x pro Monat oder bei Bedarf	PD
Rollstuhl, Rollator, Variostuhl, Lehnstuhl	Allzweckreiniger Maya Uni	Mechanische Reinigung	1 x pro Monat und bei Bedarf	PD

Version 3/28.07.2009, Barbara Meyer, Fachberaterin für Hygiene in LZP und Spitex, Bern
und Ines Gerber, Hygienebeauftragte zur Forst, Solothurn
Evaluiert und angepasst 11.07.2011 Ines Gerber, Hygienebeauftragte zur Forst, Solothurn

Abbildung 5.20: Beispiel Reinigungs- und Desinfektionsplan: Material und Hilfsmittel, Forst Solothurn

Geräte reinigen und warten

Wie alle anderen Arbeiten wird auch die Reinigung genau geplant und läuft in den Schritten: Vorarbeit, Hauptarbeit und Schlussarbeit ab.

Vorarbeit

- Arbeit gut überdenken.

Arbeitsplatz einrichten

Zu reinigende Geräte/Gegenstände

- Eimer mit Wasser und Reinigungs-/Desinfektionsmittel (Mittel laut Reinigungs-/Desinfektionsplan nach Vorschrift der Institution); auf richtige Dosierung achten
- Mikrofasertücher (Farbe nach Anweisung)
- Handschuhe
- evtl. Wattestäbchen und Pinzette

Hauptarbeit

Jedes Gerät wird gemäß Gebrauchsanweisung, Reinigungs- und Desinfektionsplan Ihrer Institution gereinigt und gewartet.

Grundsätze der Reinigung

- Immer mit Handschuhen arbeiten. Bei Reinigung mit Desinfektionsmittel (z. B. Sitzfläche des Nachtstuhls) immer Handschuhe tragen. Bei Hautirritation immer Handschuhe tragen!
- Beim Reinigen mit Mikrofaserlappen immer Handschuhe tragen (entfettet die Haut).
- Gegenstand von oben nach unten/von hinten nach vorne reinigen.
- Immer auch von unten reinigen: z. B. Rollstuhlsitz, Infusionsständer (auf einen Boy stellen, damit man die untere Seite und die Räder gut sieht und reinigen kann).
- Rillen reinigen; z. B. beim Rollstuhl zwischen Sitz und Lehne.
- Das, was man auseinander nehmen kann, auseinander nehmen (z. B. Tablett vom Rollator, Lehnen vom Badelift) und einzeln reinigen.

Reinigung von Rädern (Infusionsständer, Rollator, Rollstuhl, Boy usw.):

- Rollen/Räder bei der gründlichen Reinigung abwischen und auf das Laufen überprüfen. Schwer zugängliche, enge Stellen kann man gut mit Wattestäbchen reinigen, eingeklemmte Haare und Schmutz mit einer Pinzette entfernen.

Grundsätze der Desinfektion (s. auch Kap. 4.2)

- Die vorgegebene Konzentration des Desinfektionsmittels, die Einwirkungszeit und die Häufigkeit der Anwendung unbedingt einhalten.
- Desinfektionsmittel und Reinigungsmittel nie mischen.
- Nie zwei Desinfektionsmittel gleichzeitig verwenden.
- Beim Arbeiten mit Desinfektionsmittel immer Handschuhe tragen (sind aggressiv).
- Bei Flächendesinfektion das Mittel großzügig gleichmäßig verteilen, nicht verdünnen, nicht nachspülen, nicht trocknen sondern trocknen lassen.
- Desinfektionsspray nur gezielt anwenden, wenn möglich mit Lappen verteilen (Gründe: gefährliche Dämpfe, die Sprüh-Tröpfchen erreichen nicht alle Mikroorganismen).

Schlussarbeit

- Schmutzige Lappen in den Sack vom Reinigungswagen werfen.
- Gebrauchsmaterial wie Putzeimer und Boy reinigen, wenn nötig, desinfizieren, versorgen.
- Hände desinfizieren.
- Gesäuberte Geräte/Gegenstände an Ihren Platz zurückbringen.
- Fehlendes Material auffüllen.
- Ergebnis der Arbeit überprüfen, anhand des Skripts kontrollieren, ob die Arbeit richtig ausgeführt wurde.

Reinigung und Wartung spezieller Geräte

Rollator

- Rahmen und Griffe regelmäßig mit einem Allzweckreiniger (keine Schleifmittel) reinigen.
- Bei starken Verschmutzungen kann man fettlösende Reinigungsmittel verwenden.
- Nach dem Waschen oder einer Nutzung im Regen abtrocknen.
- Nach Verwendung eines fettlösenden Reinigungsmittels alle beweglichen Teile schmieren.
- Bremsklötze und deren Führung sowie die Bremsfedern regelmäßig reinigen.
- Wenn ein Netz vorhanden, dieses abnehmen und separat mit maximal 40 °C von Hand waschen.

Wartung

- Schrauben und Muttern können mit der Zeit locker werden. Regelmäßig alle Schraubverbindungen prüfen und diese ggfs. nachziehen.
- Wurden selbstsichernde Muttern gelöst, verlieren sie ihre selbstsichernden Eigenschaften und sollten daher ausgetauscht werden.

Verriegelungsmechanismus

- Wenn der Verriegelungsmechanismus mit der Zeit schwergängig wird, Kontaktflächen zwischen dem Verriegelungshaken und den Verriegelungsbolzen mit etwas Vaseline schmieren.

Rollstuhl

- Metallteile, Polster und Griffe regelmäßig mit einem feuchten Tuch mit wenig Allzweckreiniger abwischen.
- Wenn nötig Polsterbezüge bei 40 °C waschen.
- Kratzer im Lack können mit einem Lackstift ausgebessert werden.

Wartung

- Luftreifen bei Bedarf aufpumpen (mit der gleichen Luftpumpe wie Autoreifen). Der empfohlene Luftdruck steht in der Gebrauchsanweisung.
- Reifenprofil überprüfen.
- Alle Teile des Rollstuhls einmal in der Woche überprüfen. Wenn er beschädigt ist, den Rollstuhl zur Reparatur (Werkstatt, Hausmeister) bringen.
- Alle 2 Monate: Bewegliche Teile der Versiegelung und Bremshebellager mit einigen Tropfen Öl versehen.
- Den Rollstuhl regelmäßig, z. B. einmal im Jahr, in einer Fachwerkstatt warten lassen.

Grundsatz

Wenn Rollen/Räder nicht gut laufen und/oder Geräte defekt sind, muss ein Reparaturschein ausgefüllt werden; dieser wird mit dem Gerät zusammen zu der zuständigen Stelle (z. B. Technischer Dienst, Hausmeister) zur Wartung und Reparatur gebracht.

Vor jeder Fahrt

- Bremsen bis zum Anschlag anziehen, Räder dürfen sich nicht mehr drehen.
- Angeschraubte Teile auf festen Sitz prüfen.

Badelift

- Gurte nach Gebrauch abwaschen, wenn nötig desinfizieren.
- Das Gerät abwaschen, die Räder sauber halten.
- Bei elektrischen Geräten den Akku aufladen (s. Gebrauchsanweisung).
- Defekte sofort melden, wenn nötig, einen Fachmann hinzuziehen.

Kontrollliste

Die Kontrollliste für die Reinigung ist ein Dokument, das belegt, wer, wie und wann die Reinigung z. B. eines Gerätes, eines Raums usw. durchgeführt hat. Man muss die Liste wahrheitsgemäß ausfüllen, allfällige Maßnahmen vermerken (z. B. Bremse rechts defekt, zur Reparatur gebracht) und die Richtigkeit mit seinen Initialen bestätigen.

Wenn die Liste vollständig ausgefüllt ist, wird sie der Verantwortlichen für die Reinigung zurückgegeben.

Die Kontrollliste muss 10 Jahre lang als Nachweis für die Qualitätssicherung aufbewahrt und auf Verlangen den Kontrollbehörden vorgelegt werden.

Beim nachfolgenden Beispiel sehen Sie eine Liste, auf der alle Nachtstühle einer Abteilung mit Inventarnummer aufgelistet sind. Auf der Liste wird außerdem genau beschrieben, wie, wann, wie oft und mit welchen Materialien die Reinigung zu erfolgen hat, wie lange die Liste aufbewahrt werden muss und wo sie archiviert ist.

ischimatt
ALTERS- UND PFLEGEHEIM

Reinigung Nachtstühle Monat: .... Jahr: ....

Reinigungshäufigkeit: 1 x monatlich
Reinigungsarbeiten: Sämtliche Teile und Räder feucht abreiben und nachtrocknen
Reinigungsprodukte: Taski Sprint 200 (Interieur-Reiniger), blauer Lappen, Baumwoll-Lappen

Nach Ausführung der Reinigung, Datum, Unterschrift und ev. Bemerkungen eintragen.

Inven-tar Nr.	Gereinigt am	Unter-schrift	Bemerkungen für allfällige Massnahmen	Inven-tar Nr.	Gereinigt am	Unter-schrif	Eemerkungen für allfällige Massnahmen
124							
129							
137							
167							
168							
176							
177							
178							
180							
181							
324							
325							
331							

Sobald das Formular vollständig ausgefüllt ist, bitte der/ dem Prozessverantwortlichen „Reinigung" abgeben. Danke.

Version: 1.1/22.09.2008 Nr. 3210-K01-F29 Archivierungsdauer: 10 Jahre
Vorversion: 1.0/25.03.2008 Archivierungsort: Ordner Nachweis 1 in jew. Stationsbüro Seite 1 von 1

Abbildung 5.21: Kontrollliste für die Reinigung von Nachtstühlen (Ischimatt Langendorf)

Wartung und Reparatur

Während und nach der Reinigung kontrolliert man, ob das Gerät funktionstüchtig ist. Wenn etwas nicht gut ist (z. B. zu wenig Luft im Reifen oder eine Schraube lose), behebt man den Schaden entweder selbst oder bringt das Gerät mit dem Reparaturschein zusammen zu der zuständigen Stelle.

Reparaturschein ausfüllen (Abb. 5.22)

Erkundigen Sie sich auf der Abteilung, welches Formular Sie nehmen müssen und wo es sich befindet. Fragen Sie Ihre Vorgesetzte, ob sie den Schein allein unterschreiben dürfen oder von ihr ein Visum (Bestätigung Ihrer Unterschrift durch die der Vorgesetzten) brauchen.

Füllen Sie das Formular korrekt aus (Name der Abteilung, evtl. Tel.-Nr., Datum, was zu reparieren ist, Name und Unterschrift).

Formulieren Sie Ihr Anliegen deutlich und schreiben Sie leserlich.

ischimatt
ALTERS- UND PFLEGEHEIM

Interner Auftrag
wird in blau gedruckt

Auftrag an ...*Hauswart*

Auftrag gegeben von

☐ Heimleitung	☐ Teamleitung 1. Stock	☐ Personal Küche
☐ Sekretariat	☐ Teamleitung 2. Stock	☐ Personal Café
☐ Leitung Pflege	☐ Teamleitung 3. Stock	☐ Personal Hausdienst
☐ Leitung Küche	☐ Teamleitung Nachtwache	☐ Personal Wäscherei
☐ Leitung Hauswirtschaft	X Pflege 1. Stock	☐ Aktivierung
☐ Leitung Aktivierung	☐ Pflege 2. Stock	☐ Hauswart
	☐ Pflege 3. Stock	

......

(Auftragsbezeichnung und –beschrieb)

Reparatur Rollstuhl ......

Beim mitgelieferten Rollstuhl von Frau Keller kann man die rechte Bremse nicht mehr feststellen. Können Sie bitte nachsehen? Vielen Dank. ......

......

......

......

Auftrag erteilt am *20. Januar 2012*

Name, Vorname, Unterschrift Mathis Laura, *L. Mathis*

Dringend **X** Für die folgenden Tage ☐

Auftrag ausgeführt am ......

Name, Vorname, Unterschrift ......

Version: 1.6/31.01.2011 Nr. 3300-A01-F01 Archivierungsdauer: 2 Jahre
Vorversion: 1.5/15.09.2010 Archivierungsort: Ordner Interner Auftrag Seite 1 von 1

Abbildung 5.22: Formular interner Auftrag (Ischimatt Langendorf)

Mobiliar reinigen, desinfizieren

Vorbereiten, Hauptarbeit, Schlussarbeit, Grundsätze

Siehe oben, es gilt das Gleiche wie bei den Geräten. Im Folgenden wird nur das Spezielle beim Reinigen, Desinfizieren des jeweiligen Mobiliars beschrieben.

Schrank reinigen

- Schrank ausräumen (in der Institution) gleichzeitig Inventar kontrollieren.
- Tablare herausnehmen, reinigen und trocknen.
- Schrank von oben nach unten reinigen und trocknen.
- Außenwände, Türen und Griffe reinigen evtl. desinfizieren (nach dem Desinfizieren trocknen lassen).
- Schrank einräumen und nach Bedarf Material auffüllen.

Nachttisch reinigen

Der Nachttisch gehört dem Klienten, solange er von ihm gebraucht wird. Im Nachttisch befinden sich in der Regel seine privaten Utensilien. Deswegen vor dem Öffnen des Nachttischs den Klienten immer um Erlaubnis fragen. Wenn möglich den Nachttisch mit dem Klienten zusammen oder in seinem Beisein im Zimmer reinigen.

Bei der Austrittsreinigung in der Institution kann man den Nachttisch aus dem Zimmer nehmen und im Putzraum reinigen.

Vorgehen

Nachttisch ausräumen

- Tablare, Schubladeneinsätze herausnehmen, reinigen, spülen, trocknen und evtl. desinfizieren (Flächendesinfektion – nicht nachtrocknen).
- Lampe, Radio, Telefon, Kabel, Röhre am Nachttisch, Nachttischabstellfläche, Esstisch ausziehen (oben, unten und seitlich waschen), Nachttisch: Hinter-, Vorder-, und Seitenfront innen und außen, Boden vom Nachttisch mit dem Lappen reinigen und trocknen. Den Nachttisch wieder einräumen.
- Schlussarbeiten: schmutzige Lappen in Wäschesack werfen.
- Gesamtes Reinigungsmaterial reinigen und versorgen.
- Bei Bedarf moppen.

Das Pflegebett

Man reinigt zuerst den Bettbogen, anschließend den Bettbügel, die Glocke, die hintere Bettstange, Duvethalter, die vordere Bettstange, den Kommandostab und zuletzt wird unter dem Bett (Gestänge und Motor) gereinigt. Je nach Heim wird die Matratze (wasserfester Bezug) abgewaschen und gedreht. Dazwischen den Lappen immer wieder gründlich auswaschen. Das Pflegebett wird, je nach Heim und Klinik, täglich oder wöchentlich oder nach einem bestimmten Rhythmus gereinigt, z. B.

- Bett oben, Bettbogen und Glocke 1 × pro Woche
- Bettgestell, Bettgitter, Duvethalter: 1 × pro Monat
- Bei Austritt: Grundreinigung

Schlussarbeit

- Kontrollieren, ob alles in Ordnung ist, ob der Klient alles hat, das Zimmer ordentlich aussieht.
- Präsentlicht ausschalten.

Austrittsreinigung ohne Infektion

Im Zimmer

- Kopfhörerschaumstoffstöpsel wechseln und Kopfhörer reinigen.
- Radiohüllen wechseln.
- Prothesenschale, Zahnglas herausräumen.
- Fernsehfernbedienung herausräumen.
- Pflegeprodukte, die dem Klienten gehören, mitgeben oder entsorgen.
- Pflegeprodukte, die der Institution gehören (z. B. Körperlotion im Spiegelschrank): Flasche, Tube reinigen, Verfalldatum kontrollieren.
- Stethoskope und Blutdruckmanschetten werden bei Bedarf und vor der Verwendung beim nächsten Klienten mit einem Desinfektionsmittel abgewischt.

Im Putzraum

- Nachttisch: Tableaus und Schubladen ausräumen, reinigen und abtrocknen oder desinfizieren.
- Prothesenschale und Zahnglas in der Abwaschmaschine/Hafenspülmaschine (thermische Reinigung) reinigen.
- Steckbecken, Urinflasche und Waschbecken in der Hafenspülmaschine reinigen.
- Telefon, Glocke und Fernsehfernbedienung reinigen.

Zimmer für neuen Klienten vorbereiten

- Nachtisch: Einräumen, je nach Station: Steckbecken oder Flasche (wenn man schon weiss, ob eine Frau oder ein Mann kommt), Toilettenpapier, Radiohülle, Prothesenschale, Zahnglas, kleines und großes Waschbecken, Serviette, Abfallsack.
- Telefon und Glocke einstecken und kontrollieren.

Austrittsreinigung mit Infektion

- Wenn das Bettgestell mit Körperflüssigkeit kontaminiert ist, wird mit Desinfektionsmittel gereinigt.
- Nach Isolation wird z. B. mit Buraton 0.5 % gereinigt und bei TBC mit Buraton 2 %.
- Nach der Isolation ist eine Grundreinigung des Zimmers nötig, siehe Anweisungen im Hygieneordner.

Psychogeriatrisches Pflegeheim zur FORST
Untere Sternengasse 3
4500 Solothurn

Reinigungs- und Desinfektionsplan, Pflege-Abteilungen

Dosiertabelle ***Allzweckreiniger Maya Uni: 1:100 (1 dl auf 10 lt Wasser)***
Sanitärreiniger Maya San: 1:1 (unverdünnt)

Was?	Womit?	Wie?	Wann?	Wer?
Badewanne **Badelift** **Dusche** **Duschestuhl**	Allzweckreiniger Maya Uni Meliseptol®rapid	Mechanische Reinigung, ausspülen, trocknen Wischdesinfektion mit Putzlappen Einwirkungszeit 1 Min.	Nach Gebrauch Bei Verschmutzung mit Körperflüssigkeiten Nach Bewohnern mit offenen Wunden oder Pilzinfektion, siehe Richtlinie 3.1	PD
Dusch- und Badematte	Waschmaschine	Waschen	1 x pro Woche	PD
Badezimmerschrank	Allzweckreiniger Maya Uni	Mechanische Reinigung	Alle 6 Monate Mai und November	PD
Betten	Allzweckreiniger Maya Uni	Mechanische Reinigung	Bett oben, Bettbogen und Glocke 1 x pro Woche Bettgestell, Bettgitter, Duvethalter 1 x pro Monat Bei Austritt: Grundreinigung	HD
Kleider- und Pflegeschränke innen **Kleider- und Pflegeschränke aussen**	Allzweckreiniger Maya Uni Allzweckreiniger Maya Uni	Mechanische Reinigung	2 x pro Jahr April und Oktober bei Kleiderwechsel oder bei Bedarf 2x pro Jahr oder bei Bedarf HD	PD HD
Krankentische	Allzweckreiniger Maya Uni	Mechanische Reinigung	Nach Gebrauch, bei sichtbarer Verschmutzung, wöchentliche Kontrolle	PD
Lavabo	Sanitärreiniger Maya San	Mechanische Reinigung und trocknen mit Putzlappen	2 x wöchentlich durch HD bei sichtbarer Verschmutzung je nach Bewohnersituation	HD PD
Nachttische **Nachttischlampen**	Allzweckreiniger Maya Uni	Mechanische Reinigung	Innen: alle 6 Monate, Februar, August, bei Bedarf öfters Aufräumen alle geraden Monate, bei Bedarf öfters Aussen: 1 x pro Woche HD	PD
Persönliche Möbel BW	Feucht abstauben	Mechanische Reinigung, trocknen mit weichem Tuch	2x pro Jahr Mai, September	PD
Stationszimmer-schränke	Allzweckreiniger Maya Uni	Mechanische Reinigung	Alle 6 Monate, März, September	PD
Wohnmöbel Abteilung Innen	Feucht abstauben	Mechanische Reinigung, trocknen mit weichem Tuch	Alle 3 Monate, Februar, Mai, August November, bei Bedarf öfters Mai, gleichzeitig aufräumen und entsorgen	PD

Version 3/28.07.2009, Barbara Meyer, Fachberaterin für Hygiene in LZP und Spitex, Bern
und Ines Gerber, Hygienebeauftragte zur Forst, Solothurn
Evaluiert und angepasst 11.07.2011 Ines Gerber, Hygienebeauftragte zur Forst, Solothurn

Abbildung 5.23: Reinigungs- und Desinfektionsplan Mobiliar (Forst Solothurn)

Dusche, Badewanne reinigen

Dusche reinigen

Zwischen 2 Klienten:

- Dusche, Duschstuhl und Badematte mit kaltem Wasser gut abspülen.
- Reinigung der Dusche beginnt an der Duschtrennwand und endet im Duschbecken.
- Am Schluss Badematte zum Trocknen aufhängen.
- Die Dusche wird täglich vom Hausdienst gereinigt.

Badewanne reinigen

- Wasser ablassen, alles, was herum steht (auf Badewannenrand usw.), wegstellen.

Badewanne ohne Tank, Schlauch und Düse für Desinfektionsmittel

- Haare und andere lose Verschmutzungen entfernen (auch aus dem Abfluss).
- Badewanne auf Arbeitshöhe stellen, gut abspülen.
- Wenig Sanitärreiniger auf das Mikrofasertuch oder direkt in die Badewanne sprayen oder das Tuch in die vorbereitete Lösung tauchen, gut reinigen, abspülen und trocknen.
- Badewanne desinfizieren (Flächendesinfektion), trocknen lassen.
- Wanne vor dem nächsten Gebrauch gut ausspülen (Rückstände Desinfektionsmittel entfernen).

Badewanne mit Tank, Schlauch und Düse für Desinfektionsmittel

- Haare und andere lose Verschmutzungen entfernen (auch aus dem Abfluss).
- Badewanne auf Arbeitshöhe stellen.
- Mit der Düse Desinfektionsmittel an jede Stelle der Wanne sprühen, 1 Minute einwirken lassen.
- Wanne vor dem nächsten Gebrauch gut ausspülen (Rückstände Desinfektionsmittel entfernen).

Tipp

Badelift über die Badewanne stellen, zusammen reinigen.

Lavabo reinigen

- Sanitärreiniger oder Allzweckreiniger ins Lavabo sprayen.
- Armaturen, Becken und Siphon mit Mikrofasertuch reinigen.
- Lavabo mit Wasser spülen.
- Mit ausgewrungenem Tuch ausreiben von außen nach innen.
- Armaturen mit Tuch abtrocknen.

Quellen

Blunier, E.: Lehrbuch Pflegeassistenz, Huber, Bern 2011, 5. Auflage

Literaturangaben: Haushalten mit Pfiff, Interkantonales Lehrmittel für den Hauswirtschaftsunterricht Kt: ZH1994

Schlieper, Cornelia A.: Lernfeld Hauswirtschaft, Verlag Handwerk und Technik, 7. überarbeitete und erweiterte Auflage, Hamburg 2009

Skripten BZ-GS Solothurn, Pflegeassistenz (M. Schwab-Wälti)

Unterlagen Ischimatt, Forst

5.4

Wirkt bei der Bewirtschaftung von Material mit

Typische Situation

Zweimal pro Woche hat Barbara Zürcher, Assistentin Gesundheit und Soziales EBA, den Auftrag, das gelieferte Pflegematerial im Betrieb am richtigen Ort zu verteilen und zu verräumen. Dabei achtet sie darauf, dass die neuen Produkte hinten im Schrank stehen, damit man die älteren Pflegematerialien zuerst brauchen kann.

Mit Hilfe der Bestellliste überprüft Barbara Zürcher, ob die Lieferung vollständig war, und visiert diese zur Bestätigung. Den Lieferschein legt sie im Ordner ab und entsorgt die Kartonschachteln.

Situationskreis

Lagerung und Bewirtschaftung von Büromaterial, Pflegematerial, Lebensmitteln, Haushaltswaren und Sterilgut

Berufskunde

- Lagersysteme
- Lagerbestände bewirtschaften
- Verschiedene Bestellsysteme kennen
- Sinn und Bedeutung des Nachführens der verschiedenen Listen in Bezug auf die Qualitätssicherung

Fähigkeiten in der Praxis

- Lagert und bewirtschaftet Materialien nach den betrieblichen Richtlinien und den hygienischen Grundsätzen
- Geht sorgfältig und ressourcenschonend mit Material und Geräten um

Materialwirtschaft

Sowohl zu Hause als auch in der Institution werden sehr viele Dinge und Materialien für den späteren Verbrauch eingekauft und gelagert, damit sie bei Bedarf zur Verfügung stehen.

In den Institutionen wird die Ware zentral, je nach Größe des Hauses, von einer Person oder von BereichsleiterInnen eingekauft und in den dafür vorgesehenen Lagerräumen gelagert. Die einzelnen Abteilungen können ihre Waren bei den Verantwortlichen dieser Zentralen bestellen und abholen oder liefern lassen und auf den Abteilungen in den dafür bestimmten Räumen lagern.

Kontrolle und Lagerung von Material in den Zentralen

Das Material, das bestellt wurde, wird zu einem bestimmten Termin geliefert; es muss kontrolliert und zur Lagerung weitergeleitet werden. Das läuft in folgenden Schritten ab:

Warenanlieferung

- Warenlieferungen sollen zu festgelegten Lieferzeiten erfolgen.
- Grundsätzlich gilt für alle Lieferanten die Lieferantenvereinbarung.
- Alle Warenlieferungen werden von den dafür bestimmten Personen entgegengenommen und nach folgenden Kriterien kontrolliert:

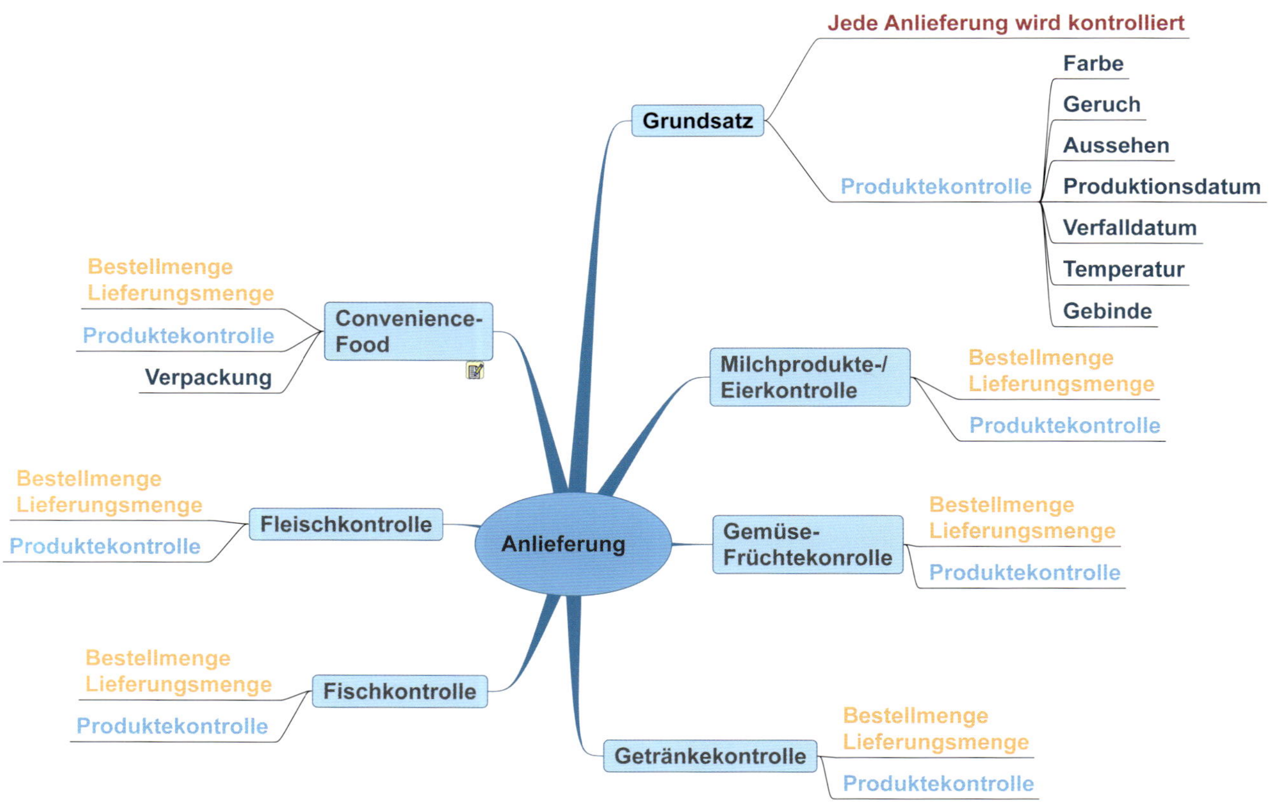

Abbildung 5.24: Forst: Kontrollen bei der Anlieferung von Lebensmitteln

Bestellmenge, Lieferungsmenge

Menge, Gewicht: Es wird kontrolliert, ob das und so viel geliefert worden ist, wie man bestellt hat.

Produktekontrolle

- Farbe, Geruch, Aussehen
- Produktionsdatum, Verfalldatum
- Temperatur bei Tiefkühlprodukten, Fisch und Fleisch, Gemüse und Früchten
- Gebinde (Packung, die Gesamtheit aus Inhalt und Verpackung)
- Convenience-Food: Vorbereitete Lebensmittel (gewaschener und geschnittener Salat) und zubereitete Speisen (z. B. Fischstäbchen)
- Lieferscheine gelten nur als Quittung, wenn sie vom Kontrollbeauftragten unterschrieben worden sind.

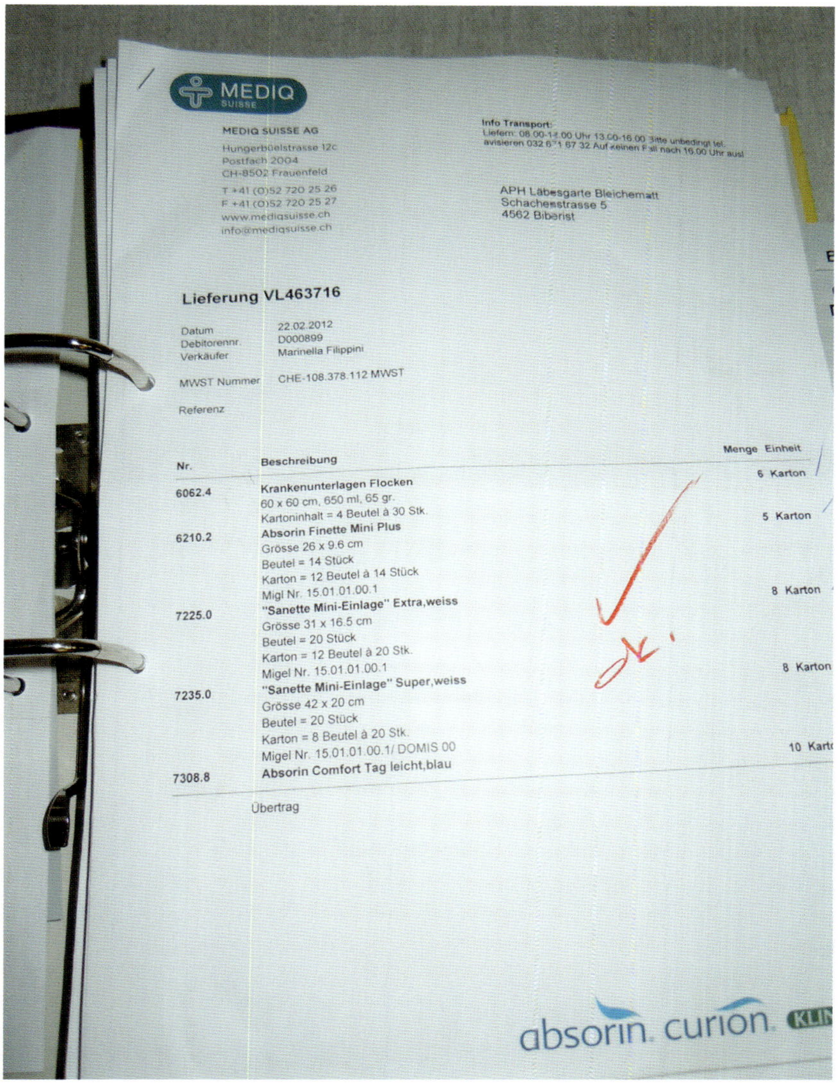

MEDIQ SUISSE

MEDIQ SUISSE AG
Hungerbüelstrasse 12c
Postfach 2004
CH-8502 Frauenfeld
T +41 (0)52 720 25 26
F +41 (0)52 720 25 27
www.mediqsuisse.ch
info@mediqsuisse.ch

Info Transport:

APH Läbesgarte Bleichematt
Schachenstrasse 5
4562 Biberist

Lieferung VL463716

Datum 22.02.2012
Debitorennr. D000899
Verkäufer Marinella Filippini
MWST Nummer CHE-108.378.112 MWST
Referenz

Nr.	Beschreibung	Menge	Einheit
6062.4	Krankenunterlagen Flocken 60 x 60 cm, 650 ml, 65 gr. Kartoninhalt = 4 Beutel à 30 Stk.	6	Karton
6210.2	Absorin Finette Mini Plus Grösse 26 x 9.6 cm Beutel = 14 Stück Karton = 12 Beutel à 14 Stück Migl Nr. 15.01.01.00.1	5	Karton
7225.0	"Sanette Mini-Einlage" Extra,weiss Grösse 31 x 16.5 cm Beutel = 20 Stück Karton = 12 Beutel à 20 Stk. Migel Nr. 15.01.01.00.1	8	Karton
7235.0	"Sanette Mini-Einlage" Super,weiss Grösse 42 x 20 cm Beutel = 20 Stück Karton = 8 Beutel à 20 Stk. Migel Nr. 15.01.01.00.1/ DOMIS 00	8	Karton
7308.8	Absorin Comfort Tag leicht,blau	10	Karton

Übertrag

absorin. curion.

Abbildung 5.25: Kontrollierter Lieferschein

ACHTUNG

- Bei Lieferungen von kritischen Lebensmitteln wie Pilzen muss der Kontrollschein jedes Mal bei der Lieferung beigelegt werden.
- Kopien von Salmonellentests von Eiern müssen sporadisch mitgeschickt werden.

Grundsätze

- Bestellungen müssen pünktlich geschrieben, Bestellformulare vollständig und gut lesbar ausgefüllt werden
- Der Erhalt des bestellten Materials muss anhand der Bestellliste geprüft werden.
- Defekte Verpackungen müssen gemeldet, evtl. zurückgeschickt werden.
- Bei der Lagerung von Lebensmitteln müssen alle Anordnungen befolgt werden, die oben bei «Lagerung» beschrieben sind.
- Die Lagerräume, Regale, Schränke usw., in denen das Material gelagert wird, müssen aufgeräumt sein und sauber gehalten werden.

- Die Lieferscheine werden mit dem Stempel «Wareneingang» abgestempelt.
- Wenn alle Punkte kontrolliert und keine Beanstandungen zu vermerken sind, werden sie quittiert (unterschrieben).
- Beanstandungen werden protokolliert und vom Lieferanten gegengezeichnet.
- Grobe Abweichungen sind umgehend dem Leiter Verpflegung zu melden.
- Wenn möglich wird Leergut (z. B. leere Flaschen) vom Lieferanten gleich mitgenommen.

Lagerung

Lagerung von Lebensmitteln und Lagerräume (s. auch Kap. 3.3)

- Alle Lebensmittel werden, mit Eingangsdatum versehen, in den entsprechend richtigen Behältern gelagert.
- Neue Ware muss immer hinter die alte gelagert werden, damit die alte zuerst aufgebraucht wird («first in – first out»).
- Alle Lebensmittel, die gelagert werden, müssen mit einem Deckel oder einer Folie zugedeckt werden.
- Gekochte Lebensmittel werden, um eine Kontamination durch Schmutz oder Keimen zu vermeiden, nach Möglichkeit von rohen Lebensmitteln getrennt gelagert oder gut abgepackt (in Vakuumsäcken) aufbewahrt.
- ➲ Die Kühltemperaturen müssen täglich überwacht und auf der Liste Kühlraum-, Kühlschranktemperaturen notiert werden.

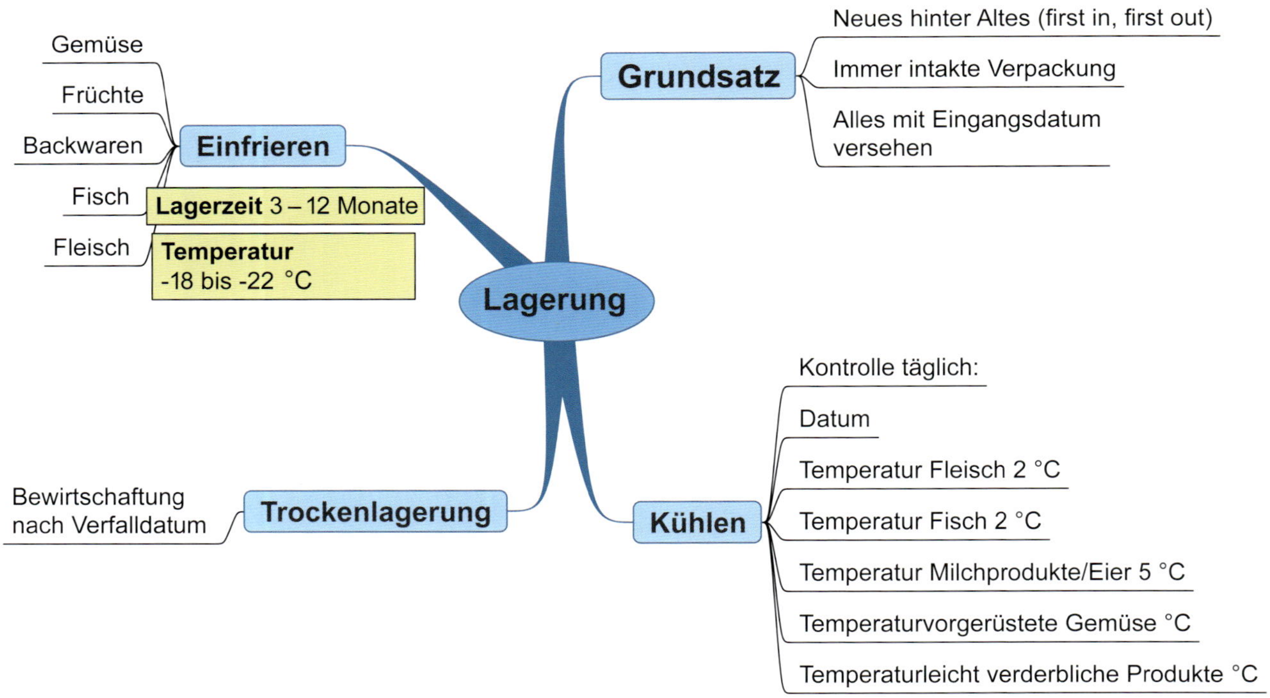

Abbildung 5.26: Forst: Lagerung von Lebensmitteln

- Bei einer Überschreitung der festgelegten Kühltemperatur ist umgehend der Vorgesetzte oder der technische Dienst zu informieren.
- Die Lagerbewirtschaftung (Datumkontrolle) der Lebensmittel muss regelmäßig durchgeführt und auf dem Formular «Bewirtschaftungskontrolle Warenlager» dokumentiert werden.

(Vgl. APH Forst, Solothurn und Ischimatt, Langendorf)

Lagern und Lagerpflege auf den Abteilungen

- Auf jeder Abteilung gibt es eine bis zwei Personen, die verantwortlich sind, dass immer genug Material vorhanden ist und zwar:
- im **Materialraum:** Pflegematerial und Wäsche
- im **Wäschewagen:** Bett- und Frottierwäsche
- in der **Stationsküche:** (Küchen- oder Kühlschrank) Nahrungsmittel
- im **Putzraum:** Reinigungsmaterial
- im **Stationsbüro:** im Medikamentenschrank Medikamente, im Büroschrank Büromaterial usw.

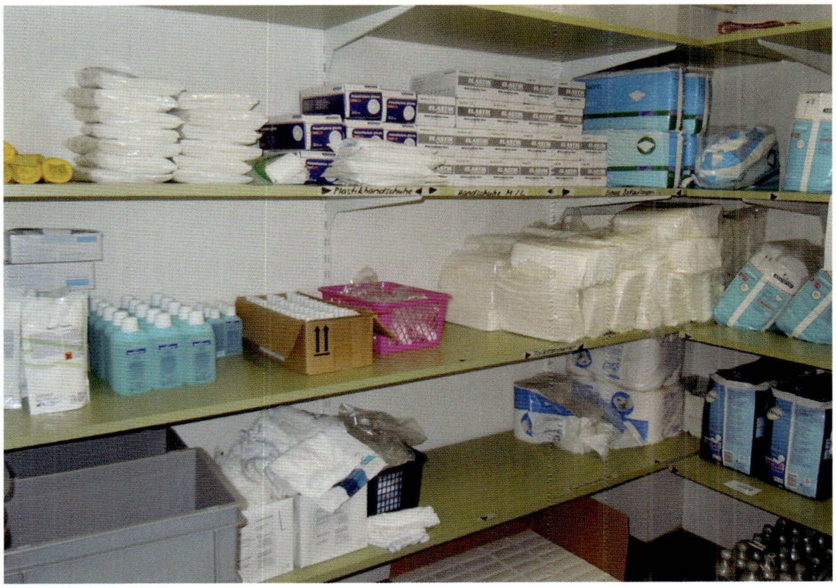

Abbildung 5.27: Materiallager
(Läbesgarte, Biberist)

Material bestellen

Die verantwortliche Person kontrolliert ein- bis zweimal pro Woche den Lagerbestand anhand von Listen und bestellt die Produkte, die fehlen, mit dem dafür vorgesehenen Bestellformular.

Bestellformular

Auf der folgenden Seite ist ein Formular für eine Küchenbestellung (s. Abb. 5.28). Es gibt auf jeder Abteilung ähnliche Formulare, z. B. für die Bestellung von Pflegematerial, Wäsche, Reinigungsmaterial, evtl. Medikamenten usw.
Assistentinnen und Assistenten Gesundheit und Soziales dürfen in der Regel Küchenbestellungen, Bestellungen für Pflegematerial und Wäsche selbstständig vornehmen.

Küchenbestellung

Station und Gruppe: 2 Ost	**Datum:** 03.02.12

Artikel	**Menge**	**Anzahl**	**Artikel**	**Menge**	**Anzahl**
Hagebuttentee	Schachtel		Himbeersirup normal	Flasche	
Lindenblütentee	Schachtel		Orangensirup mit Fruchtzucker	Beutel	
Pfefferminztee	Schachtel	2	Apfelsirup mit Fruchtzucker	Beutel	
Kamillentee	Schachtel	2	Himbeer mit Fruchtzucker	Flasche	
Schwarztee	Schachtel		Ovomaltine Portionen	Stück	
Orange- Zimttee	Schachtel		Ovomaltine	Dose	1
Apfel- Zimttee	Schachtel		Caotina	Packung	
Lindenblüten-Zitronentee	Schachtel		Joghurt	Stück	
Green tea mit Lemon	Schachtel		Diätjoghurt	Stück	
Energie und Vitalitättee	Schachtel		Milch	Liter	6
Verdauung und Balancetee	Schachtel		Orangejus	Liter	4
Eisenkraut	Schachtel		Nescafé	Beutel	
Früchtetee	Schachtel		Zwieback	Pack	
Süssstoff flüssig	Flasche	1	Kaffeerahm	Schachtel	2
Süssstoff Tabletten	Sachets	2	Trinkhalme	Beutel	
Zucker (Kristallzucker)	Dose		Haushaltfolie	Rolle	
Zitronensaft	Flasche	1			
Sets rot, gelb, blau, bordeaux, grün	Pack pro Sorte		Servietten weiss, rot, blau, grün, rosa, gelb	Pack pro Sorte	2
Salzgebäck, Stängeli, Chips	Pack pro Sorte		Essig für Reinigung des Wasserkochers	Liter	

Bei Sets, Servietten und Salzgebäck bitte das gewünschte Produkt ankreuzen

Bestellung durch die Pflege:
Mo + Do Abend mit dem Esswagen in die Küche geben

Auslieferung durch die Küche
Di + Fr Morgen

Unterschrift: B. Zürcher

Abbildung 5.28: Formular Küchenbestellung (Läbesgarte, Biberist)

Quellen

Unterlagen Forst; Läbesgarte Bleichematt, Biberist; Alters- u. Pflegeheim Ischimatt, Langendorf

Haushalten mit Pfiff, Interkantonales Lehrmittel für den Hauswirtschaftsunterricht Kt ZH, 1994

Schlieper, Cornelia A.: Lernfeld Hauswirtschaft, Verlag Handwerk und Technik, 7. überarbeitete und erweiterte Auflage, Hamburg 2009

6

Entwickeln und Beachten der Berufsrolle und der Zusammenarbeit

6.1 Prüft ob ihre / seine Ressourcen für die Ausführung eines Auftrags genügen und holt ggfs. Hilfe bei Fachpersonen

Robert Amman

Typische Situation

Der verantwortliche Pflegefachmann bittet Charles Dutoit, Assistent Gesundheit und Soziales EBA, Frau Desjardin am Lavabo die Haare zu waschen.

Charles Dutoit geht zu Frau Desjardin und informiert sie, dass er ihr unter Aufsicht der Berufsbildnerin am Lavabo die Haare waschen werde. Er erkundigt sich nach dem Shampoo, das sie benutzt und nach ihren Gewohnheiten.

Er legt das Material bereit, bitte die Berufsbildnerin, es zu kontrollieren und vergewissert sich über das Vorgehen.

Er führt die Haarwäsche durch, trocknet die Haare mit dem Fön und frisiert Frau Desjardin. Danach reicht er Frau Desjardin den Spiegel und fragt sie, ob sie zufrieden sei.

Er räumt das Material weg und bespricht dann mit der Berufsbildnerin sein Vorgehen. Die Berufsbildnerin lobt Charles Dutoit, der auf die Bedürfnisse von Frau Desjardin eingegangen ist und den vorgesehenen Ablauf eingehalten hat.

Berufskunde

- Lernmethoden
- Kompetenzen und Ressourcen
- Führen der Lerndokumentation
- Rollen
- Verantwortung: Neue Handlungen durchführen
- Selbstbeurteilung als Fachperson: Unterstützung anfordern
- Umgang mit Fehlern

Fähigkeiten in der Praxis

- Akzeptiert und beachtet die Grenzen des eigenen Kompetenzbereichs
- Informiert sich
- Kann Unterstützung und Beratung anfordern
- Kommuniziert den Stand des eigenen Lernens und kennt die eigenen aktuellen Kompetenzen
- Übernimmt Verantwortung für den eigenen Lernprozess

ÜK

- Einführung in die Ausbildung
- Ausbildungsprogramm
- KoRe-Methode

■ Aufzählung ➧ Maßnahmen ➲ Vorgehen ❑ Material ▼ Achtung, Gefahr

Lernmethoden

In der Primarschule und in der Oberstufe haben Sie schon viel über Lernmethoden und Lernstrategien gesprochen und verschiedene Techniken kennen gelernt, z. B. das Lernen mit Karteikärtchen, um Vokabeln für eine Fremdsprache auswendig zu lernen. In diesem Kapitel finden Sie sechs Lerntipps, von denen Sie einzelne vielleicht schon kennen. Wichtig ist zu wissen, dass jede Person auf ihre ganz eigene Art lernt. Heinz von Foerster hat dies so formuliert:

> Lernen ist so eigen wie ein Gesicht.

Ein Unterschied von der Berufsschule zur Schule, wie Sie sie bisher kennengelernt haben ist, dass in der Berufsschule viel häufiger neue Themen besprochen werden (vgl. auch Kap. 6.3 Rollenwechsel Schüler/in – Lernende/r). Es kann gut sein, dass Sie Ihre Lernmethoden nochmals überdenken und verbessern müssen. Lassen Sie sich von den Lerntipps inspirieren.

Lerntipp 1: Kostenloses gegenseitiges Abfragen mit Smartphones

Wenn Sie für eine Prüfung lernen und niemanden in der Nähe haben, der Sie abfragen könnte – können Sie Ihren Kolleginnen kostenlos über das Smartphone Fragen stellen.

So gehen Sie vor:

1. Sie und Ihre Kollegin installieren beide kostenlos WhatsApp (bzw. BlackBerry Messenger BBM o. ä.) auf Ihrem Smartphone.
2. Nun können Sie sich gegenseitig kostenlos Voicemails senden: Stellen sie der Kollegin eine Frage über WhatsApp. Ihre Kollegin beantwortet die Frage und stellt Ihnen darauf eine eigene Frage, welche Sie dann wieder beantworten.

Alternative:

- Wenn Sie kein Smartphone haben, können Sie auch mit einer Kollegin eine fixe Lernzeit vereinbaren und sich in einem Chatroom treffen, um dort Fragen hin und her zu senden. Nachteil: Das Schreiben von Fragen und Antworten dauert länger als der Austausch von Voicemails.

Lerntipp 2: A-Z-Büchlein und Eselsbrücken

In der Fachsprache begegnen Sie vielen Wörtern, die Ihnen nicht bekannt sind. Vielleicht fällt es Ihnen schwer, sich die neuen Wörter in der Berufsschule oder am Arbeitplatz zu merken. Es lohnt sich aber, möglichst bald möglichst viele Fachwörter kennen zu lernen. Wenn

Ihnen das gelingt, verstehen Sie besser um was es geht am Rapport oder beim Lesen der Pflegedokumentation. Dazu folgende Tipps:

A-Z-Büchlein

In Papeterien kann man kleine Büchlein (Format A6) kaufen, die ein A- bis Z-Register haben. Kaufen Sie sich zu Beginn Ihrer Ausbildung ein solches Büchlein, haben Sie es in der Berufsschule und am Arbeitsplatz dabei und notieren Sie alle neuen Wörter, die Sie kennen lernen, mit der entsprechenden Erklärung. Setzen Sie sich zum Ziel, pro Woche mindestens zwei neue Fachwörter so gut zu lernen, dass Sie diese in Zukunft sofort verstehen, wenn Sie diese Wörter hören oder sie in einem Text lesen. Hilfreich ist es, wenn Sie zu jedem Wort ein eigenes Beispiel schreiben.

(Wenn Sie kein solches Büchlein kaufen wollen, finden Sie A- bis Z-Unterteilungen auch am Ende einer Agenda, gedacht für das Notieren von Adressen. Diese Unterteilung kann man oft herausnehmen und ebenfalls als Notizbuch verwenden.)

Eselsbrücken

Wenn Sie Mühe haben, ähnliche Fachwörter zu unterscheiden, oder sich die Bedeutung eines Wortes zu merken: Überlegen Sie sich eine Eselsbrücke, die Ihnen hilft sich zu erinnern. Eselsbrücken sind Merkhilfen.

Ein Beispiel: Hypo- und Hyper- kommen in vielen Fachbegriffen vor. Hypo- bedeutet (zu) tief, Hyper- (zu) hoch. (Hypotonie = ein zu tiefer Blutdruck, beispielsweise, Hypertonie = ein zu hoher Blutdruck). Wenn Sie die beiden Begriffe nicht zuverlässig unterscheiden können, hilft Ihnen vielleicht diese Eselsbrücke:

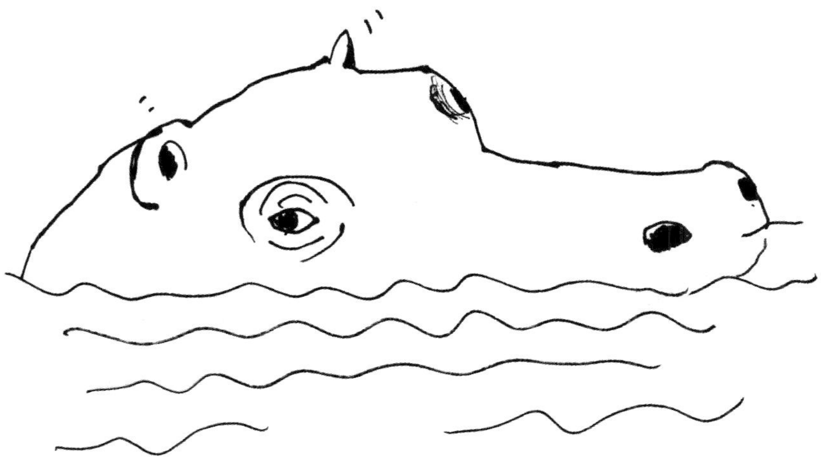

Abbildung 6.1: Nilpferd

Hypotonie = **Hypo** = **Nilpferd**. Das Nilpferd oder der Blutdruck **tauchen** und sind daher **zu tief**.

Gibt es andere Fachwörter, die Sie sich bis jetzt nie merken konnten? Was für eine Eselsbrücke könnte Ihnen helfen? Denken Sie sich eine aus und schreiben Sie die Eselsbrücke in Ihr A-Z-Büchlein!

Kompetenzen und Ressourcen

Die ganze Attestausbildung ist nach der KoRe-Methode aufgebaut. «Ko» steht für Kompetenzen, «Re» für Ressourcen. Kompetent sein heißt, dass man in der Lage ist, eine berufliche Aufgabe fachlich korrekt unter Berücksichtigung von Richtlinien und von Anliegen der Klientinnen und Klienten auszuführen. Ziel der Attestausbildung ist der Erwerb von 29 beruflichen Handlungskompetenzen in sechs Handlungskompetenzbereichen.

Berufliche Normen, Regeln und Standards definieren, wie eine Handlung korrekt durchgeführt wird.

Um die beruflichen Aufgaben fachlich korrekt ausführen zu können, benötigen Sie verschiedene Ressourcen[1], persönliche und externe. Persönliche Ressourcen sind Ihre Kenntnisse (das Fachwissen, das Sie in der Berufsschule, aber auch durch Ihre Berufserfahrung erwerben), Ihre Fähigkeiten und Fertigkeiten (Ihr Know-how, das heißt die Techniken, die Sie gelernt haben, um praktische Handlungen auszuführen) und Ihre Haltungen und Werte (also beispielsweise, wie Sie mit anderen Menschen umgehen wollen).

Externe Ressourcen sind Hilfsmittel (Rollator, Tellerrand etc.), Geräte (Thermometer etc.), aber auch das Fachwissen von Teammitgliedern – alles worauf Sie zurückgreifen können und das Ihnen hilft, eine Handlung auszuführen (vgl. Abb. 6.2, nächste Seite).

Lerntipp 3: Notizen machen

Viele Lernende haben in der Berufsschule das Problem, ihre Notizen übersichtlich zu gestalten. Das hat u. a. mit den vielen verschiedenen Fächern und Themen zu tun, die in der Berufsschule besprochen werden. Oft wechselt das Fach/Thema mehrfach an einem Schultag.

Das Problem ist: Wenn Sie keine Ordnung in Ihren Notizen haben, finden Sie die entsprechenden Notizen nicht mehr, wenn Sie für eine Prüfung lernen müssen.

Folgende Hinweise können Ihnen dabei helfen:

1. Schreiben Sie immer anfangs eines neuen Faches das Datum und das Fach oben rechts in Ihr Notizheft oder auf Ihr Notizblatt.
2. Gewöhnen Sie sich an, rechts im Notizheft oder auf dem Notizblatt einen Rand zu ziehen.

In diesen Rand machen Sie beispielsweise ein Fragezeichen, wenn Sie etwas nicht ganz verstanden haben und die Lehrerin noch fragen wollen; ein Ausrufezeichen, wenn eine Aussage besonders wichtig ist (vielleicht weil der Lehrer gesagt hat, «Das müssen Sie sich merken – das erwarte

[1] Hilfsmittel, Hilfsquellen; in Zusammenhang mit beruflichen Handlungskompetenzen: Alles was hilft, dazu beiträgt diese Handlungen ausführen zu können.

ich auch in der Prüfung!»; und einen Pfeil, wenn Sie dazu eine Hausaufgabe haben. So sehen Sie aus Ihren Notizen sehr schnell, wo Sie besonders genau hinschauen müssen.

Ein Beispiel für ein solches Notizblatt mit Rand auf der rechten Seite:

	Datum: **Fach:**	
Notizen		
	? =	Fragen
	! =	wichtige Aussagen
	➔=	zu erledigen

Abbildung 6.2: Notizblatt

Lerntipp 4:
Schreiben Sie sich einen Spick!

Wenn Sie eine Prüfung vorbereiten, sollten Sie spätestens eine Woche im Voraus mit dem Lernen beginnen. Wenn Sie mehrere Prüfungen am selben Tag haben, müssen Sie entsprechend mehr Zeit einplanen.

Wenn Sie merken, dass es Ihnen schwer fällt sich die Dinge zu merken: Dann **schreiben Sie sich einen Spick!**

Auf den Spick schreiben Sie nur das, was Sie nicht sicher wissen. Alles, was Sie sich gut merken können oder was sie bereits direkt im Unterricht gut verstanden habe, lassen Sie weg. Beginnen Sie mit einem Spickzettel, der Format A5 hat.

Wenn Sie weiter lernen, schreiben Sie einen neuen Spick auf einem Blatt Papier, das nur halb so groß ist wie der erste Spick. Einige Dinge haben Sie in der Zwischenzeit gelernt und müssen diese nicht mehr auf den Spick schreiben.

Am letzten Abend vor der Prüfung sollte Ihr Spick nur noch ganz klein sein – Format A8 oder A7 – mit den letzten allerwichtigsten Informationen drauf.

Auf dem Weg zur Schule lesen Sie den Spickzettel nochmals durch, und werfen ihn dann weg. Während der Prüfung ist es natürlich nicht erlaubt, den Spick zu benutzen. Beim Lernen auf die Prüfung hat der Spick Ihnen trotzdem schon sehr geholfen!

Führen der Lerndokumentation

Beim Führen der Lerndokumentation spielen die Kompetenzen und Ressourcen eine wichtige Rolle. Zu Ihren Aufgaben als Lernende/Lernender der Attestausbildung Gesundheit und Soziales EBA gehört das regelmäßige Führen Ihrer Lerndokumentation. Mit der Lerndokumentation zeigen Sie auf, wie Sie die 29 beruflichen Handlungskompetenzen in Ihrer 2-jährigen Ausbildung erwerben. Die Lerndokumentation ist wie ein berufliches Tagebuch, das aufzeigt, wie Sie aus unterschiedlichsten Situationen für Ihren Beruf lernen. Sie zeigt Ihren beruflichen Erfahrungsschatz.

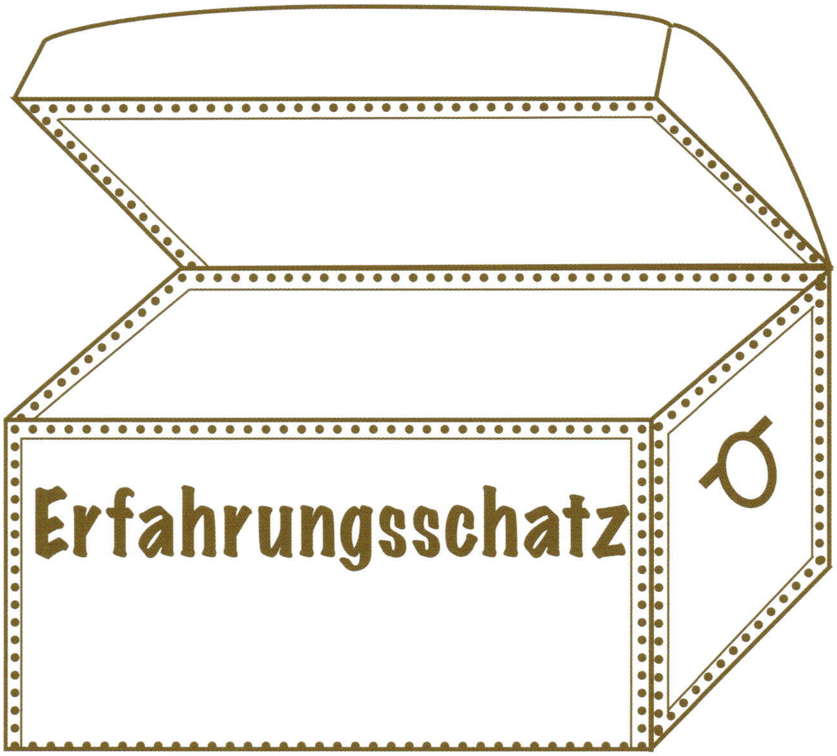

Abbildung 6.3: Die Erfahrungsschatzkiste

Vom Betrieb oder der Oda erhalten Sie eine Vorlage für die Lerndokumentation. Am besten lassen Sie sich die Vorlage von Ihrer Berufsbildnerin per Mail senden und gewöhnen sich von Beginn Ihrer Ausbildung an, die Lerndokumentation am Computer auszufüllen.

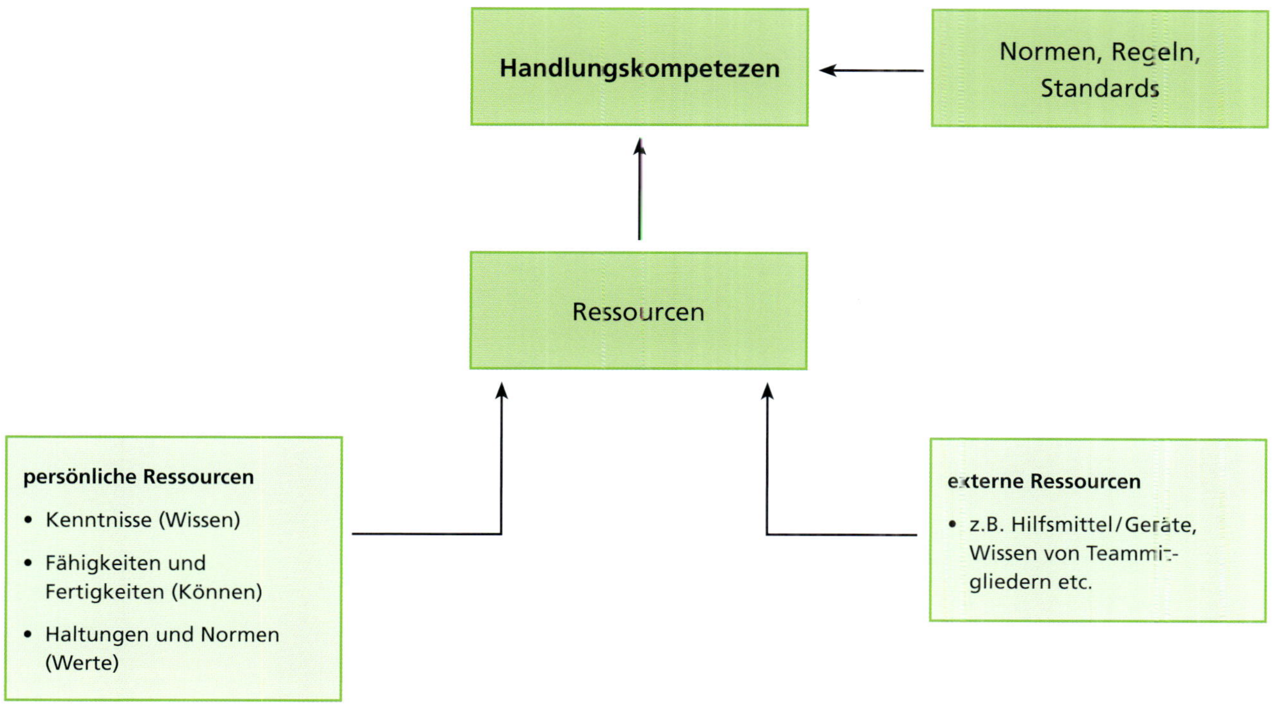

Abbildung 6.4: Lerndokumentation

Vorgehen beim Ausfüllen der Lerndokumentation

1. Wahl einer Situation

Überlegen Sie sich, was für Situationen Sie in den letzten Tagen erlebt haben.

- Was mussten Sie tun, was neu oder anspruchsvoll war oder das Sie schon mehrfach gemacht haben, Ihnen aber immer noch schwer fällt?
- Wo haben Sie etwas Neues gelernt oder etwas zum ersten Mal beobachtet?
- Haben Sie in einem Gespräch gemerkt, dass Sie bei einem Thema, das Sie in der Berufsschule besprochen haben, noch nicht ganz sicher sind?
- Welche neuen Themen haben Sie in der Berufsschule gelernt, welche Sie nun in der Praxis ausprobieren möchten?

2. Bestimmen der richtigen Handlungskompetenz

Überlegen Sie sich, zu welcher Handlungskompetenz die Situation, die Sie ausgewählt haben, gehört. Solange Sie die verschiedenen Handlungskompetenzen noch nicht so gut kennen, ist es dabei hilfreich den Bildungsplan zur Hand zu nehmen und darin zu blättern. Wenn Sie danach immer noch unsicher sind, fragen Sie beispielsweise eine Kollegin, die schon im 2. Jahr der Ausbildung ist, oder Ihre Berufsbildnerin (beides sind «externe Ressourcen», siehe KoRe-Modell).

Öffnen Sie die Vorlage für die Lerndokumentation und speichern Sie die Vorlage unter einem neuen Namen ab (z. B. «Lerndokumentation_2012_September_05.doc»). Als Erstes schreiben Sie die Nummer der zutreffenden Handlungskompetenz in die Lerndokumentation.

3. Beschreiben der Situation

Tipp: Geben Sie Ihre Situationsbeschreibung ab und zu einer Kollegin aus der Berufsschule zu lesen, welche die beschriebene Klientin/den beschriebenen Klienten nicht kennt, und lassen Sie sich danach von ihr berichten, wie sie sich die Situation vorstellt. So merken Sie, ob Ihre Beschreibung für andere gut nachvollziehbar ist.

Dann beschreiben Sie die Situation, die Sie erlebt haben, so anschaulich und konkret wie möglich. Eine Person, welche nicht dabei war und die entsprechende Klientin/den entsprechenden Klienten nicht kennt, sollte Ihre Beschreibung lesen können und ein klares Bild von der Situation erhalten.

Mögliche Fragen:

- Was ist in der Situation geschehen/was wurde gemacht?
- Was war meine Aufgabe dabei? (Haben Sie mitgeholfen? Haben Sie zugeschaut? Waren Sie die hauptverantwortlich aktive Person?)
- Wie war die Situation für mich? (War die Situation neu? Schwierig? Unangenehm für Sie? Traurig? Interessant?)
- Entspricht Ihre Situation genau der Situation, die im Bildungsplan beschrieben ist? Wenn Nein: Was war alles anders?

Wichtiger Hinweis: Beachten Sie bei der Beschreibung der Situation die Schweigepflicht (vgl. Kapitel 5.2). Das heißt, verwenden Sie einen erfundenen Namen für die Klientin/den Klienten. Sie können das Alter nennen. Schreiben Sie aber nie das genaue Geburtsdatum auf.

4. Normen, Regeln, Standards nennen

Überlegen Sie sich, welche Normen, Regeln oder Standards Ihnen Hinweise dazu geben, wie Sie in dieser Situation fachlich korrekt handeln sollen.

Beispiele:

- Hygienerichtlinien Ihrer Institution/Reinigungsplan für Geräte und Oberflächen
- Merkblätter zum Vorgehen
- Kommunikationsregeln wie Höflichkeit, aktives Zuhören
- Dokumentationsrichtlinien
- Sicherheitsregeln wie den Rollstuhl immer bremsen etc.
- …

Tipp: Im Bildungsplan finden Sie jeweils eins, zwei Vorschläge für Normen und Regeln (Qualitätskriterien), die in dieser Situation zutreffen könnten. Überlegen Sie aber immer auch, welche Regeln in Ihrem Betrieb gelten oder was für Regeln Sie in der Berufsschule besprochen haben.

Schreiben Sie die passenden Normen, Regeln oder Standards auf.

5. Externe und persönliche Ressourcen beschreiben

Überlegen Sie sich als Nächstes, welche externen Ressourcen (wie Hilfsmittel etc.) Sie in der Situation verwendet haben, und über welche persönlichen Ressourcen wie Wissen, Fähigkeiten oder Haltungen Sie verfügen mussten, um die beschriebene Situation zu bewältigen. Formulieren Sie dazu Sätze in Ich-Form, also aus Ihrer Sicht.

Beispiele:

- Wenn die Klientin/der Klient sich am Lavabo kämmt, kann ich den unteren Teil des Spiegels schräg stellen, so dass sie/er das eigene Gesicht sieht. **(Externe Ressource)** Oder: Wenn ich einen Hautrötung sehe und unsicher bin, was es ist, kann ich meine Berufsbildnerin fragen.
- Ich kenne das richtige Hautpflegemittel bei trockener Haut. **(Kenntnisse)**
- Ich kann das Bein beim Waschen so halten, dass es nicht zur Seite kippt. **(Fähigkeiten)**
- Ich achte darauf, dass die Klientinnen und Klienten nicht frieren, wenn ich sie wasche. **(Haltung)**

6. Selbsteinschätzung/Fremdeinschätzung

Am Schluss überlegen Sie sich, wie Sie Ihre Arbeit selbst einschätzen und schreiben es auf. Haben Sie alles korrekt gemacht und die internen Richtlinien eingehalten? Fühlen Sie sich ganz sicher, oder gab es einzelne Handlungen in der Situation, bei deren Sie noch etwas unsicher sind? Ist Ihr Wissen sattelfest, oder möchten Sie etwas noch genauer wissen? Empfanden Sie etwas als unangenehm (z. B. das Aussehen eines Ausschlages? Oder als eine Klientin bei der Mobilisation geschrien hat und Sie unsicher waren, ob Sie etwas falsch gemacht haben)? Schreiben Sie in die Lerndokumentation, wie Sie Ihre eigene Leistung einstufen. Wenn nicht alles tipptopp war, schreiben Sie noch dazu, was Sie in nächster Zeit noch lernen/weiter üben/nachfragen wollen, damit Sie sicherer werden.

Ihre Berufsbildnerin/Ihr Berufsbildner wird Ihre Lerndokumentation auch lesen und Ihnen eine Rückmeldung dazu geben **(Fremdeinschätzung)**.

7. Weitere Bemerkungen zur Lerndokumentation

Um eine Situation zu beschreiben, gibt es noch andere Möglichkeiten als eine schriftliche Situationsbeschreibung.

Wenn Sie beispielsweise die korrekte Reinigung eines Gerätes in der Lerndokumentation beschreiben wollen, können Sie auch ein Fotoprotokoll Ihres Vorgehens erstellen und die Fotos in die Lerndokumentation integrieren.

Oder wenn Sie genau aufzeigen wollen, wie Sie vorgehen bei einer Mobilisation (wo das Bett steht, wo der Stuhl zum Abstützen steht, wo Sie stehen etc.), können Sie eine Skizze machen und in die Lerndokumentation einfügen.

Sie können im Verlauf mehrere Lerndokumentationen zur selben Handlungskompetenz schreiben, so dass Ihr Lernprozess ersichtlich ist. Es ist bei zwei verschiedenen Klientinnen/Klienten ja auch nie gleich, wenn man sie beim Waschen oder bei anderen Tätigkeiten unterstützt.

Wichtig: Die Lerndokumentation sollten Sie sorgfältig aufbewahren, bis zum Schluss der Ausbildung. Sie zeigt, was Sie alles gelernt haben, und hilft Ihnen auch das Qualifikationsverfahren vorzubereiten.

Lerntipp 5: Verwenden Sie Merkhilfen

Manchmal müssen Sie sich bei einem Thema mehrere Dinge merken, was Ihnen vielleicht schwer fällt.

Verwenden Sie in dem Fall gezeichnete Merkhilfen – dadurch wird es Ihnen viel leichter fallen, sich die Dinge zu merken. Das hat damit zu tun, dass unser Gedächtnis sich Bilder viel leichter merken kann als einen Text.

Wenn Sie drei Dinge gleichzeitig merken müssen, können Sie z. B. ein Podest zeichnen und die drei Dinge hineinschreiben.

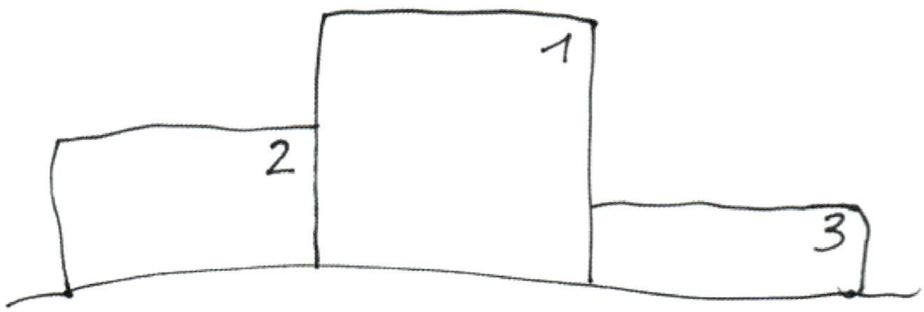

Abbildung 6.5: Ein Podest als Merkhilfe

Wenn Sie sich vier oder acht Dinge gleichzeitig merken müssen, können Sie sich einen Kompass zeichnen und die vier (acht) Dinge hineinschreiben.

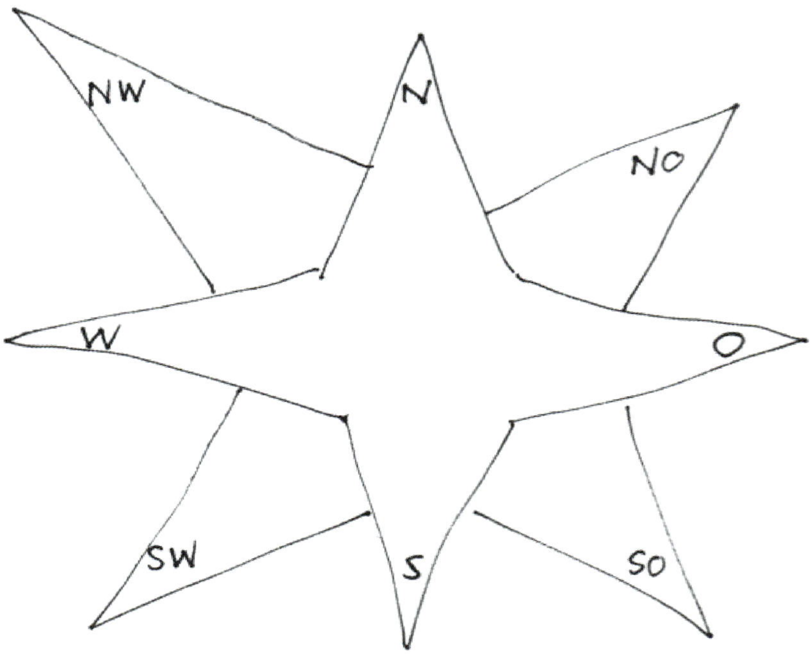

Abbildung 6.6: Ein Kompass als Merkhilfe

Wenn Sie sich fünf Dinge gleichzeitig merken müssen, können Sie sich einen Hand zeichnen und die fünf Dinge in die fünf Finger schreiben.

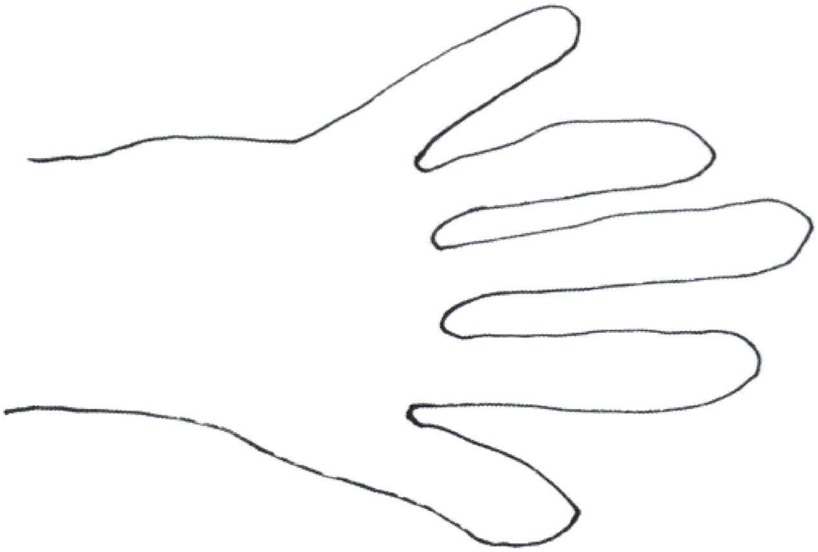

Abbildung 6.7: Die Hand als Merkhilfe

Auch wenn Sie skeptisch sind – probieren Sie es aus! Sie werden sich mehrere Dinge auf diese Art viel besser miteinander merken können.

Lerntipp 6: Zeichnen Sie Wissensnetze

Wenn wir uns neue Informationen merken, z. B. die neue Adresse einer Freundin, legt unser Gedächtnis diese Information in derselben Hirnregion ab, in dem auch die anderen Informationen zu dieser Freundin gespeichert sind: Ihre Natelnummer, wie sie aussieht, was wir mit ihr schon alles unternommen haben, wo und wann wir sie kennen gelernt haben und so weiter. Aus diesem Grund kommt es vor, dass wenn Sie ein bestimmtes Lied hören, Sie sofort an einen Abend denken, an dem Sie mit ihrer Freundin im Ausgang waren und zu diesem Lied getanzt haben.

Inhalte, die wir und damit unser Gedächtnis als ähnlich einschätzen, werden sehr nahe beieinander abgespeichert. Das erklärt, warum Sie Ihre Mutter vielleicht manchmal als «Papa» ansprechen oder den einen Bruder mit dem Namen des anderen Bruders.

Beim Lernen neuer Informationen oder Inhalte können Sie sich diese Tatsache zu Nutze machen! Wenn es Ihnen gelingt, neue Inhalte in der Nähe von früheren ähnlichen Inhalten im Gedächtnis zu platzieren, dann wird es Ihnen viel einfacher fallen, sich diese Inhalte zu merken!

Zeichnen Sie dazu ALLE ähnlichen Inhalte, die Sie früher schon gelernt haben, auf einem Blatt auf, und verbinden Sie diese Inhalte. So entsteht eine Landkarte Ihres bisherigen Wissens und wie es zusammen hängt, in anderen Worten ein Wissensnetz. Schreiben Sie nun auch den neuen

Inhalt zu den bisherigen Inhalten in dieses Wissensnetz. IMMER wenn Sie das neue Thema bearbeiten oder für die Prüfung lernen, nehmen Sie diese Zeichnung wieder hervor und denken kurz daran, dass Sie schon einiges wissen, das mit dem Thema zusammenhängt. So wird das neue Thema am richtigen Ort in Ihrem Gedächtnis abgespeichert und Sie werden sich in Zukunft immer leichter daran erinnern können.

Beispiel: Ein Wissensnetz, bei dem das Thema Dekubitus/Prophylaxen neu gelernt wird und mit dem bestehenden Wissensnetz zu Körperpflege verbunden wird

Nach einer Idee von Vera Birkenbihl (Vera Birkenbihl: Stroh im Kopf. Moderne Verlagsgesellschaft, 2010, 36. Auflage)

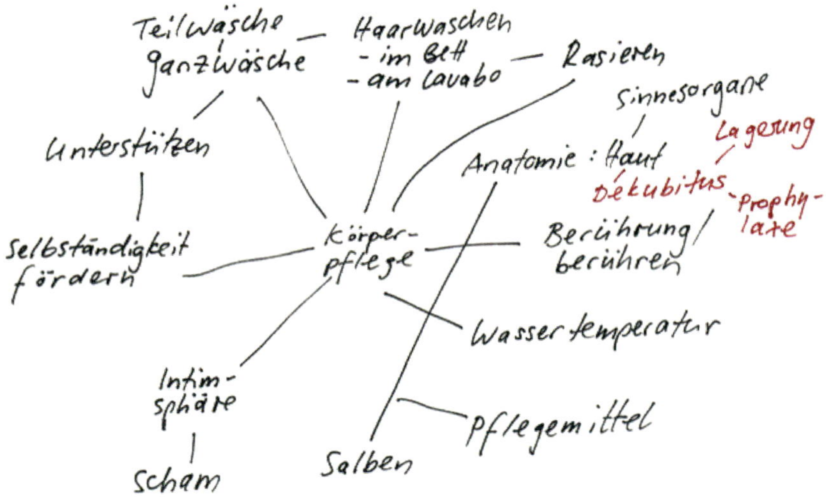

Abbildung 6.8: Wissenslandkarte

Rollen

Mit Rolle ist das Verhalten gemeint, dass von einem in einer bestimmten Funktion und Situation erwartet wird. Es gibt Erwartungen an Sie als Sohn oder als Tochter einer Familie. Als Lernende/Lernender an der Berufsschule haben Sie eine andere Rolle, werden andere Erwartungen an Sie gestellt, und wieder eine leicht andere Rolle haben Sie als Assistentin/Assistent Gesundheit und Soziales EBA in Ihrer Institution.

Das heißt: Jede Person hat in verschiedenen Gruppen unterschiedliche Rollen. Und: In jeder Rolle werden andere Erwartungen an Sie gestellt.

Wenn Sie z.B. einen Polizisten sehen würden, der bei Rot über den Fußgängerstreifen geht, wären Sie überrascht. Von einem Polizisten erwarten Sie ein korrektes Vorgehen im Verkehr.

An einer Arbeitsstelle gibt es unterschiedlich strikte Rollenerwartungen. Gewisse Rollenerwartungen müssen eingehalten werden, andere Rollenerwartungen sollen oder können eingehalten werden.

Erfüllt man **Muss-Erwartungen** nicht, kann man die Arbeitsstelle verlieren. Beispiel: Eine Mitarbeiterin wird entlassen, wenn sie Geld von einer Klientin stiehlt.

Dann gibt es **Soll-Erwartungen**. Erfüllt man diese nicht, treffen einen in der Regel weniger starke Strafen als eine Entlassung. Beispiel: Wenn man immer wieder zu spät zur Arbeit kommt, wird die Berufsbildnerin/der Berufsbildner oder die Stationsleitung ein ernstes Gespräch mit einem führen.

Erfüllt man **Kann-Erwartungen** nicht, geschieht nichts. Erfüllt man sie, dann erhält man positive Rückmeldungen. Beispiel: Sie haben über den Mittag bereits einen Klienten mobilisiert, so dass der Spätdienst es jetzt nicht mehr machen muss. Das hätten Sie nicht tun müssen, aber der Spätdienst ist froh, dass er jetzt weniger Stress hat. Das heißt, Kann-Erwartungen kann man freiwillig einlösen.

Inter-Rollenkonflikt: Das Einnehmen von verschiedenen Rollen kann zu Rollenkonflikten führen. Z. B. werden von Ihnen als Mitarbeiterin/Mitarbeiter zum Teil andere Dinge erwartet, als von Ihnen als Lernende/Lernendem: Als Lernende/Lernender sollen Sie sich zwischendurch auch Zeit nehmen und etwas nachlesen, als Mitarbeiterin sollen Sie möglichst viel Arbeit erledigen. Da Sie in der Ausbildung sowohl Mitarbeiterin/Mitarbeiter im Pflegeteam wie auch Lernende/Lernender sind, haben Sie immer wieder einen Konflikt zwischen diesen zwei Rollen, einen klassischen Inter-Rollenkonflikt.

Intra-Rollenkonflikt: Manchmal werden an eine einzelne Rolle widersprüchliche Erwartungen gestellt. Z. B. kann eine Klientin von Ihnen als Assistentin/Assistent Gesundheit und Soziales EBA erwarten, dass Sie ihr/ihm möglichst viel Unterstützung gebt beim Waschen, während Ihre Berufsbildnerin von Ihnen erwartet, dass Sie die Klientin/den Klienten dort fördern, wo diese noch eigene Fähigkeiten haben. Auf wen soll man in einer solchen Situation hören? Auf die Berufsbildnerin oder auf die Klienten? Diese Situation ist ein Intra-Rollenkonflikt, ein Konflikt in ein und derselben Rolle, in der verschiedene Erwartungen an einer Person zerren.

Neue Handlungen durchführen

Immer wieder führen Sie in Ihrer Ausbildung zur Assistentin/zum Assistenten Gesundheit und Soziales EBA Handlungen erstmals durch, so wie Charles Dutoit in der Situation. In der Regel haben Sie bereits etwas darüber in der Berufsfachschule und manchmal auch im Überbetrieblichen Kurs (ÜK) gehört, aber die Informationen, die Sie erhalten haben, passen nicht 100 % zu der Aufgabe, die Sie jetzt übernehmen müssen oder auf die Klienten, die Sie jetzt betreuen sollen. Vielleicht haben Sie schon jemandem am Lavabo geholfen, die Haare zu waschen, aber sollen jetzt einer Klientin die bettlägerig ist im Bett helfen, ihre Haare zu waschen?

Gewöhnen Sie sich an gewisse Punkte konsequent durchzugehen, ehe Sie eine Handlung erstmals durchführen. So stellen Sie sicher, dass Sie gut vorbereitet sind, wenn Sie bei den Klientinnen und Klienten am Bett stehen und die Handlung vornehmen.

Folgende Punkte sollten Sie vor der erstmaligen Durchführung einer Handlung beachten:

Tabelle 6.1: Neue Handlungen durchführen

Punkt	Erläuterung
1. Vorwissen/Eigene Ressourcen prüfen	Denken Sie kurz darüber nach, was Sie in der Berufsschule und im überbetrieblichen Kurs über das Thema gehört haben. Was ist speziell zu beachten? Welche externen Ressourcen (z. B. Hilfsmittel) könnten hilfreich sein?
2. Richtlinien	Gibt es in Ihrer Institution Richtlinien, Standards oder Merkblätter zu dieser Handlung? Falls ja, lesen Sie diese durch, ehe Sie die Handlung ausführen.
3. Hilfsmittel kennen	Wenn zur Handlung Hilfsmittel verwendet werden, ist es wichtig diese und deren Handhabung vorher zu kennen. Wenn Charles Dutoit zum Waschen der Haare ein separates mobiles Spülbecken verwenden soll, muss er im Voraus wissen, auf welche Höhe er es einstellen sollte und wohin das Spülwasser abzuleiten ist.
4. Eigene Kompetenzen kennen[1]	Wenn Sie aufgefordert werden eine Handlung durchzuführen, die Sie in der Berufsschule noch nicht besprochen haben, ist es möglich, dass es sich um etwas handelt, das außerhalb Ihres Kompetenzbereichs liegt. Schauen Sie in dem Fall im Kompetenzhandbuch Ihrer Institution oder im Ausbildungsordner nach, ob Sie die vorgesehene Handlung überhaupt ausführen dürfen (vgl. auch Kap. 6.3).
5. Vor-Denken	Bevor Sie ins Zimmer gehen und anfangen, denken Sie darüber nach, was Sie jetzt gleich tun werden. Wie wollen Sie konkret Schritt für Schritt vorgehen? Was für Material benötigen Sie dazu? Ist alles Material im Zimmer oder müssen Sie etwas von draussen ins Zimmer mitnehmen?
6. Andere Personen fragen	Wenn Sie jetzt noch das Gefühl haben, nicht ganz sicher zu sein, wie Sie vorgehen können, nutzen Sie das Fachwissen erfahrener Kolleginnen/Kollegen aus dem Team und fragen Sie diese, wie sie üblicherweise vorgehen, und was aus ihrer Sicht speziell zu beachten ist. Auch das sind externe Ressourcen.

[1] Die Verantwortung für die Einhaltung Ihrer Kompetenzen tragen auch Sie. Vergleichen Sie dazu den Abschnitt zu Fehlern und zum Haftpflichtrecht sowie zu den Kompetenzen anderer Personen aus dem Pflegeteam weiter hinten.

Tabelle 6.1: Fortsetzung

Punkt	Erläuterung
	In jedem Team gibt es Personen, die über spezielles Fachwissen (Expertise) verfügen, die bei besonders kniffligen Situationen Unterstützung bieten können. Das kann z.B. eine diplomierte Pflegefachfrau sein, die verschiedene Kinaesthetik-Kurse besucht hat und nützliche Tipps geben kann, oder eine Fachfrau Gesundheit, die viele Möglichkeiten kennt bei langen Haaren Frisuren zu formen. Angehörige können Ihnen Auskunft darüber geben, was für ein Rasierwasser ein demenzkranker Klient immer verwendet hat – vielleicht wehrt er sich weniger gegen das Rasieren, wenn Sie ihn vorher den Geruch des Rasierwassers riechen lassen, das Sie nach der Rasur dann auftragen. Auch andere Personen, welche die Klientin/den Klienten von früher her kennen (Pfarrer, Hausarzt, Nachbarinnen, Freunde) können wertvolle Informationen zu den Gewohnheiten liefern.
7. Die Klientin oder den Klienten fragen	Wenn Sie niemanden fragen können, ist es eine gute Idee, die Klientin/den Klienten selbst zu fragen, wie man es bisher jeweils gemacht hat. Beispielsweise könnte Charles Dutoit Frau Desjardin fragen, ob sie lieber am Lavabo steht, oder ob es besser geht für sie, wenn sie auf einem Stuhl sitzen kann.

Unterstützung anfordern

Auch wenn Sie eine Handlung bereits ausgeführt haben, sich aber noch nicht sattelfest fühlen, ist es Ihre Pflicht die zuständige Person darüber zu informieren, dass Sie möchten, dass sie Ihnen nochmals zuschaut und Sie unterstützt, wenn Sie Hilfe benötigen. Basis dafür, dass Sie sich die notwendige Unterstützung beschaffen, ist eine klare Selbsteinschätzung, Abschnitt: «Das eigene Verhalten kennen und verändern».

Kompetenzen kennen und einhalten

In einem Pflegeteam arbeiten Mitarbeitende mit unterschiedlichen Ausbildungen und Lernende mit unterschiedlichem Ausbildungsstand zusammen. Es ist wichtig, dass Sie selbst immer wissen, welche Handlungen Sie ausführen dürfen, bevor Sie damit beginnen. Dafür ist nicht nur Ihre Berufsbildnerin, sondern dafür sind auch Sie selbst verantwortlich. Es ist aber auch notwendig, dass Sie über die Kompetenzregelungen der anderen Mitarbeitenden Bescheid wissen. Nur so können Sie – wie im Beispiel von Florence Collin – entscheiden, ob Sie beispielsweise eine diplomierte Pflegefachperson oder eine ausgebildete Fachfrau Gesundheit / einen ausgebildeten Fachmann Gesundheit beziehen müssen bei einem Problem. Das Wissen über Kompetenzen von anderen ist auch notwendig, wenn Sie eine Tätigkeit an eine Praktikantin delegieren wollen.

Kompetenzen von verschiedenen Mitarbeitenden werden in Stellenbeschreibungen, über Kompetenzlisten und – wenn sie noch in einer Ausbildung sind – in Ausbildungsordnern beschrieben.

Wenn Sie an eine Praktikantin eine Tätigkeit delegieren, für welche die Praktikantin keine Kompetenz hat, tragen Sie die Verantwortung, wenn die Praktikantin einen Fehler macht.

Hilfsmittel und Geräte kennen

Bei der Verwendung von Hilfsmitteln und Apparaten gehört es zur Verantwortung der Personen, die korrekte Anwendung der Hilfsmittel und Apparate zu kennen. Wenn eine Assistentin / ein Assistent Gesundheit und Soziales EBA einen Rollator einsetzt, muss sie / er wissen, wie die Bremsen korrekt angezogen und gelöst werden. Wenn Sie einen Patientenheber (Patientenlift) zur Mobilisation oder beim Baden einsetzen, ist es Ihre Verantwortung die genaue Handhabung sorgfältig zu lesen und zu kennen, so dass die Sicherheit der Klientinnen und Klienten gewährleistet ist.

Informationen zur korrekten Handhabung findet man in schriftlichen Anleitungen auf der Abteilung oder im Internet. Zur korrekten Reinigung von Apparaten und Instrumenten vgl. Kapitel 4.2 und 5.3.

Fehler

Wo Menschen arbeiten, geschehen Fehler. Auch wenn alle Personen sich Mühe geben sorgfältig zu arbeiten, kann es zu Fehlern kommen.

Fehler können ganz verschiedene Ursachen haben. Zu Fehlern kann es kommen,

- wenn eine Person ihre Kompetenzen überschreitet, also eine Handlung ausführt, zu der sie nicht berechtigt ist. Z. B. wenn ein Assistent Gesundheit und Soziales EBA bei der Körperpflege eine Tablette im Bett findet und dem Klienten gibt, ohne vorher bei der diplomierten Pflegefachperson nachzufragen;
- wenn ein Betrieb beispielsweise aufgrund von Personalknappheit Mitarbeitende dazu verpflichtet, Tätigkeiten auszuführen zu denen sie nicht ausgebildet wurden.

Beispiele: Wenn eine Assistentin Gesundheit und Soziales EBA einem Patienten Insulin subkutan spritzen müsste; wenn ein Mitarbeiter im Stress ist und sicher daher nicht genügend Zeit nimmt, bei einem Rollstuhl die Bremse anzuziehen; wenn die Medikamente im Stationszimmer aufbewahrt werden und die diplomierte Pflegefachperson, welche die Medikamente für den nächsten Tag richten soll, sich wegen der Unruhe im Stationszimmer nicht konzentrieren kann; oder da sie beim Richten der Medikamente immer wieder gestört ist, beispielsweise das Telefon abnehmen muss; wenn Klientinnen ähnliche Namen haben, z. B. denselben Familiennamen, kann es zu Verwechslungen von Medikamenten kommen.

Zum Glück haben viele Fehler in der Pflege keine schwerwiegenden Auswirkungen. Manche Fehler können jedoch gefährlich sein, beispielsweise zu Unfällen führen, wenn das Bett hochgestellt bleibt, wenn man das Zimmer verlässt und eine Klientin aus dem Bett fällt. Wenn Medikamente verwechselt werden, können Fehler in einzelnen Fällen bis zum Tod von Klientinnen oder Klienten führen.

Sowohl Straf- als auch Privatrecht enthalten Bestimmungen für die Verantwortlichkeit und Haftung von Berufspersonen (vgl. Landolt, 2004). Dabei geht es um die Verantwortung von Person, die Fehler machen aufgrund derer andere Personen oder Sachen einen Schaden erleiden. Jede Person, die im Gesundheitswesen arbeitet, ist in der Regel durch eine betriebliche Haftpflichtversicherung geschützt.

Fehlerkultur

Heute versuchen Institutionen im Gesundheitswesen eine so genannte «Fehlerkultur» aufzubauen. Eine Fehlerkultur aufbauen bedeutet, dass es nicht hauptsächlich darum gehen soll die «Schuldigen» eines Fehlers zu finden oder zu bestrafen. Hauptziel einer Fehlerkultur ist es, dass Fehler erkannt werden und in Zukunft möglichst vermieden werden können, also nicht mehrfach gemacht werden. Dazu ist es notwendig, dass Fehler gemeldet und zentral erfasst werden, die Ursachen für die Fehler diskutiert und verstanden sowie Veränderungen umgesetzt werden, um denselben Fehler in Zukunft möglichst zu vermeiden.

Beispiel: Auf einer Abteilung sind zwei Rollstühle, bei denen sich die Bremsen nicht mehr gut anziehen lassen. Julie Maire hat den Auftrag, Frau Gladiola zu mobilisieren. Als diese sich am Rollstuhl halten will, rollt dieser weg und Frau Gladiola fällt zu Boden. Zum Glück hat sie sich nur das Hüftgelenk geprellt, es ist nichts gebrochen.

Julie Maire meldet den Sturz sofort Ihrer Bezugsperson. Am Nachmittagsrapport wird darüber diskutiert. Julie Maire sagt, ihr sei aufgefallen, dass ein oder zwei Rollstühle schlechte Bremsen hätten. Noch am selben Tag werden alle Rollstühle kurz geprüft, und diejenigen, bei denen sich die Bremsen schlecht anziehen lassen, dem technischen Dienst zur Reparatur gebracht.

Internetseiten zum Lernen/Lernmethoden

www.birkenbihl.de

http://www.helles-koepfchen.de/ratgeber/lerntipps-fuer-die-schule.html

www.lernen-heute.de

http://www.peraugym.at/links/lernen.htm

http://schule.lerntipp.at/

http://www.stangl-taller.at/ARBEITSBLAETTER/LERNTECHNIK/default.shtml

http://de.wikipedia.org/wiki/Lerntechnik

Quellen

Landolt Hardy (2004): Rechtskunde für Gesundheits- und Pflegeberufe, Hans Huber

6.2

Beschreibt das eigene Verhalten, beurteilt dieses und zieht daraus Folgerungen für das künftige Verhalten

Typische Situation

Nach dem Tod seiner Frau ist Herr Perrin vor drei Tagen ins Heim eingetreten.

Als ihm Julie Dutoit, Assistentin Gesundheit und Soziales EBA, das Essen bringt, wirft er das Tablett absichtlich um und beschimpft sie. Sie ist überrascht und hebt die Stimme, was Herrn Perrin noch aggressiver und nervöser macht.

Julie Dutoit wird sich bewusst, dass sie in der Situation überfordert ist, und sucht Unterstützung im Team.

Nachdem sich die Situation beruhigt hat, analysiert die Bezugspflegeperson von Herrn Perrin mit Julie Dutoit die Situation. Julie Dutoit erklärt, sie habe zu impulsiv reagiert. Sie hätte ruhig bleiben, für die Situation von Herrn Perrin Verständnis aufbringen und Unterstützung holen sollen.

Die Bezugspflegeperson fragt sie, weshalb sie so reagiert habe und was sie tun könne, um zu verhindern, dass dies erneut vorkomme. Julie Dutoit wird sich bewusst, dass sie Angst hatte, da sie sich angegriffen fühlte, und erkennt, dass Herr Perrin dünnhäutig ist, weil er um seine Frau trauert.

Situationskreis

- Alle klienten- und teambezogenen Situationen
- Unvorhersehbare zwischenmenschliche Situationen
- Verlust- und Trauersituationen

Berufskunde

- Das Sicherheitsbedürfnis
- Eintritt des Klienten ins Spital/Heim
- Verlust
- Krisen
- Aggressivität als Reaktion auf Krisen
- Eigene Grenzen, Stress
- Ursachen und Äußerungen von Gewalt (s. Kap. X.X)
- Angemessener Umgang mit Klientinnen und Klienten und Misshandlung (s. Kap. X.X)

Fähigkeiten

- Ist fähig, sich selbst zu beurteilen
- Nimmt Kritik auf und verarbeitet diese
- Bringt Vorschläge ein
- Ist fähig, sich in Frage zu stellen
- Ist fähig, eine Krisen- oder Gewaltsituation zu erkennen und Unterstützung anzufordern
- Kann mit Stress umgehen
- Kann mit den eigenen Gefühlen umgehen

Das Sicherheitsbedürfnis

Das Bedürfnis nach Sicherheit kommt bei den meisten Menschen gleich nach den körperlichen Grundbedürfnissen (Atmung, Flüssigkeitsaufnahme, Ernährung, Schlaf, Bewegung, Wärme, Sexualität). Sicherheit kann bedeuten: Geborgenheit (z.B. in der Familie), Zuverlässigkeit (z.B. von Freunden, Arbeitskollegen, Vorgesetzten), Ordnung (gesicherte Stellung, Sicherheit im Alltag/für die Zukunft), Unabhängigkeit (z.B. bei der Ausübung der Lebensaktivitäten). Der Eintritt in ein Spital/Heim kann unsicher, hilflos machen und Angst auslösen. Der Mensch ist für eine gewisse Zeit oder für immer von den Pflegepersonen, Ärzten usw. abhängig; er kann für seine Sicherheit nicht mehr selbst sorgen.

Die Pflegepersonen können den Klienten ein Gefühl der Sicherheit vermitteln, wenn sie:

- Gewohnheiten des Klienten berücksichtigen
- Aufmerksamkeit und Zuwendung geben
- benötigte Hilfeleistungen abklären und anbieten
- Pflegemaßnahmen richtig ausführen
- Prophylaxen regelmäßig durchführen
- eine sichere, saubere und möglichst wohnliche Umgebung schaffen
- Hygieneprinzipien einhalten
- Hilfsmittel sicher anwenden
- REA- und Brandschutzmaßnahmen kennen
- Geräte und Instrumente sorgfältig aufbereiten

Eintritt des Klienten in das Spital, in das Heim

Elsbeth Gianfelici

Der Eintritt in ein Spital bedeutet Trennung von Gewohntem und Konfrontation mit Neuem, mit einer meist fremden Umgebung. Bei einem Heimeintritt kommt noch die Endgültigkeit der Situation, das Abschied-Nehmen-Müssen vom vertrauten Umfeld dazu.

Der Spital- und Heimeintritt führt zu Verlusterlebnissen

- Verlust der vertrauten Umgebung
- Trennung von den Angehörigen
- herausgerissen werden aus der Berufswelt
- herausgerissen werden aus dem Freundeskreis
- Verlust von sozialen Funktionen (z.B. Rolle als Versorger/-in der Familie)
- Verlust von Unabhängigkeit und Selbstbestimmung
- evtl. Familiensorgen – finanzielle Sorgen (Haushalt, Kinder)
- Verlust der Intimsphäre

- Verlust der Mobilität
- dem Pflegepersonal ausgeliefert sein
- seine Gewohnheiten und gewohnte Alltagsgestaltung nicht aufrecht erhalten können

Der Eintritt mit den damit verbundenen Verlusten führt zu einem erzwungenen Klientenrollenverhalten. Dabei können Reaktionen auftreten wie Angst, Niedergeschlagenheit, Unsicherheit, Regression (Rückzug auf frühere kindliche Verhaltensmuster), Aggression und Depression.

«Der Kranke reagiert nicht nur als erkranktes Organ (Befund), sondern als Gesamtpersönlichkeit (Befinden): er braucht deshalb ganzheitliche, individuelle, d.h. persönliche Pflege und Betreuung.» (Juchli, 1997.)

Aufnahme des Klienten

Der Klient meldet sich in der Regel in der Patientenaufnahme des Spitals oder bei der Heim- oder Pflegedienstleitung im Heim an. Die Personalien des Klienten werden aufgenommen und der Klient wird der Abteilung zugewiesen.

Der Klient sollte im Aufnahmebüro oder in der Eingangshalle nicht zu lange warten müssen (erster Eindruck). An der Art, wie die Pflegepersonen den Klienten empfangen, wie sie ihn begrüßen, spürt er ihre Bereitschaft, ihn als Menschen anzunehmen – oft ist er in der fremden Umgebung des Spitals/Heims verunsichert und hilflos.

Aufgaben der Assistentin Gesundheit und Soziales beim Eintritt eines Klienten

Sich bei der Gruppenleitung erkundigen, in welches Zimmer und Bett der Klient kommt. Sind in einem Mehrbettzimmer mehrere Betten frei, soll man, wenn möglich, dem Klienten die Wahl des Bettes überlassen.

Der Klient benötigt folgendes Material (Beispiel):

- ❑ **Bett** mit Bügel, Glocke und Namensschild (Etikette des Klienten)
- ❑ **Nachttisch** mit Serviette, Speisekarte, Nachttopf, Intimbecken, evtl. Urinflasche, Plastiksäcke, Intimtücher, WC-Papier
- ❑ **Toilettenschrank** mit Frottiertuch, Waschlappen, Zahnglas und, wenn nötig, Prothesenschale (Zahnglas und Prothesenschale mit dem Namen des Klienten beschriften)
- ❑ **Schrank** (beschriftet) mit Kleiderbügel
- ❑ **Radio** mit Bezug
- ❑ evtl. **Fernseher** mit Kopfhörer

Im Heim wird in der Regel ein Blumenstrauß oder ein anderes Präsent und eine Karte mit einem Willkommensgruß vorbereitet. Vielerorts kann das Zimmer mit eigenen Möbeln und Gegenständen ausgestattet werden. Dies sollte vor dem Einzug des Bewohners geschehen.

Abholen und Begrüßen des Klienten

- Sich korrekt vorstellen.
- Klienten und Angehörige freundlich begrüßen.
- Erklären, auf welche Station der Klient kommt, in welches Zimmer.
- Ihn/Sie zur Station führen, auf dem Weg erklären, wo sich z. B. der Kiosk, die Cafeteria, die Telephonkabine, der Briefkasten usw. befinden.
- Klienten den Mitklienten vorstellen.

Informationen

- Erklären, wie das Bett, die Glocke, das Licht, das Telefon und die Telefonkarte funktionieren.
- Zeigen, wo sich der Schrank, der Aufenthaltsraum, das Bad, die Toilette befinden.
- Essenszeiten bekanntgeben und dem Klienten die Menükarte zeigen.
- Den Klienten fragen, ob er bezüglich des Essens/Trinkens spezielle Wünsche (Abneigungen/Vorlieben) hat; wenn ja, diese bei der Essenbestellung berücksichtigen und in die Pflegedokumentation eintragen.
- Dafür sorgen, dass Angehörige die Telefonnummer (Direktwahl) der Klientin/des Klienten und des Stationsbüros haben.

Verlust

Praktisch alle Menschen müssen im Verlauf ihres Lebens mehrere Male von etwas Abschied nehmen. Abschied bedeutet in der Regel einen Verlust, der weh tut, uns leiden lässt und uns traurig macht. Das kann schon beim kleinen Kind passieren, wenn die Mutter weggeht; es kann der Eintritt in den Kindergarten sein, der etwas fremdes ist und den Abschied von der Mutter oder von zuhause bedeutet. Sehr schmerzlich ist der Verlust eines Freundes, eines Elternteils, eines Haustieres oder der Tod eines nahe stehenden Menschen. Nach einem Verlust muss man meist in einem längeren Prozess lernen, mit der Trauer fertigzuwerden und «normal» weiterzuleben. In der Regel ist das nur möglich, wenn der Verlust verarbeitet, das heißt akzeptiert ist. Solange das nicht geschieht (manchmal ein Leben lang), kann ein Leben hoffnungslos sein und der Mensch kann körperlich oder psychisch/seelisch krank werden.

Mit dem Eintritt ins Heim ist die Trauer von Herrn Perrin um seine Frau noch nicht abgeschlossen. Personen in Trauer durchlaufen mehrere Phasen. Trauerreaktionen können bei verschiedenen Menschen sehr unterschiedlich sein und unterschiedlich lange anhalten.

Krisen

Robert Ammann

Klientinnen und Klienten haben nicht nur Todesfälle zu verarbeiten, sondern – wie Herr Perrin – auch den notwendig gewordenen Eintritt in ein Pflegeheim, den Verlust ihrer Unabhängigkeit oder schwere und schmerzhafte Krankheiten. Abrupte, schwere Belastungen, welche die eigenen Ressourcen übersteigen, können bei allen Menschen Krisen auslösen.

Was ist eine Krise?

Definition

Krisen sind zeitlich umschriebene Ereignisse von ungewissem Ausgang mit dem Charakter des Bedrohlichen, des möglichen Verlustes. Sie stellen gewohnte Wert- und Zielvorstellungen in Frage, fordern Entscheidung und Neuanpassung, können Gefühle der Hilflosigkeit erzeugen, führen vielfach zur Änderung von Verhalten und Erleben und bieten somit auch die Chance einer Neuorientierung (Reiter/Strozka 1977).

Krise bedeutet ein Ungleichgewicht zwischen der subjektiven Bedeutung des Problems und den mir im Moment zur Verfügung stehenden Bewältigungsmöglichkeiten (vgl. Abb. 6.9).

Krisen sind zeitlich begrenzt; sie können sich laut (offen) oder leise (versteckt) äußern. Krisen können langsam entstehen (z. B. Spannungsfeld durch Konflikte oder dauernde Überforderung, wobei irgendwann eine Kleinigkeit das Fass zum Überlaufen bringen kann) oder plötzlich (unerwarteter Verlust durch Tod) auftreten. Krisen lösen Gefühle aus wie Angst/Wut/Ohnmacht/Trauer/Schmerz/Orientierungslosigkeit/Selbstzweifel/Resignation/Einengung/Hilflosigkeit usw. Krisen dürfen sein, sie gehören zum Leben. Krisen lassen sich nicht verallgemeinern, ihre Bewertung ist subjektiv. Krisen konfrontieren uns mit Lebensthemen und mit Sinnfragen (Warum ich?).

Auslöser von Krisen

Auslöser von Krisen sind in der Regel kritische Lebensereignisse: Krankheit, gehäufte Misserfolge, Lebensübergänge wie Pubertät, Alter, Eltern werden, Verlust, veränderte Lebenssituation etc. Krisen sind prozesshaft: Mögliche Phasen sind Verdrängung – emotionale Ausbrüche – sich finden – Weg suchen – Weg ausprobieren. Krisen können neue Erkenntnisse und Reifung bewirken (erweiterte Kompetenz); sie sind oft verbunden mit Entscheidungen, die schmerzlich sein können (Verzicht).

Eine Krise kann eine Chance (z. B. neuer Entwicklungsschritt, bewusster leben) oder eine Gefahr (z. B. Somatisierung = Umwandlung psychischer Belastungen in körperliche Erkrankungen, Chronifizierung = Symptome, welche chronisch werden) sein.

Was daraus wird, hängt davon ab, welche Bewältigungsmöglichkeiten (Copingstrategien) dem einzelnen Menschen zur Verfügung stehen.

Unterstützung von Personen in verschiedenen Phasen einer Krise

Der mögliche Verlauf einer Krise kann grob in folgende drei Phasen unterteilt werden:

- Phase des Schocks
- Phase der Abwehr
- Phase des Wahrhabens

In der Phase des Schocks fühlen sich Betroffene wie betäubt oder erstarrt. Dies kann verbunden sein mit der Unfähigkeit, klar zu denken und das eigene Vorgehen zu planen. Nach außen wirken sie zurückgezogen oder angepasst. In dieser Phase können Informationen eine Hilfe sein, um Ängste abzubauen. Aber die Betroffenen sind in diesem Zustand oft wenig aufnahmefähig. Es ist daher wichtig zu überprüfen, ob Informationen aufgenommen worden sind oder ob sie wiederholt werden sollten. Hilfreich kann auch sein, die Betroffenen bei ganz alltäglichen Tätigkeiten anzuleiten und sie dabei zu unterstützen, nicht alles aufs Mal anzugehen, sondern eins nach dem anderen.

In der Phase der Abwehr erscheint den Betroffenen die Belastung als überwältigend. Die Krise wird geleugnet oder heruntergespielt. Alte Gewohnheiten verstärken sich – Betroffene versuchen so, die Situation unter Kontrolle zu behalten. Es ist wichtig, Verdrängung und ähnliche Verhaltensweisen als notwendige Schutzmechanismen anzuerkennen und die Betroffenen in dieser Phase nicht mit der Realität zu konfrontieren. Hilfreich ist es, immer wieder Gesprächsangebote zu machen, ohne sie aufzudrängen.

In der Phase des Wahrhabens brechen starke Gefühle auf: Wut, Verzweiflung, Trauer. Die Krise wird zur Kenntnis genommen. Damit kann auch deren Bewältigung beginnen. Hier geht es darum, die aufbrechenden Gefühle auszuhalten. Wenn Betroffene sich in dieser Phase beispielsweise sehr aggressiv verhalten, sollten die Pflegenden dieses Verhalten nicht persönlich nehmen, sondern es als Ausdruck der Krise verstehen. Wenn Betroffene verzweifelt reagieren, ist es für sie wichtig zu spüren, dass sie nicht alleingelassen werden. Die Ressourcen der Betroffenen können aktiviert werden, indem man mit ihnen darüber spricht, was ihnen für Situationen in den Sinn kommen, die sie erfolgreich bewältigt haben. Was hat ihnen damals geholfen, mit der Krise umzugehen?

Grundsätzlich nicht unterstützend in Krisen ist das Erteilen von Ratschlägen. Ebenso das Verweisen auf andere Personen, denen es noch schlechter gehe. Dadurch wird das Erleben der Betroffenen abgewertet. Entsprechend fühlen sie sich nicht ernst genommen.

Krisen verlaufen nicht nach einem festen Schema und nicht einheitlich. Krisen sind so unterschiedlich wie wir Menschen. Die erwähnten Phasen finden sich bei vielen Betroffenen, aber nicht unbedingt alle erwähnten Phasen und vielleicht auch in einer anderen Reihenfolge. Außerdem gehen die einzelnen Phasen ineinander über. Solche Phasenmodelle sollten daher nicht zu festen Erwartungen führen, wie eine Krise «zu verlaufen hat». Nützlich können solche Unterteilungen trotzdem sein, da sie einem erkennen helfen, welche unterstützenden Maßnahmen aktuell hilfreich sein könnten.

«… das blosse Da sein, das zuverlässige Wieder kommen, das gemeinsame Schweigen und das Zulassen von Gefühlen ist genauso wichtig für Personen in Krisen wie etwas tun.

Personen nach Krisen äußern immer wieder: Die Bereitschaft, eine schwierige Situation zu teilen und das Unabänderliche mit auszuhalten, sei für sie die größte Unterstützung gewesen.»
(Nach Elisabeth Jordi, in: Nova, 12/2006)

«Da sein» für Menschen in einer Krise können Sie durch verschiedene ganz einfache Maßnahmen. Dazu gehört:

- Den Lieblings-Tee der Klientin/des Klienten zubereiten und ins Zimmer stellen
- Wenn man weiß, dass die Klientin/der Klient Katzen gut mag, z. B. Papierservietten mit Katzen-Sujet suchen und mit dem Essen bringen
- Einen kleinen Blumenstrauß auf einer Wiese pflücken und ins Zimmer stellen.

Tabelle 6.2: Unterstützen von Personen in verschiedenen Phasen der Krise

Phase	hilfreich	nicht hilfreich
Phase des Schocks	▪ Einfach «da sein». Möglichkeiten des Daseins sind: Lieblingsessen oder Lieblingsgetränk anbieten; eine Nackenmassage anbieten. Um die Möglichkeiten des Daseins ausschöpfen zu können, ist es notwendig die Klienten zu kennen: Was haben sie gern, was ist ihnen wichtig im Leben, welche Personen stehen ihnen nahe, haben sie Haustiere, welche Aktivitäten freuen sie besonders etc. ▪ Hilfe bei der Tages-Struktur anbieten. Beispiel: «Ich hätte jetzt Zeit, mit Ihnen in den Garten zu gehen. Kommen Sie mit?»	▪ Klienten bedrängen, ungeduldig sein. ▪ Klienten nicht beachten, allein lassen. ▪ Ratschläge geben. ▪ …
Phase der Abwehr	▪ Abwehr/Verdrängung als Schutzmechanismen akzeptieren. ▪ Zu Wohlbefinden beitragen, z. B. durch basale Stimulation.	▪ Auf die Realität hinweisen. Hoffnung wegnehmen.
Phase des Wahrhabens	▪ Gefühle aushalten und zulassen. Beispielsweise Wutausbrüche nicht persönlich nehmen; verzweifelte Klienten in den Arm nehmen, wenn es von der Beziehung her stimmig ist. ▪ Präsenz zeigen, Zeit haben, immer wieder vorbei schauen. ▪ Fragen aufnehmen und weiterleiten. ▪ Aussagen validieren (vgl. S. 363, Validation) ▪ Da man im Einzelfall nie wissen kann, wie Klienten auf Krisen reagieren, was diese für sie bedeuten und was ihnen hilft: Nachfragen.	▪ Auf Aggression mit Unfreundlichkeit reagieren. ▪ Trösten damit, dass es sicher wieder gut komme (dadurch werden die Gefühle entwertet, nicht ernst genommen). ▪ Sich ungenügend abgrenzen, z. B. selbst verzweifelt sein oder Beispiele eigener Krisen erzählen.

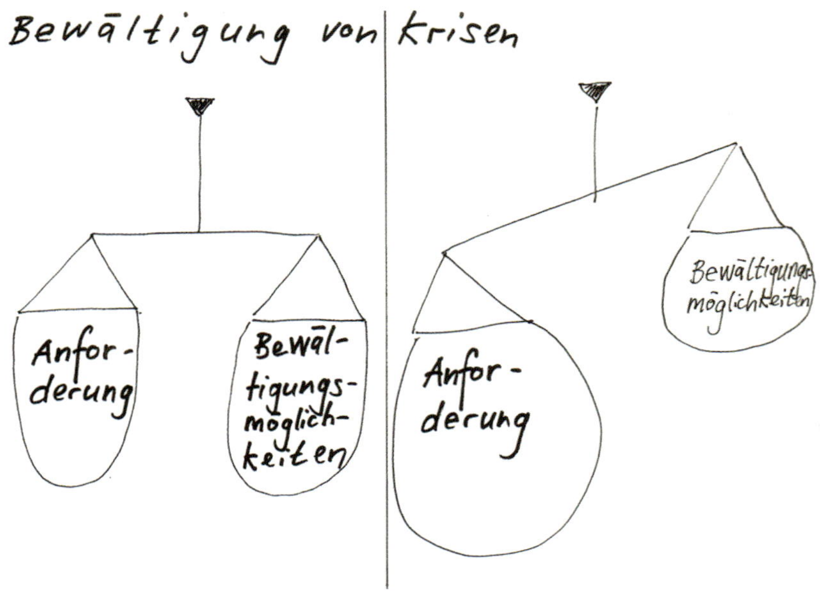

Abbildung 6.9: Ein Mensch gerät in eine Krise, wenn die Anforderungen, welchen er sich gegenüber sieht, seine eigenen Bewältigungsmöglichkeiten bei weitem übertreffen.

Aggressivität

Menschen reagieren unterschiedlich auf Krisen. Sie können verwirrt sein, verzweifelt sein und sich innerlich zurückziehen, aber auch wütend und aggressiv reagieren wie Herr Perrin in der Situation. Wenn man versteht, dass die Aggressivität nicht persönlich gegen einen selbst gemeint ist, sondern ein Ausdruck davon ist, dass die Klientin/der Klient sehr aufgewühlt ist, hilft einem das, selbst nicht wütend und unfreundlich zu reagieren.

Was einem auch helfen kann, auf eine wütende Äußerung oder Geste anders zu reagieren ist wenn man sich Zeit verschafft, ehe man reagiert. Oft reagieren wir sehr schnell auf ein Verhalten, das wir als unangenehm erleben, oder wie im Beispiel von Julie Maire, das uns ängstigt. Man nennt das eine Kommunikationskette:

Aussage / Verhalten	→	**Interpretation; Gefühl**	→	**Reaktion**
Herr Perrin wirft das Tablett zu Boden		Er bedroht mich; Angst		Laut werden und z. B. sagen: «Können Sie nicht besser aufpassen?!»

Es geht darum, zwischen Aussage/Verhalten und der eigenen Reaktion Zeit zu gewinnen, einen Stopp zu machen:

Aussage / Verhalten	→	**Interpretation; Gefühl**	→	**Stopp / Reflexion**	→	**Reaktion**
Herr Perrin wirft das Tablett zu Boden		Er bedroht mich; Angst		Aus irgendeinem Grund ist er wütend. Warum wohl?		Z. B. fragen: «Was hat Sie geärgert?»; oder: «Geht es Ihnen nicht gut?»

Es gibt verschiedene Möglichkeiten, diesen «Stopp» zu ziehen und zu reflektieren, ehe Sie reagieren. Zu diesen Möglichkeiten gehören:

- Wenn Sie merken, dass eine Klientin oder ein Klient Sie immer wieder ärgert – wappnen Sie sich darauf, bevor Sie das nächste Mal ins Zimmer gehen. Nehmen Sie sich vor, dieses Mal ruhig zu bleiben.
- Oder: Besprechen Sie diese Situation in Ruhe mit der Berufsbildnerin/dem Berufsbildner. Versuchen Sie herauszufinden, was genau Sie ärgert, und überlegen Sie sich, wie Sie anders reagieren könnten. Es kann auch helfen wenn Sie sich fragen, welche Seiten dieser Klientin/dieses Klienten Ihnen gefallen? Z. B. merken Sie vielleicht, dass es Ihnen auch Eindruck macht bei einem Klienten, der sich immer wieder beschwert, dass er keine Angst hat sich zu wehren, oder dass er sehr hartnäckig ist.
- Manche Klientinnen oder Klienten werden körperlich gewalttätig, wenn man sie wäscht. Sie versuchen dann die Pflegenden zu schlagen, an den Haaren zu reißen oder zu beißen. Das kann damit zu tun haben, dass sie an Demenz leiden und kein anderes Mittel haben, um sich gegen den Einbruch in ihre Intimsphäre zu wehren. Wenn Sie wissen, dass dies immer wieder vorkommt, seien Sie sehr aufmerksam beim Waschen und jederzeit bereit, einen Schritt zurück zu machen. Lassen Sie diese Klientin/diesen Klienten nie aus den Augen. Vielleicht geht es besser, wenn man diese Person nicht täglich wäscht, dafür aber regelmäßig baden lässt.
- Manchmal ist es das Beste, in einer Situation in der man wütend wird auf eine Klientin/einen Klienten, einen Moment das Zimmer zu verlassen. Sagen Sie in einem solchen Fall: «Ich gehe einen Moment nach draußen und kehre dann zurück.» Das heißt kündigen Sie Ihre Rückkehr an, und verschwinden Sie nicht einfach. Halten Sie sich an Ihre Aussage und kehren Sie zurück, wenn Sie merken, dass Sie wieder ruhiger sind.
- Wenn Sie merken, dass es bereits im Voraus große Mühe haben, in ein Zimmer zu gehen, ist es wichtig, Ihre eigenen Grenzen zu erkennen und darum zu bitten, zwischendurch bei anderen Klientinnen oder Klienten zugeteilt zu werden. Es gibt Personen, deren Pflege sehr anspruchsvoll ist. In dem Fall tut es gut, wenn alle sich abwechselnd an der Pflege beteiligen.

Eigene Grenzen – Stress

Der Pflegeberuf konfrontiert einen immer wieder mit schwierigen und belastenden Situationen (vgl. Kapitel 1.2 zum Thema Ausscheidung/Ekel und Scham oder Kapitel 2.8 zum Thema Sterben). Es gehört zu den beruflichen Aufgaben, einen Weg zu finden mit diesen schwierigen Situationen und Belastungen umzugehen. Wenn dies nicht gelingt, kann dies zur Überforderung und zu chronischem Stress führen.

Was ist Stress?

Stress kann definiert werden als Reaktion des Körpers auf eine herausfordernde Situation. Z. B. auf:

- **Umwelteinflüsse** (Wetter, Temperatur, Gefahren etc.)
- **körperliche Belastungen** (Operation, chronische Krankheiten etc.)
- **psychische und soziale Belastungen** (Verluste, Arbeitslosigkeit, neuer Arbeitsplatz, Geburt von Kindern, hohe Ansprüche an sich selbst etc.)

Die Stressreaktion

Zur Stressreaktion gehören körperliche Veränderungen, die uns dazu befähigen dem Stressreiz entgegenzuwirken. Zu den spürbaren körperlichen Reaktionen gehören unter anderem Herzklopfen, eine veränderte Atmung oder ein Anspannen der Muskeln.

Was passiert im Körper in einer Stresssituation?

- Adrenalin (das «Stresshormon») wird ausgeschüttet
- Die Atemgefäße weiten sich, die Atmung wird schneller
- Das Herz schlägt schneller (spürbar als Herzklopfen)
- Die Ausscheidung wird reduziert
- Die Pupillen werden eng
- Die Speichelproduktion wird reduziert (Mundtrockenheit)
- Vereinzelt kommt es zu Muskelzittern
- Verminderung der Schmerzwahrnehmung

→

Alle diese körperlichen Vorgänge bereiten uns darauf vor, große körperliche Leistungen zu vollbringen: Entweder vor der Gefahr zu fliehen oder einen möglichen Gegner anzugreifen.

Eustress und Distress

Stress wird in einem gewissen Maß als angenehm empfunden. Stress wirkt dann stimulierend und stärkt unsere Leistungsbereitschaft. Man nennt diesen positiven Stress auch **Eustress**. Beispiel: Ein sportlicher Wettkampf.

Ab einem bestimmten Grad wird Stress als unangenehm und belastend empfunden. Z. B., wenn die Belastung als unkontrollierbar/überwältigend erlebt wird. Diesen negativen Stress nennt man auch **Distress**. Beispiel: Wenn man von einer Aufgabe überfordert ist.

Was hilft, Stresssituationen zu bewältigen

Körperliche Ressourcen stärken

- **Für die eigene Fitness sorgen:** Ausreichend schlafen (gemäß den eigenen Schlafbedürfnissen); sich bewegen: Sport treiben, einen Spaziergang machen etc.
- **Für Erholung sorgen:** Das heißt vor allem auch dafür besorgt sein, dass Zeiten ohne Beschäftigung zu einem echten Loslassen führen und einem das Gefühl geben, aufzutanken. Was einer Person «gut tut» und dazu beiträgt, dass sie «ihre Batterien wieder aufladen» kann, ist sehr individuell! Es ist daher wichtig zu wissen, was für einen persönlich entspannend ist. Beispiele: Ein Bad nehmen; mit einer guten Freundin telefonieren; eine Fernseh-Serie schauen; Musik hören etc.
- **Auf eine gesunde Ernährung achten.**

Psychische Ressourcen stärken

- Die eigenen **Schwächen und die eigenen Stärken bewusst und realistisch wahrnehmen**. Mit der Berufsbildnerin/dem Berufsbildner besprechen, wenn es einem zu viel wird oder wenn man mehr Zeit benötigt, um etwas zu üben.
- **Niemand ist perfekt:** Sich erlauben, Fehler zu machen.
- **Wissen, was einem besonders schwer fällt:** Was eine Person beruflich herausfordert kann sehr unterschiedlich sein. Während eine Assistentin Gesundheit und Soziales EBA vielleicht Mühe hat damit, wenn ein Klient sich übergeben muss, fällt es einem anderen Assistenten Gesundheit und Soziales EBA vor allem schwer damit umzugehen, wenn Klientinnen oder Klienten schwer krank sind und sterben. Es ist wichtig besonders aufmerksam mit den eigenen Grenzen umzugehen in Situationen, die einen besonders belasten.
- Eine **klare Grenze zwischen Arbeit und Freizeit** ziehen. Dafür sorgen, dass man in der Freizeit nicht über schwierige oder traurige Situationen an der Arbeit nachdenkt – z. B. in dem man für Ablenkung sorgt, ins Kino geht etc.
- **Humor:** Zusammen über eine Situation zu lachen trägt dazu bei, mit belastenden Situationen umgehen zu können.

Für Unterstützung sorgen

- **Belastende Situationen** mit der Berufsbildnerin/dem Berufsbildner oder **anderen besprechen.** Ziel ist, nicht allein zu sein mit einer schwierigen Situation, sie nicht allein zu bewältigen suchen.

- **Sich Unterstützung holen:** Beziehungen zu Freundinnen/Freunden pflegen, in denen man auch über Sorgen/Belastendes sprechen kann, oder zu Hause sagen, wenn die Familie einen in Ruhe lassen soll, wenn man einen strengen Tag hatte.
- **Beratung aufsuchen,** wenn man selbst oder mit Unterstützung von Familie und Bekannten nicht mit einer Situation zurecht kommt.

Das eigene Verhalten kennen und verändern

Alle Menschen, alle Mitarbeitenden eines Pflegeteams haben Stärken und Schwächen. Sachen, die sie gut können, und andere, welche sie weniger gut können.

Von den 29 beruflichen Handlungskompetenzen in den sechs Handlungskompetenzbereichen werden Sie einige ganz leicht lernen, an anderen werden Sie mehr zu arbeiten haben.

Es ist wichtig sich bewusst zu sein, was man gut kann, was weniger gut. Dies ist die Voraussetzung dafür, dass Sie sich in den Bereichen verbessern können, die Ihnen am Anfang eher schwer fallen.

Eine Basis für dieses Sich-selbst-Kennen sind die Selbsteinschätzungen, die Sie in den verschiedenen Gesprächen während der Attestausbildung vorbereiten und einbringen, oder die Sie am Schluss der Lerndokumentation jeweils schreiben. Versuchen Sie ein Gespür dafür zu entwickeln, was Ihre Stärken sind, und wo Sie mehr investieren müssen, um Ihre Leistungen zu verbessern. Vertrauen Sie auch der Rückmeldung Ihrer Berufsbildnerin/Ihres Berufsbildners. Wenn diese Ihnen sagen, dass Sie etwas wirklich gut machen oder können, dann glauben Sie ihnen.

Beobachten Sie auch Ihre Berufsbildnerin/Ihren Berufsbildner und andere Personen in Ihrem Team genau. Sie werden feststellen, dass auch sehr erfahrene Pflegepersonen gewisse Dinge nicht so gut ausführen können, während sie bei anderen Tätigkeiten extrem gut sind.

Quellen

Blunier Elisabeth (2011): Lehrbuch Pflegeassistenz. Huber, 5. überarbeitete und erweiterte Auflage

6.3

Arbeitet im Team, kennt die Rollen und Verantwortlichkeiten der Teammitglieder

Robert Ammann

Typische Situation

Der körperlich geschwächte Herr Rougemont ist zusätzlich an einer akuten Lungenentzündung erkrankt. Er ist bettlägerig. Mit einer Infusion werden ihm Medikamente und Flüssigkeit verabreicht.

Als er sich im Bett umdreht, löst sich die Infusionsnadel, die Wunde blutet und die Infusion tropft auf das Bett. Florence Collin, Assistentin Gesundheit und Soziales EBA, stellt dies fest, als sie den Tee ins Zimmer bringt. Sie ruft die Pflegefachfrau. Diese kümmert sich um Herrn Rougemont und bittet Florence Collin, unterdessen das Wechseln des Bettzeugs vorzubereiten.

Nachdem Herr Rougemont beruhigt und seine Wunde verbunden ist, wechseln Florence Collin und die Pflegefachfrau gemeinsam das Bettzeug. Florence Collin verabschiedet sich von Herrn Rougemont, während die Pflegefachfrau eine neue Infusion vorbereitet.

Berufskunde

- Rechte und Pflichten der/des Lernenden
- Rollenwechsel Schüler/in – Lernende/r
- Individuen, Gruppen, Zusammenarbeit
- Bedeutung des betrieblichen Dokumentationssystems
- Delegieren von Tätigkeiten
- Pflichtenhefte und Tagesabläufe
- Umgang mit Konflikten

Fähigkeiten in der Praxis

- Akzeptiert und beachtet die Grenzen des eigenen Kompetenzbereichs
- Kann Unterstützung und Beratung anfordern
- Arbeitet mit dem Team zusammen

Rechte und Pflichten von Lernenden

Wenn Sie die Schule verlassen und eine Lehrstelle als Assistentin/Assistent Gesundheit und Soziales EBA antreten, stehen Sie mit dem Lehrvertrag, den Sie mit Ihrem Ausbildungsbetrieb abschließen und dem Beginn der Arbeitstätigkeit rechtlich an einem völlig neuen Ort. Als Lernende/Lernender haben Sie Rechte und Pflichten.

Beispiele für Ihre Rechte als Lehrling:

- Für Jugendliche bis zum vollendeten 17. Lebensjahr gelten besondere Schutzbestimmungen. So darf die Tagesarbeitszeit von neun Stunden nicht überschritten werden. Vor Berufsschultagen oder überbetrieblichen Kursen dürfen Sie nicht länger als bis um 20.00 Uhr eingesetzt werden. Zwischen Arbeitseinsätzen muss eine Ruhezeit von 12 Stunden gewährleistet werden und Sonntagsarbeit ist bis zu Ihrem 18. Geburtstag grundsätzlich verboten.
- Lernende bis zum vollendeten 20. Altersjahr haben Anspruch auf fünf Wochen Ferien. Weiter können Sie für außerschulische Jugendarbeit zusätzlichen Urlaub beantragen, der in der Regel gewährt wird, wenn nicht Ihre schulischen oder betrieblichen Leistungen dagegen sprechen.
- Als Arbeitnehmerin/Arbeitnehmer haben Sie allgemeine Rechte (also Rechte, die für alle Arbeitnehmenden gelten) wie beispielsweise das Recht auf bezahlten Urlaub bei Wohnungswechsel oder bei Todesfällen, das Recht auf eine Kündigungsfrist oder auf ein Arbeitszeugnis u. a.

Erkundigen Sie sich nach Ihren Rechten! Informationen erhalten Sie z. B. in Ihrem Betrieb von der berufsbildungsverantwortlichen Person, beim Berufbildungsamt Ihres Kantons und übers Internet. (Für den Kanton Zürich z. B.: www.mba.zh/berufsbildung. Unter Downloads finden sich viele rechtliche Bestimmungen.) Auch auf Internetseiten des Bundes finden sich rechtliche Informationen, siehe beispielsweise eine Broschüre zum Jugendarbeitsschutz in der Schweiz (http://www.seco.admin.ch/dokumentation/publikation/00035/00036/02343/index.html?lang=de).

Beispiele für Ihre Pflichten als Lehrling

Als Lehrling haben Sie nicht nur Rechte, sondern auch Pflichten (vgl. auch unten, Rollenwechsel Schüler/in – Lernende/r). Sie beziehen einen Lehrlingslohn und sind daher Ihrem Arbeitgeber (dem Lehrbetrieb) eine Arbeitsleistung schuldig. Der Arbeitgeber kann Ihnen vorschreiben, wann Sie Ferien beziehen können. Nicht alle Arbeitgeber machen das, aber es ist gesetzlich möglich. In jedem Fall müssen Arbeitnehmende bei der vorgesetzten Person ihre Ferienpläne vorlegen und diese kann Ferien gutheißen oder ablehnen und eine Verschiebung verlangen. Wenn Sie krank sind, dann sind Sie verpflichtet, sich rechtzeitig und korrekt abzumelden und ggfs. ein Arztzeugnis einzureichen, um Ihre Arbeitsunfähigkeit nachzuweisen etc.

Erkundigen Sie sich bei Ihrer Abteilungsleitung oder der Berufsbildnerin/dem Berufsbildner, was zu Ihren Pflichten gehört. Wie Sie beispielsweise vorgehen sollen, wenn Sie nicht arbeiten können, oder wie das korrekte Vorgehen für die Eingabe von Ferien ist (vgl. auch 6.1 Rollen, insbesondere Muss-Erwartungen).

Auch an der Berufschule und in den überbetrieblichen Kursen (ÜK) haben Sie Pflichten. Diese sind vermutlich vergleichbar mit den Pflichten, die Sie als Schülerin/als Schüler hatten – Sie werden aber merken, dass die Erwartungen an Ihr korrektes Verhalten als Lehrling grundsätzlich gestiegen sind gegenüber den Erwartungen, denen Sie als Schülerin/als Schüler begegnet sind.

Rollenwechsel Schüler/in – Lernende/r

Bevor Sie die Ausbildung als Assistentin/Assistent Gesundheit und Soziales EBA begonnen haben, sind Sie vermutlich neun oder zehn Jahre in die Schule gegangen. Sie haben also viel Erfahrung damit, was es heißt, Schülerin/Schüler zu sein, was von einer Schülerin oder einem Schüler erwartet wird. Spätestens mit Beginn der Lehre werden Sie zu einer Arbeitnehmerin/zu einem Arbeitnehmer (s. S. 624, Rechte und Pflichten von Lernenden).

Ein wesentlicher Unterschied zwischen Lernende/r und Schüler/in ist, dass Sie jetzt einen Monatslohn erhalten, welcher auch die Tage an der Berufsschule oder im übertrieblichen Kurs (ÜK) umfasst. Der Umgang mit Absenzen an der Berufsschule ist daher viel ernsthafter als Sie es in der Schule erlebt haben. Wenn Sie unabgemeldet einen Schultag nicht besuchen, wird dies gleich gewertet, wie wenn Sie auf Ihrer Abteilung nicht zur Arbeit erscheinen ohne sich abzumelden. Unentschuldigte Absenzen werde geahndet und führen in kurzer Zeit zu mündlichen und dann schriftlichen Verwarnungen. Es kommt immer wieder vor, dass der Arbeitsvertrag von Lehrlingen trotz ausreichender Leistungen in Schule und Praxis aufgelöst wird, wenn Sie regelmäßig unentschuldigte Absenzen haben.

Ein weiterer Unterschied, den Sie schnell merken, ist, dass Sie statt 13 nur noch fünf Wochen Ferien pro Jahr haben. Das Leben wird anstrengender, die Erholungszeiten kürzer. Sie werden merken, dass Sie Ihre Energiegrenzen deutlich schneller erreichen als in der Schule und müssen einen Weg finden, wie Sie sich erholen und fit halten können für die vielen Arbeitswochen im Jahr. Manche Lehrlinge sind gezwungen, zeitaufwändige Hobbys einzuschränken oder aufzugeben, obwohl auch in der Berufsausbildung noch viele Nebenaktivitäten möglich sind. Es ist aber auf jeden Fall wichtig, dass Sie Ihre Lernzeiten gezielter planen als in der Schule.

Schließlich unterscheidet sich die Berufsschule von der Schule dadurch, dass die Themen im Berufskundeunterricht regelmäßig wechseln. Sie können es sich weniger gut leisten, an einem Schultag abzuhängen.

Individuen, Gruppen, Zusammenarbeit

Alle Menschen sind Individuen, das heißt Einzelpersonen. Als Einzelpersonen bewegen sie sich aber auch tagtäglich in Gruppen: In der Familie, am Arbeitsplatz, als Lernende an der Berufsschule in der Attestausbildung … überall, wo Menschen sich in Gruppen aufhalten, ist Zusammenarbeit ein wichtiges Thema.

Gruppen

Was ist eine Gruppe?

Eine Gruppe besteht, wenn mehr als zwei Menschen gemeinsame Aufgaben, Interessen oder Ziele haben und über längere Zeit immer wieder direkt Kontakt miteinander haben.

Beispiele von Gruppen

- Familie
- Klasse an der Berufsschule
- Alle HausbewohnerInnen in einem Mehrfamilienhaus
- Das Arbeitsteam im Heim/im Spital/in der Spitex
- Freundeskreis
- Tanzgruppe
- …

In jeder Gruppe hat es und entwickeln sich verschiedene Rollen (s. unten) und in jeder Gruppe gibt es Gruppen-Normen, das heißt Vorstellungen darüber, wie sich die Mitglieder der Gruppe verhalten sollen.

Beispiel: In der Berufsschule besteht die Regel, dass die Natels während des Unterrichtes ausgeschaltet sein müssen. Oder: In einer Familie ist es üblich, dass alle am Sonntagabend zum Nachtessen zu Hause sind.

Es gibt Gruppen, die einen engen Zusammenhalt haben, das heißt in denen die Mitglieder sehr ähnliche Ansichten vertreten – und Gruppen, die eher lose zusammen halten und bei denen die einzelnen Mitglieder sehr verschieden sein können.

Entwicklungsphasen von Gruppen

Gruppen entstehen neu, lösen sich auf und verändern sich immer wieder. Eine Gruppe ist daher nie über viele Jahre dieselbe Gruppe.

Beispiele: Eine Familie verändert sich, wenn das erste Kind auszieht. Wenn in einem Arbeitsteam die Abteilungsleitung geht und eine neue Leitung kommt, kann dies zu Unsicherheit und zu vielen Veränderungen führen. Einige Freundinnen, die in der Oberstufe viel Zeit miteinander verbracht haben, verlieren sich, nachdem alle eine Berufsausbildung angefangen haben, allmählich aus den Augen.

Egal um was für eine Gruppe es sich handelt, alle Gruppen machen ähnliche Prozesse durch, wenn einzelne Mitglieder austreten/weggehen oder neue Mitglieder dazukommen. Folgende Phasen können oft beobachtet werden:

1. Orientierungsphase (vgl. Tab. 6.3)
2. Konfrontationsphase
3. Harmoniephase
4. Wachstumsphase
5. Ablösephase

(Vgl. Marmet, 2011. Marmet erwähnt nur die ersten vier Phasen. In vielen Quellen wird die 5. Phase jedoch zusätzlich beschrieben (vgl. http://nrw.vhs-bildungsnetz.de/servlet/is/21406/UmgGrupp.pdf?command=downloadContent&filename=UmgGrupp.pdf). Sie kennzeichnet Gruppen, die ihrer Auflösung entgegengehen (z.B. Klassen am Ende der Schulzeit).

Das Wissen über verschiedene Phasen von Gruppen kann helfen zu verstehen, wieso es beispielsweise in einem Team, das sehr beständig und gut zusammen gearbeitet hat, nach dem Weggang von zwei Personen zu Unruhe und Konflikten kommt.

Rollen in Gruppen

In Gruppen gibt es verschiedene Rollen – offizielle und inoffizielle. Offizielle Rollen sind formelle Rollen. In einem Pflegeteam gibt es unter anderem meistens folgende Rollen:

- Stationsleitung
- Diplomierte Pflegefachperson
- Berufsbildnerin/Berufsbildner
- Fachfrau/Fachmann Gesundheit EFZ
- Lernende/Lernender in der Ausbildung zur Fachfrau/zum Fachmann Gesundheit EFZ
- Assistentin/Assistent Gesundheit und Soziales EBA
- Lernende/Lernender in der Ausbildung zur Assistentin/zum Assistenten Gesundheit und Soziales EBA
- Pflegeassistentin/Pflegeassistent
- Pflegehelferin/Pflegehelfer
- Praktikantin/Praktikant

Neben offiziellen Rollen gibt es in allen Gruppen auch inoffizielle Rollen. Inoffizielle Rollen können selbst gewünscht sein, oder sie können einer Person von der Gruppe zugewiesen werden. Nicht alle inoffiziellen Rollen sind angenehm! Beispiele für inoffizielle Rollen:

- Die **informelle Führerin** (eine Person, welche nicht die Stationsleitung ist. Trotzdem wird an einer Teamsitzung nie etwas gegen ihren Willen entschieden.)
- Der **Sündenbock** (dies ist eine unangenehme Rolle: Eine Person, die für Vieles verantwortlich gemacht wird und die viele nicht mögen. Manchmal ist es so, dass, wenn der Sündenbock das Team verlässt, eine neue Person diese Rolle zugeschoben bekommt.)

- Die **Kritikerin** (eine Person, welche an Rapporten und an Teamsitzungen immer die kritischen Fragen stellt, oder die auf Aspekte hinweist, die bei einem neuen Projekt noch beachtet werden müssen, damit es gut herauskommt.).
- Der **Clown / Spaßmacher** (ist eine Person, die üblicherweise für gute Stimmung sorgt. Dies ist an sich eine angenehme Rolle. Kann aber auch unangenehm sein, wenn der Spaßmacher sich einmal nicht gut fühlt, aber niemand dies zur Kenntnis nehmen will).
- Die **stille Person** (äußert sich eigentlich nie an Rapporten. Manche fühlen sich in dieser Rolle sicher, da sie kaum auffallen. Andererseits kann eine Person, die meistens still ist, ihre Bedürfnisse und Meinungen nicht einbringen).

Tabelle 6.3: Entwicklung von Gruppen

Orientierungsphase **Entstehung der Gruppe**	Konfrontationsphase	Harmoniephase	Wachstumsphase	Ablösephase **Ende der Gruppe**
Unsicherheit	Wer ist Chefin/Chef? Wer bestimmt und setzt sich durch?	Die Gruppe ist jetzt arbeitsfähig und erreicht erste Ziele	Eingespielte Gruppe	Nostalgie (leicht verklärende Sicht auf die Gruppe)
Leitung unklar	Leitung umstritten	Leitungsrolle ist geklärt	Partnerschaftliche Leitung – verschiedene Personen übernehmen manchmal die Leitung	Die Leitungsrolle wird auf alle übertragen
Jede/Jeder ist für sich allein. Erste Bildung von kleinen Gruppen aufgrund des ersten Eindrucks	Bildung von Untergruppen bzw. verschiedene Personen kämpfen je für sich	Gute Arbeitsbeziehungen	Die Beziehungen werden enger, Freundschaften entstehen	Gruppengeist; «Wir hatten es gut miteinander»
Keine Konflikte (dazu kennen sich die Personen noch zu wenig) oder: Konflikte werden unter den Tisch gewischt	Konflikte brechen auf, werden ausgetragen; wer gehört dazu, wer nicht?	Es gibt kaum Konflikte	Konflikte werden angesprochen und gelöst; Kritik ist möglich	Konflikte werden verdrängt – Ziel ist, die gute Stimmung zu erhalten
Die Zusammenarbeit ist geprägt von Unsicherheit. Da niemand führt, arbeitet die Gruppe nicht sehr effizient	Vorschläge werden, je nachdem von wem sie kommen, unterstützt oder bekämpft – die Leistung der Gruppe ist gering	Die Zusammenarbeit ist offen, Vorschläge werden angehört, Veränderungen sind möglich	Alle leisten ihren Beitrag zur Gruppe; es ist ein eingespieltes Team; erste Tendenz zur Routine	Alles soll so bleiben, wie es ist; wenig Offenheit für Veränderungen; die Gruppe wird ein bisschen bequem
Eigene Schwächen werden verdeckt	Schwächen werden gegeneinander ausgespielt	Stärken und Schwächen werden erkannt	Es werden vor allem die Stärken wahrgenommen	Schwächen werden verdrängt
Arbeit steht im Vordergrund	Machtkampf steht im Vordergrund	Arbeit und Beziehungen sind im Gleichgewicht	Beziehungen werden immer wichtiger	Beziehungen sind wichtiger als die Arbeit (lange Pausen während der Arbeit)

Dies sind nur einige Beispiel von informellen Rollen (vgl. dazu auch Marmet, 2011, S. 33f.). Manche Personen haben in verschiedenen Gruppen (in der Familie, am Arbeitsplatz etc.) dieselbe Rolle – andere sind in einer Gruppe eher eine stille Person, in einer anderen Gruppe aber die Anführerin oder die Spaßmacherin.

Zusammenarbeit

Was macht eine gute Zusammenarbeit aus? Wenn man verschiedene Teams kennen lernt merkt man, dass gewisse Teams eine gute Arbeitsatmosphäre haben und auf gute Art zusammen arbeiten, während in einem anderen Team viele Spannungen bestehen und jede Person für sich schaut. Die Qualität der Zusammenarbeit in einem Team wird davon beeinflusst, wie die Beziehungen zueinander gestaltet werden, wie die Leitung ihre Funktion wahrnimmt und welche Aufgaben die Gruppe zu bewältigen hat.

TEAM =

Toll ein anderer macht's?

Tabelle 6.4: Zusammenarbeit

Was eine gute Zusammenarbeit fördert	Was die Zusammenarbeit schwierig machen kann
Die Beziehungen betreffend ■ Gegenseitige Hilfsbereitschaft ■ Humor/Lockerheit/gute Laune ■ Klare Kommunikation/wenn etwas unklar ist, fragt man nach ■ Nicht hinten herum reden/Sachen, die einen stören, werden direkt angesprochen ■ Kompromissbereitschaft ■ Bereitschaft, Kritik anzunehmen ■ Kritik wird sachlich geäussert – der Respekt geht nie verloren ■ Das Erledigen der Aufgaben wird abgesprochen (z. B. je nachdem, wer wie viel zu tun hat) ■ Toleranz gegenüber anderen Meinungen ■ Respektvoller und wertschätzender Umgang	■ Person arbeitet für sich ■ Gruppenbildung, Intrigen, Rivalitäten ■ Fehlende Hilfsbereitschaft/Drückeberger ■ Hinten herum über andere reden ■ Intoleranz ■ Unklare Kommunikation ■ Kritik nicht annehmen können ■ Mobbing ■ Sturheit/nicht offen sein für Neues ■ Überhebliches und geringschätziges Verhalten
Die Leitung betreffend ■ Die Leitung betreffend ■ Die Leitung ist neutral/fair gegenüber allen/behandelt alle gleich ■ Kompetente Leitung ■ Die Leitung sorgt für klare Strukturen und schafft Vorhersehbarkeit durch klare Entscheidungen ■ Die Leitung ist ein Vorbild in ihrem Verhalten ■ Wo möglich und sinnvoll lässt die Leitung andere an Entscheiden mitwirken	■ Die Leitung ist parteiisch oder ungerecht ■ Schwache Leitung, die keine klaren Entscheidungen trifft oder Entscheidungen immer wieder umstößt ■ Der Leitungsstil passt nicht zum Team (Beispiel: Ein Team von erfahrenen Personen sollte nicht zu eng geführt werden; ein Team von unerfahrenen Personen braucht klare Vorgaben, die Sicherheit geben)
Die Aufgabe betreffend ■ Die Aufgabe ist klar ■ Es gibt gemeinsame Zielsetzungen ■ Die Auffassungen darüber, wie gepflegt werden soll, stimmen überein ■ Verschiedene Abteilungen helfen sich bei Ausfällen mit Personal aus	■ Es bestehen sich widersprechende Werte, wie gepflegt werden soll ■ Das Team ist der Aufgabe nicht gewachsen (z. B. chronischer Personalmangel oder zu wenig diplomierte Pflegefachpersonen/zu viele Personen ohne Pflegeausbildung) ■ Regeln sind nicht verbindlich und nicht ausdiskutiert ■ Fehlende Unterstützung bei Ausfällen

Arbeitsplanung

Eine Basis der Zusammenarbeit ist die Arbeitsplanung. Im Rahmen der **Arbeitszuteilung** werden jeder Person im Team ihrer Ausbildung und ihrem Ausbildungsstand entsprechend eine oder mehrer Klientinnen und Klienten zugeteilt, so dass die Arbeit unter den verschiedenen Mitarbeitenden gerecht verteilt ist. In der Regel nimmt die Abteilungsleitung oder eine erfahrene Berufsperson diese Verteilung vor.

Zur Arbeitsplanung gehören die **Rapporte**, die beispielsweise bei Schichtwechsel dazu dienen, die Arbeit zu übergeben und wichtige Informationen oder Informationen, die sich nur schwer dokumentieren lassen, weiter zu geben. Rapporte dienen weiter zu verschiedenen Zeitpunkten während der Schicht dazu, den Stand der Arbeiten der verschiedenen Mitarbeitenden abzugleichen. Wenn sich das zugewiesene Arbeitspensum als zu hoch erweist, besteht während solcher Rapporte die Möglichkeit dazu, Tätigkeiten zu delegieren (s. unten). An Kurzrapporten können auch wichtige Informationen zu Ein- und Austritten, speziellen Untersuchungen oder Visiten u. ä. an alle Mitarbeitenden weitergegeben werden.

Wenn viel Arbeit zu erledigen ist oder wenn eingeplante Mitarbeitende aufgrund von Krankheit ausfallen, kann das Ihnen zugeteilte Pensum sehr hoch werden. Manchmal ist für Sie dann nicht möglich, alle geplanten Arbeiten auszuführen, sondern Sie sind gezwungen Prioritäten zu setzen. Dazu sollten Sie sich angewöhnen, Ihre Arbeit mittels Arbeitsplan (siehe Abb. 6.11) aufzuschreiben und zu planen.

Ein Arbeitsplan sollte folgende Anforderungen erfüllen:

1. Der Arbeitsplan ist übersichtlich
2. Der Arbeitsplan zeigt einen Ablauf, das heißt, es wird ersichtlich, wann welche Tätigkeiten geplant sind bzw. wo Tätigkeiten parallel laufen
3. Fixzeiten (beispielsweise Medikamente, die zu einer festen Zeit gegeben werden) werden berücksichtigt
4. Der Arbeitsplan ist vollständig, das heißt, er enthält alle Tätigkeiten, welche vorauszusehen sind (inkl. denjenigen, welche bekannt, zeitlich aber unsicher sind wie eine geplante Röntgenuntersuchung u. ä.) Um einen Arbeitsplan vollständig zu erstellen, müssen Sie sich am Morgen ein klares Bild der Ihnen zugeteilten Klientinnen/Klienten machen und müssen wissen, was bei ihnen zu tun ist.
5. Die Einschätzung der notwendigen Zeit pro Verrichtung ist realistisch
6. Die Zeit pro Verrichtung wird nicht knapp, sondern großzügig geplant (Reserve einplanen)
7. Der Zeitplan gibt an, was bekanntermaßen delegiert werden soll/muss und wo eine längere Zusammenarbeit mit anderen Teammitgliedern notwendig ist (beispielsweise, wenn eine Mobilisation nur zu zweit durchgeführt werden kann.)

Arbeitsplan **Datum:** ....

Namen				
Zimmernr.				
Diagnosen / REA				
Pflegeschwerpunkte				
07.30 – 08.00				
08.00 – 08.30				
08.30 – 09.00				
09.00 – 09.30				
09.30 – 10.00				
10.00 – 10.30				
10.30 – 11.00				
11.00 – 12.00				
12.00 – 13.00				
13.00 – 14.00				
14.00 – 16.00				
Besonderes / Termine				
Fragen an Arzt / Vorgesetzte				

Abbildung 6.10: Arbeitsplan-Vorlage

Das betriebliche Dokumentationssystem

Eine wesentliche Grundlage der Arbeit bildet das betriebliche Dokumentationssystem. Dort werden die Angaben der Klientinnen/Klienten erfasst, entweder in einer elektronischen Dokumentation oder auf Papier. Pflegende wie Ärztinnen und Ärzte sind verpflichtet, eine Dokumentation zu führen (Landolt, 2004, S. 199f.). Unter anderem müssen die «Medikation und deren Wirkung, Fieber-, Puls-, Blutdruck- und sonstige Kontrollen oder die Durchführung besonderer Hygienemassnahmen» lückenlos dokumentiert werden (ebd., S. 201), ebenso «besondere Pflegebedürfnisse, Ermahnungen an die Patienten oder ärztliche Anweisungen (Bettruhe, Diät) und besondere Vorkommnisse wie der Sturz aus dem Bett und etwaige Gegenmassnahmen (Bettgitter)» (ebd., S. 201). Die Pflegedokumentation muss archiviert werden und dient neben der Krankengeschichte als Beweismittel in Haftpflichtprozessen. Das Verändern von Informationen in der Pflegedokumentation (beispielsweise das Nicht-Erwähnen eines Sturzes, oder wenn eine Person aufschreibt, eine Medikament abgegeben zu haben, das die Klientin aber nicht erhalten hat) bedeutet einen schweren rechtlichen Verstoß.

Sie leisten als Assistentin/als Assistent Gesundheit und Soziales EBA einen wichtigen Beitrag an die Dokumentation, indem Sie Ihre Beobachtungen nach Tätigkeiten bei Klientinnen oder Klienten möglichst genau an die zuständige Pflegende weiterleiten, oder indem Sie beispielsweise eine Tablette, welche Sie beim Betten finden, sorgfältig aufbewahren und zu der zuständigen Pflegeperson bringen, so dass diese feststellen kann, welches Medikament die entsprechende Klientin/der entsprechende Klient nicht erhalten hat.

Regeln für das Delegieren von Tätigkeiten

Damit unter anderem gewährleistet ist, dass die Kompetenzen von Mitarbeitenden nicht überschritten werden, sind beim Delegieren von Tätigkeiten folgende Regeln zu beachten:

1. **Auftrag genau erteilen:** Die Person, die eine Tätigkeit delegiert, kommuniziert klar, was genau übernommen werden soll. Beiden Personen muss klar sein, wofür die zweite Person die Verantwortung übernehmen soll, und für welche Zeitspanne. Beispiel: «Kannst du in nächster Zeit schauen, dass Herr Berger nicht aus dem Bett steigt?», ist zeitlich unbestimmt. Besser wäre: «Ich bin jetzt 15 Minuten bei Frau Wohler. Herr Berger ist sehr unruhig heute. Kannst du 15 Minuten aufpassen, dass er nicht über das Bettgitter steigt? Ich löse dich dann wieder ab.»
2. **Kompetenzen kennen und beachten:** Die Person, welche delegiert, muss die Kompetenzen der zweiten Person kennen. Sie muss wissen, ob die zweite Person die Kompetenz hat, die delegierte Handlung auszuführen. (Wenn beispielsweise ein diplomierter Pflegefachmann einer Assistentin Gesundheit und Soziales EBA eine Tätigkeit delegiert, ist er dafür verantwortlich zu wissen, ob sie die Kompetenz dazu hat. Wenn sie die Kompetenz nicht hat und beim Ausführen der Tätigkeit einen Fehler begeht, ist der diplomierte Pflegefachmann dafür mitverantwortlich. Er hat seine Sorgfaltspflicht verletzt, da er die Tätigkeit gar nicht der Assistentin Gesundheit und Soziales EBA hätte delegieren dürfen.)
3. **Allenfalls Instruktionen / Erklärungen geben:** Wenn die zweite Person die Tätigkeit ausführen darf, aber noch unerfahren ist, gehört zum Delegieren, dass man der zweiten Person die notwendigen Erklärungen gibt, wie sie vorzugehen hat. Auf jeden Fall sollten Sie die zweite Person fragen, ob sie noch Fragen zur Tätigkeit/zum Auftrag hat.
4. **Wichtige Informationen zum aktuellen Zustand geben:** Die zweite Person kennt die Klientin/den Klienten, bei der/dem eine Tätigkeit übernommen werden soll, vielleicht nicht so gut oder sie weiß nicht, wie das Befinden an diesem Tag ist. Zum Delegieren gehört daher manchmal ein kurzer Rapport, was an dem Tag schon gemacht wurde und wie es der Klientin/dem Klienten geht. («Heute hat Herr Rougemont sich die Infusion gezogen und erscheint mir überhaupt verwirrter als gestern oder schon die ganze Woche. Man darf ihn daher keine Minute aus den Augen lassen.»)
5. **Auftragsbestätigung:** Beim Delegieren einer Tätigkeit handelt es sich um eine Anfrage (und nicht um einen Befehl). Es ist möglich, dass die zweite Person aktuell gar keine Zeit hat, die Tätigkeit zu übernehmen. An den Schluss des Delegierens gehört daher die Frage an die zweite Person und die Bestätigung von dieser, dass sie die delegierte Tätigkeit übernehmen kann.
6. **Rückmeldung / Überprüfung:** Am Schluss der Tätigkeit teilt die zweite Person der delegierenden Person mit, ob sie die Tätigkeit vollständig hat ausführen können oder ob noch etwas hängig ist.

Zusammenarbeit

Eine nicht ganz ernst gemeinte Anleitung oder: Was ist hier phalsch?

- Lasst mich nur machen – ich schaff das schon alleine!
- Je weniger wir uns sehen, desto besser arbeiten wir zusammen
- Ich bin gerne bereit, mit euch zusammen zu arbeiten, sofern ihr das tut, was ich euch sage
- Zu einer höflichen Zusammenarbeit gehört, dass man sich bei der Arbeit den Vortritt lässt

Pflichtenhefte und Tagesabläufe

Die Aufgaben verschiedener Mitarbeitenden mit unterschiedlichen Ausbildungen werden in Stellenbeschreibungen oder Pflichtenheften festgehalten. Während Pflichtenhefte in der Regel hauptsächlich die konkreten Aufgaben beschreiben, die von Personen mit einer bestimmten Ausbildung oder Funktion erledigt werden müssen, beinhalten Stellenbeschreibung neben Zielsetzungen und Hauptaufgaben einer Funktion auch Hinweise zu Kompetenzen, die eine Person in einer bestimmten Funktion hat (bzw. nicht hat), sowie zu vorgesetzten und unterstellten Funktionen. Wenn Sie Ihre Ausbildung als Assistentin/Assistent Gesundheit und Soziales EBA abgeschlossen haben und sich eine Festanstellung suchen, werden Ihre Kompetenzen und Aufgaben in solchen Dokumenten geregelt werden (vgl. dazu 6.1, Kompetenzen kennen und einhalten sowie Rollen, oben). Es ist wichtig, solche Dokumente zu kennen, damit Ihnen die Erwartungen, die an Sie als Berufsperson gestellt werden, bekannt sind, und damit Sie wissen, wofür Sie verantwortlich sind.

Viele Institutionen haben Tagesabläufe erarbeitet, aus denen ersichtlich ist, welche Arbeiten in welchen Schichten erledigt werden sollen. Darin werden Fragen geklärt wie: Welche Berufsgruppen in welcher Schicht Medikamente richten, wann Rapporte stattfinden, zu welchem Zeitpunkt die Dokumentation vom Frühdienst abgeschlossen werden soll etc.

Umgang mit Konflikten

Alle Menschen erleben immer wieder Konfliktsituationen. Konflikte gehören zum Leben.

Gefühle, welche Konflikte auslösen können, sind u. a.: Wut, Angst, Panik, Ärger, Unsicherheit, Überraschung, Enttäuschung, Schock, Betäubung.

Mögliche **körperliche Reaktionen** in Konfliktsituationen sind: Schneller Puls/Herzklopfen; roter Kopf; Verspannungen; zittern; Zähne zusammenbeissen; Hände zu Fäusten ballen; Druck auf dem Magen/Magenschmerzen; Leere im Kopf; nasse Hände; Schlaflosigkeit.

Was ist ein Konflikt?

Konflikte können überall entstehen, wo verschiedene Bedürfnisse, Interessen, Meinungen und Werte zusammentreffen.

Ein Konflikt besteht, sobald mindestens eine Seite den Eindruck hat, Bedürfnisse/Interessen seien miteinander unvereinbar.

Konflikte sind unvermeidlich, sie sind von Beziehungen nicht zu trennen. Trotzdem neigen die meisten Menschen dazu, Konflikte als negativ zu betrachten und sich vorzumachen, dass man Konflikte vermeiden könnte, wenn man sich nur genügend Mühe gäbe.

Konflikte sind nicht nur negativ. Zu den möglichen positiven Seiten von Konflikten gehören folgende Punkte:

- Konflikte weisen auf Probleme hin, die man sonst übersehen würde
- Konflikte erfordern Kommunikation
- Konflikte lösen Veränderungen aus
- Konflikte verlangen nach Lösungen, die sonst vielleicht «auf die lange Bank» geschoben würden

Und: Wenn Konflikte nicht verdrängt werden, sondern mit anderen zusammen bewältigt, können dadurch nähere, tiefere Beziehungen entstehen.

Die Eskalation von Konflikten nach Glasl

Glasl (2011) setzt sich seit vielen Jahren mit Konflikten und deren Eskalation auseinander und hat neun Stufen beschrieben (vgl. Tab. 6.5):

Noch kein Konflikt

- Meinungsverschiedenheit über Tatsachen, ohne dass Handlungen geschehen
- Unvereinbarkeit im Erleben (Gefühle), ohne dass Handlungen geschehen
- Unvereinbarkeit im Wollen, ohne dass Handlungen geschehen
- Unvereinbarkeit im Verhalten/Handeln, welche nicht als beabsichtigt, sondern als zufällig empfunden werden

Tabelle 6.5: Konfliktphasen

Erste Phase			
0. Meinungsverschiedenheit	1. Verhärtung	2. Debatte	3. Taten
Verschiedene Interessen haben	**Dieses Mal gebe ich nicht nach!**	**Es ist mir egal, wenn andere das auch hören**	**Reden hilft nichts mehr**
Anzeichen Beispiel: «Ich schlage vor, wir gehen in die Pizzeria.» «Heute hätte ich aber mehr Lust auf chinesisches Essen.»	**Anzeichen** ■ Standpunkte zum Teil verhärtet ■ manchmal «Ausrutscher» (beleidigende Bemerkungen) ■ Überzeugung: Spannungen sind durch Gespräche lösbar	■ Reden zur Tribüne (Bemerkungen vor Zuhörern machen) ■ nur noch eine Lösung sehen ■ Schwarz-Weiß-Denken verstärkt sich ■ verbale Gewalt, lächerlich machen ■ Taktik: Vordergründig sachlich, hinten herum Machtkämpfe	■ Strategie der vollendeten Tatsachen Beispiel: Ferien werden gebucht, obwohl man sich noch nicht einig war, wo. ■ das nonverbale Verhalten dominiert ■ Misstrauen ■ kein Mitgefühl für die anderen
■ Konfliktparteien können Lösungen auch ohne Unterstützung von Außenstehenden finden ■ **Es sind Lösungen möglich, bei denen beide gewinnen** ■ Lösungen können an einem gemeinsamen Tisch gefunden werden			

Zweite Phase		
4. Bildung von Gruppen	**5. Gesichtsverlust**	**6. Drohungen**
Werben um Anhänger	**Öffentlich bloßzustellen versuchen**	**Wenn … dann …**
▪ die andere Person schlecht machen ▪ wer nicht für mich ist, ist gegen mich! ▪ sich aus dem Weg gehen ▪ Gerüchte streuen ▪ Stereotype werden verwendet ▪ Koalitionen, Zusammenschlüsse ▪ Wahrnehmung wird zunehmend fixiert, unveränderlich	▪ öffentliche, direkte Angriffe ▪ Einbezug außenstehender Instanzen (z. B. Anwälte, Verwaltung) ▪ Medien werden involviert ▪ Ich hab's schon immer gewusst, mir fällt es wie Schuppen vor den Augen: Rückwirkende Aha-Erlebnisse ▪ die Parteien isolieren sich	▪ Problem: Ausgesprochene Drohungen müssen umgesetzt werden Beispiel: «Wenn du dich von mir trennst, werde ich die Kinder entführen.» ▪ Ultimatum stellen ▪ Stimmungsmache über Meinungs-Medien ▪ die eigene Glaubwürdigkeit wird aufs Spiel gesetzt, indem man zuviel Druck macht
▪ Konfliktlösungen sind ohne den Einbezug von Außenstehenden nicht möglich ▪ **Ohne Einbezug von Drittpersonen werden Lösungen getroffen, in denen eine Seite gewinnt, die andere Seite verliert** ▪ Ein wichtiges Ziel ist es, die Konfliktparteien wieder in die ersten drei Stufen zurück zu bringen (oft nur möglich, indem man sie getrennt berät) ▪ Eine Schwierigkeit ist, eingefleischte Streitgewohnheiten und Feinbilder wieder aufzubrechen ▪ Supervision ▪ Mediation (Vermittlung)		
Dritte Phase		
7. Begrenzte Vernichtung	**8. Zersplitterung**	**9. Totale Zerstörung**
Ziel: Dem Anderen schaden	**Ziel: Den Anderen zerstören**	**Gemeinsam in den Abgrund**
▪ Drohungen werden ausgeführt «Ich bin berechtigt, … zu zerstören, als Antwort auf die Bosheit des Gegners.» ▪ Sabotage Beispiel: Die störenden Bäume der Nachbarn fällen ▪ den Gegner nicht mehr als Menschen wahrnehmen, sondern als Sache ▪ Prügel – noch nicht Mord ▪ Krieg: Flughäfen bombardieren; Sabotage ▪ Verlierer-Verlierer-Strategien ▪ relativ kleiner Gegenschaden wird als Gewinn wahrgenommen	▪ Versuch, das gegnerische System zu zerstören, selbst aber verschont zu bleiben Beispiel: Den anderen in den Ruin treiben ▪ Versuch, die Entlassung des Gegners (z. B. durch Verleumdung) zu bewirken ▪ Beziehung der Hauptstreiter zur Hintermannschaft wird abgeschnitten	▪ totale Vernichtung um jeden Preis ▪ es ist egal, was mit mir passiert/selbst wenn ich auch drauf gehe! Beispiel: Mord und Selbstmord ▪ es gibt keinen Weg zurück! Beispiel Mord von Männern an Ehefrauen und Kindern
▪ Lösungen sind kaum noch möglich ▪ **Wenn Konflikte soweit eskaliert sind, verlieren in der Regel beide Seiten** ▪ Es braucht ein offizielles Schiedsverfahren (Gericht) oder eine Machtinstanz, um die Konfliktparteien von ihrem Verhalten abzubringen		

Mögliche Konfliktlösungen nach Gordon

Gordon (2011) beschreibt verschiedene Möglichkeiten, Konflikte zu lösen:

1. Ich gewinne, du verlierst

Bei dieser Methode wird eine Lösung erzwungen bei der die mächtigere Person auf Kosten der schwächeren Person ihren Willen durchsetzt. Wichtigstes Ziel der stärkeren Person ist es, dass ihre Bedürfnisse befriedigt werden. Hier gibt es offensichtlich Gewinner und Verlierer.

Das Einsetzen von Macht führt in der Regel zu keiner förderlichen Konfliktlösung und hinterlässt negative Gefühle auf der Seite des Verlierers.

2. Du gewinnst, ich verliere

Diese Konfliktlösung entspricht im Wesentlichen dem Punkt 1. Der Unterschied besteht einzig darin, dass eine Person die eigenen Bedürfnisse aufgibt in der Hoffnung, den Konflikt so beenden zu können. Durch dieses Vorgehen entsteht wieder ein Sieger und ein Verlierer.

Auch diese Methode hinterlässt negative Gefühle auf der Seite des Verlierers, da seine Bedürfnisse nicht berücksichtigt worden sind.

3. Beide gewinnen

Diese Konfliktlösungsmethode ist eine Gegenmodell zu den Konfliktlösungsmethoden mit Gewinnern und Verlierern. Bei dieser dritten Methode geht es darum, dass beide Seiten gewinnen. Dies ist nur möglich, **wenn die Bedürfnisse beider Seiten bei der Suche nach Lösungen ernst genommen und berücksichtigt werden.**

Tipps für den Umgang mit Konflikten

Eine Konfliktlösung kann eigentlich nur funktionieren, wenn beide Seiten für sich etwas «gewinnen» können, das heißt, wenn die Bedürfnisse beider Seiten ernst genommen werden.

Im Gespräch keine Du-Aussagen machen («Weil du das und das gemacht hast …»; «Immer machst du …»). Auch keine Bewertung des Verhaltens von anderen («Das war gemein/hinterhältig …» etc.). Schließlich: Auf verallgemeinernde Äußerungen verzichten: «Nie räumst du auf!»; «Immer …»)

Stattdessen Ich-Aussagen machen («Mir ist wichtig …», «Ich habe mich … gefühlt», «Ich würde mir echt wünschen, dass …»)

Quellen

Blunier Elisabeth (2011): Lehrbuch Pflegeassistenz. 5. überarbeitete und erweiterte Auflage, Huber

Glasl Friedrich (2011): Konfliktmanagement. Ein Handbuch für Führungskräfte, Beraterinnen und Berater. Haupt

Gordon Thomas (2011): Lehrer-Schüler-Konferenz. Wie man Konflikte in der Schule löst. Heyne

Landolt Hardy (2004): Rechtskunde für Gesundheits- und Pflegeberufe, Hans Huber

Marmet Otto (2011): Ich und du und so weiter. Kleine Einführung in die Sozialpsychologie. Beltz http://nrw.vhs-bildungsnetz.de/servlet/is/21406/UmgGrupp.pdf?command=downloadContent&filename=UmgGrupp.pdf (Zugriff am 12.12.2011)

www.mba.zh/berufsbildung (Zugriff am 25.01.12)

http://www.seco.admin.ch/dokumentation/publikation/00035/ 00036/02343/index.html?lang=de (Zugriff am 25.01.12)

Literaturverzeichnis

Affolter, U.; Jaun Urech, M.; Keller, M.; Schmid, U.; Emmenegger Mayr von Baldegg, G. (2009). Tiptopf – essen, trinken, sich wohlfühlen. 20. Auflage. Zürich: Schulverlag plus.

Alters- u. Pflegeheim Ischimatt, Langendorf und Demenz-Pflegezentrum Forst, Solothurn (o. J.). Entsorgungskonzepte.

Bandelow, B.; Gruber, O.; Falkai, P. (2008). Kurzlehrbuch Psychiatrie. Darmstadt: Steinkopf.

Barrick, A. L. et al. (2011). Körperpflege ohne Kampf. Bern: Verlag Hans Huber.

Bartels, H.; Bartels, R. (1987). Physiologie – Lehrbuch und Atlas. 3. Auflage. München: Urban & Schwarzenbeck.

Bienstein, C. et al.: Dekubitus (1996). Die Herausforderung für Pflegende. Stuttgart: Thieme. [vergr.]

Bienstein, C.; Fröhlich, A. (2003). Basale Stimulation. Seelze: Kallmeyer.

Bienstein, C.; Zegelin A. (1995). Handbuch Pflege. Düsseldorf: Verlag selbstbestimmtes lernen.

Blunier, E. (2011). Lehrbuch Pflegeassistenz. 5., überarb. u. erw. Auflage. Bern: Verlag Hans Huber.

Blunier, E. (2007): Körperflege. In: Lehrmittel Fachangestellte Gesundheit. Zürich: Verlag Careum.

Bobath, B. (1985). Die Hemiplegie Erwachsener. Stuttgart: Thieme.

Bowlby Sifton, C. (2010). Das Demenz-Buch. Bern: Verlag Hans Huber.

Brockhaus (2004). Mannheim: Bibliographisches Institut & F. A. Brockhaus AG.

Budnil, B. (2002). Pflegeplanung, 3. Auflage. München: Urban & Fischer.

Bund Schweizerischer Schwerhörigen-Vereine (o. J.): Der schwerhörende Patient, Merkblatt für Pflegepersonal. Schaffhauserstr. 7, 8042 Zürich

Bürgerspital Solothurn (1995). Hygiene-Handbuch. Solothurn.

Christiansen, B. et al. (1995). Arbeitsbuch Hygiene. Stuttgart: Gustav Fischer.

Clauss, V.; Mecky, I. (1997). Kursbuch Pflege. Stuttgart: Gustav Fischer.

Corr, D.; Corr, Ch. (Hrsg.) (1992). Gerontologische Pflege. Bern: Verlag Hans Huber.

Dethlefsen, Th.; Dahlke, R. (1986). Krankheit als Weg. München: Bertelsmann.

Dialog Ethik: Züricher Patientinnen- und Patientengesetz. Thema im Fokus, Ausgabe 59, Januar 2005.

Dreyfuß, H. (2010). Lehrmittel Fachfrau/Fachmann Betreuung. Spezifische Berufskunde Behindertenbetreuung, Erwachsenenpsychologie: Mensch und Entwicklung. Zürich: Careum-Verlag.

Eidgenössisches Büro für die Gleichstellung von Frau und Mann (Hrsg.) (1998). Genug ist genug: Ein Ratgeber gegen sexuelle Belästigung am Arbeitsplatz. Bern.

Faller, A. (1988). Der Körper des Menschen, 11. Auflage. Stuttgart: Thieme.

Feil, N. (2002). Validation. München: Reinhardt.

FHA Fachhochschule Aargau Nordwestschweiz (2005). Wörter, Begriffe, Bedeutungen. Ein Glossar zur Sozialen Arbeit der Fachhochschule Aargau Nordwestschweiz. Brugg: FHA.

Fiechter, V.; Meier, M. (1998). Pflegeplanung, 10. Auflage. Basel: Recom.

Flückiger, S. (o. J.). Vortrag/Präsentation Suchthilfe Olten

Frey, I.; Lübke-Schmid, L.; Wenzel, W. (1996). Krankenpflegehilfe, 10. Auflage. Stuttgart: Thieme.

Gemeinde Selzach, SO und Theo Fluri Team, Hubersdorf: Entsorgungsblatt 2012/13.

Glasl, F. (2011). Konfliktmanagement. Ein Handbuch für Führungskräfte, Beraterinnen und Berater. Bern: Haupt.

Gordon T. (2011): Lehrer-Schüler-Konferenz. Wie man Konflikte in der Schule löst. München: Heyne.

Greving, H.; Niehoff, D. (Hrsg.) (2009). Praxisorientierte Heilerziehungspflege. Bausteine der Erziehungswissenschaften, Psychologie und Soziologie. Troisdorf: Bildungsverlag Eins.

Grond, E.: Pflege Inkontinenter (1993). Hagen: Brigitte Kunz.

Grond, E. (1991). Praxis der psychischen Altenpflege. 9. Auflage. München-Gräfeling: Werk-Verlag Dr. Edmund Banaschewski.

Groothuis, R. (2000). Soziale und kommunikative Fertigkeiten. Praxishandbuch für Pflege- und Gesundheitsberufe. Bern: Verlag Hans Huber.

Haaf, L.; Engelmann, E.; Heyn, M. (1990). Krankenpflegehilfe. 8. Auflage. Stuttgart: Thieme.

Hagemann, C. (Hrsg.) (2009). Pädagogik/Psychologie. Troisdorf: Bildungsverlag Eins.

Hedderich, I. (2006). Einführung in die Körperbehindertenpädagogik. München: Reinhardt.

Henke, F. (2000/2003). Pflegeplanung nach dem Pflegeprozess. 2. Auflage. Stuttgart: Kohlhammer.

Henke, F. (2006). Pflegeplanung nach dem Pflegeprozess. 3. Auflage. Stuttgart: Kohlhammer.

Henninger, J. (1997). Pflegen helfen. Stuttgart: Schattauer.

Hobmair, H. (Hrsg.) (2008). Psychologie. Troisdorf: Bildungsverlag Eins.

Hornung, R.; Lächler, J. (2011). Psychologisches und soziologisches Grundwissen für Gesundheits- und Krankenpflegeberufe. Weinheim: Beltz.

Huisken, J. (2008). Gesprächsführung und Kommunikation. Methoden in der Heilerziehungspädagogik und Heilerziehungspflege. Troisdorf: Bildungsverlag Eins.

Jecklin, E. (1988). Arbeitsbuch Anatomie und Physiologie. 5 Auflage. Stuttgart: Fischer.

Juchli, L. (1997). Pflege. 8. Auflage. Stuttgart: Thieme.

Käppeli, S. (1999). Inkontinenz. In: Pflegekonzepte, Band 2. Bern: Verlag Hans Huber, S. 138.

Kirschnick, O. (1996). Pflegeleitfaden, 2. Auflage. München Urban und Schwarzenbeck.

Koch-Straube, U. (2002). Fremde Welt Pflegeheim. Bern: Verlag Hans Huber.

Köther, I.; Gnamm, E. (1990). Altenpflege in Ausbildung und Praxis. 2. Auflage. Stuttgart: Thieme Verlag.

Köther, I. (2011). Altenpflege. 3. Auflage. Stuttgart: Thieme.

Krückels, J. (1992). Anatomie – Physiologie. Arbeitsbuch für Pflegeberufe. 2. Auflage. Hagen: Brigitte Kunz.

Küng, M. (2009, September). «Was ist Suchtprävention?». Stadt Zürich: Suchtpräventionsstelle.

Landolt, H. (2004). Rechtskunde für Gesundheits- und Pflegeberufe. Bern: Verlag Hans Huber.

Lehrmittelverlag des Kantons Zürich (2005). Haushalten mit Pfiff, 6. Ausgabe. Zürich: Lehrmittelverlag des Kantons Zürich.

Lippert, H. (1989). Anatomie (Text und Atlas). 5. Auflage München: Urban & Schwarzenbeck.

Maletzki, W. (1998). Klinikleitfaden Pflege. Stuttgart: Gustav Fischer.
Marmet, O. (2011). Ich und du und so weiter. Kleine Einführung in die Sozialpsychologie. Weinheim: Beltz.
Maurer, H.-Ch. (1989). Schlaganfall. Stuttgart: Thieme.
Morgan, S. (2007). Wenn das Unfassbare geschieht – vom Umgang mit seelischen Traumatisierungen. Stuttgart: Kohlhammer.
Mötzing, G. (1998). Klinikleitfaden Altenpflege. Stuttgart: Gustav Fischer.
Müller, U. (1987): Der Krankenpflegeprozess. 3., überarbeitete Auflage. Basel: Recom.
N. N. (o. J.): Unterlagen Alters- u. Pflegeheim Ischimatt, Langendorf, Demenz-Pflegezentrum Forst, Solothurn, Läbesgarte Bleichematt, Biberist.
N. N. (1994). Vom Straucheln, Strudeln und Sprudeln – Baukasten zur Suchtprävention für die Oberstufe. Lausanne: SFA Verlag (Schweiz. Fachstelle für Alkohol- und andere Drogenprobleme, heute: Sucht Info Schweiz).
Neuberger, J. (2009). Sterbende unterschiedlicher Glaubensrichtungen pflegen. Bern: Verlag Hans Huber.
Nirje, B. (1994). Das Normalisierungsprinzip – 25 Jahre danach. In: Vierteljahresschrift für Heilpädagogik und ihre Nachbargebiete, 1: 12–32.
Orell Füssli (1998). Taschenkommentare zum ZGB, OR, St.GB und SchkG. Zürich: Orell Füssli Verlag.
Pfluger-Jakob, M. (2007). Kinder mit Wahrnehmungsstörungen erkennen, verstehen, fördern. Freiburg: Herder.
Pörtner, M. (2001). Ernstnehmen – Zutrauen – Verstehen. Personzentrierte Haltung im Umgang mit geistig behinderten und pflegebedürftigen Menschen. 3. Auflage. Stuttgart: Klett-Cotta.
Pschyrembel, W. (1990). Klinisches Wörterbuch. Berlin: de Gruyter.
Roper, N. et al. (1989). Die Elemente der Krankenpflege. Basel: Recom.
Roper, N.; Logan, W. W.; Tierney, A. J. (1993). Die Elemente der Krankenpflege. 4. überarbeitete Auflage. Basel/Eberswalde: Recom-Verlag.
Roper, N.; Logan, W. W.; Tierney, A. J. (2009). Das Roper-Logan-Tierney-Modell. Basierend auf den Lebensaktivitäten (LA). 2. A. Bern: Verlag Hans Huber.
Schäffler, A. et al. (1998). Biologie, Anatomie, Physiologie. 3. Auflage. Stuttgart: Gustav Fischer.
Schäffler, A. et al. (1998). Pflege heute. Stuttgart: Gustav Fischer.
Scharf, K.-H.; Jungbauer, W. (1996). Folienatlas Mensch und Gesundheit. 2. Auflage. Baierbrunn: Wort-und-Bild-Verlag, Konradshöhe.
Schell, W. (1995). Die Grundzüge der Hygiene und Gesundheitsförderung von A-Z. Hagen: Brigitte Kunz.
Schewior-Popp, S.; Sitzmann, F.; Ullrich, L. (2012): Thiemes Pflege. Stuttgart: Thieme.
Schlieper, C. A. (2009). Lernfeld Hauswirtschaft. 7. Auflage. Hamburg: Verlag Handwerk.
Schmid, B.; Hartmeier, C.; Bannert, C. (1992). Arzneimittellehre für Krankenpflegeberufe. 4. Auflage. Stuttgart: WVG.
Schulthess Maschinen AG (o. J.). Wäschehandbuch. CH-8633 Wolfhausen.
Schwab-Wälti, M. (o. J.). Skripten zur Pflegeassistenz. Solothurn: BZ-GS.
Schweizerische Zahnärztegesellschaft SSO (1993). Die zahnmedizinische Grundversorgung von Kranken und Behinderten. 2. Auflage. Bern.
Schweizerische Zahnärztegesellschaft SSO (2000). Handbuch der Mundhygiene. Bern.
Seel, M.; Hurling, E. (2005). Die Pflege des Menschen im Alter. Hannover: Schlütersche.
Seel, M. (1992). Die Pflege des Menschen. Hagen: Brigitte Kunz.
Seidel, M. (2005). Zwänge, Tics und Stereotypien bei Menschen mit geistiger Behinderung – Einführung in das Thema und Begriffsklärung. In: Seidel, M. (Hrsg.). Zwänge, Tics und Stereotypien bei Menschen mit geistiger Behinderung. Berlin: dgsgb.
Sittler, E. (1998). Pflegeleitfaden Altenpflege. Stuttgart: Gustav Fischer.
Snozzi, N.; Leitner, N. (o. J.): Lehrmittel Fachfrau/Fachmann Gesundheit, Band F, Kompetenzbereich 5, Krise und Notfall. Zürich: Verlag Careum.
Sowinski, Ch. (2002): Ekel in der Pflege. Nova, 9.
Sporken, P. (Hrsg.) (1974): Geistig Behinderte, Erotik und Sexualität. Düsseldorf: Patmos.
StGB (2012). Strafgesetzbuch (StGB). München: dtv.
SUVA: Verhütung von blutübertragbaren Infektionen. SUVA, Postfach, 6002 Luzern.
Swoboda, B. (2002). Pflegeplanung. Hannover: Vincentz Verlag.
Theunissen, G. (1995): Selbstbestimmt leben. Annäherungen an ein Empowermentkonzept für Menschen mit geistiger Behinderung. In: VHN, 64: 166–181.
Thüler, M. (1990). Wohltuende Wickel. 3. Auflage. Worb: Eigenverlag.
Tideiksaar, R. (2008). Stürze und Sturzprävention für Pflegeassistenten. Bern: Verlag Hans Huber.
Tschan Brändli, E. (1991). Aktivierung im Heim. Sinn, Ziele und praktische Anregungen. Zürich: Edition Agere.
Tschan, E. (2010). Integrative aktivierende Alltagsgestaltung. Konzept und Anwendung. Bern: Verlag Hans Huber.
Vielbrock, H.; Forst, B. (2007). Bobath. Stuttgart: Thieme.
Von Arx, P.; Walser, B. (2007). Erste Hilfe. Verhalten in Notfallsituationen. Solothurn: Rettungsdienst Bürgerspital.
Von Tessin, P. (1983). Der Heilungsprozess in der psychotherapeutischen Beziehung. Zürich: ADAG.
Walder, P. (1989). Bau und Funktion unseres Körpers. Zürich: Lehrmittelverlag des Kantons Zürich.
Watzlawick, P.; Beavin, J.; Jackson, D. (2007). Menschliche Kommunikation. Bern: Verlag Hans Huber.
Wittensöldner, C. (Hrsg.) (1988). Pflege und Begleitung älter werdender Menschen. Basel: Recom.

Linkverzeichnis

Aktionbildung (undatiert). Lernmaterial B1 Modul C06. Allgemeine Kommunikationsregeln. http://www.aktionbildung.de/jobwards/C/06de/link_C06_B1.pdf [Zugriff 3.7.2011].
Amt für Feuerschutz des Kantons St. Gallen. www.gvasg.ch: Brandverhütung leichtgemacht
Arbeitsgemeinschaft Pflegekennzeichen. Kurzfassung der Richtlinie für die Pflegekennzeichnung von Textilien, Stand: Juli 2008, D-Eschborn. http://www.sartex.ch/files/images/pflegesymbole/buegeln/gin_sym_iro_not.gif
Beobachter. www.beobachter.ch/justiz-behoerde/strassenverkehr/artikel/Verkehrsunfälle. Wenns kracht, ist Ihre Hilfe gefragt. Text: Daniel Leiser/Ausgabe: 5/11

Blumenhaus. www.blumenhaus-buchegg.ch/kommunikation.phtml [Zugriff 4.7.2011]

Borderline. www.borderline.ch/de/borderline/borderline-info/was-ist-borderline.aspx [Zugriff 4.7.2011]

Brandverhütung. www.bfb-cipi.ch: Helft Brände verhüten

Bundesamt für Gesundheit (BAG). www.bag.admin.ch

Bundesamt für Umwelt BAFU. www.bafu.admin.ch

Bundesamt für wirtschaftliche Landesversorgung [BWL]. Notvorrat. www.bwl.admin.ch

Bundesverband evangelische Behindertenhilfe e. V. (Hrsg.) (2004). GBM Gestaltung der Betreuung von Menschen mit Behinderungen. Berlin. http://www.gbm.info/files/pdf/2007/2007-08-27gbm_broschure_final_2004.pdf [Zugriff 30.6.2011]

Coop-Schweiz. www.coop.ch

Demenz-Pflegezentrum Forst, Solothurn: Wäsche-Aufbereitung. www.forst-solothurn.ch

Dialog Ethik.: Positionspapier zum Thema Sterbehilfe (2005). www.dialog-ethik.ch

Dienststelle Lebensmittelkontrolle und Verbraucherschutz, Luzern 2009. www.lu.ch

Döring, A.. Sozialpsychologie im Internet. Göttingen: Hogrefe, 2003. Zitiert in Eberhardt, A. (2004, S. 7): Sozialbeziehungen, Stuttgart (Diplomarbeit) Hochschule der Medien. opus.bsz-bw.de/hdms/volltexte/2005/508/pdf/eberhart.pdf [Zugriff 3.7.2011]

Energie Wasser Bern (ewb). Energie sparen, www.ewb.ch

EnergieSchweiz, Bundesamt für Energie BFE. www.energie-schweiz.ch

Europäisches Netzwerk für betriebliche Gesundheitsförderung ENWHP. www.enwhp.org

GINETEX Schweiz, Zürich. Textilkennzeichnung. www.sartex.ch/ginetex-switzerland

Görgen, Th. (undatiert): Gewalt gegen ältere Menschen im stationären Bereich. Universität Giessen: Institut für Kriminologie. www.bibb.de/redaktion/altenpflege_saarland/literatur/gewalt_03.htm [Zugriff 27.6.2011]

Hafner, M. (2005) Über den höflichen Umgang. http://www.dieuniversitaet-online.at/dossiers/beitrag/news/uber-den-hoflichen-umgang-mit-menschen/367.html [Zugriff 3.7.2011].

http://de.wikipedia.org/wiki/Lerntechnik

http://dialog-ethik.ch

http://gappisch.ch/de/rettung/rettungskette.html

http://nrw.vhs-bildungsnetz.de/servlet/is/21406/UmgGrupp.pdf?command=downloadContent&filename=UmgGrupp.pdf [Zugriff am 12.12.2011]

http://schule.lerntipp.at/

http://www.astra2.admin.ch/media/pdfpub/2005-03-23_2373_d.pdf

http://www.bauknecht.ch. Bauknecht: Gebrauchsanweisung Kühlschrank

http://www.gesundheitsprechstunde.ch/atemnot

http://www.helles-koepfchen.de/ratgeber/lerntipps-fuer-die-schule.html

http://www.peraugym.at/links/lernen.htm

http://www.seco.admin.ch/dokumentation/publikation/00035/00036/02343/index.html?lang=de [Zugriff am 25.01.12]

http://www.stangl-taller.at/ARBEITSBLAETTER/LERNTECHNIK/default.shtml

http://www.steinberg-mediation-hannover.de/Mediation-Glossar/mediation-glossar.html#Mediationstechniken

Humanocare. http://humanocare-mci.blogspot.com/2007/11/5-unterschiedliche-konzepte-von-alter.html [Zugriff 16.12.2012]

Informationsstelle AHV/IV in Zusammenarbeit mit dem Bundesamt für Sozialversicherungen. www.ahv-iv.info

Internet: © 2002 bis 2004 Informationsplattform Religion/REMID e. V. http://www.religion-online.info/

Internetseiten zum Lernen/Lernmethoden

IVR Interverband für Rettungswesen. http://www.ivr-ias.ch/

Köbler, G.: Etymologisches Wörterbuch (1995). http://www.koeblergerhard.de/der/DERA.pdf [Zugriff 19.6.2011]

Michel Fl, Bochud Y.: Haus und Freizeit. Unfall-, Risiko- und Interventionsanalyse. Bern: bfu – Beratungsstelle für Unfallverhütung; 2012. bfu-Sicherheitsdossier Nr. 09. 978-3-908192-54-1 (Print), 978-3-908192-55-8 (PDF). www.bfu.ch

notfallTraining schweiz nTs GmbH, Biberist. www.notfalltraining.ch

People first: Mensch zuerst. Wir sind Menschen die nicht «geistig behindert» genannt werden wollen (2008). www.people1.de/umfrage.php [Zugriff 4.7.2011]

Rheumaliga Schweiz, Josefstrasse 92, 8005 Zürich. www.rheumaliga.ch

Schweizerische Gesellschaft für Ernährung SGE: Hygienischer Umgang mit Lebensmitteln, Bern 2008. www.sge-ssn.ch

Schweizerische Gesellschaft für Ernährung SGE. www.sge-ssn.ch/

Schweizerische Gesellschaft für Ernährung: Einkauf, Transport und Aufbewahrung von Lebensmitteln, Bern 2008. www.sge-ssn.ch

Stadt Bern: Direktion für Soziale Sicherheit (2004). Leitbild Gewalt der stationären Jugendhilfe der Stadt Bern. Bern. http://www.heimverbandbern.ch/de/pdf/Gewaltleitbild040141.pdf [Zugriff 27.6.2011]

Stangl, W. (undatiert): Lexikon für Psychologie und Pädagogik. http://lexikon.stangl.eu/648/traumatisierung/[Zugriff 4.7.2011].

Stangl, W. (undatiert). Gutes Feedback- was ist das? http://arbeitsblaetter.stangl-taller.at/KOMMUNIKATION/Feedback.shtml [Zugriff 10.7.2011]

StGB: Strafgesetzbuch (Schweiz). www.admin.ch

Suva, Arbeitssicherheit, Postfach, 6002 Luzern: Gefährliche Stoffe. www.suva.ch

Unterlagen und Broschüren zur Brandverhütung. www.bfb-cipi.ch

Verband für das Deutsche Hundewesen (VDH) e. V., Dortmund. www.vdh.de

Verkehrszulassungsverordnung vom 27.10.1976. www.admin.ch

Website Sucht Info Schweiz. www.sucht-info.ch [Zugriff: September 2011]

Weisungen NHK (Nothelferkurse) 2005-d.doc. www.smsv.ch

WHO World Health Organization (2005). ICF Internationale Klassifikation der Funktionsfähigkeit, Behinderung und Gesundheit. Genf: WHO.http://www.dimdi.de/dynamic/de/klassi/downloadcenter/icf/endfassung/icf_endfassung-2005-10-01.pdf [Zugriff 28.6.11].

WHO. ICF Internationale Klassifikation der Funktionsfähigkeit, Behinderung und Gesundheit (2005). www.dimdi.de/dynamic/de/klassi/downloadcenter/icf/endfassung/icf_endfassung-2005-10-01.pdf [Zugriff 4.7.2011]

www.admin.ch/Unfallversicherungsgesetz

www.bag.admin.ch/themen/lebensmittel/04858/04860/index.html? lang=de

www.bag.info.ch
www.bfb-cipi.ch oder bei den Gebäudeversicherungen der Wohnkantone
www.birkenbihl.de
www.cheminfo.ch
www.firstresponder-schweiz.ch
www.fmh.ch/Patientenverfügung
www.lernen-heute.de
www.mba.zh/berufsbildung [Zugriff am 25.01.12]
www.resuscitation.ch
www.rheumaliga.ch
www.samw.ch/ Ethik-Richtlinien
www.seco.admin.ch
www.sge-ssn.ch
www.suva.ch: Ergonomie
www.zhlex.ch/internet/zhlex/de/home.html, Ordnungsnummer 813.13, [Zugriff am 06.12.2010]

Glossar

Abszess	abgekapselter Eiterherd
adipös	übergewichtig, fettleibig
Adipositas	Übergewicht, Fettleibigkeit
Aerosole	Gas, das feste oder flüssige Stoffe enthält
Aften	punktförmige Schleimhautschäden
Aggression	Angriffsverhalten, feindselige Haltung oder selbst-/fremdgefährdende Handlung
Akinese	Bewegungsarmut
Akkommodation	Anpassung
Akkumulator	Gerät zur Speicherung von elektrischer Energie
Akne	Hauterkrankung
Aldehydderivat	Abkömmling einer Alkoholverbindung
alkalifrei	basenfrei, z. B. alkalifreie Seife
alkalisch	basisch, laugenhaft
Alternative	Wahl zwischen zwei Möglichkeiten
Alveolen	Lungenbläschen
Amenorrhoe	Ausbleiben der Regelblutung
Ammoniak	stickstoffhaltige chemische Verbindung
Amplitude	größter Ausschlag einer Schwingung
anal	den Darmausgang (Anus) betreffend
Analogie	Gleichnis
Anämie	Blutarmut
Anästhesist	Narkosearzt
Anatomie	Lehre des Körperaufbaus und der Körperstrukturen
Aneurysma	Ausbuchtung in Blutgefäßen
Angina pectoris	Anfälle von heftigen Herzschmerzen, die im Brustbereich auftreten, oft in Schulter oder Arm ausstrahlen und mit Angstzuständen verbunden sind.
Angiopathie	Gefäßschädigung
Anorexia nervosa	Magersucht
anti...	gegen...
Antidepressiva	Arzneimittel gegen Depressionen, Niedergeschlagenheit
Antikoagulation	Hemmung der Blutgerinnung
Anurie	stark verminderte oder fehlende Urinausscheidung unter 100 ml/24 h
Anus	Darmausgang, After
Aorta	Hauptschlagader
apathogen	nicht krankmachend
Aphasie	Verlust des Sprechvermögens oder des Sprachverständnisses
Apnoe	Atemstillstand
Apoplexia	Schlaganfall
Applikation	Verabreichung
Aqua destillata	destilliertes, chemisch reines Wasser
archetypisch	der Urform («Archetypus») entsprechend
arretieren	festmachen, feststellen, z. B. einer Bremse
Arrhythmie	unregelmäßiger Herzschlag
Arterie	Schlagader, Blutgefäß, das Blut vom Herzen wegführt
Arteriole	kleine Arterie
Arteriosklerose	«Verkalkung» der Blutgefäße
Arthritis	Gelenkentzündung
Arthrose	chronische, nicht akut entzündliche Gelenkerkrankung
Asepsis	Keimfreiheit
aseptisch	keimfrei
asozial	nicht in der Gemeinschaft leben können
Aspiration	Eindringen von Fremdkörpern (z. B. Blut oder Mageninhalt) in die Atemwege während der Einatmung, besonders bei Bewusstlosen
Asthma bronchiale	anfallsweises Auftreten von Atemnot infolge Verengung der Bronchien
ätherisch	leicht flüchtig, z. B. ätherische Öle
Atonie	Erschlaffung, herabgesetzter Spannungszustand (Tonus) von Muskeln, auch der von muskulösen Hohlorganen (z. B. Magen, Gebärmutter).
Atrophie	Gewebeschwund
ausbalancieren	ins Gleichgewicht bringen

autonom	eigengesetzlich, unabhängig
axillar	die Achselhöhle betreffend
Axon	Fortsatz der Nervenzelle
Azeton	Flüssigkeit, die im Stoffwechsel gebildet wird, wenn Fette und Aminosäuren unvollständig abgebaut werden
Azidose	Übersäuerung
bakteriell	von Bakterien verursacht
Bakterien	einzelliges Kleinstlebewesen
Base	Verbindung, die mit Säuren Salze bildet
basisch	sich wie eine Base verhaltend
Bigoudis	Lockenwickler
Bilanz	Vergleich von Zufuhr und Ausscheidung
Bilirubin	Gallenfarbstoffe
Biot-Atmung	Atmung mit Pausen bei Störungen des Atemzentrums (z. B. durch Hirnverletzungen)
BMI	Abkürzung für Boy-Mass-Index
Bobath	Ansatz zur Behandlung von Schlaganfallpatienten
Body-Mass-Index	Maß für das Verhältnis von Körpergewicht zu Körpergröße beim Menschen
Borken	Krusten
Borreliose	durch Zeckenbiss übertragene bakterielle Infektionskrankheit
Bradykardie	verlangsamte Herzschlagfolge
Bradypnoe	langsame Atmung
Bronchien	Äste der Luftröhre
Bronchitis	Entzündung der Bronchien
Bronchospasmus	Verkrampfung und Zusammenziehen der Bronchien
Bulimia nervosa	Ess-Brech-Sucht
Capsula	Kapsel
Chemotherapeutika	Substanzen, die lebende Krankheitserreger (Bakterien, Pilze, Viren, Protozoen, Würmer) oder Tumorzellen im Organismus schädigen oder abtöten
Chemotherapie	Behandlung mit Chemotherapeutika
Cheyne-Stokes-Atmung	periodisch mal tiefe, mal weniger tiefe Atmung mit phasenweise Atemaussetzern
Cholesterin	wichtigstes, in allen tierischen Geweben vorkommendes Sterin, Hauptbestandteil der Gallensteine
CO2	Kohlendioxid
Colitis ulcerosa	Entzündung des Dickdarms
Cyanose (Zyanose)	blaurote Färbung von Haut und Schleimhäuten infolge Abnahme des Sauerstoffgehalts im Blut
Defensor	Luftbefeuchter und Luftreiniger von Defensor
Degeneration	Abbauvorgang, Abweichung von der Norm
degenerativ	abbauend, abnutzungsbedingt
Dehydratation	Austrocknung, Flüssigkeitsmangel
Dekubitus	Druckgeschwür, Wundliegen
dementiell	die Demenz betreffend
Demenz	Leistungsabbau des Hirns
Dendrit	Teil einer Nervenzelle, Nervenfortsatz
Depression	psychiatrische Krankheit, die mit Niedergeschlagenheit einhergeht
Diabetes mellitus	Zuckerkrankheit
diabetisches Koma	Bewusstlosigkeit, verursacht durch einen zu hohen Blutzuckerspiegel
Diarrhoe	Durchfall
Diastole	physiologische Erschlaffung des Herzens, rhythmischer Wechsel mit Systole
diastolisch	die physiologische Erschlaffung des Herzens betreffend
Diät	Krankenkost, Schonkost
digital	Daten in Ziffern darstellend
Digitalis	Medikament aus Fingerhut
Diskus	Scheibe, i. e. S. Bandscheibe
Disposition	Med. = Empfänglichkeit für Krankheiten
Diuretika	harntreibende Mittel
Divertikel	Ausbuchtung eines Hohlorgans (z. B. am Darm)
dokumentieren	schriftliches Festhalten und Sammeln von Informationen
Dränage	Ableitung von Wundabsonderungen (z. B. Eiter)
Drainage	Ableitung von Wundabsonderungen (z. B. Eiter), auch Dränage
Dyspnoe	Atemnot
Ekzem	juckende Entzündung der Haut
Elektrolyte	lebensnotwendige Substanzen, die in wässriger Lösung in positiv und negativ geladene Teilchen zerfallen
Embolie	Verstopfung eines Blutgefäßes
Embolus	Fremdkörper, der Blutbahn verstopft
Emesis	Erbrechen
Emulsion	Gemenge aus zwei ineinander unlösbaren Flüssigkeiten (z. B. Öl in Wasser)
endogen	von innen kommend, innerlich
endokrin	in das Blut absondernd
Endoprothese	künstliches Gelenk oder Knochen
Endoskop	Instrument zur Untersuchung von Körperhöhlen
enteral	den Darm, die Eingeweide betreffend
Enzym	organische Verbindung, die den Stoffwechsel steuert
Epidemie	Seuche, ansteckende Massenerkrankung
Erektion	Erregung des Penis
Ergotherapie	Arbeits- und Beschäftigungstherapie
essentiell	wesentlich
Eustachische Röhre	Verbindung zwischen Ohr und Rachen, Ohrtrompete
exogen	von außen in den Organismus eindringend
exokrin	nach außen absondernd
Exsikkose	Austrocknung
Extension	Streckung
Extrakt	Auszug aus Stoffen
Extrasystolen	Extraschläge des Herzens
extrazellulär	außerhalb der Zelle
Extremitäten	Arme und Beine
fäkal	den Kot betreffend
Fäzes	Kot, Stuhl
Fistel	abnormer Gang, der von einem Hohlraum zur Körperoberfläche oder einem Organ verläuft
fixieren	festmachen, anbinden

Flora	Pflanzenwelt, hier: Milieu mit bestimmter Bakterienbesiedlung
Fluorid	giftiges, chemisches Element, wichtig zur Zahnerhaltung
Fraktur	Knochenbruch
Frequenz	Häufigkeit, medizinisch: Anzahl der Atemzüge oder Pulsschläge in der Minute
Gastritis	Entzündung des Magens
Genitalbereich	Bereich der Geschlechtsorgane
Gicht	Stoffwechselkrankheit
Glukosurie	zuckerhaltiger Urin
Guttae	Tropfen
Hallux valgus	Hammerzehe
Halogen	Salz bildendes chemisches Element, z. B. Fluor
Hämatom	Bluterguss
Hämoglobin	roter Blutfarbstoff
Hämorrhoiden	krankhafte, entzündliche Ausstülpungen am Darmausgang
Hautturgor	Spannungszustand der Haut
Hemianopsie	halbseitiger Ausfall des Gesichtsfeldes
Hemiparese	unvollständige halbseitige Lähmung
Hemiplegie	halbseitige Lähmung
Hemiplegiker	halbseitig gelähmter Mensch
Hernie	Bruch von Eingeweiden oder Bandscheiben
Hormon	körpereigener Wirkstoff, der Abläufe im Körper steuert
Hospitalismus	Infektion von Krankenhauspatienten oder -personal durch im Krankenhaus resistent gewordene Keime
human	menschlich
Hyperglykämie	erhöhter Zuckergehalt des Blutes
Hyperthermie	Fieber, hohe Körpertemperatur
Hyperthyreose	Schilddrüsenüberfunktion
Hypertonie	Bluthochdruck
Hyperventilation	zu schnelle Atmung
Hypoglykämie	abnorm geringer Zuckergehalt des Blutes
Hypophyse	Hirnanhangsdrüse
Hypothalamus	hormonbildender Teil des Zwischenhirns
Hypothermie	Unterkühlung, niedrige Körpertemperatur
Hypothyreose	Schilddrüsenunterfunktion
Hypotonie	niedriger Blutdruck
Ileus	Darmverschluss
immobil	unbeweglich
Immobilität	Unbeweglichkeit, Bettlägerigkeit
immun	unempfänglich für eine bestimmte Infektionskrankheiten
Immunglobuline	Proteine, die die Eigenschaften von Antikörpern haben
Immunisierung	Herstellung von Unempfindlichkeit gegenüber einer Krankheit
Immunität	Unempfindlichkeit gegenüber einer Krankheit
Inaktivität	Untätigkeit
infektiös	ansteckend
infiziert	angesteckt
Infusion	Zufuhr von Flüssigkeit in den Körper über eine Hohlnadel
inguinal	die Leistengegend betreffend
Injektion	Einspritzung
Inkontinenz	Unfähigkeit den Urin oder den Stuhl zu halten
Inkubation	Vorgang des sich Festsetzens von Krankheitserregern
inspizieren	prüfen
Insulin	Hormon der Bachspeicheldrüse
Insult	Anfall
Intensität	Eindringlichkeit, Stärke
interdisziplinär	mehrere Disziplinen oder Berufsgruppen betreffend
Interzellularsubstanz	Zwischenzellsubstanz
Intimsphäre	vertraut-persönlicher Bereich
Intimtoilette	Wäsche des Schambereichs
intramuskulär	im Muskel, in den Muskel
intrazellulär	in der Zelle
intubiert	Einfuhr eines Rohres (Tubus) in die Luftröhre bei Erstickungsgefahr oder zur Beatmung
Ionen	elektrisch geladene Teilchen
Ischämie	örtliche Blutleere
Isolation	Absonderung
isometrisch	gleichförmig
Joule	Maßeinheit für Energie
kachektisch	an Kachexie leidend, hinfällig
Kachexie	starker Kräfteverfall
Kalorie	Maßeinheit für Energie in Lebensmitteln
Kalzium	Mineralstoff, chemisches Element
Kanüle	Hohlnadel
Kapillaren	kleinste Blutgefäße, Haargefäße
Karenz	Enthaltsamkeit, Verzicht auf Nahrung
kariös	von Karies befallen, «Zahnfäule»
Karzinom	Krebsgeschwür
Keratin	Stoff in der Hornhaut und in der Oberhaut
Ketonkörper	bestimmte Säuren, die z. B. bei Hunger und Diabetes in der Leber gebildet werden
Kohlendioxid	farb- und geruchloses Gas, Abatmung über die Lunge
Kolibakterien	Bakterien, die physiologisch im Darm leben
Kollaps	Zusammenbruch z. B. des Kreislaufs
kommunizieren	sich verständigen, sprechen
komplex	umfassend, verflochten
Kompression	Druck, z. B. Kompressionsverband
komprimieren	drücken, zusammenpressen
Kondom	Präservativ, Verhütungsmittel oder Harnableitungssystem (Kondomurinal)
konservativ	am Hergebrachten festhaltend
konservieren	haltbar machen
konstant	ständig, unveränderlich
Konstanz	Unveränderlichkeit, Beständigkeit
Konstitution	körperliche Verfassung, Körperbau
kontaminieren	verunreinigen
Kontanimation	Verunreinigung
Kontinenz	Fähigkeit, Stuhl und Urin zu halten
kontrahieren	zusammenziehen, beugen
Kontrakturen	Verkürzung und Versteifung von Muskeln und Sehnen
kooperativ	bereit, fähig zur Zusammenarbeit
koordinieren	aufeinander abstimmen
koronar	die Herzkranzgefäße betreffend

Koronargefäße	Herzkranzgefäße
korpulent	beleibt, dickleibig
Kot	Stuhl, Fäzes
Krisis	Krise, hier: Fieberhöhe, zu rascher Abfall der Körpertemperatur
Kussmaul-Atmung	Atmung mit stark vergrößertem Atemzugvolumen
Latex	Grundstoff zur Gummiherstellung, z. B. Latexhandschuh
Lemon	Zitrone, z. B. Lemonsticks (zitronenhaltige Mundpflegestäbchen)
Leukozyten	weiße Blutkörperchen
Lingual	die Zunge betreffend
Lipid	Fett
Liquor	Hirnwasser
logarithmisch	Kurvenverlauf nach bestimmtem mathematischem Gesetz
Logopädie	Sprachheilkunde
lokal	örtlich
Lotion	Pflege- oder Reinigungsmittel für die Haut
Luxation	Verrenkung, Auskugelung
Lysis	1. (Med.) allmählicher Fieberabfall, 2. (Med.) Auflösung von Zellen (z. B. Bakterien)
Manometer	Druckmessgerät für Gase und Flüssigkeiten
manuell	von Hand
Medikation	Verordnung, Verabreichung, Anwendung eines Medikaments
Melanin	dunkler Farbstoff der Haut
Membran	dünnes feines Häutchen, das trennende oder abgrenzende Funktion hat
Meningen	Hirnhäute
Mikroben	Kleinstlebewesen (Viren, Bakterien, Pilze, Einzeller)
mikrobizid	Mikroben abtötend
Mikrobizidie	Mittel zur Abtötung von Mikroben
Mikroorganismen	Kleinstlebewesen, können nur durch Vergrößerung im Mikroskop sichtbar gemacht werden
Miktion	Urinausscheidung
Milieu	Umfeld, Umgebung
Mixtur	Mischung; flüssige Arzneimischung
mobilisieren	aktivieren, in Bewegung versetzen
Mobilität	Beweglichkeit
Moltex	saugfähige Unterlage zum Schutz vor Verunreinigung und Nässe
Monoparese	unvollständige Lähmung eines einzelnen Gliedes
Monoplegie	Lähmung eines einzelnen Gliedes
Morbus Parkinson	Gehirnerkrankung, die u.a. zu Bewegungsstörungen führt
mörsern	zerkleinern, mahlen
Motorik	Gesamtheit der willkürlich gesteuerten Bewegungsvorgänge bei Mensch und Tier
motorisch	die Motorik betreffend
Multimorbidität	Bestehen mehrerer Krankheiten
Multiple Sklerose	Entmarkungskrankheit des Zentralnervensystems
muskuloskeletal	Muskulatur und Knochen betreffend
Nekrose	abgestorbenes Gewebe
nekrotisch	abgestorben
Nekrotisierung	Absterben von Gewebe
Nephropathie	Nierenleiden
Neurit	Fortsatz der Nervenzelle
neurogen	von den Nerven ausgehend
neurologisch	die Lehre vom Nervensystem und seinen Erkrankungen betreffend
Nitrit	Salz der salpetrigen Säure
Nosokomeion	Krankenhaus/Spital
nosokomial	im Krankenhaus erworben, z. B. Infektion
nüchtern	siehe Karenz
O_2	Sauerstoff
Obstipation	Stuhlverstopfung
Ödem	Wasseransammlung im Gewebe
okkult	verborgen, versteckt, z. B. okkultes Blut im Stuhl
Oligurie	verminderte Urinausscheidung
Optik	Lehre vom Licht
oral	in der Mundgegend gelegen, durch den Mund
Orthopädie	Wissenschaft von der Erkennung und Behandlung angeborener oder erworbener Fehler der Haltungs- und Bewegungsorgane
orthopädisch	die Orthopädie betreffend
Orthopnoe	schwerste Atemnot, die nur mit aufgerichtetem Oberkörper kompensiert werden kann
orthostatisch	die aufrechte Körperhaltung betreffend
osmotisch	die Osmose betreffend, Stoffaustausch entlang eines Konzentrationsgefälles durch eine Scheidewand
Ösophagus	Speiseröhre
Osteoporose	Verminderung der Knochenmasse
Osteosynthese	operatives Zusammenführen von Knochen
Östrogen	weibliches Sexualhormon
otal	das Ohr betreffend, z. B. otale Temperaturmessung
palpieren	tastend untersuchen, z. B. palpieren der Bauchdecke
Pandemie	weitreichende, weltweite Epidemie, d.h. Verbreitung einer Krankheit (z. B. AIDS-Pandemie)
Pankreas	Bauchspeicheldrüse
par	unter Umgehung von, z. B. parenteral
para	neben, bei, entlang, z. B. para gehen einer Infusionslösung ins Gewebe
Paralyse	vollständige Lähmung durch Schädigung motorischer Nervenbahnen
Paraparese	unvollständige Lähmung zweier symmetrischer Gliedmaßen
Paraplegie	vollständige Lähmung zweier symmetrischer Gliedmaßen
Parasiten	Schädlinge, die sich von einem anderen Lebewesen ernähren
Paravent	Wandschirm, zum Schutz der Intimsphäre
parenteral	unter Umgehung des Magen-Darmtraktes
Parese	unvollständige Lähmung
Parkinson	degenerative Erkrankung des Gehirns, «Schüttellähmung»

Parodontitis	Entzündung des Zahnhalteapparats
Parotitis	Ohrspeicheldrüsenentzündung
pathogen	krankmachend, eine Krankheit verursachend
Pathologie	Fachgebiet der Medizin, das sich mit der Erforschung von Ursachen, Entstehungsweise und Verlaufsformen von Krankheiten und den durch sie hervorgerufenen organischen Veränderungen und funktionellen Auswirkungen (Pathophysiologie) beschäftigt
pathologisch	krankhaft
Pean-Klemme	Klemme
Penis	Glied, männliches Geschlechtsorgan
per os	durch den Mund, über den Verdauungsweg (geben von Arzneimitteln)
Perforation	Durchbruch (z. B. des Magens)
peripher	außen, am Rande
Peripherie	Randgebiet, nicht im Zentrum gelegen
Peristaltik	wellenförmiges Zusammenziehen der Darmmuskulatur
Phagozyten	Fresszellen
Phagozytose	Aufnahme von Bakterien, Fremdkörpern oder eigenen Körperzerfallsprodukten in das Zellinnere durch Umfließen bei Einzellern (Amöben) und im Gewebe vielzelliger Lebewesen durch Fresszellen (Phagozyten)
pH-Wert	Wasserstoffionen-Gehalt einer sauren, neutralen oder basischen Lösung
physikalisch	den Gesetzen der Physik folgend
Physiologie	Lehre von den normalen Lebensvorgängen und -funktionen
physiologisch	die Physiologie betreffend
Physiotherapie	medizinische Vorbeugungs-, Behandlungs- und Wiederherstellungsverfahren durch Anwendung physikalischer, naturgegebener Reizwirkungen auf den Organismus, u.a. Bewegung, Wasser, Licht, Luft, Heilquellen, Massage, Elektro- oder Ultraschalltherapie
Plaque	Zahnbelag
Plegie	vollständige Lähmung
Pleura	Brust- und Rippenfell
Pneumonie	Lungenentzündung
Podologie	Fußheilkunde, -pflege
Polio	Kinderlähmung
Polyurie	übermäßige Harnausscheidung
potenziell	möglich
Prophylaxe	Vorbeugung
Prostata	Vorsteherdrüse des Mannes
Protein	Eiweiß
Prothese	künstlicher Ersatz eines fehlenden Körperteils (vor allem Gliedmaßen)
Protozoen	einzellige Lebewesen
Pseudokrupp	Entzündung im Kehlkopf mit Einengung der Atemwege, v. a. im (Klein-) Kindesalter
psychisch	seelisch, die Psyche betreffend
Psychopharmaka	auf die Psyche einwirkende Medikamente
Psychose	psychische Störung

psychosozial	Begriff zur Kennzeichnung der Bedingtheit psychischer Faktoren (z. B. Denken, Lernen, Verhalten) durch soziale Gegebenheiten (Sprache, Kultur, Gesellschaft)
pulmonal	die Lunge betreffend
Pulvis	Pulver
püriert	fein zerkleinert, z. B. Mahlzeit
PVP-Jod	Jodverbindung zur Desinfektion
Pyrogene	fiebererzeugende Stoffe
Qualität	Güte, Wert
qualitativ	hinsichtlich der Qualität
Quantität	Menge, Anzahl
quantitativ	der Quantität nach, mengenmäßig
Quecksilber	chemisches Element; verdunstendes (hoch giftig beim Einatmen), silberglänzendes Metall
radialis	zum Radius gehörend, daumenwärts
Radius	Speiche; der auf der Daumenseite liegende Unterarmknochen
raffiniert	schlau; Zubereitungsform von Zucker
ranzig werden	Verderben von Fetten und Ölen
Reagenz	chemischer Stoff besonderer Reinheit, der chemische Reaktionen bewirkt und zum qualitativen und/oder quantitativen Nachweis von Substanzen oder Substanzgruppen dient
reaktivieren	wieder in Tätigkeit setzen
realitätsorientiert	an der Wirklichkeit orientiert
Recapping	Wiederverschließen von Kanülen (wegen hoher Verletzungsgefahr verboten)
Recycling	die Wiederverwendung von Abfällen als Rohstoffe für die Herstellung neuer Produkte
Reflex	die über das Zentralnervensystem ablaufende, unwillkürlich-automatische Antwort des Organismus auf einen äußeren oder inneren Reiz
Rehabilitation	Wiedereingliederung, Wiederherstellung von Körperfunktionen
rehabilitativ	die Wiedereingliederung, bzw. Wiederherstellung von Funktionen betreffend
rektal	den Mastdarm betreffend; durch den, im Mastdarm erfolgend
Reposition	Wiedereinrichtung, wieder an Ort und Stelle bringen z. B. gebrochene Knochen, Eingeweide
Resignation	das Sichfügen (in etwas Unabänderliches), Ergebung, Verzicht
Resistenz	Widerstandsfähigkeit
Resorption	Aufnahme von Stoffen
Ressourcen	Kraftquellen, Potenziale, Fähigkeiten, Möglichkeiten
Retinopathie	nichtentzündliche Erkrankung der Netzhaut im Auge
reversibel	umkehrbar; med. heilbar
Rezeptor	Med. Ende einer Nervenfaser zur Aufnahme von Reizen
Rhagaden	Risse z. B. der Mundschleimhaut
Rigor	Starre
Rist	Fußrücken
Rollator	bewegliche Gehhilfe

sakral	zum Kreuzbein gehörend
Salmonellen	durchfallerregende Bakterien
Scherkräfte	Reibungskraft
Schlackenstoffe	Stoffwechselendprodukte
sediert	gedämpft, beruhigt, evtl. durch Medikamente
Sekret	aus dem Körper abgesonderter Stoff
Sekretion	Absonderung des Körpers
semipermeabel	halbdurchlässig
senil	greisenhaft
sensibel	feinfühlig, empfänglich
Sepsis	Blutvergiftung
septisch	nicht keimfrei
Serum	flüssige Blutbestandteile ohne Blutkörperchen und Fibrin
Set	Satz zusammengehöriger Dinge, z. B. Katheterisierungsset
somatisch	den Körper betreffend
Somnolenz	Schläfrigkeit, Zustand zwischen Wachsein und Bewusstlosigkeit
Soor	Pilzinfektion im Mund- und/oder Intimbereich
Soorpilz	Pilz (candida albicans), der zu Soor führen kann
sozial	die Gemeinschaft betreffend
Spastik	Erhöhung des Muskeltonus
Spitex	ambulanter Dienst
Sputum	Speichel
Standard	einheitliche Vorgehensweise und Maß für Qualität
standardisiert	vereinheitlicht
sterilisieren	keimfrei machen
Sterin	in jeder tierischen oder pflanzlichen Zelle vorhandene Kohlenwasserstoffverbindung
Stethoskop	Hilfsmittel zum Abhören/ Auskultieren, z. B. bei Blutdruckmessung
Stridor	pfeifendes Atemgeräusch
Strumektomie	Entfernung der Schilddrüse
Styropor	perliger, weißlicher Kunststoff mit wärmedämmenden Eigenschaften
subfebril	knapp unter der Fiebergrenze liegende Körpertemperatur
sublingual	unter der Zunge, z. B. sublinguale Temperaturmessung
Substanz	Stoff
Symptome	Merkmale, die mit einer Krankheit, Störung, Pflegediagnose einhergehen
Syndets	seifenähnliche waschaktive Substanzen (engl. synthetic detergents)
Syndrom	Merkmalskomplex, Bündel von Diagnosen
Synkopen	anfallsartige Bewusstlosigkeit infolge einer Durchblutungsstörung
synthetisch	künstlich
Syphon	Abflussrohr
Systole	rhythmisches Zusammenziehen des Herzmuskels zum Blutauswurf

Tabu	etwas was man nicht tut, worüber man nicht spricht
Tachykardie	stark beschleunigter Herzschlag
Tachypnoe	schnelle Atmung
Tetanus	Wundstarrkrampf
Tetraparese	unvollständige Lähmung der vier Extremitäten
Tetraplegie	vollständige Lähmung der vier Extremitäten
Thalamus	Sehhügel, Teil des Hirns, der für Sinne zuständig ist
Therapie	Behandlung
Thrombose	völliger oder teilweiser Verschluss eines Blutgefäßes durch ein Blutgerinnsel
Tinktur	alkoholischer Auszug eines Wirkstoffs, z. B. Arnikatinktur
Tonus	Spannung, z. B. Muskeltonus
Toxine	Gifte
toxisch	giftig
transdermal	durch die Haut
Transfer	Weitertransport, Umsetzen von Patienten
Transplantat	zu transplantierendes oder transplantiertes Gewebestück
Tremor	Zittern
Trendelenburg	Lagerungsform: Kopftieflagerung
tropisch	die Tropen betreffend
Tumor	Geschwulst, Krebs
Turgor	Spannung, z. B. Hautturgor
Tussis	Husten, z. B. Pertussis (= Keuchhusten)
Typhus	ansteckende Durchfallerkrankung

Ulcus cruris	Unterschenkelgeschwür
Ulkus	Geschwür
Unguentum	Salbe
Urinal	Instrument zur Harnableitung
Urobilinogen	Gallefarbstoff

Varizelle	Windpocke
Varizen	Krampfadern
vegetativ	dem Willen nicht unterliegend (von Nerven)
Vene	Blutgefäß, das Blut zum Herzen führt
Venole (od. Venule)	kleine Vene
Viren	Kleinstlebewesen, z. B. Grippevirus
Vlies	Fell, breite Faserschicht
Vomitus	Erbrechen

Zentriolen	Zellorganellen
zerebral	das Gehirn betreffend
Zytoplasma	Lebenssubstanz aller Zellen
Zytostatika	Zellwachstum hemmende Medikamente z. B. zur Krebstherapie

Anatomische Begriffe Deutsch–Lateinisch

Aderhaut des Auges	Chorioidea
After	Anus

Bauchspeicheldrüse	Pankreas
Blinddarm	Zäkum (Caecum)
Blut	Sanguis
Blutplättchen	Thrombozyten
Brustbein	Sternum
Brustkorb	Thorax

Darm	Intestinum (lat.), enteron (gr.)
Darmbein	Os ilium
dreieckiger Schultermuskel	M. trapezius
dreiköpfiger Muskel	Trizeps
Eierstock	Ovarium
Eileiter	Tuba uterina
Eisprung	Ovulation
Elle	Ulna
Gebärmutter	Uterus
Gehirn	Cerebrum, Enzephalon
Glied	Penis
Haargefäße	Kapillaren
Harnblase	Vesica urinaria
Harnleiter	Ureter
Harnröhre	Urethra
Hauptschlagader	Aorta
Haut	Cutis (lat.), derma (gr.)
Herzbeutel	Perikard
Herz	Cor, Cardia, Kardia
Herzaußenschicht	Epikard
Herzinnenhaut	Endokard
Herzkranzgefäße	Koronararterien
Herzmuskelschicht	Myokard
Hirnanhangdrüse	Hypophyse
Hirnhaut, harte	Dura mater
Hirnhaut, weiche	Pia mater
Hirnhäute	Meningen
Hoden	Testis, Orchis
Hornhaut des Auges	Cornea
Kehlkopf	Larynx
Kleinhirn	Cerebellum
Kniescheibe	Patella
Knochen	Os, ossa (Mz.)
Kreuzbein	Os sacrum
Leber	Hepar
Lederhaut	Korium
Lederhaut des Auges	Sklera
Luftröhre	Trachea
Lunge	Pulmo
Lungenbläschen	Alveolen
Magen	Ventriculus, Stomachus, Gaster
Mandeln	Tonsillen
Mark, verlängertes	Medulla oblongata
Mastdarm	Rektum
Milz	Splen
Monatsblutung	Menstruation
Mund	Os
Muskel	Musculus
Nebenhoden	Epididymis
Netzhaut des Auges	Retina
Niere	ren
Oberarmknochen	Humerus
Oberhaut	Epidermis
Oberschenkelknochen	Femur
Ohrspeicheldrüse	Glandula parotis
Rachen	Pharynx
Regenbogenhaut	Iris
Rippen	Costa
rote Blutkörperchen	Erythrozyten
Rückenmark	Medulla spinalis
Schädel	Cranium
Schambein	Os pubis
Scheide	Vagina
Schienbein	Tibia
Schilddrüse	Glandula thyreoidea
Schlagader	Arterie
Schließmuskel	Sphinkter
Schlüsselbein	Clavicula
Schulterblatt	Scapula
Sitzbein	Os ischii
Speiche	Radius
Speiseröhre	Ösophagus
Spinnwebenhaut, mittlere Hirnhaut	Arachnoidea
Unterhaut	Subcutis
Vorsteherdrüse	Prostata
Wadenbein	Fibula
weiße Blutkörperchen	Leukozyten
Wirbelsäule	Columna vertebralis
Wurmfortsatz	Appendix
Zelle	Cella
Zunge	Lingua, Glossa
zweiköpfiger Oberarmmuskel	Bizeps
Zwölffingerdarm	Duodenum

Anatomische Begriffe Lateinisch–Deutsch

Alveolen	Lungenbläschen
Anus	After
Aorta	Hauptschlagader
Appendix	Wurmfortsatz
Arachnoidea	Spinwebenhaut, mittlere Hirnhaut
Arterie	Schlagader
Bizeps	zweiköpfiger Oberarmmuskel
Caecum	Blinddarm
Cella	Zelle
Cerebellum	Kleinhirn
Cerebrum	Gehirn
Chorioidea	Aderhaut des Auges
Clavicula	Schlüsselbein
Columna vertebralis	Wirbelsäule
Cor	Herz
Cornea	Hornhaut des Auges
Costa	Rippen
Cranium	Schädel
Cutis	Haut

Derma	Haut
Duodenum	Zwölffingerdarm
Dura mater	Hirnhaut, harte
Endokard	Herzinnenhaut
Enteron	Darm
Enzephalon	Gehirn
Epidermis	Oberhaut
Epididymis	Nebenhoden
Epikard	Herzaußenschicht
Erythrozyten	rote Blutkörperchen
Femur	Oberschenkelknochen
Fibula	Wadenbein
Gaster	Magen
Glandula parotis	Ohrspeicheldrüse
Glandula thyreoidea	Schilddrüse
Glossa	Zunge
Hepar	Leber
Humerus	Oberarmknochen
Hypophyse	Hirnanhangdrüse
Intestinum	Darm
Iris	Regenbogenhaut
Kapillaren	Haargefäße
Korium	Lederhaut
Koronararterien	Herzkranzgefäße
Larynx	Kehlkopf
Leukozyten	weiße Blutkörperchen
Lingua	Zunge
M. trapezius	dreieckiger Schultermuskel
Medulla oblongata	Mark, verlängertes
Medulla spinalis	Rückenmark
Meningen	Hirnhäute
Menstruation	Monatsblutung
Musculus	Muskel
Myokard	Herzmuskelschicht
Orchis	Hoden
Os (Gen. Oris)	Mund
Os (Gen. Ossis)	Knochen
Os ilium	Darmbein
Os ischii	Sitzbein
Os pubis	Schambein
Os sacrum	Kreuzbein
Ösophagus	Speiseröhre
Ovarium	Eierstock
Ovulation	Eisprung
Pankreas	Bauchspeicheldrüse
Patella	Kniescheibe
Penis	Glied
Perikard	Herzbeutel
Pharynx	Rachen
Pia mater	Hirnhaut, weiche
Prostata	Vorsteherdrüse
Pulmo	Lunge
Radius	Speiche
Rektum	Mastdarm
Ren	Niere
Retina	Netzhaut des Auges
Sanguis	Blut
Scapula	Schulterblatt
Sklera	Lederhaut des Auges
Sphinkter	Schließmuskel
Splen	Milz
Sternum	Brustbein
Stomachus	Magen
Subcutis	Unterhaut
Testis	Hoden
Thorax	Brustkorb
Thrombozyten	Blutplättchen
Tibia	Schienbein
Tonsillen	Mandeln
Trachea	Luftröhre
Trizeps	dreiköpfiger Muskel
Tuba uterina	Eileiter
Ulna	Elle
Ureter	Harnleiter
Urethra	Harnröhre
Uterus	Gebärmutter
Vagina	Scheide
Ventriculus	Magen
Vesica urinaria	Harnblase
Zäkum	Blinddarm

Abildungsnachweis

Alters- u. Pflegeheim Ischimatt, Langendorf
3.21, 5.21, 5.22

Ammann, R.
6.1, 6.2, 6.4, 6.5, 6.6, 6.7, 6.8, 6.9, 6.10

und nach **Sowinski, Ch.: Ekel in der Pflege, Nova 9/2002**
1.19

Arbeitsgemeinschaft Pflegekennzeichen für Textilien
3.33, 3.43

Bauer, I.: Die Privatspäre der Patienten: Huber, Bern 1996
1.76

Beiersdorf AG, Division medical, Aliothstrasse 40, 4142 Münchenstein
1.14., 1.97, 4.6, 4.7, 4.8, 4.10, 4.11, 4.12

Blunier, E./Lüthi, J.
2.14

Bürgerspital Solothurn
5.15

Bur und Partner
1.81

Coop Schweiz, Ernährungsberatung, Postfach 2550, 4002 Basel
2.39

Demenz-Pflegezentrum Forst, Solothurn
3.6, 3.8, 3.26, 5.20, 5.23, 5.24, 5.26

Fachverband Elektroapparate für Haushalt und Gewerbe Schweiz
4.13

Flückiger, S.
4.4, 4.5

Georg, J.
2.71

Gesundheitsamt Kanton Solothurn
3.2

GHS-pictogram
2.44

vgl. Greving/Niehoff 2009, S. 45
2.12

Hagen, G.
1.163, 1.164, 1.165, 1.166, 1.167, 1.168, 1.169, 1.170, 1.171

Hartmann AG, Postfach 14 20, D-89504 Heidenheim
1.77, 1.78, 1.79, 1.80

Heer, B.
1.29, 1.30, 1.31, 1.32, 1.33, 1.34, 1.35, 1.36, 1.37, 1.38, 1.48, 1.51, 1.54, 1.55, 1.57, 1.58, 1.109, 1.118, 1.119, 1.120, 1.121, 1.122, 1.123, 1.124, 1.125, 1.126, 1.127, 1.128, 1.129, 1.131, 1.143, 1.160, 2.73

Internationales Signet der Schwerhörigkeit
2.17

KCI Mediscus AG, Zürich
2.75, 2.76

Läbesgarte Bleichematt, Biberist
5.28

Lamprecht AG, Healthcare Division, Althardstr. 246, 8105 Regensdorf
1.10, 1.11, 1.12, 1.13, 1.105, 1.106, 1.147, 1.148, 1.149

Lüthi, E.
2.2, 2.9, 2.11

Lüthi, J.
2.22, 2.63, 2.64, 2.68

Medilap, Im Lehmlieth 2, D-37574 Einbeck
4.15, 4.16

PHONAK Communikations AG, Länggass 17, 3280 Murten
2.18, 2.19, 2.20

Reanimationsrichtlinien: www.resuscitation.ch © Swiss Resuscitation SRC
1.162

Rettungskette: http://gappisch.ch/de/rettung/rettungskette.html
1.161

Rheumaliga Schweiz, Josefstrasse 92, 8005 Zürich, www.rheumaliga.ch
1.2, 1.3, 1.4, 1.5

Schulthess Maschinen AG
3.34, 3.35, 3.36, 3.41, 3.42, 3.44

Schweizerische Zahnärzte-Gesellschaft SSO: Handbuch der Mundhygiene, Bern 2000
1.39, 1.40, 1.41, 1.42, 1.43, 1.44, 1.45, 1.46, 1.47

vgl. Sporken, 1974, S. 159
2.23

nach **Stiftung Ernährung und Diabetes, Bremgartenstr. 119, 3012 Bern: Merkblatt für die Fusspflege**
2.43

Strässle, J.
2.62

SUVA Pro, Postfach, 6002 Luzern
4.1

Theo Fluri Team, Hubersdorf
3.7

Theunissen: Empowerment, VHN64, 1995
2.10

Thomashilfen, Walkmühlenstrasse 1, D-27431 Bremervörde
1.9, 1.52, 1.53, 1.130, 5.16, 5.17, 5.18

WHO 2005
2.1

nach **Zentralsekretariat BSSV, Feldeggstr. 71, 8032 Zürich**

Als Grundlage für die Erstellung der Anatomie/Physiologie- und anderer Zeichnungen dienten die im folgenden aufgeführten Werke.

nach **Benner, Dr. K.-U.: Der Körper des Menschen. Weltbild Verlag GmbH, Augsburg 1996**
1.27, 1.28, 1.62, 2.32

nach **Fiechter, V./Meier, M.: Pflegeplanung, RECOM, Basel 1993**
5.9

nach **Friedemann Schulz von Thun**
2.65

nach **Lippert, H.: Anatomie, 5. Auflage. Urban & Schwarzenbeck, München 1989**
1.69, 2.33

nach **Müller, U.: Der Krankenpflegeprozess. RECOM, Basel 1987**
5.10, 5.12

nach **Roper, N. et al.: Die Elemente der Krankenpflege. RECOM, Basel 1989**
5.6

nach **Schäffler, A. et al.: Biologie, Anatomie, Physiologie. Gustav Fischer, Stuttgart 1998**
1.25, 1.28, 1.63, 1.65, 1.75, 1.101, 1.133, 1.137, 1.138

nach **Suvapro**
4.14

nach **Vogel, S. (Übersetzer): Der menschliche Körper. Delphin Verlag GmbH in der VEMAG, Köln 1994**
1.84, 1.134, 1.136

nach **Walder, P.: Bau und Funktion unseres Körpers. Lehrmittelverlag des Kantons Zürich, Zürich 1889**
1.61

Alle nicht genannten Abbildungen und Zeichnungen © E. Blunier, Autorin

Sachregister

C

D

E